요양급여비용 심사기준 및 청구방법

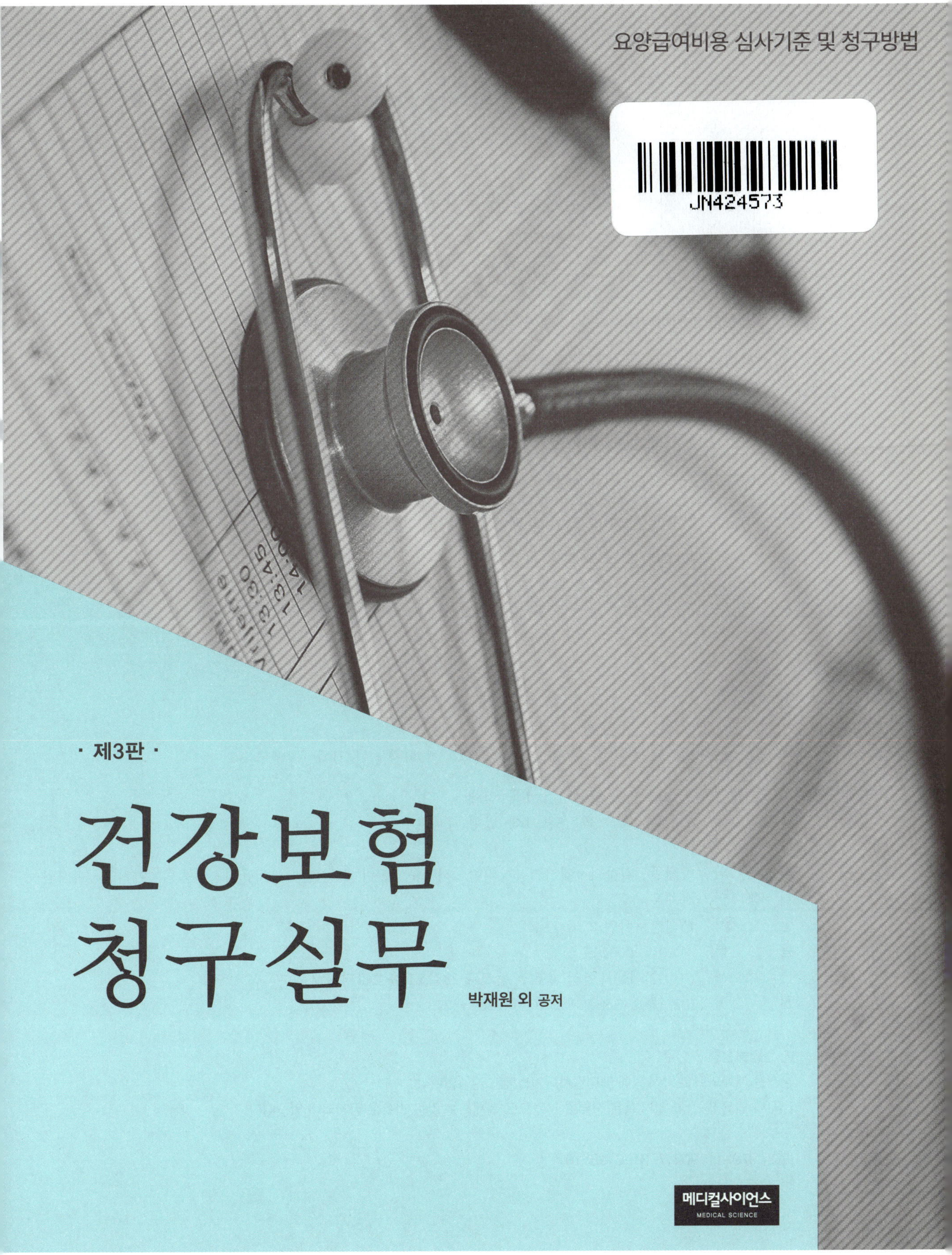

· 제3판 ·

건강보험 청구실무

박재원 외 공저

메디컬사이언스
MEDICAL SCIENCE

저자 소개

박재원 전) 대구보건대학교 보건행정학과(대표 저자)

길창덕 수성대학교 보건행정학과

김선희 신성대학교 보건의료행정학과

방기현 동의과학대학교 의무행정학과

서정운 마산대학교 보건행정학과

송미경 대구보건대 보건행정학과

신은경 대구보건대 보건행정학과

이규희 고신대학교 의료경영학과

이종홍 영남이공대학교 보건의료행정과

이철인 문경대학교 보건행정학과

이태임 거창대학교 보건행정학과

건강보험청구 실무

초 판 발행 2017년 8월 24일 1판 1쇄 인쇄
제3판 발행 2021년 3월 3일 3판 1쇄 발행

지 은 이 박재원 · 길창덕 · 김선희 · 방기현 · 서정운 · 송미경 · 신은경 · 이규희 · 이종홍 · 이철인 · 이태임
발 행 인 하재용
발 행 처 메디컬사이언스
등 록 제 2016-000295 호
본 사 (03992)서울특별시 마포구 동교로 23길 21 윤호빌딩 402호
전 화 (02) 6091-7584 팩스 (070) 7664-5776

ISBN 979-11-90217-31-6 93510
정가 33,000원

머리말

인간의 삶에서 제4의 기본적 욕구는 아마도 건강한 삶일 것이다. 이런 기본적 욕구를 충족하기 위하여 사회보장기본법이 제정되었으며, 건강권을 보호하기 위하여 필요한 보건의료서비스를 국가나 사회가 제도적으로 제공하는 건강보험, 의료급여, 산재보험, 노인장기요양보험의 의료보장제도가 이루어졌다.

건강보험제도의 발전은 4대 중증질환의 보장과 그간 시범적으로 이루어져 왔던 DRG 포괄수가제도가 7개 질병군 입원환자를 대상으로 포괄수가제 당연적용이 되고, 신포괄수가제가 시범운영되고 있으며, 노인의 틀니 및 치과임플란트 건강보험적용, 의료인 1인당 진료행위별 차등수가의 적용, 신상대가치점수를 완전 적용하는 등의 많은 의료환경의 변화를 초래하여 왔다.

이러한 변화에 발맞추어 보험청구와 심사제도에도 많은 변화가 있었다. 이런 의료산업의 발전은 의료산업이 중동 등으로 수출되어 많은 호응을 받고 있는 등 신성장동력산업으로서 성장 가능성도 보이고 있다.

이 책은 건강보험실무의 이론적인 측면과 병원현장 실무종사자에게 꼭 필요한 내용을 중심으로 엮었으며, 『보건의료정보관리사』시험을 준비하는 수험생에게 필요한 '건강보험' 분야에 대한 내용을 고려하였다. 실무 부분은「국민건강보험요양급여의 기준」에 관한 규칙에 의거하여 건강보험심사평가원의 심사기준에 입각한 건강보험 행위 급여 · 비급여 목록표 및 급여 상대가치 점수기준에 따라 학생이나 의료기관 종사자들이 쉽게 이해할 수 있도록 제12장으로 나누어 각 장별로 상세하게 기술하였다.

교재의 주요 내용은 살펴보면, 제1장에서 제4장까지는 건강보험의 실무적 관리이론을 기술하였고, 제5장에서 제8장까지는 청구와 심사에 따른 실무이론을 중심으로 정리하였으며, 제9장에서 제11장은 의료급여, 자동차보험, 산재보험을 다루었다. 특히 실무분야의 강화를 위하여 제12장에서는 진료비명세서 청구의 실제 사례를 메트로프로그램을 활용하여 EDI 청구할 수 있는 운영방법과 컴퓨터 청구화면을 서면명세서와 함께 제시하였으며, 외래와 입원으로 나누어 의료기관 종별에 따라 구분 정리하여 쉽게 이해할 수 있도록 하였다.

현장실무에 적합한 교재를 만들기 위해 대학과 현장실무자가 산학협동으로 연구집필하여 최근 수가에 맞게 다시 수정 보완했으며 또한 향후 건강보험 상대가치점수 수가의 변화에 맞게 수정해야 할 사항은 지속적으로 수정 · 보완할 것을 약속드린다. 건강보험청구실무에 관심 있는 여러분의 많은 지적과 조언으로 대학과 현장업무에 꼭 필요한 실무지침서가 되도록 노력하겠다.

끝으로 이 책이 완성되기까지 자료에 협조하여 주신 산학협동 의료기관의 관계자에게 고마운 마음을 전하며, 메디컬사이언스 임직원에게도 감사를 드린다.

2021년 2월

저자 일동

차례

제7장 건강보험 요양급여비용 청구방법 211

제1장 우리나라의 건강보험제도

제1절 건강보험 제도

1. 건강보험의 목적

국민의 질병·부상에 대한 예방·진단·치료·재활과 출산·사망 및 건강증진에 대하여 보험급여를 실시함으로써 국민보건을 향상시키고 사회보장을 증진함을 목적으로 하고 있다.

또한 건강보험은 상병이라고 하는 생활상의 사고와 분만 또는 사망으로 인하여 통상적 가계지출 외에 일시에 많은 가계지출을 하게 됨에 따라 가계가 파탄되는 것을 방지하기 위한 수단으로 보험적 기술을 이용하여 가계지출의 위험을 분산함으로써 국민생활의 안정을 도모하기 위한 제도이다.

2. 건강보험의 정의

예측이 불가능하고 우연한 의료사고로 인한 경제적인 위험에 대비하기 위하여 재정적인 준비를 필요로 하는 다수인이 자원을 결합해서 확률계산의 기술적 기초하에 의료수요를 상호분담 충족하는 사회제도(경제적 위험에 대비하기 위한 자원조달방안)이다.

3. 건강보험의 특성

1) 건강보험은 질병보험이다.

사회보험은 근로자의 산업재해보상보험, 건강보험, 연금보험 및 고용보험, 노인장기요양보험으로 분류할 수 있으며, 건강보험은 질병 및 부상을 보험사고의 주체로 하고 있으므로 질병보험에 속한다.

2) 건강보험은 강제보험이다.

건강보험은 법률에 의하여 가입이 강제된 강제보험을 특색으로 한다. 이는 일정조건에 해당하는 자를 모두 보험에 가입시켜 위험분산을 이상적으로 실현함으로써 보험재정을 안정적으로 확보하여 보험급여를 원만히 수행함으로써 소기의 목적을 이루기 위함이다.

3) 건강보험은 단기보험이다.

사회보험은 단기보험과 장기보험으로 분류한다. 질병보험, 고용보험 등은 단기보험에 속하고 연금보험 등은 장기보험에 속한다.

건강보험은 단기보험으로 1년을 기준으로 보험료의 부담과 보험급여의 형평을 고려하여 보험설계를 한다.

4) 건강보험은 균등한 보험급여를 받는다.

사보험은 보험료 부과수준에 따라 차등급여가 이루어지는 반면에 건강보험에 부담한 보험료의 과다에 관계없이 필요에 따라 균등급여가 이루어진다. 즉, 보험료의 많고 적음에 따라 진료내역이 달라지지는 않는다.

5) 보험료징수의 강제성이다.

건강보험제도의 실효성을 확보하기 위하여 보험료징수에 강제성이 주어진다. 즉, 보험료를 법정기일까지 납부하지 아니할 경우에는 국세체납처분의 기준에 따라 강제 징수하게 된다.

6) 제3자 지불의 원칙이다.

보험사고 후 진료를 받은 가입자(피부양자)는 본인일부 부담금만을 지불하고 나머지 진료비에 대해서는 요양기관의 진료비 청구로 가입자에 의해 적립된 보험금을 보험자(제3자)가 심사 후 지불하는 제도이다.

4. 건강보험 체계

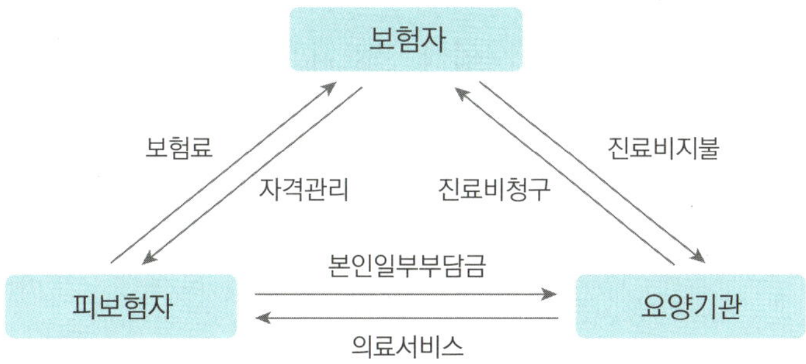

〈건강보험체계〉

5. 우리나라 건강보험의 연혁

1) 1963.12.16. 제3공화국「헌법」제30조 및 제31조에서 "사회보장의 증진과 국민건강 향상에 관한 국가의 보호"를 규정한 헌법정신에 입각하여 법률 제1623호로「의료보험법」을 제정 공포하였다.
2) 1976년「의료보험법」(1963년 제정)을 전면 개정하여 1977. 7. 1.부터 근로자 500인 이상의 사업장을 당연 적용대상으로 의료보험사업을 실시하였다.
   - 1963. 12. 16.:「의료보험법」제정(법률 제1623호)
   - 1976. 12. 22.:「의료보험법」전문개정(법률 제2942호)
   - 1977. 7. 1.: 강제적용 의료보험 급여개시
   - 1977. 7. 1.: 500인 이상 사업장 근로자 당연적용
   - 1977. 12. 31.:「공무원 및 사립학교교직원의료보험법」제정(법률 제3781호)
   - 1979. 1. 1.: 공 · 교의료보험 급여개시
   - 1979. 7. 1.: 300인 이상 사업장 근로자 당연적용

- 1980. 1. 1.: 공 · 교의료보험에 군인가족 포함
- 1981. 1. 1.: 100인 이상 사업장 근로자 당연적용
- 1981. 7. 1.: 공 · 교의료보험에 퇴직 연금수급자 포함
- 1981. 7. 1.: 지역주민 의료보험 시범사업 실시(홍천군, 옥구군, 군위군)
- 1981. 10. 1.: 공 · 교의료보험에 군인연금수급자 포함
- 1981. 12. 10.: 직종의료보험 실시
- 1982. 5. 15.: 5인 이상 사업장 근로자 임의적용
- 1982. 7. 1.: 지역주민의료보험 시범사업 추가실시(강화군, 보은군, 목포시)
- 1982. 12. 21.: 16인 이상 사업장 근로자 당연적용(5인 이상 사업장 임의적용 병행)
- 1984. 12. 1.: 한방의료보험 시범사업 실시(청주시, 청원군)
- 1986. 1. 1.: 공 · 교의료보험에 유족, 장애, 상이연금수금자 의료보험 적용
- 1987. 2. 1.: 한방의료보험 전국 확대 실시
- 1988. 1. 1.: 진료비 심사업무 일원화
- 1988. 1. 1.: 농 · 어촌지역주민 의료보험 전면 실시
- 1988. 7. 22.: 5인 이상 사업장 근로자 당연적용
- 1989. 7. 1.: 도시지역주민 의료보험 전면 실시(전국민의료보험 실시)
- 1989. 7. 1.: 연금수급대상자 지역의료보험으로 전환
- 1989. 10. 1.: 약국의료보험 전국 확대 실시
- 1990. 3. 1.: 보건소 한방의료 시범사업 실시(춘성군, 영양군, 순창군)
- 1990. 10. 1.: 의료보험관리공단 의료보호사업 업무 실시
- 1991. 1. 1.: 고액진료비 보험제도간 재정공동부담사업 실시
- 1994. 7. 8.: 장기하사 이상 현역군인 의료보험 적용
- 1995. 8. 4.: 요양급여기간 연장 실시(연간 180일에서 210일)
- 1996. 1. 1.: 고가의료장비(CT: 전산화 단층촬영)보험급여 실시
- 1996. 8. 1.: 분만급여 자녀 수 제한 해제
- 1997. 1. 1.: 장애인보장구 의료보험 적용(지체, 시각, 청각, 언어장애)
- 1997. 2. 1.: DRG 1차 시범사업 실시
- 1997. 12. 31.: 「국민의료보험법」 제정(법률 제 5488호)
- 1998. 10. 1: 의료보험통합(공단 + 지역조합) → 1차 부분통합(227조합)

- 1998. 10. 1.: 국민의료보험관리공단 업무 개시
- 1998. 10. 1.: 진료지역 제한폐지
- 1999. 2. 8.: 「국민건강보험법」 제정(법률 제5854호)
- 2000. 7. 1.: 건강보험통합(공단+지역조합+직장조합) → 2차 완전통합 (139조합)
- 2000. 7. 1.: 의 · 약분업 전면 실시
- 2000. 7. 1.: 국민건강보험공단 업무 개시
- 2000. 7. 1.: 건강보험심사평가원 업무 개시
- 2001. 7. 1.: 1인 이상 사업장 근로자 당연적용
- 2003. 7. 1.: 건강보험 재정통합
- 2004. 4. 30.: 현역병 등 요양급여 실시
- 2005. 1. 1.: 자연분만 및 신생아 입원진료비 본인부담금 면제
- 2006. 6. 1.: 입원환자식대 보험급여 본인부담 20%
- 2007. 8. 1.: 6세미만 아동 외래진료비 본인부담률의 70%
- 2008. 1. 1.: 입원환자식대 보험급여 본인부담 50%
- 2008. 1. 1.: 6세미만 아동 입원진료비 본인부담금 10%
- 2008. 1. 1.: 장제비 지급폐지
- 2008. 7. 1.: 노인장기요양보험제도 시행
- 2008. 12. 1.: 임신 · 출산 진료비 지급
- 2009. 1. 1.: 본인부담상한금 조정 개인별 보험료 부담수준을 고려 차등 적용(연간 200-400만 원 초과금 공단부담)
- 2009. 12. 1.: 암환자 등 중증환자 요양급여 본인비용부담 5%
- 2010. 1. 1.: 심장 · 뇌혈관 질환자 요양급여 본인비용부담 5%
- 2010. 1. 1.: 결핵환자(다재내성결핵 등) 요양급여 전체본인비용부담 10%
- 2010. 7. 1.: 희귀난치성질환자의 요양급여 전체본인비용부담 10%
- 2011. 1. 1.: 4대 사회보험료 통합고지 실시
- 2012. 7. 1.: 임신출산 전 진료비의 지급(산모: 50만원, 다태산모: 70만원)
  : 7개 질병군 입원환자대상 포괄수가제 당연적용(백내장수술, 맹장수술, 항문수술, 편도수술, 탈장수술, 자궁수술, 제왕절개분만)
  : 노인(75세 이상)의 틀니 건강보험적용

- 2015. 7. 1.: 노인(70세 이상)의 틀니 및 치과임플란트 건강보험 적용
- 2016. 7. 15.: 말기 암 환자 호스피스 · 완화의료 보험급여 적용
- 2016. 7. 1.: 노인(65세 이상)의 틀니 및 치과임플란트 건강보험 적용
- 2017. 1. 1.: 임신출산 전 진료비의 지급(산모: 50만원, 다태산모: 90만원)
- 2017. 1. 1.: 임신부의 외래진료 본인부담비용 하향조정
- 2017. 11. 1.: 65세 이상 노인의 틀니 본인부담률 50% → 30% 조정
- 2018. 7. 1.: 건강보험료 부과방법조정(직장, 지역)
- 2018. 7. 1.: 65세이상 노인의 틀니 본인부담률 30%하향조정
- 2019. 1. 1.: 임신출산 전 진료비의 지급상향(산모: 60만원, 다태산모: 100만원)
- 2019. 1. 1.: 일반건강검진 대상을 20세 이상인 지역가입자와 피부양자로 확대
- 2020. 7. 1.: 청각장애에 대한 청력개선을 위한 보조기구 확대

제2절 건강보험의 자격관리

1. 자격관리의 의의 및 중요성

건강보험에서의 자격관리란 건강보험의 적용대상자를 정확히 파악하여 보험료의 징수, 보험급여 등에 관련된 자료를 제공하는 기초적인 사항을 관리하는 것을 의미한다.

자격관리 업무는 건강보험에 있어 가장 기본적인 중요한 업무로 건강보험제도의 적용체제를 확립하고 보험료 납부 의무와 보험급여 수급권 발생 또는 소멸의 기초관계를 명확히 하여야 하므로 건강보험의 여타업무에 앞서 원활하게 추진되어야 한다.

자격관리가 원활히 되지 못할 경우 보험료부과, 징수 업무는 물론 적용대상자가 적기에 보험급여를 받을 수 없게 되어 다른 업무가 제 기능을 발휘할 수 없게 되기 때문이다. 또한 자격관리는 공단(보험자)의 조직구성과도 관련이 있으므로 항상 정확성을 유지하도록 관리되어야 한다.

2. 가입자의 자격관리

1) 가입자의 종류: 국내에 거주하는 모든 국민이 가입자 또는 피부양자가 된다.

(1) 직장가입자: 모든 사업장의 근로자 및 사용자와 공무원 및 교직원

① 직장가입 제외 자

(가) 고용 기간이 1개월 미만인 일용근로자

(나) 「병역법」에 따른 현역병(지원에 의하지 아니하고 임용된 하사를 포함한다), 전환복무된 사람 및 군간부후보생

(다) 선거에 당선되어 취임하는 공무원으로서 매월 보수 또는 보수에 준하는 급료를 받지 아니하는 사람

(라) 그 밖에 사업장의 특성, 고용형태 및 사업의 종류 등을 고려하여 대통령령으로 정하는 사업장의 근로자 및 사용자와 공무원 및 교직원(시행령 9조)

㉮ 비상근 근로자 또는 1개월 동안의 소정(所定)근로시간이 60시간 미만인 단시간근로자

㉯ 비상근 교직원 또는 1개월 동안의 소정근로시간이 60시간 미만인 시간제공무원 및 교직원

㉰ 소재지가 일정하지 아니한 사업장의 근로자 및 사용자

㉱ 근로자가 없거나 ㉮호에 해당하는 근로자만을 고용하고 있는 사업장의 사업주

(2) 지역 가입자: 가입자 중 직장가입자와 그 피부양자를 제외한 자

2) 가입자 자격취득 및 상실

(1) 의의

가입자의 자격취득은 법에서 정한 일정한 요건만 충족되면 당연히 취득되는 것으로서 취득시기는 보험급여개시와 보험료부과시기 등을 결정하는 중요한 기준이 된다. 자격취득시기는 법적용에 있어 그 시기를 다르게 할 수 없으며 해당하게 된 날부터 보험급여를 받게 된다.

가입자의 자격상실은 보험급여의 종료 및 보험료부과 의무의 면제를 결정하는 기준이 되며 법이 정한 일정한 요건에 충족되어야 한다.

(2) 자격취득시기: 가입자는 국내에 거주하게 된 날에 직장가입자 또는 지역가입자의 자격을 얻는다.

(3) 자격상실시기: 가입자는 다음 각호에 해당하게 된 날에 그 자격을 잃는다.

① 사망한 날의 다음 날

② 국적을 잃은 날의 다음 날

③ 국내에 거주하지 아니하게 된 날의 다음 날

④ 직장가입자의 피부양자가 된 날

⑤ 수급권자가 된 날

⑥ 건강보험의 적용을 받고 있던 자로서 유공자 등 의료보호대상자가 된 자가 건강보험의 적용배제신청을 한 날

(4) 자격취득 및 상실의 신고: 자격이 변동 있는 경우 직장가입자의 사용자나, 지역가입자의 세대주가 자격변동일로부터 14일 이내에 보험자에게 신고

3. 피부양자의 자격관리

1) **피부양자:** 직장가입자에 의하여 주로 생계를 유지하는 자로서 소득 및 재산이 보건복지부령으로 정하는 기준 이하에 해당하는 사람

(1) 직장가입자의 배우자

(2) 직장가입자의 직계존속(배우자의 직계존속을 포함)

(3) 직장가입자의 직계비속(배우자의 직계비속을 포함)과 그 배우자

(4) 직장가입자의 형제 · 자매

2) 피부양자 자격의 인정기준

① 부양요건에 해당할 것(별표1: 동거와 비동거 시 인정기준)

② 소득 및 재산요건에 해당할 것(별표1의 2)

3) 피부양자 자격의 인정기준 중 소득요건

① 직장가입자의 피부양자가 되려는 사람은 다음 각 목에서 정하는 소득요건을 모두 충족

㉮ 이자소득과 배당소득, 연금소득 등의 합계액이 3,400만원 이하일 것

㉯ 사업소득이 없을 것. 다만, 피부양자가 되려는 사람이 다음의 어느 하나에 해당하는 경우 해당되는 사업소득 요건을 충족하면 사업소득이 없는 것으로 본다.

㉠ 사업자등록이 되어 있지 않은 경우: 사업소득의 연간 합계액이 500만원 이하일 것

㉡ 「장애인복지법」에 따라 장애인으로 등록한 사람, 국가유공자 등인 경우: 사업소득의 연간 합계액이 500만원 이하일 것

㉰ 피부양자가 되려는 사람이 폐업 등에 따른 사업중단 등의 사유로 소득이 발생하지 않게 된 경우

㉱ 피부양자가 되려는 사람이 기혼자인 경우에는 부부 모두 요건을 충족

② 직장가입자의 피부양자가 되려는 사람은 다음 각 목에서 정하는 재산요건 중 어느 하나에 해당하여야 함

㉮ 재산세 과세표준의 합이 5억 4천만원을 초과하면서 9억원 이하이고, 소득의 합계액이 연간 1천만원 이하일 것

㉯ 재산세 과세표준의 합이 5억4천만원 이하일 것

㉰ 형제 · 자매(30세이하, 65세이상, 장애인등피부양자): 지방세법의 재산세 과세표준의 합이 1억8천만원 이하일 것

4) 피부양자의 자격취득 및 상실

(1) 자격취득

① 신생아의 경우에는 출생한 날

② 직장가입자의 자격 취득일 또는 가입자의 자격 변동일부터 90일 이내에 피부양자의 자격취득 신고를 한 경우에는 직장가입자의 자격취득일 또는 가입자의 자격변동일

③ 직장가입자의 자격취득일 또는 가입자의 자격 변동일부터 90일을 초과하여 피부양자 자격취득신고를 한 경우에는 공단에 피부양자자격취득신고서를 제출한 날

(2) 자격 상실

① 사망한 날의 다음 날

② 대한민국의 국적을 잃은 날의 다음 날

③ 국내에 거주하지 아니하게 된 날의 다음 날
④ 직장가입자가 자격을 상실한 날
⑤ 수급권자가 된 날
⑥ 유공자 등 의료보호대상자인 피부양자가 공단에 건강보험의 적용배제 신청을 한 날의 다음 날
⑦ 직장가입자 또는 다른 직장가입자의 피부양자 자격을 취득한 경우에는 그 자격을 취득한 날
⑧ 피부양자 자격을 취득한 사람이 본인의 신고에 따라 피부양자 자격 상실 신고를 한 경우에는 신고한 날의 다음 날
⑨ 피부양자 자격의 인정기준 요건을 충족하지 아니하는 경우에는 공단이 그 요건을 충족하지 아니한다고 확인한 날의 다음 날

4) **피부양자자격취득 · 상실신고서류 제출:** 사용자는 제출받은 날부터 14일 이내에 피부양자자격취득 · 상실신고서를 공단에 송부

4. 건강보험증 관리

1) 건강보험증의 역할

건강보험증은 건강보험급여 대상자임을 나타내는 자격증명서인 동시에 건강보험 수진권(진료권리증)의 역할을 한다.

2) 건강보험증 발급 및 관리

(1) 가입자 또는 피부양자는 건강보험증을 발급받으려면 건강보험증 발급 신청서를 공단에 제출해야 한다. 이 경우 「정보통신망 이용촉진 및 정보보호 등에 관한 법률」 따른 정보통신망(이하 "정보통신망"이라 한다)을 통하여 해당 서류를 제출할 수 있다.

(2) 공단은 제1항에 따른 신청을 받으면 지체 없이 건강보험증을 신청인에게 발급해야 한다.

(3) 건강보험증을 발급받은 후 가입자 또는 피부양자는 건강보험증 기재사항의 변경사유가 발생시 30일 이내에 그 변경을 증명하는 서류를 첨부하여 공단에 제출하여야 한다.

(4) 가입자 또는 피부양자가 요양급여를 받을 때에는 건강보험증을 요양기관에 제출하여야 한다. 다만, 천재지변이나 그 밖의 부득이한 사유가 있으면 그러하지 아니하다.

(5) 누구든지 건강보험증이나 신분증명서를 다른 사람에게 양도(讓渡)하거나 대여하여 보험급여를 받게 하여서는 아니 된다.

제3절 보험료의 관리

1. 보험료의 개념

보험료란 보험급여에 소요되거나 보험관리 운영에 필요한 비용 등 건강보험 사업에 소요되는 재원을 충당하기 위하여 보험자가 수익자 부담원칙에 따라 납부의무자로부터 징수하는 금액이다. 이는 의료욕구를 충족하기 위해 사회보험원리에 따라 각출되므로 공공성을 지니고 법률에서 정한 기준, 방법과 절차에 따라 결정되고 징수한다.

1) 보험료 부과 기본원칙

(1) 단기 보험이므로 적립방식이 아닌 연도별 부과방식을 적용하되, 월별 부과 및 징수방식을 택하고 있다.

(2) 보험료 부과는 수지 상등의 원칙을 따른다. 재정수지가 균형을 이루도록 부과되어야 하나 예외적으로 준비금 적립 예비비 설정으로 재정 불안요인에 대처하고 있다.

(3) 구성원(수익자)공동부담의 원칙을 택하되, 소득에 따른 형평부과, 공평부담을 원칙으로 한다. 즉, 이는 부담자의 경제적 능력에 맞게 부과됨을 의미한다.

2. 보험료율

보험료율이라 함은 가입자 각자가 부담해야 할 보험료액을 결정하기 위해 각자의 소득금액에 곱하는 요율을 의미하며, 그 형태에 따라 정액제, 정률제, 변동률제 등으로 나눌 수 있다.

정액제는 가입자의 부담능력에 상응하는 일정액을 보험료로 부과하는 제도로 우리나라는 지역건강보험에서 소득, 재산에 따라 일정등급으로 정액을 정해서 사용하고 있으며, 지역가입자가 속한 세대의 월별 보험료액은 보험료부과점수에 공단의 정관이 정하는 보험료부과 점수당 금액을 곱하여 산출된 금액으로 하고 있다.

정률제는 소득(보수월액)에 요율을 곱함으로써 보험료를 결정하게 된다. 이는 보험료의 크기가 소득에 비례하여 부과되므로 가장 손쉽고, 어느 면에서는 보험료의 부과가 공평하게 이루어진다 할 수 있겠다. 현재 우리나라의 직장가입자에게 보험료율은 8% 범위 내에서 대통령령으로 정하도록 하고 있으며 월별 보험료액은 보수월액보험료와 소득월액보험료로 구분 징수하고 있다.

변동률제는 소득이나 위험률에 따라 보험료율을 차등 적용하는 제도로 우리나라의 산업재해보상보험이 해당된다.

3. 보험료의 부과 및 징수

1) 직장가입자

(1) 보험료율: 직장가입자의 보험료율은 1만분의 686(2021년)로 한다.

(2) 시기: 보험료는 가입자의 자격을 취득한 날이 속하는 달의 다음 달부터 가입자의 자격을 상실한 날의 전날이 속하는 달까지 징수한다. 다만, 가입자의 자격을 매월 1일에 취득한 경우에는 그 달부터 징수한다. 보험료를 징수할 때 가입자의 자격이 변동된 경우에는 변동된 날이 속하는 달의 보험료는 변동되기 전의 자격을 기준으로 징수한다. 다만, 가입자의 자격이 매월 1일에 변동된 경우에는 변동된 자격을 기준으로 징수한다.

(3) 보험료의 납부

직장가입자의 소득월액보험료는 본인이 납부하고 보수월액보험료는 사용자가 직장가입자에게 부담하여야 하는 그 달의 보험료액을 그 보수에서 공제하여 납부하며, 직장가입자에게 공제액을 알려야 한다.

(4) 보험료의 부담

① 직장가입자의 보험료 부담

(가) 직장가입자가 근로자인 경우 근로자와 사용자가 각각 보험료액의 100

분의 50씩 부담

(나) 직장가입자가 공무원인 경우 공무원과 그 공무원이 소속되어 있는 국가 또는 지방자치단체가 각각 보험료액의 100분의 50씩 부담

(다) 직장가입자가 직원인 경우에는 사립학교를 설립 · 운영하는 자가 각각 보험료액의 100분의 50씩 부담

(라) 직장가입자가 교원인 경우 교원이 100분의 50을, 사용자(사립학교설립운영자)가 100분의 30을, 국가가 100분의 20을 각각 부담

② 지역가입자의 보험료는 그 가입자가 속한 세대의 지역가입자 전원이 연대하여 부담

③ 보험재정에 대한 정부지원: 국고에서 당해연도 보험료 예상수입액의 100분의 14를 지원하도록 하고, 「국민건강증진법」에서 정하는 바에 따라 건강강증진기금에서 지원받는다.

(5) 보험료의 감면

① 보험료 일부 경감: 다음 각 호에 해당하는 가입자

(가) 섬 · 벽지(僻地) · 농어촌 등 대통령령이 정하는 지역에 거주하는 자

(나) 65세 이상인 사람

(다) 「장애인복지법」에 따라 등록한 장애인

(라) 「국가유공자 등 예우 및 지원에 관한 법률」의 규정에 따른 국가유공자

(마) 휴직자

(바) 그 밖에 생활이 어렵거나 천재지변 등의 사유로 보험료의 경감이 필요하다고 보건복지부장관이 정하여 고시하는 사람

② 직장가입자의 보험료 전액면제

(가) 3개월 이상 국외체류자로서 국내에 피부양자가 없는 경우

(나) 「병역법」의 규정에 의한 현역병(지원에 의하지 아니하고 임용된 하사를 포함한다), 전환복무된 사람 및 무관후보생

(다) 교도소 기타 이에 준하는 시설에 수용되어 있는 때

(6) 보수월액 및 보험료

① 보수의 개념

보수는 근로자 · 공무원 및 교직원이 근로의 제공으로 인하여 사용자 · 국가

또는 지방자치단체로부터 지급받는 금품

(가) 보수에 포함되는 금품: 근로의 제공으로 인하여 받은 봉급 · 급료 · 보수 · 세비 · 임금 · 상여 · 수당과 이와 유사한 성질의 금품

(나) 보수에서 제외되는 금품

㉮ 퇴직금

㉯ 현상금 · 번역료 및 원고료

㉰ 「소득세법」의 규정에 의한 비과세 근로소득

② 직장가입자의 월별 보험료액은 다음 각 호에 따라 산정한 금액

㉮ 보수월액보험료: 보수월액에 건강보험료율(6.86%)을 곱하여 얻은 금액

㉯ 소득월액보험료: 소득월액(보수 외 소득)에 보험료율을 곱하여 얻은 금액

③ 보수월액 산정을 위한 보수 등의 통보

(가) 사용자는 매년 3월 10일까지 전년도 직장가입자에게 지급한 보수의 총액과 직장가입자가 당해 사업장 · 국가 · 지방자치단체 · 사립학교 또는 그 학교경영기관에 종사한 기간 등 보수월액의 산정에 필요한 사항을 공단에 통보

④ 보수월액의 결정

(가) 공단은 통보받은 보수의 총액을 전년도 중 직장가입자가 당해 사업장 등에 종사한 기간의 월수로 나누어서 얻은 금액을 보수월액으로 하여 매년 보수월액을 결정

(나) 사용자는 당해 직장가입자의 보수가 인상되거나 인하되었을 때에는 공단에 보수월액의 변경을 신청

⑤ 직장가입자의 자격취득 · 변동 시 보수월액의 결정

(가) 연 · 분기 · 월 · 주 기타 일정기간으로 보수가 정하여지는 경우에는 그 보수액을 그 기간의 총일수로 나눈 액의 30배에 상당하는 액

(나) 일 · 시간 · 생산고 또는 도급으로 보수가 정하여지는 경우에는 직장가입자의 자격을 취득하거나 자격이 변동된 월의 전 1월간에 당해 사업장에서 당해 가입자와 같은 업무에 종사하고 같은 보수를 받는 자의 보수액을 평균한 액

(7) 보험료 납부기한 및 독촉

① 보험료의 납부의무자는 가입자에 대한 해당 월의 보험료를 그 다음달 10일까지 납부(다만, 지역가입자는 분기별 납부 가능)

② 공단은 납부의무자가 보험료 등을 납부하지 아니한 때에는 10일 이상 15일 이내의 납부기한을 정하여 독촉장을 발부

③ 공단은 독촉을 받은 자가 그 납부기한까지 보험료 등을 납부하지 아니한 때에는 보건복지부장관의 승인을 얻어 국세체납처분의 예에 의하여 이를 징수 -한국자산관리공사에 위탁처리

④ 공단은 보험료 등의 납입고지를 하는 때에는 그 납부의무자에게 보험료 등의 납입기한 10일 전까지 납입고지서를 발부

2) 지역가입자

1988년 1월 1일 농어촌의료보험이 실시되었고, 1989년 7월 1일부터는 89년 7월 1일부터는 도시지역의료보험이 도시 자영자를 대상으로 실시됨에 따라 전 국민이 의료보장의 혜택을 입게 되었다.

그러나 지역의료보험의 경우, 직장 가입자의 경우처럼 근로소득자료가 포착되지 않고, 또한 원천징수할 수 없기 때문에 그 운용 면에서 어려움이 많다.

(1) 지역가입자 보험료의 부과

지역가입자의 월별 보험료액은 세대단위로 산정하되, 지역가입자가 속한 세대의 월별 보험료액은 보험료부과점수에 보험료 부과점수당 금액을 곱한 금액으로 한다.

(2) 보험료부과점수

보험료부과점수는 지역가입자의 소득 및 재산을 기준으로 산정

① 보험료부과점수의 산정기준

(가) 소득(소득월액산정기준 준용)

(나) 재산

② 재산은 다음 각 호와 같다.

(가) 토지, 건축물, 주택, 선박 및 항공기. 다만, 종중재산(宗中財産), 마을 공동재산, 그 밖에 이에 준하는 공동의 목적으로 사용하는 건축물 및 토지는 제외

(나) 주택을 소유하지 아니한 지역가입자의 경우에는 임차주택에 대한 보증금 및 월세금액

(다) 승용자동차. 다만, 다음 각 목의 자동차는 제외한다.

㉮ 사용연수가 9년 이상인 경우

㉯ 배기량이 1,600시시 이하인 경우(다만, 4천만원 이상인 경우는 제외)

㉰ 국가유공자 등 소유한 자동차

㉱ 등록한 장애인이 소유한 자동차

㉲ 과세하지 아니하는 자동차

㉳ 영업용 자동차

③ 보험료부과점수의 산정방법

(가) 보험료부과점수는 지역가입자가 속한 세대의 보험료 부담능력을 표시하는 점수로서, ㉮목부터 ㉰목까지의 규정에 따른 소득 · 재산 및 자동차에 부과하는 점수를 합하여 산정한다. 다만, ㉮목에 따른 소득금액이 연 100만원 이하인 경우에는 ㉮목에 따른 소득에 부과하는 점수가 아닌 지역가입자의 월별 보험료액의 하한액을 보험료부과점수당 금액으로 나누어 얻은 값에 ㉯목 및 ㉰목의 규정에 따른 재산 및 자동차에 부과하는 점수를 합하여 산정한다.

㉮ 소득에 부과하는 점수는 소득을 보건복지부령으로 정하는 바에 따라 평가하여 합산한 소득금액을 등급별로 구분하여 산정한다. 이 경우 소득의 등급별 점수는 제2호의 표와 같다.

㉯ 재산(자동차는 제외)에 부과하는 점수는 다음의 금액을 합산한 금액을 등급별로 구분하여 산정한다. 이 경우 재산의 등급별 점수는 제3호의 표와 같다.

㉠ 토지 · 건축물 · 주택 · 선박 · 항공기의 재산세과세표준금액

㉡ 임차주택에 대한 보증금 및 월세금액을 보건복지부령으로 정하는 기준에 따라 평가한 금액

㉰ 자동차에 부과하는 점수는 자동차에 사용연수에 따른 감액률을 반영하여 자동차 종류별 배기량에 따라 등급별로 구분하여 산정한다. 이 경우 자동차의 등급별 점수는 제4호의 표와 같으며, 자동차가 2대 이상인 세대는 각각의 자동차에 대한 등급별 점수를 합산한다.

4. 보험료의 이의신청

1) 가입자 및 피부양자의 자격 · 보험료 등에 관한 공단의 처분에 이의가 있는 자는 공단에 이의신청
2) 이의신청 기간: 처분이 있은 날부터 90일 이내에 문서로 이의신청
3) 이의신청 결정기간: 공단은 이의신청을 받은 날부터 60일 이내에 결정, 부득이한 사정이 있는 경우 30일 연장하며, 연장하는 때에는 결정기간이 만료되기 7일 전까지 이의신청인에게 통지
4) 이의신청 조정에 대해 불복하는 가입자는 공단에 설치되어 있는 건강보험분쟁조정위원회에 심판청구를 할 수 있다.

제2장 건강보험급여관리

1. 건강보험급여의 개념

보험급여란 가입자 및 피부양자가 질병・부상・출산 등과 같은 보험사고가 발생하였을 때 보험자가 수혜자에게 지급하는 급여를 말한다. 이 보험급여를 행하는 방법에는 현물급여와 현금급여의 두 가지로 구분한다. 현물급여는 질병, 부상 또는 출산 시에 요양기관에서 직접 진료행위로 지급 받는 것을 말하며, 현금급여는 긴급 기타 부득이한 사유로 인하여 요양기관과 유사한 기능을 수행하는 기관(업무정지처분기간중인 요양기관 등)에서 질병・부상・출산 등에 대하여 요양을 받거나 요양기관 이외의 장소에서 출산을 한 때에는 보험자에게 현금으로 진료비를 지급 받는 것을 말한다. 따라서 보험급여는 수혜대상자가 적기에 필요 적절한 보험급여를 받기 위한 것이므로 급여의 종류가 다양할수록, 급여의 질이 높을수록 바람직하다고 본다.

현행 「국민건강보험법」에 의하면 건강보험급여는 가입자와 피부양자에 대하여 보험사고가 발생했을 경우에 한해서만 급여를 실시하도록 규정하고 있으며, 또한 필요 적절한 급여를 받도록 요양급여 기준에도 별도로 정하고 있다.

한편, 건강보험의 유형을 시행 근거별로 보면 법정급여와 임의급여로 구분한다. 법정급여는 법에 의해서 당연히 해 주어야 하는 급여를 말하는데 여기에는 요양급여, 요양비, 건강진단이 포함된다. 임의급여는 법에 규정한 요양급여 외에 대통령이 정하는 바에 의하여 지급하는 급여를 말한다. 이에는 임신 · 출산 진료비, 장제비, 상병수당 · 그 밖에 급여가 있다.

2. 건강보험급여의 종류

1) 요양급여

요양급여란 가입자나 피부양자가 질병에 걸리거나 부상을 당했을 때 진료가 필요하여 지정된 요양기관에서 진찰 · 검사, 약제 · 치료재료의 지급, 처치 · 수술 기타의 치료, 예방 · 재활, 입원, 간호, 이송 등에 대하여 직접 의료서비스를 제공받는 현물급여를 말한다.

(1) 요양급여의 내용

① 진찰 · 검사

② 약제 · 치료재료의 지급

③ 처치 · 수술 및 그 밖의 치료

④ 예방 · 재활

⑤ 입원

⑥ 간호

⑦ 이송

(2) 요양급여기준

① 요양급여의 방법, 절차, 범위, 상한기준 등은 보건복지부령으로 정한다.

② 요양급여는 긴급, 기타 부득이한 경우를 제외하고는 보건기관, 의료기관 또는 약국이나 보험자가 설치 운영하는 의료기관에서 행한다.

2) 요양비

요양비는 가입자나 피부양자가 긴급 기타 부득이한 사유(응급, 분만 등)로 인하여 요양기관과 유사한 기능을 수행하는 기관(업무정지 처분기간중인 요양기관 등)에서 질병 · 부상 · 출산 등에 대하여 요양을 받거나 요양기관 외의 장소에서 출산을 한 때에는 그 요양급여에 상당하는 금액을 보험자로부터 지급 받는 현금급여를 말한다.

(1) 요양비 신청 및 지급절차

① 요양비를 지급 받고자 하는 자는 "요양비지급신청서"를 작성하여 진료를 받은 의료기관이나 약제급여를 받은 약국의 영수증을 첨부하여 보험자에게 제출해야 한다.

② 보험자는 전문심사기관의 심사결과에 따라 요양비를 지급한다. 다만, 요양의 내용이 단순한 경우에는 자체심사로 지급한다.

③ 요양기관 외의 장소에서 출산한 경우 요양비의 지급금액은 보건복지부장관이 정하여 고시하는 금액(25만원)으로 한다. (출산 후 3년 이내)

3) 건강검진

건강검진은 가입자 및 피부양자에 대하여 질병의 조기발견과 그에 따른 요양급여를 적기에 실시함에 따라 보험재정의 안정을 도모할 목적으로 실시하는 현물급여를 말한다. 건강검진을 받을 수 있는 자는 직장가입자, 세대주인 지역가입자, 20세 이상인 지역가입자 및 20세 이상인 피부양자로 하고 있다.

(1) 검강검진의 대상

지역가입자는 세대주 및 만 20세 이상의 세대원, 직장피부양자는 만 20세 이상 피부양자, 사무직 직장가입자는 2년에 1회, 비사무직 직장가입자는 1년에 1회 주기로 건강검진을 실시한다. 의료급여수급권자는 만 19세~64세에 2년에 1회 건강검진을 실시한다. 만 65세 이상은 「노인복지법」에 의한 검진실시로 일반건강검진 대상자에서 제외된다.

(2) 건강검진의 급여내용

건강보험에서 규정하는 건강검진은 본인의 희망에 따라 수시 또는 정기적인 건강검진을 뜻하는 것이 아니라 법에 따라 실시하는 것을 의미한다. 직장가입자의 사무직에 종사하는 자는 2년에 1회, 비사무직은 1년에 1회 건강검진을 실시한다.

건강검진을 실시하고자 할 때에는 매년 1월 중 건강검진 실시계획을 가입자가 소속되어 있는 사업장의 사용자에게 통보하여야 하고 사용자는 가입자가 건강검진을 적기에 받을 수 있도록 필요한 조치를 취해야 한다. 또한 건강검진을 실시한 요양기관은 건강검진 결과를 가입자나 소속되어 있는 사업장의 사용자 및 보험자에게 각각 통보할 의무를 가진다.

(3) 건강검진 실시요령

건강검진은 검진에 필요한 인력, 시설 및 장비를 보유하여 검진 참여를 희망한 요양기관 중 검진성적의 정확도 및 신뢰도 유지를 위한 임상검사 정도관리 측정결과 합격 판정을 받은 기관을 검진기관으로 인정하였다.

검진지역은 성인병 검진의뢰 및 결과 통보서에 기재된 검진기관에 직접 방문하여 검진 받는 것을 원칙으로 하고 있다. 건강진단은 1차 진단과 2차 진단으로 구분하여 실시하며, 2차 진단은 1차 진단 결과 이상이 있는 자에 한하여 실시하되 대상자는 국민건강보험공단이 심사, 결정 통보하고 있다.

3. 건강보험 비급여

국민건강보험요양급여기준에 관한 규칙에 관련하여 요양급여를 함에 있어 질병, 부상의 치료목적이 아니거나 업무 또는 일상생활에 지장이 없는 질환, 기타 보험급여의 원리에 부합되지 아니하는 사항은 보험급여에서 제외되며 진료비용의 전액을 본인이 부담한다(제4장 제3절 비급여 대상 참조).

1) 소정기간 불이행 시 소요된 진료비

가입자가 급여신청 시 건강보험증을 제시하지 못하고 제시하여야 할 소정 기간을 경과하여 제시한 경우 진료 개시일로부터 건강보험증 제시 전일까지 기간에 소요된 진료비

2) 수급절차 불이행 시 소요된 진료비

요양급여의 절차에 의하지 않고 요양기관을 이용한 경우 이에 소요된 진료비

3) 한방건강보험지정 이외의 처방

"한방제제약가표"에 등재된 품명으로 조제할 수 있는 "한방건강보험기준처방 및 처방별 기준가격표"와 "한약제 제급여지침 제5호" 이외의 처방

4. 급여의 제한 및 정지

가입자의 자격이 없는 자는 물론 그 자격이 있는 자일지라도 급여제한 또는 정지에 해당될 때에는 보험급여를 하지 아니하며, 만약 보험급여를 받았을 경우에는 부당진료가 되는 것으로 이로 인해 지출된 공단부담 급여비는 법에 의하여 부당이득금으로 징수하여야 하며 또한 급여제한 조치를 취하여야 한다.

1) 보험급여의 제한

(1) 국민건강보험공단은 보험급여를 받을 수 있는 자가 다음에 해당될 때에는 보험급여를 하지 아니한다.

① 고의 또는 중대한 과실로 인한 범죄행위에 기인하거나 고의로 사고를 발생시킨 때

② 고의 또는 중대한 과실로 공단이나 요양기관의 요양에 관한 지시에 따르지 아니한 때

③ 고의 또는 중대한 과실로 문서 기타 물건의 제출을 거부하거나 질문 또는 진단을 기피한 때

④ 업무상 또는 공무상 질병 · 부상 · 재해로 인하여 다른 법령에 의한 보험급여나 보상 또는 보상을 받게 되는 때

(2) 이중 보험급여의 제한: 다른 법령에 의하여 국가 또는 지방자치단체로부터 보험급여에 상당하는 급여를 받거나 보험급여에 상당하는 비용을 지급받게 되는 때에는 그 한도 내에서 비급여

(3) 체납한 가입자에 대한 보험료를 완납할 때까지 보험급여의 제한(사업소득이 없거나, 영세소득자 제외:100만원 미만)

① 직장가입자의 보수월액보험료 및 소득월액보험료

② 지역가입자의 세대단위의 보험료

③ 보험료 체납기간: 6회 이상 미납. 다만, 공단으로부터 분할납부 승인을 받고 그 승인된 보험료를 1회 이상 납부한 경우에는 보험급여를 실시할 수 있다.

2) 보험급여의 정지

보험급여를 받을 수 있는 자가 다음의 경우에 해당하게 된 때에는 그 기간 중 보험

급여를 하지 아니한다. 다만, 제3호 및 제4호의 경우 요양급여를 실시한 경우 법무부장관, 국방부장관 등이 부담

(1) 국외에 여행 중인 때

(2) 국외에서 업무에 종사하고 있는 때

(3) 하사(단기 복무자에 한한다) · 병 및 무관후보생으로 복무 중인 때

(4) 교도소 기타 이에 준하는 시설에 수용되어 있는 때

제3장
건강보험과 진료수가 제도

진료수가의 유형은 그 적용하는 나라의 사회적, 경제적 제도 또는 관습적인 의료형태에 따라 서로 다르다고 할 수 있다.

의료는 의료를 제공하는 의료인과 진료를 받는 환자, 양 당사자 사이에서 이루어지는 것으로 각종 의료서비스를 제공받는 대가로 환자 측에서는 그에 상응하는 보수 즉, 진료비를 지불하는 것이다.

이는 일반 상품이나 용역을 제공받는 대가로 일정금품을 제공하는 시장원리를 벗어나지 않는다. 의료도 사회서비스의 일종이라는 점에서 이론의 여지가 없으나, 의료는 사회 · 경제적 특성으로 일반재화와 용역과는 구분된다. 즉, 소비자의 무지로 인한 소비자와 공급자 간의 정보 비대칭성으로 공급독점이 될 가능성이 크며, 의료는 면허를 가진 의료인만 행할 수 있는 독점 사업적 성격을 갖는 것으로 수입의 극대화를 모색할 수 있다. 또한 의료수요발생의 예측 불가능성과 의료의 외부효과가 매우 크기 때문에 공공재로서의 성격을 띠는 등으로 국가 또는 공공기관의 개입이 필연적으로 따르게 된다.

그러므로 의료의 문제를 국가가 해결하거나 사회적인 제도로 운영되는 경우에는 진료비의 산정방식이나 지불과정이 달라지게 된다.

일반적으로 의사에 대한 진료보수지불방식은 진료행위별 수가제(Fee-for-service),

봉급제(Salaried system), 인두제(Capitation system), 포괄수가제(Case payment Systems)로 대별할 수 있다. 병원에 대한 진료비 지불방식으로는 청구명세서 방식(Payment per itemized bill), 일당진료비 지불방식(Payment per inpatient day), 질병진단군에 의한 지불방식(Payment by DRG) 및 예산에 의한 지불방식(Payment by budget) 등을 들 수 있다.

제1절 진료보수 지불방식

1. 진료행위별 수가제(Fee-For-Service)

행위별 수가제는 진료에 소요되는 약제 또는 재료비를 별도로 산정하고, 의료인이 제공한 진료행위 하나하나마다 항목별로 가격을 책정하여 진료비를 지급하도록 하는 제도이다.

가장 보편적이고 시장접근적인 방법으로서 대부분의 자본주의 경제체제를 가진 국가에서는 이 행위별 수가제를 많이 채택하고 있으며, 의료인이 제공한 시술내용에 따라 값을 정하여 의료비를 지급하는 것으로서 전문의의 치료방식에 적합하다.

이 방식의 장점은 환자에게 충분한 양질의 의료서비스 제공이 가능하며, 신의료기술 및 신약개발 등에 기여할 수 있고, 의료의 다양성이 반영될 수 있어 의사 · 의료기관의 제도 수용성이 높다.

단점으로는 환자에게 많은 진료를 제공하면 할수록 의사 또는 의료기관의 수입이 늘어나게 되어 과잉진료, 과잉검사 등을 초래할 우려가 있으며, 과잉진료 및 지나친 신의료기술 등의 적용으로 국민의료비 증가가 될 수 있고, 수가 구조의 복잡성으로 청구오류, 허위 · 부당청구 우려가 있을 수 있다.

2. 포괄수가제(Case payment Systems, Diagnosis Related Group: DRG)

포괄수가제는 질병단위별로 진료비를 결정하는 방식으로 진료를 시작한 날부터 종료 시까지를 진료기간으로 하는 것을 말하며, 실제 입원기간 동안 사용된 의료서비스의 양과 질에 관계없이 해당 진단명 기준별로 지불하기로 결정된 액수만큼 진료비가 지불되는 제도를 말한다. 그러나 실제로는 같은 상병이라 하더라도 환자의 인적 속성이나 질병증상에 따라서 진료의 기간에 큰 차이가 있기 때문에 이 방식을 독립적으로 적용하기는 어려움이 있기 때문에 진료행위별 수가제의 보완 기능으로 활용하는 것이 바람직하다고 볼 수 있다.

우리나라에서도 이 제도 도입으로 많은 관심을 가지고 있으며 최근에 7개 질병군(백내장수술, 맹장수술, 항문수술, 편도수술, 탈장수술, 자궁수술, 제왕절개분만) 입원환자 대상 임의적용에서 당연적용으로 변경 시행 중이다. 포괄수가제도는 진료행위별 수가제를 근간으로 하면서도 다발질병 내지는 진료패턴이 정형화된 질병들은 진료행위료, 약값, 진료재료대 등을 각각 산정하지 않고 건당 총 진료비를 산정토록 하는 제도이다.

장점으로는 진단명 기준별로 진료비를 청구함으로서 인적사항과 진료비 내역만 기재하고 청구하면 즉시 심사를 거쳐 진료비를 지급하는 신속성으로 청구 및 심사지급에 유리한 점을 들 수 있고, 과잉진료 우려를 불식시킬 수 있다. 단점으로는 의료서비스량과 관계없이 진료비를 지불하기 때문에 이에 따른 진료의 질 저하와 의료기관의 진료원가를 고려하여 중증환자나 장기 환자의 기피현상이 우려되며, 신약의 사용 및 새로운 의학기술의 적용 시 곤란이 있을 수 있다.

3. 인두제(Capitation Systems)

인두제는 의사 1인당 등록된 주민의 수 혹은 실 이용자 수를 기준으로 보수가 결정되는 제도를 말하며, 의사는 등록 주민들의 환자 발생 여부에 불구하고 등록의 주민수에 의해 보수를 지급 받거나 1건당 또는 1일당 보수를 받는다. 이 제도는 진료보수가 진료의 양과는 관계없이 수입이 결정되기 때문에 의사가 환자를 진료함에 있어서 진료행위별 수가제와는 달리 많은 진료를 필요로 하지 않는 경미하고 필수 불가결한 환자를 더 원하게 될 것이다. 또한 계산과정이 단순하므로 제도운영에 행정비를 크게 경감시킬 수 있다. 그러나 이 제도는 일반의와 전문의의 뚜렷한 구분과 기능상의 분업을 전제로 하고 있으며 1차, 2차, 3차로 분류되는 의료전달체계의 확립이 선행되어야 한다. 즉, 어떤 환자든지 전문적인 치료를 받기 이전에 주치의사(General practitioner) 또는 가정의(Family Dr. 또는 Home Dr.)의 1차 진료 후에 후송 의뢰가 필요한 경우에만 전문의(Specialist)의 진료를 받을 수 있다.

이 방식의 장점은 의료서비스의 양과는 관계없이 사전에 결정된 정액의 수가로 진료비가 결정되기 때문에 과잉진료의 문제 내지는 진료비 증가의 우려가 적다는 점과 제도운영상 행정관리비 경감이 될 수 있다. 또한, 예방활동이 진료원가를 절감할 수 있기 때문에 질병의 조기발견과 치료의 효율화를 기할 수 있는 점도 있다.

의료전달체계가 확립되어 1차 의료기관에서 이송되는 환자를 적절하게 치료할 수 있는 2 · 3차 의료기관이 뒷받침되어야 하고, 의료인의 과소진료의 우려가 야기될 수 있으며, 자신의 업무량과 비용을 줄이기 위해 환자를 과도하게 전문의에게 후송하는 경향의 문제가 우려된다. 또한 고급진료, 최첨단 진료가 행해지는 데에 대한 경제적 유인책이 없어 의학기술의 발달이 늦어질 수밖에 없다.

4. 봉급제(salary)

봉급제는 국민보건서비스(NHS)체계나 사회주의 국가에서 많이 활용하고, 의료인의 능력에 의한 지급방식으로 모든 공직 의료인과 조직화되어 있는 병원급 의료기관에서 많이 이용되고 있다. 이는 의료인의 근무경력, 의료기술 수준, 근무하는 의료기관의 유형 및 직위에 따라 보수수준을 결정하고 그에 따라 월 1회 또는 일정기간에 한 번씩 급료를 지급하는 방법이다.

이 방식의 장점은 봉급제는 의사의 수입이 안정되고, 불필요한 경쟁을 억제할 수 있으며 상호 간 지식과 기술의 숙련도를 평가하기 쉽고 동료들이 진료행위를 감시함으로 의료의 질을 유지 · 향상시키는 데 도움이 되고 행정관리가 용이하며 조직의료에 적합하다. 단점으로는 보건의료서비스가 관료주의화, 형식화되기 쉽다는 것과 낮은 생산성, 과소 서비스 공급, 의료인의 자율성 저하가 지적되고 있다.

5. 총액계약제(Global Budget)

보험자 측과 의사단체(보험의협회) 간에 국민에게 제공되는 의료서비스에 대한 진료비 총액을 추계하고 협의한 후 ,사전에 결정된 진료비총액을 지급하는 방식으로(의사단체는 행위별 수가 기준 등에 의하여 각 의사에게 진료비를 배분함) 독일의 보험의에게 적용되는 방식이다.

총액계약제는 전체 보건의료체계 또는 보건의료체계의 특정 부문에 국한하여 적용이 가능하다.

전체 보건의료체계 또는 총액계약제가 적용되는 보건의료 부문의 비용에 대한 효과적 조정이 가능하므로, 진료의 가격과 양을 동시에 통제 및 조정함으로써 진료비 지출 증가 속도를 조절하고 예측할 수 있다.

그러나 이 제도는 의료서비스 제공자가 과소진료를 제공하거나 건강상태가 좋지 못한 환자를 기피하는 현상도 발생할 수 있다.

이 방식의 장점은 과잉 진료 · 청구의 시비가 줄어들게 되고, 진료비 심사 · 조정과 관련된 공급자 불만이 감소되며, 의료비 지출의 사전 예측이 가능하여 보험 재정의 안정적 운영이 가능하고 의료 공급자의 자율적 규제가 가능하다.

단점은 보험자 및 의사 단체 간 계약 체결의 어려움이 상존하며, 전문과목별, 요양기관별로 진료비를 많이 배분받기 위한 갈등 유발 소지가 있고, 신기술 개발 및 도입, 의료의 질 향상 동기가 저하되며, 의료의 질 관리가 어려운(과소 진료의 가능성) 것이다.

제2절 진료비 본인부담유형

건강보험제도하에서는 의료공급자와 소비자는 의료비용의 발생에 대하여 둔감하므로 과잉진료나 과잉수진이 발생할 가능성이 있어 도덕적 위해(Moral hazard)로 인한 의료비 증가가 될 수 있다. 따라서 본인일부부담제도는 가격에 둔감한 의료소비자에게 의료비의 일부를 전가함으로써 불필요한 의료이용을 감소시켜 의료비의 증가를 억제하기 위한 것으로 진료에 따른 진료비를 어떻게 분담하느냐 하는 방법은 여러 가지가 있겠으나 대체로 다음과 같은 유형을 적용하고 있다.

1. 정률부담제(Co insurance)

총진료비 중 보험자가 의료비용의 일정비율만 지불하고 나머지 부분은 가입자가 부담하는 방식을 본인일부부담제 혹은 정률제라고 한다. 의료보장제도하에서 수익자부담의 원칙이 적용되는 장점이 있으나 진료비가 고액이거나 진료기간이 장기인 경우에는 환자에게 경제적인 부담이 되는 방식으로 우리나라의 입원과 외래에서 가장 일반적으로 사용되는 방법이다.

2. 정액부담제(Co payment)

정액부담제는 의료서비스 이용 내용과 관계없이 서비스 건당 진료비의 일정액만을 가입자가 부담하고 나머지는 보험자가 부담하는 방식으로 진료비 총액이 소액인 경우 진료의 발생빈도를 억제시킬 수 있다는 장점이 있는 반면, 수익자 부담의 원칙이 적용되지 않는 불평등적인 단점이 있다.

3. 정액・정률부담제

총진료비 중 기본진료비(진찰료)를 가입자에게 부담시키고 나머지 진료비 중 일정 비율의 금액을 본인으로 하여금 추가 부담하게 하는 방식으로 우리나라 상급종합병원 외래본인부담 방식이 이에 속한다.

4. 정액수여제(Indemnity)

보험자가 의료서비스 건당 일정액을 지불하고 나머지는 가입자가 부담하는 방식이며 정액부담제와는 반대로 의료이용자에게는 상당한 부담이 되는 방식이다.

이 방식은 의료소비자로 하여금 값싼 의료제공자를 찾게 하는 경제적 동기를 부여하고, 계속적으로 의료서비스의 가격과 질에서 공급자 간 경쟁을 유도하는 효과가 있다.

5. 급여상한제(Limit and Maximums)

건강보험에서 보험급여의 상한을 규정하여 그 이하의 진료비에 대해서 건강보험 혜택을 받게 하고 일정기준을 초과하는 경우 이 초과액은 가입자가 부담하는 방식이다. 이러한 방식은 대형의료비를 환자에게 부담시키는 모순이 발생하게 된다.

이 방식하에서는 중환자가 선택적으로 불이익을 당하게 된다. 즉, 일정액 이상의 진료비에서는 위험분산 효과가 영(Zero)이 된다.

6. 비용공제제(Deductible clause)

의료비가 일정수준에 이르기까지는 전혀 보험급여를 해 주지 않고 그 이상에 해당되는 의료비만 건강보험 급여대상으로 인정하는 방식이다. 이 제도는 특정한 부분에 대하여 보험자의 면책을 인정하는 제도로써, 진료비가 일정액(예: 1만원)에 달할 때까지는 본인이 전액 부담하도록 하는 방식이다

7. 급여제한제(Exclusion clause)

사회보험에서는 무제한 급여를 하지 않고 필수적 기본의료를 급여원칙으로 하고 있으며 생활에 지장이 없는 신체상의 조건(예: 미용상의 의료 요구) 등에 대하여 보험급여를 해 주지 않는다. 뿐만 아니라 고가장비나 고급의료 이용 시의 보험급여 제한도 여기에 속한다. 민간보험에서는 가입 이전의 질환에 대한 급여제한도 여기에 속한다.

제4장 건강보험요양급여기준

제1절 국민건강보험요양급여기준

1. 목적

이 규칙은 「국민건강보험법」 제41조제3항 및 제4항에 따라 요양급여의 방법 · 절차 · 범위 · 상한 및 제외대상 등 요양급여기준에 관하여 필요한 사항을 규정함을 목적으로 한다.

2. 요양급여의 절차

1) 요양급여는 1단계 요양급여와 2단계 요양급여로 구분하며, 가입자 또는 피부양자(이하 "가입자 등"이라 한다)는 1단계 요양급여를 받은 후 2단계 요양급여를 받아야 한다.
2) 1단계 요양급여는 상급종합병원을 제외한 요양기관에서 받는 요양급여(건강진단 또는 건강검진을 포함한다)를 말하며, 2단계 요양급여는 상급종합병원에서 받는 요양급여를 말한다.

3) 가입자 등이 다음 각호의 1에 해당하는 경우에는 상급종합병원에서 1단계 요양급여를 받을 수 있다.
   ①「응급의료에 관한 법률」제2조제1호에 해당하는 응급환자인 경우
   ② 분만의 경우
   ③ 치과에서 요양급여를 받는 경우
   ④「장애인복지법」에 따른 등록 장애인 또는 단순 물리치료가 아닌 작업치료 · 운동치료 등의 재활치료가 필요하다고 인정되는 자가 재활의학과에서 요양급여를 받는 경우
   ⑤ 가정의학과에서 요양급여를 받는 경우
   ⑥ 당해 요양기관에서 근무하는 가입자가 요양급여를 받는 경우
   ⑦ 혈우병환자가 요양급여를 받는 경우
4) 가입자 등이 상급종합병원에서 2단계 요양급여를 받고자 하는 때에는 상급종합병원에서의 요양급여가 필요하다는 의사소견이 기재된 건강진단 · 건강검진결과서 또는 요양급여의뢰서를 건강보험증 또는 신분증명서(주민등록증, 운전면허증 및 여권 포함)와 함께 제출하여야 한다.

3. 요양급여의 신청

1) 가입자 등이 요양기관에 요양급여를 신청하는 때에는 건강보험증 또는 신분증명서를 제출하여야 한다. 이 경우 가입자 등이 요양급여를 신청한 날(가입자 등이 의식불명 등 자신의 귀책사유 없이 건강보험증 또는 신분증명서를 제시하지 못한 경우에는 가입자 등임이 확인된 날로 한다)부터 14일 이내에 건강보험증 또는 신분증명서를 제출하는 경우에는 요양급여를 신청한 때에 건강보험증 또는 신분증명서를 제출한 것으로 본다.
2) 가입자 등이 건강보험증 또는 신분증명서를 제출하지 못하는 경우에는 가입자 등 또는 요양기관은 국민건강보험공단에 자격확인을 요청할 수 있으며, 요청을 받은 공단은 자격이 있는지의 여부를 확인하여 이를 건강보험자격확인통보서에 의하거나 전화, 팩스 또는 정보통신망을 이용하여 지체없이 해당 가입자 등 또는 요양기관에 통보하여야 한다.
3) 자격확인을 통보받은 경우에는 자격확인을 요청한 때에 건강보험증 또는 신분

증명서를 제출한 것으로 본다.

4) 요양기관은 건강보험증 또는 신분증명서를 제출하지 못하는 가입자 등이 손쉽게 공단에 자격확인을 요청할 수 있도록 공단의 전화번호 등을 안내하거나 요양기관의 진료접수창구에 이를 게시하여야 한다.

4. 급여의 제한 여부의 조회 등

1) 요양기관은 가입자 등이 「국민건강보험법」 규정에 의한 급여의 제한 또는 구상권 규정에 해당되는 것으로 판단되는 경우에도 요양급여를 실시하되, 지체없이 급여제한여부조회서에 의하여 공단에 급여제한 여부를 조회하여야 한다.
2) 조회 요청을 받은 공단은 7일 이내에 급여제한 여부를 결정한 후 요양기관에 급여제한 여부 결정통보서로 회신하여야 하며, 회신을 받은 요양기관은 공단의 결정내용을 요양급여를 개시한 날부터 소급하여 적용하여야 한다.
3) 회신이 있기 전에 요양급여가 종료되거나 회신 없이 7일이 경과된 때에는 공단이 당해 요양기관에 대하여 요양급여를 인정한 것으로 본다. 다만, 공단이 7일이 경과된 후에 급여제한을 결정하여 회신한 때에는 요양기관은 회신을 받은 날부터 공단의 결정에 따라야 한다.
4) 공단은 급여의 제한 또는 구상권 규정에 의하여 요양급여를 제한하여야 함에도 불구하고 요양급여를 받은 가입자 등에 대하여는 부당이득에 해당되는 금액을 징수한다.
5) 요양기관은 보험급여를 받을 수 있는 사람이 다른 법령에 따라 국가나 지방자치단체로부터 보험급여에 상당하는 급여를 받거나 보험급여에 상당하는 비용을 지급받게 되는 경우에는 그 한도를 초과하여 요양급여를 행한 경우, 그날부터 7일 이내에 요양급여적용 통보서에 의하여 그 사실을 공단에 알려야 한다.

5. 요양급여의 적용기준 및 방법

1) 요양기관은 가입자 등에 대한 요양급여를 별표 1의 요양급여의 적용기준 및 방법에 의하여 실시하여야 한다.
2) 요양급여의 적용기준 및 방법에 관한 세부사항은 의약계 · 공단 및 건강보험 심

사평가원의 의견을 들어 보건복지부장관이 정하여 고시한다.

3) 조혈모세포이식 및 심실 보조장치 치료술의 요양급여의 적용기준 및 방법에 관한 세부사항은 의약계 · 공단 및 건강보험심사평가원의 의견을 들어 보건복지부장관이 따로 정하여 각각 고시한다.

4) 중증환자에게 처방 · 투여하는 약제 중 보건복지부장관이 정하여 고시하는 약제에 대한 요양급여의 적용기준 및 방법에 관한 세부사항은 중증질환심의위원회의 심의를 거쳐 건강보험심사평가원장이 정하여 공고한다. 이 경우 건강보험심사평가원장은 요양기관 및 가입자 등이 해당 공고의 내용을 언제든지 열람할 수 있도록 관리하여야 한다.

5-2. 중증질환심의위원회

1) 중증환자에게 처방 · 투여되는 약제에 대한 요양급여 적용기준 및 방법에 대하여 심의하기 위하여 건강보험심사평가원에 중증질환심의위원회를 둔다.

2) 중증질환심의위원회는 보건의료분야에 관한 학식과 경험이 풍부한 45인 이내의 위원으로 구성하되, 중증질환심의위원회의 구성 및 운영 등에 관하여 필요한 사항은 건강보험심사평가원의 정관으로 정한다.

5-3. 동일성분 의약품의 중복 처방 · 조제 제한

가입자 등이 3개 이상의 요양기관을 방문하여 동일한 상병(傷病)으로 동일성분 의약품을 처방 · 조제 받을 수 있는 일수는 6개월 동안 215일 미만으로 한다. 이 경우 구체적인 인정기준과 관리 등 필요한 사항은 보건복지부장관이 정하여 고시한다.

6. 요양급여의 의뢰 등

1) 요양기관은 가입자 등에게 적절한 요양급여를 행하기 위하여 필요한 경우에는 다른 요양기관에게 요양급여를 의뢰할 수 있다.

2) 요양급여를 의뢰 받은 요양기관은 가입자 등의 상태가 호전되었을 때에는 요양급여를 의뢰한 요양기관이나 1단계 요양급여를 담당하는 요양기관으로 가입자

등을 회송할 수 있다.

3) 요양기관이 요양급여를 의뢰하는 경우에는 요양급여의뢰서를, 가입자 등을 회송하는 경우에는 요양급여 회송서를 가입자 등에게 발급하여야 한다. 이 경우 요양기관은 의뢰 또는 회송 받은 요양기관의 요청이 있는 때에는 진료기록의 사본 등 요양급여에 관한 자료를 제공하여야 한다.

7. 요양급여비용 계산서 · 영수증의 발급 및 보존

1) 요양기관이 요양급여를 실시한 때에는 가입자 등에게 다음 각호의 구분에 의한 계산서 · 영수증을 발급하여야 한다. 다만, 요양기관 중 종합병원 · 병원 · 치과병원 · 한방병원 및 요양병원을 제외한 요양기관이 외래진료를 한 경우에는 별지 제12호서식의 간이 외래 진료비계산서 · 영수증을 발급할 수 있다.
   (1) 입원 및 외래진료의 경우: 진료비계산서 · 영수증
   (2) 한방입원 및 한방외래진료의 경우: 한방진료비계산서 · 영수증
   (3) 약국 및 한국희귀의약품센터의 경우: 약제비 계산서 · 영수증
2) 요양기관은 가입자 등이 「소득세법」에 따른 의료비공제를 받기 위하여 당해 연도의 진료비 또는 약제비 납입내역의 확인을 요청한 경우에는 진료비(약제비) 납입확인서를 발급하여야 한다.
3) 요양기관은 가입자 등이 제1항의 규정에 의한 계산서 · 영수증에 대하여 세부산정내역을 요구하는 경우에는 이를 제공하여야 한다. 이 경우 요양기관은 보건복지부장관이 정하여 고시하는 바에 따라 급여대상 및 비급여대상의 세부 항목별로 비용 단가, 실시 · 사용 횟수, 실시 · 사용기간 및 비용 총액 등을 산정하여 제공하되, 급여대상의 경우에는 세부 항목별로 본인부담금액과 공단부담금액을 구분하여 제공하여야 한다.
4) 요양기관은 제3항에도 불구하고 가입자 등이 질병군별로 하나의 포괄적인 행위로 고시된 요양급여를 받거나 1일당 행위로 고시된 요양급여를 받는 경우에는 다음 각호에 한정하여 세부내역을 제공하여야 한다. 이 경우 세부내역의 제공 방법에 관하여는 제3항 후단을 준용한다.
   (1) 별표 2 제6호 또는 제6호의2에 따른 비급여대상
   (2) 「국민건강보험법 시행규칙」 별표 6 제1호자목 또는 차목에 따른 요양급여비

용의 본인부담항목

(3) 보건복지부장관이 정하여 고시하는 포괄적인 행위 또는 1일당 행위에서 제외되는 항목

5) 요양기관이 요양급여를 행한 경우에는 제1항의 규정에 의한 계산서 · 영수증 부본을 당해 요양급여가 종료된 날부터 5년간 보존하여야 한다. 다만, 요양기관이 본인부담금수납대장을 작성하여 보존하는 경우에는 이를 계산서 · 영수증 부본에 갈음한다.

6) 제5항에 따른 계산서 · 영수증 부본 및 본인부담금수납대장은 「전자문서 및 전자거래 기본법」에 따른 전자문서로 작성 · 보존할 수 있다.

8. 요양급여의 대상의 고시

1) 보건복지부장관은 요양급여대상을 급여목록표로 정하여 고시하되, 요양급여행위, 약제 및 치료재료로 구분하여 고시한다. 다만, 보건복지부장관이 정하여 고시하는 요양기관의 진료에 대하여는 행위 · 약제 및 치료재료를 묶어 1회 방문에 따른 행위로 정하여 고시할 수 있다.

2) 보건복지부장관은 1)에도 불구하고 보건복지부장관이 정하여 고시하는 질병군에 대한 입원진료의 경우에는 해당 질병군별로 별표 2 제6호에 따른 비급여대상, 규칙 별표 6 제1호다목에 따른 요양급여비용의 본인부담 항목 및 같은 표 제1호사목에 따른 이송처치료를 제외한 모든 행위 · 약제 및 치료재료를 묶어 하나의 포괄적인 행위로 정하여 고시할 수 있다. 이 경우 하나의 포괄적인 행위에서 제외되는 항목은 보건복지부장관이 정하여 고시할 수 있다.

3) 보건복지부장관은 1)에도 불구하고 요양병원의 입원진료나 같은 항 2)에 따른 호스피스 · 완화의료의 입원진료의 경우에는 1)의 행위 · 약제 및 치료재료를 묶어 1일당 행위로 정하여 고시할 수 있다. 이 경우 1일당 행위에서 제외되는 항목은 보건복지부장관이 정하여 고시할 수 있다.

4) 보건복지부장관은 1)부터 3)까지의 규정에 따라 요양급여대상을 고시함에 있어 행위 또는 하나의 포괄적인 행위의 경우에는 요양급여의 상대가치점수를 함께 정하여 고시하여야 한다.

9. 비급여대상

1) 요양급여의 대상에서 제외되는 사항은 별표 2와 같다.

10. 요양급여대상 · 비급여대상 여부 확인

1) 요양기관, 의약관련 단체, 치료재료의 제조업자 · 수입업자는 보건복지부장관에게 요양급여대상 또는 비급여대상 여부가 불분명한 행위에 대하여 「의료법」 및 「신의료기술평가에 관한 규칙」에 따른 신의료기술평가 유예 신청 전에 요양급여대상 또는 비급여대상 여부의 확인을 신청할 수 있다.
2) 확인 신청은 그 확인을 신청하려는 자가 요양급여대상 · 비급여대상 여부 확인 신청서에 다음 각호의 서류를 첨부하여 건강보험심사평가원장에게 요양급여대상 · 비급여대상 여부의 확인 신청을 함으로써 이를 갈음한다.
   (1) 다음 각 목 중 해당 서류
      ㉮ 소요 장비 · 재료 · 약제의 제조(수입) 허가증 · 인증서 · 신고증 및 관련 자료
      ㉯ 「의료기기법 시행규칙」에 따라 자료 제공 협조를 요청한 경우 제조(수입)허가 · 인증 신청서 및 접수증
   (2) 요양급여대상 · 비급여대상 여부에 대한 의견서
   (3) 국내 · 국외의 연구논문 등 그 밖의 참고자료
3) 보건복지부장관은 1) 및 2)에 따라 확인 신청을 받은 경우에는 요양급여대상 · 비급여대상 여부를 확인하고, 정당한 사유가 없는 한 확인 신청일부터 30일 이내에 신청인과 「의료법」에 따른 신의료기술평가위원회에 그 결과를 통보하여야 한다. 다만, 기존 결정 사례 등에 근거한 확인이 곤란하여 심층적 검토가 필요한 경우에는 30일의 범위에서 그 통보기간을 한 차례 연장할 수 있다.

11. 행위 · 치료재료의 요양급여 결정신청 및 결정

1) 요양기관, 의약관련 단체 또는 치료재료의 제조업자 · 수입업자는 행위 · 치료재료에 대한 요양급여대상 여부의 결정신청을 하려는 경우에는 다음 각호의 구

분에 따른 날부터 30일 이내에 보건복지부장관에게 신청하여야 한다.

(1) 행위의 경우에는 「의료법」에 따른 신의료기술평가 결과 안전성 · 유효성 등을 고시한 이후 가입자 등에게 최초로 실시한 날

(2) 치료재료의 경우에는 다음 각 목에서 정한 날

2) 요양급여대상 여부의 결정신청을 받은 보건복지부장관은 정당한 사유가 없는 한 결정신청일부터 100일 이내에 건강보험정책심의위원회의 심의를 거쳐 요양급여대상 또는 비급여대상에의 해당여부를 결정하여 고시하여야 한다. 이 경우 요양급여대상으로 결정한 행위 · 치료재료에 대하여는 요양급여의 상대가치 점수 또는 치료재료의 상한금액을 함께 정하여 고시하여야 한다.

12. 약제 요양급여의 결정신청 및 결정

1) 「약사법」에 따른 제조업자 · 수입업자, 약제의 위탁제조판매업자, 한국희귀의약품센터의 장 등의 요양급여대상 여부의 결정신청을 하려는 자는 약제평가신청서에 다음 각호의 구분에 따른 해당 서류를 첨부하여 건강보험심사평가원장에게 해당 약제의 경제성, 요양급여의 적정성 및 기준 등에 관한 평가신청을 함으로써 이를 갈음한다.

(1) 약제의 제조업자 · 위탁제조판매업자 · 수입자의 경우

(2) 한국희귀의약품센터의 장의 경우

2) 약제에 대한 요양급여의 결정은 약제에 대한 평가를 신청받은 건강보험심사평가원장은 150일 이내에 약제급여평가위원회의 심의를 거쳐 평가하고 평가가 끝난 날부터 15일 이내에 신청인에게 서면 또는 전자문서로 통보하여야 한다.

13. 상대가치점수 등의 조정 등

1) 요양기관, 의약관련 단체, 약제 · 치료재료의 제조업자 · 위탁제조판매업자 · 수입자 또는 가입자 등은 이미 고시된 요양급여대상의 상대가치점수 · 상한금액, 요양급여대상 · 비급여대상의 조정을 보건복지부장관이 정하여 고시하는 바에 따라 보건복지부장관에게 신청할 수 있다.

2) 조정신청을 받은 보건복지부장관은 행위 및 치료재료와 약제의 경우 상대가치

점수 · 상한금액, 요양급여대상 · 비급여대상을 조정하여 고시할 수 있다.

14. 직권결정 및 조정 등

1) 보건복지부장관은 신의료기술 등의 요양급여대상여부에 관한 결정신청이 없는 경우에도 신의료기술 등을 알게 된 때에는 직권으로 심의조정위원회의 심의를 거쳐 요양급여대상 또는 비급여대상으로 결정하여 고시할 수 있으며, 요양급여대상으로 결정한 경우에는 상대가치점수 또는 상한금액을 함께 정하여 고시한다.
2) 보건복지부장관은 이미 고시된 요양급여대상의 상대가치점수 · 상한금액, 요양급여대상 · 비급여대상에 대하여는 심의조정위원회의 심의를 거쳐 조정하여 고시한다.

15. 독립적 검토절차

1) 보건복지부장관은 치료재료 및 약제의 요양급여대상 여부 및 상한금액에 관하여 보건복지부, 국민건강보험공단 및 건강보험심사평가원으로부터 독립적으로 검토할 수 있는 절차를 마련하여야 한다.
2) 보건복지부장관은 독립적 검토를 수행하게 하기 위하여 검토 절차를 총괄하는 1명의 책임자와 검토를 담당하는 30명 이내의 검토자를 위촉하여야 한다.

16. 급여평가위원회의 설치 등

1) 선별급여의 지정 및 실시 등에 필요한 사항을 심의하기 위하여 보건복지부장관 소속으로 급여평가위원회를 둔다.
2) 급여평가위원회는 위원장 1명을 포함하여 30명 이내의 위원으로 구성한다.

17. 규제의 재검토

1) 보건복지부장관은 별표 2 제4호가목 및 나목에 따른 비급여대상 기준에 대하여

2014년 7월 1일을 기준으로 3년마다 그 타당성을 검토하여 개선 등의 조치를 하여야 한다.

2) 보건복지부장관은 요양급여의 절차에 대하여 2021년 1월 1일을 기준으로 2년마다 그 타당성을 검토하여 개선 등의 조치를 해야 한다.

제2절 요양급여의 적용기준 및 방법

1. 요양급여의 일반원칙

1) 요양급여는 가입자 등의 연령 · 성별 · 직업 및 심신상태 등의 특성을 고려하여 진료의 필요가 있다고 인정되는 경우에 정확한 진단을 토대로 하여 환자의 건강증진을 위하여 의학적으로 인정되는 범위 안에서 최적의 방법으로 실시하여야 한다.
2) 요양급여를 담당하는 의료인은 의학적 윤리를 견지하여 환자에게 심리적 건강효과를 주도록 노력하여야 하며, 요양상 필요한 사항이나 예방의학 및 공중보건에 관한 지식을 환자 또는 보호자에게 이해하기 쉽도록 적절하게 설명하고 지도하여야 한다.
3) 요양기관은 가입자 등의 요양급여에 필요한 적정한 인력 · 시설 및 장비를 유지하여야 한다. 이 경우 보건복지부장관은 인력 · 시설 및 장비의 적정기준을 정하여 고시할 수 있다.
4) 4)에 불구하고 가입자 등에 대한 최적의 요양급여를 실시하기 위하여 필요한 경우, 보건복지부장관이 정하여 고시하는 바에 따라 다른 기관에 검사를 위탁하거나, 당해 요양기관에 소속되지 아니한 전문성이 뛰어난 의료인을 초빙하거나, 다른 요양기관에서 보유하고 있는 양질의 시설 · 인력 및 장비를 공동 활용할 수 있다.
5) 요양기관은 요양급여에 필요한 약제 · 치료재료를 직접 구입하여 가입자 등에게 지급하여야 한다. 다만, 다음의 1에 해당하는 경우에는 그러하지 아니하다.
   (1) 「약사법」에 따라 의사 또는 치과의사가 직접 약제를 조제할 수 없는 경우
   (2) 「약사법」에 따라 의사 또는 치과의사가 직접 약제를 조제할 수 있는 경우 중

보건복지부장관이 정하는 경우

6) 개설자가 동일한 요양기관은 동일가입자 등의 동일상병에 대하여 같은 날 외래로 요양급여를 중복하여 실시하여서는 아니된다. 이 경우 요양급여 중복의 범위는 보건복지부장관이 정하여 고시한다.

7) 「의료급여법」에 따라 의료급여를 받는 자가 건강보험의 가입자 또는 피부양자로 자격이 변동된 경우 요양급여의 기간 또는 인정개수 등을 정하고 있는 행위·약제 및 치료재료에 대하여는 건강보험의 요양급여 내용과 의료급여의 수급 내용을 연계하여 적용한다.

8) 요양급여는 연구 또는 시험(제8조의2에 따른 임상연구는 제외한다)의 목적으로 이루어지는 의료행위 등에는 실시해서는 아니된다. 다만, 보건복지부장관이 정하여 고시하는 기준 및 절차 등에 따라 이루어지는 임상연구 또는 임상시험과 관련하여 해당 연구 또는 시험에 참여하는 환자의 질병이나 부상 등을 위한 진료 및 치료 등의 통상적 요양급여로서 보건복지부장관이 정하는 요양급여는 그렇지 않다.

9) 요양급여는 연구 또는 시험(제8조의2에 따른 임상연구는 제외한다)의 목적으로 이루어지는 의료행위 등에는 실시해서는 아니 된다. 다만, 보건복지부장관이 정하여 고시하는 기준 및 절차 등에 따라 이루어지는 임상연구 또는 임상시험과 관련하여 해당 연구 또는 시험에 참여하는 환자의 질병이나 부상 등을 위한 진료 및 치료 등의 통상적 요양급여로서 보건복지부장관이 정하는 요양급여는 그렇지 않다.

2. 진찰 · 검사, 처치 · 수술 기타의 치료

1) 각종 검사를 포함한 진단 및 치료행위는 진료상 필요하다고 인정되는 경우에 한하여야 하며 연구의 목적으로 하여서는 아니된다.

2) 보건복지부장관이 정하여 고시하는 질병군에 대한 입원진료의 경우 그 입원진료 기간 동안 행하는 것이 의학적으로 타당한 검사·처치 등의 진료행위는 당해 입원진료에 포함하여 행하여야 한다.

3. 약제의 지급

1) 처방 · 조제

(1) 영양공급 · 안정 · 운동 그 밖에 요양상 주의를 함으로써 치료효과를 얻을 수 있다고 인정되는 경우에는 의약품을 처방 · 투여하여서는 아니되며, 이에 관하여 적절하게 설명하고 지도하여야 한다.

(2) 의약품은 약사법령에 의하여 허가 또는 신고된 사항(효능 · 효과 및 용법 · 용량 등)의 범위 안에서 환자의 증상 등에 따라 필요 · 적절하게 처방 · 투여하여야 한다. 다만, 안전성 · 유효성 등에 관한 사항이 정하여져 있는 의약품 중 진료상 반드시 필요하다고 보건복지부장관이 정하여 고시하는 의약품의 경우에는 허가 또는 신고된 사항의 범위를 초과하여 처방 · 투여할 수 있으며, 중증환자에게 처방 · 투여하는 약제로서 보건복지부장관이 정하여 고시하는 약제의 경우에는 건강보험심사평가원장이 공고한 범위 안에서 처방 · 투여할 수 있다.

(3) 요양기관은 중증환자에 대한 약제의 처방 · 투여 시 해당약제 및 처방 · 투여의 범위가 (2)의 허용범위에는 해당하지 아니하나 해당환자의 치료를 위하여 특히 필요한 경우에는 건강보험심사평가원장에게 해당약제의 품목명 및 처방 · 투여의 범위 등에 관한 자료를 제출한 후 건강보험심사평가원장이 중증질환심의위원회의 심의를 거쳐 인정하는 범위 안에서 처방 · 투여할 수 있다.

(4) 식품의약품안전처장이 긴급한 도입이 필요하다고 인정한 품목의 경우에는 식품의약품안전처장이 인정한 범위 안에서 처방 · 투여하여야 한다.

(5) 항생제 · 스테로이드제제 등 오남용의 폐해가 우려되는 의약품은 환자의 병력 · 투약력 등을 고려하여 신중하게 처방 · 투여하여야 한다.

(6) 진료상 2품목 이상의 의약품을 병용하여 처방 · 투여하는 경우에는 1품목의 처방 · 투여로는 치료효과를 기대하기 어렵다고 의학적으로 인정되는 경우에 한한다.

2) 주사

(1) 주사는 경구투약을 할 수 없는 경우, 경구투약 시 위장장애 등의 부작용을 일으킬 염려가 있는 경우, 경구투약으로 치료효과를 기대할 수 없는 경우 또는 응급환자에게 신속한 치료효과를 기대할 필요가 있는 경우에 한한다.

(2) 동일 효능의 내복약과 주사제는 병용하여 처방 · 투여하여서는 아니된다. 다만, 경구투약만으로는 치료효과를 기대할 수 없는 불가피한 경우에 한하여 병용하여 처방 · 투여할 수 있다.
(3) 혼합주사는 치료효과를 높일 수 있다고 의학적으로 인정되는 경우에 한한다.
(4) 당류제제 · 전해질제제 · 복합아미노산제제 · 혈액대용제 · 혈액 및 혈액성분제제의 주사는 의학적으로 특히 필요하다고 인정되는 경우에 한한다.

4. 치료재료의 지급

치료재료는 약사법 기타 다른 관계법령에 의하여 허가 · 신고 또는 인정된 사항(효능 · 효과 및 사용방법)의 범위 안에서 환자의 증상에 따라 의학적 판단에 의하여 필요 · 적절하게 사용한다. 다만, 안전성 · 유효성 등에 관한 사항이 정하여져 있는 치료재료 중 진료에 반드시 필요하다고 보건복지부장관이 정하여 고시하는 치료재료의 경우에는 허가 · 신고 또는 인정된 사항(효능 · 효과 및 사용방법)의 범위를 초과하여 사용할 수 있다.

5. 예방 · 재활

재활 및 물리치료(이학요법)는 약물투여 또는 처치 및 수술 등에 의하여 치료효과를 얻기 곤란한 경우로서 재활 및 물리치료(이학요법)가 보다 효과가 있다고 인정되는 경우에 행한다.

6. 입원

1) 입원은 진료상 필요하다고 인정되는 경우에 한하며 단순한 피로회복 · 통원불편 등을 이유로 입원지시를 하여서는 아니된다.
2) 퇴원은 의학적 타당성과 퇴원계획의 충분성 등을 신중하게 고려하여 적절한 시기에 행하여져야 한다.
3) 입원환자에 대한 식사는 환자의 치료에 적합한 수준에서 의료법령 및 식품위생법령에서 정하는 기준에 맞게 위생적인 방법으로 제공하여야 한다.

7. 가정간호

가정간호는 진료상 퇴원 후 계속적인 치료와 관리가 필요한 경우에 의사 또는 한의사의 진단과 처방에 의하여 가정전문간호사가 실시하여야 한다.

8. 의료장비

1) 요양기관은 「의료기기법」에 따른 의료기기를 사용할 경우 같은 식품의약품안전처장의 제조 또는 수입 허가를 받거나 신고한 것에 한하여 그 허가 또는 신고된 범위에서 사용하여야 한다.
2) 요양기관은 진단용 방사선 발생장치를 사용할 경우 「의료법」과 「진단용 방사선 발생장치의 안전관리에 관한 규칙」에 따라 시장 · 군수 · 구청장에게 신고한 것에 한하여 사용하여야 하며, 「의료법」과 「진단용 방사선 발생장치의 안전관리에 관한 규칙」에 따라 검사를 받지 아니하거나 검사결과 부적합 판정을 받은 진단용 방사선 발생장치를 사용하여서는 아니 된다.
3) 요양기관은 치료용 방사선 발생장치를 사용할 경우 「원자력안전법」에 따라 원자력안전위원회의 사용허가를 받거나 신고 후 사용하여야 하며, 같은 법에 따른 검사를 받지 아니하거나 검사결과 부적합 판정을 받은 치료용 방사선 발생장치를 사용하여서는 아니 된다.
4) 요양기관은 특수의료장비를 사용할 경우 「의료법」과 「특수의료장비의 설치 및 운영에 관한 규칙」에 따라 특별시장 · 광역시장 · 도지사 또는 특별자치도지사에게 등록한 것만을 사용하여야 하며, 「의료법」과 「특수의료장비의 설치 및 운영에 관한 규칙」에 따라 검사를 받지 아니하거나 검사결과 부적합 판정을 받은 특수의료장비를 사용하여서는 아니 된다.
5) 요양기관은 그 밖에 다른 법령에서 정하고 있는 의료장비를 사용할 경우 해당 법령에서 정하고 있는 의료장비의 사용기준에 맞게 사용하여야 한다.
6) 위의 규정에도 불구하고 안전성 · 유효성 등에 관한 사항이 정하여져 있는 의료장비 중 진료에 반드시 필요하다고 보건복지부장관이 정하여 고시하는 의료장비의 경우에는 관계 법령상의 허가 또는 신고된 범위를 초과하여 사용할 수 있다.

7) 「국민건강보험법 시행규칙」에 따라 의료장비의 현황을 신고받은 건강보험심사평가원장은 해당 의료장비의 제조·수입업체, 품목, 제조연월 등 의료장비의 품질 관리 및 이력 관리에 필요한 사항을 식별부호화하여 관리할 수 있다. 이 경우 식별부호화의 방법 및 절차에 필요한 사항은 보건복지부장관이 정하여 고시한다.

제3절 비급여 대상

1. 다음 각 목의 질환으로서 업무 또는 일상생활에 지장이 없는 경우에 실시 또는 사용되는 행위·약제 및 치료재료
   가. 단순한 피로 또는 권태
   나. 주근깨·다모(多毛)·무모(無毛)·백모증(白毛症)·딸기코(주사비)·점(모반)·사마귀·여드름·노화현상으로 인한 탈모 등 피부질환
   다. 발기부전(impotence)·불감증 또는 생식기 선천성기형 등의 비뇨생식기 질환
   라. 단순 코골음
   마. 질병을 동반하지 아니한 단순포경(phimosis)
   바. 검열반 등 안과질환
   사. 기타 가 목 내지 바 목에 상당하는 질환으로서 보건복지부장관이 정하여 고시하는 질환
2. 다음 각 목의 진료로서 신체의 필수 기능개선 목적이 아닌 경우에 실시 또는 사용되는 행위·약제 및 치료재료
   가. 쌍꺼풀수술(이중검수술), 코성형수술(융비술), 유방확대·축소술, 지방흡인술, 주름살제거술 등 미용목적의 성형수술과 그로 인한 후유증치료
   나. 사시교정, 안와격리증의 교정 등 시각계 수술로써 시력개선의 목적이 아닌 외모개선 목적의 수술
   다. 치과교정. 다만, 입술입천장갈림증(구순구개열)을 치료하기 위한 치과교정 등 보건복지부장관이 정하여 고시하는 경우는 제외한다.
   라. 씹는 기능 및 발음 기능의 개선 목적이 아닌 외모개선 목적의 턱얼굴(악안

면) 교정술

마. 관절운동 제한이 없는 반흔구축성형술 등 외모개선 목적의 반흔제거술

바. 안경, 콘텍트렌즈 등을 대체하기 위한 시력교정술

사. 질병 치료가 아닌 단순히 키 성장을 목적으로 하는 진료

아. 그 밖에 가목부터 사목까지에 상당하는 외모개선 목적의 진료로서 보건복지부장관이 정하여 고시하는 진료

3. 다음 각 목의 예방진료로서 질병·부상의 진료를 직접목적으로 하지 아니하는 경우에 실시 또는 사용되는 행위·약제 및 치료재료

가. 본인의 희망에 의한 건강검진(법 제52조의 규정에 의하여 공단이 가입자 등에게 실시하는 건강검진 제외)

나. 예방접종(파상풍 혈청주사 등 치료목적으로 사용하는 예방주사 제외)

다. 구취제거, 치아 착색물질 제거, 치아 교정 및 보철을 위한 치석제거 및 구강보건증진 차원에서 정기적으로 실시하는 치석제거. 다만, 치석제거만으로 치료가 종료되는 전체 치석제거로서 보건복지부장관이 정하여 고시하는 경우는 제외한다.

라. 불소부분도포, 치면열구전색(치아홈메우기) 등 치아우식증(충치) 예방을 위한 진료. 다만, 18세 이하인 사람의 치아 중 치아우식증이 생기지 않은 순수 건전치아인 제1큰어금니 또는 제2큰어금니에 대한 치면열구전색(치아홈메우기)은 제외한다.

마. 멀미 예방, 금연 등을 위한 진료

바. 유전성질환 등 태아의 이상유무를 진단하기 위한 세포유전학적 검사

사. 장애인 진단서 등 각종 증명서 발급을 목적으로 하는 진료

아. 기타 가 목 내지 마 목에 상당하는 예방진료로서 보건복지부장관이 정하여 고시하는 예방진료

4. 보험급여시책상 요양급여로 인정하기 어려운 경우 및 그 밖에 건강보험급여원리에 부합하지 아니하는 경우로서 다음 각 목에서 정하는 비용·행위·약제 및 치료재료

가. 가입자 등이 다음 표에 따른 요양기관으로서 다음 각 항목 중 어느 하나의 요건을 갖춘 요양기관에서 1개의 입원실에 1인(의원급 및 치과병원의 경우 3인이하) 이 입원할 수 있는 병상(이하 "상급병상"이라 한다)을 이용한 경

우에는 다음 표의 구분에 따라 부담하는 비용. 다만, 격리치료 대상인 환자가 1인실에 입원하는 경우 등 보건복지부장관이 정하여 고시하는 불가피한 경우는 제외한다.

요양기관 구분	비용
「의료법」에 따른 의원급 의료기관	제8조에 따라 고시한 요양급여대상인 입원료외에 추가로 부담하는 입원실 이용 비용
「의료법」에 따른 치과병원	제8조에 따라 고시한 요양급여대상인 입원료외에 추가로 부담하는 입원실 이용 비용
「의료법」에 따른 병원 중 진료과목에 소아청소년과 또는 산부인과를 둔 병원으로서 아동 · 분만병원	제8조에 따라 고시한 요양급여대상인 입원료외에 추가로 부담하는 입원실 이용 비용
상급종합병원(치과병원 및 아동 · 분만병원은 제외한다)	입원실 이용 비용 전액

(1) 의료법령에 따라 허가를 받거나 신고한 병상 중 입원실 이용비용을 입원료만으로 산정하는 일반병상을 다음의 구분에 따라 운영하는 경우. 다만, 요양기관 현황신고서 또는 요양기관 현황 변경신고서 상의 격리병실, 무균치료실, 특수진료실 및 중환자실과 외국인환자를 위한 전용 병실 및 병동의 병상은 일반병상 및 상급병상의 계산에서 제외한다..

㉮ 의료법령에 따라 신고한 병상이 10병상을 초과하는 「의료법」에 따른 의원급 의료기관과 치과병원 및 산부인과 또는 주산기(周産期) 전문병원: 일반병상을 총 병상의 2분의 1(50%) 이상 확보할 것

㉯ 병원급 의료기관(치과병원을 제외): 일반병상을 총 병상의 5분의 3(60%) 이상 확보할 것

㉰ 종합병원 및 상급종합병원: 일반병상을 총 병상의 5분의 4(80%) 이상 확보할 것

(2) 의료법령에 의하여 신고한 병상이 10병상 이하인 경우

나. 가목에도 불구하고 다음 각 항목에 해당하는 경우에는 다음의 구분에 따른 비용

(1) 가입자등이 「의료법」에 따른 요양병원(「정신보건법」에 따른 정신의료기관 중 정신병원, 「장애인복지법」에 따른 장애인 의료재활시설로서 「의료법」의 요건을

갖춘 의료기관은 제외한다.)중 입원실 이용비용을 입원료만으로 산정하는 일반병상(요양기관 현황신고서 또는 요양기관 현황 변경신고서 상의 격리병실, 무균치료실, 특수진료실 및 중환자실과 외국인환자를 위한 전용 병실 및 병동의 병상은 제외한다)을 50퍼센트 이상 확보하여 운영하는 요양병원에서 1개의 입원실에 5인 이하가 입원할 수 있는 병상을 이용하는 경우에 추가로 부담하는 입원실 이용비용

(2) 가입자등이 가목(1)에서 정한 요건을 갖춘 상급종합병원, 종합병원, 병원 중 호스피스전문기관으로 지정된 요양기관에서 1인실 병상을 이용하여 호스피스 · 완화의료를 받는 경우(격리치료 대상인 환자가 1인실에 입원하는 경우, 임종실을 이용하는 경우 등 보건복지부장관이 정하여 고시하는 불가피한 경우는 제외한다) 고시한 호스피스 · 완화의료 입원실의 입원료 중 4인실 입원료 외에 추가로 부담하는 입원실 이용비용

다. 장애인에게 보험급여를 실시하는 보장구를 제외한 보조기 · 보청기 · 안경 또는 콘택트렌즈 등 보장구. 다만, 보청기 중 보험급여의 적용을 받게 될 수술과 관련된 치료재료인 보건복지부장관이 정하여 고시하는 보청기는 제외한다.

라. 삭제 〈2017. 9. 1.〉

마. 친자확인을 위한 진단

바. 치과의 보철(보철재료 및 기공료 등을 포함한다) 및 치과임플란트를 목적으로 실시한 부가수술(골이식수술 등을 포함한다). 다만, 보건복지부장관이 정하여 고시하는 65세 이상 노인의 틀니 및 치과임플란트는 제외한다.

사. 및 아. 삭제 〈2002.10.24.〉

자. 이 규칙 제8조의 규정에 의하여 보건복지부장관이 고시한 약제에 관한 급여목록표에서 정한 일반의약품으로서 「약사법」에 따른 조제에 의하지 아니하고 지급하는 약제

차. 「장기 등 이식에 관한 법률」에 따른 장기이식을 위하여 다른 의료기관에서 채취한 골수 등 장기의 운반에 소요되는 비용

카. 「마약류 관리에 관한 법률」 제40조에 따른 마약류중독자의 치료보호에 소요되는 비용

타. 요양급여대상 또는 비급여대상으로 결정 · 고시되기 전까지의 행위 · 치료

재료(「신의료기술평가에 관한 규칙」에 따른 평가 유예 신의료기술을 포함하되, 신의료기술평가 결과 안전성 · 유효성을 인정받지 못한 경우에는 제외한다). 다만, 소급하여 요양급여대상으로 적용되는 행위 · 치료재료(「신의료기술평가에 관한 규칙」에 따른 평가 유예 신의료기술을 포함한다)는 제외한다.

파. 「신의료기술평가에 관한 규칙」에 따른 제한적 의료기술

하. 「의료기기법 시행규칙」에 따른 의료기기를 장기이식 또는 조직이식에 사용하는 의료행위

거. 그 밖에 요양급여를 함에 있어서 비용효과성 등 진료상의 경제성이 불분명하여 보건복지부장관이 정하여 고시하는 검사 · 처치 · 수술 기타의 치료 또는 치료재료

5. 삭제 〈2006.12.29.〉

6. 보건복지부장관이 정하여 고시하는 질병군에 대한 입원진료의 경우에는 제1호 내지 제4호(제4호 하목을 제외한다), 제7호에 해당되는 행위 · 약제 및 치료재료. 다만, 제2호 사 목, 제3호 아 목, 제4호 더 목은 다음 각 목에서 정하는 경우에 한한다.

가. 보건복지부장관이 정하여 고시하는 행위 및 치료재료

나. 질병군 진료 외의 목적으로 투여된 약제

6의2. 호스피스 · 완화의료 입원진료의 경우에는 제1호부터 제3호까지, 제4호 나목(2) · 더목에 해당되는 행위 · 약제 및 치료재료. 다만, 제2호 사목, 제3호 아목 및 제4호 더목은 보건복지부장관이 정하여 고시하는 행위 및 치료재료에 한정한다.

7. 건강보험제도의 여건상 요양급여로 인정하기 어려운 경우

가. 보건복지부장관이 정하여 고시하는 한방물리요법

나. 한약첩약 및 기상한의서의 처방 등을 근거로 한 한방생약제제

8. 약사법령에 따라 허가를 받거나 신고한 범위를 벗어나 약제를 처방 · 투여하려는 자가 보건복지부장관이 정하여 고시하는 절차에 따라 의학적 근거 등을 입증하여 비급여로 사용할 수 있는 경우. 다만, 중증환자에게 처방 · 투여하는 약제 중 보건복지부장관이 정하여 고시하는 약제는 건강보험심사평가원장의 공고에 따른다.

제5장 건강보험행위급여·비급여 목록표 및 급여 상대가치점수

제1편 행위급여 · 비급여 목록 및 급여 상대가치점수

제1부 행위급여 일반원칙

1. 일반 기준

1) 요양기관이 「국민건강보험법령」의 규정에 의한 요양급여를 실시하고 행위에 대한 비용을 산정할 때에는 제2부 각 장에 분류된 분류항목의 상대가치점수(이하 "점수"라 한다)에 「국민건강보험법」 제42조제3항과 같은 법 시행령 제21조제1항에 따라 정하여진 점수당 단가(제16장에 분류된 항목은 「지역보건법」에 따른 보건소 · 보건의료원 및 보건지소와 「농어촌 등 보건의료를 위한 특별조치법」에 따라 설치된 보건진료소의 점수당 단가)를 곱하여 10원 미만은 4사5입한 금액으로 산정한다. 다만, 요양기관 종별 가산율에 의하여 산출된 금액에 대하여는 원미만을 4사5입한다.
2) 각종 가감률에 의하여 산출된 금액에 대하여는 1호와 동일한 방법으로 산정하되 상대가치점수에 가감률을 곱하여 총 점수(소수점 이하 셋째자리에서 4사5입)를 산출하고, 각종 가감률이 복합 적용될 경우에는 가감률을 모두 합한 총 가감

률을 상대가치점수에 곱하여 총 점수(소수점이하 셋째 자리에서 4사5입)를 산출한다. 이 경우 가감률이 중복 적용될 경우에는 중복 가산하지 아니한다.

3) 제2부 각 장에 분류되지 아니한 진찰 · 처치 · 수술 및 기타의 치료에 대한 요양급여를 실시한 경우에 우선적으로 행위의 내용 · 성격과 상대가치 점수가 가장 유사한 분류항목에 준용하여 산정하여야 한다.

4) 상급종합병원, 종합병원, 병원, 요양병원(의과), 의원, 보건의료원(의과), 의과진료과목이 있는 한방병원 · 치과병원인 요양기관은 제2부 제1장 내지제9장 및 제16장, 제17장, 제19장에 분류된 분류항목과 제10장에 분류된 분류항목 중 고정장치의 제거, 악간고정술, 치간고정술, 순열수술후보호장치, 상고정장치술, 구강내소염수술, 구강외소염수술, 구강내열상봉합술, 구강외열상봉합술, 협순소대성형술, 악골수염수술, 악골내고정용 금속제거술에 한하여 산정한다.

5) 치과병원, 치과의원, 보건의료원(치과), 치과 진료과목이 있는 상급종합병원 · 종합병원 · 병원 · 요양병원 · 한방병원인 요양기관은 제2부 제1장 내지 제10장과 제16장 내지 제18장에 분류된 분류항목에 한하여 산정한다.

6) 국립병원 한방진료부, 한방병원, 한의원, 보건의료원(한의과), 한의과진료과목이 있는 상급종합병원 · 종합병원 · 병원 · 요양병원 · 치과병원인 요양기관은 제2부 제1장, 제4장, 제13장, 제14장 및 제17장에 분류된 분류항목에 한하여 산정한다.

7) 약국 및 한국희귀 · 필수의약품센터인 요양기관은 제2부 제15장에 분류된 분류항목에 한하여 산정한다.

8) 조산원인 요양기관은 다음 분류항목에 한하여 산정한다.
   가. 제2부 제11장 및 제17장에 분류된 분류항목
   나. 제2부 제9장에 분류된 분류항목 중 자궁내장치삽입술 및 자궁내장치제거료
   다. 기타 보건복지부장관(이하 "장관"이라 한다)이 불가피하다고 인정하는 경우

9) 보건소, 보건지소, 보건진료소인 요양기관은 다음 분류항목에 한하여 산정한다.
   가. 제2부 제12장에 분류된 분류항목
   나. 제2부 제9장에 분류된 정관절제술 또는 결찰술, 난관결찰술, 자궁내장치삽입술, 자궁내장치제거료
   다. 기타 장관이 불가피하다고 인정하는 경우

10) 「의료법」 제35조에 의한 부속 의료기관은 다음 분류항목에 한하여 산정한다.
   가. 제2부 제1장 재진진찰료, 의약품관리료, 혈액관리료

나. 제2부 제4장 퇴장방지의약품 사용장려비

다. 제2부 제5장, 제9장, 제10장, 제13장, 제14장 및 제16장에 분류된 분류항목

2. 요양기관 종별가산율

1) 제2부 제2장 내지 제10장, 제13장 및 제14장, 제19장 및 제20장에 분류된 분류항목에 대하여는 소정점수에 점수당 단가를 곱한 금액을 모두 합산한 금액에 요양기관의 종별에 따라 다음 각호의 비율을 가산한다.

가. 다음 각 항의 요양기관은 30%

(1) 상급종합병원으로 인정받은 종합병원

(2) 상급종합병원에 설치된 치과대학 부속 치과병원

(3) 상급종합병원에 설치된 한의과대학 부속 한방병원

(4) 상급종합병원에 설치된 특수전문병원

나. 다음 각 항의 요양기관은 25%

(1) 상급종합병원을 제외한 종합병원

(2) 상급종합병원에 설치된 경우를 제외한 치과대학 부속 치과병원

(3) 상급종합병원에 설치된 경우를 제외한 한의과대학 부속 한방병원

(4) 국립병원 한방진료부

다. 다음 각 항의 요양기관은 20%

(1) 병원

(2) 위 "가-(2)" 또는 "나-(2)"에 해당되지 아니하는 치과병원

(3) 위 "가-(3)" 또는 "나-(3)"에 해당되지 아니하는 한방병원

(4) 요양병원

라. 다음 각 항의 요양기관은 15%

(1) 의원

(2) 치과의원

(3) 한의원

(4) 보건의료원

마. 다음 각 항의 요양기관은 종별가산율을 적용하지 아니한다.

(1) 약국 및 한국희귀 · 필수의약품센터

(2) 조산원, 보건소, 보건지소, 보건진료소

(3)「의료법」제35조에 의한 부속 의료기관

2) 위 "1"의 규정에도 불구하고 아래 항목에 대해서는 요양기관 종별가산율을 적용하지 아니한다.

가. 바이러스 혈청검사(나-476, C4760)

나. 각 장의 산정지침 또는 분류항목의 "주"에서 별도로 산정할 수 있도록 규정한 약제비, 치료재료대 등

다. 영상저장 및 전송시스템(Full PACS)(GB011-GB045, HB011-HB041, HG011-HG045, HG111 -HG141)을 이용한 처리비용, C-Arm형 영상증폭장치 이용료(다-101, G0400)

라. 생혈(마-103, X3010), 교환(마-104, X4000), 조혈모세포의 이식 준비-냉동 처리 및 보관(마-105-다-(1), X5020), 기증제대혈제제 비용(마-105-라-(3)-가, X5137), 자가수혈채혈료(마-106-가, X6001 내지X6008), 연성신요관경하 요관협착확장술 "주"(자-319-3 "주", R3196), 연성신요관경하 결석제거술 "주3"(자-321-3 "주3", R3429)

마. 퇴장방지의약품 사용장려비

바. 검체검사 위탁에 관한 기준에서 정한 수탁기관으로 위탁하는 경우의 검사료 및 위탁검사관리료

사. Infusion Pump 사용료(KK057, KK058, KK158, Q2662)

아. 마취통증의학과 전문의 초빙료(L7990, L7991)

자. 제19장 제1절 응급 기본진료료

차. 기타 보건복지부장관이 별도로 정하는 경우

3) 위 "1-나" 항의 종별가산율을 적용받은 종합병원이「의료법」제3조의3 기준에 부적합한 경우에는 3월 이내의 범위 내에서 기간을 정하여 시정하도록 하고 동 시정기간 내에 시정하지 아니한 때에는 시정기간 종료 익일부터는 위 "1-다"항의 종별가산율을 적용한다.

3. 차등수가

치과의원, 한의원, 보건의료원, 약국 및 한국희귀·필수의약품센터의 경우에는 의

사, 치과의사, 한의사, 약사 1인당 1일 진찰횟수, 약국 및 한국희귀 · 필수의약품센터의 경우에는 조제건수(처방전 매수를 말한다. 이하 같다)에 따라서 요양기관에 진찰료와 조제료 등(조제료, 약국관리료, 조제기본료, 복약지도료를 말한다. 이하 같다)을 아래와 같이 차등지급한다.

가. 치과의원, 한의원, 보건의료원의 의사, 치과의사, 한의사 1인당 1일 진찰횟수를 기준으로 진찰료에 대하여 다음과 같이 차등지급한다.

(1) 75건 이하: 100%

(2) 75건을 초과하여 100건까지: 90%

(3) 100건을 초과하여 150건까지: 75%

(4) 150건을 초과한 건: 50%

나. 약국 및 한국희귀 · 필수의약품센터의 약사 1인당 1일 조제건수(의약분업 예외지역에서는 직접조제건수 포함)를 기준으로 조제료 등에 대하여 다음과 같이 차등지급한다.

(1) 75건 이하: 100%

(2) 75건을 초과하여 100건까지: 90%

(3) 100건을 초과하여 150건까지 :75%

(4) 150건을 초과한 건: 50%

다. 차등지급 되는 진찰료(약국 및 한국희귀 · 필수의약품센터의 경우에는 조제료 등을 말한다)는 차등지수에 1개월(또는 1주일)간 총진찰료를 승하여 산출하되 10원 미만은 4사5입한 금액으로 산출하며 차등지수는 의사, 치과의사, 한의사, 약사 1인당 1일 평균 진찰횟수(약사의 경우에는 조제건수)를 n으로 할 때에 다음과 같이 산정하되 소수점 여덟째 자리에서 4사5입한다.

(1) n이 75 이하일 경우에는 차등지수를 1로 한다.

(2) n이 75를 초과하여 100 이하일 경우에는 {75×1.00+(n-75)×0.90}/n

(3) n이 100을 초과하여 150 이하일 경우에는 {75×1.00+25×0.90+(n-100)×0.75}/n

(4) n이 150을 초과하는 경우에는 {75×1.00+25×0.90+50×0.75+(n-150)×0.50}/n

라. 의사, 치과의사, 한의사 1인당 1일 평균 진찰횟수, 약사 1인당 1일 평균 조제건수는 내원환자의 순서 및 초 · 재진을 구분하지 아니하고 1개월(또는 1주일)

간 총 진찰(조제)횟수의 합을 구하고 이를 해당 요양기관이 「국민건강보험법 시행규칙」 제12조 제1항 및 제2항의 규정에 의하여 통보한 의사, 치과의사, 한의사가 진료한 총일수, 약국 및 한국희귀·필수의약품센터의 약사가 조제한 총일수로 나누어서 계산하되 소수점 첫째자리에서 절사하여 산정한다.

마. 진료(조제)일수는 1개월(또는 1주일) 동안 의사(약사가 실제 진료(조제)한 날수를 말한다.

4. 예외 규정

1) 「의료법」 제35조에 의한 부속 의료기관은 해당 산정항목에 대하여 공휴·야간 가산 등 각종 가산을 산정하지 아니한다.
2) 공무원 및 교직원의 공무상 질병 또는 부상에 대한 요양급여에 소요된 비용의 산정은 「산업재해보상보험법」 제40조제5항의 규정에 의한 기준에 의한다.

5. 건강보험요양급여비용의 내역

「국민건강보험법」 제45조제4항에 의한 요양급여비용의 내역은 같은 법 시행령 제21조제2항에 의하여 보건복지부장관이 정하여 고시하는 "요양급여의 상대가치점수"의 아래 유형별 분류에 따른 점수당 단가로 한다.

유형별 분류	점수당 단가
「의료법」 제3조제2항제3호에 따른 의료기관 중 병원, 요양병원 및 종합병원	77.3원
「의료법」 제3조제2항제1호에 따른 의료기관 중 의원	87.6원
「의료법」 제3조제2항제1호 및 같은 항 제3호에 따른 의료기관 중 치과의원 및 치과병원	88.7원
「의료법」 제3조제2항제1호 및 같은 항 제3호에 따른 의료기관 중 한의원 및 한방병원	89.8원
「의료법」 제3조제2항제2호에 따른 조산원	140.3원
「약사법」 제2조제3호에 따른 약국 및 같은 법 제 91조에 따른 한국희귀·필수의약품센터	90.9원
「지역보건법」에 따른 보건소·보건의료원 및 보건지소와 「농어촌 등 보건의료를 위한 특별조치법」에 따라 설치된 보건진료소	86.1원

제2부 행위급여 목록 · 상대가치점수 및 산정지침

제1절 기본진료료

1. 진찰료

가. 진찰료는 외래에서 환자를 진찰한 경우에 처방전의 발행과는 관계없이 산정하며 초진환자를 진찰하였을 경우에는 초진진찰료, 재진환자를 진찰하였을 경우에는 재진진찰료를 산정한다.

(1) 진찰료는 기본진찰료(초진의 경우 AA154~AA157은 155.57점, AA100, AA109는 152.11점, AA106, AA107은 202.24점, 10100은 152.06점, 10101은 160.79점, 10102는 170.02점, 10103은 179.78점, 재진의 경우 AA254~AA257은 98.03점, AA200, AA209는 95.98점, AA206, AA207은 127.44점, 10200은 95.98점, 10201은 104.61점, 10202는 114.02점, 10203은 124.27점)와 외래관리료(진찰료에서 기본진찰료를 제외한 점수)의 소정점수를 합하여 산정한다.

(2) 초진환자란 해당 상병으로 동일 의료기관의 동일 진료과목 의사에게 진료 받은 경험이 없는 환자를 말한다.

(3) 재진환자란 해당 상병으로 동일 의료기관의 동일 진료과목 의사에게 계속해서 진료 받고 있는 환자를 말한다.

(4) 해당 상병의 치료가 종결되지 아니하여 계속 내원하는 경우에는 내원 간격에 상관없이 재진환자로 본다. 또한, 완치여부가 불분명하여 치료의 종결 여부가 명확하지 아니한 경우 90일 이내에 내원 시 재진환자로 본다.

(5) 해당 상병의 치료가 종결된 후 동일 상병이 재발하여 진료를 받기 위해서 내원한 경우에는 초진환자로 본다. 다만 치료종결 후 30일 이내에 내원한 경우에는 재진환자로 본다.

(6) 치료의 종결이라 함은 해당 상병의 치료를 위한 내원이 종결되었거나, 투약이 종결되었을 때로 본다.

(7) 진찰료 중 기본진찰료는 병원관리 및 진찰권발급 등, 외래관리료는 외래환자의 처방 등에 소요되는 비용을 포함한다.

나. 다음 각호의 1에 해당하는 경우에는 진찰료는 1회 산정한다.

(1) 동일 의사가 동시에 2가지 이상의 상병에 대하여 진찰을 한 경우

(2) 하나의 상병에 대한 진료를 계속 중에 다른 상병이 발생하여 동일의사가 동시에 진찰을 한 경우(재진진찰료)

(3) 동일한 상병에 대하여 2인 이상의 의사가 동일한 날에 진찰을 한 경우

다. 2개 이상의 진료과목이 설치되어 있고 해당과의 전문의가 상근하는 요양기관에서 동일환자의 다른 상병에 대하여 전문과목 또는 전문분야가 다른 진료담당 의사가 각각 진찰한 경우에는 진찰료를 각각 산정할 수 있다.

라. 진료담당의사가 검사 · 방사선 진단 등을 처방지시하였으나 요양기관의 사정에 의하여 진료 당일에 검사 · 방사선 진단 등을 실시하지 못한 경우에는 검사 · 방사선 진단을 실시한 당일의 진찰료는 산정하지 아니한다.

마. 「의료법」 제18조에 따라 요양기관인 의료기관의 의사 또는 치과의사가 작성 · 교부한 처방전에 따라 요양기관인 약국 또는 한국희귀 · 필수의약품센터에서 조제받은 주사제를 투여받기 위해서 당해 요양기관에 당일에 재내원하는 경우에는 진찰료를 별도 산정하지 아니한다.

2. 입원료 등(입원료 · 집중치료실입원료 · 무균치료실입원료 · 낮병동입원료 · 신생아입원료 · 중환자실입원료 · 격리실입원료 · 납차폐특수치료실입원료)

가. 입원료 등의 소정점수에는 입원환자 의학관리료(소정점수의 40%), 입원환자 간호관리료(소정점수의 25%), 입원환자 병원관리료(소정점수의 35%)가 포함되어 있으며 요양기관 종별에 따라 산정한다.

나. 입원료 등을 산정하기 위해서는 「국민건강보험법」 제43조 및 동법 시행규칙 제12조에 따라 요양기관의 병실 및 병상 현황을 신고하여야 한다.

다. 집중치료실입원료, 무균치료실입원료, 낮병동입원료, 신생아입원료, 중환자실입원료, 격리실입원료, 납차폐특수치료실입원료 등 특수병실 입원료를 산정할 수 있는 경우는 다음과 같으며 특수병실 입원료를 산정하는 경우에는 입원료 등을 중복하여 산정하지 아니한다.

(1) 집중치료실 입원료

(가) 뇌졸중 집중치료실 입원료: 급성기 뇌졸중환자를 뇌졸중 집중치료실에서 치료 및 지속적으로 관찰한 경우

(나) 고위험임산부 집중치료실 입원료: 임신 기간 중 또는 출산 후에 고위험임산부로 진단된 임산부를 별도로 마련된 고위험임산부 집중치료실에서 치료 및 지속적으로 관찰한 경우

(2) 무균치료실 입원료: 조혈모세포이식환자를 「조혈모세포이식의 요양급여에 관한 기준」[별표 1] 제2호가목에서 정한 시설 기준에 적합한 무균치료실에 격리하여 치료한 경우

(3) 낮병동 입원료

(가) 다음 각호의 1에 해당하는 경우

① 분만 후 당일 귀가 또는 이송하여 입원료를 산정하지 아니한 경우

② 지역응급의료기관, 응급의료시설, 응급의료기관이 아닌 종합병원 응급실, 수술실 등에서 처치 · 수술 등을 받고 연속하여 6시간 이상 관찰 후 귀가 또는 이송하여 입원료를 산정하지 아니한 경우

③ 정신건강의학과의 "낮병동"에서 6시간 이상 진료를 받고 당일 귀가한 경우

(나) 낮병동 입원료를 산정하는 당일 외래 또는 지역응급의료기관, 응급의료시설, 응급의료기관이 아닌 종합병원 응급실에서 진찰을 행한 경우에는 진찰료를 함께 산정할 수 있다. 다만, 예정된 외래 수술을 위해 내원하는 경우 또는 정신건강의학과의 "낮병동"에서 매일 또는 반복하여 진료를 받는 경우에는 진찰료를 산정하지 아니한다.

(다) 낮병동 입원료를 산정하는 당일의 본인일부부담금은 입원진료 본인일부부담률에 따라 산정한다.

(4) 신생아 입원료: 신생아를 신생아실(신생아실 입원료) 또는 질병이 없는 신생아를 모자동실(모자동실입원료)에서 진료 · 간호한 경우

(5) 중환자실 입원료: 「의료법」 시행규칙 제34조 [별표4]에서 정한 중환자실의 시설 · 장비를 갖춘 중환자실(ICU)이 설치된 상급종합병원, 종합병원, 병원에서 지극히 심각한 질환이나 손상을 입어 집중적인 치료 및 간호가 필요한 성인 및 소아환자(일반 중환자실 입원료 또는 소아 중환자실 입원료) 또는 신생아(신생아 중환자실 입원료)를 중환자실에서 진료한 경우

(6) 격리실 입원료: 다음 각호의 1에 해당하는 경우. 다만, 당해 전염성 환자만을

수용하는 요양기관에서는 입원료로 산정한다.

(가) 면역이 억제된 환자를 보호하기 위하여 일반 환자와 격리하여 치료한 경우

(나) 일반 환자를 보호하기 위하여 전염력이 강한 전염성 환자를 일반환자와 격리하여 치료한 경우

(다) 중증화상환자 진료에 격리가 반드시 필요하여 치료한 경우

(라) 기타 보건복지부장관이 반드시 격리가 필요하다고 인정하여 고시하는 경우

(7) 납차폐특수치료실 입원료: 방사선옥소를 이용한 개봉선원치료를 위하여 「원자력안전법령」에 의한 시설을 갖춘 요양기관에서 납으로 차폐된 특수치료실에서 관리하는 경우

라. 입원료 등은 1일당으로 다음과 같이 산정한다.

(1) 1일이라 함은 12시(정오)부터 다음 날 12시(정오)까지를 의미한다.

(2) 0~6시 사이에 입원하거나(산정코드 첫 번째 자리에 1로 기재), 18~24시 사이에 퇴원한 경우(산정코드 첫 번째 자리에 2로 기재)에는 입원료 소정점수의 50%를 별도 산정한다.

(3) 6~12시 사이에 입원하거나, 12~18시 사이에 퇴원한 경우에는 동기간의 입원료는 별도 산정하지 아니한다.

(4) 입원과 퇴원이 24시간 이내에 이루어진 경우에는 전체 입원 시간이 6시간 이상인 경우에 한하여 1일의 입원료를 산정한다.

(5) 가-2 입원료는 입원 16일째부터 30일째까지는 해당 점수의 90%를 산정한다.(산정코드 첫 번째 자리에 8로 기재)

(6) 가-2 입원료는 입원 31일째부터는 해당 점수의 85%를 산정한다. (산정코드 첫 번째 자리에 9로 기재)

마. 간호인력확보수준에 따른 입원환자 간호관리료 차등제

(1) 일반병동의 직전 분기 평균 병상 수 대비 당해 병동에서 간호업무에 종사하는 직전 분기 평균 간호사 수(병상 수 대 간호사 수의 비)에 따라 간호인력 확보수준을 다음 각호의 구분에 따라 1등급 내지 7등급으로 구분하되, 의원, 치과의원, 한의원, 보건의료원은 7등급에 해당되는 경우에도 6등급을 적용한다. 다만, '종합병원, 병원, 치과병원, 한방병원 중 「요양급여의 적용기준 및 방법에 관한 세부사항」에서 별도로 정하는 일부 요양기관'은 일반병동의 직전 분기 평균 환자 수 대비 당해 병동에서 간호업무에 종사하는 직전 분기 평균 간호

사수(환자 수 대 간호사 수의 비)에 따라 간호인력확보 수준을 다음 각호의 구분에 따라 1등급 내지 7등급으로 구분한다.

(가) 1등급: 2.5:1 미만인 경우(상급종합병원은 2.0:1 미만)

(나) 2등급: 3.0:1 미만 2.5:1 이상인 경우(상급종합병원은 2.5:1 미만 2.0:1 이상인 경우)

(다) 3등급: 3.5:1 미만 3.0:1 이상인 경우

(상급종합병원은 3.0:1 미만 2.5:1 이상)

(라) 4등급: 4.0:1 미만 3.5:1 이상인 경우(상급종합병원은 3.5:1 미만 3.0:1 이상)

(마) 5등급: 4.5:1 미만 4.0:1 이상인 경우(상급종합병원은 4.0:1 미만 3.5:1 이상)

(바) 6등급: 6.0:1 미만 4.5:1 이상인 경우(상급종합병원은 4.0:1 이상인 경우)

(사) 7등급: 6.0:1 이상인 경우

(2) 일반병동의 병상은 요양기관 전체병상에서 응급실, 신생아실, 분만실, 회복실, 중환자실, 집중치료실, 격리실, 무균치료실, 인공신장실, 납차폐특수치료실, 낮병동 등을 제외한 입원병실의 병상을 말한다. 이때 별도의 병동으로 구분 운영하지 않는 격리실, 무균치료실, 납차폐특수치료실 등은 일반병동의 병상으로 본다. 다만, 「정신건강증진 및 정신질환자 복지서비스 지원에 관한 법률」에 의한 정신의료기관 중 폐쇄병동의 경우 일반병동의 병상에서 제외할 수 있다.

(3) 간호인력확보수준에 따른 입원료는 등급별로 다음과 같이 가감하여 산정한다. 다만, 위 "(2)"에서 「정신건강증진 및 정신질환자 복지서비스 지원에 관한 법률」에 의한 정신의료기관 중 폐쇄병동을 일반병동의 병상에서 제외한 경우 폐쇄병동의 입원료는 (가) 또는 (라)의 요양기관은 6등급 입원료를 산정하고, (나) 또는 (다)의 요양기관은 각 소재지 구분에 따른 해당 7등급 입원료를 산정한다.

(가) 상급종합병원

1) 1등급: 2등급 입원료에 2등급 입원료 소정점수의 10% 가산
[코드는 AB101, 15101, AB121, 15121, AB141, 15141, AB161, 15161, AB171, 15171 사용]

2) 2등급: 3등급 입원료에 3등급 입원료 소정점수의 10% 가산
[코드는 AB102, 15102, AB122, 15122, AB142, 15142, AB162, 15162,

AB172, 15172 사용]

3) 3등급: 4등급 입원료에 4등급 입원료 소정점수의 10% 가산

[코드는 AB103, 15103, AB123, 15123, AB143, 15143, AB163, 15163, AB173, 15173 사용]

4) 4등급: 5등급 입원료에 5등급 입원료 소정점수의 15% 가산

[코드는 AB104, 15104, AB124, 15124, AB144, 15144, AB164, 15164, AB174, 15174 사용]

5) 5등급: 6등급 입원료에 6등급 입원료 소정점수의 10% 가산

[코드는 AB105, 15105, AB125, 15125, AB145, 15145, AB165, 15165, AB175, 15175 사용]

6) 6등급: 입원료 소정점수로 산정

[코드는 AB100, 15100, AB120, 15120, AB140, 15140, AB160, 15160, AB170, 15170 사용]

(나) 종합병원

1) 1등급: 2등급 입원료에 2등급 입원료 소정점수의 10% 가산

[코드는 AB201, 15201, AB221, 15221, AB241, 15241, AB261, 15261, AB271, 15271 사용]

2) 2등급: 3등급 입원료에 3등급 입원료 소정점수의 10% 가산

[코드는 AB202, 15202, AB222, 15222, AB242, 15242, AB262, 15262, AB272, 15272 사용]

3) 3등급: 4등급 입원료에 4등급 입원료 소정점수의 15% 가산

[코드는 AB203, 15203, AB223, 15223, AB243, 15243, AB263, 15263, AB273, 15273 사용]

4) 4등급: 5등급 입원료에 5등급 입원료 소정점수의 10% 가산

[코드는 AB204, 15204, AB224, 15224, AB244, 15244, AB264, 15264, AB274, 15274 사용]

5) 5등급: 6등급 입원료에 6등급 입원료 소정점수의 10% 가산

[코드는 AB205, 15205, AB225, 15225, AB245, 15245, AB265, 15265, AB275, 15275 사용]

6) 6등급: 입원료 소정점수로 산정

[코드는 AB200, 15200, AB220, 15220, AB240, 15240, AB260, 15260, AB270, 15270 사용]

7) 7등급

가) 「소득세법」 시행규칙 제7조제4호에 의한 의료취약지역 소재 요양기관은 6등급 입원료 소정점수 [코드는 AB200, 15200, AB220, 15220, AB240, 15240, AB260, 15260, AB270, 15270 사용]

나) 서울특별시 및 광역시 구지역 소재 요양기관은 입원료 소정점수의 5% 감산 [코드는 AB207, 15207, AB227, 15227, AB247, 15247, AB267, 15267, AB277, 15277 사용]

다) 위 "가)" 및 "나)"에 해당되지 아니하는 요양기관은 입원료 소정 점수의 2% 감산 [코드는 AB217, 15217, AB237, 15237, AB257, 15257, AB287, 15287, AB297, 15297 사용]

(다) 병원, 치과병원, 한방병원

1) 1등급: 2등급 입원료에 2등급 입원료 소정점수의 10% 가산
[코드는 요양기관종별로 AB301, 15301, AB321, 15321, AB341, 15341, AB361*, 15361*, AB371*, 15371* 사용]

2) 2등급: 3등급 입원료에 3등급 입원료 소정점수의 10% 가산
[코드는 요양기관종별로 AB302, 15302, AB322, 15322, AB342, 15342, AB362*, 15362*, AB372*, 15372* 사용]

3) 3등급: 4등급 입원료에 4등급 입원료 소정점수의 10% 가산
[코드는 요양기관종별로 AB303, 15303, AB323, 15323, AB343, 15343, AB363*, 15363*, AB373*, 15373* 사용]

4) 4등급: 5등급 입원료에 5등급 입원료 소정점수의 10% 가산
[코드는 요양기관종별로 AB304, 15304, AB324, 15324, AB344, 15344, AB364*, 15364*, AB374*, 15374* 사용]

5) 5등급: 6등급 입원료에 6등급 입원료 소정점수의 20% 가산
[코드는 요양기관종별로 AB305, 15305, AB325, 15325, AB345, 15345, AB365*, 15365*, AB375*, 15375* 사용]

6) 6등급: 입원료 소정점수로 산정
[코드는 요양기관종별로 AB300, 15300, AB320, 15320, AB340, 15340,

AB360*, 15360*, AB370*, 15370* 사용]

7) 7등급

가) 「소득세법」 시행규칙 제7조제4호에 의한 의료취약지역 소재 요양 기관은 6등급 입원료 소정점수 [코드는 요양기관종별로 AB300, 15300, AB320, 15320, AB340, 15340, AB360*, 15360*, AB370*, 15370* 사용]

나) 서울특별시 및 광역시 구지역 소재 요양기관은 입원료 소정점수의 5% 감산 [코드는 요양기관종별로 AB307, 15307, AB327, 15327, AB347, 15347, AB367*, 15367*, AB377*, 15377* 사용]

다) 위 "가)" 및 "나)"에 해당되지 아니하는 요양기관은 입원료 소정 점수의 2% 감산 [코드는 요양기관종별로 AB317, 15317, AB337, 15337, AB357, 15357, AB387*, 15387*, AB397*, 15397* 사용]

8) 위 "1)~7)"의 코드 중 *에 해당하는 코드는 병원 · 한방병원만 산정한다.

(라) 의원, 치과의원, 한의원, 보건의료원

1) 1등급: 입원료 소정점수의 50% 가산 [코드는 요양기관종별로 AB401, 15401, AB421, 15421, AB441, 15441 사용]

2) 2등급: 입원료 소정점수의 40% 가산 [코드는 요양기관종별로 AB402, 15402, AB422, 15422, AB442, 15442 사용]

3) 3등급: 입원료 소정점수의 30% 가산 [코드는 요양기관종별로 AB403, 15403, AB423, 15423, AB443, 15443 사용]

4) 4등급: 입원료 소정점수의 20% 가산 [코드는 요양기관종별로 AB404, 15404, AB424, 15424, AB444, 15444 사용]

5) 5등급: 입원료 소정점수의 10% 가산 [코드는 요양기관종별로 AB405, 15405, AB425, 15425, AB445, 15445 사용]

6) 6등급: 입원료 소정점수로 산정 [코드는 요양기관종별로 AB400, 15400, AB420, 15420, AB440, 15440 사용]

(4) 다만, 위 "(3)"에도 불구하고 「요양급여의 적용기준 및 방법에 관한 세부사항」의 〈간호인력 확보수준에 따른 간호관리료 차등적용 관련 기준〉 및 〈'종합병원, 병원, 치과병원, 한방병원 중 별도로 정하는 일부 요양기관'의 간호인력 확보수준에 따른 입원환자 간호관리료 차등제 적용 기준〉에 따라 요양기관 입원환자 간호관리료 차등제 산정현황을 미제출한 종합병원, 병원, 치과병

원, 한방병원의 입원료 산정방법은 다음과 같이 한다.

(가) 종합병원

1) 「소득세법」 시행규칙 제7조제4호에 의한 의료취약지역 소재 요양기관은 6등급 입원료 소정점수 [코드는 AB200, 15200, AB220, 15220, AB240, 15240, AB260, 15260, AB270, 15270 사용]

2) 위 "1)"에 해당되지 아니하는 요양기관은 입원료 소정점수의 10% 감산 [코드는 AB209, 15209, AB229, 15229, AB249, 15249, AB269, 15269, AB279, 15279 사용]

(나) 병원, 치과병원 한방병원

1) 「소득세법」 시행규칙 제7조제4호에 의한 의료취약지역 소재 요양기관은 6등급 입원료 소정점수 [코드는 AB300, 15300, AB320, 15320, AB340, 15340, AB360*, 15360*, AB370*, 15370* 사용]

2) 위 "1)"에 해당되지 아니하는 요양기관은 입원료 소정점수의 10% 감산 [코드는 AB309, 15309, AB329, 15329, AB349, 15349, AB369*, 15369*, AB379*, 15379* 사용]

3) 위 "1)～2)"의 코드 중 *에 해당하는 코드는 병원 · 한방병원만 산정한다.

바. 간호인력확보수준에 따른 일반 중환자실 입원환자 간호관리료 차등제

(1) 일반 중환자실의 직전 분기 평균 병상 수 대비 당해 병동에서 간호업무에 종사하는 직전 분기 평균 간호사 수(병상 수 대 간호사 수의 비)에 따라 간호인력확보수준을 (가)의 요양기관은 1등급 내지 5등급으로, (나)의 요양기관은 1등급 내지 9등급으로 구분한다.

(가) 상급종합병원

1) 1등급: 0.5:1 미만인 경우

2) 2등급: 0.63:1 미만 0.5:1 이상인 경우

3) 3등급: 0.77:1 미만 0.63:1 이상인 경우

4) 4등급: 0.88:1 미만 0.77:1 이상인 경우

5) 5등급: 0.88:1 이상인 경우

(나) 종합병원, 병원, 치과병원, 한방병원

1) 1등급: 0.5:1 미만인 경우

2) 2등급: 0.63:1 미만 0.5:1 이상인 경우

3) 3등급: 0.77:1 미만 0.63:1 이상인 경우

4) 4등급: 0.88:1 미만 0.77:1 이상인 경우

5) 5등급: 1:1 미만 0.88:1 이상인 경우

6) 6등급: 1.25:1 미만 1:1 이상인 경우

7) 7등급: 1.5:1 미만 1.25:1 이상인 경우

8) 8등급: 2.0:1 미만 1.5:1 이상인 경우

9) 9등급: 2.0:1 이상인 경우

(2) 간호인력확보수준에 따라 등급별로 일반 중환자실 입원료에 다음과 같이 가감한다.

(가) 상급종합병원

1) 1등급: 일반 중환자실 2등급 입원료에 일반 중환자실 2등급 입원료소정점수의 25% 가산 [코드는 AJ110, 19410 사용]

2) 2등급: 일반 중환자실 3등급 입원료에 일반 중환자실 3등급 입원료 소정점수의 15% 가산 [코드는 AJ120, 19420 사용]

3) 3등급: 일반 중환자실 입원료 소정점수로 산정 [코드는 AJ100, 19400 사용]

4) 4등급

① 「소득세법」 시행규칙 제7조제4호에 의한 의료취약지역 소재 요양기관은 일반 중환자실 3등급 입원료 소정점수 [코드는 AJ100, 19400 사용]

② 위 "①"에 해당되지 아니하는 요양기관은 일반 중환자실 3등급 입원료소정점수의 25% 감산 [코드는 AJ143, 19443 사용]

5) 5등급

① 「소득세법」 시행규칙 제7조제4호에 의한 의료취약지역 소재 요양기관은 일반 중환자실 3등급 입원료 소정점수 [코드는 AJ100, 19400 사용]

② 위 "①"에 해당되지 아니하는 요양기관은 일반 중환자실 4등급 입원료에 일반 중환자실 4등급 입원료 소정점수의 15% 감산
[코드는 AJ150, 19450 사용]

(나) 종합병원, 병원, 치과병원, 한방병원

1) 1등급: 일반 중환자실 2등급 입원료에 일반 중환자실 2등급 입원료 소정점수의 25% 가산[코드는 요양기관종별로 AJ210, 19210, AJ310, 19310 사용]

2) 2등급: 일반 중환자실 3등급 입원료에 일반 중환자실 3등급 입원료 소정점

수의 20% 가산 [코드는 요양기관종별로 AJ220, 19220, AJ320, 19320 사용]

3) 3등급: 일반 중환자실 4등급 입원료에 일반 중환자실 4등급 입원료 소정점수의 15% 가산[코드는 요양기관종별로 AJ230, 19230, AJ330, 19330 사용]

4) 4등급: 일반 중환자실 5등급 입원료에 일반 중환자실 5등급 입원료 소정점수의 10% 가산[코드는 요양기관종별로 AJ240, 19240, AJ340, 19340 사용]

5) 5등급: 일반 중환자실 6등급 입원료에 일반 중환자실 6등급 입원료 소정점수의 10% 가산[코드는 요양기관종별로 AJ250, 19250, AJ350, 19350 사용]

6) 6등급: 일반 중환자실 7등급 입원료에 일반 중환자실 7등급 입원료 소정점수의 10% 가산[코드는 요양기관종별로 AJ260, 19260, AJ360, 19360 사용]

7) 7등급: 일반 중환자실 입원료 소정점수로 산정[코드는 요양기관종별로 AJ200, 19200, AJ300, 19300 사용]

8) 8등급

① 「소득세법」 시행규칙 제7조4호에 의한 의료취약지역 소재 요양기관은 일반 중환자실 7등급 입원료 소정점수 [코드는 요양기관종별로 AJ200, 19200, AJ300, 19300 사용]

② 위 "①"에 해당되지 아니하는 요양기관은 일반 중환자실 7등급 입원료에 일반 중환자실 7등급 입원료 소정점수의 25% 감산 [코드는 요양기관종별로 AJ280, 19280, AJ380, 19380 사용]

9) 9등급

① 「소득세법」 시행규칙 제7조4호에 의한 의료취약지역 소재 요양기관은 일반 중환자실 7등급 입원료 소정점수 [코드는 요양기관종별로 AJ200, 19200, AJ300, 19300 사용]

② 위 "①"에 해당되지 아니하는 요양기관은 일반 중환자실 8등급 입원료에 일반 중환자실 8등급 입원료 소정점수의 15% 감산 [코드는 요양기관종별로 AJ290, 19290, AJ390, 19390 사용]

(3) 다만, 위 "(2)"에도 불구하고 「요양급여의 적용기준 및 방법에 관한 세부사항」의 〈중환자실 간호인력 확보수준에 따른 입원환자 간호관리료 차등 적용 기준〉에 따라 중환자실 입원환자 간호관리료 차등제 산정현황을 미제출한 종합병원, 병원, 치과병원, 한방병원의 입원료 산정방법은 다음과 같이 한다.

1) 「소득세법」시행규칙 제7조제4호에 의한 의료취약지역 소재 요양기관은 일

반 중환자실 7등급 입원료 소정점수

[코드는 요양기관종별로 AJ200, 19200, AJ300, 19300 사용]

2) 위 "1)"에 해당되지 아니하는 요양기관은 일반 중환자실 9등급 입원료 소정점수의 10% 감산

[코드는 AJ2A0, 192A0, AJ3A0, 193A0사용]

사. 간호인력확보수준에 따른 신생아 중환자실 입원환자 간호관리료 차등제

(1) 신생아 중환자실의 직전 분기 평균 병상 수 대비 당해 병동에서 간호업무에 종사하는 직전 분기 평균 간호사 수(병상 수 대 간호사 수의 비)에 따라 간호인력확보수준을 (가)의 요양기관은 1등급 내지 6등급으로, (나)의 요양기관은 1등급 내지 5등급으로 구분한다.

(가) 상급종합병원, 종합병원

1) 1등급: 0.5:1 미만인 경우

2) 2등급: 0.75:1 미만 0.5:1 이상인 경우

3) 3등급: 1.0:1 미만 0.75:1 이상인 경우

4) 4등급: 1.5:1 미만 1.0:1 이상인 경우

5) 5등급: 2.0:1 미만 1.5:1 이상인 경우

6) 6등급: 2.0:1 이상인 경우

(나) 병원, 치과병원, 한방병원

1) 1등급: 0.75:1 미만인 경우

2) 2등급: 1.0:1 미만 0.75:1 이상인 경우

3) 3등급: 1.5:1 미만 1.0:1 이상인 경우

4) 4등급: 2.0:1 미만 1.5:1 이상인 경우

5) 5등급: 2.0:1 이상인 경우

(2) 간호인력확보수준에 따라 등급별로 신생아 중환자실 입원료에 다음과 같이 가감한다.

(가) 상급종합병원, 종합병원

1) 1등급: 신생아 중환자실 입원료 소정점수의 60% 가산

[코드는 요양기관종별로 AJ111, AJ211 사용]

2) 2등급: 신생아 중환자실 입원료 소정점수의 45% 가산

[코드는 요양기관종별로 AJ121, AJ221 사용]

3) 3등급: 신생아 중환자실 입원료 소정점수의 30% 가산
[코드는 요양기관종별로 AJ131, AJ231 사용]
4) 4등급: 신생아 중환자실 입원료 소정점수의 15% 가산
[코드는 요양기관종별로 AJ144, AJ244 사용]
5) 5등급: 신생아 중환자실 입원료 소정점수로 산정
[코드는 요양기관종별로 AJ101, AJ201 사용]
6) 6등급: 신생아 중환자실 입원료 소정점수의 25% 감산
[코드는 요양기관종별로 AJ161, AJ261 사용]

(나) 병원, 치과병원, 한방병원

1) 1등급: 신생아 중환자실 입원료 소정점수의 45% 가산
[코드는 AJ311 사용]
2) 2등급: 신생아 중환자실 입원료 소정점수의 30% 가산
[코드는 AJ321 사용]
3) 3등급: 신생아 중환자실 입원료 소정점수의 15% 가산
[코드는 AJ331 사용]
4) 4등급: 신생아 중환자실 입원료 소정점수로 산정
[코드는 AJ301 사용]
5) 5등급: 신생아 중환자실 입원료 소정점수의 25% 감산
[코드는 AJ351 사용]

아. 간호인력확보수준에 따른 소아 중환자실 입원환자 간호관리료 차등제

(1) 소아 중환자실의 직전 분기 평균 병상 수 대비 당해 병동에서 간호업무에 종사하는 직전 분기 평균 간호사 수(병상 수 대 간호사 수의 비)에 따라 간호인력확보수준을 다음 각 호의 1과 같이 1등급 내지 5등급으로 구분한다.

(가) 1등급: 0.5:1 미만인 경우
(나) 2등급: 0.61:1 미만 0.5:1 이상인 경우
(다) 3등급: 0.74:1 미만 0.61:1 이상인 경우
(라) 4등급: 0.86:1 미만 0.74:1 이상인 경우
(마) 5등급: 0.86:1 이상인 경우

(2) 간호인력확보수준에 따라 등급별로 소아 중환자실 입원료에 다음과 같이 가감한다.

(가) 1등급: 소아 중환자실 입원료 소정점수의 45% 가산 [코드는 요양기관종별로 AJ112, 19412, AJ212, 19212, AJ312, 19312 사용]

(나) 2등급: 소아 중환자실 입원료 소정점수의 30% 가산 [코드는 요양기관종별로 AJ122, 19422, AJ222, 19222, AJ322, 19322 사용]

(다) 3등급: 소아 중환자실 입원료 소정점수의 15% 가산 [코드는 요양기관종별로 AJ132, 19432, AJ232, 19232, AJ332, 19332 사용]

(라) 4등급: 소아 중환자실 입원료 소정점수로 산정 [코드는 요양기관종별로 AJ102, 19402, AJ202, 19202, AJ302, 19302 사용]

(마) 5등급

① 「소득세법」 시행규칙 제7조제4호에 의한 의료취약지역 소재 요양기관은 소아 중환자실 4등급 입원료 소정점수 [코드는 요양기관종별로 AJ102, 19402, AJ202, 19202, AJ302, 19302 사용]

② 위 "①"에 해당되지 아니하는 요양기관은 소아 중환자실 4등급 입원료 소정점수의 25% 감산 [코드는 요양기관종별로 AJ152, 19452, AJ252, 19252, AJ352, 19352 사용]

자. 위 "마", "바", "사" 및 "아"의 간호인력확보수준에 따른 등급별 가감점수는 간호관리료 차등제에 의한 간호관리료에 해당된다.

3. 의약품관리료

가. 외래환자 의약품관리료는 다음과 같이 산정한다.

(1) 상급종합병원, 종합병원, 병원, 치과병원, 요양병원 · 한방병원 내 의 · 치과

(가) 외래환자에게 투약한 경우 방문당으로 산정한다.

(나) 외용약 및 주사제(약가를 산정하지만 주사료 등이 발생하지 아니하는 경우를 포함)를 복합 또는 단독으로 조제한 경우에도 외래환자 의약품관리료[방문당] 소정점수를 산정한다.

(2) 의원, 치과의원, 보건의료원 의 · 치과

(가) 내복약 조제일수에 따라 산정한다.

(나) 외용약 또는 주사제를 내복약과 복합으로 조제한 경우에는 내복약의 조제일수에 의한다.

(다) 위 "(가)"의 규정에도 불구하고 외용약 및 주사제(약가를 산정하지만 주사료 등이 발생하지 아니하는 경우를 포함)를 복합 또는 단독으로 조제한 경우에는 1일분 소정점수를 산정한다.

나. 입원환자 의약품관리료는 입원환자에 대하여 입원기간 중 투약한 경우에 투약 일수에 따라 산정한다.

다. 한방병원, 한의원, 보건의료원 한의과, 상급종합병원 · 종합병원 · 병원 · 요양병원 · 치과병원 내 한의과 등은 산정하지 아니한다.

4. 가정간호 기본방문료

가. 진료담당의사 또는 한의사(이하 "진료담당의사"라 한다)의 진단과 처방에 따라 가정전문간호사가 환자의 자택을 방문하여 가정간호대상 환자에게 가정간호를 행하는 경우에 산정한다.

나. 다음 각 호의 1에 해당하는 경우에는 가정간호 기본방문료 이외에 제2부 각 장에서 분류된 항목의 점수를 입원환자 산정 기준에 따라 별도로 산정할 수 있다. 다만, 의약품관리료는 외래환자 의약품관리료를 산정하고, 조제료는 퇴원환자 조제료를 산정한다.

(1) 진료담당의사의 진단과 처방에 따라 가정전문간호사가 직접 방문하여 검사(요일반검사, 반정량 당검사, 경피적혈액산소포화도 측정에 한함), 투약, 주사 및 처치(제9장 제1절에 분류되지 아니한 간단한 처치의 비용은 기본 방문료에 포함되므로 별도 산정하지 아니한다) 등을 실시한 경우

(2) 진료담당의사의 진단과 처방에 따라 가정전문간호사가 직접 방문하여 검사에 필요한 검체를 채취하여 검사한 경우. 이때 검체채취, 검체운반 등에 따른 비용은 별도 산정하지 아니한다.

5. 의료질평가지원금

가. 상급종합병원, 종합병원에 한하여 「의료질평가지원금 산정을 위한 기준」의 평가결과에 따라 3개 분야(환자안전 · 의료질 · 공공성 · 전달체계 및 지원활동 분야, 교육수련 분야, 연구개발 분야)별 최종등급에 해당하는 소정점수를 산정한다. 다

만, 보건복지부 장관이 별도로 정하는 경우는 의료질평가지원금 산정을 제외한다.

나. 입원 의료질평가지원금은 각 분야의 등급별로 아래 항목의 산정횟수와 동일하게 산정한다. 다만, 입원료 중 병원관리료만을 산정하는 경우에는 제외한다.

(1) 입원료(가-2)

(2) 집중치료실 입원료(가-3-1), 다만 AC600은 제외

(3) 무균치료실 입원료(가-4)

(4) 낮병동 입원료(가-6)

(5) 신생아 입원료(가-7가, 가-7나)

(6) 중환자실 입원료(가-9가, 가-9나, 가-9다), 다만 AJ001, AJ003, AJ004, AJ005, AJ006, AJ007, AJ008, AJ009, AJ041, AJ042, AJ043, AJ044, AJ045, AJ046, 19001, 19003, 19004, 19005, 19006, 19007, 19008, 19009, 19043, 19044, 19045, 19046은 제외

(7) 격리실 입원료(가-10)

(8) 납차폐특수치료실 입원료(가-10-1)

다. 외래 의료질평가지원금은 각 분야의 등급별로 아래 항목의 산정횟수와 동일하게 산정한다.

(1) 외래환자 진찰료(가-1), 다만 재진진찰료(가-1나)의 "주6" 및 "주8"은 제외한다.

(2) 응급진료 전문의 진찰료(응-2)

(3) 권역외상센터 전문의 진찰료(응-2-1)

6. 전문병원 관리료 등(전문병원 관리료 · 전문병원(병원 · 요양병원 · 한방병원) 의료질 평가지원금)

가. 전문병원 관리료는 「의료법」 제3조의5에 따라 전문병원으로 지정받은 의료기관에서 산정한다.

(1) 전문병원 입원관리료는 다음과 같이 각 분야별로 소정점수를 산정한다.

(가) 1분야는 뇌혈관, 수지접합, 심장, 알코올, 유방, 화상, 주산기 질환 및 소아청소년과 진료과목으로 지정받은 전문병원에서 산정한다.

(나) 2분야는 중풍 질환 및 산부인과, 안과, 외과, 이비인후과, 신경과, 한방부인

과 진료과목으로 지정받은 전문병원에서 산정한다.

(다) 3분야는 관절, 대장항문, 척추 질환으로 지정받은 전문병원에서 산정한다.

(라) 전문병원 입원관리료 산정횟수는 아래 항목의 산정횟수와 동일하게 산정한다. 다만, 입원료 중 병원관리료만을 산정하는 경우에는 제외한다.

1) 입원료(가-2)

2) 집중치료실 입원료(가-3-1), 다만 AC600은 제외

3) 무균치료실 입원료(가-4)

4) 낮병동 입원료(가-6)

5) 신생아 입원료(가-7가, 가-7나)

6) 중환자실 입원료(가-9가, 가-9나, 가-9다), 다만 AJ001, AJ003, J004, AJ005, AJ006, AJ007, AJ008, AJ009, AJ041, AJ042, AJ043, AJ044, AJ045, AJ046, 19001, 19003, 19004, 19005, 19006, 19007, 19008, 19009, 19043, 19044, 19045, 19046은 제외

7) 격리실 입원료(가-10)

8) 납차폐특수치료실 입원료(가-10-1)

(2) 전문병원 외래관리료는 안과, 이비인후과 진료과목으로 지정받은 전문병원에서 외래환자 진찰료(가-1)의 산정횟수와 동일하게 산정하되, 재진진찰료(가-1나)의 "주6" 및 "주8"은 제외한다.

나. 전문병원(병원 · 요양병원 · 한방병원) 의료질평가지원금은 「의료질평가지원금 산정을 위한 기준」의 평가결과에 따라 최종등급에 해당하는 소정 점수를 산정한다.

(1) 전문병원(병원 · 한방병원) 입원 의료질평가지원금은 해당 등급별로 아래 항목의 산정횟수와 동일하게 산정한다. 다만, 입원료 중 병원관리료만을 산정하는 경우에는 제외한다.

(가) 입원료(가-2)

(나) 집중치료실 입원료(가-3-1), 다만 AC600은 제외

(다) 무균치료실 입원료(가-4)

(라) 낮병동 입원료(가-6)

(마) 신생아 입원료(가-7가, 가-7나)

(바) 중환자실 입원료(가-9가, 가-9나, 가-9다), 다만 AJ001, AJ003, AJ004,

AJ005, AJ041, AJ042, AJ043, AJ044, 19001, 19003, 19004, 19005, 19043, 19044는 제외

(사) 격리실 입원료(가-10)

(아) 납차폐특수치료실 입원료(가-10-1)

(2) 전문병원(요양병원) 입원 의료질평가지원금은 해당 등급별로 아래 항목의 산정횟수와 동일하게 산정한다. 다만, 입원료 중 병원관리료만 산정하는 경우와 외박수가를 산정하는 경우에는 제외한다.

(가) 환자군별 정액수가(요-1, 요-2, 요-3, 요-4, 요-5, 요-6, 요-7)

(나) 요양병원 입원료(요-51)

(다) 낮병동 입원료(요-52)

(라) 중환자실 입원료(요-53), 다만, AJ002, 19002는 제외

(마) 격리실 입원료(요-54)

(3) 전문병원(병원 · 요양병원 · 한방병원) 외래 의료질평가지원금은 해당 등급별로 외래환자 진찰료(가-1)의 산정횟수와 동일하게 산정하되, 재진진찰료(가-1나)의 "주6" 및 "주8"은 제외한다.

다. 위 "6-가", "6-나"항의 규정에도 불구하고 「의료법」 제3조의5에 따라 전문병원으로 지정받은 병원 · 요양병원 · 한방병원이 지정기간 동안 지정기준을 유지하지 못하는 경우에는 3월 이내의 범위 내에서 기간을 정하여 시정하도록 하고, 동 시정기간 내에 시정하지 아니한 때에는 시정기간 종료 익일부터는 "전문병 원 관리료" 및 "전문병원(병원 · 요양병원 · 한방병원) 의료질평가지원금"을 산정하지 아니한다.

7. 기본진료료 행위급여 목록 및 상대가치점수 산정지침

분류번호	코드	분 류	점수
가-1		외래환자 진찰료 Outpatient Care 가. 초진 진찰료 New Patient 주: 1. 만 1세 미만의 소아에 대하여는 26.45점, 만 1세 이상 만 6세 미만의 소아에 대하여는 10.89점을 가산한다.(산정코드 첫 번째 자리에 만 1세 미만은 1, 만 1세 이상~만 6세 미만은 6으로 기재) 2. 치과에서 장애인으로 등록되어 있는 뇌병변 장애인, 지적장애인, 정신장애인, 자폐성장애인에 대하여는 9.03점을 가산한다.(산정코드 첫 번째 자리에 9로 기재) 3. 평일 18시(토요일은 13시)~익일 09시 또는 관공서의 공휴일에 관한 규정에 의한 공휴일에는 진찰료 중 기본진찰료(초진) 소정점수의 30%를 가산한다.(산정코드 두 번째 자리에 야간은 1, 공휴일은 5로 기재) 4. '주3' 규정에도 불구하고, 의원급 및 병원급(종합병원 이상은 제외) 요양기관에서 만 6세 미만의 소아에 대하여 20시~익일 07시에는 진찰료 중 기본진찰료(초진) 소정점수의 100%를 가산한다. (산정코드 두 번째 자리에 2로 기재) 5. 토요일 09시 후~13시 전의 진료 시에는 의원급요양기관(보건의료원 포함)에 한하여 기본 진찰료(초진) 소정점수의 30%를 별도 산정한다.(산정코드 두 번째 자리에 3으로 기재) 6. 평일 18시~익일 09시에 차등수가 적용대상에서 제외하는 경우는 산정코드 세 번째 자리에 1을 기재한다.	
	AA154	(1) 의원, 보건의료원 내 의과	188.11
	AA155	(2) 병원, 요양병원 · 한방병원 · 치과병원 내 의과	208.86
	AA156	(3) 종합병원	232.33
	AA157	(4) 상급종합병원	255.79
	AA100	(5) 치과의원, 보건의료원 내 치과	166.59
	AA109	(6) 치과병원, 병원 · 요양병원 · 한방병원 내 치과	179.23
	AA106 AA107	(7) 상급종합병원에 설치된 경우를 제외한 치과대학부속치과병원	302.03
	10100	(8) 상급종합병원에 설치된 치과대학부속치과병원	332.53
		(9) 한의원, 국립병원내의 한방진료부, 상급종합병원 · 종합병원 · 병원 · 요양병원 · 치과병원 · 보건의료원 내 한의과	152.06
	10101	(10) 한방병원	160.79

분류번호	코드	분 류	점수
	10102	(11) 상급종합병원에 설치된 경우를 제외한 한의과대학 부속 한방병원	170.02
	10103	(12) 상급종합병원에 설치된 한의과대학 부속 한방병원	179.78
	AA222	나. 재진 진찰료 Established Patient 주: 1. 만 1세 미만의 소아에 대하여는 16.67점, 만 1세 이상 만 6세 미만의 소아에 대하여는 6.86점을 가산한다.(산정코드 첫 번째 자리에 만 1세 미만은 1, 만 1세 이상~만 6세 미만은 6으로 기재) 2.치과에서 장애인으로 등록되어 있는 뇌병변 장애인, 지적장애인, 정신장애인, 자폐성 장애인에 대하여는 9.03점을 가산한다.(산정코드 첫 번째 자리에 9로 기재) 3.평일 18시(토요일은 13시)~09시 또는 관공서의 공휴일에 관한 규정에 의한 공휴일에는 소정점수의 30%를 가산한다.(산정코드 두 번째 자리에 야간은 1, 공휴일은 5로 기재) 4. '주3' 규정에도 불구하고, 의원급 및 병원급(종합병원 이상은 제외) 요양기관에서 만 6세 미만의 소아에 대하여 20시~익일 07시에는 진찰료 중 기본진찰료(재진) 소정점수의 100%를 가산한다. (산정코드 두 번째 자리에 2로 기재) 5.토요일 09시 후~13시 전의 진료 시에는 의원급요양기관(보건의료원 포함)에 한하여 기본 진찰료(재진) 소정점수의 30%를 별도로 산정한다.(산정코드 두 번째 자리에 3으로 기재) 6. 물리치료, 주사 등을 일시에 처방 지시하여 의사의 진찰행위 없이 매일 또는 반복하여 내원하여 물리치료, 주사 등을 시술받은 경우 또는 주사제를 처방한 당일이 아닌 다른 날에 의사의 진찰 없이 주사를 실시한 경우에는 49.09점을 산정한다. 7. 진료담당의사와 상담한 후 「의료법」 제17조의 2 제2항에 따라 대리수령자가 처방전 및 약제를 수령한 경우에는 재진 진찰료 소정점수의 50%를 산정한다.(산정코드 두 번째 자리에 9로 기재) 8. 「사회복지사업법」에 따른 사회복지시설(「노인장기요양보험법」에 따른 장기요양기관을 포함)내에서 의료기관 소속 촉탁의 또는 협약의료기관의사가 시설입소자(사회복지시설에서 숙식하는 자를 뜻함)에게 원외처방전을 교부한 경우에는 진찰료 중 외래관리료 소정점수를 산정한다.(산정코드 두 번째 자리에 8로 기재) 9. 평일 18시~익일 09시에 차등수가 적용대상에서 제외하는 경우는 산정코드 세 번째 자리에 1을 기재한다.	

분류번호	코드	분 류	점수
	AA254	(1)의원, 보건의료원 내 의과	134.47
	AA255	(2) 병원, 요양병원 · 한방병원 · 치과병원 내 의과	151.37
	AA256	(3)종합병원	174.84
	AA257	(4) 상급종합병원	198.31
	AA200	(5) 치과의원, 보건의료원 내 치과	110.46
	AA209	(6) 치과병원, 병원 · 요양병원 · 한방병원 내 치과	123.09
	AA206	(7) 상급종합병원에 설치된 경우를 제외한 치과대학부속 치과병원	227.29
	AA207	(8) 상급종합병원에 설치된 치과대학 부속치과병원	257.80
	10200	(9) 한의원, 국립병원내의 한방진료부, 상급종합병원 · 종합병원 · 병원 · 요양병원 · 치과병원 · 보건의료원	95.98
	10201	내 한의과	104.61
	10202	(10) 한방병원	114.02
		(11) 상급종합병원에 설치된 경우를 제외한 한의과 대학 부속 한방병원	
	10203	(12) 상급종합병원에 설치된 한의과 대학 부속 한방병원	124.27
가-2		입원료 Inpatient Care	
		주: 1. 내과질환자, 정신질환자, 만 8세 미만의 소아환자에 대하여는 소정점수의 30%를 가산(산정 코드 세 번째 자리에 4로 기재)한다.(주2 또는 주3에 해당하는 경우 제외)	
		2. 강내치료를 위하여 밀봉소선원치료실에 입원한 경우에는 3일 이내의 기간 동안 소정 점수의 100%를 가산한다.(산정코드 세 번째 자리에 3으로 기재)	
		가. 기본입원료	
	AB100 (15100)	(1) 상급종합병원	561.44
	AB200 (15200)	(2) 종합병원	495.54
	AB300	(3) 병원, 치과병원, 한방병원 내 의 · 치과	431.60
	15300	(4) 한방병원, 병원 · 치과병원 내 한의과	417.36
	AB400	(5) 의원, 치과의원, 보건의료원 의 · 치과	358.86
	15400	(6) 한의원, 보건의료원 내 한의과	355.29
		나. 5인실 입원료	
	AB120 (15120)	(1) 상급종합병원	729.87
	AB220 (15220)	(2) 종합병원	644.20
	AB320	(3) 병원, 치과병원, 한방병원 내 의 · 치과	561.07
	15320	(4) 한방병원, 병원, 치과병원 내 한의과	542.57
	AB420	(5) 의원, 치과의원, 보건의료원 의 · 치과	466.52
	15420	(6) 한의원, 보건의료원 내 한의과	461.88

분류번호	코드	분 류	점수
		나. 5인실 입원료	
	AB120 (15120)	(1) 상급종합병원	729.87
	AB220 (15220)	(2) 종합병원	644.20
	AB320	(3) 병원, 치과병원, 한방병원 내 의 · 치과	561.07
	15320	(4) 한방병원, 병원 · 치과병원 내 한의과	542.57
	AB420	(5) 의원, 치과의원, 보건의료원 의 · 치과	466.52
	15420	(6) 한의원, 보건의료원 내 한의과	461.88
		다. 4인실 입원료	
	AB140 (15140)	(1) 상급종합병원	898.30
	AB240 (15240)	(2) 종합병원	792.86
	AB340	(3) 병원, 치과병원, 한방병원 내 의 · 치과	690.57
	15340	(4) 한방병원, 병원 · 치과병원 내 한의과	667.78
	AB440	(5) 의원, 치과의원, 보건의료원 의 · 치과	574.18
	15440	(6) 한의원, 보건의료원 내 한의과	568.46
		라. 3인실 입원료	
	AB160 (15160)	(1) 상급종합병원	1,077.96
	AB260 (15260)	(2) 종합병원	951.43
	AB360	(3) 병원, 한방병원 내 의 · 치과	828.68
	15360	(4) 한방병원, 병원 내 한의과	801.34
		마. 2인실 입원료	
	AB170 (15170)	(1) 상급종합병원	1,437.28
	AB270 (15270)	(2) 종합병원	1,189.29
	AB370	(3) 병원, 한방병원 내 의 · 치과	966.80
	15370	(4) 한방병원, 병원 내 한의과	934.89
가-3-1		집중치료실 입원료 Sub-ICU Patient Care	
		가. 뇌졸중 집중치료실 입원료 Stroke unit	
	AC600	주: 뇌졸중 집중치료실에서 1인 이상의 전담의를 두는 경우에는 353.68점을 별도 산정한다.	
	AC611	(1) 상급종합병원	1,986.23
	AC621	(2) 종합병원	1,700.45
		나. 고위험임산부 집중치료실 입원료 High risk pregnancy intensive care unit	
	AC612	(1) 상급종합병원	2,237.82
	AC622	(2) 종합병원	2,009.62
	AC632	(3) 병원	1,473.78

분류번호	코드	분류	점수
가-3-2		고위험임산부 집중관리료 [1일당] High risk pregnancy intensive care	
		가. 상급종합병원	
	AC711	(1) 6시간 미만	279.73
	AC712	(2) 6시간 이상	419.60
		나. 종합병원	
	AC721	(1) 6시간 미만	251.20
	AC722	(2) 6시간 이상	376.80
		다. 병원	
	AC731	(1) 6시간 미만	184.22
	AC732	(2) 6시간 이상	276.33
		라. 의원	
	AC741	(1) 6시간 미만	123.67
	AC742	(2) 6시간 이상	185.44
가-4		무균치료실 입원료 [세균검사 및 기타소모품 비용 포함] Aseptic Room Patient Care 주: 무균치료실의 청정도 유지를 위한 세균 검사 및 기타 소모품의 비용은 소정 점수에 포함되어 있으므로 별도 산정하지 아니한다.	
		가. 상급종합병원	
	AD100	(1) 1인용	6,027.50
	AD101	(2) 다인용	3,638.73
		나. 종합병원	
	AD200	(1) 1인용	5,479.55
	AD201	(2) 다인용	3,307.93
		다. 병원, 치과병원, 한방병원 내 의 · 치과	
	AD300	(1) 1인용	3.372.03
	AD301	(2) 다인용	2.035.65
		라. 의원, 치과의원, 보건의료원 내 의 · 치과	
	AD400	(1) 1인용	3.372.03
	AD401	(2) 다인용	2.035.65
가-5		가. 회송료 I	
	AE011 (16011)	(1) 입원	793.24
	AE012 (16012)	(2) 외래	594.93
		나. 회송료 II	
	AE021 (16021)	(1) 입원	871.78

분류번호	코드	분 류	점수
	AE022 (16022)	(2) 외래	676.90
가-6		낮병동 입원료 Day Care	
	AF100 (18100)	가. 상급종합병원	561.44
	AF200 (18200)	나. 종합병원	495.54
	AF300 (18300)	다. 병원, 치과병원, 한방병원 내 의 · 치과	427.33
	AF400 (18300)	라. 한방병원, 병원 · 치과병원 내 한의과	417.36
	AF400	마. 의원, 치과의원 ,보건의료원 의 · 치과	358.86
	18400	바. 한의원, 보건의료원 내 한의과	355.29
가-7		신생아 입원료 Neonatal Care 주: 신생아제대처치, 기저귀 교환, 혈압, 맥박, 호흡측정, 목욕 등의 비용과 기저귀 비용이 포함되어 있으므로 그 비용을 별도 산정하지 아니한다. 가. 신생아실 입원료 (1) 질병이 없는 신생아	
	AG111	(가) 상급종합병원	1,284.62
	AG211	(나) 종합병원	1,184.81
	AG311	(다) 병원, 치과병원 · 한방병원 내 의과	481.46
	AG411	(라) 의원, 보건의료원 의과	448.94
		(2) 질병이 있는 신생아	
	AG121	(가) 상급종합병원	1,541.63
	AG221	(나) 종합병원	1,433.70
	AG321	(다) 병원, 치과병원 · 한방병원 내 의과	863.31
	AG421	(라) 의원, 보건의료원 의과	704.96
		나. 모자동실 입원료 주: 질병이 없는 신생아를 모자동실에서 진료 · 간호한 경우에 산정한다.	
	AG112	(1) 상급종합병원	1,717.79
	AG212	(2) 종합병원	1,591.50
	AG312	(3) 병원, 치과병원 · 한방병원 내 의과	625.94
	AG412	(4) 의원, 보건의료원 의과	572.60
		다. 신생아 모유수유간호관리료 주:「가」또는「나」를 산정하는 신생아에게 모유수유를 한 경우에 산정한다.	

분류번호	코드	분 류	점수
	AG113	(1) 상급종합병원	425.57
	AG213	(2) 종합병원	374.84
	AG313	(3) 병원, 치과병원 · 한방병원 내 의과	213.46
	AG413	(4) 의원, 보건의료원 의과	187.53
가-8		협의진찰료 Consultation	
		가. 상급종합병원, 상급종합병원에 설치된 치과대 학부속 치과병원	
	AH500	(1) 의과, 치과	186.68
	11500	(2) 한의과	180.06
		나. 종합병원, 상급종합병원에 설치된 경우를 제외한 치과대학부속치과병원	
	AH600	(1) 의과, 치과	141.25
	11600	(2) 한의과	136.24
		다. 병원, 한방병원, 치과병원	
	AH700	(1) 의과, 치과	127.02
	11700	(2) 한의과	122.51
		라. 요양병원, 보건의료원	
	AH800	(1) 의과, 치과	69.63
	11800	(2) 한의과	67.16
	AH900	마. 의원, 치과의원	69.63
	11900	바. 한의원	67.16
		집중영양치료료 Therapy by Nutrition Support Team	
	AI600	가. 상급종합병원	535.87
가-8-1	AI700	나. 종합병원	402.57
가-9		중환자실 입원료 ICU Patient Care	
		가. 일반 중환자실 입원료 General	
	AJ001 (19001) AJ006 (19006)	주: 1. 중환자실 1Unit당 1인 이상의 전담의를 두는 경우에는 272.06점[1]을 별도 산정한다. 다만, 상급종합병원, 종합병원은 353.68점[6]을 별도 산정한다.	
	AJ003 (19003) AJ007 (19007)	2. 중환자실 1인 이상의 전문의를 포함하여 전담의를 두는 경우에는 421.71점[3]을 별도 산정한다. 다만, 상급종합병원, 종합병원은 548.22점[7]을 별도 산정한다.	
	AJ100 (19400)	(1) 상급종합병원	3,852.62
	AJ200 (19200)	(2) 종합병원	1,884.40
	AJ300	(3) 병원, 치과병원, 한방병원 내 의 · 치과	1,520.15
	19300	(4) 한방병원, 병원 · 치과병원 내 한의과	1,375.51

분류번호	코드	분 류	점수
		나. 신생아 중환자실 입원료 Neonatal	
	AJ041 AJ042	주: 1. 신생아 중환자실에는 전담전문의를 두어야 한다. 2. 전담전문의를 2인 이상 두고, 직전분기 평균 병상 수 대비 전담전문의 수가 10:1 이상 20:1 미만 경우에는 274.11점[1]을, 10:1 미만인 경우에는548.22점[2]을 별도 산정한다.	
	AJ101	(1) 상급종합병원	4,074.04
	AJ201	(2) 종합병원	3,755.24
	AJ301	(3) 병원, 치과병원.한방병원 내 의과	3,328.38
		다. 소아 중환자실 입원료 Pediatric 주: 1 별도의 Unit으로 운영하는 소아중환자실에서 만 18세 미만 소아청소년을 입원 치료한 경우에 산정한다.	
	AJ004 (19004) AJ008 (19008)	2. 중환자실 1Unit당 1인 이상의 전담의를 두는 경우에는 272.06점[4]을 별도 산정한다. 다만, 상급종합병원, 종합병원은 353.68점[8]을 별도 산정한다.	
	AJ005 (19005) AJ009 (19009)	3. 중환자실 1Unit당 1인의 전문의를 포함하여 전담의를 두는 경우에는 506.05점[5]을 별도 산정한다. 다만, 상급종합병원, 종합병원은 657.86점[9]을 별도 산정한다.	
	AJ043 (19043) AJ044 (19044) AJ045 (19045) AJ046 (19046)	4. '주3' 규정에도 불구하고, 중환자실 1Unit당 2인 이상의 전문의를 포함한 전담의를 두고, 직전분기 평균 병상수 대비 전담전문의 수가 10:1 이상 20:1 미만인 경우에는 695.82점[3]을, 10:1 미만인 경우에는 969.93점[4]을 별도 산정한다. 다만, 상급 종합병원 · 종합병원은 822.33점[5], 1,096.44점[6]을 별도 산정한다.	
	AJ102 (19402)	(1) 상급종합병원	4,131.35
	AJ202 (19202)	(2) 종합병원	2,773.27
	AJ302	(3) 병원, 치과병원, 한방병원, 내 의 · 치과	1,864.34
	19302	(4) 한방병원, 병원, 치과병원 내 한의과	1,686.95
		라. 신생아 중환자실 모유수유간호관리료 주: 「나」를 산정하는 신생아에게 모유수유를 한 경우에 산정한다.	
	AJ103	(1) 상급종합병원	457.80
	AJ203	(2) 종합병원	375.53
	AJ303	(3) 병원, 치과병원, 한방병원, 내 의 · 치과	309.01
가-9-1		중환자실 내 격리관리료 주: 1. 격리실에서 사용하는 기타 소모품의 비용은 소정점수에 포함되어 있으므로 별도 산정하지 아니한다.	

분류번호	코드	분 류	점수
	AJ031	2. '주1'에도 불구하고, 결핵 상병으로 중환자실 내 일반격리실 또는 음압격리실 산정대상 상병으로 중 환자 실내 음압격리실에서 치료 목적으로 마스크를 사용한 경우에 1인용 23,590원을 별도 산정한다.	
	AJ010	가. 일반격리관리료	501.03
	AJ011	주: 상급종합병원은 648.53점을 산정한다.	
	AJ020	나. 음압격리관리료	1,655.53
	AJ021	주: 상급종합병원은 2,149.37점을 산정한다.	
가-10		격리실 입원료	
		주: 1. 격리실에서 사용하는 기타 소모품의 비용은 소정점수에 포함되어 있으므로 별도 산정하지 아니한다.	
	AK031 AK032 AK033	2. '주1'에도 불구하고 결핵 상병으로 일반격리실에서치료 목적으로 마스크를 사용한 경우에 1인용은 23,590원[1], 2인용은 16,510원[2], 다인용은 11,790원[3]을 별도 산정한다.	
	AK034 AK035	3. '주1'에도 불구하고 음압격리실 산정대상 상병으로 음압격리실에서 치료 목적으로 마스크를 사용한 경우에 1인용은 23,590원[4], 다인용은 11,790원[5] 을 별도 산정한다.	
		가. 일반격리실 입원료	
		(1) 상급종합병원	
	AK100	(가) 1인용	3,459.88
	AK101	(나) 다인용	1,968.90
	AK201	(다) 2인용	2,330.30
		(2) 종합병원	
	AK200	(가) 1인용	2,779.40
	AK201	(나) 다인용	1,581.52
	AK202	(다) 2인용	1,871.94
		(3) 병원, 치과병원 · 한방병원 내 의 · 치과	
	AK300	(가) 1인용	2,456.66
	AK301	(나) 다인용	1,398.03
	AK302	(다) 2인용	1,654.60
		(4) 의원, 치과의원, 보건의료원 의 · 치과	
	AK400	(가) 1인용	1,628.85
	AK401	(나) 다인용	912.14
	AK402	(다) 2인용	1,085.90
		나. 음압 격리실	
		(1) 상급종합병원	
	AK110	(가) 1인용	6,557.38
	AK111	(나) 다인용	3,703.41
		(2) 종합병원	
	AK210	(가) 1인용	4,375.74

분류번호	코드	분 류	점수
	AK211	(나) 다인용	2,475.46
		(3) 병원, 치과병원 · 한방병원 내 의 · 치과	
	AK301	(가) 1인용	3,915.28
	AK311	(나) 다인용	2,214.83
		(4) 의원, 치과의원, 보건의료원 의 · 치과	
	AK401	(가) 1인용	2,398.30
	AK411	(나) 다인용	1,343.08
가-10-1		납차폐특수치료실 입원료 Lead-Shielded Room Patient Care	
		주: 방사성옥소를 이용한 개봉선원치료를 위하여 원자력 안전 법령에 의한 시설을 갖춘 요양기관에서 납으로 차폐된 특수치료실에서 관리하는 경우 산정한다.	
	AQ600	가. 상급종합병원	3,895.58
	AQ700	나. 종합병원	3,561.64
	AQ800	다. 병원, 치과병원, 한방병원 내 의 · 치과	1,833.17
	AQ900	라. 의원, 치과의원, 보건의료원 내의 · 치과	1,571.26
가-11		의약품 관리료 Medication Keeping Fee	
		가. 외래환자 의약품관리료 Outpatient	
	AL100	(1) 상급종합병원 [방문당]	0.51
	AL200	(2) 종합병원 [방문당]	0.68
	AL300	(3) 병원, 치과병원, 요양병원 · 한방병원 내 의 · 치과 [방문당]	0.87
	AL400	(4) 의원, 치과의원, 보건의료원 의 · 치과	
		주: 「약제 급여 목록 및 급여 상한금액표」고시에서 정한 상한 금액이 포장단위로 책정된 의약품(병 · 팩 등)을 지급하는 경우에는 1일분의 소정점수를 산정한다.	
	AL801	(가) 1일분	2.34
	AL802	(나) 2일분	5.11
	AL803	(다) 3일분	6.86
	AL804	(라) 4일분	8.76
	AL805	(마) 5일분	10.36
	AL806	(바) 6일분	12.12
	AL807	(사) 7일분	13.87
	AL808	(아) 8일분	14.89
	AL809	(자) 9일분	16.64
	AL810	(차) 10일분	18.25
	AL811	(카) 11일분	20.00
	AL812	(타) 12일분	21.75
	AL813	(파) 13일분	22.77
	AL824	(하) 14일분	23.80
	AL825	(거) 15일분	24.38
	AL836	(너) 16일분 이상 30일분	26.72
	AL837	(더) 31일분 이상	32.12

분류번호	코드	분 류	점수
		나. 입원환자 의약품관리료 Inpatient	
		(1) 상급종합병원	
	AL550	주:「약제 급여 목록 및 급여 상한금액표」고시에서 정한 상한 금액이 포장단위로 책정된 의약품(병 · 팩 등)을 지급하는 경우에는 1일분의 소정점수를 산정한다.	
	AL551	(가) 1일분	26.69
	AL552	(나) 2일분	50.68
	AL553	(다) 3일분	74.68
	AL554	(라) 4일분	90.80
	AL555	(마) 5일분	106.73
	AL556	(바) 6일분	122.68
	AL557	(사) 7일분	138.79
	AL558	(아) 8일분	154.73
	AL559	(자) 9일분	170.84
	AL560	(차) 10일분	186.79
	AL561	(카) 11일분	202.72
	AL562	(타) 12일분	218.84
	AL563	(파) 13일분	234.78
	AL574	(하) 14일분	245.50
	AL575	(거) 15일분	249.77
	AL586	(너) 16일분 이상 30일분	271.10
	AL587	(더) 31일분 이상	327.18
		(2) 종합병원	
	AL650	주:「약제 급여 목록 및 급여 상한금액표」고시에서 정한 상한 금액이 포장단위로 책정된 의약품(병 · 팩 등)을 지급하는 경우에는 1일분의 소정점수를 산정한다.	
	AL651	(가) 1일분	18.60
	AL652	(나) 2일분	35.33
	AL652	(다) 3일분	52.04
	AL654	(라) 4일분	63.28
	AL655	(마) 5일분	74.37
	AL656	(바) 6일분	85.48
	AL657	(사) 7일분	96.71
	AL658	(아) 8일분	107.82
	AL659	(자) 9일분	119.05
	AL660	(차) 10일분	130.16
	AL661	(카) 11일분	141.26
	AL662	(타) 12일분	152.50
	AL663	(파) 13일분	163.60
	AL674	(하) 14일분	171.08
	AL675	(거) 15일분	174.05
	AL686	(너) 16일분 이상 30일분	188.91
	AL687	(더) 31일분 이상	228.00

분류번호	코드	분 류	점수
	AL750	(3) 병원, 치과병원, 요양병원 · 한방병원 내 의 · 치과 주: 「약제 급여 목록 및 급여 상한금액표」 고시에서 정한 상한금액이 포장단위로 책정된 의약품(병 · 팩 등)을 지급하는 경우에는 1일분의 소정점수를 산정한다.	
	AL751	(가) 1일분	10.28
	AL752	(나) 2일분	19.52
	AL753	(다) 3일분	28.76
	AL754	(라) 4일분	34.98
	AL755	(마) 5일분	41.13
	AL756	(바) 6일분	47.28
	AL757	(사) 7일분	53.49
	AL758	(아) 8일분	59.61
	AL759	(자) 9일분	65.82
	AL760	(차) 10일분	71.98
	AL761	(카) 11일분	78.13
	AL762	(타) 12일분	84.34
	AL763	(파) 13일분	90.46
	AL774	(하) 14일분	94.63
	AL775	(거) 15일분	96.27
	AL786	(너) 16일분 이상 30일분	104.46
	AL787	(더) 31일분 이상	126.10
	AL850	(4) 의원, 치과의원, 보건의료원 의 · 치과 주: 「약제 급여 목록 및 급여 상한금액표」고시에서 정한 상한금액이 포장단위로 책정된 의약품(병 · 등)을 지급하는 경우에는 1일분의 소정점수를 산정한다.	6.62
	AL851	(가) 1일분	12.56
	AL852	(나) 2일분	18.54
	AL853	(다) 3일분	22.53
	AL854	(라) 4일분	26.48
	AL855	(마) 5일분	30.43
	AL856	(바) 6일분	34.41
	AL857	(사) 7일분	38.40
	AL858	(아) 8일분	42.38
	AL859	(자) 9일분	46.34
	AL860	(차) 10일분	50.28
	AL861	(카) 11일분	54.27
	AL862	(타) 12일분	58.26
	AL863	(파) 13일분	60.90
	AL874	(하) 14일분	61.96
	AL875	(거) 15일분	67.25
	AL886	(너) 16일분 이상 30일분	81.16
	AL887	(더) 31일분 이상	53.89

분류번호	코드	분 류	점수
가-11-1	AL900	혈액관리료 [Unit당] Blood Management Fee 주: 제16장에 분류된 항목에 한하여 산정한다.	53.89
가-11-2		마약류 관리료	
	AL010	가. 입원환자	2.91
	AL020	나. 외래환자	1.98
가-12	AM100	보육기 [1일당] Incubator for Neonate 주: 질병이 있는 신생아를 보육기에서 진료한 경우에 산정한다.	271.55
가-13		가정간호 기본방문료 [방문당] 주: 1. 만 1세 미만의 소아에 대하여는 소정점수의 20%를 가산한다.(산정코드 첫 번째 자리에 1로 기재) 2. 최초 방문 1회에 한하여 환자의 자택으로 가정전문간호사 2인이 방문하는 경우 소정점수의 50%를가산한다.(산정코드 세 번째 자리에 2로 기재) 3. 「사회복지사업법」에 따른 사회복지시설(「노인장기요 양보험법」에 따른 장기요양기관을 포함)내에서시설입소자에게 가정간호를 실시한 경우에는 소정점수의 50%를 산정한다.(산정코드 세 번째 자리에4로 기재)	
	AN200 (13200)	가. 상급종합병원	961.01
	AN300 (13300)	나. 종합병원	928.97
	AN400 (13400)	다. 병원, 치과병원, 한방병원, 요양병원	897.60
	AN500	라. 의원, 보건의료원내 의과	852.64
	13500	마. 한의원, 보건의료원내 한의과	850.59
가-14	AH200	만성질환관리료 Management of Chronic Disease 주: 1. 고혈압, 당뇨병 등의 상병으로 당해 의료기관에 지속적으로 내원하는 재진환자에 대하여 교육 · 상담 등을 통하여 환자가 자신의 질병을 이해하고, 합병증을 예방할 수 있도록 관리체계를 수립한 경우에 산정한다. 2. 대상환자는 의원급 요양기관(보건의료원 포함)의 외래에서 진료하는 환자로서 "한국표준질병 · 사인분류표"에 의한 질병코드(고혈압: I10~I13, I15, 당뇨병: E10~E14)를 상병명으로 하는자 및 질병코드(정신 및 행동장애: F00~F99, G40~G41, 호흡기결핵: A15~A16, A19, 심장질환: I05~I09, I20~I27, I30~I52, 대뇌혈관질환: I60~I69, 신경계 질환: G00~G37, G43~G83, 악성신생물: C00~C97, D00~D09, 갑상선의장애: E00~E07, 간의질환: B18, B19, K70~K77, 만성신부전증: N18)를 주상병명으로 하는 자에 한한다. 3. 기관당 한 환자에 대하여 연간 12회 이내(단, 월 2회 이내)로 산정한다.	24.24

분류번호	코드	분 류	점수
		4. 해당 만성질환자를 진료한 기관은 개인별 진료 기록부에 만성질환자 관리내역을 기록 · 보관하여야 한다. 5. 권고사항 요양기관은 환자가 원하거나 의사가 필요하다고 판단할 경우 환자 관리용 수첩을 배부하고 방문 시 질병경과를 기록하여 줌으로써 만성질환에 대한 환자 자신의 질환 관리 의식 고취에 도움을 줄 수 있다.	
가-15		다학제 통합진료료 Multidisciplinary Care	
	AI100	가. 참여 의사 수 3인	1,617.77
	AI101	나. 참여 의사 수 4인	2,157.02
	AI102	다. 참여 의사 수 5인	2,696.28
	AI103	라. 참여 의사 수 6인	3,235.53
	AI104	마. 참여 의사 수 7인	3,774.79
	AI105	바. 참여 의사 수 8인	4,314.04
	AI106	사. 참여 의사 수 9인 이상	4,853.30
가-16	AI200	심장통합진료료 주: 혈관조영촬영실에서 검사 중 실시하는 경우에는 소정점의 50%를 산정한다. (산정코드 세 번째 자리에 1로 기재)	1,467.44
가-17		회복관리료 Fee of postanesthesia care	
	AP501	가. 상급종합병원	470.04
	AP601	나. 종합병원	432.57
	AP701	다. 병원, 치과병원, 요양병원, 한방병원	252.61
	AP801	라. 의원, 치과의원, 보건의료원	215.32
가-18		외래 항암주사관리료 Fee for Management of Outpatient Chemotherapy	
	AP502	가. 상급종합병원	391.71
	AP602	나. 종합병원	360.48
	AP702	다. 병원, 치과병원, 요양병원, 한방병원	210.51
	AP802	라. 의원, 치과의원, 보건의료원	179.43
가-19		항암화학요법 부작용 및 반응평가료 Fee for Chemotherapy and Side Effects/Response Evalution	
	AP503	가. 상급종합병원	423.26
	AP603	나. 종합병원	380.93
	AP703	다. 병원, 치과병원, 요양병원, 한방병원	338.61
	AP803	라. 의원, 치과의원, 보건의료원	296.28
가-20		정신의학적 집중관리료 가. 폐쇄병동 집중관리료 Special managementof psychiatric intensive care unit	
	AP504	(1) 상급종합병원	297.04
	AP604	(2) 종합병원	240.54

분류번호	코드	분 류	점수
		나. 격리보호료	
		Seclusion/special observation in maximum security unit	
	AP505	(1) 상급종합병원	746.85
	AP605	(2) 종합병원	687.31
		치과집중관리료(1일당)	405.22
가-21	AP900	Dental Intensive Managrment Fee	
가-21-1		치과안전 관찰료(1일당)	
		Dental safety Observation fee	
		주: 치과에서 장애인으로 등록되어있는 뇌병병장애인, 지 적 장애인, 정신장애인, 자폐성장애인에 대하여는 소정 점수의 100%를 별도 산정한다.	
	AP911	가. 단순 안전관찰료	133.87
	AP912	나. 복합 안전관찰료	267.74
가-22	AP901	의료질평가지원금	
	AP902	가. 의료 질 및 환자안전 · 공공성 · 의료전달체계 분야	
		(1) 상급종합병원, 종합병원(전문병원 제외)	
		(가) 입원 1-가등급	
		1) 입원	
	AU200 (11200)	가) 상급종합병원	338.80
	AU220 (11220)	나) 종합병원	169.54
		2) 외래	
	AU210 (11210)	가) 상급종합병원	102.04
	AU230 (11230)	나) 종합병원	53.47
		(나) 입원 1-나등급	
		1) 입원	
	AU201 (11201)	가) 상급종합병원	278.01
	AU221 (11221)	나) 종합병원	141.75
		2) 외래	
	AU211 (11211)	가) 상급종합병원	84.76
	AU231 (11231)	나) 종합병원	44.49
		(다) 2등급	
		1) 입원	
	AU202 (11202)	가) 상급종합병원	261.53

분류번호	코드	분 류	점수
	AU222 (11222)	나) 종합병원	133.38
		2) 외래	
	AU212 (11212)	가) 상급종합병원	80.27
	AU232 (11232)	나) 종합병원	42.04
		(라) 3등급	
		1) 입원	
	AU203 (11203)	가) 상급종합병원	171.87
	AU223 (11223)	나) 종합병원	92.76
		2) 외래	
	AU213 (11213)	가) 상급종합병원	55.78
	AU233 (11233)	나) 종합병원	29.25
		(마) 4등급	
	AU204 (11204)	1) 입원	20.00
	AU214 (11214)	2) 외래	6.53
		(바) 5등급	
	AU205 (11205)	1) 입원	5.75
	AU215 (11215)	2) 외래	1.90
		(2) 전문병원으로 지정받은 종합병원	
		(가) 가등급	
	AU261 (11261)	1) 입원	127.27
	AU271 (11271)	2) 외래	42.04
		(나) 나등급	
	AU262 (11262)	1) 입원	88.51
	AU272 (11272)	2) 외래	29.25
		(다) 다등급	
	AU263 (11263)	1) 입원	25.49

분류번호	코드	분 류	점수
	AU273 (11273)	2) 외래	8.30
		(라) 라등급	
	AU264 (11264)	1) 입원	5.75
	AU274 (11274)	2) 외래	1.90
		나. 교육수련 분야	
		(1) 1등급	
	AU301 (11301)	(가) 입원	24.90
	AU311 (11311)	(나) 외래	8.30
		(2) 2등급	
	AU302 (11302)	(가) 입원	11.70
	AU312 (11312)	(나) 외래	3.81
		(3) 3등급	
	AU303 (11303)	(가) 입원	2.72
	AU313 (11313)	(나) 외래	0.82
		다. 연구개발 분야	
		(1) 1등급	
	AU401 (11401)	(가) 입원	21.54
	AU411 (11411)	(나) 외래	7.10
		(2) 2등급	
	AU402 (11402)	(가) 입원	12.31
	AU412 (11412)	(나) 외래	4.03
		(3) 3등급	
	AU403 (11403)	(가) 입원	3.08
	AU413 (11413)	(나) 외래	0.95
가-23		교육 · 상담료 주: 6세 미만의 소아환자와 보호자에게 직접 교육한 경우 소정 점수의 10%를 가산한다.(산정코드 첫 번째자리에 6으로 기재)	

분류번호	코드	분 류	점수
		가. 암환자	
		(1) 항암화학요법	
		주: 항암화학요법 변경으로 재교육을 실시한 경우 소정점수의 50%를 산정한다.(산정코드 세 번째 자리에 1로 기재)	
	AZ100	(가) 상급종합병원	576.30
	AZ200	(나) 종합병원	569.26
	AZ300	(다) 병원	562.22
		(2) 방사선치료	
	AZ101	(가) 상급종합병원	301.11
	AZ201	(나) 종합병원	294.99
	AZ301	(다) 병원	288.84
		(3) 수술 후	
	AZ102	(가) 상급종합병원	301.11
	AZ202	(나) 종합병원	294.99
	AZ302	(다) 병원	288.84
		나. 심장질환	
	AZ110	(1) 상급종합병원	301.11
	AZ210	(2) 종합병원	294.99
	AZ310	(3) 병원	288.84
		다. 장루 · 요루	
		주: stoma 위치 변경을 위한 수술로 인해 재교육을 실시한 경우 소정점수의 50%를 산정한다. (산정코드 세 번째 자리에 2로 기재)	
	AZ120	(1) 상급종합병원	807.17
	AZ220	(2) 종합병원	800.13
	AZ320	(3) 병원	793.09
		라. 만성신부전	
		(1) 투석이 필요 없는 환자	
	AZ130	(가) 상급종합병원	301.11
	AZ230	(나) 종합병원	294.99
	AZ330	(다) 병원	288.84
		(2) 복막투석	
	AZ131	(가) 상급종합병원	1,168.42
	AZ231	(나) 종합병원	1,161.38
	AZ331	(다) 병원	1,154.34
		(3) 혈액투석	
	AZ132	(가) 상급종합병원	716.86
	AZ232	(나) 종합병원	709.82
	AZ332	(다) 병원	702.78

분류번호	코드	분 류	점수
가-24		전문병원 관리료 주: 종합병원의 경우 소정점수의 60%를 산정한다. (산정코드 3번째 자리에 1로 기재) 가. 입원관리료	
	AU801 (13801)	(1) 1분야	33.39
	AU802 (13802)	(2) 2분야	27.90
	AU803 (13803)	(3) 3분야	11.13
	AU810 (13810)	나. 외래관리료	5.50
가-24-1		전문병원(병원 · 요양병원 · 한방병원) 의료질평가지원금 가. 병원 · 요양병원(안과 · 이비인후과 분야 제외) 주: 요양병원의 경우 소정점수의 60%를 산정한다. (산정코드 세 번째 자리에 3 기재) (1) 가등급	
	AU901 (13901)	(가) 입원	114.29
	AU911 (13911)	(나) 외래	38.09
		(2) 나등급	
	AU902 (13902)	(가) 입원	101.11
	AU912 (13912)	(나) 외래	33.7
		(2) 다등급	
	AU903 (13903)	(가) 입원	87.92
	AU913 (13913)	(나) 외래	29.31
		나. 병원(안과 · 이비인후과 분야) (1) 가등급	
	AU921 (13921)	(가) 입원	160.13
	AU931 (13931)	(나) 외래	49.67
		(2) 나등급	
	AU922 (13922)	(가) 입원	141.65
	AU932 (13932)	(나) 외래	43.94

분류번호	코드	분 류	점수
		(3) 다등급	
	AU923 (13923)	(가) 입원	123.18
	AU933 (13933)	(나) 외래	38.21
		다. 한방병원	
		(1) 가등급	
	AU941 (13941)	(가) 입원	54.95
	AU951 (13951)	(나) 외래	18.31
		(2) 나등급	
	AU942 (13942)	(가) 입원	48.61
	AU952 (13952)	(나) 외래	16.20
		(3) 다등급	
	AU943 (13943)	(가) 입원	42.27
	AU953 (13953)	(나) 외래	14.09
가-25		감염예방·관리료	
		가. 상급종합병원, 종합병원	
	AH011 (11011)	(1) 1등급	36.92
	AH012 (11012)	(2) 2등급	30.07
	AH013 (11013)	(3) 3등급	21.05
		나. 병원	
	AH021 (11021)	(1) 1등급	43.86
	AH022 (11022)	(2) 2등급	36.60
	AH023 (11023)	(3) 3등급	25.62
가-26		야간진료관리료	
	AC001	가. 주당 60시간 이상	150.41
	AC002	나. 주당 58시간 이상 60시간 미만	145.40
	AC003	다. 주당 56시간 이상 58시간 미만	140.39
	AC004	라. 주당 54시간 이상 56시간 미만	135.38
	AC005	마. 주당 52시간 이상 54시간 미만	130.37

분류번호	코드	분 류	점수
	AC006	바. 주당 50시간 이상 52시간 미만	125.36
	AC007	사. 주당 50시간 미만	120.35
가-27	AI900	뇌사장기기증자 관리료 주: 장기등 이식에 관한 법률(이하 '장기이식법'이라 한다)제12조에 의한 장기등의 기증에 관한 동의를 한 날(동의를 한 시점이 포함된 날의 0시)부터 적출까지 발생한 비용 중 장기이식법 제16조 및 제19조에 따른 뇌사판정의료기관 또는 뇌사판정대상자관리전문기관으로 이송비(인건비 포함), 장기기증 상담 및 코디네이터관리비, 뇌사판정비, 공여자와 수혜자 간의 HLA교차시험 검사비, 급여기준을 초과하여 전액본인 부담 또는 비급여 진료비 일체(행위, 약제, 치료재료) 등을 포함한다.	36,776.26
가-28		야간전담간호사 관리료	
		가. 종합병원	
	AI021 (13021)	(1) 야간전담간호사 운영비율 10% 미만	14.08
	AI022 (13022)	(2) 야간전담간호사 운영비율 10% 이상 ~ 15% 미만	31.91
	AI023 (13023)	(3) 야간전담간호사 운영비율 15% 이상 ~ 20% 미만	67.56
	AI024 (13024)	(4) 야간전담간호사 운영비율 20% 이상 ~ 25% 미만	107.74
	AI025 (13025)	(5) 야간전담간호사 운영비율 25% 이상	153.27
		나. 병원, 치과병원, 한방병원 내 의 · 치과	
	AI031	(1) 야간전담간호사 운영비율 10% 미만	14.08
	AI032	(2) 야간전담간호사 운영비율 10% 이상 ~ 15% 미만	29.51
	AI033	(3) 야간전담간호사 운영비율 15% 이상 ~ 20% 미만	62.48
	AI034	(4) 야간전담간호사 운영비율 20% 이상 ~ 25% 미만	99.47
	AI035	(5) 야간전담간호사 운영비율 25% 이상	141.52
		다. 한방병원, 병원 · 치과병원 내 한의과	
	13031	(1) 야간전담간호사 운영비율 10% 미만	12.38
	13032	(2) 야간전담간호사 운영비율 10% 이상 ~ 15% 미만	26.06
	13033	(3) 야간전담간호사 운영비율 15% 이상 ~ 20% 미만	55.19
	13034	(4) 야간전담간호사 운영비율 20% 이상 ~ 25% 미만	87.85
	13035	(5) 야간전담간호사 운영비율 25% 이상	125.00
가-28-1		야간간호료	
	AI120 (13120)	가. 종합병원	57.41
	AI130	나. 병원, 치과병원, 한방병원 내 의 · 치과	53.27
	13130	다. 한방병원, 병원 치과병원 내 한의과	47.05

분류번호	코드	분 류	점수
가-29		입원환자 안전관리료	
	AC410 (16410)	가. 상급종합병원	24.20
		나. 종합병원	
	AC421 (16421)	(1) 500병상 이상	26.83
	AC422 (16422)	(2) 100병상 이상~500병상 미만	28.35
	AC430 (16430)	다. 병원	31.40
가-29-1		수술실 환자 안전관리료	
	AC450 (16450)	가. 1등급	441.77
	AC460 (16460)	나. 2등급	346.53
	AC470 (16470)	다. 3등급	242.59
가-30		수면검사실 관리료 주: 1. 「요양급여의 적용기준 및 방법에 관한 세부사항」에 따라 독립된 수면검사실을 갖추고 수면다원검사를 시행한 경우에 산정한다. 2. 다만, 입원기간 중에 수면다원검사를 실시한 경우는 입원료에 포함되므로 별도 산정하지 아니한다.	
	AC031	가. 상급종합병원	3,048.78
	AC032	나. 종합병원	2,236.00
	AC033	다. 병원	1,350.72
	AC034	라. 의원	1,169.45
가-31		정맥내 혈전용해술 관리료 Intravenous Thrombolysis management 주: 뇌경색증 환자(I63)에게 Alteplase를 투여 시 1회 산정한다.	
	AP506	가. 상급종합병원	2,530.78
	AP606	나. 종합병원	2,433.45
	AP706	다. 병원, 치과병원, 요양병원, 한방병원	2,336.11
	AP806	라. 의원, 치과의원, 보건의료원	2,238.77
가-32		비만수술 통합진료료	
	AI301	가. 참여 의사 수 3인	1,234.08
	AI302	나. 참여 의사 수 4인 이상	1,645.44

분류번호	코드	분 류	점수
가-33		소아 진정관리료 주: 1. 신생아에 대하여는 소정점수의 100%를, 만 1세 미만의 소아에 대하여는 소정점수의 50%를, 만 1세 이상 만 6세 미만 소아에 대하여는 소정점수의 30%를 가산한다.(산정코드 첫 번째 자리에 신생아는 C, 만 1세 미만은 A, 만 1세 이상~만 6세 미만은 B로 기재) 2. 18시~09시 또는 공휴일에 응급진료가 불가피한 경우에는 소정점수의 50%를 가산한다. (산정코드 두 번째 자리에 18시~09시는 1, 공휴일은 5로 기재) 이 경우 해당 행위를 시작한 시각을 기준으로 산정한다.	
	AC301	가. 상급종합병원	457.07
	AC302	나. 종합병원	434.16
	AC303	다. 병원, 치과병원, 요양병원, 한방병원	412.47
	AC304	라. 의원, 치과의원, 보건의료원	351.86

제2절 검사료

1. 제2장에 기재되지 아니한 검사로서 외관, 취기, 색도 등의 간단한 검사 또는 계산방법에 의하여 검사치를 얻는 경우에는 검사료를 산정하지 아니한다.
2. 대칭기관에 대한 양측검사를 하였을 때에도 “편측”이라는 표기가 없는 한 소정점수만 산정한다.
3. 검사에 사용된 약제 및 재료대(1회용 주사침 및 주사기 포함)는 소정점수에 포함되므로 별도 산정하지 아니한다. 다만, 다음의 경우에는 “약제및치료재료의구입금액에대한산정기준”에 의하여 별도 산정한다.
   (가) 인체에 주입된 약제
   (나) 부하시험 시 사용된 약제
   (다) 안기능검사 시 사용된 필름, 형광물질, 사진현상 및 인화료
   (라) 내시경검사 시 사용된 슬라이드 필름 및 사진현상료, 폴라로이드필름 또는 칼라프린터 인화지
   (마) 핵의학 기능검사 시 사용된 방사성 동위원소 및 약제
   (바) 제2장 분류항목에 별도로 규정한 약제 및 재료대
   (사)기타 장관이 별도로 인정한 약제 및 재료대

4. 인체에서 채취한 가검물에 대한 검사를 "(부록) 검체검사 위탁에 관한 기준"에서 정한 수탁기관으로 위탁하는 경우에는 제2장 제1절 및 제2절 분류항목 소정점수(가감률 적용 포함)에 수탁기관의 점수당 단가를 곱하여 계산한 금액의 10%를 "위탁검사관리료"로 산정한다.

5. (별표)에 열거한 항목은 다음 중 어느 하나에 해당하는 경우에만 산정하되, (가), (나) 및 (다)의 경우에는 소정점수의 10%를 가산하여 산정한다. (산정코드 세 번째 자리에 6으로 기재)

(가) 진단검사의학과 전문의가 판독하고 판독소견서를 작성 · 비치한 경우

(나) B세포 표면면역글로불린, 세포표지검사, 면역조직(세포)화학검사, 세주기 및 핵산분석검사(유세포측정법), 사람유전자 분자유전검사, 검사원리가 핵산증폭, 핵산교잡, 염기서열분석인 검사(다만, 누-704라, 누-704마, 누-723나, 누-840, 누-841은 제외)에 대하여 병리과 전문의가 판독하고 판독소견서를 작성 · 비치한 경우

(다) 사람유전자 분자유전검사의 관련분야에 대하여 인증받은 전문의가 판독하고 판독소견서를 작성 · 비치한 경우

(라) 면역조직(세포)화학검사에 대하여 구강병리과가 설치된 요양기관의 치과의사가 판독하고 판독소견서를 작성 · 비치한 경우

(6) 제1절 검체 검사료 및 제2절 병리 검사료 분류항목에 대하여 다음에 해당되는 검체검사 질가산 평가 및 인증결과에 따라 해당 기관에서 직접 또는 수탁받아 실시하는 검사에 대해 검체검사 질가산을 산정한다. 다만, 임상병리검사 종합검증료(나-0), 약물동력학적 해석 및 보고(누-529)에 대하여는 그러하지 아니한다.

(가) 제1절 검체 검사료(핵의학적 방법으로 검사한 경우 제외) 및 제2절 병리검사료 중 진단검사의학과 전문의가 판독하고 판독 소견서를 작성 또는 작성 · 비치한 경우 산정 가능토록 '주'에 명시된 항목은 진단검사분야 질가산 평가결과에 따라 소정점수의 1등급은 4%[1], 2등급은 3%[2], 3등급은 2%[3], 4등급은 1%[4]를 가산한다. (산정코드 세 번째 자리 각각 1, 2, 3, 4로 기재) 다만, 산정지침(5)와 중복 적용되는 경우에는 산정코드 세 번째 자리에 각각 A[1], B[2], C[3], D[4]로 기재한다.

(나) 제1절 검체 검사료 분류항목 중 '핵의학적 방법으로 검사한 경우'에는 대한핵

의학회에서 실시하는 인증을 받은 경우 소정점수의 4%를 가산한다(산정코드 세 번째 자리 7로 기재) 다만, 산정지침(5)와 중복 적용되는 경우에는 산정코드 세 번째 자리에 E로 기재한다.

(다) 제2절 병리 검사료 및 제1절 검체 검사료 중 병리과 전문의가 판독하고 판독소견서를 작성 또는 작성 · 비치한 경우 산정 가능토록 '주'에 명시된 항목은 대한병리학회에서 실시하는 인증을 받은 경우 소정점수의 4%를 가산한다. (산정코드 세 번째 자리 8로 기재) 다만, 산정지침(5)와 중복 적용되는 경우에는 산정코드 세 번째 자리에 F로 기재한다.

1) 골수 판독 검사(누 - 083)

주 1. 병리과 또는 진단검사의학과 전문의가 판독하고 판독소견서를 작성한 경우에는 소정점수의 10%를 가산한다(산정코드 세번째 자리에 6으로 기재)

주2. 당해요양기관에서 상근하는 병리과 전문의가 외부슬라이드를 판독하고 판독소견서를 작성 · 비치한 경우에는 소정점수의 20%를 산정한다. (산정코드 세번째자리에 9로 기재)

2) 조직병리검사

주 1. 병리과 전문의 또는 구강병리과가 설치된 요양기관의 치과의사가 판독하고 판독소견서를 작성 · 비치한 경우에만 산정한다.

주 2. 병리조직검사(1장기당)는 당해 요양기관에 상근하는 병리과 전문의가 외부슬라이드를 판독하고 판독소견서를 작성 · 비치한 경우에는 소정점수의 20%를 산정한다.

3) 세포병리검사

주1. 조직절편제작 검사를 별도로 시행하는 경우에는 92.62점을 별도 산정한다. 다만, 가(2) 의 조직절편제작검사는 병리과 전문의 또는 구강병리과가 설치된 요양기관의 치과의사가 판독하고 판독소견서를 작성 · 비치한 경우에만 산정한다.

주2. 당해 요양기관에 상근하는 병리과 전문의가 외부 슬라이드를 판독하고 판독소견서를 작성 · 비치한 경우에는 소정점수의 20%를 산정한다. 다만, 가(2)주1 의 경우에는 가(2) 소정점수의 20%를 산정한다.

4) 신경학적검사

주. 만1세미만의 소아에 대하여는 소정점수의 50%를, 만1세 이상 만6세 미만 소아에 대하여는 소정점수의 30%를 가산한다.(산정코드 첫 번째 자리에 만1세 미만은 A, 만1세 이상~만6세미만은 B로 기재)

5) 뇌파검사

주1. Digital 뇌파분석을 실시한 경우에는 소정점수의 50%를 가산한다.(산정코드 두번째 자리에 1로 기재)

주2. 각성뇌파검사: 만6세 미만의 소아인 경우에는 소정점수의 50%를 가산한다.(산정코드 첫번째 자리에 6으로 기재)

주3. 수면 뇌파검사: 만6세 미만의 소아인 경우에는 소정점수의 50%를 가산한다.(산정코드 첫번째 자리에 6으로 기재)

주4. 지속적 뇌파 감시 [1일당]: Digital 뇌파분석을 실시한 경우에는 소정점수의 50%를 가산한다. (산정코드 두 번째 자리에 1로 기재)

주5. 만 6세 미만의 소아인 경우에는 소정점수의 50%를 가산한다. (산정코드 첫 번째 자리에 6으로 기재)

6) 내시경검사료

주1. 기기(Scopy, Fibroscopy, Microscopy)의 종류를 불문하고 소정점수를 산정한다.

주2. 만1세 미만의 소아에 대하여는 소정점수의 50%를, 만1세 이상 만6세 미만의 소아에 대하여는 소정점수의 30%를 가산한다.(산정코드 첫 번째 자리에 만1세미만은A, 만1세이상~만6세미만은B로기재) 다만, 내시경세척·소독료는적용하지아니하고, 진정내시경 환자관리료는 해당 분류번호의 주사항의 가산율을 적용한다.

주3. 내시경하 생검을 하는 경우 해당 내시경 점수의 20%를 산정한다.(산정코드 두 번째 자리에 1로기재)

주4. 나-762, 나-764에 내시경하 췌담도내점막세포 채취용 료재료를 이용하여 Brushing을 하는 경우 해당 내시경 점수의 20%를 산정한다.(산정코드 두 번째자리에 2로 기재) 다만, 내시경하 생검과 중복산정하지 아니한다.

7) 천자

주1. 천자를 치료목적(약물주입 또는 지속적인 배액)으로 실시한 경우에는 본 분류 항목 소정점수의 30%를 가산한다.(산정코드 두 번째 자리에 1로 기재) 다만, 나-811 양수천자 에 대하여는 그러하지 아니한다.

주2. 만1세 미만의 소아에 대하여는 소정점수의 50%를, 만1세 이상 만6세 미만의 소아에 대하여는 소정점수의 30%를 가산한다.(산정코드 첫 번째 자리에 만1세미만은A, 만1세이상~만6세미만은B로기재

8) 일반 생검

주1. 세침흡인생검을 실시한 경우에도 각 항목의 소정점수를 산정한다.

주2. 유도 생검시 영상장치(투시, CT, 등)를 이용한 경우에 유도 비용은 제3장 제1절 및 제2절에 의하여 산정한다.

주3. 만1세 미만의 소아에 대하여는 소정점수의 50%를 만1세 이상 만6세미만의소아에 대하여는소정점수의 30%를 가산한다.(산정코드 첫 번째 자리에 만1세미만은 A, 만1세 이상~만6세 미만은 B로 기재)

주4.: 생검 시 Biopsy Gun을 사용한 경우, 사용된 Biopsy gun과 Coaxial guide needle은 별도 산정한다.

9) 초음파 검사료

주1. 만1세 미만의 소아에 대하여는 소정점수의 50%를, 만1세이상 만6세미만의 소아에 대하여는 소정점수의 30%를 가산한다.(산정코드 첫 번째 자리에 만1세미만은 A, 만1세 이상~만6세 미만은 B로 기재)

주2. 도플러 검사를 실시한 경우 소정점수의 10%를 가산한다(산정코드 두 번째 자리에 1로 기재). 다만, 나-940 , 나-943 , 나-948 , 나-952 , 나-956 ,나-961 은 소정점수에 포함되어 있으므로 그러하지 아니한다.

주3. 조영제를 사용하여 검사한 경우 소정점수의 30%를 가산하고(산정코드 두 번째 자리에 2로 기재), 검사시 사용된 조영제는 별도 산정한다.

10) 진단초음파

주. 제한적 초음파는 해당검사소정점수의 50%를 산정한다.(산정코드 세 번째 자리에 1로 기재)

제3절 영상진단 및 방사선치료료

1. 영상진단 및 방사선 치료에 사용된 다음의 약제 및 재료대는 "약제및치료 재료의 구입금액에 대한 산정기준"에 의하여 별도 산정한다.
   (가) 조영제
   (나) 방사선 필름, 폴라로이드 필름 및 SPECT 시 사용된 칼라프린터 인화지
   (다) 맥관조영용 카테터
   (라) 혈관조영용 가이드와이어
   (마) 1회용 방사성 입자 및 방사성 동위원소
   (바) 부하검사 시 사용된 약제, 인체에 주입된 약제
   (사) 운동부하검사 시 사용된 EKG Paper 및 1회용 Electrode
   (아) 기타 장관이 별도로 인정한 약제 및 재료
2. 조영제 주입료와 방사선 필름 현상료(현상액 및 정착액 비용 등)는 소정방사선 진단료에 포함되므로 별도 산정하지 아니한다.
3. 제1절 및 제2절에 분류된 영상진단을 실시한 경우에는 반드시 판독소견서를 작성・비치하여야 한다.
4. 제1절 및 제2절에 분류된 영상진단료의 소정점수에는 판독료(소정점수의 30%)와 촬영료 등(소정점수의 70%)이 포함되어 있다. 다만, 「다-246가(1)」, 「다-246가(2)」, 「다-246가(5)」, 「다-246가(6)」, 「다-246가(7)(가)」, 「다-246가(7)(나)」, 「다-246가(7)(다)」, 「다-246가(7)(라)」, 「다-246가(7)(바)」, 「다-246가(8)」 및 「다-246가(9)」 항목은 그러하지 아니한다.
5. 위 '(3)'의 규정에도 불구하고 판독소견서를 작성・비치하지 아니한 경우에는 촬영료 등(소정점수의 70%)만 산정하며(산정코드 세 번째 자리에 7로 기재), 「다-246가(1)」, 「다-246가(2)」, 「다-246가(5)」, 「다-246가(6)」, 「다-246가(7)(가)」, 「다-246가(7)(나)」, 「다-246가(7)(다)」, 「다-246가(7)(라)」, 「다-246가(7)(바)」, 「다-246가(8)」 및 「다-246가(9)」는 각 항목의 '촬영료 등'을 산정한다. 다만, 영상저장 및 전송시스템(Full PACS)을 이용한 처리비용, C-Arm형 영상증폭장치 이용료(다-101)에 대하여는 그러하지 아니한다.

1) 방사선단순영상진단료

주1. 당해 요양기관에 상근하는 영상의학과 전문의가 판독을 하고 판독소견서를 작성한 경우에는 소정점수의 10%를 가산한다.(산정코드 세 번째 자리에 6으로 기재) 다만 "주3" 및 "C-Arm형 영상증폭장치이용료"에 대하여는 그러하지 아니한다.

2. 만 6세 미만의 소아에 대하여 방사선 단순영상진단을 한 경우에는 소정점수의 15%를 가산한다.(산정코드 첫 번째 자리에 6으로 기재) 다만 "주3" 및 "C-Arm형 영상증폭장치이용료"에 대하여는 그러하지 아니한다.

3. 영상저장 및 전송시스템(Full PACS)을 이용하여 필름을 사용하지 않은 경우에는 제1매에 대해서 상급종합병원은 19.08점, 종합병원은 14.36점, 병원, 치과병원, 요양병원 · 한방병원 내 의 · 치과는 10.14점, 의원, 치과의원 및 보건의료원 의 · 치과는 10.08점을 산정하고 제2매부터는 소정점수의 50%씩을 각각 가산하되 최대 5매까지만 산정한다.(상급종합병원은 GB011~ GB015, 종합병원은 GB021~GB025, 병원,치과병원, 요양병원 · 한방병원 내 의 · 치과는 GB031~GB035, 의원, 치과의원 및 보건의료원 의 · 치과는 GB041~GB045) 다만, 2009년 1월 1일부터 2009년 12월 31일까지는 상급종합병원은 35.24점, 종합병원은 30.06점, 병원, 치과병원 및 요양병원 의과는 21.43점, 의원, 치과의원 및 보건의료원 의 · 치과는 21.41점을 산정하고, 2010년 1월 1일부터 2010년 12월 31일까지는 상급종합병원은 27.16점, 종합병원은 22.21점, 병원, 치과병원 및 요양병원 의과는 15.79점, 의원, 치과의원 및 보건의료원 의 · 치과는 15.75점을 산정한다.

2) 방사선특수영상진단료

주1. 당해 요양기관에 상근하는 진단방사선과 전문의가 판독을 하고 판독소견서를 작성한 경우에는 소정점수의 10%를 가산한다.(산정코드 세 번째 자리에 6으로 기재) 다만 "주4" 및 "주5"에 대하여는 그러하지 아니한다.

주2. 촬영매수, 투시, 스팟트촬영 유무를 불문하고 소정점수로 산정하며 또한 조영제주입료도 소정점수에 포함되므로 별도 산정하지 아니한다.

주3. 만6세 미만의 소아에 대하여 방사선특수영상진단을 한 경우에는 소정점수의 20%를 가산한다.(산정코드 첫 번째 자리에 6으로 기재) 다만, "주5"에 대하여는 그러하지 아니한다.

주4.컴퓨터영상처리장치(CR) 또는 디지털촬영장치(DR)를 이용한 경우(HA001)에는

38.99점을 산정한다. 다만, 전산화단층영상진단 및 자기공명영상진단의 경우에는 그러하지 아니한다.

주5. 영상저장 및 전송시스템(Full PACS)을 이용하여 필름을 사용하지 않은 경우에는 일련의 촬영과정에 대하여 상급종합병원은 57.24점(HB011), 종합병원은 43.08점(HB021), 병원, 치과병원 및 요양병원 의과는 30.42점(HB031), 의원, 치과의원 및 보건의료원 의·치과는 30.24점(HB041)을 산정한다. 다만, 2009년 1월 1일부터 2009년 12월 31일까지는 상급종합병원은 105.72점, 종합병원은 90.18점, 병원, 치과병원 및 요양병원 의과는 64.29점, 의원, 치과의원 및 보건의료원 의·치과는 64.23점을 산정하고, 2010년 1월 1일부터 2010년 12월 31일까지는 상급종합병원은 81.48점, 종합병원은 66.63점, 병원, 치과병원 및 요양병원 의과는 47.37점, 의원, 치과의원 및 보건의료원 의·치과는 47.25점을 산정한다.

주6. 당해 요양기관에 상근하는 영상의학과 전문의가 외부병원 필름을 판독하고 판독소견서를 작성 비치하는 경우에는 소정점수의 20%를 산정한다.)산정코드 세 번째 자리에 1로 기재) 다만, 이 경우 “주1”, “주4”, “주5”에 대하여는 그러하지 아니한다.

3) 일반 전산화단층영상진단

주. 생검 또는 중재적시술시 이용된 CT 유도 비용은 각 항목의 조영제를 사용하지 않는 경우(흉부 및 복부는 조영제를 사용하지 않는 경우-기타의 경우) 소정점수에 의하여 산정한다. 다만, 중재적 시술시 이용한 CT 유도 비용은 제2회 시술부터 소정점수의 50%를 산정한다.

4) 자기공명영상진단

주. 생검 또는 중재적시술시 이용된 MRI 유도비용은 각 항목의 일반촬영 소정점수에 의하여 산정한다. 다만, 중재적시술시 이용한 MRI 유도비용은 제2회 시술부터 소정점수의 50%를 산정한다.

5) 혈관조영촬영

주1. 양측 혈관촬영의 경우는 해당부위별 촬영점수의 50%를 가산하여 산정하고, 다혈관(각 항목으로 분류된 부위별 혈관)을 선택적으로 조영촬영한 경우에는 두번째 혈관촬영부터 각 해당 부위별 점수의 50%를 산정한다.(양측 혈관 촬영시 산정코드 두 번째

자리에 1로 기재, 두 번째 혈관 촬영부터 산정코드 두 번째 자리에 2로 기재, 두 번째 혈관의 양측 촬영시 산정코드 두 번째 자리에 3으로 기재)

주2. 혈관조영촬영을 하는 경우 각 항목별로 분류된 분지이외의 혈관에 조영촬영을 실시한 경우에는 해당분지의 모혈관에 의하여 항목별로 산정한다.3) 핵의학영상진단 및 골밀도검사료

6) 핵의학 영상진단료 및 골밀도검사료

주1. 핵의학과 전문의 또는 방사성 동위원소 취급자 특수면허를 소지한 의사가 핵의학 영상진단검사를 판독하고 판독소견서를 작성한 경우에는 판독료로 소정점수의 10%를 가산한다. (산정코드 세 번째 자리에 6으로 기재) 다만, 양전자단층촬영, “주4” 및 “주5”에 대하여는 그러하지 아니한다.

주2. 핵의학영상진단시 정량분석(1), 동적영상(2), 혈류영상(3)을 실시하는 경우에는 각 해당항목 소정점수의 30%를 각각 가산한다. (산정코드 두 번째 자리에 1, 2, 3, 4(1+2), 5(2+3), 6(3+1). 7(1+2+3)로 기재)

주3. 만6세 미만의 소아에 대하여 핵의학영상진단을 한 경우에는 소정 점수의 15%를 가산한다. (산정코드 첫 번째 자리에 3으로 기재) 다만, “주4” 및 “주5”에 대하여는 그러하지 아니한다.

주4. 핵의학영상진단시 영상저장 및 전송시스템(Full PACS)을 이용하여 필름을 사용하지 않은 경우에는 제1매에 대해서 상급종합병원은 19.08점, 종합병원은 14.36점, 병원, 치과병원, 요양병원 · 한방병원 내 의 · 치과는 10.14점, 의원, 치과의원 및 보건의료원 의 · 치과는 10.08점을 산정하고 제2매부터는 소정점수의 50%씩을 각각 가산하되 최대 5매까지만 산정한다.(상급종합병원은 HG011~HG015, 종합병원은 HG021~HG025, 병원, 치과병원, 요양병원 · 한방병원 내 의 · 치과는 HG031~HG035, 의원, 치과의원, 보건의료원 의 · 치과는 HG041~HG045)

주5. 위 “4”의 규정에도 불구하고 단일광자 전산화단층촬영 및 양전자단층촬영의 경우는 일련의 촬영과정에 대하여 상급종합병원은 57.24점(HG111), 종합병원은 43.08점(HG121), 병원, 치과병원, 요양병원 · 한방병원 내 의 · 치과는 30.42점(HG131), 의원, 치과의원 및 보건의료원 의 · 치과는 30.24점(HG141)을 산정한다.

7) 양전자단층촬영 PET

주1. F-18 FDG 동위원소를 사용하여 실시한 경우에 산정한다.

주2. 토르소 또는 전신촬영 후 재주사 없이 특정부위를 추가 촬영하는 경우에는 2,670.56점을 별도 산정한다.

주3. 당해 요양기관에 상근하는 핵의학과 전문의 또는 방사성 동위원소 취급자 특수면허를 소지한 의사가 외부병원 필름을 판독하고 판독소견서를 작성 · 비치하는 경우에는 소정점수의 20%로 산정한다.(산정코드 세 번째 자리에 1로 기재) 다만, 이 경우 제3절 핵의학영상진단 및 골밀도검사료 "주3" 및 "주5"에 대하여는 그러하지 아니한다.

8) 방사선치료료

주. 만 1세 미만의 소아에 대하여 방사선치료를 한 경우에는 소정점수의 50%를, 만 1세 이상 만 6세 미만의 소아에 대하여는 소정점수의 30%를 가산한다.(산정코드 첫 번째 자리에 만 1세 미만은 A, 만 1세 이상~만 6세 미만은 B로 기재)

제4절 투약 및 조제료

1. 투약 시 사용된 용기(투약병, 연고곽, 안약병, 포장지 등 포함)의 재료대는 소정점수에 포함되므로 별도 산정하지 아니한다.
2. 라-1 퇴원환자 조제료는 「약사법」 제23조제4항에 따라 퇴원하는 입원환자에게 요양기관인 의료기관의 의사 또는 치과의사의 처방에 따라 당해 의료기관의 조제실에서 조제투약한 경우에 산정한다.
3. 라-1-1 외래환자 조제 · 복약지도료는 「약사법」 제23조제4항에 따라 의약분업 예외환자(예외의약품을 조제한 경우 포함)에게 요양기관인 의료기관의 의사 또는 치과의사가 처방하고 당해 의료기관의 약사가 조제실에서 조제투약한 경우에 산정한다.
4. 라-6 한방 외래 · 퇴원환자조제료는 「약사법」(법률 제8365호) 부칙 제8조에 따라 외래환자 또는 퇴원하는 입원환자에게 요양기관인 한방의료기관의 한의사의 처방에 따라 당해 한방의료기관의 조제실에서 한약제제를 조제, 투약한 경우에 산정한다.

5. 「약사법」 제41조 및 동법 시행규칙 제18조 규정에 의한 조제실 제제를 조제투약한 경우에는 라-1 퇴원환자 조제료, 라-1-1 외래환자 조제 · 복약지도료 또는 라-2 입원환자 조제 · 복약지도료 소정점수의 50%를 제제료로 별도 산정한다.(산정코드 세 번째 자리에 1로 기재)
6. 퇴장방지의약품사용장려비는 장관이 별도로 정하는 "퇴장방지의약품 목록"에 해당하는 의약품을 처방한 경우에 산정한다.

1) 퇴원환자 조제료

주1. 퇴원 익일부터 산정한다.
2. 제수, 투약량 등을 불문한다.
3. 2개 이상의 진료과목이 설치되어 있고 해당과의 전문의가 상근하는 요양기관에서 동일 퇴원환자의 다른 상병에 대하여 전문과목 또는 전문분야가 다른 진료 담당의사의 처방에 따라 각각 조제한 경우에는 각각 산정할 수 있다.

가. 내복약 [1회당]

주1. 만 1세 미만의 소아에 대하여는 소정점수의 50%를, 만 1세 이상 만 6세 미만의 소아에 대하여는 소정점수의 30%를 가산한다.(산정코드 첫 번째 자리에 만 1세 미만은 1, 만 1세 이상~만 6세 미만은 6으로 기재)
2. 제형변경이 불가피하여 의사 또는 치과의사 처방에 따라 가루약으로 조제투약하는 경우 소정점수의 30%를 가산한다.(산정코드 세 번째 자리에 4로 기재) 다만, "주1"에 대하여는 중복하여 산정하지 아니한다.
3. 「약제 급여목록 및 급여 상한금액표」 고시에서 정한 상한금액이 포장단위로 책정된 의약품(병 · 팩 등)을 지급하는 경우에는 1일분의 소정점수를 산정한다.

나. 외용약 [1회당]

(1) 단독

(2) 내복약과 동시 투약

주. 내복약 조제료는 위 「가」의 소정점수를 별도 산정한다.

2) 외래환자 조제·복약지도료

주1. 의약분업 예외환자에게 조제한 경우 또는 예외의약품을 조제하여 투약한 경우에 산정

한다.

2. 제수, 투약량 등을 불문한다.

3. 동일 환자에게 1일 2회 이상 처방조제를 하더라도 1회만 산정한다. 다만, 내복약의 경우에는 2개 이상의 진료과목이 설치되어 있고 해당과의 전문의가 상근하는 요양기관에서 동일 환자의 다른 상병에 대하여 전문과목 또는 전문분야가 다른 진료담당의사의 처방에 따라 각각 조제한 경우에는 각각 산정할 수 있다.

가. 내복약 [1회당]

주1. 제형변경이 불가피하여 의사 또는 치과의사 처방에 따라 가루약으로 조제투약하는 경우 소정점수의 30%를 가산한다.(산정코드 세 번째 자리에 4로 기재)

2. 「약제 급여목록 및 급여 상한금액표」 고시에서 정한 상한금액이 포장단위로 책정된 의약품(병 · 팩 등)을 지급하는 경우에는 1일분의 소정점수를 산정한다.

나. 외용약

주1. 처방전매수, 진료과목수, 투약일수 등 불문하고 소정점수를 산정한다.

2. 내복약과 동시에 조제투약한 경우에는 3.25점을 산정한다.

3) 입원환자 조제·복약지도료 [1일당]

주1. 입원환자에 대하여 입원기간 중 투약한 경우에 산정한다.

2. 제수, 내복약, 외용약, 투약량, 진료과목수 등을 불문한다.

3. 내복약과 외용약을 동시 또는 각각 투약한 경우에도 소정점수만 산정 한다.

4. 제형변경이 불가피하여 의사 또는 치과의사 처방에 따라 가루약으로 조제투약하는 경우 소정점수의 30%를 가산한다.(산정코드 세 번째 자리에 4로 기재)

5. 1일당 규정에도 불구하고, 「약제 급여목록 및 급여 상한금액표」 고시에서 정한 상한금액이 포장단위로 책정된 의약품(병 · 팩 등)을 지급하는 경우에는 1일분의 소정점수를 산정한다.

4) 주사제 무균 조제료 [1건당]

주1. 의사의 처방에 따라 무균조제대에서 약사가 직접 조제한 경우에 한하여 산정한다.

2. 신생아중환자실에 입원중인 경우에는 소정점수의 100%를, 소아중환 자실에 입원중인 경우에는 소정점수의 50%를 가산한다.(산정코드 세 번째 자리에 신생아중환자실은 2, 소아중환자실은 3으로 기재)

3. 평일 18시(토요일은 13시)~익일 09시 또는 관공서의 공휴일에 관한규정에 의한 공휴일에 조제하는 경우에는 소정점수의 50%를 가산한다. 단, 신생아중환자실 또는 소아중환자실에 입원중인 경우에 한한다.(산정코드 두 번째 자리에 야간은 1, 공휴일은 5로 기재)

가. 주사용 항암제

나. 고영양수액제 TPN(Total Parenteral Nutrition)

다. 일반 주사제

주. 만 8세 미만의 소아 또는 면역기능이 저하된 환자에 한하여 항생제, 물학적제제, 안전역이 좁은 전문 치료약제, 안정성이 낮아 혼합 시 약물변화를 유발하기 쉬운 약제를 수액제와 혼합조제 하는 경우에 산정한다.

5) 퇴장방지의약품 사용장려비

주. "약제 급여 목록 및 급여 상한금액표"에 별도로 명시된 금액을 산정한다.

6) 한방 외래·퇴원환자조제료 [1회당]

주. 만 1세 미만의 소아에 대하여는 소정점수의 50%를, 만 1세 이상 만 6세 미만의 소아에 대하여는 소정점수의 30%를 가산한다.(산정코드 첫 번째 자리에 만 1세 미만은 1, 만 1세 이상~만 6세 미만은 6으로 기재)

7) 한방 입원환자 조제·복약지도료 [1일당]

제5절 주사료

1. 주사 시 사용된 주사재료대(1회용 주사기, 1회용 주사침, 나비침, 정맥내유치침, 수액세트, 혈액 Bag 등)와 수혈에 소요된 약제 및 재료대는 소정점수에 포함되므로 별도 산정하지 아니한다. 다만, 다음의 경우에는 "약제 및 치료재료의 비용에 대한 결정기준"에 의하여 별도 산정한다.

(가) 치료적 성분채집술에 사용된 약제 및 재료대(요양기관이 대한적십자사혈액원 등으로부터 성분채집에 의한 혈액성분제제를 구입한 경우 포함)

(나) 조혈모세포이식 시 사용된 골수, 말초혈액, CD34+ Collection Kit, Cryo Bag, TCR α/β Depletion Kit

(다) 적혈구수집기(Cell Salvage)를 이용한 자가수혈에 사용된 재료대

(라) 기타 장관이 별도로 인정한 약제 및 재료대

2. 제1절 주사료를 산정하는 경우 만 1세 미만의 소아에 대하여는 주사료 소정점수의 50%를, 만 1세 이상 만 6세 미만의 소아에 대하여는 주사료 소정점수의 30%를 가산한다.(산정코드 첫 번째 자리에 만 1세 미만은 1, 만 1세 이상~만 6세 미만은 6으로 기재) 다만, 피하 또는 근육내주사(마-1), 생물학적제제주사(마-4), 수액제 주입로를 통한 주사(마-5-1), 항암제 피하내주사(마-15-가), 급속항온주입(마-16)은 그러하지 아니한다.

1) 피하 또는 근육내 주사 등

(1) 피하 또는 근육내 주사는 외래는 1일 1회, 입원은 1일 2회이내만 산정한다. 다만, 응급을 요하거나 진료상 반드시 필요한 경우에는 예외로 한다.

(2) 정맥내 일시 주사 [1일당]

(3) 정맥내 점적주사 [1병 또는 포장단위당]

(4) 수액제 주입로를 통한 주사는 래는 1일 1회, 입원은 1일 2회 이내만 산정한다

(5) 급속항온주입 [1회당]

주. 장비를 이용하여 다량의 혈액 또는 수액제제를 가온 및 급속 주입 한 경우에 산정하되, 사용된 주입용 Disposable Set는 별도 산정한 다.

2) 채혈 및 수혈료 등

(1) 생혈의 공혈자에 대한채혈 및 검사비용은 소정점수에 포함되므로 별도 산정하지 아니한다.

(2) 혈액형검사(A,B,O 혈청혈액형검사, Rho 혈액형검사), 교차시험 및 수혈주사료는 별도 산정한다

(3) 조혈모세포의 수집: 만1세미만의 소아에 대하여는 소정점수의 50%를, 만1세 이상 만6세 미만의 소아에 대하여는 소정점수의 30%를 가산한다.(산정코드첫번째자리에 만1세 미만은 1, 만1세 이상~만6세 미만은 6으로 기재)

제6절 마취료

1. 마취약제 주사 시 사용한 1회용 주사기 및 주사침 등의 재료대는 마취료 소정점수에 포함되므로 별도 산정하지 아니한다.
2. 신생아 마취 시에는 마취료 소정점수의 100%를 가산하며, 만 1세 미만의 소아의 경우에는 마취료 소정점수의 50%를, 만 1세 이상 만 6세 미만의 소아 또는 만 70세 이상의 노인의 경우에는 마취료 소정점수의 30%를 가산한다.(산정코드 첫 번째 자리에 신생아는 1, 만 1세 미만은 A, 만 1세 이상~만 6세 미만은 B, 만 70세 이상은 4로 기재) 단, 상급종합병원 · 종합병원은 신생아 마취 시 120%, 만 1세 미만의 소아의 경우 100%, 만 1세 이상 만 6세 미만의 소아의 경우 50%를 가산한다. (산정코드 첫 번째 자리에 신생아는 D, 만 1세 미만은 E, 만 1세 이상~만 6세 미만은 F로 기재)
3. 장기이식수술마취, 심폐체외순환법마취, 일측폐환기법마취, 고빈도제트환기법마취, 개흉적 심장수술마취, 뇌종양, 뇌혈관질환에 대한 개두술마취 시에는 마취료 소정점수의 50%를 가산한다.(산정코드 첫 번째 자리에 각각 2, 5, 6, 7, 8, 9로 기재)단, 만 70세 이상의 노인과 중복 가산하지 아니한다.
4. 18시~09시 또는 공휴일에 응급진료가 불가피하여 마취를 행한 경우에는 소정점수의 50%를 가산한다.(산정코드 두 번째 자리에 18시~09시는 1, 공휴일은 5로 기재) 이 경우 해당 마취를 시작한 시각을 기준으로 산정한다.
5. 수술 중에 발생하는 우발사고에 대한 처치(산소흡입, 응급적 인공호흡) 또는 주사(강심제) 등의 비용은 별도 산정할 수 있으나, 그 밖의 경우에는 산소흡입, 응급적 인공호흡비용 및 EKG monitoring료는 산정하지 아니한다.
6. 동일 목적을 위하여 2 이상의 마취를 병용한 경우 또는 마취 중에 다른 마취법으로 변경한 경우에는 주된 마취의 소정점수만 산정한다.
7. 제6장에 분류되지 아니한 표면마취, 침윤마취 및 간단한 전달마취의 비용은 제2장, 제9장 또는 제10장에 분류한 소정 시술료에 포함되므로 별도 산정하지 아니한다.
8. 마취통증의학과 전문의 초빙료를 산정하는 경우에는 초빙된 마취통증의학과전문의의 면허종류, 면허번호를 요양급여비용 청구명세서에 기재하고, 마취통증의학과 전문의가 서명 또는 날인한 마취기록지를 비치하여야 한다.

9. 18시~09시, 토요일 및 공휴일에 의원(보건의료원 포함) · 치과의원(보건의료원 포함) 외래에서 제9장(별표8)에 열거한 항목 또는 제10장(별표2)에 열거한 항목에 대하여 마취를 행한 경우에는 소정점수의 30%를 가산한다.(산정코드 두 번째 자리에 8로 기재) 이 경우 해당 마취를 시작한 시각을 기준하여 산정하며, 산정지침 (4)와 중복가산하지 아니한다.
10. 미국마취과학회 신체상태 분류(ASA-PS) 3 이상 환자에 대한 수술 마취B)시에는 마취료 소정점수의 50%를 가산한다.(산정코드 세 번째 자리에 B로 기재) 단, 산정 지침 (2), (3)과 중복 가산하지 아니한다.

1) 마취

주. 마취통증의학과 전문의를 초빙하여 실시한 경우에는 1,415.18점을 산정한다. 다만, 의료법 제3조의3 규정에 의한 종합병원인 요양기관 또는마취통증의학과 전문의가 상근하고 있는 병 · 의원급 요양기관은 제외한다.

가. 마취관리기본 [1시간 기준]

나. 마취 유지

주. 1시간을 초과하여 마취관리를 지속시킨 경우에 매 15분 증가할 때마다 산정한다.

2) 치과침윤마취 [1/3악당]

3) 치과전달마취

주1. 상 · 하악, 양측으로 각각 산정한다.

2. 동일부위에 동시 2개 블록 이상 실시하더라도 주된 블록 1회만 산정한다.

4) 신경차단술료

주. 신경차단술 시 사용한 약제(국소마취제, 스테로이드제, 조영제 등)는 "약제 급여 목록 및 급여 상한금액표"에 따라 실사용량으로 산정한다.

5) 신경파괴술료

주. 신경파괴술 시 사용한 약제는 소정점수에 포함되어 있으므로 별도 산정하지 아니한다.

제7절 이학요법료

1. 기본 물리치료료

주1. 해당 항목의 물리치료를 실시할 수 있는 일정한 면적의 해당 치료실과 실제 사용할 수 있는 장비를 보유하고 있는 요양기관에서 의사의 처방에 따라 상근하는 물리치료사가 실시하고 그 결과를 진료기록부에 기록한 경우에 산정한다.

2. 표층열치료, 한냉치료, 경피적전기신경자극치료,간섭파전류치료는 1일 2회 이상 실시한 경우에도 외래는 1일 1회, 입원은 1일 2회만 산정한다.

1) 표층열치료

주1. 온습포, 적외선치료 등을 포함한다.

2. 같은 날「사-102」와 동시에 실시한 경우에는 소정점수의 50%를 산정한다.

2) 한냉치료

주1. 한냉치료와 온열치료를 동시에 실시한 경우에는 한 가지만 산정한다.

2. 장비에 불문하고 소정점수를 산정한다.

3) 심층열치료 [1일당]

주. 초음파치료, 극초단파치료, 초단파치료 등을 포함한다.

4) 자외선치료 [1일당]

5) 경피적 전기신경자극치료

주. 간섭파전류치료(Interferential Current Therapy)를 실시한 경우에도 소정점수를 산정한다.

6) 마사지치료 [1일당]

주. 근마비로 인한 연부조직위축, 감염 및 외상으로 인한 연부조직유착을 개선하기 위하여 수기로 20분 이상 실시한 경우에 산정한다.

7) 단순운동치료 [1일당]

주1. 근육기능장애와 관절기능장애에 대해 각종 운동, 자세교정운동 등을 포함하여 10분 이상 실시한 경우에 산정한다.

2. 제2절에 분류된 운동치료 또는 제3절에 분류된 재활기능치료와 동시에 실시하는 경우에는 주된 항목의 소정점수만 산정한다.

2. 단순 재활치료료

주1. 해당 항목의 물리치료를 실시할 수 있는 일정한 면적의 해당 치료실과 실제 사용할 수 있는 장비를 보유하고 있는 요양기관에서 재활의학과, 정형외과, 신경외과, 신경과, 외과, 흉부외과 또는 마취통증의학과 전문의가 상근하여야 하며, 해당 전문의 또는 전공의의 처방에 따라 상근하는 물리치료사가 실시하고 그 결과를 진료기록부에 기록한 경우에 산정한다.

2. 간헐적 견인치료, 전기자극치료는 1일 2회 이상 실시한 경우에도 외래는 1일 1회, 입원은 1일 2회만 산정한다.

1) 파라핀욕 [1일당]

주. 한센병전문요양기관에서 의사의 처방에 따라 물리치료사가 실시하고 그 결과를 진료기록부에 기록한 경우에도 산정한다.

2) 수치료 [1일당]

3) 유속치료 [1일당]

4) 재활저출력레이저치료 [1일당]

5) 운동치료 [1일당]

주. 「가」, 「나」 및 제1절에 분류된 단순운동치료, 제3절에

6) 압박치료 [1일당]

7) 복합림프물리치료 [1일당]

8) 이온삼투요법 [1일당]

3. 전문 재활치료료

주1. 해당 항목의 물리치료를 실시할 수 있는 일정한 면적의 해당 치료실과 실제 사용할 수 있는 장비를 보유하고 있는 요양기관에서 재활의학과 전문의가 상근하고, 해당 전문의 또는 전공의의 처방에 따라 상근하는 물리치료사(작업치료, 일상생활동작 훈련치료, 재활사회사업, 연하장애재활치료 제외) 또는 해당분야 전문치료사(작업치료사는 작업치료, 일상생활동착 훈련치료, 연하장애재활치료에 한하고, 사회복지사는 재활사회사업에 한함)가 실시하고 그 결과를 진료기록부에 기록한 경우에 산정한다.

2. 중추신경계발달재활치료, 작업치료, 신경인성방광훈련치료, 기능적 전기자극치료, 재활기능치료는 1일 2회 이상 실시한 경우에도 외래는 1일 1회, 입원은 1일 2회만 산정한다.

3. 위 "1"의 규정에도 불구하고 단순작업치료와 복합작업치료는 정형외과 또는 신경외과 전문의가 상근하고, 해당 전문의 또는 전공의의 처방에 따라 작업치료사가 실시하고 그 결과를 진료기록부에 기록한 경우에도 산정할 수 있다.

4. 위 "1"의 규정에도 불구하고 근막동통유발점주사자극치료는 재활의학과 전문의 또는 동통재활분야 교육을 이수한 의사가 직접 실시한 경우에 산정한다.

4. 기타 이학요법료

1) 적외선치료 [1일당]

2) 상기도 증기흡입치료

주1. 급 · 만성 후두염에 한하여 산정하되, 적외선치료(사-30)와 동일 실시한 경우에는 상기도 증기흡입치료의 소정점수만을 산정한다.

2. 외래는 주 2회, 입원은 1일 1회에 한하여 산정한다.

3. Disposable Nebulizer Kit, Mask 재료대는 별도 산정하지 아니한다.

3) 자외선치료 [1일당] Ultraviolet Ray Irradiation

제8절 정신요법료

1. 정신요법료는 정신건강의학과 전문의가 정신건강의학과 환자에게 행한 경우에 산정하되, 반드시 분류항목별 치료행위에 관한 내용을 진료기록부 등에 기록한 경우에 산정할 수 있다.
2. 위 "(1)"의 규정에도 불구하고 다음의 분류항목은 정신건강의학과 전문의 지도하에 정신건강의학과 전공의가 실시한 경우에도 산정할 수 있다. 다만, "(가)"는 3년차 이상 전공의가 실시한 경우에 산정할 수 있다.
   (가) 개인정신치료Ⅴ(아-1-마), 역동상호작용적 집단정신치료(아-2-나), 약물이용 면담(아-5), 인지행동치료 개인(아-6-가)
   (나) 개인정신치료Ⅰ(아-1-가), 개인정신치료Ⅱ(아-1-나), 개인정신치료Ⅲ(아-1-다), 개인정신치료Ⅳ(아-1-라), 가족치료(아-3), 전기충격요법(아-7), 지속적 수면요법(아-8)
3. 위 "(2)"에서 규정한 분류항목 이외는 정신건강의학과 전문의 지도하에 정신건강의학과 전공의 또는 상근하는 정신건강전문요원이 실시한 경우에도 산정할 수 있다. 다만, 정신의학적 사회사업(아-11)은 사회복지사가 직접 실시한 경우에만 산정한다. (※ 부칙 [산정지침](3)의 개정규정은 2021년 7월 1일부터 시행)

제9절 처치 및 수술료 등

1. 처치 및 수술료

1) 18시~09시 또는 공휴일에 응급진료가 불가피하여 처치 및 수술을 행한 경우에는 소정점수의 50%를 가산한다.(산정코드 두 번째 자리에 18시~09시는 1, 공휴일은 5로 기재) 다만, 22~06시에 분만(자-435, 자-436, 자-438, 자-450, 자-451)을 시행한 경우에는 소정점수의 100%를 가산한다. (산정코드 두 번째 자리에 6으로 기재) 이 경우 해당 처치 및 수술을 시작한 시각을 기준하여 산정한다.
2) 제1절에 기재되지 아니한 처치 및 수술로서 간단한 처치 및 수술의 비용은 기본

진료료에 포함되므로 산정하지 아니한다.

3) 제1절에 기재되지 아니한 처치 및 수술로서 위 “2)”에 해당되지 아니 하는 처치 및 수술료는 제1절에 기재되어 있는 처치 및 수술 중에서 가장 비슷한 처치 및 수술 분류항목의 소정점수에 의하여 산정한다.

4) 대칭기관에 관한 처치 및 수술 중 “양측”이라고 표기한 것은 “양측”을 시술할지라도 소정점수만 산정한다.

5) 동일 피부 절개 하에 2가지 이상 수술을 동시에 시술한 경우 주된 수술은 소정점수에 의하여 산정하고, 제2의 수술부터는 해당 수술 소정점수의 50%(산정코드 세 번째 자리에 1로 기재), 상급종합병원 · 종합병원은 해당 수술 소정점수의 70%(산정코드 세 번째 자리에 4로 기재)를 산정한다. 다만, 주된 수술 시에 부수적으로 동시에 실시하는 수술의 경우에는 주된 수술의 소정점수만 산정한다.

6) 제1절에 기재된 분류항목 중 상 · 하악골 악성종양 절제술(자-40-나, 자-43-나), 비강, 부비동악성종양적출술(자-96), 비인강 악성종양적출술(자-104-1), 후두전적출술(자-122-1-다), 후두 및 하인두 전적출술(자-125), 후두 전적출 및 하인두 부분적출술(자-125-1), 구순암적출술(자-215), 설암수술(자-218), 구강내악성종양적출술(자-220-다), 이하선악성종양적출술(자-223-나), 인두악성종양수술(자-229-1), 부갑상선악성종양절제술(자-454-나), 갑상선악성종양근치수술(자-456) 시행시 경부의 림프절 청소술을 병행한 경우에는 위 “5)”에도 불구하고 경부림프절청소술(자-211) “주”의 소정점수를 별도 산정한다.

7) 근접하고 있는 다발성 절종을 수개 처에서 절개한 경우나 동일 검내에 존재하는 맥립종, 산립종의 수술 등은 1회 절개로 간주한다.

8) 수술은 개시하였으나 병상의 급변 등 부득이한 사유로 인하여 그 수술을 중도에서 중단하여야 할 경우에는 수술의 중단까지와 시술상태가 가장 비슷한 항목의 수술료를 산정한다.

9) 각 분류항목의 처치 및 수술 등에 레이저를 이용한 경우에도 각 분류항목의 소정점수만을 산정한다.

10) 각 분류항목의 처치 및 수술 등에 내시경을 이용한 경우 내시경료는 소정 시술료에 포함되므로 별도 산정하지 아니한다.

11) 처치 및 수술시에 사용된 약제 및 치료재료대는 소정점수에 포함되므로 별도 산정하지 아니한다. 다만, 다음에 열거한 약제 및 치료재료대는 “약제 및 치료

재료의 비용에 대한 결정기준"에 의하여 별도 산정한다.

① 인공식도
② 인공심장판막
③ 인공심폐회로
④ 인공심박기
⑤ 인조혈관
⑥ 인공관절
⑦ 골, 관절의 수복 또는 결손보철용 인공재료(체내유치)
⑧ 인공수정체
⑨ 조직대용인조섬유포
⑩ 1회용 혈산화기
⑪ 동정맥간도회로
⑫ 경정맥용 심박기도선전극
⑬ 심근부착용 심박기도선전극
⑭ 심장수술용 카테터
⑮ 혈관내수술용 카테터
⑯ 담석제거용 카테터
⑰ 뇌동맥류 수술용 크립
⑱ 체내고정용 나사, 고정용 금속핀, 고정용 금속선, 고정용 못
⑲ 지속적 주입, 지속적 배액 및 지속적 배기용도관 [체내유치]
⑳ 폴리비니루, 호루말 등 충전술 사용재료
㉑ 고주파신경자극기 [수술삽입 시만 산정]
㉒ 고정용 신축성 붕대
㉓ 개심술, 안면수술 등 장관이 별도로 정한 처지 및 수술 시 사용된 봉합사
㉔ 일반처치 또는 수술후처치(자-2-1), 피부과처치(자-18), 화상처치(자-18-1), 위세척(자-590)에 사용된 생리식염수 [단, 총사용량이 500ml 이상인 경우에 한함]
㉕ 피부과처치(자-18) 또는 화상처치(자-18-1) 시 사용된 연고, 처치 및 수술 시 사용된 인체주입용 약제(단, KMnO4 등의 소독약제는 소정 처치 및 수술료에 포함되므로 별도 산정하지 아니한다.)

㉖ 산정지침 (9)에 해당되는 레이저시술 중 장관이 별도로 인정한 "레이저 시술"에 소요된 레이저 재료대

㉗ 제1절 및 제2절 분류항목에 별도로 표기한 경우

㉘ 기타 장관이 별도로 인정한 약제 및 치료재료(인체조직 포함)

12) (별표 1) 및 (별표 2)에 열거한 항목을 외과 전문의가 시행한 경우에는 해당항목 소정점수의 (별표 1)은 20%, (별표 2)는 30%를 가산한다.(산정코드첫 번째 자리에 1로 기재)

13) (별표 3), (별표 4), (별표 5) 및 (별표 6)에 열거한 항목을 흉부외과 전문의가 시행한 경우에는 해당 항목 소정점수의 (별표 3)은 20%, (별표4)는 30%, (별표5)는 70%, (별표 6)은 100%를 가산한다.(산정코드 첫 번째 자리에2로 기재)

14) 입원 중인 신생아에게 처치 및 수술을 행한 경우에는 해당 항목 소정점수의 100%를 가산(산정코드 첫 번째 자리에 6으로 기재)하되, 상급종합병원 · 종합병원은 120%를 가산한다.(산정코드 세 번째 자리에 2로 기재하되, (5)와 동시 적용되는 경우에는 산정코드 세 번째 자리에 6으로 기재)

15) 입원 중인 만 1세 미만 소아에게 처치 및 수술을 행한 경우에는 해당 항목 소정점수의 50%를 가산(산정코드 첫 번째 자리에 A로 기재)하되, 상급종합병원 · 종합병원은 100%를 가산한다.(산정코드 세 번째 자리에 3으로 기재하되, (5)와 동시 적용되는 경우에는 산정코드 세 번째 자리에 7로 기재)

16) 입원 중인 만 1세 이상 만 6세 미만 소아에게 처치 및 수술을 행한 경우에는 해당 항목 소정점수의 30%를 가산(산정코드 첫 번째 자리에 B로 기재)하되, 상급종합병원 · 종합병원은 50%를 가산한다.(산정코드 세 번째 자리에 5로 기재하되, (5)와 동시 적용되는 경우에는 산정코드 세 번째 자리에 8로 기재)

17) 상급종합병원과 종합병원 이외의 요양기관에서 한 가지 항목에 (12)와 (14)[U)],(13)과 (14)[V)], (21)과 (14)[E)] '화상치료 가산'과 (14)[W)], (12)와 (15)[N)], (13)과(15)[P)], (21)과 (15)[G)], '화상치료 가산'과 (15)[Q)], (12)와 (16)[K)], (13)과 (16)[L)], (21)과(16)[H)] 또는 '화상치료 가산'과 (16)[M)]의 두 가지 가산이 동시 적용되는 경우에는 산정코드 첫 번째 자리에 각각 E, G, H, K, L, M, N, P, Q, U, V 또는 W로 기재하여 산정한다.

18) (별표 7)에 열거한 항목을 성형외과 전문의가 시행한 경우 소정점수의 50%를 가산한다.(산정코드 첫 번째 자리에 4로 기재)

19) [기관, 기관지 및 폐], [소화기내시경 하 시술]의 항목 중 진정내시경 환자관리

료의 「요양급여의 적용기준 및 방법에 관한 세부사항」에 따라 진정내시경을 실시한 경우 제2장 제4절 [내시경]의 진정내시경 환자관리료의 소정점수 및 주항의 가산율을 적용한다.

20) 18시~09시, 토요일 및 공휴일에 의원(보건의료원 포함) · 치과의원(보건의료원 포함) 외래에서 (별표8)에 열거한 항목을 행한 경우에는 소정점수의 30%를 가산한다. (산정코드 두 번째 자리에 8로 기재) 이 경우 해당 항목을 시작한 시각을 기준하여 산정하며, 산정지침 (1)과 중복 가산하지 아니한다.

21) (별표9), (별표10) 및 (별표11)에 열거한 항목을 신경외과 전문의가 시행한 경우에는 해당 항목 소정점수의 (별표9)는 5%, (별표10)은 10%, (별표11)은 15%를 가산한다.(산정코드 첫 번째 자리에 D로 기재)

22) 위 "(14), (15)"에도 불구하고, 입원 중인 수술 시행일 체중이 1,500g 미만 소아에게 (별표 12)에 열거한 항목을 행한 경우에는 해당 항목 소정점수의 300%를 가산(산정코드 세 번째 자리에 A로 기재하되, (5)와 동시 적용되는 경우에는 산정코드 세 번째 자리에 C로 기재(상급종합병원 · 종합병원은 산정코드 세 번째 자리에 E로 기재))한다.

23) 위 "(14), (15)"에도 불구하고, 입원 중인 신생아 및 만1세 미만 소아에게 (별표 12)에 열거한 항목을 행한 경우에는 해당 항목 소정점수의 200%를 가산(산정코드 세 번째 자리에 B로 기재하되, (5)와 동시 적용되는 경우에는 산정코드 세 번째 자리에 D로 기재(상급종합병원 · 종합병원은 산정코드 세 번째 자리에 F로 기재))한다.

2. 기본처치

1) 절개술

주1. 절개술의 길이는 절개창의 길이에 의한다.

2. 근접하지 아니한 여러 부위에 절개술을 시행하는 경우에는 전신을 두부, 복부, 배부, 좌 · 우 · 상 · 하지의 7부위별로 구분하여 각 부위별로 소정점수를 각각 산정한다.

3. "주2"의 각 부위 내에 절개창이 둘 이상일때 여러 절개창이 4″×4″거즈 범위 내에 포함되는 경우에는 제1범위 분류항목을 산정하고, 4″×4″거즈 한 장 범위를 초과하는 경우에는 두 장째 범위부터 1범위당 제2범위의 분류항목으로 각각 산정한다.

2) 창상봉합술

주1. 근접하지 아니한 여러 부위에 창상봉합술을 시행하는 경우에는 전신을 두부, 복부, 배부, 좌 · 우 · 상 · 하지의 7부위로 구분하여 각 부위별로 소정점수를 각각 산정한다.

2. "주1"의 각 부위 내에 창상봉합부위가 둘 이상일 때 여러 창상봉합부위가 4″×4″거즈 범위 내에 포함되는 경우에는 제1범위 분류항목을 산정하고, 4″×4″거즈 한 장 범위를 초과하는 경우에는 두 장째 범위부터 1범위당 제2범위의 분류항목으로 각각 산정한다.

3) 일반처치 또는 수술후처치 등 [1일당]

주1. 수술후 처치료는 수술 익일부터 산정한다.

2. 사용된 거즈, 탈지면, 붕대, 반창고의 비용은 소정점수에 포함되므로 별도 산정하지 아니한다.

3. 같은 날에 「다」와 「라」, 「마」와 「사」, 「바」와 「자」 또는 「아」와 「자」를 실시한 경우에는 둘 중 한 항목의 소정점수만을 산정한다.

4. 같은 날에 「가」의 (1) 또는 (2)를 여러 부위에 실시한 경우에는 두부, 복부, 배부, 좌 · 우 · 상 · 하지 7부위로 구분하여 각 부위별로 소정점수를 1회만 산정한다.

5. 다만, 상급종합병원 중환자실 또는 간호인력확보 수준에 따른 입원환자 간호관리료 차등제 1등급인 상급종합병원에 입원중인 경우에는 [1일당], '주3' 및 '주4'에도 불구하고 1일에 「가」는 2회 이내, 「라」와 「바」는 3회 이내로 산정한다. (기본코드 5번째 자리에 상급종합병원 중환자실에 입원 중인 경우 5, 간호인력 확보수준에 따른 입원환자 간호관리료 차등제 1등급 상급종합병원에 입원 중인 경우 6으로 기재)

3. 기타 처치

1) 자-435~437 분만, 둔위분만, 분만전처치, 분만후처치의 경우 장애인으로등록되어있는장애인에대하여는소정점수의 50%를 가산한다.

2) 고위험 분만(만35세 이상)에 해당되는 경우에는 소정점수의 30%를 추가 가산한다.(산정코드 첫 번째 자리에 S로 기재) 다만, '주2'에 의하여 가산을 적용받는 경우에는 그러하지 아니한다.

4. 캐스트료

1) 만 1세 미만의 소아에 대하여는 소정점수의 50%를 가산하며, 만 1세 이상 만 6세 미만의 소아에 대하여는 소정점수의 30%를 가산한다.(산정코드 첫 번째 자리에 만 1세 미만은 A, 만 1세 이상~만 6세 미만은 B로 기재)
2) 18시~09시 또는 공휴일에 응급진료가 불가피하여 시술을 행한 경우에는 소정점수의 50%를 가산한다.(산정코드 두 번째 자리에 18시~09시의 경우 1, 공휴일의 경우 5로 기재)
3) 제2절에 기재되지 아니한 시술료는 제2절에 기재되어 있는 시술 중에서 가장 비슷한 분류항목의 소정점수에 의하여 산정한다.
4) 캐스트에 사용되는 석고붕대 또는 합성캐스트는 실사용 갯수 및 규격에 불문하고 부위별 및 시술방법에 따라 정한 「부위별 석고붕대 사용기준」 또는 「부위별 합성캐스트 사용기준」에 의한다.
5) 캐스트에 사용되는 재료 중 석고붕대, 합성캐스트, 외고정용 소모성 치료재료(합성수지 Splint, 석고 Splint Roll), Cast heel, 고정용 신축성 붕대의 재료대는 별도 산정하되, Stockinet, Cotton bandage, Cast wire, Cast remove wire 등의 재료대는 소정 캐스트료에 포함되므로 별도 산정하지 아니한다.
6) Cast heel, 고정용 신축성 붕대는 실사용한 개수 및 규격에 따라 산정한다.

제10절 치과 처치·수술료

1. 본 장에 기재되지 아니한 치과진료영역의 행위에 대하여는 제2부 제1장 내지 제9장 및 제16장 내지 제20장에 의하여 산정한다.
2. 18시~09시 또는 공휴일에 응급진료가 불가피하여 처치 및 수술을 행한 경우에는 소정점수의 50%를 가산한다.(산정코드 두 번째 자리에 18시~09시는 1, 공휴일은 5로 기재) 이 경우 해당 처치 및 수술을 시작한 시각을 기준하여 산정한다.
3. 본장 및 제9장에 기재되지 아니한 간단한 구강연조직 질환의 처치는 기본진료료에 포함되므로 별도 산정하지 아니한다.
4. 동일 피부절개하에 2가지 이상 수술을 동시에 시술한 경우 주된 수술은 소정점

수에 의하여 산정하고, 제2의 수술부터는 해당 수술 소정점수의 50%(산정코드 세 번째 자리에 1로 기재), 상급종합병원 · 종합병원 · 치과대학부속치과병원은 해당 수술 소정점수의 70%(산정코드 세 번째 자리에 4로 기재)를 산정한다. 다만, 주된 수술 시에 부수적으로 동시에 실시하는 수술의 경우에는 주된 수술의 소정점수만 산정한다.

5. 상 · 하악골 악성종양 절제술 시행 시 경부의 림프절 청소술을 병행한 경우에는 위 "4."에도 불구하고 제9장 제1절에 기재된 분류항목 중 경부림프절청소술(자-211) "주"의 소정점수를 별도 산정한다.
6. 각 분류항목의 처치 및 수술 등에 레이저를 이용한 경우에도 각 분류항목의 소정점수만을 산정한다.
7. 처치 및 수술에 사용된 약제 및 치료재료대는 소정점수에 포함되므로 별도 산정하지 아니한다. 다만, 다음에 열거하는 약제 및 치료재료대는 "약제 및 치료재료의 비용에 대한 결정기준"에 의하여 별도 산정하되, 본 장에 기재되지 아니한 약제 및 치료재료대는 제2장 내지 제9장에 의한다.
   (가) 충전재료(글래스아이노머시멘트, 아말감, 복합레진 등)
   (나) 치간고정용 재료(금속선, 아취바 등)
   (다) 체내고정용 나사, 고정용 금속핀, 고정용 금속선, 고정용 못
   (라) 지속적 주입, 지속적 배액 및 지속적 배기용도관(체내유지)
   (마) 고정용 신축성 붕대
   (바) 안면수술 등 장관이 별도로 정한 처치 및 수술시 사용된 봉합사
   (아) 인공관절
   (자) 골, 관절의 수복 또는 결손보철용 인공재료(체내유치)
   (차) 조직대용 인조섬유포
   (카) 기타 장관이 별도로 인정한 약제 및 치료재료(인체조직 포함)
8. (별표)에 열거한 항목을 상급종합병원 · 치과대학부속치과병원에서 시행한 경우에는 해당 항목 소정점수의 30%를 가산하여 산정한다.(산정코드 첫 번째 자리에 1 기재)
9. 18시~09시, 토요일 및 공휴일에 의원(보건의료원 포함) · 치과의원(보건의료원 포함) 외래에서 (별표2)에 열거한 항목을 행한 경우에는 소정점수의 30%를 가산한다. (산정코드 두 번째 자리에 8로 기재) 이 경우 해당 항목을 시작한 시각을 기준

하여 산정하며, 산정지침(2)와 중복 가산하지 아니한다.

제11절 조산료

1. 조산원에 입원하여 분만한 경우에는 해당 소정점수를 산정한다.
2. 조산료에는 입원료, 산전 · 산후처치료 및 재료대, 지도의사의 지시하에 행한 주사 및 투약, 모자동실료 등의 비용이 포함된다. 다만, 식사를 제공한 경우 식대는 제17장에 의하여 별도 산정한다.
3. 다태아를 분만한 경우에는 제2의 태아부터 해당점수의 50%를 산정한다. (산정코드 세 번째 자리에 1로 기재)
4. 고위험 분만에 해당되는 경우에는 소정점수의 30%를 가산한다. (산정코드 첫 번째 자리에 S로 기재)
5. 분만취약지 소재 조산원에서 분만한 경우 소정점수의 200%를 가산한다.(산정코드 첫 번째 자리에 R로 기재) 다만, 고위험 분만과 가산이 동시 적용되는 경우에는 산정코드 첫 번째 자리에 T로 기재한다.
6. 위 "1~5"에도 불구하고 조산원에서 자궁내장치삽입술 및 자궁내장치제거술을 시행한 경우에는 "제9장 제1절"에 분류된 해당항목(자-427, 자-427-1)에 의하여 산정한다.

제12절 보건기관의 진료수가

1. 보건기관의 진료수가는 방문당으로 한다.
2. 방문당이란 수진자가 보건기관을 방문하여 진료를 받는 경우 또는 진료 요청에 의해서 의료인력이 환자 가정을 방문하여 진료를 행하는 경우를 말하며 환자의 성별 · 연령 · 특성, 질병의 종류, 합병증의 유무, 진료소요시간 등을 불문한다.
3. 1회 방문당 수가에는 초 · 재진 불문하고 진찰, 처방, 각종 검사, 처치 · 수술 등의 비용이 포함되어 있다.
4. 방문당 수가는 초진 또는 재진을 구분하지 아니하며, 동시에 2가지 이상의 상병

에 대하여 각각 진료를 행한 경우에도 방문당 수가는 1회만 산정한다.

5. 의과 · 치과 · 한의과별로 각각 진료를 행한 경우에는 방문당 수가를 각각 산정한다. 다만, 진료담당의사(한의사)가 진료상 필요에 의하여 한방진료(양방진료)를 의뢰하여 한 · 양방진료를 같이 받았을 때는 의과 방문당 수가(한의과 방문당 수가)를 1회만 산정한다.
6. 조산료는 보건기관에 방문하거나 조산 요청에 의하여 의료인력이 환자 가정을 방문하여 조산한 경우에 산정한다.
7. 조산료에는 입원료, 투약 및 주사료, 간단한 봉합 등의 처치, 검사, 약제 및 소모품의 비용이 포함되어 있으므로 별도 산정하지 아니한다.
8. 퇴원 후 산후치료를 위한 진료는 퇴원익일부터 1회 방문당 수가를 산정한다.
9. 보건소 또는 보건지소에서 입원진료를 행한 경우 입원료는 제1장 의원급 입원료를 산정하되, 입원료를 제외한 입원진료비는 입원 1일당 해당 의과 또는 치과 진료비의 1회 방문당 수가와 1일 투약 시 수가를 산정하며, 퇴원 시 투약분은 투약일수에 따른 소정점수를 산정한다.
10. 피임시술(정관절제술 또는 결찰술, 자궁내장치삽입술, 난관결찰술)을 시행한 경우에는 "제9장 제1절"에 분류된 해당 항목(자-389-1-라, 자-427, 자-434)에 의하여 산정한다. 다만, 보건진료소는 자궁내장치삽입술(자-427)만 산정할 수 있다.
11. 보건지소에 방사선진단과 임상병리검사를 실시할 수 있는 시설 및 장비를 보유하고 방사선사와 임상병리사가 상근하면서 해당 의료기사 업무에 종사하는 경우에는 보건소의 수가를 산정한다.
12. 보건소 및 보건지소를 방문하여 의약분업에 따른 처방전을 발급받아 약국 또는 한국희귀 · 필수의약품센터에서 주사제 등의 약품을 구입한 후 투약을 위하여 당일에 재방문한 경우에는 당초 방문진료행위에 포함되므로 별도의 방문당 수가를 산정하지 아니한다.

제13절 한방 검사료

1. 검사에 소요된 재료대(Roll Paper 등)는 검사료의 소정점수에 포함되므로 별도

산정하지 아니한다.

2. 최초 진단 시와 최종치료여부 확인시 실시한 경우에는 외래 · 입원, 실시 횟수를 불문하고 각 1회 산정할 수 있다.
3. 염좌 · 골절 · 탈구 등과 같이 상병원인이 확실하고 내과적 진찰을 필요로 하지 않는 경우에는 산정하지 아니한다.

제14절 한방 시술 및 처치료

1. 침, 구, 부항술은 1일 2회 이상 시술한 경우에도 외래는 1일 1회, 입원은 1일 2회 산정한다.
2. 침술은 1일 3종 이내로 산정하되 「하-3」 내지 「하-8」, 「하-10」의 침술은 최대 2종까지만 산정한다.
3. 같은 날에 「하-51」과 「하-53」 또는 「하-53」과 「하-54」를 실시한 경우에는 「하-53」의 소정점수만을 산정한다.
4. 경혈침술(하-1)에 자락술 또는 도침술, 산침술(산자법)을 시술한 경우에는 경혈침술(하-1) 소정점수의 20%를 가산한다.(산정코드 세 번째 자리에 2로 기재)
5. 경혈침술(하-1)에 사암침법, 오행침법, 체질침법을 시술한 경우에는 경혈 침술(하-1) 소정점수의 50%를 가산한다.(산정코드 세 번째 자리에 4로 기재)
6. 경혈침술(하-1)에 화침 또는 온침을 시행한 경우에는 경혈침술(하-1) 소정점수의 50%를 가산한다.(산정코드 세 번째 자리에 6으로 기재)
7. 신생아(생후 4주 이내)에게 침술을 시술한 경우에는 소정점수의 100%를 가산하고(산정코드 첫 번째 자리에 1로 기재), 만 1세 미만의 소아에게 침 · 구 · 부항술을 시술한 경우에는 소정점수의 50%(산정코드 첫 번째 자리에 3으로 기재), 만 1세 이상 만 6세 미만의 소아에게 침 · 구 · 부항술을 시술한 경우에는 소정점수의 30%를 가산한다. (산정코드 첫 번째 자리에 6으로 기재)
8. 18~09시 또는 공휴일에 응급진료가 불가피하여 시술 및 처치를 행한 경우에는 소정점수의 50%를 가산한다.(산정코드 두 번째 자리에 18~09시는 1로, 공휴일은 5로 기재) 이 경우 해당 시술 및 처치를 시작한 시각을 기준하여 산정한다.
9. 제1절 시술료의 시술 시 사용된 재료대는 소정 시술료에 포함되므로 별도 산정

하지 아니하나, 부항술-자락관법(하-31-나)에 사용된 1회용 부항컵과 고정용 신축성붕대 및 제2절 처치료의 처치시 사용된 재료대는 "약제 및 치료재료의 비용에 대한 결정기준"에 의하여 별도 산정한다.

제15절 약국 약제비

1. 투약 시 사용된 용기(투약병, 연고곽, 안약병, 포장지 등 포함)의 재료대는 조제료 소정점수에 포함되므로 별도 산정하지 아니한다.
2. 「약사법」 제23조제3항제1호에 해당하는 약국에서 의사 또는 치과의사의 처방전에 의하지 아니하고 조제하는 경우에는 약국관리료(약-1), 조제기본료(약-2), 복약지도료(약-3), 처방전에 의하지 아니한 조제료(약-4-나), 의약품관리료(약-5) 및 퇴장방지의약품사용장려비(약-6)를 산정할 수 있으며, 퇴장방지의약품사용장려비는 장관이 별도로 정하는 "퇴장방지의약품 목록"에 해당하는 의약품을 사용하여 조제한 경우에 산정한다.
3. 약국 또는 한국희귀 · 필수의약품센터에서 의사 또는 치과의사의 처방전에 의하여 조제하는 경우에는 약국관리료(약-1), 조제기본료(약-2), 복약지도료(약-3), 처방전에 의한 조제료(약-4-가), 의약품관리료(약-5)를 산정할 수 있다. 다만, 주사제 단독투약시에는 의약품관리료(약-5)만 산정한다.
4. 동일환자에 대하여 2매 이상의 처방전에 의하여 조제하는 경우에는 약국관리료(약-1), 조제기본료(약-2), 복약지도료(약-3), 조제료(약-4-가) 및 의약품관리료(약-5)는 각각 산정한다.
5. 의약분업 예외지역에서 동일환자에 대하여 동일 요양기관에서 1일 2회 이상 직접조제 · 투약하는 경우에는 약국관리료(약-1), 조제기본료(약-2)는 1회만 산정하고 복약지도료(약-3), 조제료(약-4-나), 의약품관리료(약-5) 및 퇴장방지의약품사용장려비(약-6)는 각각 산정한다.
6. 처방전에 의하지 아니한 조제료(약-4-나)는 「약사법」 시행규칙 제44조 제3항 제2호에 따라 다음과 같이 한다.

(가) 전문의약품을 포함하여 조제하는 경우에는 1회 3일분을 초과할 수 없다.

(나) 마약, 향정신성의약품, 한외마약, 보건복지부장관이 의약품의 안전한 사용을

위하여 고시하는 품목과 식품의약품안전처장이 오남용의 우려가 현저하다고 인정하여 고시하는 품목에 대해서는 산정할 수 없다.

7. 약국관리료(약-1) 및 의약품관리료(약-5)에는 의약품의 구입, 재고관리 등에 관한 비용이 포함된 바, 의사 또는 치과의사가 처방한 의약품이 없어 다른 약국 또는 의약품 도매상 등으로부터 해당 의약품을 긴급하게 구입하거나 배송받아 조제하는 경우에도 별도의 비용을 산정할 수 없다.
8. 평일 18시(토요일은 13시)~익일 09시 또는 관공서의 공휴일에 관한 규정에 의한 공휴일에 조제투약하는 경우에는 조제기본료(약-2), 복약지도료(약-3) 및 조제료(약-4) 소정점수의 30%를 가산한다.(산정코드 두 번째 자리에 야간은 1, 공휴일은 5로 기재)
9. 위 "(8)"의 규정에도 불구하고, 만 6세 미만의 소아에 대하여 20시~익일 07시에 조제투약하는 경우에는 조제기본료(약-2), 복약지도료(약-3) 및 조제료(약-4) 소정점수의 100%를 가산한다. (산정코드 두 번째 자리에 2로 기재)
10. 토요일 09시 후~13시 전에 조제투약하는 경우에는 조제기본료(약-2), 복약지도료(약-3) 및 조제료(약-4) 소정점수의 30%를 별도 산정한다.(산정코드 두 번째 자리에 3으로 기재)
11. 만 6세 미만의 소아에 대하여 조제투약하는 경우 조제기본료(약-2)에 6.67점을 가산한다.(산정코드 첫 번째 자리에 6으로 기재) 다만, 제형변경이 불가피하여 가루약으로 조제투약하는 경우(약-4-가(1)「주1」 및 약-4-나(1)「주2」)와 중복하여 산정하지 아니한다.
12. 평일 18시~익일 09시에 차등수가 적용대상에서 제외하는 경우는 산정코드 세 번째 자리에 1을 기재한다.

제16절 전혈 및 혈액성분제제료

1. "혈액관리법 제11조"의 규정에 의하여 장관이 별도 고시한 항목과 금액으로 산정한다.
2. 수혈에 소요되는 약제 및 재료대(1회용 주사기, 1회용 주사침, 나비침, 정맥내유치침, 수액세트, 혈액 Bag 등)는 소정금액에 포함되므로 별도 산정하지 아니한다. 다

만, 다음의 경우에는 “약제 및 치료재료의 비용에 대한 결정기준”에 의하여 별도 산정한다.

(가) 백혈구여과제거적혈구 및 백혈구여과제거혈소판의 경우에 사용된 약제 및 재료대

(나) 혈액성분채집술(복합성분채집 혈장은 제외)에 사용된 약제 및 재료대(요양기관이 대한적십자사혈액원 등으로부터 성분채집에 의한 혈액성분제제를 구입한 경우 포함)

(다) 기타 장관이 별도로 인정한 약제 및 재료대

3. 혈액성분채집술에 의한 혈액성분채혈 시 공혈자에 대한 공혈적합성 여부를 판정하기 위한 검사비용은 소정금액에 포함되므로 별도 산정하지 아니한다.

제17절 입원환자 식대

1. 기본식사
   (1) 일반식(일반 유동식, 연식 포함)
   (2) 치료식(당뇨식, 신장질환식 등)
   (3) 멸균식
   (4) 분유(1일당)
   (5) 산모식
   (6) 경관영양 유동식 (조제식0), 완제품1))
2. 일반식 가산
   (1) 영양사
   (2) 조리사
3. 치료식 영양관리료(1일당)
4. 직영 가산

제18절 치과의 보철료

1. 치과에서 치아의 보철을 정착한 경우에는 본 장의 해당 소정점수를 산정한다.
2. 본 장에 기재된 치과의 보철은 처치 시 사용된 치료재료, 약제, 진찰료가 해당 소정점수에 포함되어 별도 산정하지 아니한다. 다만, 분리형 식립재료의 고정체(Fixture), 지대주(Abutment)는 "약제 및 치료재료의 비용에 대한 결정기준"에 의하여 별도 산정한다.

제19절 응급의료수가

1. 응급 기본진료료

1) 응급의료관리료

가. 「응급의료에 관한 법률」에 의한 응급의료기관이 응급실에서 응급환자 또는 응급실에 내원한 환자에게 응급처치 및 응급의료를 행한 경우에는 초일에 한하여 응급의료관리료를 산정한다.

나. 「응급의료에 관한 법률」에 따른 응급의료기관 평가결과에 따라 응급의료관리료는 기관등급별로 다음과 같이 가감한다. (단, 지역응급의료기관은 가감 대상에서 제외한다.)

(1) A등급: 응급의료관리료 소정점수의 10% 가산
[코드는 권역 V1210, 지역 V1310, 권역외상(권역) V1510, 권역외상(지역) V1810 사용]

(2) B등급: 응급의료관리료 소정점수로 산정
[코드는 중앙 V1100, 권역 V1200, 지역 V1300, 권역외상(권역) V1500, 권역외상(지역) V1800 사용]

(3) C등급: 응급의료관리료 소정점수의 10% 감산
[코드는 권역 V1220, 지역 V1320, 권역외상(권역)V1520, 권역외상(지역) V1820 사용]

2) 응급진료 전문의 진찰료 등(응급진료 전문의 진찰료, 권역외상센터 전문의 진찰료)

가. 응-2 응급진료 전문의 진찰료는 중증응급환자 또는 중증응급의심환자를 중앙응급의료센터, 권역응급의료센터, 소아전문응급의료센터, 지역응급의료센터 응급실에서 전문의가 직접 진료한 경우에 산정한다.

나. 응-2-1 권역외상센터 전문의 진찰료는 「응급의료에 관한 법률」시행규칙에 의한 권역외상센터 외상소생구역에서 손상중증도점수 9점 이상이거나, 중증응급환자 또는 중증응급의심환자에 해당되는 외상환자를 전문의가 직접 진료한 경우에 산정한다.

다. 해당 항목의 소정점수만을 산정하고 공휴 · 야간 가산 등을 포함한 모든 가산은 적용하지 아니한다. 다만, 소아전문응급의료센터에 내원한 만 6세 미만의 소아에 대한 가산은 별도 산정한다.

3) 중증응급환자 진료구역 관찰료

가. 중증응급환자 진료구역관찰료는 중증응급환자 또는 중증응급의심환자가 「응급의료에 관한 법률」시행규칙에 의한 중앙응급의료센터, 권역응급의료센터, 소아전문응급의료센터의 중증응급환자 진료구역 병상을 배정받아 진료받은 경우 1회에 한하여 산정한다.

나. 「응급의료에 관한 법률」에 따른 응급의료기관 평가결과에 따라 중증응급환자 진료구역 관찰료는 기관등급별로 다음과 같이 가감한다.

(1) A등급: 중증응급환자 진료구역 관찰료 소정점수의 20% 가산
[코드는 권역 V3210, 소아전문 V3610 사용]

(2) B등급: 중증응급환자 진료구역 관찰료 소정점수로 산정
[코드는 중앙 V3100, 권역 V3200, 소아전문 V3600 사용]

(3) C등급: 중증응급환자 진료구역 관찰료 소정점수의 20% 감산
[코드는 권역 V3220, 소아전문 V3620 사용]

다. 간호인력확보수준에 따른 중증응급환자 진료구역관찰료 차등제

(1) 간호인력확보수준에 따른 등급은 2016년 진료분부터 적용하며, 「응급의료에 관한 법률」에 따른 전년도 응급의료기관 평가결과에 따라 다음 년도에 1년간 적용한다.

(2) 간호인력확보수준에 따라 등급별로 중증응급환자 진료구역 관찰료를 다음과 같이 가감한다.

(가) 1등급: 중증응급환자 진료구역 관찰료 소정점수의 40% 가산
(기본코드 다섯 번째 자리에 1로 기재)

(나) 2등급: 중증응급환자 진료구역 관찰료 소정점수의 30% 가산
(기본코드 다섯 번째 자리에 2로 기재)

(다) 3등급: 중증응급환자 진료구역 관찰료 소정점수의 20% 가산
(기본코드 다섯 번째 자리에 3으로 기재)

(라) 4등급: 중증응급환자 진료구역 관찰료 소정점수의 15% 가산
(기본코드 다섯 번째 자리에 4로 기재)

(마) 5등급: 중증응급환자 진료구역 관찰료 소정점수의 10% 가산
(기본코드 다섯 번째 자리에 5로 기재)

(바) 6등급: 중증응급환자 진료구역 관찰료 소정점수의 5% 가산
(기본코드 다섯 번째 자리에 6으로 기재)

(사) 7등급: 중증응급환자 진료구역 관찰료 소정점수로 산정

(아) 8등급: 중증응급환자 진료구역 관찰료 소정점수의 10% 감산
(기본코드 다섯 번째 자리에 8로 기재)

(자) 9등급: 중증응급환자 진료구역 관찰료 소정점수의 20% 감산
(기본코드 다섯 번째 자리에 9로 기재)

4) 응급환자 진료구역 관찰료

가. 응급환자 진료구역 관찰료는 중증응급환자 또는 중증응급 의심환자가 「응급의료에 관한 법률」시행규칙에 의한 중앙응급의료센터, 권역응급의료센터, 소아전문응급의료센터, 권역외상센터, 지역응급의료센터의 응급환자 진료구역 병상을 배정받아 진료받은 경우 1회에 한하여 산정한다.

나. 「응급의료에 관한 법률」에 따른 응급의료기관 평가결과에 따라 응급환자 진료구역 관찰료는 기관등급별로 다음과 같이 가감한다.

(1) A등급: 응급환자 진료구역 관찰료 소정점수의 20% 가산
[코드는 권역 V4210, 지역 V4310, 소아전문 V4610, 권역외상(권역) V4510, 권역외상(지역) V4810 사용]

(2) B등급: 응급환자 진료구역 관찰료 소정점수로 산정

[코드는 중앙 V4100, 권역 V4200, 지역 V4300, 소아전문 V4600, 권역외상(권역) V4500, 권역외상(지역) V4800 사용]

(3) C등급: 응급환자 진료구역 관찰료 소정점수의 20% 감산

[코드는 권역 V4220, 지역 V4320, 소아전문 V4620, 권역외상(권역) V4520, 권역외상(지역) V4820 사용]

다. 간호인력확보수준에 따른 응급환자 진료구역 관찰료 차등제

(1) 간호인력확보수준에 따른 등급은 2016년 진료분부터 적용하며,「응급의료에 관한 법률」에 따른 전년도 응급의료기관 평가결과에 따라 다음 년도에 1년간 적용한다.

(2) 간호인력확보수준에 따라 등급별로 응급환자 진료구역 관찰료를 다음과 같이 가감한다.

(가) 1등급: 응급환자 진료구역 관찰료 소정점수의 40% 가산

(기본코드 다섯 번째 자리에 1로 기재)

(나) 2등급: 응급환자 진료구역 관찰료 소정점수의 30% 가산

(기본코드 다섯 번째 자리에 2로 기재)

(다) 3등급: 응급환자 진료구역 관찰료 소정점수의 20% 가산

(기본코드 다섯 번째 자리에 3으로 기재)

(라) 4등급: 응급환자 진료구역 관찰료 소정점수의 15% 가산

(기본코드 다섯 번째 자리에 4로 기재)

(마) 5등급: 응급환자 진료구역 관찰료 소정점수의 10% 가산

(기본코드 다섯 번째 자리에 5로 기재)

(바) 6등급: 응급환자 진료구역 관찰료 소정점수의 5% 가산

(기본코드 다섯 번째 자리에 6으로 기재)

(사) 7등급: 응급환자 진료구역 관찰료 소정점수로 산정

(아) 8등급: 응급환자 진료구역 관찰료 소정점수의 10% 감산

(기본코드 다섯 번째 자리에 8로 기재)

(자) 9등급: 응급환자 진료구역 관찰료 소정점수의 20% 감산

(기본코드 다섯 번째 자리에 9로 기재)

5) 응급전용 중환자실 관리료

가. 응급전용 중환자실 관리료는 중증응급환자 또는 중증응급의심환자가 「응급의료에 관한 법률」시행규칙에 의한 중앙응급의료센터, 권역응급의료센터, 권역외상센터, 전문응급의료센터 응급전용 중환자실 병상에 입원하는 경우에 산정한다.

나. 「응급의료에 관한 법률」에 따른 응급의료기관 평가결과에 따라 기관등급별로 응급전용 중환자실 관리료는 다음과 같이 가감한다.

(1) A등급: 응급전용 중환자실 관리료 소정점수의 20% 가산[코드는 권역 V5210, 권역외상 V5510, 소아전문 V5610, 화상전문 V5710 사용]

(2) B등급: 응급전용 중환자실 관리료 소정점수로 산정[코드는 중앙 V5100, 권역 V5200, 권역외상 V5500, 소아전문 V5600, 화상전문 V5700 사용]

(3) C등급: 응급전용 중환자실 관리료 소정점수의 20% 감산[코드는 권역 V5220, 권역외상 V5520, 소아전문 V5620, 화상전문 V5720 사용]

6) 외상환자 관리료

가. 「응급의료에 관한 법률」시행규칙에 의한 권역외상센터 외상소생실에서 손상중증도점수 9점 이상이거나, 중증응급환자 또는 중증응급의심환자에 해당되는 외상환자에게 진료가 이루어진 경우 초일에 한하여 1회 산정한다.

나. 「응급의료에 관한 법률」 에 의한 권역외상센터 평가결과에 따라 기관등급별로 외상환자 관리료는 다음과 같이 가감한다.

(1) A등급: 외상환자 관리료 소정점수의 20% 가산
[코드는 V8110, V8210사용]

(2) B등급: 외상환자 관리료 소정점수로 산정
[코드는 V8100, V8200사용]

(3) C등급: 외상환자 관리료 소정점수의 20% 감산
[코드는 V8120, V8220사용]

7) 상기 1, 3, 4, 5항의 기관등급은 2016년 응급의료기관 평가결과에 따라 2017년 진료분부터 적용하며, 2016년까지는 기본등급으로 산정한다.

8) 제1절에 기재하지 아니한 진료영역의 행위에 대하여는 제2부 제1장 내지 제18장에 의하여 산정한다.

2. 응급 의료행위

1) 「응급의료에 관한 법률」에 의한 응급의료기관 중 중앙응급의료센터, 권역응급의료센터, 전문응급의료센터, 지역응급의료센터, 지역응급의료기관에서 산정한다.
2) 제2절에 기재하지 아니한 진료영역의 행위에 대하여는 제2부 제1장 내지 제18장에 의하여 산정한다.
3) 「응급의료에 관한 법률」에 의한 응급의료기관에 내원한 응급환자에게 응급실에서 (별표1)의 행위를 실시한 경우 소정점수의 50%를 가산한다. (산정코드 두 번째 자리에 2로 기재, 단, 2장 검사료는 산정코드 첫 번째 자리에 7기재)
4) 중앙응급의료센터, 권역응급의료센터, 전문응급의료센터, 지역응급의료센터에서 중증응급환자 또는 중증응급 의심환자에 대해 응급실 내원 후 응급실에서 24시간 이내 (별표2)의 행위를 실시하는 경우 소정점수의 50%를 가산한다. (산정코드 두 번째 자리에 2로 기재, 단, 2장 검사료는 산정코드 첫 번째 자리에 7기재)
5) 중앙응급의료센터, 권역응급의료센터, 전문응급의료센터에서 중증응급환자 또는 중증응급 의심환자에 대해 응급실 내원 후 24시간 이내 (별표3)의 행위를 실시하는 경우 소정점수의 50%를 가산한다. (산정코드 두 번째 자리에 2로 기재, 단, 2장 검사료 및 제3장 영상진단 및 방사선치료료는 산정코드 첫 번째 자리에 7기재)
6) (별표1), (별표2), (별표3)에 열거한 항목 중 야간과 응급[3], 공휴와 응급[4] 가산이 동시 적용되는 경우에는 산정코드 두 번째 자리에 각각 3, 4를 기재한다. 또한 2장 및 3장에서 만 1세 미만 소아와 응급[4], 만 6세 미만 소아와 응급[5], 가산이 동시 적용되는 경우에는 산정코드 첫 번째 자리에 각각 4, 5를 기재하여 산정한다.
7) 분만과 관련하여 심야(22-06시)분만(자-435, 자-438, 자-450, 자-451) 가산과 고위험 분만(자-435, 자-438)가산은 응급가산과 동시적용 가능하며, 심야분만 가산과 응급[7] 가산이 동시에 적용되는 경우에는 산정코드 두 번째 자리에 7을 기재한다.

3. 권역외상센터 응급의료행위

1) 「응급의료에 관한 법률」에 의한 권역외상센터에 한하여 산정한다.

2) 제3절에 기재하지 아니한 진료영역의 행위에 대하여는 제2부 제1장 내지 제18장에 의하여 산정한다.
3) 「응급의료에 관한 법률」에 의한 권역외상센터에 내원한 응급환자에게 응급실에서 (별표1)의 행위를 실시한 경우 소정점수의 50%를 가산한다. (산정코드 두 번째 자리에 2로 기재, 단, 2장 검사료는 산정코드 첫 번째 자리에 7기재)
4) 권역외상센터에 중증응급환자 또는 중증응급의심환자가 내원 후 응급실에서 24시간 이내 (별표2)의 행위를 실시하는 경우 소정점수의 50%를 가산한다. (산정코드 두 번째 자리에 2로 기재, 단, 2장 검사료는 산정코드 첫 번째 자리에 7기재)
5) 권역외상센터에 중증응급환자 또는 중증응급의심환자가 내원 후 24시간 이내 (별표3)의 행위를 실시하는 경우 소정점수의 50%를 가산한다. (산정코드 두 번째 자리에 2로 기재, 단, 2장 검사료 및 제3장 영상진단 및 방사선치료료는 산정코드 첫 번째 자리에 7기재)
6) 다만, 권역외상센터에 내원한 중증외상환자에게 (별표2), (별표3), (별표4)에 열거한 항목을 실시한 경우에 소정점수의 100%를 가산할 수 있다. (산정코드 두 번째 자리에 9로 기재, 단, 2장 검사료 및 제3장 영상진단 및 방사선치료료는 산정코드 첫 번째 자리에 9기재)
7) 권역외상센터 전담전문의가 중증외상환자에게 (별표4)에 열거한 항목을 실시한 경우에 소정점수의 100%를 가산할 수 있다. (산정코드 첫 번째 자리에 F로 기재) 다만, 제9장 제1절의 (별표1) 내지 (별표7), (별표9) 내지 (별표11)에 대한 전문의 가산은 중복하여 산정하지 아니한다.
8) (별표1), (별표2), (별표3) 열거한 항목 중 야간과 응급[3)], 공휴와 응급[4)] 가산이 동시 적용되는 경우에는 산정코드 두 번째 자리에 각각 3, 4를 기재한다. 또한 2장 및 3장에서 만 1세 미만 소아와 응급[4)], 만 6세 미만 소아와 응급[5)] 가산이 동시 적용되는 경우에는 산정코드 첫 번째 자리에 각각 4, 5를 기재하여 산정한다.
9) 중증외상환자에게 (별표2), (별표3), (별표4) 열거한 항목 중 야간과 응급[A)], 공휴와 응급[B)] 가산이 동시 적용되는 경우에는 산정코드 두 번째 자리에 각각 A, B를 기재한다. 또한 2장 및 3장에서 만 1세 미만 소아와 응급[D)], 만 6세 미만 소아와 응급[E)] 가산이 동시 적용되는 경우에는 산정코드 첫 번째 자리에 각각 D, E를 기재하여 산정한다.
10) 분만과 관련하여 심야(22-06시)분만(자-435, 자-438, 자-450, 자-451) 가산과 고

위험 분만(자-435, 자-438)가산은 응급가산과 동시적용 가능하며, 심야분만 가산과 응급[C)] 가산이 동시에 적용되는 경우에는 산정코드 두 번째 자리에 C를 기재한다.

제20절 치과의 교정치료료

1. 치과에서 치과교정 및 악정형 치료를 실시한 경우에는 본 장의 해당 소정점수를 산정한다.
2. 본 장에 기재된 치과교정 및 악정형 치료는 처치 시 사용된 치료재료, 약제, 진찰료가 해당 소정점수에 포함되어 별도 산정하지 아니한다.

제2편 질병군 급여·비급여 목록 및 급여 상대가치점수

제1부 질병군 급여 일반원칙

1) 상급종합병원, 종합병원, 병원(요양병원을 포함한다), 의원(보건의료원을 포함한다)인 요양기관이 국민건강보험법 시행령(이하 "영"이라 한다) 제21조제3항제2호 및 국민건강보험 요양급여의 기준에 관한 규칙(이하 "요양급여기준"이라 한다) 제8조제3항에 따라 포괄적인 행위가 적용되는 질병군에 대한 입원진료를 하는 경우에 적용한다.
2) 가입자 또는 피부양자(이하 "가입자 등"이라 한다)가 질병군으로 입원진료를 받은 경우에 적용하되, 다음의 각 항목은 질병군 적용에서 제외하고 제1편을 적용한다.
   가. 혈우병환자, HIV감염자
   나. 입원일수가 30일을 초과할 경우 31일째부터 발생하는 진료분
   다. 차상위 본인부담경감대상자로서 제3호 나목에 해당하는 경우
   라. 질병군 진료 이외의 목적으로 입원하여 입원일수가 6일을 초과한 시점에 예상치 못하게 질병군 수술이 이루어진 경우 입원일로부터 수술시행일 전일까지의 진료분

마. 신생아(생후 4주 이내)가 질병군으로 입원진료를 받는 경우

3) 제2호 규정에 따른 질병군 입원진료에는 다음의 각 항목을 포함한다.

가. 제2부 각 장에 분류된 질병군으로 응급실 · 수술실 등에서 수술을 받고 연속하여 6시간 이상 관찰 후 귀가 또는 이송한 경우

나. 제2부 각 장에 분류된 질병군 중 수정체 소절개 수술 단안, 수정체 소절개 수술 양안, 수정체 대절개 수술 단안, 수정체 대절개 수술양안, 기타항문 수술, 서혜 및 대퇴부 탈장수술(장관절제 미동반) 단측, 서혜 및 대퇴부 탈장수술(장관절제 미동반) 양측, 복강경을 이용한 서혜 및 대퇴부 탈장수술(장관절제 미동반) 단측, 복강경을 이용한 서혜 및 대퇴부 탈장수술(장관절제 미동반) 양측 질병군으로 수술을 받고 6시간 미만 관찰 후 당일 귀가 또는 이송하는 경우

4) 제2부 각 장에 분류된 질병군 상대가치점수(이하 "점수"라 한다)는 다음 각목의 행위 · 약제 및 치료재료를 포함한다.

가. 제1편 행위 급여 · 비급여 목록 및 급여 상대가치점수에서 정한 행위 급여목록표에 고시된 행위

나. 요양급여기준 제8조제2항의 규정에 의하여 고시된 약제 급여 목록 및 급여 상한금액표의 약제와 치료재료 급여 · 비급여 목록 및 급여 상한금액표의 치료재료

다. 요양급여기준 별표 2의 비급여대상 중 제6호의 비급여대상을 제외한 행위 · 약제 및 치료재료

라. 국민건강보험법 시행규칙 별표 6의 본인이 요양급여비용의 100분의 100을 부담하는 항목 중 제1호 자목에 해당하는 항목을 제외한 행위 · 약제 및 치료재료

마. 다음 항목 중 위 가목 내지 라목에 해당하는 경우

(1) 요양급여기준 별표 1 제1호 마목에서 장관이 정하는 바에 따라 다른 기관에 검사를 위탁하거나 당해 요양기관에 소속되지 아니한 전문성이 뛰어난 의료인을 초빙하거나, 또는 다른 요양기관에서 보유하고 있는 양질의 시설 · 인력 및 장비를 공동 사용하는 경우 소요되는 행위 · 약제 및 치료재료

(2) 입 · 퇴원 당일에 발생한 행위 · 약제 및 치료재료로써 외래진료 및 퇴원약제 등을 포함하되 다음 항목은 제외한다.

(가) 질병군 입원을 예견하지 못한 상태에서 입원 당일 외래진료를 받은 경

우의 원외처방 약제비

(나) 질병군으로 퇴원 후 질병군과 관계없는 상병으로 퇴원 당일 외래진료를 받은 경우의 원외처방 약제비

(다) 질병군으로 퇴원 후 질병군 질환과 관계없는 상병으로 퇴원당일 재입원하는 경우의 요양급여비용

(3) 요양기관의 요구에 의하여 가입자 등이 외부에서 직접 구입한 약제 및 치료재료

5) 질병군에 대한 요양급여비용을 산정할 때에는 제2부 각 장에 분류된 질병군 점수를 기준으로 별표 1의 질병군별 점수 산정요령에 의하여 산정된 점수총합에 「국민건강보험법」 제45조제3항과 영 제21조제1항에 따른 점수당 단가를 곱하여 10원 미만을 절사한 금액을 요양급여비용 총액으로 산정한다. 이 경우 위 금액 외에 별도로 산정하는 비용이 있는 경우에는 각각의 산정방식에 의하여 산정된 금액을 합산한다.

6) 제5호 본문에도 불구하고 질병군별 금액 산정시 점수당 단가는 (별표 2)의 질병군 행위 및 약제 · 치료재료 구성비율에 따른 행위부분 점수와 약제 · 치료재료 금액을 점수당 단가로 나눈 점수를 합한 점수(소수점 이하 셋째 자리에서 4사5입)에 적용한다.

산식

질병군별 금액

= {질병군별 행위 점수 + (약제 · 치료재료 금액 ÷ 점수당 단가)}× 점수당 단가

7) 제5호에 따라 산정한 요양급여비용의 총액이 영 제21조제1항 내지 제3항 및 요양급여기준(별표 2 제6호를 제외한다)에 의하여 산정한 총액보다 적고 그 차액이 100만원을 초과하는 경우(이 경우를 요양급여비용열외군이라 한다)에는 위 제5호에 따른 금액에 100만원을 초과하는 금액(10원 미만 절사)을 합한 금액을 요양급여비용 총액으로 산정한다.

8) 가입자 또는 피부양자가 제1호에 따른 요양기관(제3편을 적용받는 요양병원은 제외)에서 「국민건강보험법」 제43조에 따라 신고한 일반입원실 및 정신과폐쇄 병실의 2인실 내지 5인실을 이용한 경우에는 (별표 2의3)의 추가비용 계산식에 따

른 금액을 추가 산정하고, 상급종합병원 · 종합병원 · 병원의 일반입원실 및 정신과폐쇄 병실의 1인실(보건복지부장관이 정하여 고시하는 불가피한 1인실 입원의 경우 제외)을 이용한 경우에는 제5호 본문에 따른 금액에서 1인실 이용일수에 해당하는 기본입원료(제1편제2부제1장 가-2-가)를 제외하고 산정한다.

9) 영 별표 2 제2호 나목의 "보건복지부장관이 정하여 고시하는 입원실을 이용한 경우"라 함은 가입자 등이 제1호에 따른 요양기관에서 국민건강보험법 제43조에 따라 신고한 일반입원실 및 정신과폐쇄병실의 2인실 내지 5인실을 이용한 경우를 말하며, (별표 2의3)의 본인부담액 계산식에 따른 금액을 더하여 본인부담액을 산정한다.

10) 영 별표 2 제2호 다목의 "그 고시에서 정한 금액"이라 함은 제7호 중 100만원 초과분에 해당하는 금액을 말한다.

11) (별표 2의2)에 열거한 항목을 외과 전문의가 시행한 경우에는 소정점수의 30%에 대한 각 요양기관별 종별가산율을 적용한 금액을 추가 산정한다.

12) 18시~09시 또는 공휴일에 응급진료가 불가피하여 수술을 행한 경우에는 해당 질병군의 야간 · 공휴 소정점수를 추가 산정한다. 이 경우 수술 또는 마취를 시작한 시간을 기준으로 산정한다.

13) 질병군 요양급여를 실시하는 요양기관은 질병군 입원환자의 질병군 분류번호와 관련한 주진단 및 기타진단, 수술명 등은 진료기록부에 근거하여 정확한 코드를 부여하여야 하며, 진단명이 입원 시부터 존재하였는지 여부를 확인할 수 있도록 진료기록부에 기록하고, 의료의 질 향상을 위한 점검표를 별지 서식에 따라 작성하여야 한다.

14) 입원 중인 환자를 제2부 각 장에 분류된 질병군 중 수정체 소절개 수술 단안, 수정체 소절개 수술 양안, 수정체 대절개 수술 단안, 수정체 대절개 수술양안의 진료를 위해 다른 요양기관으로 의뢰하여 질병군 진료를 실시한 경우 해당 요양급여비용은 의뢰받은 요양기관에서 질병군으로 적용한다.

15) 질병군 진료 시 초음파검사는 「요양급여의 적용기준 및 방법에 관한 세부사항」 제2장 검사료 초음파검사 세부인정기준을 적용하며, 인정기준에 의한 급여대상에 해당되는 경우에는 제2부 각 장에 분류된 질병군 점수 이외에 제1편 제2부 초음파검사료를 추가 산정한다.

16) (별표 2의4)에 열거한 항목에 해당하는 행위 및 치료재료는 「요양급여의 적용기

준 및 방법에 관한 세부사항」을 적용하며, 인정기준에 의한 급여대상에 해당되는 경우에는 제1편 제2부 행위 급여 상대가치점수와「약제 및 치료재료의 비용에 대한 결정기준」에 의한 금액에 해당 보상률을 곱하여 추가 산정한다.

17) 영 별표 2 제4호에 따른 요양급여 항목 및 본인부담률은 (별표 2의5)와 같다. 이 경우 별표 2의5에 열거한 항목에 해당하는 행위 및 치료재료는「요양급여의 적용기준 및 방법에 관한 세부사항」을 적용하며, 인정기준에 의한 급여대상에 해당되는 경우에는 제1편 제2부 행위 급여 상대가치점수와「약제 및 치료재료의 비용에 대한 결정기준」에 의한 금액을 추가 산정한다.

18) 질병군 진료 시 마취통증의학과 전문의를 초빙하여 마취를 실시한 경우에는 제1편제2부제6장 바-1-다 또는 바-2의 마취통증의학과 전문의 초빙료를 추가 산정하며, 제1편제2부제6장 및「요양급여의 적용기준 및 방법에 관한 세부사항」의 마취통증의학과 전문의 초빙료 산정 관련 규정을 적용한다.

19) 질병군 진료 시 질병군 분류번호를 결정하는 주된 수술 이외에 제1편 제2부 제9장 제1절(기본처치 제외) 또는 제10장 제3절 · 제4절의 수술을 실시한 경우에는 해당 수술 소정점수를 추가 산정한다. 다만, 주된 수술과 동일 피부 절개하에 실시되는 수술은 해당 수술 소정점수의 70%를 산정한다.

20) 질병군 진료 시 제1편 제2부 제1장 5.가에 따른 의료질평가지원금은 가-22의 각 분야별 등급별 '입원'의 소정점수를 질병군 입원일수와 동일하게 추가 산정한다.

21) 질병군 진료 시 제1편 제2부 제19장 제2절 · 제3절에 따른 (별표 2) 및 (별표 3)의 응급의료행위를 실시하는 경우에는 제1편에서 정하고 있는 해당 소정점수의 50%를 추가 산정하고, 제1편 제2부 제19장 제2절 · 제3절의 산정지침 4. 내지 5. 및「요양급여의 적용기준 및 방법에 관한 세부사항」을 적용한다.

22)「의료법」제3조의5에 따라 전문병원으로 지정받은 의료기관에서 질병군 진료 시 제1편(행위별 수가)제2부 제1장 산정지침 6.에 따른 전문병원 관리료 등은 가-24-가 전문병원 입원관리료와 가-24-1-가, 나 전문병원(병원 · 요양병원 · 한방병원) 의료질지원금의 해당 소정점수를 질병군 입원일수에 따라 추가 산정한다.

23) 질병군 진료 시 감염예방 · 관리 활동을 실시하는 경우에는 제1편 제2부 제1장 가-25의 감염예방 · 관리료를 추가 산정하고,「요양급여의 적용기준 및 방법

에 관한 세부사항」을 적용한다.

24) 질병군 진료 시 통증자가조절법(Patient Controlled Analgesia)을 실시한 경우 제1편 제2부 행위 급여 상대가치점수와「약제 및 치료재료의 비용에 관한 결정기준」에 의한 금액을 추가 산정하고,「요양급여의 적용기준 및 방법에 관한 세부사항」을 적용한다.

25) 질병군 진료 시 야간전담간호사를 확보한 경우 제1편 제2부 제1장 가-28의 야간전담 간호사 관리료를 추가 산정하고,「요양급여의 적용기준 및 방법에 관한 세부사항」을 적용한다.

26) 질병군 진료 시「환자안전법」제11조 및 제12조에 따른 요양기관에서 환자안전 활동을 실시하는 경우에는 제1편 제2부 제1장 가-29 입원환자 안전관리료의 해당 소정점수를 질병군 입원일수에 따라 추가 산정하고,「요양급여의 적용기준 및 방법에 관한 세부사항」을 적용한다.

27) 질병군 진료 시 고위험임산부를 고위험임산부 집중치료실 등에서 치료한 경우 제1편 제2부 제1장 산정지침 2.에 따른 가-3-1-나 고위험임산부 집중치료실 입원료 또는 가-3-2 고위험임산부 집중관리료를 다음과 같이 추가 산정하고,「요양급여의 적용기준 및 방법에 관한 세부사항」을 적용한다.

가. 고위험임산부 집중치료실 입원료(가-3-1-나)는 이용일수에 따라 추가 산정하되, 집중치료실 입원료 이용일수에 해당하는 기본입원료(가-2-가)를 제외하고 산정한다. 이 경우 입원료 관련 가산 또는 감산은 적용하지 않는다.

나. 고위험임산부 집중관리료(가-3-2)는 해당 소정점수를 질병군 입원일수에 따라 추가 산정한다.

28) 질병군 진료 시 수술실에서 전신마취(기관내 삽관 또는 마스크에 의한 폐쇄순환식)하에 수술을 시행하는 경우에는 제1편 제2부 제1장 가-29-1 수술실 환자안전관리료의 해당 소정점수를 추가 산정하고,「요양급여의 적용기준 및 방법에 관한 세부사항」을 적용한다.

29) 질병군 진료 시 간호사가 야간(22시~익일 6시)에 근무하면서 일반병동 입원환자를 간호하는 경우에는 제1편 제2부 제1장 가-28-1의 야간간호료를 추가 산정하고,「요양급여의 적용기준 및 방법에 관한 세부사항」을 적용한다.

30) 질병군 진료 시 원격협진을 실시한 경우 제1편 제2부 제1장 가-8-2 원격협의진찰료의 해당 소정점수를 추가 산정하고,「요양급여의 적용기준 및 방법에 관

한 세부사항」을 적용한다.

31) 질병군 진료 시 눈의 계측검사를 실시한 경우 제1편 제2부 제2장 나-780 눈의 계측검사[편측]의 해당 소정점수를 추가 산정하고, 「요양급여의 적용기준 및 방법에 관한 세부사항」을 적용한다.

32) 질병군 진료 시 2단계 요양급여를 담당하는 상급종합병원에서 1단계 요양급여를 담당하는 기관으로 환자를 회송하는 경우에는 제1편 제2부 제1장 가-5 회송료의 해당 소정점수를 추가 산정하고, 「요양급여의 적용기준 및 방법에 관한 세부사항」을 적용한다.

33) 질병군 진료 시 입원환자가 입원전담전문의 병동에 입원하여 진료를 받는 경우 제1편 제2부 제1장 가-34 입원환자 전담전문의 관리료의 해당 소정점수를 추가 산정하고, 「요양급여의 적용기준 및 방법에 관한 세부사항」을 적용한다.

제2부 질병군 급여 목록 · 상대가치점수표 및 적용지침

1. 안과

1) 요양기관종별로 연성 인공수정체를 사용하는 경우에는 「수정체 소절개 수술(유리체 절제술 유무와 무관), 단안」, 「수정체 소절개 수술(유리체 절제술 유무와 무관), 양안」, 경성 인공수정체를 사용하는 경우에는 「수정체 대절개 수술(유리체 절제술 유무와 무관), 단안」, 「수정체 대절개 수술(유리체 절제술 유무와 무관), 양안」 의 각 질병군 점수를 적용한다.

2) 각 질병군은 동 질병군에 해당하는 수술의 종목수에 불문하고 해당 소정점수를 적용한다. 다만, 인공수정체를 사용하지 않거나, 제2편 제4부[비급여목록] 2.치료 재료(1) 조절성 인공수정체를 사용하는 경우에는 해당 질병군 요양급여비용의 총액에서 (별표 2의6) 질병군별 인공수정체 제외금액표의 해당 금액을 제외하고 산정한다.

질병군		요양기관 종별	기준 점수	일당 점수	야간 · 공휴 점수
분류번호	명칭				
C05100	수정체 소절개 수술(유리체 절제술 유무와 무관), 단안, 심각하거나 중증 혹은 중등도의 합병증이나 동반상병 미동반	상급종합병원 종합병원 병원 의원	16,950.45 15,064.04 14,084.73 12,209.70	2,446.83 2,175.29 2,034.15 1,769.63	3,840.99 3,693.46 3,545.64 3,273.41
C05101	수정체 소절개 수술(유리체 절제술 유무와 무관), 단안, 중증 혹은 중등도의 합병증이나 동반상병 동반	상급종합병원 종합병원 병원 의원	19,146.18 17,151.88 15,281.37 13,340.53	2,446.83 2,175.16 2,034.15 1,769.63	3,840.99 3,693.46 3,545.64 3,273.41
C05102	수정체 소절개 수술(유리체 절제술 유무와 무관), 단안, 심각한 합병증이나 동반상병 동반	상급종합병원 종합병원 병원 의원	26,475.94 22,455.11 20,607.37 17,854.45	2,446.83 2,175.29 2,034.15 1,769.63	3,840.99 3,693.46 3,545.64 3,273.41
C05200	수정체 소절개 수술(유리체 절제술 유무와 무관), 양안, 심각하거나 중증 혹은 중등도의 합병증이나 동반상병 미동반	상급종합병원 종합병원 병원 의원	33,913.07 30,138.94 28,179.56 24,428.08	2,446.83 2,175.29 2,034.15 1,769.63	7,234.45 6,956.25 6,677.91 6,165.10
C05201	수정체 소절개 수술(유리체 절제술 유무와 무관), 양안, 중증 혹은 중등도의 합병증이나 동반상병 동반	상급종합병원 종합병원 병원 의원	38,306.73 34,316.43 30,839.72 26,690.64	2,446.83 2,175.29 2,034.15 1,769.63	7,234.45 6,956.25 6,677.91 6,165.10
C05202	수정체 소절개 수술(유리체 절제술 유무와 무관), 양안, 심각한 합병증이나 동반상병 동반	상급종합병원 종합병원 병원 의원	52,971.93 44,927.04 41,230.14 35,721.92	2,446.83 2,175.29 2,034.15 1,769.63	7,234.45 6,956.25 6,677.91 6,165.10
C05300	수정체 대절개 수술(유리체 절제술 유무와 무관), 단안, 심각하거나 중증 혹은 중등도의 합병증이나 동반상병 미동반	상급종합병원 종합병원 병원 의원	15,893.53 14,007.12 13,027.81 11,277.05	2,446.83 2,175.29 2,034.15 1,769.63	3,840.99 3,693.46 3,545.64 3,273.41
C05301	수정체 대절개 수술(유리체 절제술 유무와 무관), 단안, 중증 혹은 중등도의 합병증이나 동반상병 동반	상급종합병원 종합병원 병원 의원	18,089.26 16,094.95 14,224.45 12,407.88	2,446.83 2,175.16 2,034.15 1,769.63	3,840.99 3,693.46 3,545.64 3,273.41
C05302	수정체 대절개 수술(유리체 절제술 유무와 무관), 단안, 심각한 합병증이나 동반상병 동반	상급종합병원 종합병원 병원 의원	25,419.02 21,398.19 19,550.45 16,921.80	2,446.83 2,175.29 2,034.15 1,769.63	3,840.99 3,693.46 3,545.64 3,273.41

질병군		요양기관 종별	기준 점수	일당 점수	야간 · 공휴 점수
분류번호	명칭				
C05400	수정체 대절개 수술(유리체 절제술 유무와 무관), 양안, 심각하거나 중증 혹은 중등도의 합병증이나 동반상병 미동반	상급종합병원 종합병원 병원 의원	31,799.22 28,025.10 26,065.72 22,562.79	2,446.83 2,175.29 2,034.15 1,769.63	7,234.45 6,956.25 6,677.91 6,165.10
C05401	수정체 대절개 수술(유리체 절제술 유무와 무관), 양안, 중증 혹은 중등도의 합병증이나 동반상병 동반	상급종합병원 종합병원 병원 의원	36,192.88 32,202.59 28,725.87 24,825.34	2,446.83 2,175.29 2,034.15 1,769.63	7,234.45 6,956.25 6,677.91 6,165.10
C05402	수정체 대절개 수술(유리체 절제술 유무와 무관), 양안, 심각한 합병증이나 동반상병 동반	상급종합병원 종합병원 병원 의원	50,858.09 42,813.20 39,116.30 33,856.62	2,446.83 2,175.29 2,034.15 1,769.63	7,234.45 6,956.25 6,677.91 6,165.10

2. 이비인후과

1) 요양기관종별로「편도 및 아데노이드절제술」의 각 질병군 소정점수를 적용한다.
2) 각 질병군은 동 질병군에 해당하는 수술의 종목수 및 편측 · 양측수술에 불문하고 해당 소정점수를 적용한다.

질병군		요양기관 종별	기준 점수	일당 점수	야간 · 공휴 점수
분류번호	명칭				
D11110	편도 및 아데노이드 절제술, 연령 0-17, 심각하거나 중증 혹은 중등도의 합병증이나 동반상병 미동반	상급종합병원 종합병원 병원 의원	21,691.85 17,756.53 15,887.32 13,677.40	3,642.17 2,981.37 2,667.53 2,301.60	2,590.84 2,491.13 2,391.42 2,207.89
D11111	편도 및 아데노이드 절제술, 연령 0-17, 심각하거나 중증 혹은 중등도의 합병증이나 동반상병 동반	상급종합병원 종합병원 병원 의원	27,590.30 23,950.84 21,221.60 18,442.92	3,642.17 2,981.37 2,667.53 2,301.60	2,590.84 2,491.13 2,391.42 2,207.89
D11120	편도 및 아데노이드 절제술, 연령 >17, 심각하거나 중증 혹은 중등도의 합병증이나 동반상병 미동반	상급종합병원 종합병원 병원 의원	19,878.40 16,494.44 14,180.47 10,835.16	3,115.65 2,585.25 2,222.64 1,702.05	2,523.84 2,426.74 2,329.80 2,150.14

질병군		요양기관 종별	기준 점수	일당 점수	야간 · 공휴 점수
분류번호	명칭				
D11121	편도 및 아데노이드 절제술, 연령 〉17, 심각하거나 중증 혹은 중등도의 합병증이나 동반상병 동반	상급종합병원	23,879.30	3,115.65	2,523.84
		종합병원	20,327.30	2,585.25	2,426.74
		병원	17,441.91	2,222.64	2,329.80
		의원	14,820.21	1,702.05	2,150.14

3. 외과

1) 요양기관종별로「복잡한 주진단에 의한 충수절제술」,「복잡한 주진단이 없는 충수절제술」,「복강경을 이용한 복잡한 주진단에 의한 충수절제술」,「복강경을 이용한 복잡한 주진단이 없는 충수절제술」,「복강경을 이용한 서혜 및 대퇴부 탈장수술(장관절제 미동반), 단측」,「서혜 및 대퇴부 탈장 수술(장관절제 미동반), 단측」,「복강경을 이용한 서혜 및 대퇴부 탈장수술(장관절제 미동반), 양측」,「서혜 및 대퇴부 탈장수술(장관절제 미동반), 양측」,「복수 항문 수술」,「기타 항문 수술」,「원형자동문합기를 이용한 치핵절제술」,「주요 항문 수술」의 각 질병군 소정점수를 적용한다.
2) 각 질병군은 동 질병군에 해당하는 수술의 종목수에 불문하고 해당 소정점수를 적용한다.
3) 복강경을 이용한 수술 중 부득이한 사유로 중도에 개복술로 전환하여 수술을 종결한 경우에는 복강경을 이용하지 아니한 질병군에 해당하는 소정점수를 적용하고 복강경 등 내시경하 수술시 보상하는 239,000원(100분의 20에 해당하는 47,800원은 본인부담)의 금액을 추가 산정한다.

질병군		요양기관 종별	기준 점수	일당 점수	야간 · 공휴 점수
분류번호	명칭				
G08100	복잡한 주진단에 의한 충수절제술, 심각한 혹은 중증의 합병증이나 동반상병 미동반	상급종합병원	43,955.24	3,438.42	3,388.95
		종합병원	37,095.60	2,963.00	3,258.58
		병원	31,624.32	2,506.86	3,128.20
		의원	26,536.42	2,117.81	2,887.12

질병군		요양기관 종별	기준 점수	일당 점수	야간 · 공휴 점수
분류번호	명칭				
G08101	복잡한 주진단에 의한 충수절제술, 중증의 합병증이나 동반상병 동반	상급종합병원	62,529.11	3,438.42	3,388.95
		종합병원	53,642.95	2,963.00	3,258.58
		병원	45,254.46	2,506.86	3,128.20
		의원	37,749.54	2,117.81	2,887.12
G08102	복잡한 주진단에 의한 충수절제술, 심각한 합병증이나 동반상병 동반	상급종합병원	80,917.98	3,438.42	3,388.95
		종합병원	69,418.50	2,963.00	3,258.58
		병원	58,563.13	2,506.86	3,128.20
		의원	48,851.26	2,117.81	2,887.12
G08200	복잡한 주진단이 없는 충수절제술, 심각한 혹은 중증의 합병증이나 동반상병 미동반	상급종합병원	33,494.95	2,825.87	3,276.45
		종합병원	28,531.31	2,474.51	3,150.44
		병원	24,284.61	2,064.42	3,024.56
		의원	21,214.16	1,826.37	2,791.27
G08201	복잡한 주진단이 없는 충수절제술, 중증의 합병증이나 동반상병 동반	상급종합병원	46,021.35	2,825.87	3,276.45
		종합병원	40,110.09	2,474.51	3,150.44
		병원	33,364.55	2,064.29	3,024.56
		의원	29,146.00	1,826.26	2,791.27
G08202	복잡한 주진단이 없는 충수절제술, 심각한 합병증이나 동반상병 동반	상급종합병원	59,691.46	2,825.87	3,276.45
		종합병원	52,024.19	2,474.51	3,150.44
		병원	43,305.05	2,065.72	3,024.56
		의원	37,829.45	1,827.51	2,791.27
G08300	복강경을 이용한 복잡한 주진단에 의한 충수절제술, 심각한 혹은 중증의 합병증이나 동반상병 미동반	상급종합병원	46,581.11	3,431.05	3,437.50
		종합병원	40,161.32	2,956.66	3,305.38
		병원	33,971.93	2,501.55	3,173.11
		의원	28,548.06	2,111.19	2,928.53
G08301	복강경을 이용한 복잡한 주진단에 의한 충수절제술, 중증의 합병증이나 동반상병 동반	상급종합병원	66,264.68	3,431.05	3,437.50
		종합병원	57,131.95	2,956.66	3,305.38
		병원	48,327.30	2,501.55	3,173.11
		의원	40,611.30	2,111.19	2,928.53
G08302	복강경을 이용한 복잡한 주진단에 의한 충수절제술, 심각한 합병증이나 동반상병 동반	상급종합병원	85,752.01	3,431.05	3,437.50
		종합병원	73,933.76	2,956.66	3,305.38
		병원	62,539.59	2,501.55	3,173.11
		의원	52,554.45	2,111.19	2,928.53
G08400	복강경을 이용한 복잡한 주진단이 없는 충수절제술, 심각한 혹은 중증의 합병증이나 동반상병 미동반	상급종합병원	39,198.32	2,819.79	3,326.89
		종합병원	34,334.28	2,469.21	3,198.84
		병원	28,620.96	2,058.73	3,070.93
		의원	25,042.12	1,821.35	2,834.21

질병군		요양기관 종별	기준 점수	일당 점수	야간·공휴 점수
분류번호	명칭				
G08401	복강경을 이용한 복잡한 주진단이 없는 충수절제술, 중증의 합병증이나 동반상병 동반	상급종합병원	53,846.83	2,819.79	3,326.89
		종합병원	47,165.33	2,469.21	3,198.84
		병원	39,287.45	2,057.18	3,070.93
		의원	34,374.77	1,819.98	2,834.21
G08402	복강경을 이용한 복잡한 주진단이 없는 충수절제술, 심각한 합병증이나 동반상병 동반	상급종합병원	69,835.83	2,819.79	3,326.89
		종합병원	61,170.12	2,469.21	3,198.84
		병원	50,931.82	2,056.27	3,070.93
		의원	44,563.13	1,819.18	2,834.21
G09500	복강경을 이용한 서혜 및 대퇴부 탈장수술(장관절제 미동반), 단측, 심각하거나 중증 혹은 중등도의 합병증이나 동반상병 미동반	상급종합병원	33,152.91	2,953.95	3,440.99
		종합병원	30,719.66	2,645.80	3,308.72
		병원	24,348.12	2,166.75	3,176.31
		의원	21,348.63	1,849.77	2,931.58
G09501	복강경을 이용한 서혜 및 대퇴부 탈장수술(장관절제 미동반), 단측, 중증 혹은 중등도의 합병증이나 동반상병 동반	상급종합병원	43,592.88	2,953.95	3,440.99
		종합병원	40,400.13	2,645.80	3,308.72
		병원	31,990.17	2,165.72	3,176.31
		의원	27,995.09	1,854.91	2,931.58
G09502	복강경을 이용한 서혜 및 대퇴부 탈장수술(장관절제 미동반), 단측, 심각한 합병증이나 동반상병 동반	상급종합병원	48,599.48	2,953.95	3,440.99
		종합병원	45,541.66	2,645.80	3,308.72
		병원	37,635.83	2,165.72	3,176.31
		의원	32,885.39	1,854.91	2,931.58
G09610	서혜 및 대퇴부 탈장수술(장관절제 미동반), 단측, 연령 0-7, 심각하거나 중증 혹은 중등도의 합병증이나 동반상병 미동반	상급종합병원	19,914.75	2,863.39	3,044.33
		종합병원	17,154.46	2,564.68	2,927.18
		병원	15,539.20	2,099.35	2,810.17
		의원	13,011.30	1,802.05	2,593.63
G09611	서혜 및 대퇴부 탈장수술(장관절제 미동반), 단측, 연령 0-7, 중증 혹은 중등도의 합병증이나 동반상병 동반	상급종합병원	29,794.83	2,863.39	3,044.33
		종합병원	28,890.69	2,564.68	2,927.18
		병원	21,240.36	2,099.35	2,810.17
		의원	17,309.47	1,802.05	2,593.63
G09612	서혜 및 대퇴부 탈장수술(장관절제 미동반), 단측, 연령 0-7, 심각한 합병증이나 동반상병 동반	상급종합병원	36,730.79	2,863.39	3,044.33
		종합병원	35,569.60	2,564.68	2,927.18
		병원	28,441.79	2,099.35	2,810.17
		의원	22,101.48	1,802.05	2,593.63
G09620	서혜 및 대퇴부 탈장수술(장관절제 미동반), 단측, 연령 8-69, 심각하거나 중증 혹은 중등도의 합병증이나 동반상병 미동반	상급종합병원	23,521.22	2,926.00	3,254.36
		종합병원	19,940.62	2,620.83	3,129.22
		병원	16,836.35	2,145.28	3,004.07
		의원	13,629.34	1,840.87	2,772.58

질병군		요양기관 종별	기준 점수	일당 점수	야간 · 공휴 점수
분류번호	명칭				
G09621	서혜 및 대퇴부 탈장수술(장관절제 미동반), 단측, 연령 8-69, 중증 혹은 중등도의 합병증이나 동반상병 동반	상급종합병원 종합병원 병원 의원	33,488.62 32,355.89 23,873.74 19,438.47	2,926.00 2,620.83 2,145.28 1,840.87	3,254.36 3,129.22 3,004.07 2,772.58
G09622	서혜 및 대퇴부 탈장수술(장관절제 미동반), 단측, 연령 8-69, 심각한 합병증이나 동반상병 동반	상급종합병원 종합병원 병원 의원	41,546.44 39,700.65 32,170.63 24,977.40	2,926.00 2,620.83 2,145.28 1,840.87	3,254.36 3,129.22 3,004.07 2,772.58
G09630	서혜 및 대퇴부 탈장수술(장관절제 미동반), 단측, 연령 >69, 심각하거나 중증 혹은 중등도의 합병증이나 동반상병 미동반	상급종합병원 종합병원 병원 의원	24,962.23 21,280.98 18,199.09 14,732.42	3,133.38 2,806.47 2,297.28 1,971.46	3,269.77 3,143.90 3,018.31 2,785.73
G09631	서혜 및 대퇴부 탈장수술(장관절제 미동반), 단측, 연령 >69, 중증 혹은 중등도의 합병증이나 동반상병 동반	상급종합병원 종합병원 병원 의원	33,927.04 32,383.70 24,186.29 19,693.04	3,133.38 2,806.47 2,297.28 1,971.46	3,269.77 3,143.90 3,018.31 2,785.73
G09632	서혜 및 대퇴부 탈장수술(장관절제 미동반), 단측, 연령 >69, 심각한 합병증이나 동반상병 동반	상급종합병원 종합병원 병원 의원	43,775.42 41,193.66 33,896.64 26,317.47	3,133.38 2,806.47 2,297.28 1,971.46	3,269.77 3,143.90 3,018.31 2,785.73
G09700	복강경을 이용한 서혜 및 대퇴부 탈장수술(장관절제 미동반), 양측, 심각한 합병증이나 동반상병 미동반	상급종합병원 종합병원 병원 의원	38,525.49 35,697.80 28,283.57 24,826.83	2,958.21 2,649.55 2,169.08 1,851.71	5,760.76 5,539.10 5,317.59 4,907.20
G09701	복강경을 이용한 서혜 및 대퇴부 탈장수술(장관절제 미동반), 양측, 심각한 합병증이나 동반상병 동반	상급종합병원 종합병원 병원 의원	56,475.29 52,921.73 43,734.80 38,297.49	2,958.21 2,649.55 2,168.82 1,858.79	5,760.76 5,539.10 5,317.59 4,907.20
G09810	서혜 및 대퇴부 탈장수술(장관절제 미동반), 양측, 연령 0-7, 심각하거나 중증 혹은 중등도의 합병증이나 동반상병 미동반	상급종합병원 종합병원 병원 의원	30,248.25 26,128.98 22,760.80 19,952.63	2,865.46 2,566.49 2,112.94 1,803.88	5,288.81 5,085.32 4,881.98 4,505.82
G09811	서혜 및 대퇴부 탈장수술(장관절제 미동반), 양측, 연령 0-7, 중증 혹은 중등도의 합병증이나 동반상병 동반	상급종합병원 종합병원 병원 의원	48,835.19 47,571.41 34,814.10 28,395.78	2,865.46 2,566.49 2,100.78 1,804.00	5,288.81 5,085.32 4,881.98 4,505.82

질병군		요양기관 종별	기준 점수	일당 점수	야간·공휴 점수
분류번호	명칭				
G09812	서혜 및 대퇴부 탈장수술(장관절제 미동반), 양측, 연령 0-7, 심각한 합병증이나 동반상병 동반	상급종합병원	58,650.71	2,865.46	5,288.81
		종합병원	56,796.51	2,566.49	5,085.32
		병원	45,414.88	2,100.78	4,881.98
		의원	35,321.80	1,804.00	4,505.82
G09820	서혜 및 대퇴부 탈장수술(장관절제 미동반), 양측, 연령 8-69, 심각한 합병증이나 동반상병 미동반	상급종합병원	36,247.09	2,926.00	5,836.77
		종합병원	31,098.06	2,620.83	5,612.35
		병원	25,427.94	2,145.28	5,387.79
		의원	20,584.13	1,840.87	4,972.58
G09821	서혜 및 대퇴부 탈장수술(장관절제 미동반), 양측, 연령 8-69, 심각한 합병증이나 동반상병 동반	상급종합병원	52,260.54	2,926.00	5,836.77
		종합병원	50,608.41	2,620.83	5,612.35
		병원	40,466.88	2,145.28	5,387.79
		의원	31,418.61	1,840.87	4,972.58
G09830	서혜 및 대퇴부 탈장수술(장관절제 미동반), 양측, 연령 〉69, 심각한 혹은 중증의 합병증이나 동반상병 미동반	상급종합병원	39,190.94	3,133.38	5,947.24
		종합병원	34,293.01	2,806.47	5,718.46
		병원	27,492.88	2,297.28	5,489.83
		의원	22,255.82	1,971.46	5,066.76
G09831	서혜 및 대퇴부 탈장수술(장관절제 미동반), 양측, 연령 〉69, 심각한 혹은 중증의 합병증이나 동반상병 동반	상급종합병원	55,923.42	3,133.38	5,947.24
		종합병원	54,155.50	2,806.47	5,718.46
		병원	43,303.23	2,297.28	5,489.83
		의원	33,620.55	1,971.46	5,066.76
G10200	복수 항문 수술, 심각하거나 중증 혹은 중등도의 합병증이나 동반상병 미동반	상급종합병원	21,840.88	2,337.65	3,750.73
		종합병원	17,283.18	1,915.65	3,606.40
		병원	14,145.54	1,716.43	3,462.21
		의원	12,061.07	1,393.49	3,194.46
G10201	복수 항문 수술, 심각하거나 중증 혹은 중등도의 합병증이나 동반상병 동반	상급종합병원	25,046.44	2,337.65	3,750.73
		종합병원	18,263.26	1,915.65	3,606.40
		병원	16,310.87	1,716.43	3,462.21
		의원	13,842.01	1,393.49	3,194.46
G10400	기타 항문 수술, 심각하거나 중증 혹은 중등도의 합병증이나 동반상병 미동반	상급종합병원	14,513.71	2,335.96	1,782.27
		종합병원	10,968.95	1,914.36	1,713.81
		병원	9,746.70	1,715.27	1,645.20
		의원	7,251.14	1,392.01	1,518.42
G10401	기타 항문 수술, 중증 혹은 중등도의 합병증이나 동반상병 동반	상급종합병원	18,241.27	2,335.96	1,782.27
		종합병원	13,018.76	1,914.36	1,713.81
		병원	11,488.10	1,715.27	1,645.20
		의원	8,679.57	1,392.01	1,518.42

질병군		요양기관 종별	기준 점수	일당 점수	야간 · 공휴 점수
분류번호	명칭				
G10402	기타 항문 수술, 심각한 합병증이나 동반상병 동반	상급종합병원	26,605.43	2,335.96	1,782.27
		종합병원	16,271.54	1,914.36	1,713.81
		병원	14,873.87	1,715.27	1,645.20
		의원	12,352.63	1,392.01	1,518.42
G10500	원형자동문합기를 이용한 치핵 절제술, 심각하거나 중증 혹은 중등도의 합병증이나 동반상병 미동반	상급종합병원	24,120.96	2,327.68	3,040.41
		종합병원	19,810.61	1,907.50	2,923.26
		병원	16,082.41	1,709.18	2,806.40
		의원	13,873.74	1,384.82	2,590.17
G10501	원형자동문합기를 이용한 치핵 절제술, 중증 혹은 중등도의 합병증이나 동반상병 동반	상급종합병원	26,757.18	2,327.68	3,040.41
		종합병원	23,243.60	1,907.50	2,923.26
		병원	19,583.31	1,709.18	2,806.40
		의원	16,526.94	1,384.82	2,590.17
G10502	원형자동문합기를 이용한 치핵 절제술, 심각한 합병증이나 동반상병 동반	상급종합병원	34,228.46	2,327.68	3,040.41
		종합병원	28,111.90	1,907.50	2,923.26
		병원	23,684.99	1,709.18	2,806.40
		의원	19,988.47	1,384.82	2,590.17
G10600	주요 항문 수술, 심각한 혹은 중증의 합병증이나 동반상병 미동반	상급종합병원	16,843.08	2,335.96	2,974.13
		종합병원	14,289.91	1,914.36	2,859.59
		병원	13,391.85	1,715.27	2,745.35
		의원	10,848.86	1,392.01	2,533.80
G10601	주요 항문 수술, 중증의 합병증이나 동반상병 동반	상급종합병원	22,986.80	2,335.96	2,974.13
		종합병원	18,547.61	1,914.36	2,859.59
		병원	17,381.89	1,715.27	2,745.35
		의원	14,081.16	1,392.01	2,533.80
G10602	주요 항문 수술, 심각한 합병증이나 동반상병 동반	상급종합병원	32,643.08	2,335.96	2,974.13
		종합병원	26,339.20	1,914.36	2,859.59
		병원	24,683.70	1,715.27	2,745.35
		의원	19,996.46	1,392.01	2,533.80

4. 산부인과

1) 요양기관종별로 「복강경을 이용한 자궁적출술(악성종양제외)」, 「기타 자궁적출술(악성종양제외)」, 「복강경을 이용한 기타 자궁 수술(악성종양제외)」, 「기타 자궁 수술(악성종양제외)」, 「복강경을 이용한 자궁부속기 수술(악성종양제외)」, 「자궁부

속기 수술(악성종양제외)」,「제왕절개분만 (단태아)」,「제왕절개분만(다태아)」의 각 질병군 소정점수를 적용한다.

2) 위 "1"의 규정에도 불구하고「복강경을 이용한 기타 자궁 수술(악성종양제외)」,「기타 자궁 수술(악성종양제외)」,「복강경을 이용한 자궁부속기 수술(악성종양제외)」,「자궁부속기 수술(악성종양제외)」의 각 질병군에 해당하는 수술을 실시한 경우 해당 질병군의 가산점수를 산정한다. 다만, 절개생검(심부[장기절개생검]-개복에 의한 것, 나-853-나-2), 유착성자궁부속기절제술(자-433)과 난소를 전적출하는 부속기종양적출술([양측]-양성, 자-442-가)은 가산점수를 산정하지 아니한다.

3)「제왕절개분만(단태아)」,「제왕절개분만(다태아)」 질병군 대상 중 출혈로 인해 혈관색전술(기타혈관, 자-664-나), 자궁내 풍선카테터 충전술[자궁용적측정 포함](자-402-3)을 실시한 경우 질병군 점수를 적용하지 아니하며 제1편을 적용한다.

4) 각 질병군은 동 질병군에 해당하는 수술의 종목수 및 편 · 양측 수술에 불문하고 해당 소정점수를 적용한다.

5) 복강경을 이용한 수술 중 부득이한 사유로 중도에 개복술로 전환하여 수술을 종결한 경우에는 복강경을 이용하지 아니한 질병군에 해당하는 소정점수를 적용하고 복강경 등 내시경하 수술시 보상하는 239,000원(100분의 20에 해당하는 47,800원은 본인부담)의 금액을 추가 산정한다.

6) 로봇 보조 수술을 실시한 경우 질병군 적용에서 제외하고 제1편을 적용한다.

7) 자궁근종, 자궁선근증에 초음파 유도하 고강도초음파집속술(조-566)을 실시한 경우 질병군 점수를 적용하지 아니하며 제1편을 적용한다.

8) 22시~06시에 제왕절개분만을 행한 경우에는 질병군 야간 · 공휴 소정점수를 2회 산정한다. 이 경우 수술 또는 마취를 시작한 시각을 기준으로 산정한다.

9) 분만취약지에서 제왕절개분만을 행한 경우에는 질병군 야간 · 공휴 소정점수를 4회 산정하고, 분만취약지는 제1편에서 정하고 있는「요양급여의 적용기준 및 방법에 관한 세부사항」을 적용한다.

질병군		요양기관 종별	기준 점수	가산 점수	일당 점수	야간 · 공휴 점수
분류번호	명칭					
N04100	복강경을 이용한 자궁적출술(악성종양제외), 심각한 혹은 중증의 합병증이나 동반상병 미동반	상급종합병원 종합병원 병원 의원	62,996.77 54,201.81 42,595.34 34,770.32		3,858.60 3,404.14 2,632.99 2,200.34	5,323.84 5,119.04 4,914.39 4,534.90
N04101	복강경을 이용한 자궁적출술(악성종양제외), 중증의 합병증이나 동반상병 동반	상급종합병원 종합병원 병원 의원	68,595.86 59,019.02 46,381.11 37,860.50		3,858.60 3,404.14 2,632.99 2,200.34	5,323.84 5,119.04 4,914.39 4,534.90
N04102	복강경을 이용한 자궁적출술(악성종양제외), 심각한 합병증이나 동반상병 동반	상급종합병원 종합병원 병원 의원	102,296.77 88,015.14 69,167.92 56,461.30		3,858.60 3,404.14 2,632.99 2,200.34	5,323.84 5,119.04 4,914.39 4,534.90
N04200	기타 자궁적출술(악성종양제외), 심각한 혹은 중증의 합병증이나 동반상병 미동반	상급종합병원 종합병원 병원 의원	51,929.11 40,938.42 31,503.36 25,917.24		3,866.88 3,411.51 2,638.68 2,207.19	5,271.80 5,069.04 4,866.13 4,490.58
N04201	기타 자궁적출술(악성종양제외), 중증의 합병증이나 동반상병 동반	상급종합병원 종합병원 병원 의원	71,838.29 56,030.53 48,687.97 32,004.57		3,866.88 3,411.51 2,638.68 2,207.19	5,271.80 5,069.04 4,866.13 4,490.58
N04202	기타 자궁적출술(악성종양제외), 심각한 합병증이나 동반상병 동반	상급종합병원 종합병원 병원 의원	102,540.36 79,976.71 69,496.12 45,682.53		3,866.88 3,411.51 2,638.68 2,207.19	5,271.80 5,069.04 4,866.13 4,490.58
N04500	복강경을 이용한 기타 자궁 수술(악성종양제외), 심각한 합병증이나 동반상병 미동반	상급종합병원 종합병원 병원 의원	49,213.45 41,644.63 31,490.94 27,056.62	58,070.58 49,586.66 38,126.83 32,441.40	3,858.60 3,404.14 2,632.60 2,199.66	3,917.44 3,766.86 3,616.13 3,335.46
N04501	복강경을 이용한 기타 자궁 수술(악성종양제외), 심각한 합병증이나 동반상병 동반	상급종합병원 종합병원 병원 의원	82,024.97 69,742.95 52,636.35 45,472.15	90,882.10 77,684.98 59,272.24 50,856.93	3,858.60 3,404.14 2,632.60 2,199.66	3,917.44 3,766.86 3,616.13 3,335.46
N04600	복강경을 이용한 자궁부속기 수술 (악성종양제외), 심각하거나 중증 혹은 중등도의 합병증이나 동반상병 미동반	상급종합병원 종합병원 병원 의원	42,850.32 35,934.80 26,584.86 22,694.18	50,939.52 43,195.28 32,616.69 27,722.72	3,855.89 3,401.68 2,630.66 2,197.37	3,160.32 3,038.66 2,917.30 2,691.41

질병군		요양기관 종별	기준 점수	가산 점수	일당 점수	야간·공휴 점수
분류번호	명칭					
N04601	복강경을 이용한 자궁부속기 수술 (악성종양제외), 심각하거나 중증 혹은 중등도의 합병증이나 동반상병 동반	상급종합병원 종합병원 병원 의원	51,462.35 43,098.19 31,887.58 27,476.03	59,551.55 50,358.67 37,919.41 32,504.57	3,855.89 3,401.68 2,630.66 2,197.37	3,160.32 3,038.66 2,917.30 2,691.41
N04700	기타 자궁 수술 (악성종양제외), 심각한 혹은 중증의 합병증이나 동반상병 미동반	상급종합병원 종합병원 병원 의원	28,033.12 22,846.05 20,646.83 16,473.63	32,226.84 26,295.46 23,358.67 18,711.41	3,866.88 3,411.51 2,638.16 2,206.51	3,037.35 2,920.49 2,803.63 2,586.70
N04701	기타 자궁 수술 (악성종양제외),중증의 합병증이나 동반상병 동반	상급종합병원 종합병원 병원 의원	44,447.09 35,832.08 31,775.81 25,985.96	48,640.81 39,281.49 34,487.65 28,223.74	3,866.88 3,411.51 2,638.16 2,206.51	3,037.35 2,920.49 2,803.63 2,586.70
N04702	기타 자궁 수술 (악성종양제외), 심각한 합병증이나 동반상병 동반	상급종합병원 종합병원 병원 의원	70,956.66 56,805.43 49,749.81 41,349.32	75,150.38 60,254.84 52,461.65 43,587.10	3,866.88 3,411.51 2,638.16 2,206.51	3,037.35 2,920.49 2,803.63 2,586.70
N04800	자궁부속기 수술 (악성종양제외), 심각하거나 중증 혹은 중등도의 합병증이나 동반상병 미동반	상급종합병원 종합병원 병원 의원	35,377.23 30,322.90 26,558.09 18,705.71	41,426.97 35,359.65 29,811.12 21,627.19	3,864.17 3,409.06 2,636.35 2,204.22	3,606.10 3,467.44 3,328.78 3,070.36
N04801	자궁부속기 수술(악성종양제외), 중등도의 합병증이나 동반상병 동반	상급종합병원 종합병원 병원 의원	49,319.02 42,219.92 36,688.75 25,786.30	55,368.76 47,256.67 39,941.78 28,707.78	3,864.17 3,409.06 2,636.35 2,204.22	3,606.10 3,467.44 3,328.78 3,070.36
N04802	자궁부속기 수술(악성종양제외), 심각한 혹은 중증의 합병증이나 동반상병 동반	상급종합병원 종합병원 병원 의원	56,318.63 48,192.76 41,775.03 29,341.10	62,368.37 53,229.51 45,028.06 32,262.58	3,864.17 3,409.06 2,636.35 2,204.22	3,606.10 3,467.44 3,328.78 3,070.36
O01600	제왕절개분만(단태아), 심각하거나 중증 혹은 중등도의 합병증이나 동반상병 미동반	상급종합병원 종합병원 병원 의원	37,060.41 28,859.12 23,278.01 20,428.65		3,531.31 2,749.94 2,218.11 1,949.77	3,831.69 3,684.45 3,536.92 3,264.27
O01601	제왕절개분만(단태아), 중등도의 합병증이나 동반상병 동반	상급종합병원 종합병원 병원 의원	38,300.78 29,801.29 23,809.57 20,901.60		3,531.31 2,749.94 2,217.46 1,949.20	3,831.69 3,684.45 3,536.92 3,264.27

질병군		요양기관 종별	기준 점수	가산 점수	일당 점수	야간 · 공휴 점수
분류번호	명칭					
O01602	제왕절개분만(단태아), 중증의 합병증이나 동반상병 동반	상급종합병원	39,743.60		3,531.31	3,831.69
		종합병원	30,884.99		2,749.94	3,684.45
		병원	24,980.60		2,217.46	3,536.92
		의원	21,907.31		1,949.20	3,264.27
O01603	제왕절개분만(단태아), 심각한 합병증이나 동반상병 동반	상급종합병원	48,508.67		3,531.31	3,831.69
		종합병원	37,819.15		2,749.94	3,684.45
		병원	30,270.76		2,218.89	3,536.92
		의원	26,599.20		1,950.57	3,264.27
O01700	제왕절개분만(다태아), 심각하거나 중증 혹은 중등도의 합병증이나 동반상병 미동반	상급종합병원	38,111.51		4,502.20	4,107.70
		종합병원	29,677.75		3,505.95	3,949.85
		병원	23,919.02		2,825.61	3,791.72
		의원	20,979.57		2,483.79	3,499.45
O01701	제왕절개분만(다태아), 중증 혹은 중등도의 합병증이나 동반상병 동반	상급종합병원	39,769.60		4,502.20	4,107.70
		종합병원	30,944.24		3,505.95	3,949.85
		병원	24,702.33		2,824.71	3,791.72
		의원	21,673.52		2,483.11	3,499.45
O01702	제왕절개분만(다태아), 심각한 합병증이나 동반상병 동반	상급종합병원	54,243.60		4,502.20	4,107.70
		종합병원	42,290.17		3,505.95	3,949.85
		병원	33,831.69		2,827.43	3,791.72
		의원	29,711.99		2,485.50	3,499.45

제3편 요양병원 급여 목록 및 상대가치점수

제1부 요양병원 급여 일반원칙

1) 「의료법」 제3조제2항제3호에 의한 요양병원(단, 「정신건강증진 및 정신질환자 복지 서비스 지원에 관한 법률」 제3조제5호에 따른 정신병원, 「장애인복지법」 제58조제1항제4호에 따른 의료재활시설은 제외)이 「국민건강보험법령」의 규정에 의하여 입원 · 퇴원 일시 등 입원진료 현황을 고지하고, 입원진료에 대한 요양급여를 실시한 경우에 적용한다.
2) 「국민건강보험법 시행령」 제21조제3항제1호 및 국민건강보험 요양급여의 기준에 관한 규칙 제8조제4항의 규정에 의하여 포괄적인 행위가 적용되는 환자(이하

"장기환자"라 한다)는 제2부에 의하여 산정하고, 포괄적인 행위가 적용되지 않는 다음의 환자(이하 "제외환자"라 한다)는 제3부에 의하여 산정한다.

가. 입원 6일 이내에 퇴원한 환자

나. 낮병동 입원환자

다. 한의과 입원환자

라. 치과 입원환자

3) 장기환자가 입원기간 중 다음에 해당하는 경우 동 기간(이하 "특정기간"이라 한다) 동안에는 제3부에 의하여 산정할 수 있다.

가. 폐렴 치료기간

나. 패혈증 치료기간

다. 체내출혈 치료기간

라. 중환자실 입원기간

마. 격리실 입원기간

바. 외과적 수술 및 동 수술에 따른 관련된 치료기간

4) 요양급여비용 산정과 각종 가감률에 의하여 산출된 금액에 대하여는 제1편 제1부 Ⅰ. 일반기준 1. 및 2.에 의한다.

제2부 요양병원 환자군 급여목록 · 상대가치점수 및 산정지침

1) 환자군별 상대가치점수(이하 "점수"라 한다)는 입원일당 정액(이하 "정액수가"라 한다)으로 한다. 정액수가는 행위점수에 「국민건강보험법」 제45조제3항과 같은 법 시행령 제21조제1항에 따른 점수당 단가를 곱한 금액과 약제 · 치료재료 금액을 합하여 10원 미만은 4사5입한 금액으로 산정한다.

2) 정액수가는 다음 각목의 행위 · 약제 및 치료재료 등을 포함한다.

가. 제1편 제1부 Ⅱ. 요양기관 종별 가산율의 금액, 제2부 각 장에서 분류된 분류항목의 점수와 각종 가산제도에 의해 가산한 금액 및 제3편 요-51 요양병원 입원료

나. 국민건강보험 요양급여의 기준에 관한 규칙(이하 "요양급여기준"이라 한다) 제8조제2항의 규정에 의하여 고시된 약제 · 치료재료 급여목록에 해당하는 약제

및 치료재료

다. 다음 항목 중 위 가목 및 나목에 해당하는 경우

(1) 요양급여기준 [별표 1] 제1호 마목 단서규정에 의하여 장관이 정하는 바에 따라 다른 기관에 검사를 위탁하거나 당해 요양기관에 소속되지 아니한 전문성이 뛰어난 의료인을 초빙하거나, 또는 다른 요양기관에서 보유하고 있는 양질의 시설 · 인력 및 장비를 공동 사용하는 경우 소요되는 행위 · 약제 및 치료재료

(2) 입 · 퇴원 당일에 발생한 행위 · 약제 및 치료재료로서 외래진료 및 퇴원약제 등. 다만, 입원이 결정되지 않은 상태에서 입원 당일 외래 진료를 받은 경우의 원외처방 약제비는 제외

(3) 요양기관의 요구에 의하여 가입자 등이 외부에서 직접 구입한 약제 및 치료재료

3) 위 2.에 불구하고 정액수가를 적용하는 기간(이하 "정액수가기간"이라 한다) 동안 의학적으로 필요한 경우 다음의 분류항목은 별도 산정할 수 있다.

가. 정액수가에 포함되지 않는 다음의 항목(이하 "특정항목"이라 한다)은 제1편 제2부 각 장에 분류된 항목의 상대가치점수 및 약제 · 치료재료 급여목록에 의하여 산정한다(별표1 참조). 이때 분류항목별 산정기준 등은 제1편을 따른다.

(1) 식대

(2) CT, MRI

(3) 전문재활치료

(4) 혈액투석 및 혈액투석액, 복막투석액

(5) 다음의 전문의약품

(가) Erythropoietin 주사제(품명: 에포론주 등), Darbepoetin Alpha 주사제(품명: 네스프프리필드주 등), Methoxy polyethylene glycol-epoetin β 주사제(품명: 미쎄라프리필드주)

(나) Recombinant Human Epidermal Growth Factor(품명: 이지에프외용액)

(다) Riluzole(품명: 리루텍정 등)

(라) Interferon β-1a(품명: 레비프프리필드주 등)

(6) 전혈 및 혈액성분제제

(7) 제1편 제3부 행위 비급여 목록과 치료재료 급여 · 비급여 목록 및 급여상한

금액표의 비급여 목록 중 '19년 1월 이후 급여로 변경 고시된 항목

(8) 환자를 진료하는 중에 당해 요양기관에 인력 · 시설 또는 장비가 갖추어 있지 아니하거나 기타 부득이한 사유로 해당 진료가 가능한 다른 요양기관으로 적정하게 의뢰한 경우 발생한 행위 · 약제 및 치료재료

(9) 「선별급여 지정 및 실시 등에 관한 기준」 제3조제2항의 규정에 의한행위 · 치료재료

나. 다음에 분류된 항목의 산정기준 등은 제3부에서 정한 바에 따른다.

(1) 요양병원 입원환자 안전관리료(요-55)

(2) 요양병원 지역사회 연계료(요-56)

4) 정액수가는 1일당으로 다음과 같이 산정한다.

가. 1일이라 함은 12시(정오)부터 다음 날 12시(정오)까지를 의미한다.

나. 0~6시 사이에 입원하거나(산정코드 첫 번째 자리에 1로 기재), 18~24시 사이에 퇴원한 경우(산정코드 첫 번째 자리에 2로 기재)에는 정액수가 소정점수의 50%를 별도 산정한다.

다. 6~12시 사이에 입원하거나, 12~18시 사이에 퇴원한 경우에는 동 기간의 정액수가는 별도 산정하지 아니한다.

라. 정액수가 입원료는 입원기간에 따라 다음과 같이 산정한다.

(1) 입원 181일째부터 270일째까지는 정액수가 소정점수에서 요양병원입원료 소정점수의 5%를 감산하여 산정한다(산정코드 첫 번째 자리에 3으로 기재).

(2) 입원 271일째부터 360일째까지는 정액수가 소정점수에서 요양병원 입원료 소정점수의 10%를 감산하여 산정한다(산정코드 첫 번째 자리에 4로 기재).

(3) 입원 361일째부터는 정액수가 소정점수에서 요양병원입원료 소정점수의 15%를 감산하여 산정한다(산정코드 첫 번째 자리에 5로 기재).

(4) 퇴원 후 90일 이내 재입원 하는 경우에는 입원기간에 이전 요양병원 입원기간을 합산하여 적용한다.(다만, 2020년 12월 31일까지는 동일 요양병원에 재입원 하는 경우에만 적용한다.)

마. 9인 이상 병실에 입원한 경우 정액수가 소정점수에서 요양병원 입원료 소정점수의 30%를 감산하여 산정한다.(산정코드 두 번째 자리에 9로 기재, '22.1.1.부터 적용)

5) 정액수가는 제3부 4호 마목 및 바목의 의사 및 간호 인력확보수준에 따른 입원

료 차등제를 적용하여 산정한다.

6) 「의료법」 제3조의5에 따라 전문병원으로 지정받은 요양병원은 「의료질평가 지원금 등 산정을 위한 기준」의 평가결과에 따라 제1편의 전문병원(병원 · 요양병원 · 한방병원) 의료질평가지원금(가-24-1)을 산정한다. 다만, 입원료 중 외박수가를 산정하는 경우에는 제외한다.

7) 입원중인 환자가 주치의의 허가를 받은 후 연속해서 24시간을 초과하여 외박한 경우에는 외박수가를 산정한다.

8) 정액수가 환자군 결정은 사실에 근거하여 작성된 (별표2) 환자평가표에 의하며, 환자평가표의 각 항목별 세부인정사항은 「요양급여의 적용기준 및 방법에 관한 세부사항」에서 정한 바에 따른다.

분류번호	코드	분류	행위점수	약제 · 치료재료 금액(원)
요1		의료최고도 주: 일상생활수행능력이 11점 이상이면서 인공호흡기, 혼수, 중심정맥영양 중 하나 이상에 해당하는 경우에 산정한다.		
	A1100	가. 입원환자군	690.15	13,000
	A1900	나. 외박	143.07	6,390
요2		의료고도 주: 1. 다음 중 하나 이상에 해당하는 경우에 산정한다. (1) 뇌성마비, 척수손상에 의한 마비, 사지마비, 편마비, 파킨슨병, 신경성 희귀난치성질환, 후천성면역결핍증, 다발경화증을 가진 환자가 일상생활수행능력이 18점 이상인 경우 (2) 3단계 이상 욕창(울혈성 · 허혈성 궤양 등 포함)으로 2가지 이상의 피부궤양치료를 받고 있는 경우 (3) 발열(탈수 · 구토 · 체중감소 중 하나 이상을 동반한 경우에 한함)이 최소 3일 이상 있고, 발열 원인을 찾는 검사와 처치를 받고 있는 경우 (4) 2도 이상 화상으로 처치를 받고 있는 경우 (5) 매일 있는 격렬하거나 참을 수 없는 통증으로 통증관련 치료를 받고 있는 경우 (6) 7일 이상의 지속적 경관영양 (7) 기관절개관 관리를 매일 받고 있는 경우		

분류 번호	코드	분류	행위 점수	약제·치료 재료 금액(원)
		(8) 당뇨환자가 합병증으로 발의 감염이 있어 주기적으로 드레싱을 받고 있는 경우(일상생활수행능력 4~8점인 경우는 제외) (9) 산소포화도(SaO2 또는 SpO2)가 90% 이하인 상태에서 산소 투여를 시작하여 7일 이상 산소를 투여 받고 있는 경우 (10) 일상생활수행능력이 10점 이하이면서 의료최고도 조건에 해당하는 경우 2. 위 "1-(1)"의 '신경성희귀난치성 질환'이란 중증근무력증 및 기타 근신경 장애(G70), 근육의 원발성 장애(G71), 헌팅톤병(G10), 유전성 운동실조(G11), 척수성 근위축 및 관련 증후군(G12), 달리 분류된 질환에서의 일차적으로 중추신경계통에 영향을 주는 계통성 위축(G13), 진행성핵상 안근마비[스틸-리차드슨-올스제위스키](G23.1), 중추신경계통의 비정형바이러스 감염(A81), 아급성 괴사성 뇌병증[리이](G31.81)을 말한다. 3. 위 "1-(2)"의 '피부궤양 치료'는 압력을 줄여 주는 도구 사용, 체위변경, 피부문제를 해결하기 위한 영양공급, 피부궤양 드레싱을 의미한다. 4. 위 "1-(5)"의 '격렬하거나 참을 수 없는 통증'은 VAS(Visual Analogue Scale) 또는 NRS(Numeric Rating Scale) 10점 중 7점 이상이거나 FPS(Faces Pain Scale) 5단계 중 4단계 이상인 경우에 해당한다. 5. 위 "1-(6)"의 '경관영양'은 경관 영양을 하고 있으면서 경관 또는 말초정맥을 통해 섭취하는 칼로리가 총 섭취 칼로리의 51% 이상 경우 또는 경관 영양을 하고 있으면서 경관 또는 말초정맥을 통해 섭취하는 칼로리가 총 섭취 칼로리의 26-50%이면서 1일 섭취 수분양이 501ml 이상인 경우에 해당한다.		
	A2100	가. 입원환자군	634.48	7,980
	A2900	나. 외박	142.97	4,730
요3		의료중도		
	A3000	주: 1. 의사의 판단하에 환자의 상태에 따라 적합한 "일상생활수행능력 향상 활동"을 1일 4회 이상 실시하고 진료기록부 등에 활동내용 및 개선경과를 기록한 경우에 51.70점(1일당)을 별도 산정한다. 2. 다음 중 하나 이상에 해당하는 경우에 산정한다.		

분류번호	코드	분류	행위점수	약제 · 치료재료 금액(원)
		(1) 뇌성마비, 척수손상에 의한 마비, 사지마비, 편마비, 파킨슨병, 신경성 희귀난치성 질환, 후천성면역결핍증, 다발경화증을 가진 환자가 일상생활수행능력이 11-17점인 경우 (2) 2단계 욕창(울혈성 · 허혈성 궤양 등 포함)으로 2가지 이상의 피부궤양 치료를 받고 있는 경우 (3) 당뇨이면서 혈당검사 및 인슐린 주사가 매일 시행되고, 혈당 또는 인슐린 투여 용량의 변화가 심한 경우 (4) 매일 있는 중등도의 통증으로 통증관련 치료를 받고 있거나 암성통증으로 통증관련 치료(마약성 진통제 등)를 받고 있는 경우 (5) 연속 또는 간헐적으로 3일 이상 정맥주사로 치료약제(항생제, 혈압강하제 등)를 투여 받고 있는 경우 (6) 하기도 증기흡입치료 (7) 수술창상 치료 및 이에 준하는 치료를 받고 있는 경우 (8) 3개월 이내 루(위루, 요루, 장루) 수술로 루 관리를 받고 있는 경우이거나, 출혈이나 감염 등의 문제로 지속적인 루 관리를 받고 있는 경우 (9) 배뇨장애로 일정하게 짜여진 배뇨계획, 방광훈련 프로그램, 규칙적 도뇨 중 하나 이상의 배뇨훈련을 받고 있으면서 7일 이상 배뇨일지가 작성된 경우 (10) 치매진단을 받은 환자가 망상, 환각, 초조 공격성, 탈억제, 케어에 대한 저항, 배회 중 하나 이상의 증상을 1주에 2일 이상 또는 4주에 8일 이상 보여 이에 대한 약물 치료를 받고 있는 경우 3. 위 "2-(1)"의 '신경성 희귀난치성질환' 범위2 의료고도 주2.의 기준과 동일하게 적용한다. 4. 위 "2-(2)"의 '피부궤양 치료'는 요2 의료고도 주3.의 기준과 동일하게 적용한다. 5. 위 "2-(4)"의 '중등도의 통증'은 VAS(Visual Analogue Scale) 또는 NRS(Numeric Rating Scale) 10점 중 4점 이상이거나 FPS(Faces Pain Scale) 5단계 중 3단계 이상인 경우에 해당한다.		
	A3100	가. 입원환자군	516.96	6,630
	A3900	나. 외박	143.15	4,910

분류 번호	코드	분류	행위 점수	약제 · 치료 재료 금액(원)
요-6		의료경도 주: 1. 다음 중 하나 이상에 해당하는 경우에 산정한다. (1) 치매진단을 받은 환자가 우울 · 낙담, 불안, 이상 운동증상 또는 반복적 행동, 수면 · 야간행동 중 하나 이상의 증상을 1주에 2일 이상 또는 4주에 8일 이상 보이며 치매관련 약제를 투여 받고 있는 경우 (2) 요-1 의료최고도 내지 요-3 의료중도에 해당하지 않는 환자로서 루(위루, 요루, 장루) 관리를 받고 있는 경우 (3) 일상생활수행능력이 6점 이상이면서 특정항목에 해당하는 전문재활치료 중 적어도 한 가지 이상을 주 2일 이상 받고 있으며, 지속적으로 입원 치료가 필요한 경우		
	A6100	가. 입원환자군	509.01	5,170
	A6900	나. 외박	143.10	3,750
요-7		선택입원군 주: 국민건강보험법 시행령 제19조제1항 [별표2]의 1.가.2)의 규정을 적용 받는 경우로서, 일정기간 입원치료가 필요하나 요-1 의료최고도, 요-2 의료고도, 요-3 의료중도, 요-6 의료경도에 해당하지 않는 환자에게 산정한다.		
	A7100	가. 입원환자군	329.07	4,270
	A7900	나. 외박	143.10	3,750

비고 1. 위 '일상생활수행능력'은 환자평가표(별표2)의 일상생활수행능력(Activities of Daily Living, ADL)에 따라 산정한다.

2. ADL 점수계산: 환자평가표의 ADL 측정항목 중 4항목(식사하기, 체위변경하기, 옮겨앉기, 화장실 사용하기)의 점수를 모두 합하여 산정한다.

제3부 요양병원 행위 급여목록 · 상대가치점수 및 산정지침

1) 제1부에서 정한 제외환자 또는 특정기간에 적용한다.

2) 제3편에서 별도로 규정하지 않은 경우는 제1편에 의하여 산정한다.

3) 특정기간으로 적용할 수 있는 기준은 다음과 같다.

가. 흉부방사선상 신규 또는 진행성 폐 침윤(new or progressive infiltration)의 소견

이 있으면서 다음 중 2가지 이상에 해당되어 폐렴이 확진된 경우(별표3 참조)

(1) 폐렴으로 인하여 체온이 38℃를 초과하는 경우

(2) 백혈구 수가 4,000/㎣ 미만 또는 12,000/㎣를 초과하는 경우

(3) 화농성 객담이 새로 발생하였거나 객담 양상이 변화된 경우, 기침이 새로 발생하였거나 악화된 경우

(4) 흉부 진찰 결과 Rale(Crackle)이 있는 경우

(5) 혈액가스 검사결과 이상이 있는 경우(PaO2가 60mmHg 미만 등)

나. 혈액 내 균 혹은 균 독소가 증명된 경우 또는 감염으로 인한 전신염증반응으로서 다음 중 2가지 이상에 해당되어 패혈증으로 확진된 경우(별표3 참조)

(1) 체온이 38℃ 초과되거나 36℃ 미만인 경우

(2) 심박동 수가 90회(/분)를 초과한 경우

(3) 호흡 수가 24회(/분)를 초과하거나 이산화탄소분압이 32mmHg 미만인경우

(4) 백혈구 수가 12,000/㎣ 초과되거나 4,000/㎣ 미만인 경우, 미성숙 호중성구 [Immature(band) Neutrophils] 수가 10% 초과된 경우

다. 임상적으로 문제가 되는 체내출혈 소견(기관지 출혈, 위 · 장관계 출혈,비뇨 · 생식기계 출혈 등)이 있으면서 지혈을 위한 처치 또는 수술을 시행한 경우(별표4 참조)

라. 중환자실에 입실하여 집중치료를 받은 기간

마. 격리실 입원치료가 필요한 경우 격리실 입원료 산정에 따른 격리기간

바. 입원 기간 중 (별표5)에 해당하는 외과적 수술을 시행한 날부터 외과적 수술과 관련한 치료가 완료된 기간

사. 위 “가” 및 “나”의 기준에 적합한 경우 진단일로부터 특정기간으로 적용한다.

아. 위 “다”의 기준에 적합한 경우 시행일로부터 특정기간으로 적용한다.

4) 제외환자 및 특정기간에 산정 가능한 입원료는 요양병원입원료 · 낮병동입원료 · 중환자실입원료에 한하며 다음 기준에 의한다.

가. 입원료 등의 소정점수에는 다음의 세부항목이 포함되어 있다.

(1) 요양병원입원료 및 낮병동입원료, 격리실입원료

요양병원입원료, 낮병동입원료, 격리실입원료의 소정점수에는 입원환자 의학관리료(소정점수의 31%), 입원환자 간호관리료(소정점수의 16%), 입원환자 병원관리료(소정점수의 53%)가 포함되어 있다.

(2) 중환자실입원료

중환자실입원료의 소정점수에는 입원환자 의학관리료(소정점수의 40%), 입원환자 간호관리료(소정점수의 25%), 입원환자 병원관리료(소정점수의 35%)가 포함되어 있다.

나. 입원료 등을 산정하기 위해서는 「국민건강보험법」 제43조 및 동법 시행규칙 제12조에 따라 요양기관의 병실 및 병상현황을 신고하여야 한다.

다. 낮병동입원료, 중환자실입원료, 격리실입원료를 산정할 수 있는 경우는 다음과 같으며 이때 입원료 등을 중복산정하지 아니한다.

(1) 낮병동 입원료

(가) 다음 각 호의 1에 해당하는 경우

1) 분만 후 당일 귀가 또는 이송하여 입원료를 산정하지 아니한 경우

2) 응급실, 수술실 등에서 처치 · 수술 등을 받고 연속하여 6시간 이상 관찰 후 귀가 또는 이송하여 입원료를 산정하지 아니한 경우

3) 정신건강의학과의 "낮병동"에서 6시간 이상 진료를 받고 당일 귀가한 경우

(나) 낮병동 입원료를 산정하는 당일 외래 또는 응급실에서 진찰을 행한 경우에는 진찰료를 함께 산정할 수 있다. 다만, 예정된 외래 수술을 위해 내원하는 경우 또는 정신건강의학과의 "낮병동"에서 매일 또는 반복하여 진료를 받는 경우에는 진찰료를 산정하지 아니한다.

(다) 낮병동 입원료를 산정하는 당일의 본인일부부담금은 입원진료 본인일부부담률에 따라 산정한다.

(2) 중환자실 입원료: 「의료법」 시행규칙 제34조 [별표4]에서 정한 중환자실의 시설 · 장비를 갖춘 중환자실(ICU)이 설치된 요양병원에서 지극히 심각한 질환이나 손상을 입어 집중적인 치료 및 간호가 필요한 환자를 중환자실에서 진료한 경우

(3) 격리실 입원료: 다음 각 호의 1에 해당하는 경우

(가) 면역이 억제된 환자를 보호하기 위하여 일반 환자와 격리하여 치료한 경우

(나) 일반 환자를 보호하기 위하여 전염력이 강한 전염성 환자를 일반환자와 격리하여 치료한 경우

(다) 기타 보건복지부장관이 반드시 격리가 필요하다고 인정하여 고시하는

경우

라. 입원료 등(요양병원입원료 · 중환자실입원료 · 격리실입원료)은 1일당으로 다음과 같이 산정한다.

(1) 1일이라 함은 12시(정오)부터 다음 날 12시(정오)까지를 의미한다.

(2) 0~6시 사이에 입원하거나(산정코드 첫 번째 자리에 1로 기재), 18~24시 사이에 퇴원한 경우(산정코드 첫 번째 자리에 2로 기재)에는 요양병원 입원료 소정점수의 50%를 별도 산정한다.

(3) 6~12시 사이에 입원하거나, 12~18시 사이에 퇴원한 경우에는 동 기간의 요양병원 입원료 등은 별도 산정하지 아니한다.

(4) 입원과 퇴원이 24시간 이내에 이루어진 경우에는 전체 입원 시간이 6시간 이상인 경우에 한하여 1일의 입원료 등을 산정한다.

(5) 요양병원 입원료는 입원기간에 따라 다음과 같이 산정한다.

(가) 입원 181일째부터 270일째까지는 해당점수의 95%를 산정한다(산정코드 첫 번째 자리에 3로 기재).

(나) 입원 271일째부터 360일째까지는 해당점수의 90%를 산정한다(산정코드 첫 번째 자리에 4로 기재).

(다) 입원 361일째부터는 해당점수의 85%를 산정한다(산정코드 첫 번째 자리에 5로 기재).

(라) 퇴원 후 90일 이내 재입원 하는 경우에는 입원기간에 이전 요양병원 입원기간을 합산하여 적용한다.(다만, 2020년 12월 31일까지는 동일 요양병원에 재입원 하는 경우에만 적용한다.)

(6) 중환자실 입원료, 격리실 입원료는 입원 16일째부터 30일째까지는 해당 점수의 90%를 산정하고(산정코드 첫 번째 자리에 8로 기재), 입원 31일째부터는 해당점수의 85%를 산정한다.(산정코드 첫 번째 자리에 9로 기재)

(7) 요양병원입원료는 9인 이상 병실에 입원한 경우 해당점수의 70%를 산정한다.(산정코드 두 번째 자리에 9로 기재, '22.1.1.부터 적용)

마. 의사인력확보수준에 따른 입원료 차등제('20.7.1.부터 적용)

(1) 요양병원입원료, 낮병동 입원료, 정액수가 산정시 적용한다.

(2) 직전 분기 평균 환자 수 대비 당해 요양기관에 상근하는 의사 수(환자 수대 의사 수의 비)와 「전문의의 수련 및 자격 인정 등에 관한 규정」 제3조에 따른

전문과목의 전문의 비율이 50% 이상인 경우와 50% 미만인 경우에 따라 의사인력확보수준을 다음 각 호의 1과 같이 1등급 내지 4등급으로 구분한다.

(가) 1등급 – 35:1 이하이면서 전문의 비율이 50% 이상인 경우

(나) 2등급 – 35:1 이하이면서 전문의 비율이 50% 미만인 경우

(다) 3등급 – 35:1 초과 40:1 이하인 경우

(라) 4등급 – 40:1 초과인 경우

(3) 환자 수는 낮병동 입원환자를 포함한 요양병원 입원환자 전체를 말하며, 다만, 중환자실 입원환자, 별도의 병동으로 구분 운영하는 격리실입원환자는 제외한다.

(4) 의사인력확보수준에 따른 요양병원입원료 등은 등급별로 다음과 같이 가감한다.

(가) 1등급: 요양병원입원료 소정점수의 18% 가산(기본코드 네 번째 자리에 9로 기재)

(나) 2등급: 요양병원입원료 소정점수의 10% 가산(기본코드 네 번째 자리에 1로 기재)

(다) 3등급: 요양병원입원료 소정점수로 산정(기본코드 네 번째 자리에 0으로 기재)

(라) 4등급: 요양병원입원료 소정점수의 50% 감산(기본코드 네 번째 자리에 5로 기재)

(마) 다만, (가) 및 (나)의 규정은 당해 요양기관에 상근하는 의사 1인 이상을 포함하여 의사 수가 2인(소수점은 반올림) 이상인 요양병원에 적용한다.

바. 간호인력확보수준에 따른 입원료 차등제

(1) 요양병원입원료, 낮병동 입원료, 정액수가 산정 시 적용한다.

(2) 직전 분기 평균 환자 수 대비 간호업무에 종사하는 직전 분기 평균 간호인력(간호사 및 간호조무사) 수(환자 수 대 간호인력 수의 비)에 따라 간호인력확보수준을 다음 각 호의 1과 같이 1등급 내지 6등급으로 구분한다.

(가) 1등급 – 4.5:1 미만인 경우

(나) 2등급 – 4.5:1 이상 5:1 미만인 경우

(다) 3등급 – 5:1 이상 5.5:1 미만인 경우

(라) 4등급 – 5.5:1 이상 6:1 미만인 경우

(마) 5등급 - 6:1 이상 6.5:1 미만인 경우

(바) 6등급 - 6.5:1 이상

(3) 환자 수는 낮병동 입원환자를 포함한 요양병원 입원환자 전체를 말하며, 다만, 중환자실 입원환자, 별도의 병동으로 구분 운영하는 격리실 입원환자는 제외한다.

(4) 간호인력확보수준에 따른 요양병원입원료 등은 등급별로 다음과 같이 가감한다.

(가) 1등급: 요양병원입원료 소정점수의 60% 가산(기본코드 다섯 번째 자리에 1로 기재)

(나) 2등급: 요양병원입원료 소정점수의 50% 가산(기본코드 다섯 번째 자리에 2로 기재)

(다) 3등급: 요양병원입원료 소정점수의 35% 가산(기본코드 다섯 번째 자리에 3으로 기재)

(라) 4등급: 요양병원입원료 소정점수의 20% 가산(기본코드 다섯 번째 자리에 4로 기재)

(마) 5등급: 요양병원입원료 소정점수로 산정(기본코드 다섯 번째 자리에 0으로 기재)

(바) 6등급: 요양병원입원료 소정점수의 50% 감산(기본코드 다섯 번째 자리에 8으로 기재)

(사) 다만, 환자 수 대 간호사 수의 비가 18:1을 초과하는 경우 1등급 내지 5등급에 해당하는 요양병원은 요양병원 입원료 소정점수의 15%를 감산한 점수로 산정한다. (기본코드 세 번째 자리 6으로 기재. 다만, 정액수가(외박제외)에 대해서는 기본코드 세 번째 자리를 5로 기재)

(5) 1등급 내지 5등급에 해당하는 요양병원 중 간호사 비율이 간호인력의 3분의 2 이상인 경우는 1일당 2,000원을 별도 산정한다. (코드는 의 · 치과 AB001, 한의과 15001)

사. 간호인력확보수준에 따른 중환자실 입원환자 간호관리료 차등제

제1편 제2부 제1장 기본진료료 [산정지침] 2. 입원료 등 '바. 간호인력 확보수준에 따른 일반 중환자실 입원환자 간호관리료 차등제'의 (1)의 (나)항, (2)의 (나)항의 등급별 산정방법에 따른다.

[코드는 1등급: AJ510, 19510, 2등급: AJ520, 19520, 3등급: AJ530, 19530, 4등급: AJ540, 19540, 5등급: AJ550, 19550, 6등급: AJ560, 19560, 7등급: AJ500, 19500, 8등급: AJ580, 19580, 9등급: AJ590, 19590 사용]

아. 필요인력 확보에 따른 별도 보상제

(1) 직전 분기 당해 요양기관에 약사가 상근하고, 의무기록사, 방사선사, 임상병리사, 물리치료사, 사회복지사 중 상근자가 1명 이상인 직종이 4개 이상인 경우, 일당 1,710원을 별도 산정한다. 다만, 약사는 환자 수가 200명 미만인 경우, 약사가 주 16시간 이상 근무한 경우에도 산정할 수 있다. (코드는 의·치과 AB002, 한의과 15002)

(2) 필요인력의 경우, 해당 치료를 실시할 수 있는 일정한 면적의 물리치료실, 임상병리실, 방사선실을 갖추고 실제 사용할 수 있는 해당 장비를 보유하고 있는 요양기관에 한하여 산정할 수 있다.

자. 요양병원 입원급여 적정성 평가결과 환류

위 '마~아'의 규정에도 불구하고 '요양병원 입원급여 적정성 평가'결과 평가영역이 전체 하위 20% 이하에 해당하는 요양병원은 평가결과 발표 직후 2분기 동안 위 '마' 및 '바'의 입원료 가산과 '아'의 필요인력 확보에 따른 별도 보상을 적용하지 아니한다. (단, 동 규정은 2011년 평가결과 발표 분부터 적용한다.)

차. 요양병원 인증조사 미신청기관에 대한 가산 배제

「의료법」 제58조의4에 따른 인증을 정해진 기간 내 신청하지 아니하여 인증조사 미신청기관으로 통보받은 요양병원은 통보 직후 1분기 동안 위 '마~아'의 규정에도 불구하고 '마' 및 '바'의 입원료 가산과 '아'의 필요인력 확보에 따른 별도보상을 적용하지 아니한다.

5) 의약품관리료

의약품관리료는 특정 기간 중 투약한 경우 특정기간이 종료되는 시점마다 투약일수에 따라 제1편 제2부 제1장 가-11 의약품관리료 나-(3)의 수가를 산정한다.

6) 요양병원 지역사회 연계 관리료II를 산정한 경우 교통비는 소요시간, 방문지역 등에 불문하고 1회 방문당 108.30점(코드는 의·치과 AW004, 한의과 16004)을 환자 본인이 100분의 100을 부담한다.

분류번호	코드	분류	점수
요-51	AB500 (15500)	요양병원 입원료 Inpatient Care 주: 내과질환자, 정신질환자, 만 8세 미만의 소아환자에 대하여는 소정점수의 30%를 가산(산정코드 세 번째 자리에 4로 기재)한다.	270.04
요-52	AF500 (18500)	낮병동 입원료 Day Care	270.04
요-53	AJ002 (19002)	중환자실 입원료 ICU Patient Care 주: 중환자실에 전담의를 두는 경우에는 136.03점을 별도 산정한다.	
	AJ500	(1) 요양병원 의 · 치과	1,077.71
	19500	(2) 요양병원 한의과	1,072.42
요-54		격리실 입원료 Isolation Room Patient Care 주: 다인용의 경우 6인 이하의 격리병실을 이용한 경우에 산정한다.	
	AK500 AK501 AK502	(1) 1인용 (2) 2인용 (3) 다인용	1,574.16 1,049.41 881.55
요-55	AC500 (16500)	요양병원 입원환자 안전관리료(1일당) 주: 환자의 안전을 위하여 움직임을 제한하는 등의 경우에는 의료법 시행규칙 별표4의2를 준수하여야 한다.	19.35
요-56		요양병원 지역사회 연계료 주1. 환자지원팀(상근하는 의사, 간호사, 사회복지사 각 1인 및 기타 환자지원에 필요한 인력으로 구성)을 설치하여 운영하는 경우에 산정한다. 2. 「가」는 입원기간 중 1회 산정하되, 환자 상태의급격한 변화 등 불가피한 경우 진료기록부에 이를 기록하고 추가 1회 산정한다. 3. 「나」, 「다」는 퇴원 시 1회 산정하되 동시에 실시하는 경우에는 주된 항목의 소정점수만 산정한다.	
	AW001 (16001) AW002 (16002) AW003 (16003)	가. 요양병원 지역사회 연계 평가료 (관련 상담 활동 포함) 나. 요양병원 지역사회 연계 관리료 I 다. 요양병원 지역사회 연계 관리료 II	233.27 295.76 631.72

(별표 1) 특정항목

1) 식대
   - 제1편 제2부 제17장 입원환자 식대
2) CT 및 MRI
   - 제1편 제2부 제3장 제2절 방사선 특수영상진단료 중 다-245 전산화단층영상진단(CT) 및 다-246 자기공명영상진단(MRI)
   - CT 및 MRI 촬영에 소요된 필름(또는 FULL PACS)·조영제
3) 전문재활치료
   - 제1편 제2부 제7장 이학요법료 중 제2절의 사116 운동치료와 제3절 전문재활치료료
4) 혈액투석 및 투석액
   - 제1편 제2부 제9장 처치 및 수술료 중 자702 혈액투석(O7020, O7021)
   - 혈액투석에 사용된 투석액
   - 복막투석에 사용된 투석액
5) 전문의약품
   가. Erythropoietin 주사제(품명: 에포론주 등), Darbepoetin Alpha 주사제(품명: 네스프프리필드주 등), Methoxy polyethylene glycol-epoetin β 주사제(품명: 미쎄라프리필드주)
   나. Recombinant Human Epidermal Growth Factor(품명: 이지에프외용액)
   다. Riluzole(품명: 리루텍정 등)
   라. Interferon β - 1a(품명: 레비프프리필드주 등)
6) 전혈 및 혈액성분제제
   - 제1편 제2부 제16장 전혈 및 혈액성분제제료 중 파1 전혈과 파2 혈액성분제제
7) 제1편 제3부 행위 비급여 목록과 치료재료 급여·비급여 목록 및 급여 상한금액표의 비급여 목록 중 '19년 1월 이후 급여로 변경 고시된 항목
8) 「선별급여 지정 및 실시 등에 관한 기준」 제3조제2항의 규정에 의한행위·치료재료

제6장 건강보험 본인일부부담금

1. 도입의 필요성과 제한점

진료비 본인 일부부담금(cost sharing)이란 의료, 의약, 입원을 하는 사람이 실제로 그러한 의료보장의 혜택을 받게 될 당시에 본인이 진료경비의 일부를 혜택받은 요양기관에 지불하는 것을 말한다. 이러한 비용분담제도는 사회보험의 필수 불가결한 요소로 되어 있으나, 문제는 그 부담액을 어떤 방법으로 어느 정도로 결정하느냐에 있다.

즉, 제 3자 지불형식의 건강보험 하에서 의료공급자와 소비자는 의료비용의 발생에 대하여 둔감하므로 과잉진료나 과잉수진이 발생할 가능성이 증가하게 된다. 이와 같은 현상을 보험의 도덕적 위해(moral hazard)라고 부르는데 이는 의료비의 증가를 야기 시켜 보험재정이 불안정하게 되는 주요원인의 하나가 된다. 따라서 본인일부부담금은 가격에 둔감한 의료소비자에게 의료비의 일부를 전가함으로써 불필요한 의료 이용을 감소시켜 의료비의 증가를 억제하기 위한 제도이다.

그러나 이 장치는 사회보험을 시행하는 국가들에게 있어서 가장 논란의 대상이 되고 있다. 일정률의 비용일부부담은 소득 역진적이어서 고소득층에 비하여 저소득층이 상대적으로 더욱 큰 부담을 주기 때문이다. 예를 들면, 한 달에 수입이 100만원인 가장이 질병으로 입원진료를 받고 100만원 정도의 의료비가 청구되었다면 그

20%(입원의 경우 본인부담률)인 약20만원에 해당되는 본인부담금을 즉시 지불하려면 경제적인 부담이 과중(부담률 20.0%)된다. 그러나 월 450만원의 소득자는 같은 100만원의 의료비가 청구되었다면 큰 부담 없이(부담률 4.4%) 일부부담금인 약 20만원을 지불할 수 있을 것이다.

본인일부부담금제도는 양면성이 있다. 한쪽으로는 의료의 남진(濫診)이나 남용(濫用) 등에 의한 보험재정 유출을 방지하기 위한 필수 불가결한 구성요소의 하나이지만, 다른 한편으로는 소득역진성 때문에 의료이용의 형평성 문제를 유발하기도 한다.

그러므로 본인일부부담금은 가계지출에 위험이 되지 않아야 함과 동시에 보험수급자의 남 · 수진을 억제할 수 있는 균형점이 가장 이상적이지만, 이 수준에 대한 사회적 합의를 도출하는 것은 기술적으로 대단히 어렵다.

2. 비용일부부담 조정내용의 변천

한국 건강보험에서 진료비 본인일부부담금 제도는 제도의 성숙과 함께 수 차례 변화의 과정을 겪어 왔다. 1977년 의료보험도입 초기에는 피보험자와 피부양자를 구분하여 입원(30~40%), 외래(40~50%)에 정률제를 사용하였으나, 1986년부터 입원의 경우는 계속 정률제(수가차등제)를 사용하였으나, 정률제에 의한 본인일부부담금의 계산방식이 요양기관과 수진자에게 공히 번잡성을 야기시켜 이로 인한 상호 마찰의 요인이 계속되어 왔다. 이와 같은 문제점을 해소하고 업무의 간소화를 기하고자 일정금액 이하의 외래진료비는 본인부담 정액제를 1986년부터 실시하였다.

여기에 요양기관 규모별로 차등적 가산률을 적용하고 있는데, 이는 외래환자의 종합병원 집중현상을 억제하기 위한 목적과 함께 의료기관 규모별 자본비용을 보전해주기 위한 이유도 있었다. 하지만 2000년 이후부터는 의료기관 종별 수가차등제를 각 요양수준에 적합한 질환군은 인센티브를 주고, 그렇지 않는 경우에는 불이익을 주어 적정진료와 수진을 유도하고 있다.

하지만 전반적으로 우리나라 건강보험제도상의 가입자들의 본인부담률은 다른 나라에 비하여 상당히 높은 것으로 되어 있다. 이러한 이유로 일반 국민들에게는 우리나라의 건강보험제도는 의료비의 과다한 본인부담으로 인해 사회보험으로서의 의의가 제한되고 있다고 생각하는 반면, 의료기관의 입장은 부적절한 건강보험수가의 책정과 보험급여의 확대로 충실치 못한 환자진료와 경영상의 어려움으로 의료비의 비급여 본인부담분의 성격에 상반된 이해를 갖고 있다.

3. 건강보험비용의 본인일부부담

1) 요양급여를 받는 자는 그 비용의 일부("본인일부부담금")를 본인이 부담

(1) 선별급여에 대해서는 다른 요양급여에 비하여 본인일부부담금을 상향 조정 가능

(2) 본인이 연간 부담하는 본인일부부담금의 총액이 대통령령으로 정하는 금액(본인부담상한액)을 초과한 경우에는 공단이 그 초과 금액을 부담

(3) 본인부담상한액은 가입자의 소득수준 등에 따라 정함

2) 요양급여비용 중 본인이 부담할 비용의 부담율 및 부담액(시행령 별표 2)

(1) 입원진료(나목의 표 중 보건복지부장관이 정하는 의료장비를 이용한 진료의 경우는 제외한다) 및 보건복지부장관이 정하는 요양급여를 받은 경우(약국 또는 한국희귀・필수의약품센터인 요양기관에서 처방전에 따라 의약품을 조제받는 경우를 포함한다)는 다음의 구분에 따라 계산한 금액

(가) 요양급여비용 총액(보건복지부장관이 정하여 고시하는 식대와 장애인 치과진료에 대한 가산금액은 제외한다)의 100분의 20에 입원기간 중 식대[입원환자의 식사의 질과 서비스에 영향을 미치는 부가적 요소에 드는 비용에 해당하는 가산금액(이하 "식대가산금액"이라 한다)을 포함한다. 이하 이 호, 제2호 및 제3호가목・나목・아목에서 같다]의 100분의 50을 더한 금액. 다만, 상급종합병원에서 법 제43조에 따라 신고한 입원병실 중 일반입원실의 2인실・3인실・4인실 및 정신과 폐쇄병실의 2인실・3인실・4인실을 이용한 경우에는 그 입원료에 한정하여 각각 100분의 50・100분의 40・100분의 30으로 하고, 종합병원・병원・한방병원・요양병원(「정신건강증진 및 정신질환자 복지서비스 지원에 관한 법률」 제3조제5호에 따른 정신의료기관 중 정신병원인 요양병원 및 「장애인복지법」 제58조제1항제4호에 따른 의료재활시설로서 「의료법」 제3조의2의 요건을 갖춘 의료기관인 요양병원으로 한정한다)에서 법 제43조에 따라 신고한 입원병실 중 일반입원실의 2인실・3인실 및 정신과 폐쇄병실의 2인실・3인실을 이용한 경우에는 그 입원료에 한정하여

각각 100분의 40 · 100분의 30으로 하며, 보건복지부장관이 정하여 고시하는 격리 입원에 대해서는 그 입원료에 한정하여 100분의 10으로 한다.

(나)「의료법」제3조제2항제3호라목에 따른 요양병원에서 입원진료를 받는 사람 중 입원치료보다는 요양시설이나 외래진료를 받는 것이 적합한 환자로서 보건복지부장관이 정하여 고시하는 환자군에 해당하는 경우에는 요양급여비용 총액의 100분의 40에 입원기간 중 식대의 100분의 50을 더한 금액

(2) 외래진료의 경우(고가특수의료장비를 이용한 진료의 경우 포함)

기관종별	소재지	환자구분	본인부담액
상급종합병원	모든 지역	일반환자	진찰료총액+(요양급여비용총액-진찰료총액)×60/100(임신부 외래진료의 요양급여비용 총액의 40/100, 1세 미만 영유아 외래진료의 경우에는 요양급여비용 총액의 20/100)
		의약분업 예외환자	진찰료총액+(요양급여비용총액-약가총액-진찰료총액)×60/100+약가총액×30/100(임신부 외래진료의 경우에는 (요양급여비용 총액 - 약값 총액) × 40/100 + 약값 총액×30/100,1세 미만 영유아 외래진료의 경우에는 (요양급여비용 총액 - 약값 총액) × 20/100 + 약값 총액 × 21/100)
종합병원	동지역	일반환자	요양급여비용총액×50/100(임신부 외래진료의 경우에는 30/100, 1세 미만 영유아 외래진료의 경우에는 15/100)
		의약분업 예외환자	(요양급여비용총액-약가총액)×50/100((임신부 외래진료의 경우에는 30/100, 1세 미만 영유아 외래진료의 경우에는 15/100) + 약값 총액 × 30/100(1세 미만 영유아의 경우에는 21/100))
	읍 · 면 지역	일반환자	요양급여비용총액×45/100(임신부 외래진료의 경우에는 30/100, 1세 미만 영유아 외래진료의 경우에는 15/100)
		의약분업 예외환자	(요양급여비용총액-약가총액)×45/100((임신부 외래진료의 경우에는 30/100, 1세 미만 영유아 외래진료의 경우에는 15/100) + 약값 총액 × 30/100(1세 미만 영유아의 경우에는 21/100))
병원 치과병원 한방병원 요양병원	동지역	일반환자	요양급여비용총액×40/100(임신부 외래진료의 경우에는 20/100, 1세 미만 영유아 외래진료의 경우에는 10/100)
		의약분업 예외환자	(요양급여비용총액-약가총액)×40/100((임신부 외래진료의 경우에는 20/100, 1세 미만 영유아 외래진료의 경우에는 10/100) + 약값 총액 × 30/100(1세 미만 영유아의 경우에는 21/100))
	읍 · 면 지역	일반환자	요양급여비용총액×35/100(임신부 외래진료의 경우에는 20/100, 1세 미만 영유아 외래진료의 경우에는 10/100)
		의약분업 예외환자	(요양급여비용총액-약가총액)×35/100((임신부 외래진료의 경우에는 20/100, 1세 미만 영유아 외래진료의 경우에는 10/100) + 약값 총액 × 30/100(1세 미만 영유아의 경우에는 21/100)

기관종별	소재지	환자구분	본인부담액
의원 치과의원 한의원 보건의료원	모든 지역	일반환자	요양급여비용총액×30/100(임신부의 외래진료의 경우에는 10/100, 1세 미만 영유아 외래진료의 경우에는 5/100). 다만, 요양급여를 받는 사람이 65세 이상이면서 해당 요양급여비용 총액이 보건복지부령으로 정하는 금액을 넘지 않으면 보건복지부령으로 정하는 금액
		의약분업 예외환자	(요양급여비용 총액 - 약값 총액) × 30/100((임신부 외래진료의 경우에는 10/100, 1세 미만 영유아 외래진료의 경우에는 5/100) + 약값 총액 × 30/100(1세 미만 영유아의 경우에는 21/100)) 다만, 요양급여를 받는 사람이 65세 이상이면서 해당 요양급여비용 총액이 보건복지부령으로 정하는 금액을 넘지 않으면 보건복지부령으로 정하는 금액
보건소 보건지소 보건진료소	모든 지역		요양급여비용총액×30/100(요양급여비용총액이 보건복지부령으로 정하는 금액을 초과하지 아니하면 보건복지부령으로 정하는 금액)

(비고)

1. 위 표에서 "의약분업 예외환자"란 「약사법」 제23조제4항제3호 중 조현병(調絃病) 또는 조울증 등으로 자신 또는 타인을 해칠 우려가 있는 정신질환자, 같은 항 제4호 중 「감염병의 예방 및 관리에 관한 법률」에 따른 제1군 감염병환자 및 같은 항 제8호 · 제9호에 해당하는 환자를 말한다. 다만, 제1호가목에 따라 요양급여비용 총액의 100분의 20을 적용받는 사람은 제외한다.
2. 위 표에서 "약값 총액"이란 요양기관이 해당 약제를 구입한 금액의 총액을 말한다.
3. 보건복지부장관이 정하는 의료장비를 이용한 입원진료인 경우의 요양급여비용 총액은 의료장비를 이용한 비용의 총액으로 한정한다.
4. 요양기관의 외래진료를 통하여 주기적으로 의사의 처방에 따라 구입(사용)하여야 하는 치료재료 중 보건복지부장관이 정하여 고시하는 치료재료의 경우에는 해당 치료재료 비용 및 관련 행위(교체를 위한 직접적 행위에 한정한다. 이하 같다) 비용을 제외한 요양급여비용 총액을 위 표의 요양급여비용 총액으로 하여 위 표에 따라 산정한 금액에 해당 치료재료 비용 및 관련 행위 비용의 100분의 20을 더한 금액을 본인부담액으로 한다. 다만, 제3호 마목이 적용되는 중증질환자는 제외한다.
5. 보건복지부장관이 정하는 질병의 환자가 요양기관(의원으로 한정한다)에 보건복지부장관이 정하는 절차 또는 방법에 따라 외래진료를 지속적으로 받겠다는 의사를 표시한 경우에는 해당 질병에 대하여 그 다음 진료부터 (진찰료 총액 × 20/100) + {(요양급여비용 총액 - 진찰료 총액) × 30/100}에 해당하는 금액을 본인부담액으로 한다. 다만, 요양급여를 받는 사람이 65세 이상인 경우에는 요양급여비용 총액이 보건복지부령으로 정하는 금액을 넘지 않으면 보건복지부령으로 정하는 금액을 본인부담액으로 한다.
6. 보건복지부장관이 정하는 임신부가 유산 또는 사산을 한 경우 해당 유산 또는 사산에 따른 외래진료는 위 표에 따른 임신부 외래진료에 포함한다.

(가) 외래진료 등의 요양급여비용 총액에 관한 조건 및 본인부담액: 65세 이상인 가입자 및 피부양자 (시행규칙 별표 3)

① 의원, 치과의원, 한의원 및 보건의료원

<table>
<tr><th>기관종별</th><th>환자의 연령</th><th colspan="2">요양급여비용총액에 관한 조건</th><th>본인부담액</th></tr>
<tr><td rowspan="3">의원
치과 의원(의약분업예외지역은 제외)
보건의료원(한방과제외)</td><td rowspan="3">65세 이상</td><td colspan="2">요양급여비용총액이 15,000원을 넘지 않는 경우</td><td>1,500원</td></tr>
<tr><td colspan="2">요양급여비용총액이 15,000원을 넘고 20,000원을 넘지 않는 경우</td><td>요양급여비용총액×10/100</td></tr>
<tr><td colspan="2">요양급여비용총액이 20,000원을 넘고 25,000원을 넘지 않는 경우</td><td>요양급여비용총액×20/100</td></tr>
<tr><td rowspan="6">의원 · 치과의원(의약분업 예외지역만 해당), 보건의료원(한방과만 해당) 및 한의원</td><td rowspan="6">65세 이상</td><td rowspan="3">투약처방하는 경우</td><td>요양급여비용총액이 15,000원을 넘지 않는 경우</td><td>1,500원</td></tr>
<tr><td>요양급여비용총액이 15,000원을 넘고 25,000원을 넘지 않는 경우</td><td>요양급여비용총액×10/100</td></tr>
<tr><td>요양급여비용총액이 25,000원을 넘고 30,000원을 넘지 않는 경우</td><td>요양급여비용총액×20/100</td></tr>
<tr><td rowspan="3">투약처방하지 않는 경우</td><td>요양급여비용총액이 15,000원을 넘지 않는 경우</td><td>1,500원</td></tr>
<tr><td>요양급여비용총액이 15,000원을 넘고 20,000원을 넘지 않는 경우</td><td>요양급여비용총액×10/100</td></tr>
<tr><td>요양급여비용총액이 20,000원을 넘고 25,000원을 넘지 않는 경우</td><td>요양급여비용총액×20/100</td></tr>
</table>

(3) 보건소, 보건지소 및 보건진료소의 요양급여비용 본인부담액

기관종별	진료과	요양급여 비용 총액	진료내역 또는 투약일수	본인부담액
보건소	의과 · 치과 한방과	12,000원을 초과하는 경우		요양급여비용 총액×30/100
	의과 · 치과	12,000원을 초과하지 아니하는 경우	처방전만을 발급한 경우	500원
			1일분 이상 3일분 이하의 투약을 한 경우	1,100원
			4일분 이상 6일분 이하의 투약을 한 경우	1,300원
			7일분 이상 투약을 한 경우	1,600원
			재활 및 물리치료를 한 경우(1일당)	500원
	한방과	12,000원을 초과하지 아니하는 경우	침 · 구 · 부항 등의 시술만 한 경우	1,100원
			1일분 투약만 한 경우	1,100원
			2일분 투약만 한 경우	1,300원
			3일분 투약만 한 경우	1,600원
			4일분 이상 투약만 한 경우	2,000원
			침 · 구 · 부항 등의 시술과 1일분 투약을 한 경우	1,300원
			침 · 구 · 부항 등의 시술과 2일분 투약을 한 경우	1,600원
			침 · 구 · 부항 등의 시술과 3일분 투약을 한 경우	1,800원
			침 · 구 · 부항 등의 시술과 4일분 이상 투약을 한 경우	2,200원
보건지소	의과 · 치과	12,000원을 초과하는 경우		요양급여비용 총액×30/100
		12,000원을 초과하지 아니하는 경우	처방전만을 발급한 경우	500원
			1일분 이상 3일분 이하 투약을 한 경우	900원
			4일분 이상 6일분 이하 투약을 한 경우	1,100원
			7일분 이상 투약을 한 경우	1,400원
			재활 및 물리치료를 한 경우(1일당)	500원
보건 진료소		12,000원을 초과하는 경우		요양급여비용 총액×30/100
		12,000원을 초과 하지 아니하는 경우		900원

(4) 약국 또는 한국희귀 · 필수의약품센터의 경우

(가) 진료를 담당한 의사 또는 치과의사가 발행한 처방전에 따라 의약품을 조제받은 경우에는 요양급여비용 총액의 100분의 30(요양급여를 받는 사람이 65세 이상인 경우 요양급여비용 총액이 보건복지부령으로 정하는 금액(10,000원)을 넘지 않으면 보건복지부령으로 정하는 금액:1,000원). 다만, 제1호가목 중 보건복지부장관이 정하는 요양급여를 받은 경우(약국 또는 한국희귀 · 필수의약품센터인 요양기관에서 처방전에 따라 의약품을 조제받는 경우를 포함한다)는 제외한다.

(나) 「약사법」에 따라 의료기관이 없는 지역에서 조제하는 경우로서 진료를 담당한 의사 또는 치과의사가 발행한 처방전에 따르지 않고 의약품을 조제받은 경우에는 다음의 구분에 따라 산정한 금액

① 요양급여비용 총액이 보건복지부령으로 정하는 금액을 넘는 경우에는 요양급여비용 총액의 100분의 40

② 요양급여비용 총액이 보건복지부령으로 정하는 금액을 넘지 않는 경우에는 보건복지부령으로 정하는 금액

(다) 위 (가)에도 불구하고 상급종합병원 또는 종합병원의 의사가 발행한 처방전에 따라 질병의 중증도를 고려하여 보건복지부장관이 정하여 고시하는 질병에 대한 의약품을 조제받은 경우(국가유공자 등 제외): 다음의 금액

① 상급종합병원의 의사가 발행한 처방전에 따라 의약품을 조제받은 경우: 요양급여비용 총액의 100분의 50

② 종합병원의 의사가 발행한 처방전에 따라 의약품을 조제받은 경우: 요양급여비용 총액의 100분의 40

(라) 약국 또는 한국희귀 · 필수의약품센터이용의 경우의요양급여비용총액에 관한 조건 및 본인부담액(시행규칙 별표 4)

요양급여비용총액에 관한 조건		본인부담액
1. 65세 이상인 가입자 등이 처방전에의하여 의약품을 조제받은 경우	요양급여 총액이 10,000원을 넘지 않는 경우	1,000원
	요양급여 총액이 10,000원을 넘고 12,000원을 넘지 않는 경우	요양급여비용 총액× 20/100

<table>
<tr><td rowspan="4">2. 처방전 없이 의약품을 조제 받는 경우</td><td>요양급여총액이4,000원을 넘는 경우</td><td></td><td>요양급여비용 총액× 40/100</td></tr>
<tr><td rowspan="3">요양급여총액이 4,000원을 넘지 않는 경우</td><td>투약일수 1일</td><td>1,400원</td></tr>
<tr><td>투약일수 2일</td><td>1,600원</td></tr>
<tr><td>투약일수 3일</td><td>2,000원</td></tr>
</table>

(6) 질병군에 대하여 입원진료를 받은 경우

보건복지부장관이 정하여 고시하는 질병군에 대하여 입원진료를 받은 경우 다음 산식에 의하여 산정한 금액의 100분의 20에 입원기간 중 식대의 100분의 50을 더한 금액을 부담

질병군에 대한 본인부담금 산정의 산식

[{질병군별 상대가치점수 × 고정비율} + {질병군별 상대가치점수 × (1 - 고정비율) × 입원 일수 ÷ 질병군별 평균 입원 일수}] × 제21조제1항에 따라 정해진 상대가치점수의 점수당 단가

3) 본인 일부부담금의 면제 및 본인부담금 상한제

(1) 본인부담금 상한제

(가) 본인일부부담금 상한제란

의료수요자의 남 · 수진을 억제하기 위해 본인에게 진료비의 일부를 부담하게 하고 있으나 고액진료의 경우 저소득층에게는 과중한 부담이 될 수 있으며, 과중한 의료비부담을 분산하려는 건강보험제도의 본래 취지에 역행하는 결과를 초래할 수 있다. 따라서 이러한 가입자의 과중한 본인부담을 방지하기 위하여 본인부담 상한제를 실시하고 있는데 종전에는 6개월간 200만원을 한도로 일괄 적용하던 것을 앞으로는 개인별 보험료 부담수준 즉, 상한액기준보험료에 따라 본인부담 상한액을 차등적용한다. 본인부담 상한액을 초과하는 경우 공단이 초과 금액을 부담하도록 하고 있으며, 본인부담 상한액을 형평에 따라 적용하므로 저소득 고액 · 중증질환자의 부담을 완화하고 건강보험의 보장성을 강화하는 데 있음

(나) 요양급여비용 중 가입자 또는 피부양자 본인이 부담하는 연간 본인부담상

한액은 지역가입자의 세대별 보험료 부담수준 또는 직장가입자의 개인별 보험료 부담수준 즉, 상한액기준보험료에 따라 그 금액을 달리함

(다) 가입자 또는 피부양자의 본인부담상한액은 상한액기준보험료의 구간별로 아래 산정 방법에 따라 산정

해당 연도 본인부담상한액 = 전년도 본인부담상한액 × (1 + 전국소비자물가변동률)

주1. 전국소비자물가변동률은 「통계법」 제3조에 따라 통계청장이 매년 고시하는 전전년도와 대비한 전년도 전국소비자물가변동률을 적용하되, 그 전국소비자물가변동률이 100분의 5를 넘는 경우에는 100분의 5를 적용한다.

주2. 계산식에 따라 해당 연도 본인부담상한액을 산정한 경우에 1만원 미만의 금액은 버린다.

(라) 상한액기준보험료의 구간(직장 및 지역가입자)

① 상한액기준보험료가 전체 가입자의 하위 100분의 10에 상당하는 금액

② 상한액기준보험료가 전체 가입자의 하위 100분의 10 – 100분의 30에 상당하는 금액

③ 상한액기준보험료가 전체 가입자의 하위 100분의 30 – 100분의 50에 상당하는 금액

④ 상한액기준보험료가 전체 가입자의 하위 100분의 50 – 100분의 70에 상당하는 금액

⑤ 상한액기준보험료가 전체 가입자의 하위 100분의 70 – 100분의 80에 상당하는 금액

⑥ 상한액기준보험료가 전체 가입자의 하위 100분의 80 – 100분의 90에 상당하는 금액

⑦ 상한액기준보험료가 전체 가입자의 하위 100분의 90을 넘는 경우

(마) 본인부담상한제 개선내용

소득 구간	본인부담 상한액		
	기존 (3단계)	개선(7단계)	
		120일초과입원	그 밖의 경우
1분위(하위10%이하)	200만원	125만원	81만원
2-3분위(하위10%-30이하)		157만원	101만원
4-5분위(하위30%-50이하)		211만원	152만원
6-7분위(하위50%-70이하)	300만원	280만원	
8분위(하위70%-80이하)		350만원	
9분위(하위80%-90이하)	400만원	430만원	
10분위(하위90%초과)		580만원	

(2) 본인부담 비용의 종류

(가) 요양급여비용의 본인부담 비용의 100분의 100 (시행규칙 별표 6)

급여가 제한되는 경우, 급여가 정지되는 경우, 학교폭력 중 학생 간의 폭행에 의한 경우, 보험재정에 상당한 부담을 준다고 인정되는 경우 및 보건복지부령이 정하는 경우에는 요양급여비용의 본인부담률은 요양급여비용의 100분의 100. 다만, ⑧의 경우에는 100분의 70에서 100분의 100 범위에서 보건복지부장관이 정하여 고시하는 부담률을 적용

① 가입자 또는 피부양자가 국민건강보험요양급여의 기준에 관한 규칙 의 규정에 의한 요양급여의 절차에 의하지 아니하고 요양기관을 이용한 경우

② 「병역법」에 따른 현역병(지원에 의하지 아니하고 임용된 하사를 포함), 전환복무된 사람 또는 무관후보생으로 군에 복무 중인 가입자 또는 피부양자 및 교도소 또는 그 밖에 이에 준하는 시설에 수용되어 있는 가입자 또는 피부양자 가 요양기관을 이용한 경우

③ 가입자 또는 피부양자가 보험료 체납으로 급여제한을 받은 기간에 요양기관을 이용한 경우

④ 「학교폭력 예방 및 대책에 관한 법률」에 따른 학교폭력 중 학생간의 폭행에 의한 부상 또는 질병으로 요양기관을 이용한 경우

⑤ 요양병원에서 입원진료를 받는 가입자 또는 피부양자가 「국민건강보험 요양급여의 기준에 관한 규칙」에 따라 요양급여를 의뢰하지 않고 다른

요양기관에서 진료를 받는 경우

⑥ 지역가입자인 국내체류 외국인등이 보험료를 체납한 경우에는 체납일부터 체납한 보험료를 완납할 때까지 보험급여를 하지 아니함, 이 기간에 요양기관을 이용한 경우

⑦ 보건복지부장관이 정하여 고시하는 공단이 부담하는 요양급여비용의 상한금액을 초과하는 비용으로 요양급여의 필요성이 의학적으로 인정되는 약제 · 치료재료로서 해당 약제 · 치료재료의 상한금액이 대체 가능한 약제 · 치료재료의 상한금액의 2배 이상인 경우와 약제 · 치료재료에 대한 요양급여비용이 연간 200억원 이상 들어 보험재정에 상당한 부담을 줄 우려가 있는 약제 · 치료재료의 경우

⑧ 다음의 어느 하나에 해당하는 보험급여 항목의 경우에는 해당 보험급여 항목의 성격, 유형 및 빈도 등을 고려하여 보건복지부장관이 정하여 고시하는 비용

㉠ 보건복지부장관이 정하여 고시하는 고가의 의료장비 또는 의료용품 등을 사용하는 보험급여 항목으로서 해당 항목의 요양급여 비용이 보험재정에 상당한 부담을 준다고 인정되는 경우

㉡ 대체가능한 다른 요양급여 항목에 비하여 상대적으로 보험급여 비용이 높아 보험재정에 상당한 부담을 준다고 인정되는 경우

⑨ 혈액성분 채집술을 위한 혈액 제공 적합성 검사에서 부적합으로 판정되어 혈액성분 채집술을 하지 않은 경우 든 검사비용

⑩ 요양기관의 과실이 없는 상태에서 가입자 또는 피부양자의 기피로 인하여 준비된 혈액을 폐기하였을 경우의 혈액비용과 미리 채혈한 자기혈소판을 수혈하지 못한 경우 이에 소요된 비용

⑪ 응급의료에관한법률의 규정에 의하여 요양기관의 구급차를 이용하여 이송되었을 경우의 이송처치료 및 응급의료수가기준에서 정한 응급의료관리료 산정대상이 아닌 환자의 응급의료관리료

⑫ 보건복지부장관이 정하여 고시하는 질병군에 대한 입원진료의 경우에 이송처치료에 해당하는 비용

⑬ 호스피스전문기관으로 지정된 요양기관에서 호스피스 · 완화의료의 입원진료를 받는 경우에 이송처치료에 해당하는 비용

(나) 다음에 해당하는 경우에는 보건복지부장관이 정하여 고시하는 공단이 부담하는 요양급여비용의 상한금액을 초과하는 비용

① 요양급여의 필요성이 의학적으로 인정되는 약제 · 치료재료로서 해당 약제 · 치료재료의 상한금액이 대체 가능한 약제 · 치료재료의 상한금액의 2배 이상인 경우

② 약제 · 치료재료에 대한 요양급여비용이 연간 200억원 이상 들어 보험재정에 상당한 부담을 줄 우려가 있는 약제 · 치료재료의 경우

(다) 다음의 어느 하나에 해당하는 보험급여 항목의 경우에는 해당 보험급여 항목의 성격, 유형 및 빈도 등을 고려하여 보건복지부장관이 정하여 고시하는 비용

① 보건복지부장관이 정하여 고시하는 고가의 의료장비 또는 의료용품 등을 사용하는 보험급여 항목으로서 해당 항목의 요양급여 비용이 보험재정에 상당한 부담을 준다고 인정되는 경우

② 대체가능한 다른 요양급여 항목에 비하여 상대적으로 보험급여 비용이 높아 보험재정에 상당한 부담을 준다고 인정되는 경우

(라) 왜소증의 원인감별을 위해 실시한 검사비용

(마) 혈액성분채집술을 위한 공혈적합성 여부검사에서 부적합으로 판정되어 혈액성분채집술을 실시하지 아니한 경우 소요된 검사비용

(바) 요양기관의 과실이 없는 상태에서 가입자 또는 피부양자의 기피로 인하여 준비된 혈액을 폐기하였을 경우의 혈액비용과 미리 채혈한 자기혈소판을 수혈하지 못한 경우 이에 소요된 비용

(사) 응급의료에관한법률의 규정에 의하여 요양기관의 구급차를 이용하여 이송되었을 경우의 이송처치료 및 응급의료수가 기준에서 정한 응급의료관리료 산정대상이 아닌 환자의 응급의료관리료

(아) 기타 보건복지부장관이 정하여 고시한 항목 통증자가조절법(PCA) 등: 삭제(2016. 12. 30.)

(자) 보건복지부장관이 정하여 고시하는 질병군에 대한 입원진료의 경우에는 (가)목에 해당하는 비용 및 (사)목 중 이송처치료에 해당하는 비용

(차) 「암관리법」에 따라 완화의료전문기관으로 지정된 요양기관에서 같은 법 제24조에 따라 완화의료 입원진료를 받는 경우에는 (가)목에 해당하는 비

용 및 (사)목 중 이송처치료에 해당하는 비용

(타) (가) ~(차)항목의 요양급여비용의 본인부담률: 요양급여비용의 100분의 100. 다만, 제1호 다목의 경우에는 100분의 70에서 100분의 100 범위에서 보건복지부장관이 정하여 고시하는 부담률을 적용한다.

나. 본인일부부담금 면제 [다만, 위에서 산정한 금액(요양급여비용의 100분의 100)은 면제하지 아니하고, 식대는 50%본인부담]

(가) 자연분만에 대한 요양급여

(나) 신생아에 대한 입원진료로서 보건복지부장관이 정하는 요양급여

(다) 보건복지부장관이 정하여 고시하는 결핵 질환을 가진 사람

(라) 「장기등 이식에 관한 법률」에 따른 장기등기증자(뇌사자 또는 사망한 사람만 해당한다)의 장기등 적출에 대하여 보건복지부장관이 정하는 요양급여

다. 요양급여비용의 본인부담100분의 10 [다만, 위에서 산정한 금액(요양급여비용의 100분의 100)은 면제하지 아니함]

(가) 보건복지부장관이 정하여 고시하는 희귀난치성질환자

(나) 보건복지부장관이 정하여 고시하는 고위험 임산부에 대한 보건복지부장관이 정하는 요양급여

다-1. 본인이 부담할 비용의 부담률의 100분의 70에 해당하는 금액

(가) 1세 이상 6세 미만인 가입자 또는 피부양자가 상급종합병원, 종합병원, 병원, 치과병원, 한방병원, 요양병원, 의원, 치과의원, 한의원 및 보건의료원에서 외래진료를 받는 경우

(나) 6세 미만인 가입자 또는 피부양자가 보건소, 보건지소 및 보건진료소에서 외래진료를 받는 경우로서 요양급여비용 총액이 보건복지부령으로 정하는 금액을 넘는 경우. 다만, 요양급여비용 총액이 보건복지부령으로 정하는 금액을 넘지 않는 경우에는 제1호 나목 표에 따른 금액을 부담한다.

(다) 6세 미만인 가입자 또는 피부양자가 약국 또는 한국희귀 · 필수의약품센터인 요양기관에서 처방전에 따라 의약품을 조제받는 경우

라. 희귀난치성질환자 등의 본인일부부담금(희귀난치성질환자가 속한 세대의 소득 및 재산을 합산한 가액이 국민기초생활 보장법상 최저생계비의 100분의 50

이하인 세대- 차상위계층 경감 인정을 받은 사람): 별도 본인부담금 차감

마. 암환자 등 보건복지부장관이 정하여 고시하는 중증환자에 대하여 요양급여비용의 본인부담 100분의 5[외래 또는 입원진료모두, 요양급여비용의 100분의 100은 면제하지 아니하고, 식대에 50%는 본인부담 함]

바. 65세 이상인 사람이 틀니 요양급여(라목에 해당하는 사람에 대한 요양급여는 제외한다)를 받는 경우에는 그 요양급여비용 총액의 100분의 30

사. 65세 이상인 사람이 치과임플란트 요양급여(라목에 해당하는 사람에 대한 요양급여는 제외한다)를 받는 경우에는 해당 요양급여비용 총액의 100분의 30

아. 제왕절개분만을 위한 입원진료에 대하여 요양급여[라목8)에 해당하는 사람에 대한 요양급여는 제외한다]를 받는 경우에는 요양급여비용 총액의 100분의 5에 입원기간 중 식대의 100분의 50을 더한 금액

자. 15세 이하 아동의 입원진료에 대하여 보건복지부장관이 정하는 요양급여[가목2) 및 라목에 해당하는 사람에 대한 요양급여는 제외한다]를 받는 경우에는 해당 요양급여비용 총액의 100분의 5에 입원기간 중 식대의 100분의 50을 더한 금액

차. 18세 이하 아동의 치아홈메우기 외래진료 또는 16세 이상 18세 이하 아동의 치아홈메우기 입원진료에 대하여 보건복지부장관이 정하는 요양급여(라목에 해당하는 사람에 대한 요양급여는 제외한다)를 받는 경우에는 해당 요양급여비용 총액의 100분의 10

카. 보건복지부장관이 정하여 고시하는 난임진료(인공수정 및 체외수정시술을 포함한다)에 대하여 보건복지부장관이 정하는 요양급여(라목에 해당하는 사람에 대한 요양급여는 제외한다)를 받는 경우에는 해당 요양급여비용 총액의 100분의 30

타. 일반건강검진 결과에 따라 보건복지부장관이 정하여 고시하는 질환이나 질병에 대하여 추가적인 진료 또는 검사의 필요성이 인정되는 사람이 그 질환이나 질병에 대하여 일반건강검진을 받은 날이 속하는 연도의 다음 연도 1월 31일까지 보건복지부장관이 정하여 고시하는 요양급여(의원 및 병원만 해당한다)를 받은 경우에는 본인일부부담금액은 없는 것으로 함

파. 요양병원 외의 요양기관에서 입원진료를 받는 경우로서, 입원병실 중 일

반입원실에 16일 이상 연속하여 입원하는 환자의 경우에는 요양급여비용 총액 중 입원료에 한정하여 다음 표의 구분에 따라 계산한 금액을 부담한다.

구분	본인일부부담금	
	입원일수 16일 이상 30일 이하	입원일수 31일 이상
가. 상급종합병원의 5인실 이상, 요양기관의 4인실 이상	16일째 입원일부터 30일째 입원일까지의 입원료 × 25/100	31일째 입원일부터의 입원료 × 30/100
나. 상급종합병원의 4인실, 종합병원 · 병원 · 한방병원의 3인실	16일째 입원일부터 30일째 입원일까지의 입원료 × 35/100	31일째 입원일부터의 입원료 × 40/100
다. 상급종합병원의 3인실, 종합병원 · 병원 · 한방병원의 2인실	16일째 입원일부터 30일째 입원일까지의 입원료 × 45/100	31일째 입원일부터의 입원료 × 50/100
라. 상급종합병원의 2인실	16일째 입원일부터 30일째 입원일까지의 입원료 × 55/100	31일째 입원일부터의 입원료 × 60/100

하. 앞의 규정에도 불구하고 선별급여 항목의 경우에는 요양급여비용의 100분의 100의 범위에서 보건복지부장관이 정하여 고시하는 금액을 부담

거. 외래진료의 경우에도 그 비용의 본인부담금을 입원진료비부담률에 의하는 급여내용

(가) 만성신부전증환자 또는 혈우병환자

만성신부전증환자 또는 혈우병환자가 장관이 별도로 정한 진료의 범위를 외래에서 받은 경우에는 그 비용의 본인일부부담금은 입원진료비부담률에 의한다.

너. 입원진료의 경우에도 그 비용의 본인부담금을 외래진료비부담률에 의하는 급여내용

(가) 전산화단층영상진단(CT), 자기공명영상진단(MRI), 양전자단층촬영(PET)으로 입원하여 시행한 경우에는 그 비용의 본인일부부담금은 외래진료비 부담률에 의함

더. 기타 본인일부부담금 산정특례

(가) 외래진료 시 산정특례 대상: 만성신부전증환자 등 107개 질병은 요양급여비용총액의 100분의 20

(나) 가정간호 산정특례 대상: 요양급여비용총액의 100분의 20

4. 외래요양급여비용 본인일부부담금 세부작성요령

1) 의원급

(1) 의원, 치과의원, 한의원 및 보건의료원

외래요양급여비용이 15,000원을 초과하지 않을 경우 65세 이상자는 정액 본인일부부담금 1,500원을 적용하고, 투약처방을 하는 경우로써 요양급여비용총액이 15,000원을 초과하고 20,000원을 초과하지 아니하는 경우는 요양급여비용 총액×10/100을 적용하며, 15,000원을 초과하거나 65세 미만자는 요양급여비용 총액의 100분의 30으로 계산하며 6세미만 아동은 성인 본인부담율(100분의30)의 70%인 아동 본인부담율 21%(100분의 21)를 적용하며, 의원급 본인부담금 중 100원미만의 단수는 절사하여 보험자부담금에 합산 산정한다.

(예시 1-1) 요양급여비용 총액이 13,500원일 경우

구분	금액		
	6세 미만	65세 미만	65세 이상
요양급여비용 총액	13,500원	13,500원	13,500원
본인일부부담금	2,800원	4,000원	1,500원
청구액	10,700원	9,500원	12,000원

☞ 6세 미만: 13,500원 × 21/100 = 2,835원(35원 절사) = 2,800원

☞ 65세 미만: 1,3500원 × 30/100 = 4,050원(50원 절사) = 4,000원

(예시 1-2) 요양급여비용 총액이 14,500원일 경우

구분	금액		
	6세 미만	65세 미만	65세 이상
요양급여비용 총액	14,500원	14,500원	14,500원
본인일부부담금	3,000원	4,300원	1,500원
청구액	11,500원	10,200원	13,000원

(예시 2-1) 요양급여비용 총액이 16,000원일 경우

구분	금액		
	6세 미만	65세 미만	65세 이상
요양급여비용 총액	16,000원	16,000원	16,000원
본인일부부담금	3,300원	4,800원	1,600원
청구액	12,700원	11,200원	14,400원

(예시 2-2) 요양급여비용 총액이 19,800원일 경우(투약처방)

구분	금액		
	6세 미만	65세 미만	65세 이상
요양급여비용 총액	19,800원	19,800원	24,500원
본인일부부담금	4,100원	5,900원	4,900원
청구액	15,700원	13,900원	19,600원

(2) 읍 · 면지역 병원급(병원, 치과병원, 한방병원 및, 요양병원)

일반환자의 본인일부부담금 계산방법은 요양급여비용 총액의 100분의 35으로 하고, 의약분업예외 환자는(요양급여비용총액 - 약가총액)×100분의 35 + 약가총액 × 30/100에 따라 계산하며 6세 미만 아동은 성인 본인부담율(100분의 35)의 70%인 아동 본인부담율 24.5%(100분의 24.5)를 적용하며, 병원급 본인부담금 중 100원 미만의 단수는 절사하며 절사된 100원 미만 금액은 청구액(보험자 부담금)으로 산정한다.

(예시 1-1) 요양급여비용 총액이 13,000원일 경우

구분	금액	
	6세 미만	일반환자
요양급여비용 총액	13,000원	13,000원
본인일부부담금	3,100원	4,500원
청구액	9,900원	8,500원

☞ 6세 미만: 13,000원 × 24.5/100 = 3,180원(80원 절사) = 3,100원

☞ 일반환자: 1,3000원 × 35/100 = 4,550원(50원 절사) = 4,500원

(예시 1-2) 요양급여비용 총액이 25,550원, 원내조제의약품 약가총액 7,200원

구분	금액
	의약분업 예외환자
요양급여비용 총액	25,550원
본인일부부담금	8,500원
청구액	17,050원

☞ 의약분업예외환자: (25,550−7,200) × 35/100 + 7,200 × 30/100 =
6,422.5 + 2,160 = 8,500원(82.5원 절사) = 8,500원

(3) 동 지역 병원급(병원, 치과병원, 한방병원 및 요양병원)

일반환자의 본인일부부담금 계산방법은 요양급여비용 총액의 100분의 40으로 하고, 의약분업예외 환자는(요양급여비용총액 − 약가총액)×100분의 40 + 약가총액 × 30/100에 따라 계산하며, 6세 미만 아동은 성인 본인부담율(100분의 40)의 70%인 아동 본인부담율 28%(100분의 28)를 적용하며, 병원급 본인부담금 중 100원 미만의 단수는 절사하고 절사된 100원 미만 금액은 청구액(보험자 부담금)으로 산정한다.

(예시 1-1) 요양급여비용 총액이 13,000원일 경우

구분	금액	
	6세 미만	일반환자
요양급여비용 총액	13,000원	13,000원
본인일부부담금	3,600원	5,200원
청구액	9,400원	7,800원

☞ 6세 미만: 13,000원 × 28/100 = 3,640원(40원 절사)= 3,600원
☞ 일반환자: 1,3000원 × 40/100 = 5,200원

(예시 1-2) 요양급여비용 총액이 25,550원, 원내조제의약품 약가총액 7,200원

구분	금액
	의약분업예외환자
요양급여비용 총액	25,550원
본인일부부담금	9,500원
청구액	16,050원

☞ 의약분업예외환자: (25,550−7,200) × 40/100 + 7,200 × 30/100 =
7,340 + 2,160 = 9,500원

(4) 읍 · 면지역 종합병원

일반환자의 본인일부부담금 계산방법은 요양급여비용 총액의 100분의 45으로 하고, 의약분업예외 환자는(요양급여비용총액 - 약가총액)×100분의 45 + 약가총액 × 30/100에 따라 계산하며 6세 미만 아동은 성인 본인부담율(100분의 45)의 70%인 아동 본인부담율 31.5%(100분의 31.5)를 적용하며, 종합병원 본인부담금 중 100원 미만의 단수는 절사하고 절사된 100원 미만 금액은 청구액(보험자 부담금)으로 산정한다.

(예시 1-1) 요양급여비용 총액이 13,500원일 경우

구분	금액	
	6세 미만	일반환자
요양급여비용 총액	13,500원	13,500원
본인일부부담금	4,200원	6,000원
청구액	9,300원	7,500원

☞ 6세 미만: 13,500원 × 31.5/100 = 4,252.5원(52.5원 절사) = 4,200원
☞ 일반환자: 13,500원 × 45/100 = 6,075원(75원 절사) = 6,000원

(예시 1-2) 요양급여비용 총액이 35,550원, 원내조제의약품 약가총액 7,020원

구분	금액
	의약분업예외환자
요양급여비용 총액	35,550원
본인일부부담금	14,900원
청구액	20,650원

☞ 의약분업예외환자: (35,550-7,020) × 45/100 + 7,020 × 30/100 = 12,838.5 + 2,106 = 14,944.5원(44.5원절사) = 14,900원

(5) 동 지역 종합병원

일반환자의 본인일부부담금 계산방법은 요양급여비용 총액의 100분의 50으로 하고, 의약분업예외 환자는(요양급여비용총액 - 약가총액)×100분의 50 + 약가총액 × 30/100에 따라 계산하며 6세 미만 아동은 성인 본인부담율(100분의 50)의 70%인 아동 본인부담율 35%(100분의 35)를 적용하며, 종합병원 본인부담금 중 100원 미만의 단수는 절사하고 절사된 100원 미만 금액은 청구액(보험자 부담금)으로 산정한다.

(예시 1-1) 요양급여비용 총액이 13,500원일 경우

구분	금액	
	6세 미만	일반환자
요양급여비용 총액	13,500원	13,500원
본인일부부담금	4,700원	6,700원
청구액	8,800원	6,800원

☞ 6세 미만: 13,500원 × 35/100 = 4,725원(25원 절사) = 4,700원

☞ 일반환자: 13,500원 × 50/100 = 6,750원(50원 절사) = 6,700원

(예시 1-2) 요양급여비용 총액이 35,550원, 원내조제의약품 약가총액 7,020원

구분	금액
	의약분업예외환자
요양급여비용 총액	35,550원
본인일부부담금	16,300원
청구액	19,250원

☞ 의약분업예외환자: (35,550-7,020) × 50/100 + 7,020 × 30/100 =
14,265 + 2,106 = 16,371원(71원 절사) = 16,300원

(6) 상급종합병원(모든 지역)

일반환자의 본인일부부담금 계산방법은 진찰료 총액+(요양급여비용총액-진찰료 총액)×60/100을 본인이 부담하고, 의약분업예외 환자는 진찰료 총액+(요양급여비용총액-약가총액-진찰료 총액)×60/100+약가총액×30/100에 따라 계산하며, 6세 미만 아동은 상기 본인부담율의 70%인 아동 본인부담율 42%(100분의 42)를 적용하며, 상급종합병원 본인부담금 중 100원 미만의 단수는 절사하고 절사된 100원 미만 금액은 청구액(보험자 부담금)으로 산정한다.

(예시 1-1) 어깨의 유착성 피막염 상병으로 상급종합병원 마취과에서 초진 진찰을 받은 경우
(요양급여비용 총액이 48,800원, 초진진찰료는 19,770원)

구분	금액	
	6세 미만	일반환자
요양급여비용 총액	48,800원	48,800원
본인일부부담금	15,600원	37,100원
청구액	33,200원	11,700원

☞ 6세 미만: 37,188 × 42/100 = 15,619원 (19원 절사) = 15,600원

☞ 일반환자: {19,770 + (48,800 - 19,770) × 0.60} = 37,188원(88원 절사) = 37,100

(예시 1-2) 상세불명의 천식(기관지 천식) 상병으로 상급종합병원 소아과에서 재진진찰을 받은 경우 (요양급여비용 총액이 36,600원, 재진진찰료 15,330원)

구분	금액	
	6세 미만	일반환자
요양급여비용 총액	36,600원	36,600원
본인일부부담금	11,700원	28,000원
청구액	24,900원	8,600원

☞ 6세 미만: 28,000 × 42/100 = 11760원 (60원 절사) = 11,700원
☞ 일반환자: {15,330 + (36,600 - 15,330) × 0.60} = 28,092원(92원 절사) = 28,000원

(예시 1-3) 상세불명의 천식(기관지 천식) 상병으로 상급종합병원 소아과에서 재진진찰을 받은 경우 (요양급여비용 총액이 36,600원, 재진진찰료 15,330원, 원내조제의약품 약가총액 7,020원)

구분	금액
	의약분업예외환자
요양급여비용 총액	36,600원
본인일부부담금	25,900원
청구액	10,700원

☞ 의약분업예외환자: {15,330 + (36,600 - 7,020 - 15,330) × 0.60} + 7,020 × 30/100 = 23,880 + 2106 = 25,986(86원 절사) = 25,900원

(7) 보건기관

※ 보건기관에서 원내처방과 원외처방이 함께 이루어지는 경우에는 원내처방을 기준으로 수가와 본인일부부담금을 산정한다.

가. 보건소

방문당 외래 요양급여비용이 12,000원을 초과할 경우에는 정률 본인일부부담금 계산방법(요양급여비용 총액의 100분의 30)에 의하고, 12,000원 이하일 경우에는 정액 본인일부부담금을 적용한다(다음 예시는 1회 방문 기준). 6세 미만 아동은 성인 본인부담율(100분의 30)의 70%인 아동 본인부담율 21%(100분의 21)를 적용하며, 보건소 정률 본인부담금 중 100원 미만의 단수는 절사하여 보험자부담금에 합산 산정한다.

(예시 1) 보건소 내에서 의과진료 시 1일 투약을 하고, 환자에게 원외처방전을 발급하였을 때 (요양급여비용 총액 4,570원)

구분	금액
요양급여비용 총액	4,570원
본인일부부담금	1,100원
청구액	3,470원

(예시 2) 보건소 내에서 처치(의과 또는 치과)행위를 하고, 원외처방전을 발급하지 아니하였을 때 (요양급여비용 총액 3,510원)

구분	금액
요양급여비용 총액	3,510원
본인일부부담금	1,100원
청구액	2,410원

(예시 3) 보건소 내에서 처치(의과 또는 치과)행위를 하고, 원외처방전을 발급하였을 때 (요양급여비용 총액 3,510원)

구분	금액
요양급여비용 총액	3,510원
본인일부부담금	500원
청구액	3,010원

(예시 4) 보건소 내에서 의과진료 시 10일 투약을 하고, 환자에게 원외처방전을 발급하였을 때 (요양급여비용 총액 17,650원)

구분	금액
요양급여비용 총액	17,650원
본인일부부담금	5,200원
청구액	12,450원

☞ 일반환자: 17,650 × 30/100 = 5,295원(95원 절사) = 5,200원

☞ 6세 미만: 17,650 × 21/100 = 3,700원(06원절사, 본인부담), 13,950원(청구액)

나. 보건지소

방문당 외래 요양급여비용이 12,000원을 초과할 경우에는 정률 본인일부부담금 계산방법(요양급여비용 총액의 100분의 30)에 의하고, 12,000원 이하일 경우에는 정액 본인일부부담금을 적용한다. 6세 미만 아동은 성인 본인

부담율(100분의30)의 70%인 아동 본인부담율 21%(100분의 21)를 적용하며, 보건지소 정률 본인부담금 중 100원 미만의 단수는 절사하여 보험자부담금에 합산 산정한다.

(예시 1) 보건지소 내에서 의과진료 시 2일 투약을 하고 , 환자에게 원외처방전을 발급하였을 때 (요양급여비용 총액 5,210원)

구분	금액
요양급여비용 총액	5,210원
본인일부부담금	900원
청구액	4,310원

(예시 2) 보건지소 내에서 치과행위를 하고, 원외처방전을 발급하지 아니하였을 때 (요양급여비용 총액 3,510원)

구분	금액
요양급여비용 총액	3,510원
본인일부부담금	900원
청구액	2,610원

(예시 3) 보건지소 내에서 치과진료 시 7일분 투약한 경우(정액) (요양급여비용 총액 7,220원)

구분	금액
요양급여비용 총액	7,220원
본인일부부담금	1,400원
청구액	5,820원

(예시 4) 요양급여비용 총액이 13,000원일 경우(정률)

구분	금액
요양급여비용 총액	13,000원
본인일부부담금	3,900원
청구액	9,100원

(예시 5) 보건지소 내에서 의과진료 시 10일 투약을 하고 , 환자에게 원외처방전을 발급하였을 때 (요양급여비용 총액 13,580원)

구분	금액
요양급여비용 총액	13,580원
본인일부부담금	4,000원
청구액	9,580원

☞ 일반환자: 13,580 × 30/100 = 4,074원(74원 절사) = 4,000원

☞ 6세 미만: 13,580원 × 21/100 = 2,800원(51원절사 본인부담), 10,780원(청구액)

다. 보건진료소

방문당 외래 요양급여비용이 12,000원을 초과할 경우에는 정률 본인일부부담금 계산방법(요양급여비용 총액의 100분의 30)에 의하고, 12,000원 이하일 경우에는 정액 본인일부부담금을 적용한다. 6세 미만 아동은 성인 본인부담율(100분의 30)의 70%인 아동 본인부담율 21%(100분의 21)를 적용하며, 보건진료소 정률 본인부담금 중 100원 미만의 단수는 절사하여 보험자부담금에 합산 산정한다.

(예시 1) 보건진료소 내에서 2일분 투약한 경우(정액) (요양급여비용 총액 4,160원)

구분	금액
요양급여비용 총액	4,160원
본인일부부담금	900원
청구액	3,260원

(예시 2) 요양급여비용 총액이 12,800원일 경우

구분	금액
13. 요양급여비용 총액	12,800원
14. 본인일부부담금	3,800원
15. 청구액	9,000원

☞ 일반환자: 12,800 × 30/100 = 3,840원(40원 절사) = 3,800원

☞ 6세 미만: 12,800원 × 21/100 = 2,600원(88원절사, 본인부담),10,200원(청구액)

(8) 약국

가. 처방전에 의하지 아니하고 의약품을 조제받은 경우

방문당 외래 요양급여비용이 4,000원을 초과할 경우에는 정률 본인일부부담금 계산방법(요양급여비용 총액의 100분의 40)에 의하고, 4,000원 이하일 경우에는 정액 본인일부부담금을 적용하며, 6세 미만은 본인부담액 경감대상이 아니며, 약국 정률 본인부담금 중 100원 미만의 단수는 절사하여 보험자부담금에 합산 산정한다.

(예시 1) 1일분 요양급여비용 총액 2,840원인 경우(정액)

구분	금액
요양급여비용 총액	2,840원
본인일부부담금	1,400원
청구액	1,440원

(예시 2) 2일분 요양급여비용 총액 2,534원인 경우(정액)

구분	금액
요양급여비용 총액	2,530원
본인일부부담금	1,600원
청구액	930원

(예시 3) 7일분 요양급여비용 총액 3,955원인 경우(정액)

구분	금액
요양급여비용 총액	3,950원
본인일부부담금	2,000원
청구액	1,950원

(예시 4) 8일분 요양급여비용 총액 9,850원인 경우(정률)

구분	금액
요양급여비용 총액	9,850원
본인일부부담금	3,900원
청구액	5,950원

☞ 6세 미만 : 1,050원 × 21/100 = 2,200원(5원 절사, 본인부담), 8,300원(청구액)

나. 처방전에 의하여 의약품을 조제받은 경우

요양급여비용이 10,000원을 초과하지 않을 경우 65세 이상자는 정액 본인일부부담금 1,200원을 적용하고, 10,000원을 초과하거나 65세 미만자는 요양급여비용 총액의 100분의 30으로 계산하며, 6세 미만 아동은 성인 본인부담율(100분의30)의 70%인 아동 본인부담율 21%(100분의 21)를 적용한다. 약국정률 본인부담금 중 100원 미만의 단수는 절사하여 보험자부담금에 합산 산정한다.

(예시 1) 처방전에 의한 요양급여비용 총액 8,680원인 경우

구분	금액	
	65세 미만	65세 이상
요양급여비용 총액	8,680원	8,680원
본인일부부담금	2,600원	1,200원
청구액	6,080원	7,480원

(예시 2) 처방전에 의한 요양급여비용 총액 10,500원인 경우

구분	금액
요양급여비용 총액	10,500원
본인일부부담금	3,100원
청구액	7,400원

▶ 6세 미만: 10,500원 × 21/100 = 2,200원(본인부담), 8,300원(청구액)

제 7 장

건강보험 요양급여비용 청구방법

제1부 요양급여비용 청구방법, 심사청구서·명세서 서식 및 작성요령

제1편 행위요양급여 비용

제1장 총 칙

1. 목적

이 요령은 「국민건강보험법 시행규칙」 제19조제3항에 따른 요양급여비용의 청구방법, 요양급여비용심사청구서 · 요양급여비용명세서 및 검체검사공급내역통보서의 서식과 작성요령에 관한 사항을 규정함을 목적으로 한다.

2. 청구인

요양급여비용청구인 또는 검체검사공급내역 통보인은 당해 요양기관의 대표자(개설자)가 된다.

3. 정보통신망 이용촉진 및 정보보호 등에 관한 법률의 준용

요양기관이 요양급여비용을 정보통신망을 이용한 전자문서교환방식("EDI, 포털서비스, 인터넷 등"을 말한다. 이하 "정보통신망"이라 한다)으로 청구하거나, "검체검사위탁에 관한 기준"에 따른 수탁기관(이하 "수탁기관"이라 한다)이 검체검사공급내역을 정보통신망으로 통보하는 경우 전자문서, 전자서명, 전자문서의 효력, 전자문서의 도달시기, 전자문서 내용의 추정 등은「정보통신망 이용촉진 및 정보보호 등에 관한 법률」을 준용한다.

4. 작성방법

정보통신망으로 요양급여비용을 청구하거나 검체검사공급내역을 통보하는 경우에는 "전자문서 작성요령(별첨1)"에, 전산매체(디스켓 또는 CD 등을 말한다. 이하 같다)로 청구하는 경우에는 "전산매체 작성요령(별첨2)"에, 서면(다중바코드 표기)으로 청구하는 경우에는 "서면서식 작성요령(별첨3)"에 각각 의하되 이 요령에서 정하지 않은 세부작성요령은 건강보험심사평가원장이 정할 수 있다.

제2장 요양급여비용 청구방법

5. 요양급여비용 청구 및 자료제출 매체의 선택

1) 요양기관은 정보통신망, 전산매체 또는 서면 중 한 가지의 방법을 선택하여 요양급여비용을 청구한다. 다만, 수탁기관의 검체검사공급내역, 호스피스 요양급여비용은 정보통신망으로 제출한다.
2) 요양기관이 정보통신망으로 요양급여비용을 청구하거나 수탁기관이 정보통신망으로 검체검사공급내역을 통보하고자 하는 경우에는 "전산청구(포털, EDI, 전산매체)신청서(별지 제1-1호 서식)" 1부를 건강보험심사평가원(이하 "심사평가원")에 제

출한다. 단, EDI를 이용한 전자문서교환방식(이하 "EDI")의 경우에는 보건복지부 장관이 지정한 전산망관리자의 전산망 이용서비스에 가입한 후 "전산청구(포털, EDI, 전산매체)신청서(별지 제1-1호 서식)" 1부를 심사평가원에 제출한다.

3) 요양기관이 전산매체로 요양급여비용을 청구하고자 하는 경우에는 사전에 "전산청구(포털, EDI, 전산매체)신청서(별지 제1-1호 서식)" 1부를 심사평가원에 제출한다.

4) 정보통신망 또는 전산매체로 청구하는 요양기관에서 제2항 또는 제3항에 따른 청구방법을 변경하고자 하는 경우에는 사전에 "전산청구(포털, EDI, 전산매체) 변경신청서(별지 제1-2호 서식)" 1부를 심사평가원에 제출한다.

5) 심사평가원은 제2항, 제3항 또는 제4항에 따른 신청이 접수되면 정보통신망 또는 전산매체 청구기관으로 등록, 변경(해지)한 후 요양기관에 통보한다.

6) 원료약, 요양기관 자체 조제(제제)약 및 치료재료 구입내역 목록표(이하 "목록표"라 한다)의 제출매체는 다음 각 호와 같다.

   (1) 정보통신망으로 요양급여비용을 청구하는 요양기관은 정보통신망으로 목록표를 제출한다.

   (2) 전산매체 또는 서면으로 요양급여비용을 청구하는 요양기관은 서면 또는 정보통신망으로 목록표를 제출한다.

   (3) 정보통신망 또는 전산매체로 요양급여비용을 청구하는 요양기관이 청구오류에 대한 수정 · 보완을 요청받은 경우에는 정보통신망으로 목록표를 제출한다.

7) 요양병원의 환자평가표는 포털서비스로 제출한다.

8) "전산청구(포털, EDI, 전산매체) 신청 · 변경신청서" 제출 및 결과 등에 대한 통보는 정보통신망을 이용할 수 있다.

6. 요양급여비용심사청구서 등의 제출

1) 요양기관은 요양급여비용을 청구하고자 하는 때(또는 처방전만을 발행하는 때)에는 요양급여비용심사청구서(이하 "심사청구서"라 한다)에 요양급여비용명세서(이하 "명세서"라 한다)와 기타 필요한 서류를 첨부하여 심사평가원에 제출한다.

2) 요양기관은 원료약, 요양기관 자체 조제(제제)약 및 치료재료의 실구입 가격을

확인할 수 있는 목록표를 심사평가원에 제출한다.

3) 요양병원은 정액수가 적용 명세서별 환자평가표를 심사평가원에 제출한다.

4) 요양기관 종별, 소재지별 제출처는 다음 각 호와 같다.

(1) 상급종합병원, 상급종합병원에 설치된 치과대학부속치과병원 및 한의과대학부속한방병원은 심사평가원의 본원

(2) 종합병원, 상급종합병원에 설치된 경우를 제외한 치과대학부속치과병원 및 한의과대학부속한방병원, 병원, 치과병원, 한방병원, 요양병원, 의원, 치과의원, 한의원, 보건의료원 및 보건소, 보건지소, 보건진료소(이하 "보건기관"이라 한다), 조산원, 약국, 한국희귀 · 필수의약품센터의 요양기관 소재지별로 별표 1에 해당되는 심사평가원의 지원

5) 수탁기관이 검체검사공급내역을 심사평가원에 통보할 경우에는 검체검사를 의뢰한 요양기관(이하 "위탁기관"이라 한다)의 요양급여비용청구처로 통보한다.

7. 자료의 전송 등

1) 정보통신망으로 요양급여비용을 청구할 때 전송한 전자문서가 심사평가원에 접수되었는지 여부를 확인하여야 하고, 접수일은 전자문서 전체가 심사평가원에 도달한 날로 한다.

2) 정보통신망으로 요양급여비용을 청구하는 요양기관이 청구내역을 소명하기 위한 진료기록부 등 기타 필요한 자료를 제출하고자 할 때에는 화상자료(Image Data) 또는 모사전송(Fax) 등을 이용할 수 있으며, 모사전송을 이용할 때에는 해당 자료가 요양급여비용 청구전에 도달될 수 있도록 한다.

8. 명세서의 구분 및 작성방법

1) 동일 수진자에 대한 명세서는 제12조 제1항에 따라 구분하여 다음 각 호와 같이 작성한다.

(1) 입원의 경우 입원진료 기간의 요양급여내역을 동일한 명세서에 통합하여 작성한다. 다만, 요양병원형 수가를 적용하는 수진자의 명세서는 정액수가 적용기간과 행위별수가 적용기간(특정기간)의 요양급여내역을 구분하여 각각

작성한다.

(2) 외래의 경우 요양급여내역을 방문일자별로 각각 작성한다.

(3) 약국(한국희귀의약품센터를 포함한다. 이하 같다)의 처방조제인 경우에는 처방전별로 명세서를 각각 작성하며, 직접조제인 경우에는 방문일자별로 각각 작성한다.

2) 제1항 제2호와 제3호에 따른 동일 수진자의 명세서는 연이어 각각 작성한다.

9. 요양급여비용 청구 및 자료제출 시기

1) 정보통신망으로 요양급여비용을 청구할 경우에 청구 시기는 다음 각 호와 같다.

(1) 입원진료는 퇴원일이 속한 날의 다음 주 월요일부터 청구할 수 있다. 다만, 월의 말일과 초일이 모두 포함된 주의 요양급여비용을 청구하는 경우에는 이를 월별로 구분하여 청구한다.

(2) 외래진료(약국의 경우를 포함한다)는 내원일이 속한 날의 다음 달 초일부터 월별로 청구한다.

2) 서면 또는 전산매체로 요양급여비용을 청구하는 경우에는 내원일(입원진료의 경우는 퇴원일)이 속한 다음 달 초일부터 월별로 청구한다.

3) 제8조 제1항 제2호 및 제3호에 따라 명세서를 방문일자별(약국의 경우 처방전별)로 작성하는 의료기관의 외래요양급여비용 및 약국약제비는 방문일이 속한 다음 주 월요일부터 주단위로 구분하여 청구할 수 있다. 다만, 월의 말일과 초일이 모두 포함된 주의 요양급여비용을 청구하는 경우에는 이를 월별로 구분하여 청구한다.

4) 30일을 초과하여 입원진료를 하는 경우에는 연계 심사가 가능하도록 다음 각 호의 기재방법에 따라 월단위로 분할 청구할 수 있다. 다만, 의약품관리료의 경우에는 일괄하여 청구한다.

(1) 정보통신망과 전산매체의 경우 청구 구분란에 분리청구코드, 기청구명세서의 접수번호, 명세서일련번호 및 최초 입원 개시일을 기재한다.

(2) 서면의 경우 명세서 상단에 최초 입원 개시일을 기재하고, 진료내역 하단의 "특정내역"란에 기청구명세서의 접수번호, 명세서일련번호, 당월요양개시일, 수술명 및 주요진료내용, 월별 요양급여비용총액 1 등을 기재한다.

5) 요양기관은 원료약, 요양기관 자체 조제(제제)약 및 치료재료에 대한 구입내역을 명세서 접수 전에 제출하여야 한다.
6) 수탁기관은 위탁기관에 검사결과를 통보하는 시점에 정보통신망으로 검체검사 공급내역을 통보할 수 있다.
7) 요양병원의 환자평가표는 해당 진료분의 명세서 접수전에 제출하여야 한다.
8) 「국민건강보험법 시행령」 제19조제6항에 따라 본인일부부담금의 총액(법 제44조제2항 및 영 제19조제3항에 따른 금액)이 같은 법 시행령 별표 3에 따라 산정한 본인부담상한액의 최고금액을 넘는 경우에는 「의료법」 제3조제2항제3호라목에 따른 요양병원(요양병원 중 「정신건강증진 및 정신질환자 복지서비스 지원에 관한 법률」 제3조제5호에 따른 정신의료기관 중 정신병원인 요양병원, 「장애인복지법」 제58조제1항제4호에 따른 의료재활시설로서 「의료법」 제3조의2 요건을 갖춘 의료기관인 요양병원은 포함하지 아니한다)을 제외하고, 그 초과금액(본인부담상한액을 확인할 수 있는 경우에는 그 초과금액, 이하 "본인부담상한액초과금"이라 한다)에 대하여 심사평가원에 청구한다. 이 경우 본인부담상한액초과금은 다른 법령에 따라 국가나 지방자치단체로부터 받는 의료비 지원금(요양급여비용명세서에 기재하여야 하는 지원금에 한한다)을 제외하고 청구하여야 하며, 심사평가원은 정보통신망 또는 전산매체 청구기관의 해당 요양급여비용이 청구되는 즉시 그 내용을 확인하여 국민건강보험공단(이하 "공단"이라 한다)에 통보한다. 다만, 외래 진료분은 환자 개인별 누적관리가 가능한 경우 입원 진료분과 동일한 방법으로 청구 · 통보할 수 있다.
9) 제1항 제1호, 제2항 및 제4항에도 불구하고 요양병원형 수가를 적용하는 요양급여비용은 청구매체 및 입원기간에 관계없이 월별로 구분하여 진료월 다음달 초일부터 청구한다. 이 경우 명세서 기재방법은 제4항 각 호에 따른다.

10. 검체검사 위탁 요양급여비용 청구

1) 요양급여비용을 서면으로 청구하는 위탁기관 중 검체검사를 위탁한 건은 반드시 검체검사위탁분에 대하여 입원, 외래로 분철하여야 하며 동일 수진자의 정률 및 정액건 중 어느 한 쪽에 위탁검사가 있을 경우에는 함께 앞뒤로 편철하여 청구한다. 다만, 종합병원의 경우 검체검사 위탁건을 포함하여 진료분야, 입원,

외래로 각각 구분하여 검체 검체검사 위탁건 목록표(별지 제21호 서식)를 심사청구서에 첨부하여 청구한다.

2) 항산균약제 감수성 검사는 청구 시 검사의뢰 접수증을 첨부한다.
3) 장기 또는 골수공여 적합성여부 확인을 위한 조직형검사 및 HLA교차시험은 검사비용 전액을 본인이 부담토록 하고 추후 보험급여 여부를 결정하는 검사임을 검체검사 의뢰지에 반드시 기재하여야 하며, 보험급여로 결정된 때에는 즉시 수탁기관에 통보한다.

11. 가정간호 요양급여비용 청구

가정간호를 실시하는 요양기관은 가정간호요양 급여에 소요된 비용을 "건강보험 행위 급여 · 비급여 목록표 및 급여 상대가치점수(이하 "상대가치점수표"라 한다) 제1편 제2부 제1장 기본진료료 4.가정간호 기본방문료" 산정지침에 따라 청구한다.

12. 심사청구서와 명세서의 구분

1) 심사청구서와 명세서는 진료분야, 입원과 외래, 처방조제와 직접조제로 각각 구분한다.
2) 제1항에 따른 진료 분야의 구분은 다음 각 호와 같다.
   (1) 상급종합병원, 종합병원, 치과대학부속치과병원 및 한방병원은 별표 2와 같이 구분한다.
   (2) 병원(치과대학부속치과병원 및 한방병원 제외), 의원, 보건의료원 등은 의과, 치과 및 한방, 입원과 외래로 구분한다.
3) 전산매체로 요양급여(의료급여)비용을 청구할 때에는 건강보험, 의료급여로 각각의 심사청구서 등을 구분 생성하여 동일한 디스켓 또는 CD 등에 수록하여 제출할 수 있다.
4) 수탁기관의 검체검사공급내역통보서는 위탁기관별로 구분한다.
5) 제1항과 제2항에도 불구하고 요양병원 입원 요양급여비용 심사청구서와 명세서는 장기환자와 제외환자로 각각 구분한다.
6) 제1항부터 제5항까지의 규정과 제5조에 따른 요양급여비용의 청구 및 자료제출

체계는 별표 3과 같다.

13. 심사청구서와 명세서의 보관

1) 청구인은 심사청구서와 명세서의 사본을「국민건강보험법 시행규칙」제58조에서 정한 바에 따라 보관한다.
2) 공단 및 심사평가원은 심사청구서와 명세서를 5년간 보관한다. 다만, 조사연구 등을 위하여 필요한 경우에는 공단이사장 및 심사평가원장은 보관기간을 별도로 정할 수 있다.
3) 제2항에 따른 보관기간의 기산일은 심사가 완결된 날이 속하는 연도의 다음 연도 1월 1일로 한다.

14. 접수

1) 심사평가원은 제5조에 따른 심사청구서 등이 접수된 경우 지체 없이 접수증(별지 제3호 서식)을 발급한다.
2) 심사청구서 등을 정보통신망으로 접수한 경우에는 심사평가원은 전송된 자료가 제16조에 따른 형식에 적합한지 여부를 확인하여 접수하고 그 결과를 정보통신망으로 해당 요양기관에 통보한다.

15. 대행청구통지방법

1)「국민건강보험법」제47조제6항에 따라 대행청구단체(이하 "단체"라 한다)로 하여금 요양급여비용을 대행하여 심사청구하게 하고자 하는 요양기관의 대표자는 최초로 대행청구를 하는 때까지 별지 제3-1호 서식에 따른 대행청구통지서를 심사평가원에 통지하여야 하며, 통지한 내역에 변동사항이 있는 경우에는 별지 제3-1호 서식에 따른 대행청구통지서에 그 내역을 기재하여 지체 없이 심사평가원에 통지하여야 한다.
2)「국민건강보험법」제47조제6항에 따라 대행청구업무를 하고자 하는 단체의 장은 대행청구가 이루어지기 전에 단체의 장, 작성자 및 대행청구수수료에 관한

정보(작성자가 단체의 종사자임을 입증할 수 있는 근로계약서 등 서류를 포함한다)를 심사평가원에 통지하여야 하며, 통지한 내역에 변동사항이 있는 경우에는 지체없이 심사평가원에 통지하여야 한다.

제3장 심사청구서 및 명세서 서식

16. 전자문서

1) 요양기관과 심사평가원이 요양급여비용 청구와 관련하여 사용할 수 있는 전자문서의 종류는 다음 각 호와 같다.
   (1) 요양급여비용심사청구서
   (2) 요양급여비용명세서
      ㉮ 의 · 치과용명세서
      ㉯ 한방용명세서
      ㉰ 보건기관용(보건의료원 제외)명세서
      ㉱ 약국용명세서
      ㉲ 의료급여비용정액명세서
   (3) 치료재료 및 약제 구입내역 통보서
   (4) 요양기관 자체 조제 · 제제약 내역 통보서
   (5) 심사자료 제출내역서
   (6) 검체검사 공급내역통보서
   (7) 요양급여(의료급여)비용심사청구서 · 명세서 등 접수(반송)증
   (8) 요양급여비용 심사결과통보서
   (9) 의료급여비용 심사결과통보서
   (10) 심사자료 요청내역서
   (11) 수탁기관 통보확인결과통보서
   (12) 원외처방약제비 심사결과통보서
   (13) 원외처방약제비 심사결과(추가) 통보서
   (14) 요양급여비용 정산심사내역서

(15) 의료급여비용 정산심사내역서

(16) 원외처방약제비 정산심사내역서

(17) 이의신청(재심사조정청구, 정산심사)결정서

(18) PACS 등 영상자료 제출내역서

(19) 환자평가표 파일

2) 제1항에서 정한 전자문서의 서식번호는 별표 4와 같다.

3) 제1항에서 정한 전자문서의 구조도(단, EDI만 해당됨)는 심사평가원장이 정하여 공고한 "건강보험 요양급여비용 전자문서"에 따른다.

17. 전산매체 서식 등

1) 요양기관이 전산매체로 요양급여비용을 청구하고자 하는 경우 사용할 수 있는 서식 및 전산 파일은 다음 각 호와 같다.

(1) 청구파일 라벨(별지 제4호 서식)

(2) 청구서 파일

(3) 명세서 파일

(4) 요양급여비용 마지막 정보파일(End of File)

(5) 심사참고자료 일람표(별지 제5호 서식)

(6) 원료의약품 구입증빙자료 목록표(별지 제6호 서식)

(7) 조제(제제)약 목록표(별지 제7호 서식)

(8) 치료재료 구입목록표(별지 제8호 서식)

(9) 요양급여비용 심사청구서(GI01, 별지 제9-1호, 제9-2호 및 제9-3호 서식)

2) 제1항제2호부터 제4호까지의 규정에서 정한 전산 파일의 수록사양(File Layout)은 심사평가원장이 정하여 공고한 "전산매체파일 수록사양"에 따른다.

18. 서면 서식

요양기관이 서면으로 요양급여비용을 청구하고자 하는 경우 사용할 수 있는 서식은 다음 각 호와 같다.

1) 요양급여비용 심사청구서(GI01, 별지 제9-1호, 제9-2호 및 제9-3호 서식)

2) 요양급여비용명세서(의과입원) (GI02, 별지 제10호 및 제10-1호 서식)

3) 요양급여비용명세서(의과외래 일자별, 정률 및 정액) (GI03, 별지 제11호, 제11-1호 및 제11-2호 서식)

4) 요양급여비용명세서(치과입원) (GI04, 별지 제12호 서식)

5) 요양급여비용명세서(치과외래 일자별, 정률 및 정액) (GI05, 별지 제13호, 제13-1호 및 제13-2호 서식)

6) 요양급여비용명세서(조산원입원) (GI06, 별지 제14호 서식)

7) 요양급여비용명세서(보건기관입원) (GI07, 별지 제15호 서식)

8) 요양급여비용명세서(보건기관외래: 처방전 미발행 및 발행) (GI08, 별지 제16-1호 및 제16-2호 서식)

9) 요양급여비용명세서(한방입원) (GI012, 별지 제17호 서식)

10) 요양급여비용명세서(한방외래 일자별, 정률 및 정액) (GI013, 별지 제18호, 제18-1호 및 제18-2호 서식)

11) 요양급여비용명세서(약국직접조제) (GI20, 별지 제19호 서식)

12) 요양급여비용명세서(약국처방조제) (GI21, 별지 제20호 서식)

13) 검체검사위탁건 목록표 (별지 제21호 서식)

14) 치료재료 구입목록표 (별지 제8호 서식)

제4장 심사청구서 및 명세서 작성요령

19. 끝수계산

1) 「국민건강보험법」 제107조와 「국고금관리법」 제47조제1항에 따라 심사청구서와 명세서에 기재하는 금액 중 요양급여비용총액 1, 본인일부부담금, 청구액, 건강보험 100분의 100 본인부담금총액 및 100분의 100 미만 총액, 100분의 100 미만 본인일부부담금 및 100분의 100 미만 청구액은 10원 미만의 끝수가 있을 때에는 그 끝수는 계산하지 아니한다. 다만, 「국민건강보험법 시행령」 별표 2와 대통령령 제20190호 「국민건강보험법 시행령」 부칙 제6조에 따라 외래진료 및 약국의 본인일부부담금은 100원 미만의 끝수가 있을 경우 그 끝수는 계산하지

아니한다.

2) 제1항에서 정한 금액 이외의 금액은 원 미만을 사사오입한다. 다만, 정보통신망 또는 전산매체로 청구하는 기관은 코드단위 금액을 기재한다.

20. 한글 전용

심사청구서, 명세서 및 요양급여비용 청구에 필요한 서류의 기재사항은 한글과 아라비아 숫자로 정확하게 기재한다. 다만, 의학용어 등 특수한 용어가 필요한 경우에는 영문 또는 한문으로 표기할 수 있다.

21. 증번호

공단에서 발행한 증에 기재된 증번호를 기재한다.

22. 수진자 성명, 주민등록번호 등

1) 건강보험증과 주민등록상의 주민등록번호가 서로 틀리는 경우에는 건강보험증에 기재되어 있는 주민등록번호를 기재하되, "특정내역기재란"(서면의 경우 "특정내역")에 그 사실을 표기한다.
2) 신생아로서 건강보험증에 등재확인을 받지 못한 경우에는 "수진자 성명"란에 산모이름과 신생아임을 구분할 수 있도록 "아기"를 함께 쓰거나 "이름"을 쓰고, "주민등록번호"란에는 앞부분에 생년월일과 뒷부분은 남아는 "3", 여아는 "4"로 기재한다. 다만, 쌍태아의 경우에는 "주민등록번호"란의 끝자리에 첫째 아이는 "1", 둘째 아이는 "2"를 기재한다.

23. 상병명 및 상병분류기호

1) 요양급여비용 청구시 사용하는 상병명 및 상병분류기호는...한국표준질병.사인분류...에 따라 기재하되, 분류기호가 6단위로 분류되어 있는 경우 6단 분류기호까지 기재하고, 분류기호가 3단위, 4단위 또는 5단위까지만 분류된 경우는

3단, 4단 또는 5단 분류기호를 기재하며, 분류기호란의 앞자리에서부터 기재한다. 다만, 보건복지부장관이 별도의 기재요령을 정하는 경우는 그에 따른다.

2) 치과진료의 경우에는 상병의 부위(치식)를 상병명과 함께 기재하되 치식의 구분은 심사평가원장이 정하여 공고한 "치식구분 기재 요령"에 따른다.

3) 약국 직접 조제 · 투약의 경우에는 붙임 5. "약국 직접 조제 · 투약 시 증상분류기호"에 따라 기재하며, 처방전 조제의 경우에는 처방전에 기재된 "상병분류기호"를 기재한다.

24. 특정내역 등 기재

상해외인, 특정기호, 의약분업예외구분코드 등 특정의 진료(조제)내역 및 청구내역에 대한 추가적 기술사항 등이 있을 경우에는 별표 8. "특정내역구분코드"에 따라 해당 구분코드 및 내역을 "특정내역기재란"에 기재한다. 다만, 서면청구인 경우의 상해외인, 특정기호, 의약분업예외구분코드는 각 호와 같이 해당 항목란에 각각 기재하고, 그 외 신생아체중 등 특정의 진료(조제)내역 및 청구내역에 대한 추가적 기술사항 등은 "특정내역"란에 기재한다. 또한, 의료기관에서 발행하는 처방전의 '본인부담구분기호' 란에는「본인일부부담금 산정특례에 관한 기준」에 따른 특정기호, '공상 등 구분', '상해외인' 등 환자부담률 산정과 관련된 환자정보를 함께 기재한다.

1) 상해외인

가) 한국표준질병 사인분류 제20장에 따라 상병의 원인에 해당되는 분류기호 중 영문 첫 자리(V, W, X 또는 Y)만 기재한다.

나) 특정 입원기간 중 발생한 타 진료분 등 다음에 해당하는 경우 해당 상해외인 코드를 기재한다.

① 의과, 치과, 한의과가 개설된 병원급이상 의료기관 및 보건의료원에서 의과(치과, 한의과) 입원기간 중 한의과(의과, 치과) 협의 진료로 별도의 명세서 작성시 C

② 고위험임신부, 자연분만 및 제왕절개분만으로 인한 동일 입원기간 중 발생한 타 상병 진료로 별도의 명세서 작성시 D

③ 차상위 (장애인) 만성질환 · 18세 미만 본인부담경감대상자의 정신건강의

학과 입원진료 중 다른 진료과목 전문의 진료 및 의료급여 수급권자의 정신건강의학과(다른 진료과목) 입원진료 중 다른 진료과목(정신건강의학과) 전문의 진료로 별도로 명세서 작성시 E

④ 중증질환자, 희귀질환자 및 중증난치질환자가 해당 산정특례 대상 상병(합병증 포함)과 동시에 타 상병 진료로 별도의 명세서를 작성하거나 타 상병 치료에 대한 진료기간 중 해당 산정특례 대상 상병(합병증 포함) 진료로 별도의 명세서 작성시 F

⑤ 의료급여 수급권자 및 차상위 (장애인) 만성질환 · 18세 미만 본인부담경감 대상자가 외래에서 의사 진찰없이 예약된 검사만을 실시하여 그 해당 내역을 별도 명세서로 작성시 H

⑥ 희귀질환 지원대상자(공상 등 구분 'H')가 의료비 지원대상(합병증 포함)과 동시에 타 상병 진료로 별도의 명세서를 작성하거나 타 상병 치료에 대한 진료기간 중 지원대상 상병(합병증 포함) 진료로 별도의 명세서 작성 시 I

⑦ 의료기관에 소속된 촉탁의 또는 협약의료기관의 의사가 해당 의료기관이 아닌...사회복지사업법...에 따른 사회복지시설(...노인장기요양보험법...에 따른 장기요양 기관을 포함)내에서 시설입소자(사회복지시설에서 숙식하는 자를 뜻함)에게 진료 후 원외처방한 경우(약국의 처방조제 포함), 촉탁의가 소속된 의료기관(또는 협약의료기관) 및 사회복지시설이 모두 의약분업예외지역에 해당되어 사회복지시설에서 진료 후 의료기관에서 원내조제하거나 한의사가 원내조제한 경우, 의료기관에 소속된 촉탁의(또는 협약의료기관 의사)가 사회복지시설에서 정신질환자를 진료 후 의료기관에서 원내 직접조제 · 투약한 경우 J

⑧ 타법령(산재보험, 자동차보험 등)으로 입원진료 중 동 진료와 무관한 그 외 질병(기왕증 포함)진료로 별도의 명세서 작성 시 K

⑨ 의료급여 혈액투석정액 외래진료 당일 동일진료과목 의사가 혈액투석을 위한 정맥내카테터삽입술 또는 혈관중재시술 등을 실시한 경우 및 만성신부전 관련 합병증이 아닌 다른 상병으로 진료를 실시한 경우 별도의 명세서 작성 시 M

⑪ 잠복결핵감염 검진비지원대상이 해당 지원대상 상병과 동시에 타 상병진료로 별도의 명세서를 작성하거나 타 상병 치료에 대한 진료기간 중 해당

지원대상 상병 진료로 별도의 명세서 작성 시 N

⑪ 의료급여정액수가 진료 시「의료급여수가의 기준 및 일반기준」제23조2에 의한 항목을 실시한 경우 별도의 명세서 작성 시 O

⑫ 잠복결핵감염 치료비지원대상이 해당 지원대상 상병과 동시에 타 상병 진료로 별도의 명세서를 작성하거나 타 상병 치료에 대한 진료기간 중 해당 지원대상 상병 진료로 별도의 명세서 작성 시 Q

⑬ 여성 청소년 대상 사람유두종바이러스(HPV) 예방접종 및 진찰 · 상담사업 지원대상이 해당 지원대상 상병과 동시에 타 상병 진료로 별도의 명세서를 작성하거나 타 상병 치료에 대한 진료기간 중 해당 지원대상 상병 진료로 별도의 명세서 작성 시 R

⑭ 장기이식 수혜자가 국민건강보험법 시행령 별표 2 제3호가목4)의 규정에 의거 장기등 기증자의 장기등 적출 시 발생한 요양급여비용에 대해 별도 명세서 작성 시 S

⑮ 보건복지부장관이 정하는 난임진료 요양급여비용과 동시에 타 상병 등 진료로 별도의 명세서를 작성하거나 타 상병 등 진료기간 중 보건복지부장관이 정하는 난임진료 요양급여비용으로 별도의 명세서 작성 시 T

⑯「국민건강보험 요양급여의 기준에 관한 규칙」제5조제2항 및 별표 1 제1호 자목에 따른 임상연구 또는 임상시험에 참여하는 환자의 질병이나 부상 등을 위한 진료와 동시에 타 상병 진료로 별도의 명세서 작성시 U

2) 특정기호

만성신부전증환자, 암환자, 조혈모세포이식대상질환자, 혈우병환자, 장기(간장, 심장, 췌장)이식환자 등 별표 6. "특정기호코드"에 해당되는 기호를 기재한다.

3) 의약분업 예외 구분코드

의약분업 예외사항 발생으로 의료기관 또는 보건기관인 요양기관에서 자체 조제 · 투약하는 경우에는 별표 7. "의약분업 예외 구분코드"에 해당되는 코드를 기재한다.

25. 진료결과

명세서상의 최종 진료일의 환자 상태를 다음과 같이 구분하여 해당 코드를 기재한다.

1) 명세서상 최종진료일 당시 입원 중이거나 계속 내원이 예정된 경우: 계속(1)
2) 다른 요양기관으로 진료를 의뢰한 경우: 이송(2)
3) 당초 의뢰한 요양기관 또는 1단계 요양기관으로 보낸 경우: 회송(3)
4) 요양기관 내에서 사망이 확인된 경우: 사망(4)
5) 제2호부터 제4호까지의 규정에 해당되지 않은 퇴원 또는 외래 치료종결인 경우: 퇴원 또는 외래 치료종결(9)

26. 진료과목 코드

진료과목은 실제 진료를 받은 진료과목(병원급 이상 요양기관) 또는 상병명에 해당되는 진료과목(의원급 요양기관)을 별표 5. "진료과목별 코드"에 따라 기재하되, 진료과목이 2개 이상에 해당되는 경우에는 이를 모두 기재한다.

27. 진료코드

요양급여비용 청구 시 사용하는 진료코드는 심사평가원장이 정하여 공고한 "진료코드"에 따른다.

28. 면허종류, 면허번호

1) 명세서 상병내역의 면허종류, 면허번호란에 의과, 치과, 한방, 보건기관(보건소, 보건지소)에서 환자를 진료한 의사, 치과의사, 한의사 1인, 약국 및 한국희귀·필수의약품센터에서 조제 및 투약한 약사 1인을 기재하되, 1인에 대한 세부사항은 다음 각 호와 같다.
   (1) 입원 및 외래의 경우 주상병명에 대하여 진료한 진료과목의 주된 의사, 치과의사, 한의사
   (2) 처방조제, 직접조제의 경우 의약품을 조제·투약한 주된 약사
2) 다음 각 호에서 정하는 경우 명세서 진료(조제투약)내역에 해당 의료인 등 1인의 면허종류, 면허번호를 기재하여야 한다.
   (1) 상대가치점수표 제1편제2부제1장 기본진료료 가-1 외래환자 진찰료의 경우

진찰료를 1회 이상 산정하는 경우 각각에 대한 해당 의사, 치과의사, 한의사

(2) 상대가치점수표 제1편제2부제6장 마취료 산정지침에 따른 "마취통증의학과 전문의 초빙료"를 산정하는 경우 해당 의사

(3) 「요양급여의 적용기준 및 방법에 관한 세부사항」(이하 '세부사항'이라 한다) 자-765-다, 자-770-다 내시경적 점막하 박리 절제술(ESD)을 산정하는 경우 시술의사

(4) 상대가치점수표 제1편제2부제15장 약국 약제비 약-2 조제기본료의 경우 조제기본료를 1회 이상 산정하는 경우 각각에 대한 해당 약사

(5) 상대가치점수표 제1편제2부제2장 검사료 제5절 초음파 검사료를 산정하는 경우 해당 의사

(6) 상대가치점수표 제1편제2부제6장 마취료 바1다 감시하 전신마취를 산정하는 경우 해당 의사

(7) 상대가치점수표 제1편제2부제19장 응-2 응급진료 전문의 진찰료 및 응-2-1 권역외상센터 전문의 진찰료를 1회 이상 산정하는 경우 각각에 대한 해당 의사, 치과 의사

(8) 권역외상센터에서 중증외상환자에 대해 상대가치점수표 제1편제2부제19장 제2절 응급의료행위 및 제3절 권역외상센터 응급의료행위를 산정하는 경우 해당 의사

(9) 상대가치점수표 제1편제2부제1장 기본진료료 가-13 가정간호 기본방문료[방문당]을 산정하는 경우 해당 간호사

(10) 상대가치점수표 제1편제2부제7장 이학요법료 사-128 재활사회사업을 산정하는 경우 해당 사회복지사

(11) 상대가치점수표 제1편제2부제8장 정신요법료 아-11 정신의학적사회사업을 산정하는 경우 해당 사회복지사

(12) 상대가치점수표 제1편제2부제14장 한방 시술 및 처치료 하-71 추나요법을 산정하는 경우 해당 한의사

(13) 상대가치점수표 제1편제2부제1장 기본진료료 가8-2 원격협의진찰료를 산정하는 경우 해당 의사, 치과의사, 한의사

(14) 상대가치점수표 제4편제2부제2장 완-11 가정형 호스피스 방문료를 산정하는 경우 해당 의사, 간호사, 사회복지사

29. 요양병원 · 호스피스 정액명세서 작성요령

상대가치점수표 제3편제2부 [산정지침] 2. 및 제4편제1부제2장 [산정지침] 5.에 따른 요양병원 및 호스피스 정액수가를 적용하는 명세서에는 정액수가에 포함된 실제 행위별 진료내역을 L항의 해당 각 목에 기재하여야 하며, 요양급여비용에는 산입하지 아니한다.

30. 전자문서 작성요령

정보통신망으로 요양급여비용을 청구하거나 검체검사공급 내역을 통보할 경우 전자문서의 작성요령은 별첨 1. "전자문서 작성요령"과 같다.

31. 전산매체 작성요령

전산매체로 요양급여비용을 청구할 경우 전산매체 작성요령은 별첨 2. "전산매체 작성요령"과 같다.

32. 서면서식 작성요령

서면서식으로 요양급여비용을 청구할 경우 서식 기재요령은 별첨 3. "서면서식 작성요령"과 같다.

제2편 질병군 요양급여비용

제1장 총칙

1. 목적

이 요령은 「국민건강보험법 시행령」 제21조제3항제2호에 따라 보건복지부장관이 고시하는 질병군에 대하여 「국민건강보험법 시행규칙」 제19조제3항에 따른 요양급여비용의 청구방법, 요양급여비용심사청구서 및 요양급여비용명세서의 서식과 작성요령에 관한 사항을 규정함을 목적으로 한다.

2. 청구인

질병군 요양급여비용청구인은 해당 요양기관의 대표자(개설자)가 된다.

3. 정보통신망 이용촉진 및 정보보호 등에 관한 법률의 준용

요양기관이 질병군 요양급여비용을 정보통신망을 이용한 전자문서교환방식("EDI, 포털서비스, 인터넷 등"을 말한다. 이하 "정보통신망"이라 한다)으로 청구하는 경우 전자문서, 전자서명, 전자문서의 효력, 전자문서의 도달시기, 전자문서 내용의 추정 등은... 「정보통신망 이용촉진 및 정보보호 등에 관한 법률」... 을 준용한다.

4. 작성방법

질병군 요양급여비용을 정보통신망으로 청구하는 경우에는 "질병군 요양급여비용 전자문서 작성요령(별첨 4)"에, 전산매체(디스켓 또는 CD 등을 말한다. 이하 같다)로 청구하는 경우에는 "질병군 요양급여비용 전산매체 작성요령(별첨 5)"에 각각 의하되 이 요령에서 정하지 않은 세부작성요령은 건강보험심사평가원장이 정할 수 있다.

제2장 질병군 요양급여비용 청구방법

5. 질병군 요양급여비용 청구 및 매체의 선택

1) 요양기관은 정보통신망 또는 전산매체 중 한 가지의 방법으로 질병군 요양급여비용을 청구한다. 다만, 정보통신망 청구는 제1편제5조제2항에 따라 정보통신망 청구기관으로 인정받은 요양기관에 한한다.

2) 요양기관이 청구방법을 변경하고자 하는 경우에는 사전에 "전산청구(포털, EDI, 전산매체) 변경신청서(별지 제1-2호 서식)"를 심사평가원에 제출한다.

6. 질병군 요양급여비용심사청구서 등의 제출

1) 요양기관은 질병군 요양급여비용을 청구하고자 하는 때에는 요양급여비용심사청구서(이하 "심사청구서"라 한다)에 요양급여비용명세서(이하 "명세서"라 한다)와 기타 필요한 서류를 첨부하여 심사평가원에 제출한다.
2) 요양기관종별, 소재지별 제출처는 제1편제2장제6조의 제4항과 같다.

7. 질병군 요양급여비용 청구 및 자료제출 시기

1) 정보통신망으로 질병군 요양급여비용을 청구하는 경우에는 퇴원일(입원 30일까지를 질병군으로 적용받은 경우는 입원 30일째 되는 날)이 속한 날의 다음 주 월요일부터 청구할 수 있다.
2) 전산매체로 질병군 요양급여비용을 청구하는 경우에는 퇴원일(입원 30일까지를 질병군으로 적용받은 경우는 입원 30일째 되는 날)이 속한 날의 다음 달 초일부터 청구한다.
3) 「국민건강보험법 시행령」 제19조제6항에 따라 입원기간 내에 본인일부부담금의 총액(법 제44조제2항 및 영 제19조제3항에 따른 금액)이 같은 법 시행령 별표 3에 따라 산정한 본인부담상한액의 최고금액을 넘는 경우에는 그 초과금액(본인부담상한액을 확인할 수 있는 경우에는 그 초과금액, 이하 "본인부담상한액초과금"이라 한다)에 대하여 심사평가원에 청구한다. 이 경우 본인부담상한액초과금은 다른 법령에 따라 국가나 지방자치단체로부터 받는 의료비 지원금(요양급여비용명세서에 기재하여야 하는 지원금에 한한다)을 제외하고 청구하여야 하며, 심사평가원은 정보통신망 또는 전산매체 청구기관의 해당 요양급여비용이 청구되는 즉시 그 내용을 확인하여 공단에 통보한다.

8. 청구의 원칙

1) 동일인에 대한 입원일부터 퇴원일(입원 30일까지를 질병군으로 적용받은 경우는 입원 30일째 되는 날)까지의 질병군 요양급여비용은 반드시 한 건의 명세서로 청구하여야 하며, 이를 두 건 이상으로 분리하여 청구하여서는 아니된다.
2) 제1항에도 불구하고 다음 각 호의 경우에는 제1편을 적용한다.
   (1) 30일을 초과하여 입원진료를 받은 경우 31일째 되는 날로부터 발생하는 진료분
   (2) 질병군 진료 이외의 목적으로 입원하여 입원일수가 6일을 초과한 시점에 질병군 수술이 이루어진 경우 입원일로부터 수술시행일 전일까지의 진료분

9. 준용규정

제1편 행위 요양급여비용 제7조, 제13조, 제14조 및 제15조의 규정은 질병군 요양급여비용 청구방법에 관하여 이를 준용한다.

제3장 심사청구서 및 명세서 서식

10. 전자문서

1) 요양기관과 심사평가원이 질병군 요양급여비용 청구와 관련하여 사용할 수 있는 전자문서의 종류는 다음 각 호와 같다.
   (1) 요양급여비용심사청구서
   (2) 질병군 요양급여비용명세서
   (3) 요양급여비용 심사청구서 · 명세서 등 접수(반송)증
   (4) 요양급여비용 심사결과통보서
   (5) 요양급여비용 정산심사내역서
   (6) 이의신청(재심사조정청구, 정산심사)결정서
2) 제1항에서 정한 전자문서의 서식번호는 별표 4와 같다.

3) 제1항제2호에서 정한 전자문서의 구조도(단, EDI만 해당됨)는 심사평가원장이 정하여 공고한 "질병군 요양급여비용 전자문서"에 따른다.
4) 제1항제1호, 제3호부터 제6호까지의 규정에서 정한 전자문서의 구조도(단, EDI만 해당됨)는 심사평가원장이 정하여 공고한 "건강보험급여비용 전자문서"에 따른다.

11. 전산매체 서식 등

1) 요양기관이 전산매체로 질병군 요양급여비용을 청구하고자 하는 경우 사용할 수 있는 서식 및 전산파일은 다음 각 호와 같다.
   (1) 요양급여비용심사청구서(별지 제9-1호 서식)
   (2) 청구파일 라벨(별지 제4호 서식)
   (3) 질병군 요양급여비용 청구서 파일
   (4) 질병군 요양급여비용 명세서 파일
2) 제1항제3호와 제4호에서 정한 전산 파일의 수록사양(File Layout)은 심사평가원장이 정하여 공고한 "질병군 요양급여비용 전산매체파일 수록사양"에 따른다.

제4장 심사청구서 및 명세서 작성요령

12. 끝수계산

「국민건강보험법」 제107조와 「국고금관리법」 제47조제1항에 따라 심사청구서와 명세서에 기재하는 금액 중 요양급여비용총액 1, 본인일부부담금, 청구액, 건강보험 100분의 100 본인부담금총액 및 100분의 100 미만 총액, 100분의 100 미만 본인일부부담금 및 100분의 100 미만 청구액은 10원 미만의 끝수가 있을 때에는 그 끝수는 계산하지 아니한다.

13. 진단명 및 진단분류기호

질병군 요양급여비용청구 시 사용하는 진단명과 진단분류기호는 ...한국표준질병 · 사인분류...에 따라 기재하되, 분류기호가 6단위로 분류되어 있는 경우 6단 분류기호까지 기재하고, 분류기호가 3단위, 4단위 또는 5단위까지만 분류된 경우는 3단, 4단 또는 5단 분류기호를 기재하며, 분류기호란의 앞자리부터 기재한다. 다만, 보건복지부장관이 별도의 기재요령을 정하는 경우에는 그에 따른다.

14. 진료결과

명세서상의 최종 진료일의 환자 상태를 다음과 같이 구분하여 해당 코드를 기재한다.

1) 명세서상 최종진료일 당시 입원 중이거나 계속 내원이 예정된 경우: 계속(1)
2) 다른 요양기관으로 진료를 의뢰한 경우: 이송(2)
3) 당초 의뢰한 요양기관 또는 1단계 요양기관으로 보낸 경우: 회송(3)
4) 요양기관 내에서 사망이 확인된 경우: 사망(4)
5) 제2호부터 제4호까지의 규정에 해당되지 않은 퇴원 또는 외래 치료종결인 경우: 퇴원 또는 외래 치료종결(9)

15. 진료과목 코드

진료과목은 실제 진료를 받은 진료과목(병원급 이상 요양기관) 또는 주진단명에 해당되는 진료과목(의원급 요양기관)을 “진료과목별 코드(별표 5)”에 따라 기재한다.

16. 진료코드 등

질병군 요양급여비용 청구 시 사용하는 진료코드, 질병군 번호, 질병군 부가코드는 심사평가원장이 공고한 “코드세부내역”에 따른다.

17. 준용규정

제1편 행위 요양급여비용 제20조, 제21조, 제22조, 제24조, 제28조의 규정은 질병군 요양급여비용 심사청구서 및 명세서 작성요령에 관하여 이를 준용한다.

제3편 건강보험 요양급여비용 청구방법 별첨 별표, 붙임 등

제1절 전자문서 작성요령(별첨1)

1. 요양기관이 심사평가원에 전송하는 전자문서: 생략

제2절 전산매체 작성요령(별첨 2)

1. 일반사항

1) 요양급여비용(의료급여비용)심사청구서는 별지 제9-1호, 제9-2호 및 제9-3호 서식(서식번호 GI01)에 따라 작성하되, 첨부란에 "전산매체(매체종류 기재) ㅇ매"로 표기한다.
2) 요양급여비용(의료급여비용)심사를 위하여 별도로 제출하는 참고자료(검사결과지, 소견서 등)는 "심사 참고자료 일람표(별지 제5호 서식)"를 작성하여 요양급여비용(의료급여비용)심사청구서상에 동 일람표 첨부 여부를 표기하고 각 제출자료의 우측 하단 여백에는 해당 명세서일련번호를 기재하여 전산매체 접수 시 함께 제출한다.
3) 전산매체에 기재한 요양급여비용(의료급 여비용)청구 파일은 반드시 건강보험심사평가 원장이 정하여 공고한 "전산매체파일 수록사양"과 일치하여야 한다.
4) 요양기관은 요양급여비용(의료급여비용)심사청구서를 진료년월, 보험자구분(건

강보험, 의료급여 등), 진료형태, 청구구분, 진료구분, 진료분야별로 청구서를 구분 생성하여 전산매체에 기재하고 매체종류에 따른 "청구파일 라벨(별지 제4호 서식)"을 부착하되 기재시 유의사항은 다음과 같다.

(1) 접수일자, 접수번호, 기타사항은 접수 시 심사평가원에서 기재한다.

(2) 한글 종류는 반드시 2BYTE 완성형(KSC 5601) 한글을 사용한다.

(3) 진료월은 해당 진료년월을 기재한다.

(4) CD청구파일 라벨은 반드시 CD라벨 전용지를 사용하여야 한다.

5) 디스켓청구인 경우 요양기관은 청구서별로 각각 디스켓에 기재하는 것을 원칙으로 하되, 자료의 양이 적을 경우 디스켓 한 장에 복수개의 파일을 수록할 수 있으며, "디스켓 청구파일 라벨(별지 제4호 서식)" 기재 시 유의사항은 다음과 같다.

(1) 파일일련번호는 심사청구서 단위별로 해당 디스켓일련번호를 각각 기재하되, 디스켓 한 장으로 복수 개 파일의 수록이 가능한 경우에는 청구서 수를 기재한다.

(예시) 외래청구분 디스켓이 전부 3장인 경우 1 OF 3, 2 OF 3, 3 OF 3으로 기재

(예시) 입원, 외래청구분 디스켓이 1장인 경우 2 OF 1로 기재

(2) 파일명은 디스켓에 실제 기재된 청구파일명을 기재하되, 디스켓 한 장으로 복수개 파일의 수록이 가능한 경우 파일명을 모두 기재한다.

(예시) 요양기관기호가 "11513268"인 기관의 디스켓 중 건강보험 외래청구분 첫 번째이면 "11513268.B01", 입원청구분의 첫 번째는 "11513268.B51"로 표기

2. 전산매체의 구성

전산매체 기재파일은 요양급여비용을 청구하는 경우 요양급여비용(의료급여비용) 심사청구서 및 명세서를 기재한 파일과 요양급여비용 청구의 마지막 정보파일로 구성한다.

1) 요양급여비용(의료급여비용)심사청구서 및 명세서 파일

가. 구성

(1) 파일명 부여방법

가) 디스켓인 경우

- 파일명 구성

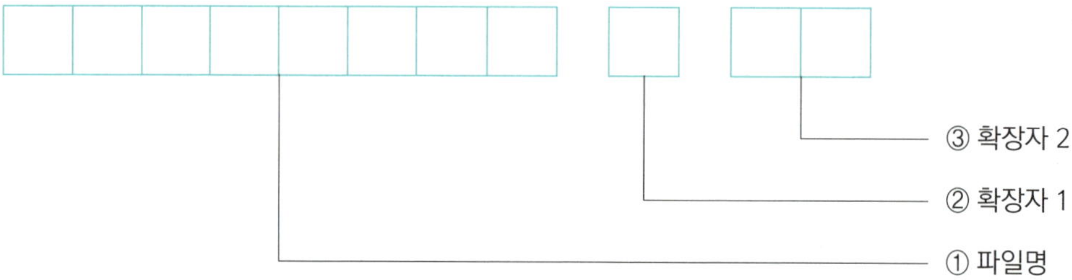

- 파일명 부여규칙

① 파일명: 요양기관 기호

② 확장자 1

코드	보험자종별구분
B	건강보험
C	의료급여
D	보훈위탁진료 요양기관의 보훈 국비환자(상이처, 무자격자)

③ 확장자 2: 디스켓 일련번호임. ∅1부터 99까지 부여할 수 있으며, 반드시 일련번호는 외래 ∅1부터 부여하고 입원(정신건강의학과정액 낮병동)은 51부터 구분하여 기재하여야 한다.

코드	진료형태구분(분철구분)
01~49	외래
51~99	입원

(예시) 건강보험 요양급여비용 디스켓이 외래청구분 3장, 입원청구분 2장일 경우

디스켓 구분		파일명	비 고
외래 청구분	첫번째	12345678.B01	
외래 청구분	두 번째	12345678.B02	
외래 청구분	세번째	12345678.B03	
입원 청구분	첫번째	12345678.B51	
입원 청구분	두 번째	12345678.B52	

나) CD 청구인 경우

▪ 파일명 구성

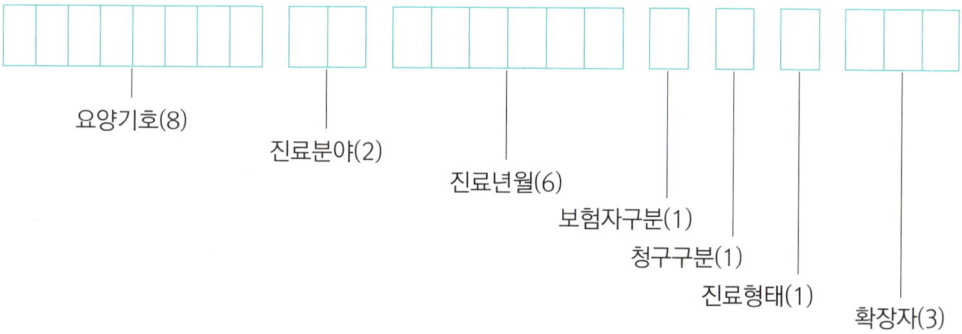

▪ 파일명 부여규칙

- 진료분야: 내과(01), 외과(02), 산 · 소아청소년과(03), 안 · 이비인후과(04), 피부 · 비뇨기과(05), 치과(06), 한의과(09)
  단, 병원(치과대학부속치과병원 및 한방병원 제외), 의원급은 00
- 보험자종별 구분: 건강보험(4), 의료급여(5), 보훈위탁진료 요양기관의 보훈 국비환자(상이처, 무자격자)(7)
- 청구구분: 원청구(0), 보완청구(1), 추가청구(2)
- 진료형태: 1: 의과입원, 보건기관입원
  2: 의과외래, 보건기관외래
  3: 치과입원, 의료급여정신건강의학과정액 입원
  4: 치과외래, 의료급여정신건강의학과정액 외래
  (의료급여정신과외래는 2017.3. 12. 진료분까지 해당)
  5: 의료급여정신건강의학과정액 낮병동
  6: 약국처방조제
  7: 약국직접조제
  8: 한방입원
  9: 한방외래
  A: 요양병원 장기환자 입원(의과)
  H: 의료급여혈액투석정액 외래

- 확장자: sam

(예시1) 2002년 6월 종합병원 내과분야 보험 입원 원청구인 경우

12345678012002064O1.sam

(예시2) 2002년 6월 종합병원 치과분야 보험 외래 보완청구인 경우

12345678062002064l4.sam

제3절 서면서식 작성요령(별첨 3)

1. 요양급여비용 심사청구서(별지 제9-1호부터 제9-3호까지의 서식)

1) ※란은 심사평가원이 기재한다.

2) "④청구단위구분"란은 외래 또는 약국의 요양급여비용을 방문일자(처방전)별로 작성하여 주단위로 구분 청구하거나 월단위로 통합 청구하는 경우에는 해당 구분자를 기재한다.

- 구분자: 월단위 청구(0), 주단위 청구(1주-1, 2주-2, 3주-3, 4주-4, 5주-5, 6주-6)

3) "⑪건수"란은 첨부된 명세서의 건수를 기재한다.

4) ⑬본인일부부담금", "지원금(약국의 경우)", "⑳장애인의료비", "⑭청구액", "건강보험 100분의 100 본인부담금총액(약국의 경우 ⑲)" 및 "보훈 본인일부부담금(약국의 경우)"은 각 명세서상의 본인일부부담금, 지원금, 장애인의료비, 청구액, 건강보험 100분의 100 본인부담금총액 및 보훈본인일부부담금을 각각 합계한 금액으로 기재하고, "⑫요양급여비용총액 1"은 ⑬, ⑳ 및 ⑭의 합계액을 기재한다.

5) "⑮차등수가 청구액"란은 요양기관(의원,약국) 명세서별로 진찰료와 조제료 등(약국관리료, 조제기본료, 복약지도료, 조제료를 말한다)을 차등 산정한 청구금액을 합산하여 기재한다.(단, 차등수가 미적용 진찰료(조제료 등)는 제외)

6) "⑯본인부담상한액초과금총액(약국의 경우 ㉕)"란은 각 명세서상의 본인부담상한액초과금을 합계한 금액으로 기재하며, "⑰요양급여비용총액 2(약국의 경우 ⑯)"는 각 명세서상의 요양급여비용총액 2를 합하여 기재하고 보훈위탁진료 요

양기관(동일한 기관에서 발행한 처방전에 따라 조제하는 약국)의 보훈 국비환자 진료분(처방조제분) 또는 보훈병원에서 발행한 처방전에 따라 조제하는 약국의 보훈감면환자나 처방조제분인 경우 "⑰진료비총액(약국의 경우 ⑯)", "⑱보훈청구액(약국의 경우 ⑰)", "㉒보훈본인일부부담금(약국의 경우 ⑳)" 및 "㉖100분의 100 미만 보훈청구액(약국의 경우 ㉔)"은 각 명세서상의 진료비총액, 보훈청구액, 보훈 본인일부부담금 및 100분의 100 미만 보훈청구액을 각각 합계한 금액으로 기재한다.

7) "㉓100분의 100 미만 총액(약국의 경우 ㉑)", "㉔100분의 100 미만 본인일부부담금(약국의 경우 ㉒)" 및 "㉕100분의 100 미만 청구액(약국의 경우 ㉓)"은 각 명세서상의 100분의 100 미만 총액, 100분의 100 미만 본인일부부담금 및 100분의 100 미만 청구액을 각각 합계한 금액으로 기재한다.

8) "차등수가 적용기준"란에는 상대가치점수표 제1부 "Ⅲ. 차등수가. 다"항에 따라 월단위 또는 주단위로 산정된 차등지수와 1개월 또는 1주일 동안 의사(약사)별 진료(조제)한 일수의 합을 기재한다.
   - 주 3일이상이면서 20시간 이상 근무하는 격일제, 시간제 근무자는 1개월(주단위청구의 경우 1주일) 동안 재직한 일수의 1/2로 산정(소수점이하 4사5입)하되, 최대 월 15일(주단위청구의 경우 주 3일)을 초과할 수 없다.
   - 이 경우 별표 8. 특정내역 구분코드의 해당 특정내역(MT008) 기재형식에 따라 '진료일수'란 하단 여백 또는 청구서 뒷면에 의사(약사)별 주민번호 앞자리(생년월일) 및 실제 진료(조제)일수를 기재한다.

9) 검체검사 위탁의 경우 일반 요양급여비용청구서와 구분할 수 있도록 3cm×7cm의 "위탁 검사용" 적색도장을 요양급여비용청구서 청구일자 상단 여백에 날인한다.

10) "청구인"란에는 해당 요양기관의 대표자(개설자)가 청구내용 및 금액을 확인한 후 성명을 기재하고, 서명 또는 날인하여야 한다.

11) "작성자"란에는 심사청구서 및 명세서를 직접 작성한 자의 ⑦성명(한글 또는 영문) 및 ⑧생년월일을 정확히 기재하고 서명 또는 날인한다. 만약 2인 이상이 공동으로 작성한 경우 작성책임자의 성명(한글 또는 영문)을 기재한다.

12) "대행청구단체 ⑨기호 및 ⑩명칭"란에는 심사평가원에서 "대행청구단체"에 부여한 기호 및 대행청구업무를 수행하는 관련의약단체(지부, 분회 포함)의 명칭

을 기재한다.

13) 보건기관의 경우 의과, 피임시술과, 물리치료과를 모두 합하여 "의과"란에 기재하고, 치과는 "치과"란, 조산은 "조산"란, 한방은 "한방"란에 기재한다.

14) "보험자종별 구분"란은 보훈위탁진료 요양기관(동일한 기관에서 발행한 처방전에 따라 조제하는 약국)의 보훈 국비환자(상이처, 무자격자) 진료분(처방조제분)인 경우에 한하여 "7"을 기재한다.

2. 요양급여비용명세서 (별지 제10호부터 별지 제20호까지의 서식)

1) 요양개시일 및 요양급여일수 등

가. "상병명 및 상병분류기호"란에는 통계청 고시에 따른「한국표준질병 · 사인분류」의 상병명 및 분류기호를 주상병, 부상병, 배제된 상병 순으로 기재(영문자는 반드시 대문자로 기재, '·' 또는 *, + 등 특수기호는 기재 생략)한다. 이 경우 주상병은 반드시 첫 번째 자리(제1단)에 기재하여야 하며, 주상병과 함께 있었거나 발생된 병태로서 환자 진료에 영향을 주었던 병태(부상병)는 두 번째 자리(제2단)부터 중요도 순으로 기재한다. 또한, 배제된 상병(최종상병이 확진된 경우 이전에 고려하였지만 배제된 상병)은 상병명에 배제된 상병임을 별도 명시한다.

나. "당월요양개시일"란에는 해당 요양기관에 해당 상병의 요양급여를 위하여 그 달에 최초 입원한 연, 월, 일을 기재하고, 30일을 초과한 입원요양급여비용의 분리청구시에는 "최초입원개시일"란에 해당 상병의 요양급여를 위해 최초 입원한 연, 월, 일을 기재한다.

다. "내원일자"란에는 해당 요양기관에 해당 상병의 요양급여를 위하여 외래에 내원한 일자를 기재하며, 동일인에게 초진 및 재진을 1일에 2회 이상 행하고 초 · 재진 진찰료를 2회 이상 산정하는 경우에는 명세서 '특정내역'란에 그 사유를 기재한다.

라. "당월요양급여일수(외래 명세서의 경우는 '요양급여일수')"에는 해당 상병으로 당월(당일)에 요양급여를 받은 실 일수를 기재하며, 입원 또는 내원일수에 투약일수(의료기관의 경우 원내투약일수)를 산입하여 산정한다. 이때 입원 또는 내원일수와 투약일수가 중복될 때에는 1일로 계산한다.

마. "입원일수"는 상대가치점수표 제2부 제1장 2. 입원료 등 산정지침에도 불구하고 수진자가 입원한 날부터 퇴원일까지의 일수를 기재한다.

바. 동일인에 대하여 정률제 명세서, 정액제 명세서 등으로 각각 작성될 경우에 "당월요양개시일"은 각 명세서상의 해당 최초 진료일자를, "당월요양급여일수(요양급여일수)"는 해당 명세서상의 투약일수를 포함한 요양급여기간만을 기재하며, "총 내원일수"란에도 해당 명세서상의 내원일수만을 기재한다.

사. "총내원일수"는 수진자가 내원하여 진료를 받은 실 일수를 기재하되, 동일인에게 초진 및 재진을 1일에 2회 이상 행하고 초 · 재진 진찰료를 2회 이상 산정하는 경우에는 "특정내역"란에 그 사유를 기재하고 내원일수는 1일로 기재한다.

아. "본인부담금 발생횟수"란은 차상위 (장애인) 만성질환 · 18세 미만 본인부담경감대상자가 외래진료 시 1일 2회 이상 진찰한 경우 본인부담금 발생횟수를 기재한다.

자. "직접조제횟수"란은 차상위 (장애인) 만성질환 · 18세 미만 본인부담경감대상자 외래진료 당일 의약분업 예외사항 발생으로 모든 의약품(경구, 외용제, 주사제 등)을 원외처방전 발행 없이 원내에서 직접조제 · 투약하는 경우 직접조제 · 투약횟수를 기재한다. 다만, 원외처방전 발행과 원내 직접조제가 동시에 이루어진 경우는 기재하지 않는다.

차. "특정내역"란은 100분의 100 본인부담내역, 신생아체중 등 특정의 진료(조제) 내역, 처방내역 및 청구내역에 대한 추가적 기술사항 등을 기재한다.

카. "수진자 일련번호"란(외래 명세서에만 해당)에는 동일수진자가 요양급여(조제투약)를 받은 일수가 여러 날인 경우 해당 명세서마다 총 내원(방)일수에 일련번호를 부여하여 기재한다.

타. "면허종류 및 면허번호"란에는 주상병명에 대하여 진료한 진료과목의 주된 의사, 치과의사, 한의사의 면허종류와 면허번호를 기재하고 약국의 경우 의약품을 조제 · 투약한 주된 약사의 면허종류 및 면허번호를 기재한다.

2) 요양급여의 내용 및 처방내역 등(별지 10호부터 별지 13-2호까지, 별지 17호부터 별지 18-2호까지의 서식)

가. 명세서 중단 우측 란에는 "요양급여의 내역과 처방 내역"을 다음과 같은 순서

로 기재한다.

(1) 처방전 발급번호 및 점검번호, 처방일수

(2) 처방내역

(3) 요양급여의 내역

나. 동일월에 하나의 상병에 대한 요양급여 중에 다른 상병에 대하여 요양급여를 한 경우 또는 하나의 상병에 대한 요양급여가 끝나고 새로운 다른 상병에 대하여 요양급여한 경우에는 한 장의 명세서에 작성하되, 상병별 요양급여 내역 등은 구분하여 기재한다.

다. 명세서 중단 좌측 란에 "요양급여의 내역과 처방내역"을 구분한 내역에 따라 회(종), 기본진료·약제·특정재료(Ⅰ)에 해당하는 금액, 진료행위(Ⅱ)에 해당하는 금액을 각각 구분 기재한다.

(1) "기본진료, 약제, 특정재료(Ⅰ)"란은 기본진료료, 의약품관리료, 약제, 치료재료 및 혈액 등 요양기관 종별 가산율이 적용되지 아니하는 비용을 기재한다.

(2) "진료행위(Ⅱ)"란은 요양기관 종별 가산율이 적용되는 비용을 기재한다.

라. "처방전 발급번호"는 발급연월일(CCYYMMDD)과 일련번호(5자리 수 이내)로 구성된 처방전 발급번호를 발급일자 순으로 기재하고, 하단의 "점검번호"는 "처방전 발급번호의 일련번호"를 합산한 값을 기재한다.

마. "처방일수"는 처방전에 기재된 처방약품별 처방일수 중 가장 긴 처방일수를 기재하되, 일자별로 처방내역이 달라 각각 다른 의약품을 조제하도록 처방된 경우에는 각각의 처방일수를 합산하여 기재한다.

바. 처방내역은 "처방전 발급번호"를 기재한 순서대로 각각 구분하여 약품코드, 약품명, 1회 투약량, 1일 투여횟수, 총 투약일수를 기재한다. 이때 「약사법」 제26조와 제27조에 따라 처방내역을 수정 또는 변경한 경우에는 수정·변경된 처방내역을 기재하되, 대체 조제의 경우에는 원 처방내역을 기재한다.

사. 수진자에게 발급한 처방전의 사본을 명세서에 첨부하는 경우에는 처방내역은 기재하지 않아도 무방하다.

아. 요양급여의 내역은 진찰료, 입원료(식대 포함), 투약료 및 처방전, 주사료, 마취료, 이학요법료, 정신요법료, 처치 및 수술료, 검사료, 영상진단 및 방사선치료료, 요양병원 정액, 특수장비, 특수재료 및 관련 행위료, 100분의 50 본인

부담, 100분의 80 본인부담, 100분의 30 본인부담, 100분의 90 본인부담, 건강보험 100분의 100 본인부담, 보훈 등 100분의 100 본인부담, 비급여 순서로 코드, 분류, 단가, 1회 투약량[의약품인 경우만 해당. 단, 한방은 제외], 1일 투여량 또는 투여(실시)횟수, 총투여일수 또는 실시횟수, 금액을 각각 기재하되, 보훈 등 100분의 100 본인부담 및 비급여는 보훈위탁진료 요양기관의 보훈 국비환자 진료분에 한하여 기재한다.

또한, 치료재료를 구입 · 사용한 경우에는 "치료재료구입목록표(별지 제8호 서식)"를 작성하여 심사평가원에 요양급여비용 청구전에 제출하여야 하며, 요양급여비용명세서 기재시 코드, 품명, 규격, 구입연월일, 수량, 구입가, 단가, 구입처, 제조회사를 정확히 기재하여야 한다.

자. 평일 18시(토요일은 13시)~09시 또는 공휴일(「관공서의 공휴일에 관한 규정」)에 진찰 또는 기타 진료행위를 하여 가산하는 경우 진료일자와 진료개시 시간을 명시한다. 이때 진찰료에 가산하는 경우에는 좌측 구분란의 "야간 · 공휴 회"란에 그 횟수를 기재한다.

차. 치과에서 「장애인복지법」의 관련 규정에 의해 장애인 등록증을 교부받은 뇌병변장애인, 지적장애인, 정신장애인, 자폐성장애인에 대하여 진찰료에 9.03점을 가산하는 경우 명세서 진료과목란의 하단에 "장애인"이라고 기재한다.

카. 「약사법」의 관련규정에 해당되어 원내 투약한 경우에는 "분류"란에 "(별표 7) 의약분업 예외구분코드"의 해당 코드와 의약품명을 함께 기재한다.

타. 검체검사 위탁의 경우 의뢰기관은 "검사료"란의 (I)란에 ②위탁검사관리료, ③위탁검사료를 구분하여 각각 총 합산한 금액을 기재하되, ③위탁검사료에는 위탁검사 해당항목의 소정 검사료와 별도 산정 가능한 재료대를 합산하여 기재하여야 하며, 이 경우 해당 검사항목 뒷줄 여백에 검체검사 위탁 구분코드 "L"과 실시(수탁)한 요양기관의 "기호", "검사의뢰일"을 기재한다.

파. 「의료법」 제39조(시설 등의 공동이용)에 따라 의료자원(시설 · 장비 및 인력 등)을 공동이용하는 계약에 따른 경우에는 해당 진료항목 뒷줄 여백에 시설 등의 공동이용 진료구분자 "K"와 실시한 요양기관(수탁기관)의 "기호", "진료의뢰일"을 기재하며, 공동이용계약에 따른 경우가 아닌 시설 · 장비 및 인력 등을 보유한 다른 요양기관에 진료를 의뢰한 경우에는 해당 진료항목 뒷줄 여백에 위탁진료 구분자 "T"와 수탁한 요양기관의 "기호", "진료의뢰일"을 기재한다.

하. 상대가치점수표 제1부 1. 일반기준 제3호에 따라 제2부 각 장에 분류되지 아니한 진찰 · 처치 · 수술 및 기타의 치료에 대한 요양급여를 실시한 경우에 우선적으로 행위의 내용 · 성격과 상대가치점수가 가장 유사한 분류항목으로 산정하는 경우에는 "준용"항목임을 명시하고 해당코드 외에 실 진료행위 명칭을 기재한다.

거. "면허종류 및 면허번호"란에는 실제 환자를 진료한 의사, 치과의사, 한의사와 실시한 간호사 등의 면허종류 및 면허번호(단, 사회복지사는 자격번호)를 기재한다.

3) 조산원(별지 제14호 서식)

가. "조산구분"란은 초 · 경산 및 골반위만출 여부에 따라 초산 ①, 경산 ②, 골반위만출술 ③으로 기재한다.

나. "시간"란은 주간(09시를 초과한 때부터 18시 전까지)에 조산한 경우에는 ①, 18시~09시 또는 공휴일에 조산한 경우에는 ②를 기재하고, 22시~06시 조산한 경우에는 ③을 기재하되, ②③의 경우에는 조산시각 또는 조산일자(공휴일인 경우)를 명기한다.

다. "가산구분"란은 고위험 분만에 해당되는 경우에는 ①, 분만취약지 소재 조산원에서 분만한 경우에는 ②를 기재하고, 고위험 분만과 분만취약지 소재 조산원 분만이 동시 적용되는 경우에는 ③으로 기재한다.

라. 본인이나 배우자가 우생학적 또는 유전학적 정신장애나 신체질환이 있는 경우 등에 해당되어 자궁내장치를 시행하여 상대가치점수표 '제11장 조산료'를 산정하지 않고, '제9장 제1절 처치 및 수술료'에 분류된 자궁내장치(R4271)에 따라 산정하는 경우에는 "입원일수"란에 내원일수를, "조산구분"란에 ④를 기재하고 "요양급여비용총액 1"란에는 자궁내장치(R4271) 수기료에 재료대를 합하여 기재하며, "본인일부부담금"란은 요양급여비용총액 1의 30%에 해당하는 금액을 기재한다.

마. "다태아여부"란에 쌍태아는 ②, 삼태아는 ③으로 기재한다.

4) 보건기관(별지 제15호부터 제16-2호까지의 서식)

가. 투약일수에 따라 본인일부부담금이 다른 경우에는 동일인일지라도 요양급여

비용명세서(GI08)란에 구분하여 작성한다.

나. "진료과"란은 의과, 치과, 한방, 조산 여부에 따라 의과 ①, 치과 ②, 조산 ③으로 기재하고 보건소 또는 보건지소에 물리치료사가 상근하면서 물리치료를 실시한 경우에는 ⑤를 기재하고, 한방의 경우에는 한방시술단독 ⑦, 한방투약단독 ⑧, 한방시술과 투약병행 ⑨를 기재한다.

다. 보건기관에서 18~09시 또는 공휴일에 조산을 행하여 소정금액의 50%를 가산하는 경우에는 조산시각 또는 공휴일임을 "상병명"란에 기재한다.

라. 본인이나 배우자가 우생학적 또는 유전학적 정신장애나 신체질환이 있는 경우 등에 해당되어 피임시술(정관절제술 또는 결찰술, 난관결찰술, 자궁내 장치)을 시행하여 상대가치점수표 '제12장 보건기관의 진료수가'를 산정하지 않고, '제9장 처치 및 수술료 등'에 분류된 해당항목에 따라 산정하는 경우에는 "의과(피임시술) "로 기재하며, 자궁내장치의 재료대는 '요양급여비용총액 1'란에 해당 수기료와 합하여 기재한다.

마. 보건의료원은 의료기관과 같은 명세서를 사용한다.

바. 보건소와 의약분업 대상 보건지소에서 처방전을 발행하는 경우, "방문횟수란"에는 총 방문횟수를, "진찰횟수"란에는 실제 진찰이 이루어진 횟수를, "투약일수"란에는 의약분업 예외사유로 보건기관 내 조제투약하는 경우의 실 투약일수를 기재하며, "물리치료일수"는 실 물리치료 일수를 기재한다. 동일날에 동일수진자에게 처방전 발행이 2회 이상일 경우 "처방전 발급횟수"란에는 처방전 발급횟수를, "처방전 발급번호"란에는 처방전 발급번호순으로 각각 구분하여 기재하고, "처방전 발급번호" 하단의 "점검번호"는 "처방전 발급번호의 일련번호"를 합산한 값을 기재하며, "총처방일수"는 처방전 당 처방일수의 합을 기재한다.

사. 의약분업 대상기관에서 예외사항 발생으로 원내 조제투약하는 경우에는 "예외구분코드"란에 "(별표7)의약분업 예외구분코드"의 해당코드를 기재하며, 처방전 발행과 분업예외 투약이 동시에 발생하는 경우에는 "투약일수, 예외구분코드, 처방전발급횟수, 처방전발급번호 및 총처방일수"를 모두 기재한다.

아. 보건진료소와 의약분업 예외 보건지소에서도 "예외구분코드"란에 반드시 해당코드를 기재한다. 예외적으로 처방전을 발급하는 경우에는 "처방전 발급횟수와 처방전발급번호, 총처방일수"를 기재한다.

자. 보건소 및 보건지소에서 처방전을 발행한 경우에는 처방내역란에 "처방전 발급번호"를 기재한 순서대로 각각 구분하여 코드, 약품명, 1회 투약량, 1일 투여횟수, 총 투약일수, 급여구분을 기재한다. 이때 원외처방약제 중「국민건강보험법 시행령」별표 2 제4호 및 제6호에 따른 약제를 처방한 경우 본인이 부담할 비용의 부담률에 부여된 해당 구분코드를 기재한다. 이 중 100분의50 본인부담은 "A", 100분의 80 본인부담은 "B", 100분의 30 본인부담은 "D", 100분의 90 본인부담은 "E", 건강보험(의료급여) 100분의 100 본인부담은 "U", 보훈 등 100분의 100 본인부담은 "V", 비급여는 "W"를 기재한다.

차. 보건소 및 보건지소에서 의약분업 예외사항 발생으로 원내 조제투약하는 경우에는 진료내역(의약품)란에 코드, 분류, 단가, 1일 투여횟수(실시횟수), 총 투여일수(총 실시횟수), 금액을 기재하며, 보훈위탁진료 보건기관에서 보훈국비환자를 진료한 경우에는 보훈 등 100분의 100 본인부담, 비급여 진료내역도 함께 기재한다. 이 경우 급여구분란에 보훈 등 100분의 100 본인부담 진료내역(의약품)은 "V", 비급여 진료내역(의약품)은 "W"를 기재한다.

5) 한방 의료기관(별지 제17호부터 제18-2호까지의 서식)

가. "처방명"란에는 "한방건강보험 기준처방별 가격표"에 따른 한방기준처방인 경우 처방번호와 처방명을 기재하고, 한의사의 임의의 처방(이하 "임의처방"이라 한다)인 경우는 처방명만 기재하되, 처방명이 2개 이상인 경우 2개 이상의 처방명을 모두 기재한다.

나. 단미엑스산제를 56개 고시처방에 의하지 아니하고 한의사 임의 처방으로 투여하는 경우에는 분류란 상단에 처방명을 기재하고, 그 하단에 "한약제제 급여목록 및 상한금액표"에 등재된 단미엑스산제의 품명, 단가 등을 기재한다.

다. "단가"란에는 기준처방(임의처방)별 1일당 약가 또는 "한약제제 급여목록 및 상한금액표" 상의 단위가격을 기재하되, 기준처방(임의처방)별 1일당 약가는 원미만을 4사5입하여 금액을 정확히 기재한다. 단미엑스산제(분할투여한 처방)인 경우 1일투여량 란에 1일 총투여량(소수 셋째자리에서 4사5입)을 기재하며, 총투여일수 란에는 실투여일수를 기재한다. 금액은 기준처방(임의처방)별 1일당 약가 또는 "한약제제 급여목록 및 상한금액표" 단위가격에 1일투여량 및 총투여일수를 곱하여 금액란에 기재한다.

라. "처방 · 조제 · 복약지도료"란은 외래 또는 입(퇴)원환자에게 투약한 경우에 산정하며, "진료행위(II)"란에 기재한다. 입원환자에 대하여 입원기간중 투약한 경우에는 투약 1일당으로 산정하며, 퇴원환자에게 투약한 경우에는 퇴원 익일부터 산정하되, 입원명세서의 "분류"란에 투약내역 기재 시 "퇴원약 ○일분" 이라고 기재한다.

마. "시술 및 처치료"란에는 실시한 시술 및 처치명, 실시횟수, 금액을 "분류"란에 기재하고 실시횟수와 합계금액을 "구분"란과 "진료행위(II)"란에 기재한다.

바. 고정용 신축성 붕대 및 처치시 사용된 재료대는 "4.시술 및 처치료 ⑤기타"란의 "기본진료약제(I)"란에 기재한다.

사. 변증기술료(40400)는 "4. 시술 및 처치료 ⑤기타"란의 "진료행위(II)"란에 기재한다.

아. 한방요양기관에서 가정간호를 실시한 경우 명세서 상단 "특정기호"란에 해당되는 특정기호를 반드시 기재하되, 응급상황으로 인한 외래진료가 발생한 경우에는 가정간호건과 함께 앞뒤로 편철하여 청구한다.

6) 약국(별지 제20호 서식)

가. 동일 환자에 대해서 처방전에 의해 조제 · 투약한 경우에는 처방전별로 명세서를 각각 작성한다.

나. "상병분류기호"는 의사 또는 치과의사가 발행한 처방전에 기재된 상병분류기호를 기재한다.

다. "특정기호"는 별표 6. "특정기호코드"의 사항에 해당되는 수진자에게 처방전이 발급되어 조제가 이루어진 경우에 처방전에 기재된 해당코드를 기재한다.

라. "처방전 발급기관기호"는 처방전을 발급한 의료기관(보건기관) 기호를 기재한다.

마. "처방전발급번호"란은 처방전에 기재된 발급연월일(CCYYMMDD)과 일자별 일련번호(5자리수 이내)를 기재한다.

바. "사용기간"은 의사 또는 치과의사가 처방전을 발급하여 약국에서 조제하기까지의 기간을 의미하며, 처방전의 "사용기간"에 기재된 대로 기재한다.

사. "조제투약일"은 실제 조제투약이 이루어진 일자를 기재한다.

아. "투약일수"는 처방전의 실투약일수를 기재한다.

자. “조제투약내역”은 약제 조제내역을 약제별로 코드, 약품명, 조제구분, 단가, 1회 투약량[의약품인 경우만 해당], 1일 투약횟수 또는 실시횟수, 총투약일수 또는 실시횟수, 금액을 기재하며, 조제투약내역 기재가 끝난 후에는 조제기술료 등 각 조제료의 해당코드와 산정내역을 모두 조제내역란에 기재한다.

차. “조제투약내역”기재가 끝난후 처방전의 대체 · 수정 · 변경 · 성분처방 등 실 처방내역과 조제내역이 상이한 경우에는 “처방내역”란에 해당 처방전의 약제내역 부분을 코드(일반명코드 또는 제품명코드), 약품명(일반명 또는 제품명), 1회투약량(소수 다섯째자리에서 4사5입), 1일 투여횟수, 총투약일수 순서대로 기재하며, 실 처방내역과 조제내역이 동일한 경우에는 처방내역을 생략할 수 있다.

카. 처방전의 대체 · 수정 · 변경 등이 있는 경우에는 그 내용을 처방전(약국보관용 및 환자보관용)에 기록하되, “대체”의 경우 원처방내역으로 기재하고, 수정 · 변경의 경우 수정 · 변경된 내역으로 기재하며, 조제투약내역의 “조제구분”란에 해당기호를 기재한다. (대체-1, 수정-2, 변경-3, 저가대체-4, 성분처방-5, 저가대체 가산금-9)

타. 각 “약제비”란의 “내복약”은 처방전에 따른 조제투약 시 내복약을 투약한 경우에, “외용약”은 외용약을 투약한 경우에, “주사제”는 주사제를 투약한 경우에 각각 총투약일수 및 약가의 총액을 “약가(Ⅰ)”란에 기재한다.

파. 처방전에 따라 조제 · 투약한 경우에는 “약국관리료, 조제기본료, 복약지도료, 조제료)”는 1.약제비 “①부터 ④까지의 목 조제료 등(Ⅱ)”란에 각각 기재하고, “①부터 ④까지의 목”의 합계액을 “⑤목 조제료 등(Ⅱ)”란에 기재하며, 의약품관리료는 내복약 조제일수에 따라 산정하여 1.약제비 “⑥목 조제료 등(Ⅱ)”란에 별도 기재한다.

하. “면허종류 및 면허번호”란에는 실제 의약품을 조제 · 투약한 약사의 면허종류 및 면허번호를 기재한다.

7) 의약분업예외 지역의 약국(별지 제19호 서식)

가. 의약분업 예외지역에서 직접조제투약 시 “증상분류기호”는 심사평가원장이 정하여 공고한 약국직접조제 · 투약 시 증상분류기호”에 따라 대분류기호와 소분류기호를 연결하여 3단으로 기재하며, “증상”란에는 수진자가 호소하는

증상을 기재하되, “증상분류기호”는 주된 증상분류기호만 기재한다.

(예시1) 증상: 기침, 콧물, 미열

증상분류기호: 1 1 2

(예시2) 증상: 온몸이 가려움

증상분류기호: 3 2 4

나. “조제투약일“란에는 해당 요양기관에 해당 상병의 조제투약을 위하여 당일에 내방한 일자를 기재한다.

다. “요양급여일수”란에는 당일에 조제투약을 받은 실일수를 기재하되, 내방일수와 투약일수가 중복될 때에는 1일로 계산한다.

라. 동일 수진자가 동일날에 하나의 증상에 대한 조제투약이 끝나고 새로운 다른 증상에 대하여 조제투약을 한 경우에도 한 장의 명세서에 작성하되, 증상별로 조제투약내역을 구분하여 기재한다.

마. “조제투약내역”은 약제 조제내역을 약제별로 약품명, 단가, 1회 투약량[의약품인 경우만 해당], 1일 투약횟수 또는 실시횟수, 총투약일수 또는 실시횟수, 금액을 기재하며, 조제투약내역 기재가 끝난 후에는 조제기술료 등 각 조제료의 해당코드와 산정내역을 모두 조제내역란에 기재한다.

바. “1.약가”란에는 약가금액의 합계액을, “2.조제료 등”란에는 “약국관리료, 조제기본료, 복약지도료, 조제료”를 기재하고, 의약품관리료는 “3.의약품관리료”란에 기재한다.

사. “면허종류 및 면허번호”란에는 실제 의약품을 조제ㆍ투약한 약사의 면허종류 및 면허번호를 기재한다

8) 소계, 가산율 및 금액, 요양급여비용총액 1, 본인일부부담금, 청구액 등

가. “소계”란은 “1”란부터 “T”란까지의 (Ⅰ)란의 합계금액과 (Ⅱ)란의 합계금액을 각각 기재한다.

나. “가산율”란은 요양기관종별 가산율을 기재하고, 가산금액란은 (Ⅱ)란의 소계금액에 요양기관종별 가산율을 곱한 금액으로 기재하되, “원”미만은 4사5입한다.

다. “요양급여비용총액 1”란은 (Ⅰ)란과 (Ⅱ)란의 소계와 가산금액을 합한 총 금액에서 10원 미만은 절사한 금액을 기재한다. 단, 100분의 100 미만 총액은 제

외한다.

라. "본인일부부담금"란은「국민건강보험법 시행령」 별표 2 및 같은 법 시행규칙 별표 3 및 4에 따른 본인일부부담금(같은 법 시행령 별표 2 제4호 및 제6호에 따른 금액을 제외)에서 100원 미만 절사한 금액으로 기재하되, 입원진료의 경우에는 10원 미만 절사한 금액으로 기재한다.(단, 상급종합병원, 종합병원, 병원, 치과병원, 한방병원, 요양병원 및 보건진료소의 2009.6.30. 이전 진료분까지는 10원 미만 절사한 금액으로 기재)

또한, 본인부담정액제에 해당하는 경우는 정액 본인일부부담금을 기재하고, 「국민건강보험법 시행령」 제19조에 따른 본인부담상한액초과금이 발생한 경우는 실제 본인이 부담하는 금액과 본인부담상한액초과금을 합하여 기재,

희귀질환 지원대상자의 경우 '희귀질환자 의료비지원사업'에 따른 해당 지원대상자에게 지원하는 비용을 포함하여 기재,

차상위 장애인 만성질환 · 18세 미만 본인부담경감대상자의 경우는 「국민건강보험법 시행령」 별표2에 따른 본인부담액 중 '장애인복지사업'에서 지원하는 장애인의료비를 제외한 금액을 기재,

긴급복지 의료지원대상자가 본인부담상한액초과금이 발생한 경우는 실제 본인이 부담하는 금액, '긴급지원사업'에서 지원하는 지원금 및 본인부담상한액초과금을 합하여 기재(건강보험 100분의 100 본인부담금 제외),

잠복결핵감염 검진비지원대상은 '잠복결핵감염 검진비지원사업'에서 지원하는 지원금을 기재[건강보험 100분의 100 본인부담금 제외](단, 치과, 한방, 보건소, 보건지소, 보건진료소는 제외),

잠복결핵감염 치료비지원대상은 '잠복결핵감염 치료비지원사업'에서 지원하는 지원금을 포함하여 기재[건강보험 100분의 100 본인부담금 제외](단, 치과, 한방, 보건소, 보건지소, 보건진료소는 제외),

보훈국비환자의 경우에는 「국가보훈대상자 의료지원에 관한 규칙」에 따른 본인일부부담금을 기재하고, 보훈감면환자의 경우(보훈병원에서 발행한 처방전에 따라 처방조제한 경우에 한함)에는 요양급여비용총액 1에서 보훈청구액을 제외한 금액을 기준으로 본인일부부담금을 산출하여 기재한다.

마. "청구액"란은 "요양급여비용총액 1"에서 「국민건강보험법 시행령」 별표2, 같은 법 시행규칙 별표3 및 4에 따른 "본인일부부담금"을 공제한 금액을 기재하

며, 차상위 장애인 만성질환 · 18세 미만 본인부담경감대상자의 경우는 "요양급여비용 총액"에서 "본인일부부담금"과 "장애인의료비"를 공제한 금액으로 기재한다. 단, 보훈위탁진료 요양기관의 보훈 국비환자 중 상이처, 무자격자인 경우에는 '0'으로 기재하고, 보훈감면환자의 경우 본인일부부담금과 보훈청구액을 합한 금액을 제외하여 기재한다.

바. "본인부담상한액초과금"란은 「국민건강보험법 시행령」 제19조제6항에 따라 본인일부부담금의 총액(법 제44조제2항 및 영 19조제3항에 따른 금액)이 같은 법 시행령 별표 3에 따라 산정한 본인부담상한액의 최고금액을 넘는 경우에는 그 초과금액(본인부담상한액을 확인할 수 있는 경우에는 그 초과금액)을 기재하며, 분리 또는 추가청구시에는 원청구와 연계하여 초과한 금액을 기재한다. 이 경우 다른 법령에 따라 국가나 지방자치단체로부터 받는 의료비 지원금(요양급여비용명세서에 기재하여야 하는 지원금에 한한다)을 제외하고 본인부담상한액초과금을 기재한다.

사. "장애인의료비"란은 차상위 장애인 만성질환 · 18세 미만 본인부담경감대상자의 경우 해당금액을 기재한다.

아. "요양급여비용총액 2"란은 요양급여비용총액 1과 건강보험 100분의 100 본인부담금총액을 합하여 기재하고 "진료비총액"란은 보훈위탁진료 요양기관(동일한 기관에서 발행한 처방전에 따라 조제하는 약국)의 보훈 국비환자 진료분인 경우 건강보험 100분 100 본인부담금총액, 보훈 등 100분의 100 본인부담금총액, 비급여총액, (Ⅰ)란 소계, (Ⅱ)란 소계, 및 가산금액을 모두 합하여 총금액을 기재하되, 10원 미만은 절사한 금액을 기재한다.

자. "보훈청구액"란은 보훈위탁진료 요양기관(동일한 기관에서 발행한 처방전에 따라 조제하는 약국)의 보훈 국비환자 진료분인 경우 진료비총액에서 본인일부부담금, 청구액, 보훈 본인일부부담금 및 건강보험 100분의 100 본인부담금총액을 제외한 금액을 기재하고, 보훈병원에서 발행한 처방전에 따라 조제하는 보훈감면환자인 경우 요양급여비용총액 1에서 국가부담금(30%, 50%, 60%, 90%)을 기재한다.

차. 조산원의 경우 입원기간 중 산모 · 신생아에게 제공한 총 식사금액은 '식사종류(기본(분유포함) · 가산)'별로 해당 란에 각각 기재한다.

카. "지원금"란은 희귀질환 지원대상자의 경우 '희귀질환자 의료비지원사업'에 따

른 해당 지원대상자에게 지원하는 비용을 기재하고, 긴급복지 의료지원대상자의 경우 '긴급지원사업'에 따른 해당 지원대상자에게 지원하는 비용을 기재하며, 잠복결핵감염 검진비지원대상은 '잠복결핵감염 검진비지원사업'에서 지원하는 금액을 10원 미만 절사하여 기재(단, 치과, 한방, 보건소, 보건지소, 보건진료소는 제외)하며, 잠복결핵감염 치료비지원대상은 '잠복결핵감염 치료비지원사업'에서 지원하는 금액을 10원 미만 절사하여 기재(단, 치과, 한방, 보건소, 보건지소, 보건진료소는 제외)한다.

타. "건강보험 100분의 100 본인부담금총액"란은 건강보험 100분의 100 본인부담금을 합하여 기재하되, 10원 미만은 절사한 금액을 기재한다.

파. "보훈 본인일부부담금"란은 보훈위탁진료 요양기관의 보훈 국비환자 명세서의 경우 「국가보훈대상자 의료지원에 관한 규칙」에 따른 보훈 등 100분의 100본인부담액과 비급여를 합한 금액의 해당 본인일부부담금을 기재한다.

하. "100분의 100 미만 총액"란은 A항, B항, D항 및 E항의 치료재료, 약제 등 요양기관 종별가산율이 적용되지 않은 요양급여비용, 요양기관 종별가산율이 적용되는 진료행위와 가산금액을 합하여 총 금액에서 10원 미만 절사한 금액을 기재하고, "100분의 100 미만 본인일부부담금"란은 「선별급여 지정 및 실시 등에 관한 기준」 제3조에 따른 본인일부부담금을 기재하되 10원 미만 절사한 금액을 기재하며, 보훈 국비환자의 경우에는 「국가보훈대상자 의료지원에 관한 규칙」에 따른 100분의 100 미만 본인일부부담금을 기재하며, 보훈병원에서 발행한 처방전에 따라 조제하는 보훈감면환자인 경우에는 100분의 100 미만 총액에서 100분의 100 미만 보훈청구액을 제외한 금액을 기준으로 100분의 100 미만 본인일부부담금을 산출하여 기재하고, "100분의 100 미만 청구액"란은 100분의 100 미만 총액에서 「선별급여 지정 및 실시 등에 관한 기준」 제3조에 따른 본인일부부담금을 제외한 금액을 기재하되, 보훈위탁진료 요양기관의 보훈국비환자 중 상이처, 무자격자인 경우에는 '0'으로 기재하며, 보훈병원에서 발행한 처방전에 따라 조제하는 보훈감면환자인 경우에는 100분의 100 미만 본인일부부담금과 국가부담금을 합한 금액을 제외하여 기재하고, "100분의 100 미만 보훈청구액"은 보훈위탁진료 요양기관(동일한 기관에서 발행한 처방전에 따라 조제하는 약국)의 보훈국비환자 진료분의 경우 100분의 100 미만 총액에서 100분의 100 미만 본인일부부담금 및 100분

의 100 미만 청구액을 제외한 금액을 기재하고, 보훈병원에서 발행한 처방전에 따라 조제하는 보훈감면환자인 경우에는 100분의 100 미만 총액에서 국가부담금(30%, 50%, 60%, 90%)을 기재한다.

9) 기타

가. 공무상 질병, 부상 등에 대한 공상진료비용의 청구 시에는 명세서 '공상 등 구분'란에 반드시 "1"을 기재하고, 공무상 요양승인결정서 사본을 첨부하여 청구한다.

나. 보훈 국비환자 또는 감면환자 등의 진료(조제)분인 경우 명세서 '공상 등 구분'란에 반드시 해당 구분자를 기재하여 청구하여야 한다.

- 공상 등 구분자

  1: 공상, 3: 보훈 감면환자(30%)

  4: 보훈위탁진료 요양기관의 보훈 국비환자(건강보험 또는 의료급여 수급권자)

  단, 약국은 「국가보훈대상자 의료지원에 관한 규칙」 제9조 단서의 일부본인부담대상 전상군경등에 해당하는 경우

  5: 보훈 감면환자(50%) 6: 보훈 감면환자(60%)

  7: 보훈위탁진료 요양기관의 보훈 국비환자(상이처, 무자격자)

  8: 군인가족, 예비역 장군 및 대령, 창군 및 6·25참전요원의 군 요양기관 이용 시

  9: 군인, 군무원의 군 요양기관 이용 시

  C: 차상위 희귀질환·중증난치질환 또는 중증질환 본인부담경감대상자

  E: 차상위 만성질환·18세 미만 본인부담경감대상자

  F: 차상위 장애인 만성질환·18세 미만 본인부담경감대상자

  G: 긴급복지 의료지원대상자

  H: 희귀질환 지원대상자

  J: 보훈 감면환자(90%)

  ※ 단, '3', '5', '6', 'J'는 약국에서만 기재하며, 약국은 보훈 국비환자의 경우 '4' 또는 '7'을 기재

다. 사업장부속요양기관은 해당 산정항목에 대하여 공휴 · 야간가산 등 각종 가산율을 산정하지 아니한다.

라. 「의료법」 제39조(시설 등의 공동이용)에 따라 참여의에 의해 개방병원에서 이루어진 입원 및 외래 수술 등의 진료인 경우에는 「상해외인」 란에 개방병원 진료구분자 "P"를 기재한다. 또한, 의료기관에 소속된 촉탁의 또는 협약의료기관의 의사가 해당 의료기관이 아닌 「사회복지사업법」에 따른 사회복지시설(「노인장기요양보험법」에 따른 장기요양기관을 포함)내에서 시설입소자(사회복지시설에서 숙식하는 자를 뜻함)에게 진료 후 원외처방한 경우(약국의 처방조제 포함), 촉탁의가 소속된 의료기관(또는 협약의료기관) 및 사회복지시설이 모두 의약분업예외지역에 해당되어 사회복지시설에서 진료 후 의료기관에서 원내조제하거나 한의사가 원내조제한 경우, 의료기관에 소속된 촉탁의(또는 협약의료기관 의사)가 사회복지시설에서 정신질환자를 진료 후 의료기관에서 원내직접조제 · 투약한 경우 "J"를 기재한다.

마. "특정기호"란에는 만성신부전증환자 등 「본인일부부담금 산정특례에 관한 기준」 및 장기이식(신장, 간, 췌장 등)환자 등 「장기등 이식에 관한 법률」 등에 해당되는 경우 해당 코드('별표 6. 특정기호코드' 참조)를 기재한다.

바. "등록번호"란은 등록 중증질환자, 희귀질환자 및 중증난치질환자가 해당 산정특례 대상 상병(합병증 포함)으로 진료를 받은 경우 또는 등록 틀니 및 치과 임플란트 환자가 대상 상병으로 진료를 받은 경우에 해당되는 등록번호를 기재한다.

제4절 건강보험 요양급여비용 청구방법

1. (별표 1) 종합병원, 병원, 치과병원, 한방병원, 요양병원, 의원, 치과의원, 한의원, 보건의료원, 보건기관, 조산원, 약국, 한국희귀 · 필수의약품센터의 소재지별 요양급여 비용청구처(제1편 제6조제4항 및 제2편 제6조제2항 관련)

지역	청구처
서울	건강보험심사평가원 서울지원
부산, 제주	건강보험심사평가원 부산지원
대구, 경북	건강보험심사평가원 대구지원
광주, 전남,	건강보험심사평가원 광주지원
대전, 충남, 충북, 세종	건강보험심사평가원 대전지원
경기(남부)	건강보험심사평가원 수원지원
울산, 경남	건강보험심사평가원 창원지원
경기(북부), 강원	건강보험심사평가원 의정부지원
전북	건강보험심사평가원 전주지원
인천	건강보험심사평가원 인천지원

주 1) 상급종합병원에 설치된 치과대학부속치과병원 및 한의과대학부속한방병원은 심사평가원본원으로 청구함

2) 상급종합병원에 설치된 경우를 제외한 치과대학부속치과병원 및 한의과대학부속한방병원은 심사평가원 관할지원으로 청구함

3) 경기(남부): 수원시, 성남시, 안양시, 부천시, 광명시, 평택시, 안산시, 과천시, 오산시, 시흥시, 군포시, 의왕시, 하남시, 용인시, 이천시, 안성시, 김포시, 화성시, 광주시, 여주시, 양평군

4) 경기(북부): 의정부시, 동두천시, 고양시, 구리시, 남양주시, 파주시, 양주시, 포천시, 연천군, 가평군

2. 상급종합병원, 종합병원, 치과대학부속치과병원 및 한방병원의 진료분야 구분(별표 2: 제1편 제12조제2항 관련)

진료분야	진료과
내과분야	내과, 정신건강의학과, 신경과, 결핵과, 영상의학과, 방사선종양의학과, 가정의학과, 직업환경의학과, 병리과, 진단검사의학과, 핵의학과, 예방의학과
외과분야	외과, 흉부외과, 신경외과, 정형외과, 성형외과, 재활의학과, 마취통증의학과, 응급의학과
산 · 소아청소년과분야	산부인과, 소아청소년과
안 · 이비인후과분야	안과, 이비인후과
피부 · 비뇨의학과분야	피부과, 비뇨의학과
치과	치과
한의과	한의과

주 1) 응급실내 응급의학과에서 진료한 경우에는 응급의학과로 분류
단, 응급환자가 응급실을 경유하여 입원한 경우에는 해당 상병의 진료분야별 진료과목으로 분류
2) 응급실에서 응급의학과가 아닌 다른 진료과에서 진료한 경우에는 해당 상병의 진료분야별 진료과목으로 분류

3. 요양기관종별 요양급여비용 청구체계(별표 3: 제1편 제12조제6항 관련)

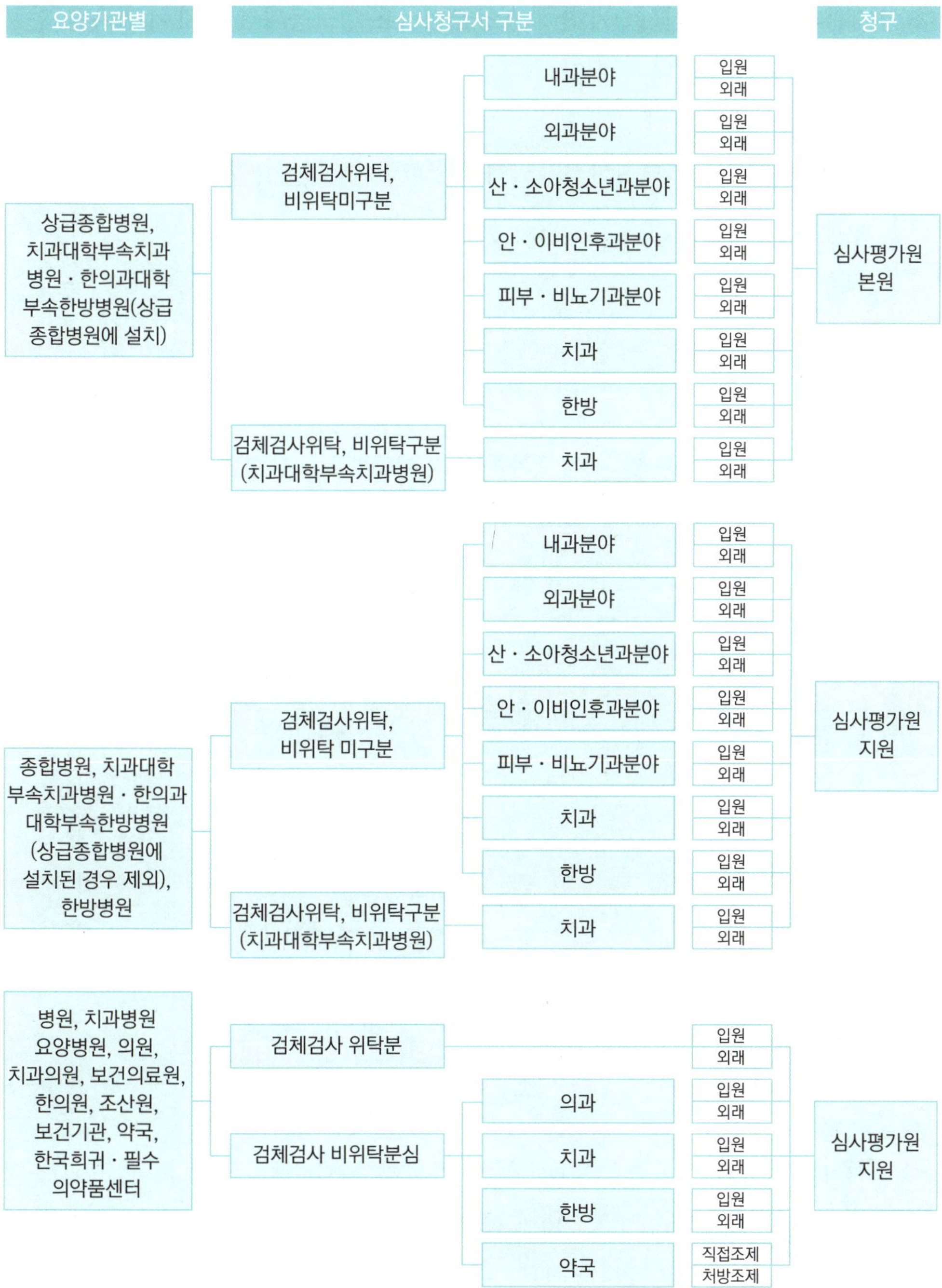

주) 1. 정보통신망, 전산매체로 요양급여비용을 청구하는 요양기관은 검체검사 위탁여부에 관계없이 진료분야별로 입원, 외래로 구분하여 청구함

2. 요양병원의 의과 입원은 장기환자와 제외환자의 요양급여비용으로 구분하여 청구함

4. 전자문서 서식번호(별표 4: 제1편 제16조제2항 관련)

요양기관과 건강보험심사평가원이 요양급여비용 청구등과 관련하여 사용할 수 있는 전자문서는 다음과 같다.

1) 요양기관이 건강보험심사평가원에 전송하는 전자문서: 생략

2) 건강보험심사평가원이 요양기관에 전송하는 전자문서: 생략

5. (별표 5)진료과목별 코드(제1편 제26조 및 제2편 제15조 관련)

진료과목은 실제 진료를 받은 진료과목(병원 이상) 또는 상병명에 해당되는 진료과목(의원)을 아래 코드로 기재하되, 진료과목이 2개 이상에 해당되는 경우에는 이를 모두 기재하여야 한다.

1) 의과

진료과목	코드번호	진료과목	코드번호
내과	01	피부과	14
신경과	02	비뇨의학과	15
정신건강의학과	03	영상의학과	16
외과	04	방사선종양학과	17
정형외과	05	병리과	18
신경외과	06	진단검사의학과	19
흉부외과	07	결핵과	20
성형외과	08	재활의학과	21
마취통증의학과	09	핵의학과	22
산부인과	10	가정의학과	23
소아청소년과	11	응급의학과	24
안과	12	직업환경의학과	25
이비인후과	13	예방의학과	26

(1) 내과 세부전문과목

진료과목	코드번호	진료과목	코드번호
내과 통합	00	신장내과	05
소화기내과	01	혈액종양내과	06
순환기내과	02	감염내과	07
호흡기내과	03	알레르기내과	08
내분비 · 대사내과	04	류마티스내과	09

※ 내과 세부전문과목 운영기관 중 일부 분리하지 않고 통합 운영하는 분야는 '00'으로 기재

2) 치과

진료과목	코드번호	진료과목	코드번호
구강악안면외과	50	구강내과	56
치과보철과	51	영상치의학과	57
치과교정과	52	구강병리과	58
소아치과	53	예방치과	59
치주과	54	통합치의학과	61
치과보존과	55		

3) 한방

진료과목	코드번호	진료과목	코드번호
한방내과	80	한방신경정신과	84
한방부인과	81	침구과	85
한방소아과	82	한방재활의학과	86
한방안 · 이비인후 · 피부과	83	사상체질과	87

4) 보건기관 진료과

진료과	코드번호	진료과	코드번호
의과	1	물리치료를 실시한 경우	5
치과	2	한방에서 시술만 시행한 경우	7
조산	3	한방에서 투약만 실시한 경우 응급	8
피임시술(자궁내장치, 정관절제술 또는 난관결찰술)을 시행한 경우	4	한방에서 시술과 투약을 병행한 경우	9

6. (별표 6) 특정기호 코드(제1편 제24조제2호 및 제2편 제17조 관련): 생략

「본인일부부담금 산정특례에 관한 기준」 및 「장기등 이식에 관한 법률」 등과 관련한 특정기호 코드를 아래와 같이 한다.

7. (별표 7) 의약분업 예외 구분코드(제1편 제24조제3호 및 제2편 제17조 관련)

구분	코드	예외 사유
지역	01	약국이 없는 지역, 재해발생지역, 보건기관 중 예외기관
환자	11	응급환자
	13	「정신보건법」에 따른 정신요양시설에 수용중인 정신질환자 및 조현병·조울증 등 자신 또는 타인을 해할 우려가 있는 정신질환자
	15	「감염병의 예방 및 관리에 관한 법률」에 따른 제1군 감염병환자
	17	국가유공자 등 예우 및 지원에 관한 법령에 따른 상이등급 1급부터 3급 해당자까지에 해당하는 자, 「5·18민주유공자예우에 관한 법률」에 따른 5·18민주화운동부상자 중 장해등급 1급부터 4급까지에 해당하는 자
	19	장애인복지 관련 법령에 따른 1급·2급 장애인 및 이에 준하는 장애인 「장애인복지법」에 따른 1급·2급 장애인 및 중증 장애인 보호자와 동반한 소아환자, 고엽제후유의증환자 지원 등에 관한 법령에 따른 고도장애인
	21	파킨슨병 환자, 한센병 환자
	23	장기이식을 받은 자에 대하여 이에 관련된 치료를 하거나 후천성면역결핍증 환자에 대하여 해당 질병을 치료하기 위하여 조제하는 경우
	25	「사회복지사업법」에 따른 사회복지시설 입소자
	27	가정간호대상자, 방문 보건 의료사업 대상자
	29	협진(한양방, 양한방, 양양방)환자
	31	「형의 집행 및 수용자의 처우에 관한 법률」 및 「군에서의 형의 집행 및 군수용자의 처우에 관한 법률」에 따른 교정시설, 「보호소년 등의 처우에 관한 법률」에 따른 보호소년 수용시설, 「치료감호법」에 따른 치료감호시설 수용자
약품	41	감염병 예방접종약, 진단용 의약품
	43	보건소, 보건지소, 결핵협회부속의원에서 「결핵예방법」에 따라 결핵치료제를 투여하는 경우
	45	의료기관 조제실 제제·임상시험용 의약품·마약·방사성의약품·신장투석액 및 이식정 등 투약을 위하여 기계·장치를 이용하거나 시술이 필요한 의약품·식품의약품안전청장이 정하는 희귀의약품
	47	6세 이하의 소아에게 투약하는 항암제(경구)
	52	주사제를 원내 투약하는 경우
	55	검사를 위하여 필요하거나 수술 및 처치에 사용하는 의약품
	57	예외약제와 동시 투여하는 약제
기타	61	국군의료시설, 경찰병원 또는 중앙소방전문치료센터에서 그 업무수행으로서 군인환자, 경찰환자·소방공무원인 환자에 대하여 조제하는 경우 등

제2부 요양급여비용 청구방법, 심사청구서 · 명세서서식 및 작성요령 세부사항

제1장 요양급여비용 청구방법, 심사청구서 · 명세서 서식 및 작성요령 세부사항

1. 목적

이 공고는 보건복지부 고시「요양급여비용 청구방법, 심사청구서 · 명세서서식 및 작성요령」에서 위임된 사항과 그 시행에 필요한 사항을 규정함을 목적으로 한다.

2. 전자문서

「요양급여비용 청구방법, 심사청구서 · 명세서서식 및 작성요령」(이하 "고시"라 한다) 제1편 제3장 제16조 제3항에 따른 건강보험 요양급여비용 전자문서는 별표 1과 같다.

3. 전산매체파일

고시 제1편제3장제17조제2항에 따른 전산매체파일 수록사양은 별표 2와 같다.

4. 치식구분

고시 제1편제4장제23조제2항에 따른 치식구분 기재 요령은 별표 3에 따른다.

5. 약국 직접 조제 · 투약 시 증상분류기호

고시 제1편제4장제23조제3항에 따른 약국직접 조제 · 투약 시 증상분류기호는 별표 4에 따라 기재한다.

6. 진료코드

고시 제1편 제4장 제27조에 따른 진료코드는 별표 5에 따른다.

7. 질병군 전자문서

① 고시 제2편 제3장 제10조 제3항에 따른 질병군 요양급여비용 전자문서는 별표 6과 같다.

② 고시 제2편 제3장 제10조 제4항에 따른 건강보험 요양급여비용 전자문서는 별표 1과 같다.

8. 질병군 전산매체파일

고시 제2편 제3장 제11조 제2항에 따른 질병군 요양급여비용 전산매체파일 수록 사양은 별표 7과 같다.

9. 질병군 코드세부내역

고시 제2편 제4장 제16조에 따른 코드세부내역은 별표 8에 따른다.

I. 진료코드(별표 5: 제4장 제27조 관련)

1. 코드개요

코드는 수가, 준용, 보험등재약 및 동 의약품의 일반(성분)명, 원료, 조제(제제)약, 치료재료로 분류되며, 각각의 코드는 다음과 같은 코드 구분자를 갖는다.

(의 · 치과)

수가(공상수가 포함): 1	준용: 2
보험등재약: 3	원료, 조제(제제)약: 4
보험등재약의 일반(성분)명: 5	치료재료: 8

(한방)

수가: A	준용: B
약가: C	치료재료: H

※ 코드의 자리수는 보험등재약(9자리), 한약제제(9자리), 공상수가(5자리), 준용코드(6자리) 외에는 모두 8자리이며, 수가코드는 산정지침과 관련이 없는 경우 5자리만 사용하고 산정지침이 적용되는 경우는 8자리 코드를 사용한다.

2. 진료내역코드

가. 수가(약국: 조제료) 코드

(1) 코드사용

기본코드는 각 장별 분류행위에 부여된 코드(주항목 포함)를 사용하고, 각 장의 산정지침이나 절의 "주"에 따라 가산 또는 감산하면서 산정코드로 표현하도록 한 경우는 요양기관이 조합하여 8자리 코드를 사용한다.

> (예시) 비골촬영 2매: G1002,
> 비골촬영 2매, 만 6세 미만: G1002600

※ 기본코드를 8자리로 사용하는 경우
항글로불린검사, 약물, 독물, 유기용제 및 중금속 검사, 감염증 혈청검사, 사람유전자 분자병리검사, 신경인지 기능검사 (유형Ⅲ~Ⅵ)등에 대하여 산정코드 자리를 활용하여 8자리 코드로 사용. (이때 산정코드 세 번째 자리는 '0' 또는 '6'으로 기재)

(2) 기본구조

■ 본인일부부담항목

	기본코드(5자리)			산정코드(3자리)		
	대분류	분류번호	일련번호	의미 I	의미 II	의미 III
의・치과: X	X (A-Z)	X(3) (001-999) (A01-Z99)	9(1)	X (0-9) (A-Z)	9(1)	9(1)
약국:	X	9(2)	9(2)			
한방:	9(2)	9(2)	9(1)			

■ 100분의 100 본인부담항목

	기본코드(5자리)			산정코드(3자리)		
	대분류	분류번호	일련번호	의미 I	의미 II	의미 III
의・치과: X	X (A-Z)	X(3) (X01-X99) (Y01-Y99)	9(1)	9(1)	9(1)	9(1)
한방:	9(2) (19~59)	9(2)	9(1)			

(3) 진료행위 항목별 코드구조

(가) 기본코드

[의 · 치과]

진료행위명		대분류	분류번호
기본진료료	진찰료	AA	1: 초진 2: 재진
	입원료	AB	1: 상급종합병원 2: 종합병원 3: 병원 4: 의원, 보건의료원 5, 6: 요양병원 9: 1인실 입원료
	집중치료실 입원료 고위험임산부 집중관리료 야간진료관리료 입원환자 안전관리료 수술실 환자 안전관리료 수면검사실 관리료 소아 진정관리료	AC	
	무균치료실 입원료	AD	1: 상급종합병원 2: 종합병원 3: 병원 4: 의원, 보건의료원
	회송료	AE	
	낮병동 입원료	AF	1: 상급종합병원 2: 종합병원 3: 병원 4: 의원, 보건의료원 5,6: 요양병원
	신생아실 입원료	AG	1: 상급종합병원 2: 종합병원 3: 병원 4: 의원, 보건의료원
	신종플루 감염전문관리료 협의진찰료 원격협의진찰료	AH	

진료행위명		대분류	분류번호
	만성질환관리료 감염예방·관리료 신종감염·병 증후군[신종코로나바이러스감염증] 관련 감염예방·관리료 코로나19 폐쇄병동 감염예방·관리료 코로나19 요양병원 감염예방관리료 코로나19 요양병원 입원격리관리료 코로나19 중환자실 내 음압격리관리료 코로나19 음압격리실 입원료 코로나19 일반중환자실 입원료 코로나19 전화상담 관리료 격리진료구역 내 격리관리료(중증응급진료센터) 격리진료구역 관찰료(중증응급진료센터) 안심병원 감염예방관리료(국민안심병원) 선별진료소 내 격리관리로(국민안심병원) 생활치료센터 환자관리료		
	집중영양치료료 다학제 통합진료료 심장통합진료료 뇌사장기기증자 관리료 야간전담간호사 관리료 야간간호료 비만수술 통합진료료	AI	
	중환자실 입원료 중환자실 전담의·전담전문의 중환자실 내 격리관리료	AJ	
	격리실 입원료	AK	1: 상급종합병원 2: 종합병원 3: 병원 4: 의원, 보건의료원 5: 요양병원
	의약품관리료 혈액관리료 마약류 관리료	AL	
	보육기	AM	

진료행위명		대분류	분류번호
	가정간호 기본방문료	AN	
	회복관리료 외래 항암주사관리료 항암화학요법 부작용 및 반응평가료 정신의학적 집중관리료 치과 집중관리료(1일당) 치과 안전관찰료(1일당) 정맥내 혈전용해술 관리료	AP	
	납차폐특수치료실 입원료	AQ	
	정신건강의학과 정액수가(의료급여)	AR	2: 낮병동 3: 입원 4: 외박
	식대(의료급여)	AS	
	안치료(의료급여)	AT	
	의료질평가지원금 전문병원 관리료 전문병원 의료질 평가지원금	AU	
	요양병원 지역사회 연계 교통비 요양병원 지역사회 연계료	AW	
	이송처치료	AY	
	교육 · 상담료	AZ	
검사료	검체 검사료	B, C, D	
		BX, BZ	
		CX, CY	
		CZ	
	병리 검사료	C, CB	
		CX, CY	
		CZ	
	기능 검사료	E, F, FA, FB	
		EX, EY	
		EZ	
		FX, FY, FZ	

<table>
<tr><th colspan="2">진료행위명</th><th>대분류</th><th>분류번호</th></tr>
<tr><td rowspan="7"></td><td rowspan="5">내시경, 천자 및 생검료</td><td>C</td><td rowspan="5"></td></tr>
<tr><td>CZ</td></tr>
<tr><td>E. EA</td></tr>
<tr><td>EX</td></tr>
<tr><td>EZ</td></tr>
<tr><td rowspan="2">초음파 검사료</td><td>EB</td><td rowspan="2"></td></tr>
<tr><td>EZ</td></tr>
<tr><td rowspan="13">영상진단 및 방사선 치료료</td><td rowspan="2">방사선단순영상진단료</td><td>G, GB</td><td rowspan="2"></td></tr>
<tr><td>GZ</td></tr>
<tr><td rowspan="4">방사선특수영상진단료</td><td>HA, HB</td><td rowspan="4"></td></tr>
<tr><td>HE, HF</td></tr>
<tr><td>HI, HJ</td></tr>
<tr><td>HZ</td></tr>
<tr><td rowspan="4">핵의학영상진단 및 골밀도검사료</td><td>HC, HG</td><td rowspan="4"></td></tr>
<tr><td>HK</td></tr>
<tr><td>HX, HY</td></tr>
<tr><td>HZ</td></tr>
<tr><td rowspan="3">방사선치료료</td><td>HD</td><td rowspan="3"></td></tr>
<tr><td>HX, HY</td></tr>
<tr><td>HZ</td></tr>
<tr><td colspan="2">투약 및 조제료</td><td>J</td><td></td></tr>
<tr><td rowspan="5">주사료</td><td rowspan="3">주사료</td><td>KK</td><td rowspan="3"></td></tr>
<tr><td>KX</td></tr>
<tr><td>KZ</td></tr>
<tr><td rowspan="2">채혈 및 수혈료</td><td>X</td><td rowspan="2"></td></tr>
<tr><td>XZ</td></tr>
<tr><td rowspan="6">마취료</td><td rowspan="2">마취료 및 치과마취료</td><td>L</td><td rowspan="2"></td></tr>
<tr><td>LX</td></tr>
<tr><td rowspan="2">신경차단술료</td><td>LA</td><td rowspan="2"></td></tr>
<tr><td>LY</td></tr>
<tr><td rowspan="2">신경파괴술료</td><td>LB</td><td rowspan="2"></td></tr>
<tr><td>LX</td></tr>
</table>

<table>
<tr><th colspan="2">진료행위명</th><th>대분류</th><th>분류번호</th></tr>
<tr><td colspan="2" rowspan="3">이학요법료</td><td>MM</td><td rowspan="3"></td></tr>
<tr><td>MX, MY</td></tr>
<tr><td>MZ</td></tr>
<tr><td colspan="2" rowspan="2">정신요법료</td><td>NN</td><td rowspan="2"></td></tr>
<tr><td>NZ</td></tr>
<tr><td rowspan="32">처치 및
수술료 등</td><td rowspan="2">기본 저지</td><td>M</td><td rowspan="2"></td></tr>
<tr><td>S, SA, SB, SC</td></tr>
<tr><td rowspan="4">피부 및 연부조직</td><td>N, NA</td><td rowspan="4"></td></tr>
<tr><td>NX</td></tr>
<tr><td>S, SA, SB, SC</td></tr>
<tr><td>SZ</td></tr>
<tr><td rowspan="3">근골</td><td>N, NA</td><td rowspan="3"></td></tr>
<tr><td>NY</td></tr>
<tr><td>SZ</td></tr>
<tr><td rowspan="2">코</td><td>O</td><td rowspan="2"></td></tr>
<tr><td>OZ</td></tr>
<tr><td rowspan="2">후두</td><td>O, OA</td><td rowspan="2"></td></tr>
<tr><td>OZ</td></tr>
<tr><td rowspan="2">기관, 기관지 및 폐</td><td>O</td><td rowspan="2"></td></tr>
<tr><td>OZ</td></tr>
<tr><td rowspan="2">흉곽</td><td>O</td><td rowspan="2"></td></tr>
<tr><td>OX</td></tr>
<tr><td rowspan="3">순환기</td><td>O, OA, OB</td><td rowspan="3"></td></tr>
<tr><td>OY</td></tr>
<tr><td>OZ</td></tr>
<tr><td>비장 및 림프절</td><td>P</td><td></td></tr>
<tr><td rowspan="3">입, 이하선</td><td>Q</td><td rowspan="3"></td></tr>
<tr><td>QX</td></tr>
<tr><td>QZ</td></tr>
<tr><td>인두 및 편도</td><td>Q</td><td></td></tr>
<tr><td>식도</td><td>Q, QA</td><td></td></tr>
<tr><td>복막 및 후복</td><td>Q</td><td></td></tr>
</table>

진료행위명	대분류	분류번호
위	Q, QA	
장, 장간막, 허니아	Q, QA	
	QZ	
직장 및 항문	Q, QA	
	QZ	
비뇨기	R, RA, RB	
	RZ	
남성 생식기	R	
	RZ	
여성 생식기, 임신과 분만	R, RA	
	RY	
	RZ	
보조생식술	R	
내분비기	P	
	PX	
	PZ	
신경	S	
	SY	
	SZ	
감각기(시기, 청기)	S	
	SZ	
응급처치	M	
중재적 방사선시술	M	
	MX, MY	
	OZ	
	Q	
	QZ	
투석	O	
유방	N	
간	Q	
	QZ	
담낭 및 담도	Q	
	QX	

진료행위명		대분류	분류번호
	췌장	Q	
		QZ	
	소화기 내시경하 시술	Q	
		QX	
		QZ	
	장기이식	Q	
		R	
	기타	QZ	
	캐스트 기술료	T	
치과 처치 · 수술료		U	
		UH	
		UX, UY	
		UZ	
조산료		V	
보건기관의 진료수가		W	
전혈 및 혈액성분제제료		X	
입원환자 식대(건강보험)		Y, Z	
치과의 보철료		UA, UB	
응급의료수가	응급 기본진료료	V	
치과의 교정치료료		UD	
기타		ZZ	
요양병원 정액수가		A	
호스피스 입원일당 정액	호스피스 입원실(보조활동 포함)	WJ	1: 상급종합병원 2: 종합병원 3: 병원 4: 의원
	호스피스 격리실(보조활동 포함)	WK	
	호스피스 임종실(보조활동 포함)	WL	
	호스피스 입원실(보조활동 미포함)	WM	
	호스피스 격리실(보조활동 미포함)	WN	
	호스피스 임종실(보조활동 미포함)	WO	
호스피스 급여 별도 산정	전인적 돌봄 상담료	WG	
	임종관리료	WH	

[한방]

<table>
<tr><th colspan="2">진료행위명</th><th>대분류</th><th>분류번호</th></tr>
<tr><td rowspan="10">기본진료료</td><td>진찰료</td><td>10</td><td>1: 초진
2: 재진</td></tr>
<tr><td>감염예방 · 관리료
협의진찰료
원격협의진찰료
의료질평가지원금</td><td>11</td><td></td></tr>
<tr><td>가정간호 기본방문료
전문병원 관리료
전문병원 의료질평가지원금
야간전담간호사 관리료
야간간호료</td><td>13</td><td></td></tr>
<tr><td>입원료</td><td>15</td><td>1: 상급종합병원
2: 종합병원
3: 한방병원
4: 한의원
5, 6: 요양병원
9: 1인실 입원료</td></tr>
<tr><td>회송료
입원환자 식대(의료급여)
입원환자 안전관리료
수술실 환자 안전관리료
요양병원 지역사회 연계 교통비
요양병원 지역사회 연계료</td><td>16</td><td></td></tr>
<tr><td>안치료(의료급여)</td><td>17</td><td></td></tr>
<tr><td>낮병동 입원료</td><td>18</td><td>1: 상급종합병원
2: 종합병원
3: 한방병원
4: 한의원
5, 6: 요양병원</td></tr>
<tr><td>중환자실입원료
중환자실 전담의 · 전담전문의</td><td>19</td><td></td></tr>
<tr><td>코로나19 전화상담 관리료</td><td>90</td><td></td></tr>
<tr style="display:none"></tr>
<tr><td colspan="2" rowspan="3">한방 검사료</td><td>20</td><td rowspan="3"></td></tr>
<tr><td>28</td></tr>
<tr><td>29</td></tr>
</table>

<table>
<tr><th colspan="2">진료행위명</th><th>대분류</th><th>분류번호</th></tr>
<tr><td colspan="2">투약 및 조제료</td><td>30</td><td></td></tr>
<tr><td rowspan="5">한방 시술 및 처치료</td><td rowspan="2">시술료</td><td>40</td><td rowspan="5"></td></tr>
<tr><td>49</td></tr>
<tr><td rowspan="2">처치료</td><td>45</td></tr>
<tr><td>48</td></tr>
<tr><td>한방 정신요법료</td><td>59</td></tr>
<tr><td colspan="2">보건기관의 진료수가</td><td>80</td><td></td></tr>
<tr><td colspan="2">입원환자 식대(건강보험)</td><td>6, 7</td><td></td></tr>
</table>

[약국약제비]

조제행위명		대분류	분류번호
약국관리료(방문당)		Z	10
조제 기본료(방문당)		Z	20
복약지도료(방문당)		Z	30
조제료	처방전에 의한 조제료	Z	40, 41, 43
	처방전에 의하지 아니한 조제료	Z	40, 42
의약품관리료(방문당)		Z	50
야간조제관리료		Z	70

(나) 산정코드

[의 · 치과]

대분류		산정코드		
코드	대분류명칭	의미 I	의미 II	의미 III
AA	진찰료	1: 만 1세 미만 6: 만 1세 이상~만 6세 미만 9: 뇌병변 · 지적 · 정신 · 자폐성 장애인(치과)	1: 야간 2: 심야 (만 6세 미만) 3: 토요일 (09-13시) 5: 공휴일 8: 시설내 처방 9: 대리수령자가 처방전 및 약제를 수령한 경우	1: 차등수가 제외 2: 영유아 건강검진 당일 진찰 3: 일반건강검진 당일 진찰 4: 생애전환기 건강검진 당일 진찰(의료급여) 5: 암검진 당일 진찰
AB	입원료	1: 0-6시 입원 2: 18-24시 퇴원 3: 입원 181일~270일째까지(요양병원) 4: 입원 271일~360일째까지(요양병원) 5: 입원 361일째부터 (요양병원) 8: 입원 16일~30일까지 9: 입원 31일부터		3: 강내치료 4: 내과질환자, 정신질환자, 만 8세 미만의 소아
AC	집중치료실 입원료	1: 0-6시 입원 2: 18-24시 퇴원		
	소아 진정관리료	A: 만 1세 미만 B: 만 1세 이상~만 6세 미만 C: 신생아	1: 야간 5: 공휴일	
AD	무균치료실 입원료	1: 0-6시 입원 2: 18-24시 퇴원		
AG	신생아실 입원료	1: 0-6시 입원 2: 18-24시 퇴원		
AH	원격협의진찰료			1: 지정 응급의료기관의 응급실
	코로나 19 음압격리실 입원료	1: 0-6시 입원 2: 18-24시 퇴원		
	코로나 19 일반중환자실 입원료			

대분류		산정코드		
코드	대분류명칭	의미 I	의미 II	의미 III
AI	심장통합진료료			1: 혈관조영촬영실에서 검사중 실시
AJ	중환자실 입원료	1: 0-6시 입원 2: 18-24시 퇴원 8: 입원 16일~30일까지 (요양병원) 9: 입원 31일부터 (요양병원)	1: 집중간호 신생아 2: 적응증 외 신생아	
AK	격리실 입원료	1: 0-6시 입원 2: 18-24시 퇴원 8: 입원16일~30일까지 (요양병원) 9: 입원 31일부터 (요양병원)		
AN	가정간호 기본방문료	1: 만 1세 미만		2: 가정전문간호사 2인 방문 4: 사회복지시설내 시설 입소자
AQ	납차폐특수치료실 입원료	1: 0-6시 입원 2: 18-24시 퇴원		
AU	전문병원 관리료			1: 종합병원
	전문병원 의료질평가지원금			3: 요양병원
AY	이송처치료		2: 심야(이송)	
AZ	교육 · 상담료	6: 6세 미만		1. 재교육(항암화학요법 변경) 2. 재교육(stoma 위치 변경을 위한 수술)
D	검체 검사료	각 분류항목별 세부 검사항목		1: 진단검사 질가산(4%) 2: 진단검사 질가산(3%) 3: 진단검사 질가산(2%) 4: 진단검사 질가산(1%) 6: 진단검사의학과전문의 등 판독 7: 핵의학검사 질가산(4%) 8: 병리검사 질가산(4%) 9: 병리과전문의 외부슬라이드판독

대분류		산정코드		
코드	대분류명칭	의미 I	의미 II	의미 III
C CX CY	병리 검사료	사람유전자 분자유전검사		A: 진단검사 질가산(4%) 진단검사의학과 전문의 등 판독 B: 진단검사 질가산(6%) 진단검사의학과 전문의 등 판독 C: 진단검사 질가산(2%) 진단검사의학과 전문의 등 판독 D: 진단검사 질가산(1%) 진단검사의학과 전문의 등 판독 E: 핵의학검사 질가산(4%) 진단검사의학과 전문의 등 판독 F: 병리검사 질가산(4%) 진단검사의학과 전문의 등 판독 G: 병리검사 질가산(4%) 외부슬라이드 판독
CB			1: RNA fusion gene	6: 진단검사의학과 전문의 등 판독 A: 진단검사 질가산(4%) 진단검사의학과 전문의 등 판독 B: 진단검사 질가산(3%) 진단검사의학과 전문의 등 판독 C: 진단검사 질가산(2%) 진단검사의학과 전문의 등 판독 D: 진단검사 질가산(1%) 진단검사의학과 전문의 등 판독 F: 병리검사 질가산(4%) 진단검사의학과 전문의 등 판독
E	기능 검사료	7: 응급 9: 권역외상센터 중증외상 A: 만 1세 미만 B: 만 1세 이상~만 6세 미만		2: 안구운동범위 촬영 및 분석

대분류		산정코드		
코드	대분류명칭	의미 I	의미 II	의미 III
EX		7: 응급 9: 권역외상센터 중증외상		
F		6: 만 6세 미만 7: 응급 9: 권역외상센터 중증외상 A: 만 1세 미만 B: 만 1세 이상~만 6세 미만	1: Digital 뇌파분석	
FA	뇌파검사	6: 만 6세 미만	1: Digital 놔파분석	
FB	신경인지기능검사	유형별 세부 검사항목		
FY	보청기조절검사	A: 만 1세 미만 B: 만 1세 이상~만 6세 미만		
E	내시경	2: 흉부외과 전문의 4: 만 1세 미만(응급) 5: 만 1세 이상~만 6세 미만 (응급) 7: 응급 9: 권역외상센터 중증외상 A: 만 1세 미만 B: 만 1세 이상~만 6세 미만 D: 만 1세 미만 권역와상센터 중증외상 E: 만 1세 이상~만 6세 미만 권역외상센터 중증외상	1: 내시경하 생검 2: Brushing	
EX EZ		A: 만 1세미만 B: 만 1세 이상~만 6세 미만	1: 내시경하 생검	
EA	진정내시경	1: 신생아 4: 만 70세 이상 A: 만 1세 미만 B: 만 1세 이상~만 6세 미만	1: 야간 5: 공휴일	
C	천자	4: 만 1세 미만(응급) 5: 만 1세 이상~만 6세 미만 (응급) 7: 응급 9: 권역외상센터 중증외상 A: 만 1세 미만 B: 만 1세 이상~만 6세 미만 D: 만 1세 미만 권역와상 센터 중증외상 E: 만 1세 이상~만 6세 미만 권역외상센터 중증외상	1: 치료목적	

대분류		산정코드		
코드	대분류명칭	의미 I	의미 II	의미 III
C CZ	생검료	1: 외과 전문의 2: 흉부외과 전문의 A: 만 1세 미만 B: 만 1세 이상~만 6세 미만		
EB	초음파 검사료	A: 만 1세 미만 B: 만 1세 이상~만 6세 미만	1: 도플러 검사 2: 조영제 사용 검사	1: 제한적 검사
G	방사선 단순영상진단료	6: 만 6세 미만		6: 영상의학과전문의 판독 7: 촬영료 등
HA	방사선 특수영상진단료	5: 만 6세 미만(응급) 6: 만 6세 미만 7: 응급 9: 권역외상센터중증외상 E: 만 6세 미만 권역외상센터중증외상	1: 양측혈관촬영 2: 두 번째 혈관촬영부터 3: 두 번째 혈관의 양측촬영	1: 외부병원필름판독료 6: 영상의학과전문의 판독 7: 촬영료 등
HE HF		6: 만 6세 미만		1: 외부병원필름판독료 6: 영상의학과전문의 판독 7: 촬영료 등
HI			1: 3 테슬라 이상 2: 0.5 테슬라 아상~1.5 테슬라1만 3: 0.5 터슬라 미만	5: 품질관리검사 적합판정
HJ				4: 영상의학과전문의 판독
HC HX HY HZ	핵의학영상진단	6: 만 6세 미만	1: 정량분석 2: 동적영상 3: 혈류영상 4: 정량+동적 5: 동적+혈류 6: 혈류+정량 7: 정량+동적+혈류	1: 외부병원필름판독료 6: 핵의학과 전문의 등 판독
HK			각 항목별 방사성 동위원소 종류	
HD HX HY HZ	방사선치료료	A: 만 1세 미만 B: 만 1세 이상~만 6세 미만		

대분류		산정코드		
코드	대분류명칭	의미 I	의미 II	의미 III
J	투약 및 조제료	1: 만 1세 미만 6: 만 1세 이상~만 6세 미만	1:야간 5:공휴일	1:제제료 2:신생아중환자실 입원 3:소아중환자실 입원 4:가루약 조제투약
KK KX	주사료	1: 만 1세 미만 6: 만 1세 이상~만 6세 미만	2: 응급 9: 권역외상센터 중증외상	
X	채혈 및 수혈료	1: 만 1세 미만 6: 만 1세 이상~만 6세 미만		
L	마취료 및 치과마취료	1:신생아 4: 만 70세 이상 A: 만 1세 미만 B: 만 1세 이상~만 6세 미만 D: (상급종합병원 · 종합병원) 신생아 E: (상급종합병원 · 종합병원) 만 1세 미만 F: (상급종합병원 · 종합병원) 만 1세 이상~만 6세 미만	1: 야간 2: 응급 3: 응급 야간 4: 응급 공휴일 5: 공휴일 8: 의원 · 치과의원 (보건의료원포함) 야간, 토요일, 공휴일 9: 권역외상센터 중증외상 A: 권역외상센터 중증외상 야간 B: 권역외상센터 중증외상 공휴일	4: 장기이식수술 5: 심폐체외순환법 6: 일측폐환기법 7: 고빈도제트환기법 8: 개흉적심장수술 9: 개두술(뇌종양, 뇌혈관 질환) A: 중증외상환자에 대한수술 B: ASA-PS3이상 환자에 대한 수술
LX				
LA LY	신경차단술료		1: 야간 5: 공휴일 8: 의원 · 치과의원 (보건의료원포함) 야간, 토요일, 공휴일	
LB LX	신경파괴술료			
NN	정신의학적응급처치		2: 응급 9: 권역외상센터 중증외상	
M-S MX-SZ	처치 및 수술 중재적 방사선시술	1: 외과전문의 2: 흉부외과전문의 3: 자연분만 4: 성형외과전문의 5: 만 35세 이상 산모 6: 신생아	1: 야간 2: 응급 3: 응급 야간 4: 응급 공휴일 5: 공휴일 6: 심야	1: 제2의 수술 2: (상급종합병원 · 종합병원) 신생아 3: (상급종합병원 · 종합병원)

대분류		산정코드		
코드	대분류명칭	의미 I	의미 II	의미 III
		8: 건강검진 당일 소화기 내시경하시술 9: 화상치료 목적 A: 만 1세 미만 B: 만 1세 이상~만 6세 미만 C: 모체 내 태아	7: 응급 심야 8: 의원 · 치과의원 (보건의료원포함) 야간, 토요일, 공휴일 9: 권역외상센터 중증외상	만 1세 미만 4: 제2의 수술(종합병원이상) 5: (상급종합병원 · 종합병원) 만 1세 미만~ 만 6세 미만 6: (상급종합병원 · 종합병원) 신생아 제2의 수술 7: (상급종합병원 · 종합병원) 만 1세 미만 제2의 수술
		D: 신경외과전문의 E: 신생아(신경외과전문의) F: 외상센터전담전문의 G: 만 1세 미만 (신경외과전문의) H: 만 1세 이상~만 6세 미만 (신경외과전문의) K: 만 1세 이상~만 6세 미만 (외과전문의) L: 만 1세 이상~만 6세 미만 (흉부외과전문의) M: 만 1세 이상~만 6세 미만 (화상치료 목적) N: 만 1세 미만(외과전문의) P: 만 1세 미만 (흉부외과전문의) Q: 만 1세 미만 (화상치료 목적) R: 분만취약지 S: 고위험분만 T: 분만취약지 고위험분만 U: 신생아(외과전문의) V: 신생아(흉부외과전문의) W: 신생아(화상치료 목적)	A: 권역외상센터 중증외상 야간 B: 권역외상센터 중증외상 공휴일 C: 권역외상센터 중증외상 심야	8: (상급종합병원 · 종합병원) 만 1세 이상~ 만 6세미만 제2의수술
T	캐스트료	A: 만 1세 미만 B: 만 1세 이상~만 6세 미만	1: 야간 2: 응급 3: 응급 야간	

대분류		산정코드		
코드	대분류명칭	의미 I	의미 II	의미 III
			4: 응급 공휴일 5: 공휴일 9: 권역외상센터 중증외상 A: 권역외상센터 중증외상 야간 B: 권역외상센터 중증외상 공휴일	
U	치과 처치·수술료	1: 상급종합병원·치과대학 부속치과병원 3: 만 8세 미만	1: 야간 5: 공휴일 8: 의원·치과의원(보건의료원포함) 야간, 토요일, 공휴일	1: 제2의 수술 4: 제2의 수술(상급종합병원·종합병원·치과대학부속치과병원)
UX UY				
V	조산료	3: 자연분만 R: 분만취약지 S: 고위험 분만 T: 분만취약지 고위험 분만		1: 다태아분만시 제2태아부터의 조산료
	응급 기본진료료	6: 소아전문응급의료센터 만 6세 미만		
UB	치과의 보철료			2: 재수술
A	요양병원 정액수가	1: 0-6시 입원 2: 18-24시 퇴원 3: 입원 181일~270일째까지 4: 입원 271일~360일째까지 5: 입원 361일째부터		
WJ WM	호스피스 입원실	1: 0-6시 입원 2: 18-24시 퇴원 3: 6-12시간 입원 4: 입원 61일부터		
WK WN	호스피스 격리실			
WL WO	호스피스 임종실	1: 0-6시 입원 2: 18-24시 퇴원 3: 6-12시간 입원		

[한방]

대분류		산정코드		
코드	대분류명칭	의미 I	의미 II	의미 III
10	진찰료	1: 만 1세 미만 6: 만 1세 이상~만 6세 미만	1: 야간 2: 심야(만 6세미만) 3: 토요일(09-13 시) 5: 공휴일 9: 대리수령자가 처방전 및 약제를 수령한 경우	1: 차등수가 제외
13	가정간호 기본방문료	1: 만 1세 미만		2: 가정전문간호사 2인 방문 4: 사회복지시설설내 시설입소자
	전문병원 관리료			1: 종합병원
	전문병원 의료질평가지원금			3: 요양병원
15	입원료	1: 0-6시 입원 2: 18-24시 퇴원 3: 입원 181일~270일째 까지(요양병원) 4: 입원 271일~360일째 까지(요양병원) 5: 입원 361일째 부터 (요양병원) 8: 입원 16일~30일 까지 9: 입원 31일부터		4: 내과질환자, 정신질환자, 만 8세 미만 소아
19	중환자실입원료	1: 0-6시 입원 2: 18-24시 퇴원 8: 입원 16일~30일까지 (요양병원) 9: 입원 31일부터 (요양병원)		
30	투약료	1: 만 1세 미만 6: 만 1세 이상~만 6세 미만		

대분류			산정코드		
코드	대분류명칭		의미 I	의미 II	의미 III
40	시술료	경혈침술	1: 신생아 3: 만 1세 미만 6: 만 1세 이상~만 6세 미만	1: 야간 5: 공휴일	2: 자락술, 도침술, 산침술(산자법) 4: 사암침법, 오행침법, 체질침법 6: 화침, 온침
		침술, 기타			
45	처치료			1: 야간 5: 공휴일	

[약국약제비]

대분류		산정코드		
대분류명칭	코드	의미 I	의미 II	의미 III
약국관리료(방문당)	Z10			1: 차등수가 제외
조제기본료(방문당)	Z20	6: 만 6세 미만	1: 야간 2: 심야(만 6세 미만) 3: 토요일(09-13시) 5: 공휴일	
복약지도료(방문당)	Z30			
처방전에 의한 조제료	Z41, Z43			
처방전에 의하지 아니한 조제료	Z42			

나. 의약품코드

(1) 코드사용

(가) 보험등재약과 한약제제는「의약품 바코드 표시 및 관리요령(보건복지부 고시)」에 따른 의약품 표준코드 중 일부를 사용한다.

- 보험등재약의 제품코드와 일반(성분)명 코드는 “약제 급여 목록 및 급여 상한금액표”에 등재된 코드를 사용하고, 한약제제는 “한약제제 급여목록 및 상한금액표”에 등재된 코드를 사용한다.

(나) 원료약, 조제(제제)약은 건강보험심사평가원에서 부여한 코드를 사용한다.

(다) 한약제제의 고유처방은「한약제제 급여목록 및 상한금액표(보건복지부 고시)」에 의한 코드부여 방법에 따라 요양기관이 부여한 코드(9자리)를 사용

한다.

(2) 보험등재약

(가) 기본구조

의약품 표준코드(13자리) 중 업체식별코드 및 품목코드(9자리)를 사용

자릿수(13)	3	4				5					1
내용	국가식별 코드	업체식별코드				품목코드					검증번호
						함량 포함한 품목코드				포장단위	
부여 예	880	6400-6999 6200-6299 0500-0999				0001-9999				0: 대표코드 1-9: 포장단위	0-9
		①	②	③	④	⑤	⑥	⑦	⑧	⑨	

(나) 코드설명

구분	내용		부여
①~④	업체식별코드		6400-6999 6200-6299 0500-0999
⑤~⑨	품목코드	⑤~⑧: 함량 포함한 품목코드	0001-9999
		⑨: 포장단위 대표코드 ※ 단, TB, TC, TD, TE, TL, TR, CE, CH, CR, CS, MS, PC, PD(투여경로: 기타), PL, PO, SP, AE, DS, EN, EX 제형 및 산소, 아산화질소, 주문생산용 방사성 의약품은 대표코드 부여	0-9

(3) 보험등재약 일반(성분) 코드

(가) 기본구조 및 코드설명

자릿수	①	②	③	④	⑤	⑥	⑦	⑧	⑨
코드 부여 방법	주성분 일련번호				• 단일제(주성분별 함량 일련번호) • 복합제(00)		투여경로 (내복제: A, 주사제: B, 외용제: C, 기타: D)	제형	

(4) 한약제제 코드

(가) 기본구조

㉠ 단미엑스제제 및 단미엑스혼합제

의약품 표준코드(13자리) 중 업체식별코드 및 품목코드(9자리)를 사용

<table>
<tr><td>자릿수(13)</td><td>3</td><td colspan="4">4</td><td colspan="5">5</td><td>1</td></tr>
<tr><td rowspan="2">내용</td><td rowspan="2">국가식별 코드</td><td colspan="4" rowspan="2">업체식별 코드</td><td colspan="5">품목코드</td><td rowspan="2">검증번호</td></tr>
<tr><td colspan="4">함량 포함한 품목코드</td><td>포장단위</td></tr>
<tr><td>부여 예</td><td>880</td><td colspan="4">6400-6999</td><td colspan="4">0001-9999</td><td>0: 대표코드
1-9: 포장단위</td><td>0-9</td></tr>
<tr><td></td><td></td><td>①</td><td>②</td><td>③</td><td>④</td><td>⑤</td><td>⑥</td><td>⑦</td><td>⑧</td><td>⑨</td><td></td></tr>
</table>

㉡ 고유처방

<table>
<tr><td>①</td><td>②</td><td>③</td><td>④</td><td>⑤</td><td>⑥</td><td>⑦</td><td>⑧</td><td>⑨</td></tr>
</table>

(나) 코드설명

㉠ 단미엑스제제 및 단미엑스혼합제

<table>
<tr><th>구분</th><th colspan="2">내용</th><th>부여</th></tr>
<tr><td>①~④</td><td colspan="2">업체식별코드</td><td>6400-6999</td></tr>
<tr><td rowspan="2">⑤~⑨</td><td rowspan="2">품목코드</td><td>⑤~⑧: 함량 포함한 품목코드</td><td>0001-9999</td></tr>
<tr><td>⑨: 포장단위 대표코드
※단, 대표코드로 품목구분이 불가능할 경우 숫자를 달리 부여</td><td>0</td></tr>
</table>

㉡ 고유처방

자릿수 (9)	구성 코드	부여 방법
①	대분류	C
②~⑤	중분류	해당 명세서 고유처방 발생번호
⑥~⑨	소분류	“0000”

(5) 등재되지 아니한 의약품

(가) 기본구조

대분류	중분류	소분류
X(1)	9(3)	9(4)

(나) 코드설명

1) 대분류

G: 원료약

H: 조제내복약

I: 조제주사약

J: 조제외용약

K: 제제내복약

L: 제제주사약

M: 제제외용약

2) 중분류

가) 원료약

0	0	※

※ 약품명의 알파벳 첫글자

나) 조제(제제)약

9	9	9

3) 소분류

종류, 투여방법 및 의약품 분류번호가 동일한 의약품별 일련번호

다. 치료재료 코드

(1) 코드사용

치료재료는 보건복지부장관이 인정 · 고시하여 "치료재료급여 · 비급여목록 및 급여상한금액표"에 등재된 품목별 코드를 사용한다.

(2) 기본구조

대분류	중분류	소분류
X(2)	9(3)	9(3)

(3) 코드설명

1) 대분류: 유사치료용 재료군으로 알파벳과 혼합 사용

2) 중분류: 동일용도(규격, 재질, 형태 등)군

3) 소분류: 제품별 표기

라. 공상코드

(1) 코드사용

"산업재해보상보험 요양급여산정기준(고용노동부 고시)" 중 [별표] "행위및상대가치점수"에서 정하지 아니한 요양급여의 범위 및 비용산정기준은 각 분류 항목에 부여한 코드 사용

(2) 기본구조

대분류	중분류	소분류
9(2)	9(2)	9

㉠ 대분류: 각 '절'별로 숫자 2자리를 부여

10	치과보철
12	치료보조기구
20	재활보조기구
51	재활치료료-전문재활치료료
52	재활치료로-검사료
53	재활치료료-기본진료료
70	보험급여청구서 확인 및 진단서발급 수수료
71	토탈서비스 이용 수수료
85	예방접종 시행비용
90	재활보조기구 처방 및 검수료] 로 변경

㉡ 중분류: 분류번호 2자리를 따옴

㉢ 소분류: 분류번호별 일련번호

[별표 3] 치식구분 기재 요령(제4조 관련): 생략

[별표 4] 약국 직접 조제 · 투약시 증상분류기호(제5조 관련) : 생략

[별표 8] 코드세부내역(제9조 관련)

1. 진료코드: 생략

2. 질병군번호

질병군번호는 총 6자리이며 첫 4자리는 질병군범주, 5번째 자리는 연령그룹, 6번째 자리는 합병증 및 동반상병분류를 기재하며 세부내역은 "질병군상대가치점수표(보건복지가족부고시)"를 참조한다.

①질병군 범주		②연령구분	③합병증 및 동반상병분류
㉮대분류	㉯소분류		
(3자리)	(1자리)	(1자리)	(1자리)

1) 질병군 범주

㉮ 대분류

- C05: 수정체 수술
- D11: 편도 및 아데노이드 절제술
- G08: 충수절제술
- G09: 서혜 및 대퇴부 탈장수술
- G10: 항문 및 항문주위수술
- N04: 자궁 및 자궁부속기 수술
- O01: 제왕절개분만

㉯ 소분류

소분류구분	내용
1	수정체 소절개수술, 단안
	편도 및 아데노이드절제술
	복잡한 주진단에 의한 충수절제술
	복강경을 이용한 자궁적출술
2	수정체 소절개수술, 양안
	복잡한 주진단이 없는 충수절제술
	복수 항문 수술
	기타 자궁적출술
3	수정체 대절개수술, 단안
	복강경을 이용한 복잡한 주진단에 의한 충수절제술
4	수정체 대절개수술, 양안
	복강경을 이용한 복잡한 주진단이 없는 충수절제술
	기타 항문 수술
5	복강경을 이용한 서혜 및 대퇴부 탈장수술, 단측
	원형자동문합기를 이용한 치핵절제술
	복강경을 이용한 기타 자궁 수술
6	서혜 및 대퇴부 탈장수술, 단측
	주요 항문 수술
	복강경을 이용한 자궁부속기 수술
	제왕절개분만, 단태아
7	복강경을 이용한 서혜 및 대퇴부 탈장수술, 양측
	기타 자궁 수술
	제왕절개분만, 다태아
8	서혜 및 대퇴부 탈장수술, 양측
	자궁부속기 수술

2) 연령구분

연령 구분	편도 및 아데노이드절제술과 서혜 및 대퇴부 탈장수술을 제외한 질병군	편도 및 아데노이드절제술	서혜 및 대퇴부 탈장수술
0	연령 구분 없음	-	-
1	-	만 18세 미만	만 8세 미만
2	-	만 18세 이상	만 8세 이상 만 70세 미만
3	-		만 70세 이상

3) 합병증 및 동반상병분류

- 0: 합병증 및 동반상병분류 0인 경우
- 1: 합병증 및 동반상병분류 1인 경우
- 2: 합병증 및 동반상병분류 2인 경우
- 3: 합병증 및 동반상병분류 3인 경우

3. 질병군 부가코드

질병군 부가코드	내용
ADC03	자궁 및 자궁부속기 수술(상대가치점수표 제1편 제2부 행위급여목록의 관련항목 분류코드: C8534, R4121, R4122, R4130, R4143, R4144, R4145, R4146, R4183, R4202, R4203, R4221, R4223, R4224, R4331, R4332, R4400, R4405, R4411, R4412, R4413, R4421, R4430, R4482)과 충수절제술(분류코드: Q2850, Q2861, Q2862, Q2863)중 복강경을 이용한 경우는 "ADC03"을 기재
ADC03 ADC04	서혜 및 대퇴부 탈장수술(상대가치점수표 제1편 제2부 행위급여목록의 관련항목 분류코드: Q2755, Q2756, Q2757) 중 복강경을 이용한 경우는 "ADC03", 양측을 시행한 경우는 "ADC04"를 기재
ADC04 ADC05	수정체수술(상대가치점수표 제1편 제2부 행위급여목록의 관련항목 분류코드: S5110, S5111, S5116, S5117, S5118, S5119)중 양안을 시행한 경우는 "ADC04", 소절개인 경우는 "ADC05"를 기재(다만, 양안이면서 소절개인 경우는 "ADC04ADC05" 또는 "ADC05ADC04"를 기재)

4. DRG 질병군 분류체계 및 대상 질병군

1) KDRG 구성

① 주진단범주(MDC), 질병군(ADRG), 세부질병군(RDRG)의 3부분으로 구성

② 주진단범주(MDC)

- 환자의 주진단명에 따라 진료과별로 A~Z 중 23개 영문자로 구분된 대분류 코드
- 신체부위나 질병 특성에 따른 질병군의 대분류이며 각 DRG는 하나의 주진단범주에 속한다.

③ 질병군(ADRG): 수술 · 처치내역 및 세부진단에 따라 678개 질병군(ADRG)을 3자리 숫자 코드로 중분류

④ 세부질병군(RDRG): 나이와 질병의 심한 정도에 따라 2자리 숫자 코드를 이용하여 1,834개 세부질병군(RDRG)으로 세분류

※ KDRG 분류체계(6자리)

MDC(주진단범주)	ADRG(질병군)	RDRG(세부질병군)
23개	678개	1,834개

2) 대상질병군

명칭	대상질병군	DRG번호	중증도	DRG형태
안과계 질환	수정체 소절개 수술, 단안, 합병증 및 동반상병 분류	039100	0	외과적
		039101	1	
		039102	2	
	수정체 대절개 수술, 단안, 합병증 및 동반상병 분류	039200	0	
		039201	1	
		039202	2	
	수정체 소절개 수술, 단안, 합병증 및 동반상병 분류	039300	0	
		039301	1	
		039302	2	
	수정체 대절개 수술, 단안, 합병증 및 동반상병 분류	039400	0	
		039401	1	
		039402	2	
이비인후과계 질환	편도 및 아데노이드 절제술, 연령≥18 합병증 및 동반상병 분류	059000	0	
		059001	1	
	편도 및 아데노이드 절제술, 연령<18 합병증 및 동반상병 분류	059010	0	
		059011	1	
외과계 질환	주요 항문 및 항문주위 수술 합병증 및 동반상병 분류	157100	0	외과적
		157101	1	
		157102	2	
	기타 항문 및 항문주위 수술 합병증 및 동반상병 분류	157200	0	
		157201	1	
		157202	2	
	서혜 및 대퇴부 탈장 수술, 편측 연령≥18 합병증 및 동반상병 분류	161200	0	
		161201	1	
	서혜 및 대퇴부 탈장 수술, 편측 연령〈18 합병증 및 동반상병 분류	161210	0	
		161211	1	

명칭	대상질병군	DRG번호	중증도	DRG형태
	서혜 및 대퇴부 탈장 수술, 양측 연령≥18 합병증 및 동반상병 분류	161300	0	
		161301	1	
	서혜 및 대퇴부 탈장 수술, 양측 연령〈18 합병증 및 동반상병 분류	161310	0	
		161311	1	
	복잡한 주진단에 의한 충수절제술 합병증 및 동반상병 분류	164000	0	
		164001	1	
		164002	2	
	복잡한 주진단이 없는 충수절제술 합병증 및 동반상병 분류	166000	0	
		166001	1	
		166002	2	
산부인과계 질환	복강경을 이용하지 아니한 자궁적출술(악성종양 제외), 합병증 및 동반상병 분류	358100	0	
		358101	1	
		358102	2	
	복강경을 이용한 자궁적출술(악성종양 제외), 합병증 및 동반상병 분류	358200	0	
		358201	1	
		358202	2	
	복강경을 이용하지 아니한 기타 자궁 및 자궁부속기 수술(악성종양 제외), 합병증 및 동반상병 분류	358300	0	
		358301	1	
		358302	2	
	복강경을 이용한 기타 자궁 및 자궁부속기 수술(악성종양 제외), 합병증 및 동반상병 분류	358400	0	
		358401	1	
		358402	2	
	제왕절개 분만, 합병증 및 동반 상병 분류	370000	0	
		370001	1	
		370002	2	

(별지 제9-1호 서식)

서식번호	G	I	0	1	(년 월분) **요양급여비용심사청구서**	보험자 종별 구분		※접수 번호	

요양기관							
요양기관	①기 호		②명칭		③전화번호		④청구단위 구분
	⑤소재지				⑥우편번호		
	작성자	⑦성명	(서명 또는 날인)		대행 청구 단체	⑨기호	
		⑧생년월일				⑩명칭	

구 분			⑪건수	⑫요양급여 비용총액 1	⑬본인 일부 부담금	⑲지원금	⑳장애인 의료비	⑭청구액	⑮차등수가 청구액	⑯본인부담 상한액 초과금총액	⑰요양급여 비용총액 2, 진료비총액	⑱보훈 청구액	㉑건강보험 100분의 100 본인부담금 총액	㉒보훈 본인일부 부담금	㉓100분의 100 미만 총액	㉔100분의100 미만 본인일부 부담금	㉕100분의100 미만 청구액	㉖100분의 100 미만 보훈 청구액
의과	입원	1																
	외래	2																
치과	입원	3																
	외래	4																
한방	입원	5																
	외래	6																
조산		7																
DRG		10																

상급종합병원 종합병원 치과대학부속치과병원 한방병원 진료분야구분	1	2	3	4	5	6	9
	내과 분야	외과 분야	산·소아 청소년과 분야	안·이비인 후과 분야	피부· 비뇨기과 분야	치과	한방

차등수가 적용기준	차등지수	진료일수
	.	.

☐ 「국민건강보험법 시행규칙」 제19조제1항에 따라 요양급여비용의 심사를 청구합니다.
☐ 「한국보훈복지의료공단법 시행령」 제17조의2에 따라 진료비용의 심사를 청구합니다.

청구일자: 년 월 일
청 구 인: (서명 또는 날인)

☐ 건강보험심사평가원장 귀하
☐ 국민건강보험공단이사장 귀하
☐ 한국보훈복지의료공단이사장 귀하

다중바코드 출력부분

※ 첨 부: 요양급여비용명세서 매
전산매체 ( ) 매
처 방 전 매

주: 1. ※란은 건강보험심사평가원이 기재합니다.
2. 상급종합병원, 종합병원, 치과대학부속치과병원 및 한방병원 요양급여비용명세서의 진료분야별 분리 청구시 해당 진료분야 구분란에 표시(○)하여야 합니다.
3. 보험자 종별 구분: 건강보험 진료분은 기재하지 않으며, 보훈위탁진료 요양기관의 "보훈 국비환자(상이처, 무자격자)" 입원 · 외래진료분인 경우에만 "7"을 기재합니다.
4. '진료비총액', '보훈청구액' 및 '보훈 본인일부부담금'은 보훈위탁진료 요양기관의 '보훈국비환자' 진료분인 경우에 한하여 기재합니다.

(190㎜ × 268㎜ 신문용지 50g/㎡(재활용품))

(별지 제9-2호 서식)

서식번호	G	I	0	1	(　　　년　　월분) 요양급여비용심사청구서	보험자 종별 구분		※접수번호	

요양기관		①기　호		②명칭		③ 전화번호		④청구단위구분	
		⑤소재지				⑥ 우편번호			
	작성자	⑦성명	(서명 또는 날인)			대행청구단체	⑨기호		
		⑧생년월일					⑩명칭		

구　분			⑪ 건수	⑫ 요양급여 비용총액 1	⑬ 본인 일부 부담금	⑱ 지원금	⑭ 청구액	⑮차등 수가 청구액	⑯ 요양급여 비용총액 2, 진료비총액	⑰ 보훈 청구액	⑲건강보험 100분의 100 본인 부담금총액	⑳보훈 본인 일부 부담금	㉑100분의 100 미만 총액	㉒100분의 100 미만 본인일부 부담금	㉓100분 의 100 미만 청구액	㉔100분의 100 미만 보훈청구액
약국	처방조제	8														
	직접조제	9														

차등수가 적용기준	차등지수									조제일수						
		.												.		

☐「국민건강보험법 시행규칙」 제19조제1항에 따라 요양급여비용의 심사를 청구합니다.
☐「한국보훈복지의료공단법 시행령」 제17조의2에 따라 진료비용의 심사를 청구합니다.

청구일자:　　　　년　　월　　일

청 구 인:　　　　　　　(서명 또는 날인)

☐ 건강보험심사평가원장　귀하
☐ 국민건강보험공단이사장　귀하
☐ 한국보훈복지의료공단이사장　귀하

다중바코드 출력부분

※ 첨　부: 요양급여(의료급여) 비용명세서　　　매
　　　　처　　　방　　　전　　　　　　　매

주: 1. ※ 란은 접수기관에서 기재합니다.
2. 보험자 종별 구분: 건강보험 조제분은 기재하지 않으며, 보훈위탁진료 요양기관에서 발행한 처방전에 따른 "보훈국비환자(상이처, 무자격자)"의 처방 조제분인 경우에만 "7"을 기재합니다.
3. '진료비총액', '보훈청구액' 및 '보훈 본인일부부담금"은 보훈위탁진료 요양기관에서 발행한 처방전에 따른 "보훈 국비환자" 처방 조제분인 경우에 한하여 기재합니다.

(190㎜ × 268㎜ 신문용지 50g/㎡(재활용품))

(별지 제9-3호 서식)

서식번호	G	I	0	1	(　　년　월분) **요양병원 요양급여비용심사청구서**	보험자 종별 구분		※접수번호	

요양기관		①기 호		②명칭		③전화번호		④청구단위구분	
		⑤소재지				⑥우편번호			
	작성자	⑦성명	(서명 또는 날인)			대행 청구 단체	⑨기호		
		⑧생년월일					⑩명칭		

구 분				⑪ 건수	⑫ 요양급여비용총액 1	⑬ 본인일부부담금	⑲ 지원금	⑳ 장애인의료비	⑭ 청구액	⑯ 본인부담상한액초과금총액	⑰ 요양급여비용총액 2, 진료비총액	⑱ 보훈청구액	㉑ 건강보험 100분의 100 본인부담금총액	㉒ 보훈본인일부부담금	㉓ 100분의 100 미만 총액	㉔ 100분의 100 미만 본인일부부담금	㉕ 100분의 100 미만 청구액	㉖ 100분의 100 미만 보훈청구액
의과	입원	장기환자	11															
		제외환자	1															
	외래		2															
치과	입원		3															
	외래		4															
한방	입원		5															
	외래		6															

□ 「국민건강보험법 시행규칙」 제19조제1항에 따라 요양급여비용의 심사를 청구합니다.
□ 「한국보훈복지의료공단법 시행령」 제17조의2에 따라 진료비용의 심사를 청구합니다.

첨　부: 요양급여비용명세서　　매
전산매체 (　　)　　매
처　방　전　　매

청구일자:　　년　월　일

청 구 인:　　(서명 또는 날인)

□ 건강보험심사평가원장　귀하
□ 국민건강보험공단이사장　귀하
□ 한국보훈복지의료공단이사장　귀하

다중바코드 출력부분

주: 1. ※란은 건강보험심사평가원이 기재합니다.
2. 보험자 종별 구분: 건강보험 진료분은 기재하지 않으며, 보훈위탁진료 요양기관의 "보훈 국비환자(상이처, 무자격자)" 입원 · 외래진료분인 경우에만 "7"을 기재합니다.
3. '진료비총액', '보훈청구액' 및 '보훈 본인일부부담금'은 보훈위탁진료 요양기관의 '보훈국비환자' 진료분인 경우에 한하여 기재합니다.

(190㎜ × 268㎜ 신문용지 50g/㎡(재활용품))

(별지 제10호 서식)

외과 입원

요양급여비용명세서

서식번호	G	I	O	2	요 양 기 관	
등록번호					기 호	
가입자성명					명 칭	
수진자성명						
		증번호				
		공상 등 구분				
		-				

상 병 명	분류기호	수술	진료과목	상해외인	특정기호	면허종류	면허번호	당월요양개시일 / 최초입원개시일	당월요양급여일수 (투약일수포함)	진료결과
	.								일	
	.								일	
	.								일	

입원일수	일	처방전 발급번호		처방일수	
		점검번호			

구 분		기본진료약제, 특정재료(Ⅰ)	진료행위(Ⅱ)
1. 진찰료 (외래관리료 포함)	①초 진 회	원	야간, 공휴 회
	②재 진 회	원	야간, 공휴 회
	③의약품관리료	원	
	④응급 및 회송료	원	
2. 입원료	①일 반 일	원	
	②내과질환자, 정신질환자 만 8세 미만의 소아 일	원	
	③중환자실 일	원	
	④격리병실 일	원	
	⑤신생아 일	원	
	⑥기 타 일	원	
	⑦기본식대	원	
	⑧가산식대	원	
3. 투약료 및 처방전	①내 복 일분	원	원
	②외 용 일분	원	원
	③처방전 회	원	
4. 주사료	①피하 또는 근육내 일	원	원
	②정맥내 일	원	원
	③수액제 회	원	원
	④기 타 회	원	원
	⑤특정 재료	원	
	⑥수 혈 회	원	원
5. 마취료	① 회	원	원
6. 이학요법료	① 종	원	원
7. 정신요법료	① 종	원	원
8. 처치 및 수술료	①처치 및 수술 종	원	원
	③캐스트 회	원	원
9. 검사료	①자체검사 종	원	원
	②위탁검사관리	원	
	③위탁검사 종	원	
10. 영상진단 및 방사선 치료료	①진 단 종	원	원
	②치 료 종	원	원
S. 특수장비	①CT 회	원	원
	②MRI 회	원	원
	③PET 회	원	원
A. 100분의 100 미만 본인부담 1	①의약품	원	원
	②치료재료	원	원
	③진료행위	원	원
B. 100분의 100 미만 본인부담 2	①의약품	원	원
	②치료재료	원	원
	③진료행위	원	원
U. 건강보험100분의 100 본인부담	①의약품	원	원
	②치료재료	원	원
	③진료행위	원	원
V. 보훈 등 100분의 100 본인부담	①의약품	원	원
	②치료재료	원	원
	③진료행위	원	원
W. 비급여	①의약품	원	원
	②치료재료	원	원
	③진료행위	원	원

약품코드 (일반명 또는 제품명 코드)	약품명 (일반명 또는 제품명)		1회 투약량	1일투여횟수	총투약일수			
코 드	분류 (예외구분코드)	단가	1회 투약량	1일투여량 또는 실시횟수	총투여일수 또는 실시횟수	금액	면허종류	면허번호

특정내역

수술 코드			

특수장비총액		원	19. 청구액	원
보훈 등 100분의 100 본인부담금총액		원	20. 본인부담상한액초과금	원
비급여총액		원	21. 요양급여비용총액 2, 진료비총액	원
11. 소계	원	원	22. 보훈청구액	원
12. 가산율	%	원	23. 건강보험 100분의 100 본인부담금총액	원
15. 요양급여비용총액 1		원	24. 보훈본인일부부담금	원
16. 본인일부부담금		원	25. 100분의 100 미만 총액	원
17. 지원금		원	26. 100분의 100 미만 본인일부부담금	원
18. 장애인의료비		원	27. 100분의 100 미만 청구액	원
일련번호	※심사조정	원	28. 100분의 100 미만 보훈청구액	원

※심사내역

구 분	코 드	조 정	Ⅰ.Ⅱ
			감Ⅰ
			감Ⅱ
			증Ⅰ
			증Ⅱ
계			

190mm×320mm(일반용지 60g/㎡(재활용품))

다중 바코드

(별지 제10-1호 서식)

외과 입원

서식번호	G	I	0	2	요양급여비용명세서		요 양 기 관	
등록번호							기 호	
가입자성명					증번호			
수진자성명					공상 등 구분	-	명 칭	

상 병 명	분류기호	수술	진료과목	상해외인	특정기호	면허종류	면허번호	당월요양개시일 / 최초입원개시일	당월요양급여일수 (투약일수포함)	진료결과
	.								일	
	.								일	
	.								일	

입원일수		기본진료 약제,특정 재료(Ⅰ)	진료행위 (Ⅱ)	처방전 발급번호			처방일수	
구 분				점검번호				

구 분		기본진료 약제,특정 재료(Ⅰ)	진료행위 (Ⅱ)
1. 진찰료 (외래관리료 포함)	①초 진 회	원	야간,공휴 회
	②재 진 회	원	야간,공휴 회
	③의약품관리료 ④응급 및 회송료	원 원	
2. 입원료	①일 반 일	원	
	②내과질환자, 정신질환자 만8세 미만의 소아 일	원	
	③중환자실 일	원	
	④격리병실 일	원	
	⑤신생아 일	원	
	⑥기 타 일	원	
	⑦기본식대	원	
	⑧가산식대	원	
3. 투약료 및 처방전	①내 복 일분 ②외 용 일분	원 원	원 원
	③처방전 회	원	
4. 주사료	①피하 또는 근육내 일 ②정맥내 일 ③수액제 회 ④기 타 회 ⑤특정 재료 ⑥수 혈 회	원 원 원 원 원 원	원 원 원 원 원
5. 마취료	① 회	원	원
6. 이학요법료	① 종	원	원
7. 정신요법료	① 종	원	원
8. 처치 및 수술료	①처치 및 수술 종 ③캐스트 회	원 원	원 원
9. 검사료	①자체검사 종 ②위탁검사관리 ③위탁검사 종	원 원 원	원
10.영상진단 및 방사선 치료료	①진 단 종 ②치 료 종	원 원	원 원
L. 장기요양	① 일	원	
S. 특수장비	①CT 회	원	원
	②MRI 회	원	원
	③PET 회	원	원
A. 100분의 100 미만 본인부담 1	①의약품	원	원
	②치료재료	원	원
	③진료행위	원	원
B. 100분의 100 미만 본인부담 2	①의약품	원	원
	②치료재료	원	원
	③진료행위	원	원
U. 건강보험 100분의 100 본인부담	①의약품 ②치료재료 ③진료행위	원 원 원	원 원 원
V. 보훈 등 100분의 100 본인부담	①의약품 ②치료재료 ③진료행위	원 원 원	원 원 원
W. 비급여	①의약품 ②치료재료 ③진료행위	원 원 원	원 원 원

약품코드 (일반명 또는 제품명 코드)	약품명 (일반명 또는 제품명)		1회 투약량	1일투여횟수	총투약일수			
코 드	분류 (예외구분코드)	단가	1회 투약량	1일투여량 또는 실시횟수	총투여일수 또는 실시횟수	금액	면허종류	면허번호

특정내역	

수술코드			

항목	원	항목	원
특수장비총액	원	19. 청구액	원
보훈 등 100분의 100 본인부담금총액	원	20. 본인부담상한액초과금	원
비급여총액	원	21. 요양급여비용총액 2, 진료비총액	원
11. 소계	원 원	22. 보훈청구액	원
12. 가산율	% 원	23. 건강보험 100분의 100 본인부담금총액	원
15. 요양급여비용총액 1	원	24. 보훈본인일부부담금	원
16. 본인일부부담금	원	25. 100분의 100 미만 총액	원
17. 지원금	원	26. 100분의 100 미만 본인일부부담금	원
18. 장애인의료비	원	27. 100분의 100 미만 청구액	원
일련번호	※심사조정 원	28. 100분의 100 미만 보훈청구액 원	원

※심사내역	구 분	코 드	조 정	Ⅰ.Ⅱ
				감Ⅰ
				감Ⅱ
				증Ⅰ
				증Ⅱ
	계			

190mm×320mm(일반용지 60g/㎡(재활용품))

[요양병원 정액]

다중 바코드

(별지 제11호 서식)

(외과 입원)

서식번호	I	0	3	요양급여비용명세서		요양기관	
등록번호						기 호	
가입자성명				증번호			
수진자성명				공상 등 구분		명 칭	
					-		

상 병 명	분류기호	수술	진료과목	상해외인	특정기호	면허종류	면허번호	내원일자	요양급여일수 (원내투약일수포함)	진료결과
	.								일	
	.								일	
	.								일	

구 분		기본진료 약제,특정 재료(I)	진료행위 (II)	처방전 발급번호		처방일수		본인부담금 발생횟수		직접 조제 횟수	
				점검번호							
1. 진찰료 (외래관리료 포함)	①초 진 회	원	야간,공휴 회								
	②재 진 회	원	야간,공휴 회								
	③의약품관리료 ④응급 및 회송료 ⑤가정간호기본방문료	원 원 원									
	⑥만성질환관리료 회	원									
3. 투약료 및 처방전	①내 복 일분	원	원								
	②외 용 일분	원	원								
	③처방전 회	원									
4. 주사료	①피하 또는 근육내 일 ②정맥내 일 ③수액제 회 ④기 타 회 ⑤특정재료 ⑥수 혈 회	원 원 원 원 원 원	원 원 원 원 원								
5. 마취료	① 회	원	원								
6. 이학요법료	① 종	원	원								
7. 정신요법료	① 종	원	원								
8. 처치 및 수술료	①처치 및 수술 종 ③캐스트 회	원 원	원 원								
9. 검사료	①자체검사 종 ②위탁검사관리 ③위탁검사 종	원 원 원	원								
10.영상진단 및 방사선 치료료	①진 단 종 ②치 료 종	원 원	원 원								
S. 특수장비	①CT 회	원	원								
	②MRI 회	원	원								
	③PET 회	원	원								
T. 특수재료 및 관련 행위료	①치료재료 ②진료행위	원 원	원								
A. 100분의 100 미만 본인부담 1	①의약품	원	원								
	②치료재료	원	원								
	③진료행위	원	원								
B. 100분의 100 미만 본인부담 2	①의약품	원	원								
	②치료재료	원	원								
	③진료행위	원	원								
U. 건강보험 100분의 100 본인부담	①의약품 ②치료재료 ③진료행위	원 원 원	원 원 원								
V. 보훈 등 100분의 100 본인부담	①의약품 ②치료재료 ③진료행위	원 원 원	원 원 원								
W. 비급여	①의약품 ②치료재료 ③진료행위	원 원 원	원 원 원								

약품코드 (일반명 또는 제품명 코드)	약품명 (일반명 또는 제품명)		1회투약량	1일투여횟수	총투약일수			
코드	분류 (예외구분코드)	단가	1회투약량	1일투여량 또는 실시횟수	총투여일수 또는 실시횟수	금액	면허 종류	면허 번호

특정내역	

수술 코드			

항목			항목		※ 심사내역	구 분	코 드	조 정	I.II
투약료총액		원	17. 지원금	원					
특수장비총액		원	18. 장애인의료비	원					
특수재료 및 관련 행위료 총액		원	19. 청구액	원					
보훈 등 100분의 100 본인부담금총액		원	20. 본인부담상한액초과금	원					
비급여총액		원	21. 요양급여비용총액 2, 진료비총액	원					
11. 소계	원	원	22. 보훈청구액	원					
12. 가산율	%		23. 건강보험 100분의 100 본인부담금총액	원					감I
15. 요양급여비용총액 1		원	24. 보훈본인일부부담금	원					감II
16. 본인일부부담금		원	25. 100분의 100 미만 총액	원					증I
일련번호		※심사조정	26. 100분의 100 미만 본인일부부담금	원					증II
수진자 일련번호	-		27. 100분의 100 미만 청구액	원		계			
			28. 100분의 100 미만 보훈청구액	원					

190mm×320mm(일반용지 60g/㎡(재활용품))

[일자별]

다중 바코드

(별지 제11-1호 서식)

외과 입원

요양급여비용명세서

서식번호	G	I	0	3	요양기관	
등록번호					기 호	
가입자성명		증번호				
수진자성명		공상 등 구분			명 칭	
		-				

상 병 명	분류기호	수술	진료과목	상해외인	특정기호	면허종류	면허번호	당월요양개시일	당월요양급여일수 (원내투약일수포함)	진료결과
	.								일	
	.								일	
	.								일	

총내원일수		일	내원일	1 2 3 4 5 6 7 8 9 10 11 12 13 14 15 16 17 18 19 20 21 22 23 24 25 26 27 28 29 30 31

구 분		기본진료 약제,특정재료(Ⅰ)	진료행위(Ⅱ)
1. 진찰료 (외래관리료 포함)	①초 진 회	원	야간,공휴 회
	②재 진 회	원	야간,공휴 회
	③의약품관리료	원	
	④응급 및 회송료	원	
	⑤가정간호기본방문료	원	
	⑥만성질환관리료 회	원	
3. 투약료 및 처방전	①내 복 일분	원	원
	②외 용 일분	원	원
	③처방전 회	원	
4. 주사료	①피하 또는 근육내 일	원	원
	②정맥내 일	원	원
	③수액제 회	원	원
	④기 타 회	원	원
	⑤특정재료	원	
	⑥수 혈 회	원	원
5. 마취료	① 회	원	원
6. 이학요법료	① 종	원	원
7. 정신요법료	① 종	원	원
8. 처치 및 수술료	①처치 및 수술 종	원	원
	③캐스트 회	원	원
9. 검사료	①자체검사 종	원	원
	②위탁검사관리	원	
	③위탁검사 종	원	
10.영상진단 및 방사선 치료료	①진 단 종	원	원
	②치 료 종	원	원
S. 특수장비	①CT 회	원	원
	②MRI 회	원	원
	③PET 회	원	원
T. 특수재료 및 관련 행위료	①치료재료	원	
	②진료행위	원	원
A. 100분의 100 미만 본인부담 1	①의약품	원	원
	②치료재료	원	원
	③진료행위	원	원
B. 100분의 100 미만 본인부담 2	①의약품	원	원
	②치료재료	원	원
	③진료행위	원	원
U. 건강보험 100분의 100 본인부담	①의약품	원	원
	②치료재료	원	원
	③진료행위	원	원
V. 보훈 등 100분의 100 본인부담	①의약품	원	원
	②치료재료	원	원
	③진료행위	원	원
W. 비급여	①의약품	원	원
	②치료재료	원	원
	③진료행위	원	원

처방전 발급번호		처방일수		본인부담금 발생횟수		직접조제횟수	
점검번호							

약품코드 (일반명 또는 제품명 코드)	약품명 (일반명 또는 제품명)		1회투약량	1일투여횟수	총투약일수			
코드	분류 (예외구분코드)	단가	1회투약량	1일투여량 또는 실시횟수	총투여일수 또는 실시횟수	금액	면허종류	면허번호

특정내역	

수술 코드			

투약료총액		원	18. 장애인의료비	원
특수장비총액		원	19. 청구액	원
특수재료 및 관련 행위료 총액		원	20. 본인부담상한액초과금	원
보훈 등 100분의 100 본인부담금총액		원	21. 요양급여비용총액 2, 진료비총액	원
비급여 총액		원	22. 보훈청구액	원
11. 소계	원	원	23. 건강보험 100분의 100 본인부담금총액	원
12. 가산율	%	원	24. 보훈본인일부부담금	원
15. 요양급여비용총액 1		원	25. 100분의 100 미만 총액	원
16. 본인일부부담금		원	26. 100분의 100 미만 본인일부부담금	원
17. 지원금		원	27. 100분의 100 미만 청구액	원
일련번호		※심사 조정	28. 100분의 100 미만 보훈청구액	원

※심사내역	구 분	코 드	조 정	Ⅰ.Ⅱ
				감Ⅰ
				감Ⅱ
				증Ⅰ
				증Ⅱ

190mm×320mm(일반용지 60g/㎡(재활용품))

[정 률]

다중 바코드

(별지 제11-2호 서식)

외과 입원

요양급여비용명세서

서식번호	G	I	0	3		요양기관	
등록번호						기호	
가입자성명					증번호		
수진자성명					공상 등 구분	명칭	
					-		

상병명	분류기호	수술	진료과목	상해외인	특정기호	면허종류	면허번호	당월요양개시일	당월요양급여일수(원내투약일수포함)	진료결과
	.								일	
	.								일	
	.								일	

총내원일수		일	내원일	1	2	3	4	5	6	7	8	9	10	11	12	13	14	15	16	17	18	19	20	21	22	23	24	25	26	27	28	29	30	31

구분		기본진료 약제,특정 재료(Ⅰ)	진료행위(Ⅱ)
1. 진찰료(외래관리료 포함)	①초 진 회	원	야간,공휴 회
	②재 진 회	원	야간,공휴 회
	③의약품관리료	원	
	④응급 및 회송료	원	
	⑤가정간호기본방문료	원	
	⑥만성질환관리료 회	원	
3. 투약료 및 처방전	①내 복 일분	원	원
	②외 용 일분	원	원
	③처방전 회	원	
4. 주사료	①피하 또는 근육내 일	원	원
	②정맥내 일	원	원
	③수액제 회	원	원
	④기 타 회	원	원
	⑤특정재료	원	
	⑥수 혈 회	원	원
5. 마취료	① 회	원	원
6. 이학요법료	① 종	원	원
7. 정신요법료	① 종	원	원
8. 처치 및 수술료	①처치 및 수술 종	원	원
	③캐스트 회	원	원
9. 검사료	①자체검사 종	원	원
	②위탁검사관리	원	
	③위탁검사 종	원	
10.영상진단 및 방사선 치료료	①진 단 종	원	원
	②치 료 종	원	원
S. 특수장비	①CT 회	원	원
	②MRI 회	원	원
	③PET 회	원	원
T. 특수재료 및 관련 행위료	①치료재료	원	
	②진료행위	원	원
A. 100분의 100 미만 본인부담 1	①의약품	원	원
	②치료재료	원	원
	③진료행위	원	원
B. 100분의 100 미만 본인부담 2	①의약품	원	원
	②치료재료	원	원
	③진료행위	원	원
U. 건강보험 100분의 100 본인부담	①의약품	원	원
	②치료재료	원	원
	③진료행위	원	원
V. 보훈 등 100분의 100 본인부담	①의약품	원	원
	②치료재료	원	원
	③진료행위	원	원
W. 비급여	①의약품	원	원
	②치료재료	원	원
	③진료행위	원	원

처방전 발급번호		처방일수		본인부담금 발생횟수		직접조제횟수	
점검번호							

약품코드(일반명 또는 제품명 코드)	약품명(일반명 또는 제품명)		1회투약량	1일투여횟수	총투약일수			
코드	분류(예외구분코드)	단가	1회투약량	1일투여량 또는 실시횟수	총투여일수 또는 실시횟수	금액	면허종류	면허번호

특정내역	

수술 코드			

투약료총액		원	18. 장애인의료비	원
특수장비총액		원	19. 청구액	원
특수재료 및 관련 행위료 총액		원	20. 본인부담상한액초과금	원
보훈 등 100분의 100 본인부담금총액		원	21. 요양급여비용총액 2, 진료비총액	원
비급여총액		원	22. 보훈청구액	원
11. 소계	원	원	23. 건강보험 100분의 100 본인부담금총액	원
12. 가산율	%	원	24. 보훈본인일부부담금	원
15. 요양급여비용총액 1		원	25. 100분의 100 미만 총액	원
16. 본인일부부담금		원	26. 100분의 100 미만 본인일부부담금	원
17. 지원금		원	27. 100분의 100 미만 청구액	원
일련번호		※심사조정	28. 100분의 100 미만 보훈청구액	원

※ 심사내역

구분	코드	조정	Ⅰ.Ⅱ
			감Ⅰ
			감Ⅱ
			증Ⅰ
			증Ⅱ
계			

190mm×320mm(일반용지 60g/㎡(재활용품))

[정 액]

다중 바코드

(별지 제12호 서식)

(외과 입원)

서식번호	I 0	요양급여비용명세서		요양기관	
등록번호				기호	
가입자성명		증번호			
수진자성명		공상 등 구분	-	명칭	

상병명	분류기호	수술	진료과목	상해외인	특정기호	면허종류	면허번호	당월요양개시일 최초입원개시일	당월요양급여일수 (투약일수포함)	진료결과
	.								일	
	.								일	
	.								일	

입원일수	일	처방전 발급번호			처방일수	
		점검번호				

구분		기본진료 약제,특정재료(I)	진료행위(II)
1. 진찰료 (외래관리료 포함)	①초 진 회	원	야간,공휴 회
	②재 진 회	원	야간,공휴 회
	③의약품관리료 ④응급 및 회송료	원 원	
2. 입원료	①일 반 일	원	
	②기 타 일	원	
	③기본식대	원	
	④가산식대	원	
3. 투약료 및 처방전	①내 복 일분	원	원
	②외 용 일분	원	원
	③처방전 회	원	
4. 주사료	①피하 또는 근육내 일 ②정맥내 일 ③수액제 회 ④기 타 회 ⑤특정 재료 ⑥수 혈 회	원 원 원 원 원 원	원 원 원 원 원
5. 마취료	① 회	원	원
6. 이학요법료	① 종	원	원
8. 처치 및 수술료	①처치 및 수술 종 ③캐스트 회	원 원	원 원
9. 검사료	①자체검사 종 ②위탁검사관리 ③위탁검사 종	원 원 원	원
10.영상진단 및 방사선 치료료	①진 단 종 ②치 료 종	원 원	원 원
S. 특수장비	①CT 회	원	원
	②MRI 회	원	원
	③PET 회	원	원
A. 100분의 100 미만 본인부담 1	①의약품	원	원
	②치료재료	원	원
	③진료행위	원	원
B. 100분의 100 미만 본인부담 2	①의약품	원	원
	②치료재료	원	원
	③진료행위	원	원
U. 건강보험 100분의 100 본인부담	①의약품 ②치료재료 ③진료행위	원 원 원	원 원 원
V. 보훈 등 100분의 100 본인부담	①의약품 ②치료재료 ③진료행위	원 원 원	원 원 원
W. 비급여	①의약품 ②치료재료 ③진료행위	원 원 원	원 원 원

약품코드 (일반명 또는 제품명 코드)	약품명 (일반명 또는 제품명)		1회투약량	1일투여횟수	총투약일수			
코드	분류 (예외구분코드)	단가	1회투약량	1일투여량 또는 실시횟수	총투여일수 또는 실시횟수	금액	면허종류	면허번호

특정내역	

수술 코드			

특수장비총액		원	19. 청구액	원
보훈 등 100분의 100 본인부담금총액		원	20. 본인부담상한액초과금	원
비급여총액		원	21. 요양급여비용총액 2, 진료비총액	원
11. 소계	원	원	22. 보훈청구액	원
12. 가산율	%	원	23. 건강보험 100분의 100 본인부담금총액	원
15. 요양급여비용총액 1		원	24. 보훈본인일부부담금	원
16. 본인일부부담금		원	25. 100분의 100 미만 총액	원
17. 지원금		원	26. 100분의 100 미만 본인일부부담금	원
18. 장애인의료비		원	27. 100분의 100 미만 청구액	원
일련번호	※심사조정	원	28. 100분의 100 미만 보훈청구액	원

※심사내역

구분	코드	조정	I.II
			감I
			감II
			증I
			증II
계			

190mm×320mm(일반용지 60g/㎡(재활용품))

다중 바코드

(별지 제13호 서식)

(외과 입원)

요양급여비용명세서

서식번호	G I 0 5	증번호		요 양 기 관	
등록번호		공상 등 구분		기 호	
가입자성명			-	명 칭	
수진자성명					

상 병 명	분류기호	수술	진료과목	상해외인	특정기호	면허종류	면허번호	내원일자	요양급여일수 (원내투약일수포함)	진료결과
	.								일	
	.								일	
	.								일	

구 분		기본진료약제, 특정재료(Ⅰ)	진료행위(Ⅱ)
1. 진찰료 (외래관리료 포함)	①초 진 회	원	야간,공휴 회
	②재 진 회	원	야간,공휴 회
	③의약품관리료	원	
	④응급 및 회송료	원	
3. 투약료 및 처방전	①내 복 일분	원	원
	②외 용 일분	원	원
	③처방전 회	원	
4. 주사료	①피하 또는 근육내 일	원	원
	②정 맥 내 일	원	원
	③수 액 제 회	원	원
	④기 타 회	원	원
	⑤특정 재료	원	
	⑥수 혈 회	원	원
5. 마취료	① 회	원	원
8. 처치 및 수술료	보통 × / 복조 × / 즉처 × / 지각과민 ×	원	원
	치수절단 × / 즉발근충 ×× / 근관와동 × / 근관성형 ×	원	원
	발수 × / 근세척 × / 근충 × / 근관확대 ×	원	원
	치면세마 × / 치근활택술 × / 후처치 ×××× / 내소염 ××××	원	원
	치석제거 × / 치주소파 × / 치은박리 ×× / 치은절제 ×	원	원
	치주처치 ×× / 교합조정 × / 러버댐 × / 응급근관 ×	원	원
	충전물연마 × / 신부착 × / 보철물제거 ×× / 치아진정 ×	원	원
	발유치 × / 전 × / 구 × / 난 × / 매 ×××	원	원
	충전 아말감 1면 × 2면 × 3면 × 4면 × / 복합레진 1면 × 2면 × 3면 × 4면 × / 와동형성 1면 × 2면 × 3면 × 4면 ×	원	원
	기 타	원	원
9. 검사료	①자체검사 종	원	원
	②위탁검사관리	원	
	③위탁검사 종	원	
10.영상진단 및 방사선 치료료	①진 단 종	원	원
	②치 료 종	원	원
S. 특수장비	①CT 회	원	원
	②MRI 회	원	원
	③PET 회	원	원
A. 100분의 100 미만 본인부담 1	①의약품	원	원
	②치료재료	원	원
	③진료행위	원	원
B. 100분의 100 미만 본인부담 2	①의약품	원	원
	②치료재료	원	원
	③진료행위	원	원
U. 건강보험 100분의 100 본인부담	①의약품	원	원
	②치료재료	원	원
	③진료행위	원	원
V. 보훈 등 100분의 100 본인부담	①의약품	원	원
	②치료재료	원	원
	③진료행위	원	원
W. 비급여	①의약품	원	원
	②치료재료	원	원
	③진료행위	원	원

처방전 발급번호		처방일수	본인부담금 발생횟수		직접조제횟수	
점검번호						

약품코드 (일반명 또는 제품명 코드)	약품명 (일반명 또는 제품명)		1회투약량	1일투여횟수	총투약일수			
코드	분류 (예외구분코드)	단가	1회투약량	1일투여량 또는 실시횟수	총투여일수 또는 실시횟수	금액	면허종류	면허번호

특정내역

수술코드			

투약료총액		원	18. 장애인의료비	원
특수장비총액		원	19. 청구액	원
보훈 등 100분의 100 본인부담금총액		원	20. 본인부담상한액초과금	원
비급여총액		원	21. 요양급여비용총액 2, 진료비총액	원
11. 소계	원	원	22. 보훈청구액	원
12. 가산율	%	원	23. 건강보험 100분의 100 본인부담금총액	원
15. 요양급여비용총액 1		원	24. 보훈본인일부부담금	원
16. 본인일부부담금		원	25. 100분의 100 미만 총액	원
17. 지원금		원	26. 100분의 100 미만 본인일부부담금	원
일련번호		※심사조정	27. 100분의 100 미만 청구액	원
수진자 일련번호	-		28. 100분의 100 미만 보훈청구액	원

※심사내역	구분	코드	조정	Ⅰ	Ⅱ
					감Ⅰ
					감Ⅱ
					증Ⅰ
		계			증Ⅱ

190mm×320mm(일반용지 60g/㎡(재활용품))

[일 자 별]

다중 바코드

(별지 제13-1호 서식)

외과 입원

요양급여비용명세서

서식번호	G I 0 5	요양기관	
등록번호		기 호	
가입자성명	증번호		
수진자성명	공상 등 구분	명 칭	

상 병 명	분류기호	수술	진료과목	상해외인	특정기호	면허종류	면허번호	당월요양개시일	당월요양급여일수 (원내투약일수포함)	진료결과
	.								일	
	.								일	
	.								일	

총내원일수	일	내원일	1 2 3 4 5 6 7 8 9 10 11 12 13 14 15 16 17 18 19 20 21 22 23 24 25 26 27 28 29 30 31

구 분		기본진료약제, 특정재료(Ⅰ)	진료행위(Ⅱ)
1. 진찰료 (외래관리료 포함)	①초 진 회	원	야간,공휴 회
	②재 진 회	원	야간,공휴 회
	③의약품관리료	원	
	④응급 및 회송료	원	
3. 투약료 및 처방전	①내 복 일분	원	원
	②외 용 일분	원	원
	③처방전 회	원	
4. 주사료	①피하 또는 근육내 일	원	원
	②정 맥 내 일	원	원
	③수 액 제 회	원	원
	④기 타 회	원	원
	⑤특정 재료	원	
	⑥수 혈 회	원	원
5. 마취료	① 회	원	원
8. 처치 및 수술료	보통 × / 복조 × / 즉처 × / 지각과민 ×	원	원
	치수절단 × / 즉발근충 × × / 근관와동 × / 근관성형 ×	원	원
	발수 × / 근세척 × / 근충 × / 근관확대 ×	원	원
	치면세마 × / 치근활택술 × / 후처치 ×××× / 내소염 ××××	원	원
	치석제거 × / 치주소파 × / 치은박리 ×× / 치은절제 ×	원	원
	치주처치 ×× / 교합조정 × / 러버댐 × / 응급근관 ×	원	원
	충전물연마 × / 신부착 × / 보철물제거 ×× / 치아진정 ×	원	원
	발유치 × / 전 × / 구 × / 난 × / 매 ×××	원	원
	충전 아말감 1면 × 2면 × 3면 × 4면 × / 복합레진 1면 × 2면 × 3면 × 4면 × / 와동형성 1면 × 2면 × 3면 × 4면 ×	원	원
	기 타	원	원
9. 검사료	①자체검사 종	원	원
	②위탁검사관리	원	
	③위탁검사 종	원	
10.영상진단 및 방사선 치료료	①진 단 종	원	원
	②치 료 종	원	원
S. 특수장비	①CT 회	원	원
	②MRI 회	원	원
	③PET 회	원	원
A. 100분의 100 미만 본인부담 1	①의약품	원	원
	②치료재료	원	원
	③진료행위	원	원
B. 100분의 100 미만 본인부담 2	①의약품	원	원
	②치료재료	원	원
	③진료행위	원	원
U. 건강보험 100분의 100 본인부담	①의약품	원	원
	②치료재료	원	원
	③진료행위	원	원
V. 보훈 등 100분의 100 본인부담	①의약품	원	원
	②치료재료	원	원
	③진료행위	원	원
W. 비급여	①의약품	원	원
	②치료재료	원	원
	③진료행위	원	원

처방전 발급번호		처방일수		본인부담금 발생횟수		직접조제횟수	
점검번호							

약품코드 (일반명 또는 제품명 코드)	약품명 (일반명 또는 제품명)		1회투약량	1일투여횟수	총투약일수			
코드	분류 (예외구분코드)	단가	1회투약량	1일투여량 또는 실시횟수	총투여일수 또는 실시횟수	금액	면허종류	면허번호

특정내역

수술코드			

투약료총액	원	19. 청구액	원
특수장비총액	원	20. 본인부담상한액초과금	원
보훈 등 100분의 100 본인부담금총액	원	21. 요양급여비용총액 2, 진료비총액	원
비급여총액	원	22. 보훈청구액	원
11. 소계	원 / 원	23. 건강보험 100분의 100 본인부담금총액	원
12. 가산율	% / 원	24. 보훈본인일부부담금	원
15. 요양급여비용총액 1	원	25. 100분의 100 미만 총액	원
16. 본인일부부담금	원	26. 100분의 100 미만 본인일부부담금	원
17. 지원금	원	27. 100분의 100 미만 청구액	원
18. 장애인의료비	원	28. 100분의 100 미만 보훈청구액	원
일련번호	※심사조정		

※심사내역 구 분	코 드	조 정	Ⅰ.Ⅱ
			감Ⅰ
			감Ⅱ
			증Ⅰ
			증Ⅱ
계			

190mm×320mm(일반용지 60g/㎡(재활용품))

[정 률]

다중 바코드

(별지 제13-2호 서식)

외과 입원

요양급여비용명세서

서식번호	G I O 5	요양기관	
등록번호		기호	
가입자성명	증번호		
수진자성명	공상 등 구분	명칭	

상병명	분류기호	수술	진료과목	상해외인	특정기호	면허종류	면허번호	당월요양개시일	당월요양급여일수(원내투약일수포함)	진료결과
	.								일	
	.								일	
	.								일	

총내원일수 | 일 | 내원일 1 2 3 4 5 6 7 8 9 10 11 12 13 14 15 16 17 18 19 20 21 22 23 24 25 26 27 28 29 30 31

구분		기본진료약제, 특정재료(I)	진료행위(II)
1. 진찰료(외래관리료 포함)	①초 진 회	원	야간,공휴 회
	②재 진 회	원	야간,공휴 회
	③의약품관리료	원	
	④응급 및 회송료	원	
3. 투약료 및 처방전	①내 복 일분	원	원
	②외 용 일분	원	원
	③처방전 회	원	
4. 주사료	①피하 또는 근육내 일	원	원
	②정 맥 내 일	원	원
	③수 액 제 회	원	원
	④기 타 회	원	원
	⑤특정 재료	원	
	⑥수 혈 회	원	원
5. 마취료	① 회	원	원
8. 처치 및 수술료	보통 × / 복조 × / 측처 × / 지각과민 ×	원	원
	치수절단 × / 즉발근충 × × / 근관와동 × / 근관성형 ×	원	원
	발수 × / 근세척 × / 근충 × / 근관확대 ×	원	원
	치면세마 × / 치근활택술 × / 후처치 × × × × / 내소염 × × × ×	원	원
	치석제거 × / 치주소파 × / 치은박리 ×× / 치은절제 ×	원	원
	치주처치 × × / 교합조정 × / 러버댐 × / 응급근관 ×	원	원
	충전물연마 × / 신부착 × / 보철물제거 × × / 치아진정 ×	원	원
	발유치 × / 전 × / 구 × / 난 × / 매 ×××	원	원
	충전 아말감 1면 × 2면 × 3면 × 4면 × / 복합레진 1면 × 2면 × 3면 × 4면 × / 와동형성 1면 × 2면 × 3면 × 4면 ×	원	원
	기 타	원	원
9. 검사료	①자체검사 종	원	원
	②위탁검사관리	원	
	③위탁검사 종	원	
10. 영상진단 및 방사선 치료료	①진 단 종	원	원
	②치 료 종	원	원
S. 특수장비	①CT 회	원	원
	②MRI 회	원	원
	③PET 회	원	원
A. 100분의 100 미만 본인부담 1	①의약품	원	원
	②치료재료	원	원
	③진료행위	원	원
B. 100분의 100 미만 본인부담 2	①의약품	원	원
	②치료재료	원	원
	③진료행위	원	원
U. 건강보험 100분의 100 본인부담	①의약품	원	원
	②치료재료	원	원
	③진료행위	원	원
V. 보훈 등 100분의 100 본인부담	①의약품	원	원
	②치료재료	원	원
	③진료행위	원	원
W. 비급여	①의약품	원	원
	②치료재료	원	원
	③진료행위	원	원

처방전 발급번호		처방일수		본인부담금 발생횟수		직접조제 횟수	
점검번호							

약품코드 (일반명 또는 제품명 코드)	약품명 (일반명 또는 제품명)		1회투약량	1일투여횟수	총투약일수			
코드	분류 (예외구분코드)	단가	1회투약량	1일투여량 또는 실시횟수	총투여일수 또는 실시횟수	금액	면허종류	면허번호

특정내역

수술코드			

항목	기본진료약제, 특정재료(I)	진료행위(II)
투약료총액		원
특수장비총액		원
보훈 등 100분의 100 본인부담금총액		원
비급여총액		원
11. 소계	원	원
12. 가산율	%	원
15. 요양급여비용총액 1		원
16. 본인일부부담금		원
17. 지원금		원
18. 장애인의료비		원
일련번호	※심사조정	

19. 청구액	원
20. 본인부담상한액초과금	원
21. 요양급여비용총액 2, 진료비총액	원
22. 보훈청구액	원
23. 건강보험 100분의 100 본인부담금총액	원
24. 보훈본인일부부담금	원
25. 100분의 100 미만 총액	원
26. 100분의 100 미만 본인일부부담금	원
27. 100분의 100 미만 청구액	원
28. 100분의 100 미만 보훈청구액	원

※심사내역	구분	코드	조정	I.II
				감I
				감II
				증I
				증II
	계			

190mm×320mm(일반용지 60g/㎡(재활용품))

[정 액]

다중 바코드

제3부 요양급여비용 심사 · 지급업무 처리기준

제1절 심사 · 지급업무 처리 기준

1. 목적

이 기준은 국민건강보험법(이하 "법"이라 한다) 시행규칙 제20조제1항 및 제4항에 따른 요양급여비용심사결과통보서 및 요양급여비용지급통보서의 서식과 요양급여비용 심사 · 지급에 필요한 사항을 규정함을 목적으로 한다.

2. 요양급여비용의 심사청구 및 접수

1) 요양기관이 요양급여비용의 심사청구를 하고자 하는 때에는 보건복지부장관이 별도 고시한 「요양급여비용 청구방법, 심사청구서 · 명세서서식 및 작성요령」(이하 "작성요령"이라 한다)에서 정한 바에 따라 요양급여비용심사청구서(이하 "심사청구서"라 한다)와 요양급여비용명세서(이하 "명세서"라 한다)를 작성하여 건강보험심사평가원(이하 "심사평가원"이라 한다)에 제출하여야 한다.
2) 심사평가원은 제1항에 따른 심사청구서와 명세서를 제출받았을 경우 지체없이 별지 제1호서식의 요양급여비용 심사청구서 · 명세서 접수증을 발급하여야 한다.
3) 심사평가원은 제1항의 작성요령에 따른 심사청구서와 명세서의 필수 기재사항을 누락하거나 요양급여비용, 청구코드 등을 작성요령과 달리 기재하는 경우(이하 "청구오류"라 한다)를 예방하기 위해 심사평가원의 장(이하 "심사평가원장"이라 한다)이 정하여 공고하는 바에 따라 요양기관이 심사청구 이전이라도 청구오류를 점검할 수 있는 정보통신망(「정보통신망 이용촉진 및 정보보호 등에 관한 법률」 제2조제1항제1호에 따른 정보통신망을 말한다. 이하 같다.)을 운영할 수 있다.

3. 요양급여비용심사청구서 등의 반려 및 수정 · 보완 요청 등

1) 심사평가원은 요양기관으로부터 제출받은 심사청구서와 명세서의 청구오류로

요양급여비용의 심사가 곤란한 경우에는 그 사유를 명기하여 반송하거나, 2일의 기간 내에 수정 · 보완할 것을 정보통신망을 이용하여 요청할 수 있다.

2) 제1항에 따라 심사평가원으로부터 심사청구서와 명세서를 반송 받은 요양기관은 작성요령에서 정한 바에 따라 그 사유를 보완하여 다시 청구하여야 하며, 명세서에 대한 수정 · 보완을 요청받은 요양기관은 제1항에서 정한 기간 내에 청구오류를 수정 · 보완하여야 한다.

3) 제1항 및 제2항에 따라 요양기관이 청구오류를 수정 · 보완하는 기간은 법 시행규칙 제20조제2항 후단에 따라 요양급여비용 심사기간에 산입하지 아니한다.

4. 요양급여비용의 심사

1) 심사평가원은 요양급여비용의 심사청구를 받은 때에는 그 심사청구 내역을 요양기관, 질병명, 진료분야, 청구항목 단위 등으로 분석하고 적정한 심사방법을 정하여 공정하고 타당하게 심사하여야 한다.

2) 심사평가원은 요양급여비용을 심사함에 있어 다음 각 호에 적합한지를 심사하여야 한다.

(1) 「의료법」, 「의료기사 등에 관한 법률」, 「응급의료에 관한 법률」, 「보건의료기본법」, 「약사법」, 「마약류 관리에 관한 법률」 등 보건의료관계법규

(2) 법 제41조제3항에 따른 「국민건강보험 요양급여의 기준에 관한 규칙」(이하 "기준규칙"이라 한다) 및 기준규칙에 따라 보건복지부장관이 고시한 사항(단, 심사평가원장이 공고하는 '중증질환자에 대한 처방투여 약제에 관한 적용기준 및 방법에 관한 세부사항'을 포함한다.)

(3) 법 제45조 및 제46조에 따른 요양급여비용의 산정내역

(4) 보건복지부장관이 정한 요양급여비용의 산정지침

3) 심사평가원장은 요양급여비용의 심사를 함에 있어 의학적 타당성을 전문적으로 판단하기 위하여 별도의 전문심사위원회를 설치 · 운영할 수 있다.

4) 심사평가원장은 제2항에 따른 심사기준을 심사에 적용함에 있어 불분명한 사항이 있는 경우 심사지침을 공고하여 운영할 수 있다. 이 경우, 보건복지부장관에게 이를 요청하거나, 법 제66조에 따라 설치된 진료심사평가위원회 또는 제3항에 따른 전문심사위원회의 심의를 거쳐 공고하고, 공고한 이후의 진료분부터

심사에 적용하여야 한다.

5) 심사평가원장은 제4항에 따른 심사지침을 심사에 적용함에 있어 전문분야별로 널리 인정되는 교과서나 임상진료지침 등을 함께 활용할 수 있다. 이 경우, 제4항의 절차를 거쳐 그 목록을 구체적으로 공고하여야 한다

4-2. 요양급여비용의 심사방법 및 절차 등

1) 제4조에 따른 심사는 진료심사평가위원회의 위원, 전문심사위원회의 위원, 소속직원 등 심사평가원장이 정하는 자가 실시한다. 이 경우 심사업무의 효율적 수행을 위해 전산화된 방법 및 정보통신망을 이용할 수 있다.
2) 심사평가원은 적정한 요양급여 실시 및 심사청구를 위해 제4조제1항에 따른 분석 과정에서 요양기관 또는 전문단체 등을 대상으로 분석 정보제공 및 방문상담 등을 할 수 있다.
3) 심사평가원은 다음 각 호의 어느 하나에 해당하는 경우에는 제9조에 따른 요양급여비용의 지급 후 심사내역을 확인할 수 있다.
   (1) 법 시행령(이하 "영"이라 한다) 제21조제3항에 따른 요양급여
   (2) 영 제22조에 따른 약제 및 치료재료의 금액
   (3) 제4조제2항제2호에서 가입자등별로 요양급여 실시 횟수나 기간 등을 제한하거나 요양기관간 연계 확인이 필요한 사항
   (4) 법 제43조에 따른 신고 사항에 대한 사실여부 확인
   (5) 국가, 지방자치단체, 공공기관 등이 법률에 근거하여 확인 요청을 하는 경우 또는 환자안전에 관한 중요사항 등 사회적 요구가 있는 경우로서 심사평가원장이 심사내역 확인이 필요하다고 인정하는 요양급여비용
   (6) 기타 명백한 청구 착오 건으로 보건복지부장관의 승인을 받아 내역 확인이 필요하다고 인정되는 경우의 요양급여비용

4-3. 심사제도 운영위원회

1) 보건복지부장관은 심사업무 및 심사기준의 효율적 운영과 개선 등을 위해 심사평가원에 심사제도 운영위원회를 두도록 할 수 있다.

2) 심사평가원장은 심사업무의 운영 및 개선을 위해 제1항에 따른 심사제도 운영위원회의 심의를 거쳐 매년 심사업무 운영 및 발전에 관한 계획 (이하 "심사발전계획"이라 한다)을 수립하여야 한다.
3) 심사발전계획에는 다음 각 호의 사항이 포함되어야 한다.
  (1) 심사업무의 기본목표 및 추진방향
  (2) 심사 전문성 및 일관성 향상 등 심사업무 품질 향상에 관한 사항
  (3) 적정 심사방법 및 분석기법 등의 적용과 개발 등에 관한 사항
  (4) 심사 관련 제도 개선에 관한 사항
  (5) 심사 관련 정보통신망 운영 및 정보관리에 관한 사항
  (6) 기타 심사업무 운영 및 발전을 위하여 필요한 사항

5. 심사관련 자료제출 등

1) 심사평가원은 법 제96조제2항에 따라 진료기록부, 수진자에게 발행된 진료비계산서 사본 등 요양급여비용 심사에 필요한 자료(이하 "심사자료"라 한다)의 제출을 요청할 수 있다.
2) 제1항에 따라 심사자료의 제출을 요청하는 경우에는 심사평가원은 10일의 기간을 정하여 요청하여야 하며, 동 기간 내에 심사자료를 제출하지 아니하는 경우에는 다시 7일의 기간을 정하여 심사자료의 제출을 요청하여야 한다.
3) 제1항 및 제2항에 따라 진료기록부 등 심사자료의 제출을 요청받은 요양기관이 심사자료를 제출하는데 소요된 기간은 법 시행규칙 제20조제2항 후단에 따라 요양급여비용 심사기간에 산입하지 아니한다.
4) 심사평가원은 제1항 및 제2항에 따른 요양기관의 자료 제출을 지원하기 위해 심사평가원장이 정하여 공고하는 바에 따라 정보통신망을 이용하여 자료를 제출하도록 할 수 있다.

6. 요양급여비용 내역의 현지확인

1) 심사평가원장은 제2조 및 제5조에 따라 요양기관으로부터 제출받은 자료, 법 시행규칙 제12조에 따라 요양기관으로부터 제출받은 요양기관현황 등 요양급여

비용 산정내역에 관한 사항 등에 대한 사실여부를 확인할 필요가 있다고 인정하는 때에는 소속직원으로 하여금 당해 사항에 대하여 법 시행규칙 제20조제1항에 따라 요양기관에 방문하여 확인을 하게 할 수 있다.

2) 제1항에도 불구하고 심사평가원장은 제4조의2제2항에 따른 업무를 수행하기 위하여 제4조제3항의 전문심사위원회 위원이 함께 방문하여 확인하게 할 수 있다.

3) 제1항 및 제2항에 따라 요양기관을 방문하여 확인을 하는 경우에는 별지 제2호서식의 요양급여비용 현지확인 통보서와 심사평가원의 소속직원임을 증명할 수 있는 신분증을 요양기관의 장에게 제시하여야 하며, 이 경우 진료심사평가위원회 비상근위원 및 전문심사위원회 위원은 심사평가원장이 발급한 별지 제2호의2서식의 소속확인증과 신분증을 제시하여야 한다.

7. 요양급여비용의 진료사실 확인

1) 심사평가원은 제2조 및 제5조에 따라 제출받은 진료기록부 등의 심사자료를 대조하여 심사한 결과 일률적인 진료형태가 나타나는 등 요양급여비용의 진료사실 확인이 필요하다고 인정하는 경우에는 가입자 또는 피부양자에 대하여 진료사실의 확인을 할 수 있다.

2) 심사평가원은 제1항에 따른 가입자 또는 피부양자에 대한 진료사실을 확인할 때 가입자 또는 피부양자의 주소 등이 확인되지 아니하여 실시가 곤란한 경우에는 국민건강보험공단(이하 “공단”이라 한다)에 진료사실의 확인을 의뢰하여야 한다.

8. 요양급여비용 심사결과의 통보

1) 심사평가원은 요양급여비용의 심사를 한 경우에는 지체없이 별지 제3호서식의 요양급여비용심사결과통보서(이하 “심사결과통보서”라 한다)에 다음 각 호의 사항을 기재하여 요양기관 및 공단에 통보하여야 한다. 다만, 심사결과조정내역이 있는 경우에는 항목별, 사유별 세부내역과 구체적인 조정근거를 요양기관에 통보하여야 한다.

(1) 요양급여비용심사청구서에 관한 사항
(2) 요양급여비용 심사담당자의 성명 및 전화번호, 심사위원 성명
(3) 요양급여를 받은 개인별 심사내역(심사조정내역이 없을 경우 생략할 수 있다.)
(4) 요양급여비용 심사조정사항이 있을 경우 항목별, 사유별 조정내역 및 심사결정사항
(5) 요양급여비용의 심사가 불가하거나 보류 중일 경우 그 내역
(6) 요양급여를 받은 자의 가입자 또는 피부양자 자격이 없을 경우 그 내역

2) 심사평가원은 공단이 다음 각 호의 업무수행을 위해 필요한 경우 심사결과의 항목별, 사유별 세부내역을 공단에 제공한다.
(1) 법 제57조에 따른 부당이득의 징수
(2) 법 제87조제2항에 따른 이의신청
(3) 공단의 처분 등에 대한 쟁송
(4) 보건복지부장관이 공단 업무 수행에 필요하다고 인정하는 경우
(5) 요양급여비용의 심사가 불가하거나 보류 중일 경우 그 내역
(6) 요양급여를 받은 자의 가입자 또는 피부양자 자격이 없을 경우 그 내역

3) 심사평가원은 제4조제3항의 규정에 의한 심사내역에 대한 확인결과 새로운 조정사유를 확인한 경우에는 그 내역을 요양기관 및 공단에 통보하여야 한다.

8-2. 심사결과의 활용 등

1) 심사평가원장은 요양급여비용의 심사과정에서 심사기준, 요양급여비용 산정방법, 평가 연계 등 요양급여비용에 관한 제도 개선이나 의료질 향상을 위해 필요하다고 판단되는 경우에는 관련 근거자료와 함께 보건복지부장관에게 이를 보고하고 제도 개선을 요청할 수 있다.

2) 심사평가원은 심사 품질 향상을 위해 요양급여비용의 심사업무에 대해 본 · 지원, 심사인력 간 일관성, 전문성, 정확성 등을 분석하고 개선이 필요한 사항을 파악하여 지속적으로 보완하여야 한다.

9. 요양급여비용의 지급

1) 공단은 심사평가원의 요양급여비용의 심사결과를 통보받은 때에는 지체없이 지급전 사전점검후 요양기관의 금융기관(체신관서 포함) 계좌번호로 요양급여비용을 송금하고 그 내역을 별지 제4호서식의 요양급여비용지급통보서에 의하여 요양기관에 통보하여야 한다. 이 경우 법률 제11141호 국민건강보험법 일부개정법률 부칙 제10조의 규정에 의한 재정 구분계리기간 동안 지역가입자, 공무원및교직원인 직장가입자와 그 피부양자, 근로자 및 사용자인 직장가입자와 그 피부양자의 요양급여비용을 요양급여개시일 현재 자격취득상태로 구분계리하여 지급할 수 있다.
2) 공단은 제1항의 규정에 의한 지급 전 사전점검결과 지급불능사항이 있을 경우에는 당해 요양기관이 납득할 수 있도록 항목별 사유별 내역을 요양기관에 통보하여야 한다.
3) 공단이 요양기관에 지급할 요양급여비용은 법 제107조에 따라 요양급여비용 명세서별로 끝수 처리한 금액으로 한다.
4) 공단은 다음 각 호의 1에 해당하는 경우에는 그 공제내역을 요양기관에 통보하여야 한다.
   (1) 법 제47조제3항의 규정에 의하여 요양기관에 지급할 요양급여비용에서 과다하게 납부된 본인일부부담금을 공제한 경우
   (2) 소득세 및 지방세법이 정하는 바에 따라 소득세 및 주민세를 원천징수하여 공제한 경우
   (3) 의료사고 피해구제 및 의료분쟁 조정 등에 관한 법률이 정하는 바에 따라 한국의료분쟁 조정중재원이 요청한 의료사고 보상금 및 손해배상금 대불비용을 공제한 경우
   (4) 기타 요양급여비용의 차감이 있는 경우

10. 정보통신망 등에 의한 통보

1) 심사평가원은 제2조의 규정에 의한 요양급여비용 청구명세서 접수증 및 제8조의 규정에 의한 요양급여비용심사결과통보서를, 공단은 제9조의 규정에 의한

요양급여비용지급통보서를 전산기록장치에 의한 자기매체 또는 정보통신망을 이용하여 요양기관에 송부할 수 있다.

2) 심사평가원은 제8조 규정에 의한 요양급여비용심사결과통보서를 전산기록장치에 의한 자기매체 또는 정보통신망에 의하여 공단에 통보할 수 있다.

11. 심사결과에 대한 이의신청

1) 요양기관 또는 공단은 심사평가원의 요양급여비용의 심사결과에 이의가 있을 때에는 법 제87조제2항 및 제3항에 따라 이의신청을 할 수 있다. 이 경우, 제8조 제3항에 따른 새로운 조정사유에 대한 이의신청일 경우에는 조정사유를 통보받은 날로부터 기산한다.
2) 심사평가원은 제1항의 규정에 의한 이의신청을 받은 때에는 영 제58조의 규정에 의하여 60일 이내에 이의신청결과를 통보하여야 한다. 다만, 부득이한 사정이 있을 경우에는 30일의 범위 안에서 그 기간을 연장할 수 있으며, 기간을 연장한 때에는 결정기간이 만료되기 7일 전까지 이의신청인에게 이를 통지하여야 한다.
3) 이의신청 및 이의신청의 결정서식은 규칙 제56조의 규정에 의한 서식에 의한다.

12. 세부운영요령

요양급여비용의 심사 · 지급업무처리기준에 관한 세부적인 운영사항은 심사평가원의 원장 및 공단의 이사장이 별도로 정하여 운영할 수 있다.

13. 재검토 기한

「훈령 · 예규 등의 발령 및 관리에 관한 규정」에 따라 이 고시에 대하여 2018년 10월 1일을 기준으로 매 3년이 되는 시점(매 3년째의 9월 30일까지를 말한다)마다 법령이나 현실여건의 변화 등을 검토하여 이 고시의 폐지, 개정 등의 조치를 하여야 한다.

제2절 심사 내역 사유 코드

(별첨 3) 요양급여비용 심사(조정)내역 사유별 코드

코드	내역
A	금액 산정착오 조정(행위, 약제, 치료재료)
AK	코드 산정착오 조정
B	요양급여기준 적용착오 비용 조정
BD	약제상한차액 산정착오 조정
BN	미신청된 신의료기술 등(행위, 치료재료)의 청구비용 조정
BR	물리치료 1일 산정횟수 초과분 조정
BZ	I, II란 적용착오분 조정
C	요양급여기준 범위 초과 비용 조정, 처방내역 미확인 조제
CP	임부금기 의약품 청구비용 조정
CR	연령금기 의약품 청구비용 조정
CU	병용금기 의약품 청구비용 조정
D	계산착오금액 조정
DD	약제상한차액총액 계산착오 조정
E	비급여 또는 요양급여비용의 100분의 100 본인부담 항목 조정
F	구입증빙자료 미제출분 조정
G	중복청구비용 조정
H	소멸시효기간이 경과된 요양급여비용 조정
I	진찰료 착오(진찰료의 100분의 100 본인부담 하는 경우)
IK	코드(3자리: 수가) 적용착오 조정
J	의료급여 정신건강의학과 입원기간에 따른 차등수가 적용착오, 의료급여 정신건강의학과 외래 보호자 내원 수가 적용착오
K	산정코드 및 코드구분 착오 또는 누락 조정
KK	협약가 또는 치료재료 구분착오 조정
L	증빙자료상 확인되지 아니한 요양급여비용 조정(본인부담액 적정징수)
M	증빙자료상 확인되지 아니한 요양급여비용 조정
N	항산균 요양기관 착오
O	허위청구비용 조정

P	EDI, 디스켓 청구 관련 2이상의 줄번호를 상호 연계조정
PA	비급여항목 단가 착오기재
PD	요양급여비용총액 계산착오 조정
PK	포괄항목 조정, 미신고된 비급여항목 기재
Q	재심사후 전액 환수
R	의료장비 미신고 행위료 조정
RB	부적합 의료장비 사용 행위료 조정
S	요양급여기준 범위 초과 처방의약품 조정
SP	임부금기 처방의약품 조정
SR	연령금기 처방의약품 조정
SU	병용금기 처방의약품 조정
T	추가청구분 중 정액제 해당
T3	차상위2종환자 입원가산식대 급여기준 범위 초과(요양급여비용총액 해당)
TB	보건기관 물리치료 비율 조정, 의료급여 정신건강의학과 정신요법 급여기준 적용착오, 의료급여 정신건강의학과 기관등급 산정착오, 요양병원 입원 불인정 진료비
TD	요양급여비용총액 계산착오(약제상한차액 제외)
TE	비급여 또는 100분의 100 본인부담 대상 청구 (요양급여비용총액과 100분의 100 미만 총액 해당)
TG	중복청구(요양급여비용총액과 100분의 100 미만 총액 해당)
TH	소멸시효 기간이 경과된 요양급여비용 청구(요양급여비용총액 해당)
TI	추가청구분 중 10% 정률제 해당 (65세 이상 노인 의원급 외래 명세서만 해당)
TJ	보건기관 청구 관련 요양급여비용 산정기준 등 적용착오, 의료급여 정신건강의학과 입원기간에 따른 차등수가 적용착오, 의료급여 정신건강의학과 외래 보호자 내원 수가 적용착오
TT	추가청구분 중 정액제 해당
TU	의약분업관련 약사의 허용범위(지역) 외 직접조제
TV	의료급여이력 조회결과 의료급여기준 범위 초과
TW	추가청구분 중 정률제 해당 (단, 65세 이상 노인 의원급 외래 및 65세 이상 노인 약국 명세서의 경우는 30% 정률제 해당)

TY	식대 요양급여기준 범위 초과(요양급여비용총액 해당), 차상위환자 기본식대 요양급여기준 범위 초과(요양급여비용총액 해당)
TZ	추가청구분 중 20% 정률제 해당 (단, 65세 이상 노인 의원급 외래 및 65세 이상 노인 약국 명세서만 해당)
U	의약분업관련 의사, 치과의사의 허용범위 외 직접조제
UD	100분의 100 본인부담금 총액 계산착오
UR	의약분업 관련 대체 · 변경 · 수정조제 절차 위반
V	의료급여이력 조회결과 의료급여기준 범위 초과 비용 조정
W	추가청구분 중 정률제 해당
X	비급여 또는 100분의 100 본인부담 의약품의 보험청구비용 조정
Y	식대비용 요양급여기준 범위 초과 조정, 차상위환자 기본식대 요양급여기준 범위 초과 조정
YA	식대금액 산정착오 조정, 차상위환자 기본식대금액 산정착오 조정
YB	식대 요양급여기준 적용착오 조정, 차상위환자 기본식대 요양급여기준 적용착오 조정
YD	식대 계산착오금액 조정, 차상위환자 기본식대 계산착오 금액 조정
YE	식대 비급여 대상 조정
YK	식대코드 산정착오분 조정
YZ	식대 I/II란 적용착오분 조정
Z	허위청구(본인부담액은 적정징수)
3	차상위2종환자 입원가산식대 급여기준 범위 초과 비용 조정
3A	차상위2종환자 입원가산식대 산정금액 착오 조정
3B	차상위2종환자 입원가산식대 요양급여기준 적용착오 비용 조정
3D	차상위2종환자 입원가산식대 계산착오 조정
3K	차상위2종환자 입원가산식대 코드착오 조정
4	미신청된 신의료기술 등(행위, 치료재료)의 청구비용 조정
5	장애인 치과 진료 가산 비용 요앙양급여기준 범위초과 조정
5A	장애인 치과 진료 가산 금액 산정착오 조정
5B	장애인 치과 진료 가산 요양급여기준 적용착오 조정
5D	장애인 치과 진료 가산 계산착오금액 조정
5E	장애인 치과 진료 가산 비용 비급여 또는 요양급여비용의 100분의 100 본인부담 항목 조정

5K	장애인 치과 진료 가산 코드산정 착오 조정
5R	장애인 치과 진료 가산 비용 의료 장비 미신고 조정
6	토요 진찰료 가산 요양급여기준 범위초과비용 조정
6A	토요 진찰료 가산 금액 산정착오 조정
6B	토요 진찰료 가산 요양급여기준 적용착오 비용 조정
6D	토요 진찰료 가산 계산착오금액 조정
6E	토요 진찰료 가산코드 비급여 또는 요양급여비용의 100분의 100 본인부담 항목 조정
6H	토요 진찰료 가산 소멸시효기간이 경과된 요양급여비용 조정
6K	토요 진찰료 가산 코드산정 착오 조정
6L	토요 진찰료 가산 증빙자료상 확인되지 아니한 요양급여비용 조정 (본인부담액은 적정징수)
6Z	토요 진찰료 가산 허위청구(본인부담액은 적정징수)

(별첨 4) 심사조정 상세사유 코드

코드	내역
F	저함량 배수처방
G	중복처방
P	임부금기
R	연령금기
U	병용금기

제8장
질병군별(DRG) 포괄수가제도

제1절 질병군별(DRG) 포괄수가제도 개요

1. 정의

진단명기준 환자군이라 번역되는 DRG(Diagnosis Related Group)는 모든 입원환자들을 환자특성 및 진료특성에 의해 임상적인 진료내용과 자원의 소모량이 유사하도록 분류한 질병군으로서 간편하고 가장 널리 사용되는 입원환자의 질병분류체계이다.

DRG분류체계에서는 모든 입원환자들이 주진단명 및 기타 진단명, 수술처치명, 연령, 성별, 진료결과 등에 따라 진료내용이 유사한 질병군으로 분류되는데, 이때 하나의 입원환자 분류군을 DRG라고 부른다.

즉, DRG분류체계를 이용하여 입원환자의 진료비를 보상하는 제도로 입원기간 동안 제공된 진료량과 관계없이 어떤 질병의 진료를 위해 입원했는지에 따라 미리 정해진 일정액을 지불하는 제도이다.

DRG 개발 및 활용

DRG는 미국의 예일대학 팀에 의해 1960년대 말부터 10여 년에 걸쳐 병원의 산출물을 정의하기 위해 개발된 입원환자 분류체계이다.

1983년부터 미국의 65세 이상 노인 및 장애자 대상 의료보험인 메디케어(Medicare)의 입원 진료비 지불방식이 의료기관별 진료원가에 기초한 일당 진료비 지불방식에서 전국 평균 진료원가에 기초한 건당 진료비 지불제도인 포괄수가제(Medicare Prospective Payment System, PPS)로 바뀌며 DRG가 이 제도의 지불단위로 사용되기 시작했으며, 이후 미국의 주 정부가 운영하는 빈곤층 대상 의료보험인 Medicaid뿐만 아니라 각종 민간보험과, 서구 유럽 국가들, 호주, 그리고 대만과 싱가포르 등지에서도 진료비 지불제도에 널리 사용되고 그밖에 의료서비스 이용분석, 보건의료계획의 수립, 의료의 질 관리 프로그램의 개발 등의 다양한 목적으로 그 사용이 확대되고 있다.

2. DRG의 적용분야

DRG는 환자들을 관리통제가 용이하도록 생산물의 표준적 분류개념에 의해 분류한 질병군(Product of Hospital Services)이기 때문에 미국을 비롯한 선진 각국에서는 다음의 분야에 적극 활용하고 있다.

1) 의료이용도조사(Utilization Review)

가. 지역별, 의료기관별 Case Mix Complexity의 비교 · 평가

나. 지역별, 의료기관별 자원소모량의 비교 · 평가

다. 의료기관의 자원소모행태의 모니터링 등(동일병원내 자원소모 경향, 타기관과의 비교 등)

2) 병원관리(Hospital Management)

가. 병원의 예산수립, DRG별 원가분석 · 관리

나. 진료부문별, 의사별 성과(Performance)의 비교 · 평가

다. 입원환자의 진료과정관리(Case Management) 등

3) 의료의 질 관리(Quality Assurance)

가. DRG수가 내에서 의료서비스 표준화 추구

나. 진료부문별, 의사별 진료과정 및 결과의 평가 · 관리

다. 의료기관별 QA 평가(예: 의료기관별 사망율 발표)

4) 보건계획(Health Planning)

가. 기능별 의료자원 수급계획 수립 및 모니터링

나. 특수 질환에 대한 보건의료계획 수립 등

5) 지불제도(Payment System)

가. DRG의 표준화 원리를 진료비 지불의 수단으로 활용

3. DRG 지불제도

DRG 지불제도는 한 환자가 병원에 입원해 있는 동안 제공된 의료서비스들을 하나하나 그 사용량과 가격에 의해 진료비를 계산하여 지급하는 행위별수가제에 반해 환자가 어떤 질병의 진료를 위해 입원했었는가에 따라 'DRG'라는 질병군(또는 환자군)별로 미리 책정된 일정액의 진료비를 지급하는 포괄수가제이다.

가. 예를 들어 맹장염수술이라는 DRG에 속하는 환자는 입원일수, 주사 및 검사의 종류 및 회수 등의 진료내용에 관계없이 미리 정해진 일정액의 진료비를 상환한다.

나. 동일 DRG 환자들에 대해서 미리 정해진 일정한 금액을 지불하는 DRG지불제도에서는 의료기관의 의료서비스 제공에 대해 행위별수가제와는 정반대의 유인 구조를 가지고 있다.

DRG지불제도하에서의 유인구조

행위별수가제하에서는 의료기관이 서비스 제공량을 늘리면 늘릴수록 이익이 되기 때문에 서비스 과다 제공의 유인이 존재하지만, DRG지불제도하에서는 서비스 제공량을 늘리면 늘릴수록 의료기관이 손해를 보기 때문에 의료의 질을 보장하며 의료서비스 제공을 적정 수

준에서 최소화해야 하는 유인이 존재한다.

한편, 좋지 않은 질의 의료서비스 제공은 재원기간을 증가시키는 등 진료비 증가의 원인이 될 수 있을 뿐만 아니라 저질의 의료서비스를 제공한 의료기관은 중 · 장기적으로 환자들로부터 외면당하는 결과를 초래해 의료기관들이 의료서비스의 질을 적정 수준에서 유지해야 하는 유인도 존재하게 되며, 이러한 유인 구조의 변경은 불필요한 의료서비스 제공을 근본적으로 막고 적정진료를 유인할 수 있기 때문에 많은 국가에서 합리적인 의료비 증가의 억제 수단으로 DRG지불제도를 활용하고 있다.

4. DRG 지불제도의 장 · 단점

1) 장점(기대효과)

가. 경영과 진료의 효율화

진료 및 관리의 생산성 향상만이 이익증대를 보장하므로 의료공급자 수준에서 경영과 진료 제공의 효율화를 위한 의식전환(critical pathway 등 질 향상 프로그램의 활성화)과 실질적인 개선효과(재원일수의 단축과 병원생산성 증가 및 전문화 등)를 가져올 수 있다.

나. 과잉진료, 의료서비스 오 · 남용 억제

행위별 수가체계에서 발생하고 있는 과잉진료, 의료서비스의 오 · 남용 등에 따른 진료량 증대 유인 억제 및 이에 따른 의료비 절감효과가 기대된다.

다. 의료인과 보험자와의 마찰 개선

지불 단위를 포괄화하여 진료비 청구/심사과정에서 파생되고 있는 의료인과 보험자와의 마찰 및 진료의 자율성 침해 시비가 줄어든다.

라. 진료비 청구방법의 간편화

현재의 행위별수가제에서 문제시되어 왔던 의료기관의 진료비 청구방법이 매우 간편해지고, 진료비 청구심사가 불필요하거나 대폭 간소화되므로 이와 관련된 의료기관 및 보험자의 행정비용 절감이 기대된다.

마. 진료비를 둘러싼 마찰 감소 및 투명성 제고

진료비 계산방식이 간단명료하여 환자들이 퇴원 시 받게 되는 진료비계산서의 이해가 쉽고, 이에 따라 지금까지 의료기관과 환자의 마찰요인의 큰 부분을 차지하고 있는 진료비 계산방식의 불투명성 문제를 해소하고 환자와 의료기관간에 진료비에 대한 시비와 마찰을 줄일 수 있을 것으로 기대된다.

2) 단점

가. 서비스 제공을 최소화하려는 경향이 있어 환자와의 마찰이 예상되고 의료의 질적인 수준이 저하될 우려가 있다.

나. DRG코드 조작에 따른 의료기관의 허위/부당 청구의 우려가 있다.

다. 진료효과면에서 우수하나 비용이 많이 드는 신기술이나 진료방식의 채택이 억제됨으로서 새로운 기술의 개발이나 임상연구 분야의 발전에 장애가 될 수 있다.

5. 주요 국가의 DRG 지불제도 도입현황

1983년 미국 Medicare에 포괄수가제를 도입하면서 DRG가 포괄수가제의 지불단위로 사용된 이후 DRG는 호주, 유럽뿐만 아니라 대만, 싱가포르, 한국, 일본 등 아시아로 확산되었다.

민간의료기관이 많은 미국, 대만, 싱가포르, 한국, 일본 등에서는 DRG가 포괄수가제의 지불단위로 사용되고 공공병원이 대부분인 호주, 유럽 국가들에서는 공공병원에 대한 예산배정기준으로 DRG가 활용되고 있다.

이처럼 DRG가 활용되는 분야 또는 방법에 있어서는 각 나라의 의료환경에 따라 차이가 있으나 의료서비스를 제공하는 병원에 대한 보상제도에 DRG가 이용된다는 측면에서는 동일하다.

주요국가의 적용사례

특징	호주	벨기에	프랑스	아일랜드
적용방법	예산배정기준	예산배정기준	예산배정기준 지불단위	예산배정기준
적용범위	전지역적용	일부서비스적용	일부대상적용	제안단계
특징	**노르웨이**	**포르투갈**	**북유럽3국 (스웨덴, 노르웨이, 핀란드)**	**미국**
적용방법	예산배정기준 지불단위	예산배정기준	예산배정기준	지불단위
적용범위	일부병원적용	완전적용	일부지역적용	완전적용

6. 우리나라 DRG 지불제도 도입경과

1) 「의료보장개혁위원회」의 건의

1994년 1월부터 6개월간 보건복지부장관 자문기구로 운영되었던 「의료보장개혁위원회」에서 현행 행위별수가제도의 한계점을 극복하기 위한 방안으로 DRG지불제도의 단계적 도입, 실시 방안을 정부에 건의하였다.

2) 「DRG지불제도도입검토협의회」 구성 · 운영

정부는 「의료보장개혁위원회」의 건의를 받아 들여 DRG지불제도의 합리적인 도입 추진 방안의 마련을 위해 의료계, 학계, 연구기관, 보험자, 보건복지부 관련 공무원 15명으로 1995년 1월 「DRG지불제도도입검토협의회」를 구성하고, 1997년 2월부터 시범사업을 추진하였다.

3) DRG지불제도 시범사업

(1) 목적

가. 시범사업을 통해 새로운 지불제도에 대한 의료계, 보험자, 환자의 이해증진 도모

나. 시범사업을 통해 DRG 지불제도가 의료비, 의료의 질, 의료공급자의 진료 행태, 요양여비용 청구 · 심사 및 관리업무에 미치는 영향을 평가하고 그 결과에 따라 사업전개방향 설정

(2) 사업기간

가. 제1차: 1년(1997년 2월-1998년 1월): 5개 질병군

나. 제2차: 1년(1998년 2월-1999년 1월): 5개 질병군

다. 제3차: 3년(1999년 2월-2001년 12월): 9(8)개 질병군

(3) 참여기관

가. 시범사업 참여를 희망하는 요양기관을 대상으로 실시

나. 제1차년도 시범사업에는 참여기관수가 54개 기관에 불과했으나 제2차년도 시범사업부터는 급격히 확대되어 2001년 12월 현재 1,645개 기관이 시범사

업에 참여

시범사업 규모

구분	참여 기관수	진료비	
		건수	금액
1차 시범사업 (1997.2.-1998.1.)	54기관	41,870건	285억원
2차 시범사업 (1998.2.-1999.1.)	132기관	167,878건	1,287억원
3차 시범사업 (1999.2.-1999.12.)	798기관	375,766건	2,868억원
(2000.1.-2000.12.)	1,268기관	581,236건	4,252억원
(2001.1.-2001.7.)	1,582기관	384,604건	2,860억원

(4) 사업 대상 질병군

가. 시범사업 초기 5개 질병군(29개 DRG)으로 시작하여 3차년도 중에는 단순 폐렴과 소화기내과계 질환을 시범사업에 포함시켜 내과계 질병군에 대한 DRG지불제도 적용에 따른 문제점 등을 점검하였다.

나. 이후 2003년 9월부터 현행 4개 질병과, 7개 질병군(질식분만 제외)에 한하여 적용하고 있다.

구분	제1, 2차 (97.2. - 99.1.)	제3차		
		(99.2. - 99.8.)	(99.9. - 2000. 6.)	(2000.7. 이후)
진료과	4개	6개	6개	4개
질병군	5개	9개	17개	7개
DRG	29개	47개	71개	41개
입원환자중 차지비율	약19%	약25%	약37%	약24%
안과	수정체수술	수정체수술	수정체수술	수정체수술
이비인후과	편도 및 아데노이드절제술	편도 및 아데노이드절제술	편도 및 아데노이드절제술	편도 및 아데노이드절제술
일반외과	충수절제술	• 충수절제술 • 항문 및 항문주위수술 • 서혜 및 대퇴부 탈장수술	• 충수절제술 • 항문 및 항문주위수술 • 서혜 및 대퇴부 탈장수술	• 충수절제술 • 항문 및 항문주위수술 • 서혜 및 대퇴부 탈장수술

산부인과	질식분만 제왕절개분만	• 질식분만 • 제왕절개분만 • 자궁 및 자궁부 속기수술	• 질식분만 • 제왕절개분만 • 자궁 및 자궁부 속기수술	• 제왕절개분만 • 자궁 및 자궁부 속기수술
내과, 소아과		• 단순폐렴 및 늑막염	• 단순폐렴 및 늑막염 • 소화기악성종양 등 8개 소화기 내과 질병군	

4) 포괄수가제 사업

(1) 1단계: 의원 및 병원 당연적용(12년 7월부터)
　2단계: 종합병원급 이상 당연적용(13년 7월부터)

(2) 시행 근거: 국민건강보험법 시행령 제21조 제3항 2

(3) 7개 질병군(DRG) 분류현황(13년 7월 전 · 후 비교)

구분	질병 군범주		연령구분		중증도 분류		비고
	전	후	전	후	전	후	
합계	23	25	28	30	78	83	
안과	4	4	4	4	12	12	수정체수술: 소절개, 대절개, 단안, 양안
이비인후과	1	1	2	2	4	4	편도 및 아데노이드절제술: 연령
외과	12	12	16	16	44	44	- 충수절제술: 복강경, 복잡한 주진단 - 서혜 및 대퇴부탈장수술: 연령, 복강경, 편측, 양측 - 항문수술: 기타, 원형자동문합기를 이용한 치핵절제술
산부인과	6	8	6	8	18	23	- 자궁적출술, 기타자궁수술, 자궁부속기수술: 복강경 - 제왕절개분만: 단태아, 다태아

5) 신포괄 수가제

(1) 신포괄수가제는 현재(2020년 기준)국민건강보험공단 일산병원 및 국립중앙의료원, 지역거점 공공병원 98개 기관에서 시범사업으로 실시

(2) 7개 질병군 포괄수가제에서 4대 중증질환(암 · 뇌 · 심장 · 희귀난치성질환)과 같이 복잡한 질환까지 포함시켜 더 많은 입원환자가 혜택을 받을 수 있게 한 제도

구분	7개 질병군 포괄수가제	신포괄수가제
대상기관	• 7개 질병군 진료가 있는 전체 • 의료기관('13.7.1.부터)	• 국민건강보험 일산병원지역거점 • 국립중앙의료원, 지역거점공공병원 등 총 98개 기관
적용환자	• 7개 질병군 입원환자 • 백내장수술, 편도수술, 맹장수술, 항문수술, 탈장수술, 제왕절개분만, 자궁수술	• 567개 질병군 입원환자
장점	• 포괄수가(묶음) • 의료자원의 효율적 사용	• 포괄수가(묶음)행위별수가(건당) • 의료자원의 효율적 사용적극적 의료서비스 제공

제2절 질병군 요양급여비용 작성요령

Ⅰ. 청구 시 유의사항

1) 질병군 진료 요양기관은 7개 질병군에 대하여 반드시 질병군 요양급여비용 청구방법에 의하여 청구한다.
   4개 진료과 7개 질병군은 다음과 같다.
   - 안과: 백내장수술(수정체수술)
   - 이비인후과: 편도 및 아데노이드수술
   - 일반외과: 항문 및 항문주위수술(치질 등), 서혜 및 대퇴부탈장수술, 맹장수술(충수절제술)
   - o 산부인과: 자궁 및 자궁부속기수술(악성종양 제외), 제왕절개분만
2) 심사청구서 및 명세서는 당해 요양기관 종사자가 직접 작성한다.
3) 심사청구서 등 전자서명이 필요한 전자문서는 요양기관 대표자(청구인)가 청구내용 및 금액을 확인한 후 지정된 전송항목에 전자서명을 한다.

4) 전산매체로 청구하는 경우에는 입원진료가 종료된 날 또는 내원 당일 퇴원한 날(입원 30일까지를 질병군으로 적용받은 경우는 입원 30일째 되는 날)이 속한 날의 다음달 초일부터 월별로 청구하며, 전자문서로 청구하는 경우에는 입원진료가 종료된 날 또는 내원 당일 퇴원한 날(입원 30일까지를 질병군으로 적용받은 경우는 입원 30일째 되는 날)이 속한 날의 다음주 월요일부터 청구할 수 있다.

5) 보훈위탁진료 요양기관은 보훈 국비환자 지원범위에 따라 국비질환 진료분과 국비질환 이외의 타 질환 진료분의 명세서를 구분하여 청구서를 각각 작성한다.

질환유형	보험자구분
• 국비질환(상이처 또는 해당 질병) • 무자격자의 모든 질환	'7'(보훈(상이처, 무자격자))
• 국비질환 이외의 타 질환	'4'(건강보험)

6) 동일인에 대한 입원일부터 퇴원일(입원 30일까지를 질병군으로 적용받은 경우는 입원 30일째 되는 날)까지의 질병군 요양급여비용명세서는 1건으로 청구하되, 30일을 초과하여 입원진료를 받은 경우 그 초과분과 질병군 진료 이외의 목적으로 입원하여 입원일수가 6일을 초과한 시점에 예상치 못하게 질병군 수술이 이루어진 경우 입원일로부터 수술시행 전일까지의 진료분은 행위별 수가로 청구한다.

II. 세부작성요령

1. 명세서 일반사항

1) 수진자 인적사항 등(제1편 참조)

2) 진료과목

실제 진료를 받은 진료과목(병원급 이상) 또는 주진단에 해당되는 진료과목(의원급)의 코드를 기재한다.

01: 내과	02: 신경과	03: 정신과
04: 외과	05: 정형외과	06: 신경외과
07: 흉부외과	08: 성형외과	09: 마취통증의학과
10: 산부인과	11: 소아과	12: 안과
13: 이비인후과	14: 피부과	15: 비뇨기과
16: 진단방사선과	17: 방사선종양학과	18: 병리과
19: 진단검사의학과	20: 결핵과	21: 재활의학과
22: 핵의학과	23: 가정의학과	24: 응급의학과
25: 산업의학과	26: 예방의학과	

3) 요양개시일

질병군 진료를 위하여 입원(또는 내원)한 날(년, 월, 일)을 기재한다.

4) 입원일수

입원한 날부터 퇴원일(입원 30일까지를 질병군으로 적용받은 경우는 입원 30일째 되는 날)까지의 실 일수를 기재하고, 질병군 진료 이외의 목적으로 입원하여 입원일수가 6일을 초과한 시점에 예상치 못하게 질병군 수술이 이루어진 경우에는 수술적용 일부터 퇴원일까지의 실 일수를 기재한다. (내원당일 퇴원하는 경우는 1일로 기재한다)

5) 입원경로

도착경로와 입원경로를 조합하여 기재한다.

- 도착경로

1	2	3
타 요양기관 경유	응급구조대 후송	기타

- 입원경로

1	2
응급실	외래

(예시)

다른 요양기관으로부터 이송되어 응급실을 경유 입원한 경우

입원경로	1	1

6) 요양일수

해당 질병군으로 진료를 받은 실 일수를 기재하되, 입원(또는 내원)일수에 투약일

수를 포함하여 산정한다. 이때 입원일수와 투약일수가 중복될 때에는 1일로 계산한다.

7) 진료결과

명세서상 최종 진료일의 환자상태를 구분하여 기재한다.

1: 계속, 2: 이송, 3: 회송, 4: 사망, 9: 퇴원 또는 외래 치료종결

8) 공상 등 구분

유형		공상등 구분	비고
보훈위탁진료요양기관인 경우	• 국비질환(상이처 또는 해당 질병) • 무자격자의 모든 질환	'7'	보험자구분: '7'
	• 국비질환 이외의 타질환	'4'	보험자구분: '4'
보훈병원 국비보험 1차		'B'	보험자구분: '4'
희귀질환지원대상자		H	보험자구분: '4'
긴급복지 의료지원대상자		G	보험자구분: '4'
차상위 희귀질환 · 중증난치질환 또는 중증질환 본인부담경감대상자		C	보험자구분: '4'
차상위 만성질환 · 18세 미만 본인부담경감대상자		E	보험자구분: '4'
차상위 장애인 만성질환 · 18세 미만 본인부담경감대상자		F	보험자구분: '4'

2. 진료내역사항

1) 주진단 및 기타진단 분류기호

주진단 및 기타진단 분류기호는 "한국표준질병사인분류"에 따라 기재하되, 분류기호가 6단위로 분류되어 있는 경우 6단 분류기호까지 기재하고, 분류기호가 3단위, 4단위 또는 5단위까지만 분류된 경우는 3단위, 4단위 또는 5단위 분류기호를 기재하며, 분류기호란의 앞자리부터 기재한다. 다만 분류기호에 ·, *, +등 특수기호는 기재하지 않는다.

(예시)

구분	상병명 또는 분만	분류기호
3단위	쓸개(담낭)의 악성신생물	C23
4단위	십이지장염	K298
5단위	결핵성 관절염, 아래다리	M0116
6단위	영아백내장, 왼쪽	H26001

가. 주진단

환자가 병원에 입원하게 된 원인에 대하여 입원기간 중의 검사 또는 수술 등을 통하여 확립된 최종 진단이다. 단, 진료 개시 후 의료시설을 방문하게 만든 병태와는 관련이 없는 새로운 병태가 발견되고, 이로 인한 자원 소모가 더 클 때에는 새로운 병태를 주된 병태로 선정한다.

(예시) 복통을 주증상으로 내원하여 충수염 및 난소의 난포낭이 의심되어 수술을 시행한 경우

구분		전신 복막염을 동반한 급성충수염으로 확진되어 충수절제술이 이루어진 경우	난소의 난포낭으로 확진되어 낭종절제술이 이루어진 경우	전신 복막염을 동반한 급성충수염 및 난소의 난포 낭이 같이 있어 각각의 해당 수술이 이루어진 경우
주진단	명칭	범복막염을 동반한 급성충수염	난소의 난포낭	범복막염을 동반한 급성충수염 또는 난소의 난포낭
	분류기호	K352	N830	K352 또는 N830

나. 기타진단

입원기간 중 발생했거나, 입원 당시부터 주진단과 함께 가지고 있던 병태로서 다음과 같은 측면에서 환자 진료에 영향을 준 주진단 이외의 추가진단을 말한다.

- 임상적 평가(Clinical evaluation),
- 치료적 요법(Therapeutic treatment),
- 진단적 처치(Further evaluation by diagnostic studies, procedure, procedure, or consultation),
- 재원기간의 연장(Extended length of hospital stay)

– 간호 및 관찰의 증가(Increased nursing care and/or other monitoring)

다. 중증질환 및 희귀난치질환 및 중증난치질환 산정특례 대상 환자로서 본인부담이 경감되는 경우에는 관련 진단코드(C00~C97, D00~D09, D32~D33, D37~D48 등) 및 특정내역란의 MT002 '특정기호'에 해당 특정기호를 기재하고, MT014 '산정특례 대상자 등록번호'에 환자의 산정특례 등록번호를 기재한다.

2) 수술처치

「건강보험 행위급여 · 비급여 목록표 및 급여상대가치점수」 제1편 행위급여 · 비급여 목록 및 급여상대가치점수(이하 "상대가치점수표"라 한다) 중 제9장 및 10장에 분류된 해당코드 5자리를 단가가 높은 순으로 기재한다.

3) 주사 및 혈액제제

상대가치점수표 제5장 주사료, 제16장 전혈 및 혈액성분제제료의 경우 단가가 높은 순으로 해당코드 5자리를 기재한다.

4) 마취 및 호흡치료

상대가치점수표 제6장 제3절 신경차단술료, 제4절 신경파괴술료 및 제7장 제4절 기타 이학요법료를 실시할 경우 단가가 높은 순으로 해당코드 5자리를 기재한다.

5) 검사

상대가치점수표 제2장 제3절 기능검사료, 제4절 내시경, 천자 및 생검료, 제5절 초음파 검사료를 실시한 경우 단가가 높은 순으로 해당코드 5자리를 기재한다.

6) 방사선

상대가치점수표 제3장 제2절 방사선특수영상진단료, 제4절 방사선치료료를 실시한 경우 단가가 높은 순으로 해당코드 5자리를 기재한다.

7) 질병군 부가코드

질병군을 세분화하는 단 · 양측 여부와 수술방법 등의 구분을 위해 사용하며, 세부내역은 다음과 같다.

가. 수정체수술

소절개수술과 대절개수술, 양안과 단안으로 구분되며 소절개수술의 경우 "ADC05" 코드를, 양안의 경우 "ADC04"코드를 기재한다.

(예시)

• 수정체 소절개수술, 양안

ADC05 (ADC04)	ADC04 (ADC05)			

• 수정체 대절개술, 양안

ADC04				

• 수정체 소절개수술, 단안

ADC05				

• 수정체 대절개술, 단안

나. 서혜 및 대퇴부 탈장수술

단측과 양측, 복강경 사용 유무로 구분되며 양측의 경우 "ADC04" 코드를, 복강경을 이용한 경우에는 "ADC03"코드를 기재한다.

(예시)

• 서혜 및 대퇴부 탈장수술, 양측

ADC04				

• 복강경 이용한 경우, 양측

ADC03	ADC04			

다. 기타 자궁 수술 및 자궁부속기수술

복강경을 이용한 경우에는 "ADC03" 코드를 기재한다.

(예시)

• 복강경을 이용한 경우

ADC03				

• 복강경을 이용하지 아니한 경우

라. 충수절제술

복강경을 이용한 경우에는 "ADC03"코드를 기재한다.

(예시)

- 복강경을 이용한 경우

ADC03				

- 복강경을 이용하지 아니한 경우

8) 행위별 진료비총액

「건강보험 행위급여 · 비급여 목록표 및 급여상대가치점수」 제2편 제1부 질병군 급여 일반원칙 제7호의 요양급여비용열외군의 요양급여비용 총액을 산정하기 위하여 행위별 산정 방식에 따라 산정한 진료비총액를 기재하고 세부산정 및 작성방법은 다음과 같다.

가. 행위별 수가제의 급여와 건강보험 100분의 100 본인부담 및 비급여 항목을 포함하되, 질병군에서 환자에게 별도 징수가 가능하도록 정한 이송처치료, 선별급여와 비급여대상은 제외한다.

나. 급여 및 건강보험 100분의 100 본인부담의 행위는「행위 급여 · 비급여 목록 및 급여 상대가치점수」에서 정한 기준에 의해 산정하고, 약제 및 치료재료는「약제급여목록 및 급여상한금액표」 또는「치료재료급여 · 비급여목록 및 급여상한금액표」에서 정한 상한금액 범위 내에서 실구입가로 산정한다.

다. 질병군에서는 급여이나 행위별에서는 비급여대상에 해당하는 행위는 해당 요양기관의 수가를 적용하여 산정하고, 약제 · 치료재료는 실구입가로 산정한다.

라. 위 가~다에 의거 계산된 금액을 행위별 진료비총액에 기재한다.

9) 질병군 분류번호

질병군 분류번호는 총 6자리이며, 첫 4자리는 질병군범주, 5번째 자리는 연령구분, 6번째 자리는 합병증 및 동반상병분류를 기재하며, 세부내역은 보건복지부 고시 "건강보험 행위 급여 · 비급여 목록표 및 급여 상대가치점수 제2편 질병군 급여 · 비급여목록 및 급여 상대가치점수 제3부 질병군분류번호결정요령"을 참조하여 주진단 및 기타진단, 수술, 연령, 진료결과 등에 의해 결정된 질병군 분류번호를 기재한다.

정확한 질병군 분류번호를 결정하기 위해서는 수술과 주진단의 일치성, 질병군범주 우선순위, 주진단과 기타진단의 관계들이 정확히 반영되어야 하므로 수작업에 의해 정확한 질병군 분류번호를 결정하는 것이 어려운 점을 감안하여 관련 프로그램을 심사평가원 홈페이지(www.hira.or.kr ⇒ 요양기관종합업무 ⇒ 각종급여기준정보 ⇒ DRG ⇒ DRG자료실)에 게재하고 있음.

10) 요양급여비용총액1

가. 요양급여비용총액1은 질병군별 점수 산정요령에 따라 산정된 점수 총합에 「국민건강보험법」 제45조제3항과 영 제21조제1항에 따른 점수당 단가를 곱하여 10원 미만을 절사한 금액을 요양급여비용 총액으로 산출한다. 위의 비용 외에 별도로 산정하는 비용(식대, 외과전문의 가산 등)이 있는 경우에는 위 산출비용(원미만 미절사 금액)에 별도 산정된 비용(원미만 4사5입)을 합산한 후 최종적으로 10원 미만을 절사하여 요양급여비용총액 1에 기재한다.

나. 질병군별 상대가치 점수의 산정은 아래 계산식으로 한다.

- 질병군별 점수 산정요령

구분	산정식
정상군	【질병군별 기준 상대가치점수+{(가입자 등의 입원일수-질병군별 평균 입원일수)× 질병군별 일당 상대가치점수}】×20/100+【질병군별 기준 상대가치점수】×80/100
하단 열외군	【질병군별 기준 상대가치점수+{(가입자 등의 입원일수-질병군별 평균 입원일수)× 질병군별 일당 상대가치점수}】× 20/100+【질병군별 기준 상대가치점수】-{(질병군별 정상군 하한 입원일수-가입자 등의 입원일수)×질병군별 일당 상대가치점수}× 80/100
상단 열외군	【질병군별 기준 상대가치점수+{(가입자 등의 입원일수-질병군별 평균 입원일수)× 질병군별 일당 상대가치점수}】×20/100+【질병군별 기준 상대가치점수{(가입자 등의 입원일수-질병군별 상한 입원일수)× 질병군별 일당 상대가치점수}】×80/100

비고 1. 정상군은 입원일수가 정상군 하한과 정상군 상한 사이인 경우를 말한다.
2. 하단열외군은 입원일수가 정상군 하한 미만인 경우를 말한다.
3. 상단열외군은 입원일수가 정상군 상한을 초과하는 경우를 말한다.
4. 질병군별 기준 상대가치점수는 질병군별 평균 입원일수만큼 입원했을 때 발생되는 건당진료비용을 말한다.
5. 질병군별 일당 상대가치점수는 입원일수가 1일 증가함에 따라 추가되는 진료비를 말한다.
6. 질병군별 평균 입원일수는 해당 질병군의 요양급여에 평균적으로 소요되는 입원 일수를 말한다.
7. 적용률은 상단열외군의 경우 그 초과한 입원일수에 대한 점수를 보상하는 비율로서 "1"로 한다.
8. 상대가치점수의 총합은 소수점이하 둘째 자리까지로 한다.(산식 중 곱셈과 나눗셈이 있는 경우는 계산 과정마다 소수점이하 셋째 자리에서 4사5입)

• 질병군별 야간 · 공휴 점수 산정요령

정상군	【[질병군별 기준 상대가치점수+{(가입자 등의 입원일수-질병군별 평균 입원일수)× 질병군별 일당 상대가치점수}]+{질병군별 야간 · 공휴 점수}】×20/100+【{질병군별 기준 상대가치점수질병군별 야간 · 공휴 점수}】×80/100
하단 열외군	【[질병군별 기준 상대가치점수+{(가입자 등의 입원일수-질병군별 평균 입원일수)× 질병군별 일당 상대가치점수}]{질병군별 야간 · 공휴 점수}】×20/100+【[질병군별 기준 상대가치점수-{(질병군별 정상군 하한 입원일수-가입자 등의 입원일수)× 질병군별 일당 상대가치점수}]{질병군별 야간 · 공휴 점수}】× 80/100
상단 열외군	【[질병군별 기준 상대가치점수+{(가입자 등의 입원일수-질병군별 평균 입원일수)× 질병군별 일당 상대가치점수}]{질병군별 야간 · 공휴 점수}】×20/100+【[질병군별 기준 상대가치점수-{(가입자 등의 입원일수-질병군별 정상군 상한 입원일수)× 질병군별 일당 상대가치점수}]{질병군별 야간 · 공휴 점수}】× 80/100

비고: 질병군별 점수 산정요령의 비고 1 내지 7과 같다.

9. 분만취약지에서 18시~09시에 제왕절개분만을 행한 경우에는 야간 · 공휴가산 소정 점수를 1회 추가 산정한다. 분만취약지에서 22시~06시에 제왕절개분만을 행한 경우에는 야간 · 공휴가산 소정 점수를 2회 추가 산정한다.

다. 요양급여비용 열외군의 요양급여비용총액 1은 다음 산정기준에 의해 결정된 금액에 10원 미만을 절사한 금액을 기재한다. 이 경우 질병군 요양급여비용총액과 행위별 진료비총액은 제8호 행위별 진료비총액과 제10호 요양급여비용총액 1의 작성요령으로 한다.

> 요양급여비용열외군 요양급여비용총액 1 =
> 질병군 요양급여비용총액 + (행위별진료비총액 − 질병군 요양급여비용총액 − 1백만원)

11) 본인일부부담금

가. 본인일부부담금은 아래 계산식에 따라 산정된 점수에 점수당 단가를 곱한 금액의 100분에 20에 해당하는 금액(10원 미만 절사)을 기재한다. 위의 비용 외에 별도로 산정하는 비용(식대, 외과전문의 가산 등)이 있는 경우에는 위의 계산에 따른 본인일부부담금(10원 미만 미절사 금액)에 별도 산정된 비용의 본인일부부담금을 합산한 후 최종적으로 10원 미만을 절사하여 본인일부부담금으로 기재한다.

정상군, 상 · 하단열외군	【질병군별 기준 상대가치점수+{(가입자 등의 입원일수-질병군별 평균 입원일수)× 질병군별 일당 상대가치점수}】
정상군, 상 · 하단 열외군의 야간 및 공휴 수술의 경우	【[질병군별 기준 상대가치점수+{(가입자 등의 입원일수-질병군별 평균 입원일수)× 질병군별 일당 상대가치점수}]+{질병군별 야간 · 공휴 점수}】

주) 위 기준의 점수산출은 소수점 이하 둘째 자리까지 구함
(산식중 곱셈과 나눗셈이 있는 경우는 계산과정마다 소숫점 이하 셋째 자리에서 4사5입)

나. 요양급여비용 열외군의 본인일부부담금은 가목에 따른 본인일부부담금에 행위별 진료비총액에서 질병군 요양급여비용총액 1과 100만원을 제외한 금액의 100분의 20에 해당하는 금액을 합하여 산정하고 최종적으로 10원 미만을 절사한 금액을 기재한다.

질병군 요양급여비용의 본인일부부담금 + (행위별진료비총액－질병군 요양급여비용총액 1－1백만원) × 20/100

다. 입원한 환자가 「국민건강보험법 시행령」 제19조제1항 [별표2] 제3호 가목2)에 따른 신생아(「모자보건법」 제2조제4호에 따른 신생아 및 보건복지부장관이 정하는 기준에 해당하는 영유아)인 경우 및 「국민건강보험법 시행령」 제19조제1항 [별표2] 제3호 라목1)에 따른 차상위 희귀질환 · 중증난치질환 또는 중증질환 본인부담경감대상자인 경우 및 「국민건강보험법 시행령」 제19조제1항 [별표2] 제3호 라목2)에 따른 6세 미만 아동인 경우 '0'을 기재한다. 다만, 입원기간 중 식대금액이 발생한 경우에는 신생아는 식대총액의 50% 금액, 차상위 희귀질환 또는 중증질환 본인부담경감대상자 및 6세 미만 아동은 기본식대의 20% 금액에서 10원 미만 절사한 금액을 기재한다.

라. 「국민건강보험법 시행령」 제19조제1항 [별표2] 제3호 마목에 따른 등록 암환자, 등록 중증화상환자, 뇌혈관질환 및 심장질환으로 「본인일부부담금 산정특례에 관한 기준」 [별첨]의 해당 수술을 받은 환자의 경우 본인부담률 100분의 5를 적용하고 입원기간 중 식대금액이 발생한 경우에는 식대총액의 50% 금액을 합하여 최종 10원 미만 절사하여 기재한다.

마. 등록 희귀질환 · 중증난치질환자의 경우 본인부담률은 100분의 10을 적용하고

입원기간 중 식대금액이 발생한 경우에는 식대총액의 50% 금액을 합하여 최종 10원 미만 절사하여 기재한다.

바. 「국민건강보험법 시행령」 제19조제1항 [별표2] 제3호 라목2)에 따른 차상위 만성질환 · 18세 미만 본인부담경감대상자와 차상위 장애인 만성질환 · 18세 미만 본인부담경감대상자의 경우 본인부담률을 100분의 14를 적용한 금액(10원 미만 절사)으로 기재하되, 차상위 장애인 만성질환 · 18세 미만 본인부담경감대상자의 경우는 '장애인복지사업'에서 지원하는 장애인의료비를 제외한 금액을 기재하고, 입원기간 중 식대금액이 발생한 경우에는 기본식대비용의 20% 금액을 10원 미만 절사하여 기재한다.

사. 보훈위탁진료 요양기관의 보훈국비환자 진료분인 경우에는 「국가보훈대상자 의료지원에 관한 규칙」에 따른 본인일부부담금을 기재한다.

아. 희귀난치 지원대상자의 경우는 '희귀질환자 의료비지원사업'에 따는 해당 지원대상자에게 지원하는 비용을 포함하여 기재한다.

자. 긴급복지 의료지원대상자가 본인부담상한액초과금이 발생한 경우는 실제 본인이 부담하는 금액, '긴급지원사업'에서 지원하는 지원금 및 본인부담상한액초과금을 합하여 기재한다.

차. 「국민건강보험법 시행령」 제19조제1항 [별표2] 제3호 아목에 따른 제왕절개분만을 위한 입원진료에 대하여 요양급여를 받는 경우에는 본인부담률을 100분의 5를 적용하고 입원기간 중 식대금액이 발생한 경우에는 식대총액의 50% 금액을 합하여 최종 10원 미만 절사하여 기재한다. 단, 차상위 만성질환 · 18세 미만 본인부담경감대상자와 차상위 장애인 만성질환 · 18세 미만 본인부담경감대상자의 경우 제왕절개분만을 위한 입원진료에 대한 본인부담률은 100분의 0을 적용하고 입원기간 중 식대금액이 발생한 경우에는 기본식대비용의 20% 금액을 합하여 최종 10원 미만 절사하여 기재한다.

카. 「국민건강보험법 시행령」 제19조제1항 [별표2] 제3호 자목에 따른 15세 이하 아동(「국민건강보험법 시행령」 제19조제1항 [별표2] 제3호 가목2)에 따른 신생아 및 라목에 해당하는 사람에 대한 요양급여는 제외한다)의 입원진료는 본인부담률 100분의 5를 적용하고 입원기간 중 식대금액이 발생한 경우에는 식대총액의 50% 금액을 합하여 최종 10원 미만 절사하여 기재한다.

타. 「국민건강보험법 시행령」 제19조제1항 [별표2] 제3호 라목)에 따른 6세 이상

15세 이하 아동의 입원진료는 본인부담률 100분의 3을 적용하고, 입원기간 중 식대금액이 발생한 경우에는 기본식대비용의 20% 금액을 합하여 최종 10원 미만 절사하여 기재한다.

12) 지원금

'희귀난질환자 의료비 지원사업', '긴급지원사업' 및 '장애인복지사업'에 따른 해당 지원대상자에게 지원하는 비용을 기재한다.

13) 본인부담상한액초과금

「국민건강보험법 시행령」 제19조제6항에 따라 본인일부부담금의 총액(법 제44조제2항 및 영 제19조제3항에 따른 금액)이 연간 500만 원(2015년부터는 같은 법 시행령 별표 3 제2호가목에 따라 산정한 본인부담상한액의 최고금액)을 넘는 경우에는 그 초과금액(본인부담상한액을 확인할 수 있는 경우에는 그 초과금액)을 기재하며, 입원건의 추가청구시에는 원청구와 연계하여 초과한 금액을 기재한다. 이 경우 다른 법령에 따라 국가나 지방자치단체로부터 받는 의료비 지원금(요양급여비용 명세서에 기재하여야 하는 지원금에 한한다)을 제외하고 본인부담상한액초과금을 기재한다.

(예시)

구분	요양급여 비용총액	본인일부 부담금	청구액	본인부담 상한액초과금	실제본인 부담금
원청구	2,500만원	500만원	2,000만원	100만원	400만원
추가청구	500만원	100만원	400만원	100만원	없음

14) 청구액(보험자부담금)

요양급여비용총액 1에서 「국민건강보험법 시행령」 [별표2]에 따른 본인일부부담금을 제외한 금액을 기재하며 차상위 장애인 만성질환 · 18세 미만 본인부담경감대상자의 경우는 요양급여비용총액 1에서 본인일부부담금과 장애인 의료비를 제외한 금액을 기재한다.

단, 보훈위탁진료 요양기관의 보훈국비환자 중 상이처, 무자격자의 경우 '0'으로 기재하고, 보훈병원 보훈감면환자의 경우 요양급여비용총액 1에서 본인일부 부담금과 보훈청구액을 제외한 금액을 기재한다.

보험자부담금(원) = 요양급여비용총액(원) - 본인일부부담금(원)

15) 건강보험 100분의 100 본인부담금총액

건강보험 100분의 100 본인부담금을 합하여 기재한다. 다만, 보훈병원 국비보험 1차명세서의 경우 국가보훈대상자 의료지원에 관한 규칙에 따른 금액을 기재한다.(10원 미만 절사)

16) 보훈 100분의 100 본인부담금총액

보훈위탁진료 요양기관의 보훈국비환자 진료분인 경우에 한하여 기재하며, '작성요령 별표8'의 특정내역 구분코드 'DRG세부내역(MT007)'의 보훈국비환자 100분의 100 본인부담액의 총 합산금액(요양기관종별 가산율 적용)을 기재한다.(원미만 4사5입)

17) 비급여총액

보훈위탁진료 요양기관의 보훈국비환자 진료분인 경우에 한하여 기재하며, '작성요령 별표8'의 특정내역 구분코드 'DRG세부내역(MT007)'의 보훈국비환자 비급여 내역의 총 합산금액(요양기관종별 가산율 적용)을 기재한다.(원미만 4사5입)

18) 요양급여비용총액 2, 진료비총액

가. 요양급여비용총액 2는 요양급여비용총액 1과 건강보험 100분의 100 본인부담금총액을 합하여 기재한다.(10원 미만 절사)

나. 진료비총액은 보훈위탁진료 요양기관의 보훈국비환자 진료분인 경우, 보훈국비환자 100분의 100 본인부담총액 , 보훈국비환자 비급여총액, 요양급여비용총액 1을 모두 합한 총 금액을 기재한다.(10원 미만 절사)

19) 보훈본인일부부담금

보훈위탁진료 요양기관의 보훈국비환자 진료분인 경우에 한하여 기재하며, 「국가보훈대상자 의료지원에 관한 규칙」에 따른 보훈 100분의 100 본인부담액과 보훈국비

환자 비급여를 합한 금액의 해당 본인일부부담금을 기재한다.(10원 미만 절사)

20) 보훈청구액

가. 보훈위탁진료 요양기관의 보훈국비환자 진료분인 경우 진료비총액에서 본인일부부담금, 청구액 및 보훈 본인일부부담금을 제외한 금액을 기재한다.

나. 보훈병원의 보훈감면환자 진료분인 경우 요양급여배용총액 1에서 본인 일부부담금과 청구액을 제외한 금액을 기재한다.

21) 행위별진료내역

질병군 진료환자의 진료내역을 행위별 수가코드를 이용하여 '진찰료'부터 '비급여'항까지 19개 항에 맞추어 기재한다. 단 19개 항 중 V: 보훈 100분의 100 본인부담과 W: 비급여항은 보훈국비환자에 한하여 기재한다.

22) 특정내역(기재)

가. 신생아체중, 영아체중, 인공호흡시간, 상해외인, 특정기호, 분만, 인공수정체, DRG세부내역(식대, 외과전문의 가산 등) 등을 '작성요령 별표8 특정내역 구분코드'에 해당되는 항목의 특정내역 구분코드별 기재요령에 따라 작성한다.

나. 특정내역은 명세서 단위로 작성하며 동일 명세서에 동일한 특정내역 또는 서로 다른 특정내역을 여러 개 기재하여야 할 경우에는 특정내역을 각각 작성한다.

다. 항목의 특정내역 기재형식 중 숫자형은 9로, 문자형은 X로, 소숫점은 V로, 연월일은 CCYYMMDD로, 시간의 시 · 분은 HHMM으로 표기하며, 괄호( )는 크기를 나타낸다.

라. 특정내역은 특정내역별 기재형식에 따라 기재하되, 내역(검사결과 등)이 없는 경우에는 공란(Space)없이, "/"한 후 다음 해당내역을 기재한다. "/"로 구분된 2개 이상의 항목 중 첫번째 항목에만 내역을 기재하는 경우에는 첫 번째 항목 내역 다음에 반드시 "/"를 표기하고, 두 번째 항목에만 역을 기재하는 경우에는 반드시 "/" 다음에 기재하여야 한다.

마. 작성요령

- 발생단위구분: 명세서단위 특정내역 '1'
- 확장번호: 002부터 발생되는 건 단위로 1씩 증가(디스켓만 해당)

- 줄번호: '0000'
- 특정내역구분: '작성요령 별표8'에 해당되는 항목의 명일련단위 구분코드
- 특정내역: 해당 명세서단위 기술사항을 특정내역구분코드별 기재형식에 따라 기재

(예시 1) 임신 38주에 체중이 3.5Kg(3,500grmm)인 신생아를 출산한 경우

특정내역				
발생단위구분	확장번호(디스켓)	줄번호	특정내역구분	특정내역
1	002	0000	MS004	3500
1	003	0000	MS006	38

주) MS004: '신생아체중'을 표시하는 특정내역 구분코드 MT006: '제왕절개만출술의 경우 임신주수'를 표시하는 특정내역 구분코드

(예시 2) 3개월된 영아의 입원당시 체중이 2.4Kg(2,400grmm)인 경우

특정내역				
발생단위구분	확장번호(디스켓)	줄번호	특정내역구분	특정내역
1	002	0000	MT027	2400

주) MT027: '영아체중'을 표시하는 특정내역 구분코드

(예시 3) 8개월 된 영아가 10일간 입원(2019.02.01.~2019.02.10.)하여 인공호흡을 2월 2일 50분, 2월 3일 4시간 40분, 2월 5일 3시간 실시한 경우(총 합산시간 8시간 30분)

특정내역				
발생단위구분	확장번호(디스켓)	줄번호	특정내역구분	특정내역
1	002	0000	MT026	0009

주) MT026: '인공호흡시간'을 표시하는 특정내역 구분코드

(예시 4) DRG입원기간 중 추락으로 인한 요추골의 골절일 경우

특정내역				
발생단위구분	확장번호(디스켓)	줄번호	특정내역구분	특정내역
1	002	0000	MT001	W

주) MT001: '상해외인'을 표시하는 특정내역 구분코드

(예시 5) 만성신부전증환자가 인공신장투석을 실시한 경우

특정내역				
발생단위구분	확장번호(디스켓)	줄번호	특정내역구분	특정내역
1	002	0000	MT002	V001

주) MT002: '특정기호'을 표시하는 특정내역 구분코드

(예시 6) 타기관(요양기호:11111111)으로부터 의뢰를 받아 개방병원에서 진료를 한 경우

특정내역				
발생단위구분	확장번호(디스켓)	줄번호	특정내역구분	특정내역
1	002	0000	MT003	11111111

주) MT003: '개방병원진료 시 의뢰기관기호'을 표시하는 특정내역 구분코드

(예시 7) 임신 40주 3일에 제왕절개만출술로 첫 아이를 출산한 경우

특정내역				
발생단위구분	확장번호(디스켓)	줄번호	특정내역구분	특정내역
1	002	0000	MT006	40

주) MT006: '분만'을 표시하는 특정내역 구분코드

(예시 8) 상급종합병원 4일(2019.01.01. ~ 2019.01.04.) 입원하여 일반식 2일, 치료식 2일 한 경우

특정내역				
발생단위 구분	확장번호 (디스켓)	줄번호	특정내역 구분	특정내역
1	002	0000	MT007	EAT/20190101/1/Y2100 /0000004860/00003.00/002/0000029160/일반식
1	003	0000	MT007	EAT/20190103/1/Y3100 /0000006320/00003.00/002/0000037920/치료식

주1) MT007: 'DRG세부내역'을 표시하는 특정내역 구분코드

주2) 내역구분은 식대(EAT)로 기재하고 입원 환자에게 식사를 제공한 경우 산정하며 영양사 및 조리사 등 가산식대는 해당하는 경우만 산정

(예시 9) 야간 및 공휴일 수술

2019년 2월 1일 오후 4시경 복막염을 동반한 충수염으로 내원한 환자의 충수절제술을 불가피하게 당일 오후 8시 20분에 시행한 경우

특정내역			
발생단위구분	줄번호	특정내역구분	특정내역
1	0001	MS011	201902012020

주1) MS011: '야간 및 공휴일 수술'을 표시하는 특정내역 구분코드

(예시 10) 입원시 상병 유무(PoA, Present on admission)

환자의 상병이 입원 당시부터 존재한 것인지(PoA), 입원 중 발생한 상병인지(non-PoA) 구분하여 기재

특정내역			
발생단위구분	줄번호	특정내역구분	특정내역
1	0001	MT035	J359/Y/A160/Y///////////////

(예시 11) 보훈위탁진료 요양기관의 보훈국비환자 진료분인 경우 비급여내역

(MRI, 초음파), 급여(식대)가 발생하여 청구하는 경우 세부 진료내역(병원)

특정내역					
발생단위구분	확장번호(디스켓)	줄번호	특정내역구분	특정내역	비고
1	002	0000	MT007	NOP/20190201/1/HE112 /0000183120/ 00001.00/001/0000183120/기본자기공명 영상진단_척추_척추강-일반	MRI (비급여)
1	003	0000	MT007	NOP/20190201/3/645101621/00000334891/ 00001.00/001/0000034891/MRI조영제	
1	004	0000	MT007	NOP/20190201/1/EB411/0000057400/ 00001.00/001/0000057400/ 두경부 · 안초음파 · 안구	초음파 (비급여)
1	005	0000	MT007	EAT/20190201/1/Y2300 /0000004410/ 00003.00/003/0000039690/일반식	식대 (비급여)
1	006	0000	MT007	EAT/20190201/1/Z0010 /0000000570/ 00003.00/003/0000005130/영양사가산	

(예시 12) 종합병원에서 충수절세술시 IV-PCA로 확보된 주입로에 infusion만 연결(2월 10일)하여 2일간(2월 11일~12일) 실시한 경우

특정내역				
발생단위 구분	확장번호 (디스켓)	줄번호	특정내역 구분	특정내역
1	002	0000	MT007	SEB/20190210/1/LA205 /0000008400/ 00001.00/001/0000008400/정맥내 주입(IV PCA)-시술당일_확보된 주입로에 infusion만 연결하는 경우
1	003	0000	MT007	SEB/20190210/1/LA206 /0000007290/ 00001.00/001/0000008400/정맥내 주입(IV PCA)-익일이후
1	004	0000	MT007	SEB/20190210/8/J4306033 /0000050060/ 00001.00/001/0000050060/ACCUFUSER PLUS PCA/20190210/3/649802851/0000000602/
1	005	0000	MT007	00003.00/001/0000001806/케토산주사

주1) MT007: 'DRG세부내역'을 표시하는 특정내역 구분코드

주2) 내역구분은 통증자가조절법(PCA) 급여대상은 PCA(통증자가조절법 급여대상의 경우)로, 급여대상 이외는 SEB(100분의80 본인부담의 경우)로 기재

(예시 13) 의료의 질 점검 내용

질병군 진료 환자의 경우 퇴원 시 의료의 질 향상을 위한 점검표 서식을 작성하고 그 내역을 기재

특정내역			
발생단위구분	줄번호	특정내역구분	특정내역
1	0001	MT036	20150202/N/1/N/N/N/N//Y/Y/73/Y/Y//N/N/N/N/N

〈참고: 예시 13의 질 점검표 기재 내역〉

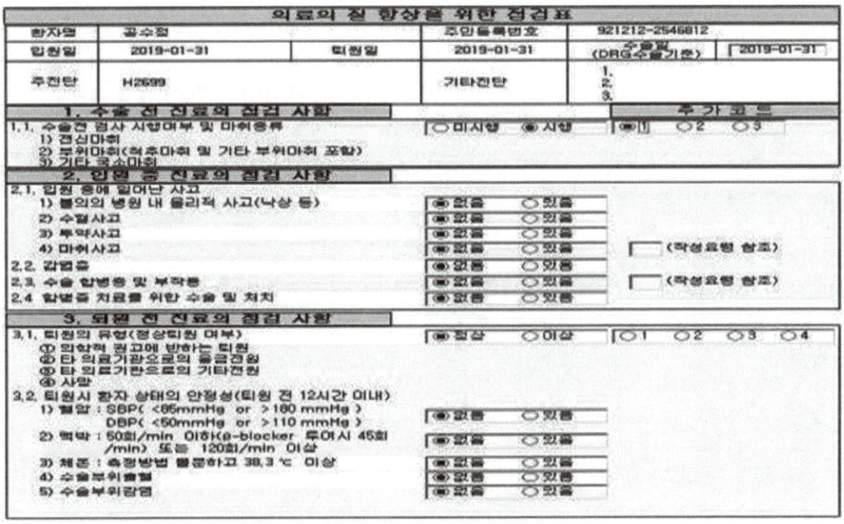

의료의 질 향상을 위한 점검표

환자명	공수정		주민등록번호	921212-2546812	
입원일	2019-01-31	퇴원일	2019-01-31	수술일 (DRG수술기준)	2019-01-31
주진단	H2699		기타진단	1. 2. 3.	

1. 수술 전 진료의 점검 사항 / 추가코드

1.1. 수술전 검사 시행여부 및 마취종류 — ○미시행 ◉시행 — ◉1 ○2 ○3
1) 전신마취
2) 부위마취(척추마취 및 기타 부위마취 포함)
3) 기타 국소마취

2. 입원 중 진료의 점검 사항

2.1. 입원 중에 일어난 사고
1) 불의의 병원 내 물리적 사고(낙상 등) — ◉없음 ○있음
2) 수혈사고 — ◉없음 ○있음
3) 투약사고 — ◉없음 ○있음
4) 마취사고 — ◉없음 ○있음 — (작성요령 참조)
2.2. 감염증 — ◉없음 ○있음
2.3. 수술 합병증 및 부작용 — ◉없음 ○있음 — (작성요령 참조)
2.4 합병증 치료를 위한 수술 및 처치 — ◉없음 ○있음

3. 퇴원 전 진료의 점검 사항

3.1. 퇴원의 유형(정상퇴원 여부) — ◉정상 ○이상 — ○1 ○2 ○3 ○4
① 의학적 권고에 반하는 퇴원
② 타 의료기관으로의 응급전원
③ 타 의료기관으로의 기타전원
④ 사망
3.2. 퇴원시 환자 상태의 안정성(퇴원 전 12시간 이내)
1) 혈압 : SBP(<85mmHg or >180 mmHg) DBP(<50mmHg or >110 mmHg) — ◉없음 ○있음
2) 맥박 : 50회/min 이하(β-blocker 투여시 45회/min) 또는 120회/min 이상 — ◉없음 ○있음
3) 체온 : 측정방법 불문하고 38.3 ℃ 이상 — ◉없음 ○있음
4) 수술부위출혈 — ◉없음 ○있음
5) 수술부위감염 — ◉없음 ○있음

(예시 14) 종합병원에서 외과전문의가 충수절제술(단순)을 실시한 경우(G08200)

특정내역				
발생단위 구분	확장번호 (디스켓)	줄번호	특정내역 구분	특정내역
1	002	0000	MT007	SUR/20190201/1/Q2861100/0000094075/ 00001.00/001/0000094075/ 충수절제술(단순)외과전문의 가산

주1) MT007: 'DRG세부내역'을 표시하는 특정내역 구분코드

주2) 내역구분은 SUR(외과전문의 가산 해당 항목인 경우)로 기재하고 해당 항목의 행위별 상대가치점수의 30%에 대해 종별가산율을 적용한 금액을 산정

(예시 15) 종합병원에서 외과전문의가 서혜부허니아근본수술(기타의 것, 고위결찰만하는 경우) (Q2755)을 양측으로 실시한 경우(G09820)

특정내역				
발생단위 구분	확장번호 (디스켓)	줄번호	특정내역 구분	특정내역
1	002	0000	MT007	SUR/20100701/1/Q2755100/0000092525/ 00002.00/001/0000185050/ 서혜부허니아근본수술

주) MT007: 'DRG세부내역'을 표시하는 특정내역 구분코드

(예시16) 종합병원에 2인실에서 2일, 4인실에서 2일로 총 4일 동안 입원한 경우

특정내역				
발생단위 구분	확장번호 (디스켓)	줄번호	특정내역 구분	특정내역
1	002	0000	MT007	ADM/20190201/1/AB270 /0000051960/ 00001.00/002/0000103920/종합병원 2인실 입원료 추가비용
1	003	0000	MT007	ADM/20190203/1/AB240 /0000022270/ 00001.00/002/0000044540/종합병원 4인실 입원료 추가비용

주1) MT007: 'DRG세부내역'을 표시하는 특정내역 구분코드

주2) 내역구분은 ADM(2인실 또는 5인실을 이용한 경우)로 기재하고 2인실 또는 5인실 입원료와 기본입원료의 차액을 산정

(예시17) 의원에서 마취통증의학과 전문의를 초빙하여 마취를 실시한 경우

특정내역				
발생단위 구분	확장번호 (디스켓)	줄번호	특정내역 구분	특정내역
1	002	0000	MT007	ANE/20190206/1/L7990 /0000118030/ 00001.00/001/0000118030/ 마취통증의학과 전문의 초빙료/1/123456

주1) MT007: 'DRG세부내역'을 표시하는 특정내역 구분코드

주2) 내역구분은 ANE(마취통증의학과 전문의 초빙료의 경우)로 기재하고 마취통증의학과 전문의 초빙료(L7990) 금액을 산정

(예시18) 종합병원에서 질병군 주된 수술 외 추가로 수술을 실시한 경우

N04200 기타 자궁적출술(악성종양 제외) 질병군에서 주된 수술인 전자궁적출술-단순과 함께 부속기종양적출술(양측)-양성(R4421)을 추가로 실시한 경우

특정내역				
발생단위 구분	확장번호 (디스켓)	줄번호	특정내역 구분	특정내역
1	002	0000	MT007	COP/20190131/1/R4421004 /0000239920/ 00001.00/001/0000239920/ 부속기종양적출술 [양측]-양성, 제 2의수술

주1) MT007: 'DRG세부내역'을 표시하는 특정내역 구분코드

주2) 내역구분은 COP(질병군 주된 수술 외에 실시한 수술의 경우)로 기재하고 추가로 실시한 수술료를 산정

(예시19) 의료질 및 환자안전 · 공공성 · 의료전달체계분야 1_나등급, 교육수련분야 2등급, 연구개발분야 3등급인 종합병원에서 5일간(2019.01.31. ~ 2019.02.04.) 입원한 경우

특정내역				
발생단위 구분	확장번호 (디스켓)	줄번호	특정내역 구분	특정내역
1	002	0000	MT007	EVA/20190131/1/AU221 /0000010620/ 00001.00/005/0000053100/의료질평가지원금 의료질 및 환자안전 · 공공성 · 의료전달체계분야 1_나등급_종합병원
1	003	0000	MT007	EVA/20190131/1/AU302 /0000000880/ 00001.00/005/0000004400/의료질평가지원금 교육 수련분야 2등급
1	004	0000	MT007	EVA/20160131/1/AU403 /0000000230/ 00001.00/005/0000001150/의료질평가지원금 연구개발분야 3등급

주1) MT007: 'DRG세부내역'을 표시하는 특정내역 구분코드

주2) 내역구분은 EVA(의료질평가지원금의 경우)로 기재하고 의료질평가지원금은 각 분야별 등급에 해당하는 '입원'의 소정점수를 질병군 입원일수와 동일하게 추가 산정

(예시 20) 산부인과 전문병원으로 지정받은 종합병원에 4일간(2019.02.10 ~ 2019.02.13.) 입원한 경우

특정내역				
발생단위 구분	확장번호 (디스켓)	줄번호	특정내역 구분	특정내역
1	002	0000	MT031	SPE/20190210/1/AU802001/0000001210/ 00001.00/004/0000005000/전문병원 관리료-입원 관리료(2분야) 종합병원

주1) MT007: 'DRG세부내역'을 표시하는 특정내역 구분코드

주2) 내역구분은 SPE(전문병원 관리료 등의 경우)로 기재하고 전문병원 관리료 등은 해당 소정점수를 질병군 입원일수와 동일하게 추가 산정

(예시 21) 2019년 2월 1일 9시 종합병원의 권역응급의료센터에 내원하여 2월 1일 17시 충수절제술(천공성)(복강경 이용)을 시행

특정내역				
발생단위 구분	확장번호 (디스켓)	줄번호	특정내역 구분	특정내역
1	002	0000	MS005	201902010900/201902011540
1	003	0000	MT007	EME/20190201/1/Q2862020/0000142500/ 00001.00/001/0000142500/ 201704011700충수절제술(천공성)
1	003	0000	MT046	3

주1) MS005: '낮병동, 응급실재원시간'을 표시하는 특정내역 구분코드

주2) MT007: 'DRG세부내역'을 표시하는 특정내역 구분코드

주3) MT046: '응급환자 중증도 분류기준'을 표시하는 특정내역 구분코드

주4) EME(응급의료행위가산)를 산정하는 경우 기재형식의 준용명에 실시시각(CCYYMMDDHHMM)을 다른 내용에 앞서 제일 먼저 기재

(예시 22) 종합병원에서 제왕절개분만 시 IV-PCA로 확보된 주입로에 infusion만 연결(2월 10일)하여 2일간(2월 11일~12일) 실시한 경우

특정내역				
발생단위 구분	확장번호 (디스켓)	줄번호	특정내역 구분	특정내역
1	002	0000	MT007	PCA/20190210/1/LA205 /0000008400/ 00001.00/001/0000008400/정맥내 주입 (IV PCA)-시술당일_확보된 주입로에 infusion만 연결하는 경우
1	003	0000	MT007	PCA/20190211/1/LA206 /0000007290/ 00001.00/001/0000014580/정맥내 주입 (IV PCA)-익일이후
1	004	0000	MT007	PCA/20190210/8/J4306033 /0000050060/ 00001.00/001/0000050060/ACCUFUSER PLUS
1	005	0000	MT007	PCA/20190210/3/649802851/0000000602/ 00003.00/001/0000001806/케토산주사

주1) MT007: 'DRG세부내역'을 표시하는 특정내역 구분코드

주2) 내역구분은 PCA(통증자가조절법 급여대상의 경우)로 기재하고 행위 및 사용된 약제 · 치료재료를 산정

(예시 23) 감염예방 · 관리료 1등급으로 지정받은 상급종합병원에 6일간 (2019.01.05.~2019.01.10.) 입원한 경우

특정내역				
발생단위 구분	확장번호 (디스켓)	줄번호	특정내역 구분	특정내역
1	002	0000	MT007	INF/20190105/1/AH011 /0000002770/ 00001.00/006/0000016620/감염예방 · 관리료-상급종합병원 1등급

주1) MT007: 'DRG세부내역'을 표시하는 특정내역 구분코드

주2) 내역구분은 INF(감염예방 · 관리료의 경우)로 기재

(예시 24) 야간전담간호사가 운영비율이 10% 이상~15% 미만인 종합병원에 6일간 (2019.10.05.~2019.10.10.) 입원한 경우

특정내역				
발생단위 구분	확장번호 (디스켓)	줄번호	특정내역 구분	특정내역
1	002	0000	MT007	NIG/20191005/1/AI022 /0000003050/ 00001.00/006/0000014340/야간전담간호사 관리료_종합병원_야간전담간호사 운영비율 10%이상~15%미만

주1) MT007: 'DRG세부내역'을 표시하는 특정내역 구분코드

주2) 내역구분은 NIG(야간전담간호사 관리료의 경우)로 기재

(예시 25) 입원환자 안전관리료 산정 대상기관인 상급종합병원에 5일간 (2019.05.01.~2019.05.05.) 입원한 경우

특정내역				
발생단위 구분	확장번호 (디스켓)	줄번호	특정내역 구분	특정내역
1	002	0000	MT007	SAF/20190501/1/AC410 /0000001810/ 00001.00/005/0000009050/입원환자 안전관리료_상 급종합병원

주1) MT007: 'DRG세부내역'을 표시하는 특정내역 구분코드
주2) 내역구분은 SAF(환자 안전관리료의 경우)로 기재

(예시 26) 수술실 환자 안전관리료 1등급 산정 대상기관인 상급종합병원에서 전신마취하에 수술을 시행한 경우

특정내역				
발생단위 구분	확장번호 (디스켓)	줄번호	특정내역 구분	특정내역
1	002	0000	MT007	SAF/20190601/1/AC450 /0000033090/ 00001.00/001/0000033090/수술화환자 안전관리료_1등급

주1) MT007: 'DRG세부내역'을 표시하는 특정내역 구분코드
주2) 내역구분은 SAF(환자 안전관리료의 경우)로 기재

(예시 27) 중증 전자간증으로 상급종합병원 고위험임산부 집중치료실에 4일간 (2019.05.01.~2019.05.04.) 입원한 경우

특정내역				
발생단위 구분	확장번호 (디스켓)	줄번호	특정내역 구분	특정내역
1	002	0000	MT007	HIG20190501/1/AC612 /0000125560/ 00001.00/004/0000502240/고위험임산부 집중치료실 입원료_상급종합병원

주1) MT007: 'DRG세부내역'을 표시하는 특정내역 구분코드
주2) 내역구분은 HIG(고위험임산부 집중치료실 입원료 등의 경우)로 기재하고 고위험임산부 집중치료실 입원료 (가-3-1-나)와 기본입원료(가-2-가)의 차액을 산정

(예시 28) 녹말에 대한 불내성에 의한 흡수장애(K904)를 가진 만 1세 환아가 서혜부 탈장으로 상급종합병원에 4일간 입원(2019.02.01.~2019.02.04.)하여 특수분유를 제공받은 경우

특정내역				
발생단위 구분	확장번호 (디스켓)	줄번호	특정내역 구분	특정내역
1	002	0000	MT007	EAT/20190201/1/Y5001 /0000006150/ 00001.00/004/0000024600/분유(1일당)-특수분유
1	003	0000	MX999	K904

주) 특정내역 MX999(기타내역)에 특수분유 대상상병 코드를 띄어쓰기 및 특수기호 없이 작성

(예시 29) 의원에서 80,370원이 실구입가인 특수렌즈(I1101417)를 사용하여 '수정체 소절개수술, 단안'을 시행한 경우(C05100)

특정내역				
발생단위 구분	확장번호 (디스켓)	줄번호	특정내역 구분	특정내역
1	002	0000	MT031	20190401/8/I1101417 /0000080370/ 00001.00/001/0000080370

주) MT031: '인공수정체 재료대'를 표시하는 특정내역

(예시 30) 의원에서 비급여 조절성 수정체(BI0204TE)를 사용하여'수정체 소절개수술, 단안'(C05100)을 시행하여 인공수정체 제외금액표 적용을 할 경우

특정내역				
발생단위 구분	확장번호 (디스켓)	줄번호	특정내역 구분	특정내역
1	002	0000	MT031	20200101/8/BI0204TE /0002300000/ 00001.00/001/0002300000
1	003	0000	MT060	1

주1) MT031: '인공수정체 재료대'를 표시하는 특정내역

주2) MT060: '인공수정체 제외금액 유형'을 표시하는 특정내역

주3) 인공수정체를 사용하지 않거나, 질병군 비급여목록 조절성 인공수정체를 사용하는경우에는 MT060에 해당 제외금액 유형 코드를 기재하고 해당 질병군 요양급여비용의 총액에서 (별표 2의6) 질병군별 인공수정체 제외금액표의 해당 금액을 제외하고 산정

(예시 31) 2020.1.1. 입원하여 충수절제술을 받으면서 질병군 급여항목(별표2의4)중 치료재료 (M2040007)을 사용한 경우

특정내역				
발생단위 구분	확장번호 (디스켓)	줄번호	특정내역 구분	특정내역
1	002	0000	MT007	ADD/20200101/8/M204007 /0000175280/ 00001.00/001/0000140224/SONOSURG//0.80

주1) MT007: 'DRG세부내역'을 표시하는 특정내역 구분코드

주2) 내역구분은 ADD(질병군 급여 항목의 경우)로 기재하고 (별표 2의4)질병군 급여 항목의 해당 보상률을 금액에 반영하여 산정

(예시 32) 간호사가 야간(22시~익일 6시)에 근무하는 종합병원 일반병동에 6일간 (20201.1.~2020.1.6.) 입원한 경우

특정내역				
발생단위 구분	확장번호 (디스켓)	줄번호	특정내역 구분	특정내역
1	002	0000	MT007	NNC/20200101/1/AI120 /0000004300/ 00001.00/006/0000025800/야간간호료-종합병원

주1) MT007: 'DRG세부내역'을 표시하는 특정내역 구분코드

주2) 내역구분은 NCC(야간간호료 경우)로 기재

3. 보완청구

1) 청구대상

요양기관에서 질병군 요양급여비용을 청구하였으나 심사평가원에서 심사불능 처리되어 해당 사유를 보완하여 명세서를 재작성하여 다시 청구하여야 하는 건

2) 제출자료

보완청구용 심사청구서 및 명세서(해당되는 전자문서 또는 전산매체)

3) 심사청구서 및 명세서 작성

가. 보완청구는 원청구 방법과 동일한 매체로 하며, 반드시 원청구분과 구분 · 작성하여 청구하되, 심사청구서 및 명세서의 청구구분코드는 “1, 보완청구”을 기재하고, 명세서 청구구분 항목에 원청구와 관련하여 이미 통보된 요양급여비

용 심사결과통보서의 접수번호, 명세서일련번호, 심사불능항목 사유코드를 기재한다.

나. 심사불능(반송)코드 및 사유는 아래를 참조한다.

■ 반송코드별 내역

코드	세부코드	내역
01	01	명세서 작성 시 개정전 서식 사용
	02	청구서 서식번호 기재착오
	03	보험자종별 기재누락 또는 기재착오
	20	청구서 서식 개정 전·후 미분리 청구(7개 질병군 재산정 관련)
09	04	청구서의 명세서 건수 및 금액과 명세서의 건수 및 금액의 합이 불일치(입원)
21	01	청구구분 기재누락
	02	청구구분 기재착오
27	01	전산청구(포털, EDI 및 전산매체) 신청기관에서 인정월 전 또는 전·후 진료분 미분리 청구 또는 한방(의치과) 병원에서 의치과(한의과) 진료분야 인정월 전 진료분 청구
	02	청구 소프트웨어 검사승인번호 기재누락
	03	청구 소프트웨어 검사승인번호 기재착오
	04	청구 소프트웨어 검사승인기간 이외(전 또는 후) 요양급여비용 청구
57	01	대행청구단계기호 기재착오
	02	대행청구간계기호 기재누락
	03	대행청구기관이 아니면서 대행청구단체기호 기재
	04	작성자 생년월일 기재착오 또는 기재누락
59	01	질병군(DRG) 중복청구(이전 접수분과 동일한 진료분 청구)
80	01	명세서 00건 중 00건이 심사불능(30% 이상)되어 반송

■ 심사불능 코드별 내역

코드	세부코드	내역
04	04	상병분류기호 기재착오 또는 기재누락
08	01	요양개시일 기재누락 또는 기재착오
	03	명세서 접수일 이후의 진료분 청구(접수일자가 퇴원일보다 빠른 경우)
10	02	수진자 주민등록번호 기재착오 또는 기재누락(건강보험)
	06	수진자 성명 기재누락(건강보험)

코드	세부코드	내역
10	09	중증질환 및 희귀질환·중증난치질환 산정특례자의 등록번호 기재누락 또는 국민건강보험공단의 산정특례대상자 등록정보와 상이
11	05	보훈 위탁진료 미지정 요양기관에서 보훈국비환자 진료분 청구
	06	보훈 위탁진료 요양기관 보훈국비환자(상이처, 무자격자)의 청구서 보험자 조별과 명세서 '공상 등 구분' 불일치
	08	보훈위탁진료 요양기관 보훈국비환자 진료분 EDI MIG 061 이전 Version으로 청구
	11	보훈병원이외의 요양기관에서 보훈국비환자 진료분(공상등 구분, B,D기재대상자) 청구
	13	보훈병원 보훈국비환자 '공상등 구분' 기재착오 또는 기재누락
12	00	소멸시효기간 만료일 전·후 진료분
	01	휴업기간 중 진료분 청구(건강보험)
	05	'청구서' 착오기재
	06	행정처분기간 중 진료분 청구(건강보험)
	07	근무 의(약)사가 없는 기간 중 진료(조제)분 청구
	08	의료인력 출국으로 근무의(약)사 없는 기간중 진료(조제)분 청구
15	07	차상위본인부담경감대상자 정신질환 이외의 상병으로 입원진료 시 특정기호(F007) 기재
16	01	내원(입원)일수 기재누락
	02	요양급여일수 기재누락
	03	내원(입원)일수가 요양급여일수보다 큰 경우
24	01	성별과 다른 진료(남자에게만 발생하는 상병을 여자에게 기재)
	02	성별과 다른 진료(여자에게만 발생하는 상병을 남자에게 기재)
28	01	추가청구, 보완청구, 분리청구분의 당초 명세서 접수번호 또는 명세서 일련번호 기재누락
	03	보완청구건의 심사불능 사유코드 기재누락 또는 기재착오
30	02	청구서와 명세서의 청구구분(보완청구, 추가청구 등) 불일치
35		심사결과통보 후 국민건강보험공단의 지급불능건
38	01	연령비교 납득 곤란한 상병
	02	만 6세 이상이면서 특정기호 'F004' 기재(신포괄 포함)
	03	15세 이하 아동입원 특정기호 착오기재
42	05	주상병에 의료인 면허정보 기재누락 또는 단순기재착오 (명세서 시식과 면허종류가 맞지 않는 경우, 면허번호 자릿수 착오)

코드	세부코드	내역
42	07	주상병에 기재된 의료인 면허정보와 인력신고현황 불일치 (미신고, 청구일자 이후에 신고, 요양개시일이 입사일자 이전이거나 최종 근무일자 이후인 경우)
	09	주상병에 기재된 의료인 면허정보와 출입국 내역 비교 해당 의료인이 없는 기간 중 진료분 청구
	11	주상병에 기재된 의료인 면허정보와 휴가신고현황 비교 해당 의료인이 없는 기간 중 진료분 청구
	13	질병군 초음파 수가에 의료인 면허정보 기재누락 또는 단순기재착오
	14	질병군 초음파 수가에 기재된 의료인 면허정보와 인력신고현황 불일치
	15	주상병에 기재된 의료인 면허정보 확인 결과 행정처분기간 중 진료분 청구
	17	질병군 마취통증의학과전문의 초빙료에 기재된 의료인 면허정보와 인력현황 불일치
	18	질병군 마취통증의학과 전문의 면허정보 기재누락 또는 단순기재착오
60	01	요양급여비용총액 1이 10원 미만인 경우, 요양급여비용총액 2(진료비총액)가 10원 미만인 경우
	03	청구 요양급여총액 1이 청구 본인일부부담금 또는 청구액보다 적은 경우
	22	질병군(DRG) 식대 기재착오
	25	질병군(DRG) MRI · PET 기재착오
	26	질병군(DRG) 100분의 100 기재착오
	27	질병군(DRG) 보훈국비환자 100분의 100 기재착오
	28	질병군(DRG) 보훈국비환자 비급여 기재착오
	29	질병군(DRG) 외과전문의 가산 기재착오
	32	질병군 보훈국비환자 100분의 100 DRG 세부내역 착오
	33	DRG 세부내역 구분코드 및 기재형식 착오
	34	질병군(DRG) 초음파 검사 수가 기재누락 또는 기재착오
	36	질병군(DRG) 입원료 산정과 요양기관 현황신고내역 불일치
	37	질병군(DRG) 입원료 산정착오 또는 기재착오
	38	질병군(DRG) 100분의 100 미만 본인부담 항목의 산정착오 또는 기재착오
	39	질병군(DRG) 추가산정항목 산정착오 또는 기재착오
	40	잠복결핵감염 검진비 지원관련 지원금 등 기재누락 및 착오산정
	41	질병군 마취통증의학과전문의 초빙료 산정착오 또는 기재착오
	42	질병군 주된 수술외에 실시한 수술의 수기료 산정착오 또는 기재착오

코드	세부코드	내역
60	43	수정체수술 질병군과 동시에 실시한 유리체흡인술 등 수기료 산정착오
	44	편도및아데노이드절제술 질병군과 동시에 실시한 아데노이드절제술 산정착오
	45	복수 항문 수술 질병군과 동시에 실시한 기타 또는 주요 항문 수술 산정착오
	46	질병군 주된 수술을 추가 실시한 수술로 착오 산정
	47	질병군 의료질평가지원금 수가 산정착오 또는 기재착오
	49	질병군 전문병원 관리료 등 수가 산정착오 또는 기재착오
	50	응급의료수가 산정착오 또는 기재 착오
	51	통증자가조절법(PCA) 산정착오 또는 기재착오
	52	제왕절개분만 진료의 특정기호 기재착오 및 기재 누락
	53	질병군 입원환자 전담전문의 진료로 산정착오 또는 기재착오
	54	질병군 감염예방 · 관리료 산정착오 또는 기재착오
	55	질병군 야간전담간호사 관리료 산정착오 또는 기재착오
	56	질병군 입원환자 안전관리료 산정착오 또는 기재착오
	57	질병군 고위험임산부 집중치료실 입원료 등 산정착오 또는 기재착오
	58	질병군 수술 전후 교육상담료 및 심층진찰료 산정착오 또는 기재착오
	59	질병군 신속대응시스템 운영료 산정착오 또는 기재착오
	60	질병군 명세서 인공수정체 제외금액 유형 기재누락 또는 기재착오
	61	질병군 명세서 야간간호료 산정착오 또는 기재착오
63	01	질병군(DRG)분류번호 누락 또는 청구 질병군(DRG)분류번호와 심사결정 질병군(DRG)분류번호가 상이
64	00	기타 사유('심사내역통보문' 참조)
65	01	질병군(DRG) 청구대상이 아닌 진료분 청구
	07	질병군 진료명세서의 입원일수 30일 초과 청구
	08	질병군 진료명세서의 청구구분코드에 "3(분리청구)" 기재건
	09	질병군(DRG) 명세서의 질병군 부가코드 기재착오 또는 누락(2010.7.1.)
	10	질병군(DRG) 명세서의 행위별 진료내역 기재누락
	11	질병군(DRG) 명세서의 야간 및 공휴가산의 수술일과 시각 기재누락 또는 기재 착오
	12	질병군(DRG) 명세서의 입원 시 상병 유무 기재누락 또는 기재착오
	13	질병군(DRG) 명세서의 분리청구건의 최초입원개시일 기재누락 또는 착오(입원일부터 질병군 수술일까지 7일 미만)
	14	질병군(DRG) 명세서의 의료의 질 점검 기재 누락 또는 기재착오

코드	세부코드	내역
67	01	질병군 진료명세서의 요양급여비용총액 기재누락 또는 기재착오
	02	질병군 진료명세서의 본인부담금, 장애인의료비 및 지원금 기재누락 또는 기재착오
	03	질병군 진료명세서의 청구액 기재누락 또는 기재착오
	04	질병군 진료명세서의 본인부담상한액초과금 기재누락 또는 기재착오
	05	병군 진료명세서의 진료비총액, 보훈청구액, 건강보험 100/100총액, 비급여총액 기재누락 또는 기재착오
	06	보훈환자 상이등급 7급 일반질환의 (보훈)본인일부부담금 등 기재 누락 또는 기재착오
	07	질병군 건강보험 급여제한자의 요양급여비용 총액 기재누락 또는 기재착오
	08	질병군 건강보험 급여제한자의 청구액, 본인일부부담금, 장애인의료비 및 지원금 기재누락 또는 기재착오
	09	질병군 건강보험 급여제한자의 진료비총액, 보훈청구액, 건강보험 100/100 총액, 비급여총액, 보훈 본인일부부담금 기재누락 또는 기재착오
	10	질병군(DRG) 진료명세서의 100분의 100 미만 총액, 본인일부부담금, 청구액, 보훈청구액 기재누락 또는 기재착오
	11	보훈병원 감면대상자의 본인일부부담금, 보훈청구액 기재누락 또는 기재착오
69	01	2건 이상 발생될 수 없는 질병군(DRG)별 요양급여비용 청구
	04	신생아(생후 28일까지) 탈장수술의 질병군 청구
	05	제왕절개분만 후 자궁동맥색전술 또는 자궁내풍선확장술의 질병군 청구
	06	복강경 수술 중 부득이한 사유로 개복술 전환의 복강경 보상비용 산정 오류
	07	산부인과 가산점수 산정 오류
	08	원형자동문합기 치료재료 신고 누락
	09	신의료기술 등 비급여(로봇 보조 수술)의 기재착오
	10	질명군 명세서 인공수정체 기재누락 또는 기재착오
	11	연령비교 진단분류기호 부여착오
	12	질병군 복수항문 수술(G102%) 산정 착오
73	01	의료급여 수급권자 진료분을 건강보험으로 청구
	02	사망자 진료 후 청구
89		질병군(DRG) 요양급여비용 추가청구로 심사중인 명세서('요양급여비용 정산심사내역서' 참조)
91	00	수진자 주민등록번호 상이
	01	건강보험 미자격자 진료분 청구

코드	세부코드	내역
91	03	보훈국비환자 미자격자 진료분 청구
	06	일부본인부담대상 전상군경 등(상이 7등급 일반질환) 대상 이외 진료분 청구
	09	보훈 감면대상자 미자격자 진료분 청구(보훈병원)
97	01	질병군 간호간병료 산정과 요양기관 현황신고내역 불일치
	02	질병군 간호간병료 산정착오 또는 기재착오
	03	질병군 간호간병료 추가청구명세서의 요양급여총액, 본인일부부담금, 청구액, 보훈청구액 등 기재누락 또는 기재착오
S1	02	질병군 응급원격협력진료료의 면허정보 기재누락 · 기재착오 또는 인력신고 현황 불일치
	03	질병군 응급원격협력진료료 산정착오 또는 기재착오
	04	질병군 응급원격협력진료료 산정에 따른 특정내역(기타내역, MX999) 기재누락 또는 기재착오

4. 추가청구

1) 청구대상

요양기관이 요양급여비용을 지급받은 명세서 중 요양급여비용이 적은 질병군으로 청구되었거나 입원일수 착오 청구 및 식대 또는 외과전문의가산 등 별도 산정가능내역이 누락 또는 착오 청구되어 요양급여비용의 추가 청구가 가능한 건

2) 심사청구서 및 명세서 작성(예시참조)

가. 추가청구는 원청구방법과 동일한 매체로 하며, 반드시 원청구분과 구분 작성하여 청구하되, 심사청구서 및 명세서의 청구구분코드는 “2, 추가청구”를 기재하고, 명세서 청구구분 항목에는 원청구의 접수번호, 명세서일련번호를 기재한다.

나. 각 항목기입은 당초 청구내역과 관계없이 최종적으로 확인된 내역을 기재한다.

(예시) 실제 입원일수는 4일이나 3일로 청구하여 질병군 요양급여 비용을 지급받은 경우

→ 추가청구분 명세서에 4일로 기재하고 4일의 급여비용과 3일의 급여비용

의 차액을 기재하여 청구

(예시) 실제 질병군 분류번호는 G08100이나 G08200으로 청구하여 질병군 요양급여비용을 지급받은 경우

→ 추가청구분 명세서에 질병군 분류번호 G08100으로 기재하여 청구하고 원청구 급여비용과 최종 질병군 급여비용의 차액을 기재하여 청구

다. 본인일부부담금 및 청구액은 추가청구금액(당초 청구한 금액은 제외)만 기재하며 요양급여비용총액 1은 본인일부부담금과 청구액을 합한 금액으로 기재한다.

3) 제출자료

추가청구용 심사청구서 및 명세서(해당되는 전자문서 또는 전산매체)와 진료기록부, 진료비계산서 · 영수증 등 추가청구되는 비용과 관련된 자료

4) 접수

가. 심사청구서 및 명세서는 상급종합병원은 심사평가원 본원에, 종합병원,병 · 의원급 요양기관은 관할 지원의 요양급여비용심사청구서 접수처(접수실)에 접수하며, 정보통신망청구기관은 의료정보망을 이용하여 접수한다.

나. 심사청구서 및 명세서 이외의 첨부자료(진료기록부, 입원(퇴원 · 중간)진료비계산서(질병군별 포괄진료비), 정산진료비심사내역서 등)는 상급종합병원은 심사평가원 본원 포괄수가시사부에, 종합병원, 병 · 의원급 요양기관은 관할 지원의 심사평가부로 제출한다.

제3절 질병군 요양급여비용 전자문서 작성요령

Ⅰ. 요양기관이 심사평가원에 전송하는 전자문서

1. 요양급여비용심사청구서: 생략
2. 질병군 요양급여비용 명세서: 생략

제4절 신포괄지불제도

Ⅰ. 신포괄지불제도 개요

1. 신포괄지불제도 실시 배경

1) 1997년 건강보험 도입 이후 진료비 지불방식으로 채택된 행위별수가제는 현재까지 명맥을 유지할 만큼 많은 장점을 가진 제도이나 최근 30여 년간 동일한 제도를 적용해 나오는 과정에서 많은 문제점이 노정된 바 있다.
2) 행위별수가제는 진료량이 많아야 수익이 증가하는 구조 속에서 불어나는 이용량에 대한 관리가 어렵고 이 과정에서 야기되는 보험자와 의료계와의 갈등 또한 무시할 수 없는 수준이다. 또한 진료비 지불단위인 개별 행위, 약, 재료가 4만 여개를 상회하여 항목 간 수가수준의 균형을 유지하는 것이 거의 불가능하며 수익성이 높은 서비스 항목이나 비급여 분야에 투자가 집중됨으로써 의료공급 형태와 진료패턴의 왜곡이 심화되고 있다.
3) 이에, 행위별수가제의 한계점을 극복하기 위한 방법으로 1997년 포괄수가제를 도입한 바 있으며, 그 대상이 7개 질병군에 국한되고 있다.
4) 7개 질병군의 지불모형은 비교적 단순한 질병을 대상으로 한 건당 포괄방식으로 지불방식에 있어 유연성이 낮아 진료내역의 편차가 큰 질병들을 적용하는데 한계를 지니고 있다. 특히 복잡한 중증환자들의 의료의 질을 담보하기 위해서는 의사 서비스의 차별성을 어느 정도 수용할 수 있는 제도적 장치 또한 필요

하다고 볼 수 있다.

5) 이에, 우리나라 진료비 지불제도 개편과 전체 입원환자에 확대 적용할 수 있는 새로운 포괄모형을 개발하고 이 모형의 타당성 검증을 위하여, 2009년 4월부터 국민건강보험공단 일산병원 건강보험 입원환자를 대상으로 시범사업을 시작하였다.

2. 추진경과

1) 2011년 7월부터는 지역거점 공공병원(부산광역시의료원, 대구의료원, 전라북도남원의료원) 건강보험 입원환자를 대상으로 확대 실시하였다.
2) 2012년 7월부터는 의료급여를 포함하였고 국립중앙의료원과 지역거점 공공병원(서울특별시서울의료원 등 40개 기관), 총 42개 공공의료기관의 입원환자로 대상을 확대하였다.
3) 2018년8월1일부터는 공공의료기관 외 다양한 의료기관으로 확대하여 99개 기관 입원환자를 대상으로 시범사업을 실시하고 있다.

3. 신포괄지불제도 모형 주요내용

1) 요양급여(의료급여)비용 산정방법

(1) 신포괄지불제도(이하 '신포괄'이라 한다) 모형에서는 입원일수에 따라 환자군을 구분하여 각 군마다 요양급여(의료급여)비용 산정방식을 달리 적용한다.

(2) 환자군은 하단열외군, 정상군, 상단열외군으로 분류하며 각 환자군은 다음의 원칙에 의거 결정한다. 다만, 질병군의 특성에 따라 해당범위를 일부 조정하여 운영할 수 있다.

① 하단열외군: 해당 질병군별로 입원일수가 하위 5 percentile 미만인 환자

② 정상군: 입원일수가 5~95 percentile 사이의 환자

③ 상단열외군: 입원일수가 상위 95 percentile을 초과하는 환자

(3) 신포괄이 적용되는 질병군의 요양급여(의료급여)비용은 다음과 같이 산정한다.

① 정상군 환자의 요양급여(의료급여)비용[신포괄 요양급여(의료급여)비용]

㉠ 포괄수가, 비포괄수가 및 가산수가의 합으로 결정한다. 포괄수가는 기준수가와 환자의 입원일수 만큼의 일당수가에 의해 정해지며, 비포괄수가는 행위별수가로 산정한다.

㉡ 포괄수가는 포괄 영역 진료비와 비포괄 영역(약제 · 치료재료) 진료비의 20%를 합하여 산출한 후 조정계수를 곱하여 산출한다. 조정계수는 시범기관별 행위별수가 기준 진료비의 합을 신포괄수가 기준 진료비의 합의로 나누어 산출하되 보험자종별, 환자특성별(내과계 · 외과계 · 정신과)로 구분하여 적용한다. 이 경우, 보험자 종별은 건강보험과 의료급여로 구분하며, 보훈위탁 진료 요양기관의 상이처 · 무자격자는 건강보험 조정계수를 따른다. 또한, 유형별(그룹화)로 병원 간 환자중증도 지표(CMI, Casemix Index)와 재원일수지표(LI,Lengthiness index)를 이용한 조정계수를 산출하여 20%를 적용한다.

㉢ 가산수가는 포괄수가 외에 각 기관의 평가결과에 따라 산출된 가산비율을 포괄수가에 곱하여 산정한다. (별표2)

㉣ 비포괄 영역의 수가는 행위의 경우 100%를 산정하고, 약제 및 치료재료의 경우는 80%(해당 수가의 20%는 포괄수가 산출시 포함)를 산정한다.

② 상단열외군 환자의 요양급여(의료급여)비용

㉠ 정상군 환자의 신포괄 요양급여(의료급여)비용 및 행위별 요양급여(의료급여)비용의 합으로 결정한다.

㉡ 정상군 상한입원일수까지는 정상군 환자의 신포괄 요양급여(의료급여)비용 산정방법과 동일하게 적용하며 상한입원일수를 초과하는 부분은 행위별수가(해당 수가의 100%)로 산정한다.

③ 하단열외군 환자의 요양급여(의료급여)비용

㉠ 행위별수가(해당 수가의 100%)로 산정한다.

(3) 각 환자군의 요양급여(의료급여)비용 산정방식을 도식화하면 다음과 같다.

<table>
<tr><th rowspan="2">입원일수
환자수</th><th colspan="3">환자입원일수</th></tr>
<tr><th>정상군 하한일수 미만</th><th>정상군 하한-정상군 상한일수</th><th>정상군 상한일수 초과</th></tr>
<tr><td>하단열외군</td><td>행위별수가 적용</td><td>-</td><td>-</td></tr>
<tr><td>정상군</td><td colspan="2">신포괄 요양급여(의료급여)비용 포괄수가비포괄수가가산수가
* 포괄수가[포괄 항목 100%, 비포괄 항목 (약제 · 치료재료) 20% 비용 포함] 기준수가일당수가
* 비포괄수가 = 항목별로 행위별수가의 100%(행위) 및 80%(약제 · 치료재료)산정
* 가산수가 = 기관별로 부여된 가산항목 비율의 합을 포괄수가에 곱하여 산정</td><td>-</td></tr>
<tr><td>상단열외군</td><td colspan="2">정상군 환자와 동일</td><td>행위별수가 적용</td></tr>
</table>

(4) 신포괄 요양급여(의료급여)비용을 구성하는 포괄수가 및 비포괄수가가 대상 항목은 다음과 같으며, 비포괄 항목의 구체내역은 부록과 같다.

구분	포괄 대상	비포괄 대상
내역	(1) '다음'의 분류 항목에 해당하지 않는 행위 · 약제 · 치료재료(행위별수가제의 급여 및 비급여 대상 해당) (2) 기타항목 - 전산화단층영상진단(CT) - 초음파검사(단, 시술을 위한 초음파는 제외)	(1) '다음'의 분류 항목에 해당하는 행위 · 약제 · 치료재료(행위별수가제의 급여대상 해당, 비급여 대상은 제외)
분류 항목	1) 행위 - 의사행위 성격의 항목 • 수술 및 시술(내시경하 시술, 중재적 방사선시술) • 검사 등: 내시경, 천자, 생검, 혈관조영촬영, 심도자술, 방사선 모의치료 및 • 치료계획, 방사선 치료, 신경차단술료, 신경파괴술료, 응급처치 등 - 기타 항목: 입원료(중환자실, 격리실, 무균치료실, 납차폐특수치료실), 응급의료관리료, 가정간호기본방문료, 마취통증의학과 전문의 초빙료, 정신과 특정행위(전기충격요법), 투석관련 행위, 전혈 및 혈액성분 제재료, 식대 등 2) 약제 - 항암제(2군 항암제 및 기타 약제), 투석액, 정신과 특정약제, 제한 항생제 일부계열, 일부 주성분 단위약제 3) 치료재료 - 봉합용 군: 자동봉합기류 - 골유합 및 골절고정용 군(단, 두개, 안악면 PLATE 류, 두개, 안악면 SCREW 류 제외) - 관절경 수술 관련 연부조직 고정용 군(단, 관절경 CANNULA 류 제외) - 인공관절 군(단, HIP PROSTHESIS &CABLE SYSTEM 류, KNEE PROSTHESIS 류 제외) - 척추재료 군 - 흉부외과용 군 - 신경외과용 군 - 안 · 이비인후과용 군(단, 인공수정체 제외) - 중재적 시술용 군(단, 배액관 고정 류, PORT NEEDLE 류 제외) - 일반재료 군(I): 조직(피부 등) 확장 및 수복용 재료 류, 기관내 삽입관 류 - 일반재료 군(II): MESH 류, H.D & C.A.P.D용 류, PHERESIS용 류 - 일반재료 군(III): 검사용 류, 외과수술용 선택품목 류 - 인체조직군	

주) 위 포괄 · 비포괄 대상 기준을 적용함에 있어 약제 및 치료재료의 경우는 개별 품목이 아닌 용도나 성분 등을 기준으로 유사한 품목을 묶어 구분할 수 있다.

2) 급여범위의 설정

(1) 요양급여(의료급여)대상

① 「국민건강보험법」 제41조제1항, 「의료급여법」 제7조제1항의 규정에 의한 행위 · 약제 · 치료재료 중 행위별수가제에서 요양급여(의료급여)로 정한 사항

② 「국민건강보험 요양급여의 기준에 관한 규칙」 [별표 2] 제2호 아목, 제3호 아목, 제4호 더목에 해당하는 비급여 대상 행위 · 약제 · 치료재료. 다만, 제2호 아목, 제3호 아목의 경우는 질병군 진료목적에 부합되는 경우만 요양급여(의료급여) 대상으로 함.

(2) 비급여 대상

① 「국민건강보험 요양급여의 기준에 관한 규칙」 [별표2] 제1호, 제2호 가목~아목, 제3호 가목~아목, 제4호 가목~너목, 제7호에 해당하는 비급여 대상. 다만, 제2호 아목, 제3호 아목의 경우는 (가)항2)목의 단서 조항에 해당하는 경우 제외함.

② 「국민건강보험 요양급여의 기준에 관한 규칙」 [별표 2] 제4호 더목에 해당하는 비급여 대상 행위 · 약제 · 치료재료. 다만, 자기공명영상진단(MRI)검사가 비급여에 해당하는 경우 사용한 약제 등은 비급여 대상으로 함.

(3) 전액본인부담

① 「국민건강보험법 시행규칙」 [별표 6] 제1호 가목

② 「국민건강보험법 시행규칙」 [별표 6] 제1호 사목 중 이송처치료

③ F-18 FDG 양전자단층촬영(PET)(「요양급여의 적용기준 및 방법에 관한 세부사항」에 따라 전액본인부담하는 경우)

3) 신포괄 요양급여(의료급여)비용 계산 방법

신포괄 요양급여(의료급여)비용 = 포괄수가 + 비포괄수가 + 가산수가

* 가산수가: 기관별로 부여된 가산 항목 비율의 합을 포괄수가에 곱하여 산출

4) 요양급여(의료급여)비용 열외군 보상

① 진료비가 상당히 높은 환자로 인해 발생되는 요양기관의 비용 손실을 방지하기 위하여 요양급여(의료급여)비용 열외군을 설정하여 별도금액 추가보상

㉠ '요양급여(의료급여)비용 열외군'은 신포괄 요양급여(의료급여)비용이 행위별수가로 계산한 비용보다 작고 그 차이가 200만 원 이상인 경우이며, 200만 원 초과 금액에 대하여 추가 보상

4. 신포괄지불제도 시범사업 개요

1) 시범사업 실시근거

(1) 보건의료기본법 제44조제1항에 따라 정부의 새로운 진료비지불제도의 시범 적용을 위하여 신포괄 모형에 대한 시범사업을 실시한다.

(2) 시범사업실시 목적

① 신포괄지불제도 시범사업(이하 "시범사업"이라 한다)을 통해 신포괄 모형의 환자분류, 포괄수가 수준 진료비 지불방식 등의 적정성을 파악하여 지불모형으로서의 타당성 및 확대 적용 가능성을 검증한다.

② 신포괄지불제도가 의료의 질, 의료공급자의 진료행태, 진료비 청구, 심사 및 관리업무 등에 미치는 영향을 평가하고 문제점 및 개선 방안을 모색한다.

(3) 대상 기관 및 질병군

① 시범사업은 「의료법」 제3조제2항에 따른 병원 · 종합병원 중 시범사업 지정을 받은 기관(이하 '시범기관'이라 한다)을 대상으로 실시한다.

② 시범사업에 적용되는 질병군은 567개(연령 세분화 질병군 677개, 합병증 및 동반상병 세분화 질병군 1,780개에 해당)이며, 질병군 종류는 별표 3과 같다.

(4) 사범사업 추진 및 운영

① 추진전략

㉠ 시범사업은 의료기관의 자율적 참여를 기반으로 본 사업 전까지 단계적으로 실시한다.

㉡ 시범사업 기간 중 시범사업 결과를 분석 · 평가하여, 동 사업의 확대실시 여부를 결정하는 등 향후 사업전개 방향을 설정한다.

② 시범사업 관리체계

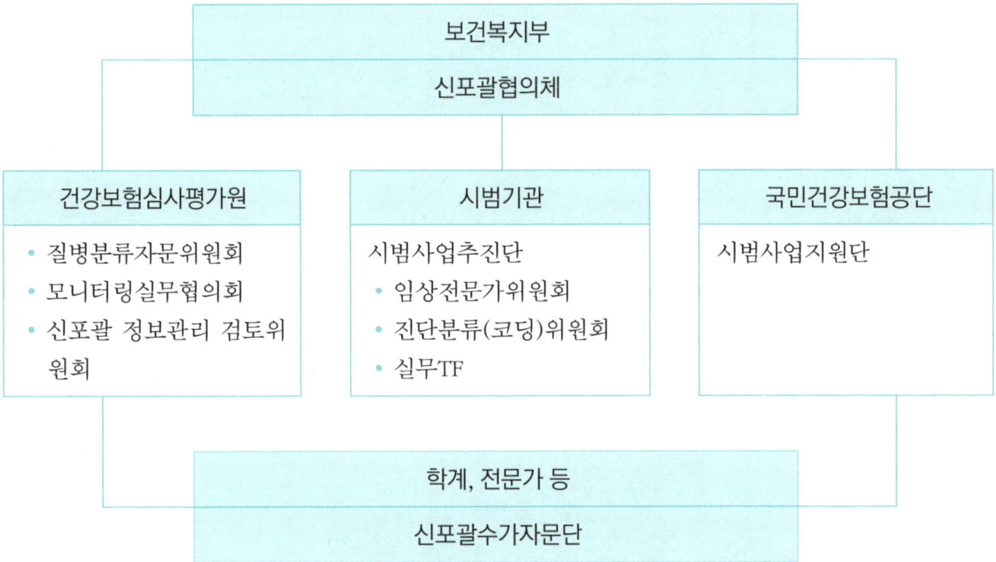

〈신포괄지불제도 시범사업 관리체계〉

제9장 의료급여 제도

제1절 의료급여제도의 개요

1. 의료급여 개요

의료급여란 생활유지의 능력이 없거나 생활이 어려운 저소득 국민의 의료문제(질병, 부상, 출산 등)를 국가가 보장하는 공공부조 제도로 건강보험과 함께 국민 의료보장의 중요한 수단이 되는 사회보장 제도이다.

우리나라 의료급여제도는 1961년 12월「생활보호법」이 제정되면서 의료보호에 관한 규정이 최초로 제정되었으나, 시행령 미비로 구체적인 사업이 실시되지 못하였다. 그 후 1970년대 중반에 들어서면서 경제성장 우선정책으로 빈부격차가 심화되면서 계층 간 의료수혜의 불평등이 사회적 갈등으로 표출됨에 따라 의료보장제도의 필요성이 부각되어 1976년 10월 생활보호자를 대상으로 주로 국 · 공립의료기관에서 무료 의료구호사업으로 실시하였고, 1977년 12월 취약계층에게 국가재정에서 기본적인 의료혜택을 제공하는「의료보호법」이 최초로 탄생하였다. 이후 제도가 계속 발전되어 오다가 2001년 10월 종전의「의료보호법」을「의료급여법」으로 전면 개정하여 의료급여 수급 기간을 폐지하고 예방 · 재활 등에 대하여도 의료급여를 행하도록 하는 등 제도의 미비점을 전면적으로 개선 · 보완하였으며, 의료급여 수급권자로 선정되지 아니한 저소득계층이 의료의 사각지대에 방치되지 않도록 2004년부터 차상위계층에 대한 의료급여 지원사업을 새로이 실시하였다. 2007년 7월부터 1종 수급권자 외래이용 시 본인일부부담금 적용 및 선택 병의원제가 시행되었다. 2010년 12월부터 희귀난치성질환자의 자격(1종) 및 본인부담 경감 등 적용기준을 도입하게 되었다.

2. 수급권자 선정 및 적용기간

매년 보건복지부장관이 선정기준을 각 시 · 도지사에게 시달하여 거주지를 관할하는 보장기관장(시장 · 군수 · 구청장)이 세대 또는 개인을 기준으로 소득이 없거나 일정한 소득이 있어도 생계유지가 곤란한 저소득층 및 타 법률에 의한 의료급여가 필요하다고 요청한 자 중 보건복지부장관이 인정한 자를 대상으로 의료급여수급권자의 자격관리 및 의료혜택 부여 등의 관리체계를 운영하고 있으며, 그 선정유형 및 자격유지기간은 다음과 같다.

1) 1종 수급대상자

(1) 「국민기초생활보장법」에 따른 의료급여 수급자

(2) 「재해구호법」에 따른 이재민으로서 보건복지부장관이 의료급여가 필요하다고 인정한 사람

(3) 「의사상자 등 예우 및 지원에 관한 법률」에 따라 의료급여를 받는 사람

(4) 「입양특례법」에 따라 국내에 입양된 18세 미만의 아동

(5) 「독립유공자예우에 관한 법률」, 「국가유공자 등 예우 및 지원에 관한 법률」 및 「보훈보상대상자 지원에 관한 법률」의 적용을 받고 있는 사람과 그 가족으로서 국가보훈처장이 의료급여가 필요하다고 추천한 사람 중에서 보건복지부장관이 의료급여가 필요하다고 인정한 사람

(6) 「무형문화재 보전 및 진흥에 관한 법률」에 따라 지정된 국가무형문화재의 보유자(명예보유자를 포함한다)와 그 가족으로서 문화재청장이 의료급여가 필요하다고 추천한 사람 중에서 보건복지부장관이 의료급여가 필요하다고 인정한 사람

(7) 「북한이탈주민의 보호 및 정착지원에 관한 법률」의 적용을 받고 있는 사람과 그 가족으로서 보건복지부장관이 의료급여가 필요하다고 인정한 사람

(8)「5 · 18민주화운동 관련자 보상 등에 관한 법률」 제8조에 따라 보상금등을 받은 사람과 그 가족으로서 보건복지부장관이 의료급여가 필요하다고 인정한 사람

(9)「노숙인 등의 복지 및 자립지원에 관한 법률」에 따른 노숙인 등으로서 보건복지부장관이 의료급여가 필요하다고 인정한 사람

(10) 그 밖에 생활유지 능력이 없거나 생활이 어려운 사람으로서 대통령령으로 정하는 사람

① 일정한 거소가 없는 자로서 경찰관서에서 무연고자임이 확인된 자

② 그 밖에 보건복지부령이 정하는 자

2) 2종 수급대상자

(1)「국민기초생활보장법」에 의한 수급권자 중 1종 수급권자에 해당하지 않는 자

(2) 보건복지부장관이 2종 의료급여가 필요하다고 인정하는 자

3) 의료급여수급권과 자격유지기간

의료급여대상자는 보장기관이 대상자로 선정한 날부터 제외한 날까지 자격을 유지하며 다른 지역으로 전출하는 경우 전출지 보장기관으로부터 새로이 선정을 받아야 한다. 다만, 이재민 등 보장기관이 특별하게 기간을 정하는 경우에는 보장기관에서 정한 기간까지만 자격이 유지된다.

3. 의료급여 이용절차 및 본인일부부담금

1) 의료급여 이용절차

의료급여는 본인부담이 없거나 소액만 지급하는 특성으로 인해 2 · 3차 의료급여기관으로 진료가 집중될 수 있는 소지가 높아, 의료자원의 효율적 활용과 대형 병원으로의 환자 집중현상을 방지하기 위하여 건강보험 2단계 요양급여와 달리 3단계 급여절차를 규정하고 있다. 따라서 제1차 의료급여기관, 제2차 의료급여기관, 제3차 의료급여기관 순으로 이용하여야 하며, 의료급여의뢰서를 발급받아 다음 단계 진료 시 제출하여야 한다.

의료급여 절차에 의하지 않고(의료급여의뢰서 없이) 의료급여기관을 이용한 경우에는 진료비 전액을 본인이 부담해야 한다.

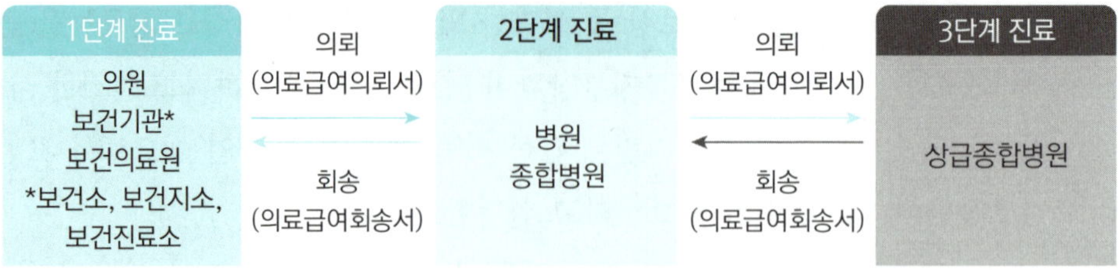

자료: 2018년 건강보험심사평가원

2) 의료급여기관 이용 시 본인일부부담금

구분		1차 (의원)	2차 (병원, 종합병원)	3차 (지정병원)	약국	PET 등
1종	입원	없음	없음	없음	-	없음
	외래	1,000원	1,500원	2,000원	500원	5%
2종	입원	10%	10%	10%		10%
	외래	1,000원	15%	15%	500원	15%

4. 의료급여기금에서 부담하는 급여비용의 범위

1) 1종 수급권자에 대하여는 다음 각 목의 구분에 따른 부담액 또는 부담률

가. 의료급여기관 및 의료급여의 내용에 따른 기금에서 부담하는 급여비용의 범위

<table>
<tr><th>의료급여기관</th><th colspan="2">의료급여의 내용</th><th>기금에서 부담하는 급여비용(부담률)</th></tr>
<tr><td rowspan="4">1) 법 제9조 제2항 제1호 가목에 해당하는 제1차 의료급여기관 및 동호 나목의 제1차 의료급여기관 중 보건의료원</td><td rowspan="3">가) 외래진료</td><td>(1) 「약사법」 제23조제4항에 따라 의사 또는 치과의사가 의약품을 직접 조제하는 경우와 법률 제 8365호 약사법 전부개정법률 부칙 8조에 따라 한의사가 한약 및 한약제제를 직접 조제하는 경우</td><td>급여비용총액에서 의료급여기관 1회 방문당 1,500원의 본인부담금을 제외한 급여비용의 전부</td></tr>
<tr><td>(2) 전산화단층촬영(CT), 자기공명영상진단(MRI), 양전자방출단층촬영(PET) 등 보건복지부장관이 정하여 고시하는 진료</td><td>급여비용의 100분의 95. 다만, 법 제7조제1항제2호의 약제(이하 "약제"라 한다)는 「국민건강보험법 시행령」 제22조제1항 각 호 외의 부분 후단에 따른 구입금액(이하 "구입금액"이라 한다)의 100분의 5에 해당하는 본인부담금을 제외한 급여비용의 전부로 한다.</td></tr>
<tr><td>(3) 그 밖의 외래진료</td><td>급여비용총액에서 의료급여기관 1회 방문당 1,000원의 본인부담금을 제외한 급여비용의 전부</td></tr>
<tr><td colspan="2">나) 입원진료</td><td>급여비용총액 전부</td></tr>
</table>

<table>
<tr><th>의료급여기관</th><th colspan="2">의료급여의 내용</th><th>기금에서 부담하는 급여비용(부담률)</th></tr>
<tr><td rowspan="4">2)법 제9조 제2항 제2호의 규정에 의한 제2차 의료급여기관</td><td rowspan="3">가) 외래 진료</td><td>(1)「약사법」 제23조제4항에 따라 의사 또는 치과의사가 의약품을 직접 조제하는 경우와 법률 제 8365호 약사법 전부개정법률 부칙 8조에 따라 한의사가 한약 및 한약제제를 직접 조제하는 경우</td><td>급여비용총액에서 의료급여기관 1회 방문당 2,000원의 본인부담금을 제외한 급여비용의 전부</td></tr>
<tr><td>(2) 전산화단층촬영(CT), 자기공명영상진단(MRI), 양전자방출단층촬영(PET) 등 보건복지부장관이 정하여 고시하는 진료</td><td>급여비용총액의 100분의 95. 다만, 약제는 구입금액의 100분의 5에 해당하는 본인부담금을 제외한 급여비용의 전부로 한다.</td></tr>
<tr><td>(3) 그 밖의 외래진료</td><td>급여비용총액에서 의료급여기관 1회 방문당 2,000원의 본인부담금을 제외한 급여비용의 전부</td></tr>
<tr><td colspan="2">나) 입원진료</td><td>급여비용총액 전부</td></tr>
<tr><td rowspan="4">3)법 제9조 제2항제3호의 규정에 의한 제3차 의료급여기관</td><td rowspan="3">가) 외래 진료</td><td>(1)「약사법」 제23조제4항에 따라 의사 또는 치과의사가 의약품을 직접 조제하는 경우와 법률 제 8365호 약사법 전부개정법률 부칙 8조에 따라 한의사가 한약 및 한약제제를 직접 조제하는 경우</td><td>급여비용총액에서 의료급여기관 1회 방문당 2,500원의 본인부담금을 제외한 급여비용의 전부</td></tr>
<tr><td>(2) 전산화단층촬영(CT), 자기공명영상진단(MRI), 양전자방출단층촬영(PET) 등 보건복지부장관이 정하여 고시하는 진료</td><td>급여비용총액의 100분의 95. 다만, 약제는 구입금액의 100분의 5에 해당하는 본인부담금을 제외한 급여비용의 전부로 한다.</td></tr>
<tr><td>(3) 그 밖의 외래진료</td><td>급여비용총액에서 의료급여기관 1회 방문당 2,000원의 본인부담금을 제외한 급여비용의 전부</td></tr>
<tr><td colspan="2">나) 입원진료</td><td>급여비용총액 전부</td></tr>
<tr><td>4)법 제9조 제2항 제1호의 제1차 의료급여기관 중 보건소·보건지소 및 보건진료소</td><td colspan="2">외래 · 입원 진료</td><td>급여비용총액 전부</td></tr>
<tr><td rowspan="3">5)법 제9조 제2항제1호의 제1차 의료급여기관 중 약국 및 한국희귀의약품센터</td><td colspan="2">가) 보건소 · 보건지소 및 보건진료소가 교부한 처방전에 의하여 의약품을 조제하는 경우</td><td>급여비용총액 전부</td></tr>
<tr><td colspan="2">나) 의료기관 및 보건의료원이 교부한 처방전에 의하여 의약품을 조제하는 경우</td><td>급여비용총액에서 처방전 1매당 500원의 본인부담금을 제외한 급여비용의 전부</td></tr>
<tr><td colspan="2">다) 약사가 「약사법」 제23조제3항 단서의 규정에 의하여 처방전에 의하지 아니하고 직접 조제하는 경우</td><td>급여비용총액에서 약국 1회 방문당 900원의 본인부담금을 제외한 급여비용의 전부</td></tr>
</table>

비고: 위 표 1)가)(1), 2)가)(1) 및 3)가)(1)의 경우로서 처방전을 함께 발행하는 경우에는 각각 위 표 1)가)(3), 2)가)(3) 및 3)가)(3)의 급여비용에 해당하는 금액을 기금에서 부담한다.

나. 가목1)가), 2)가), 3)가), 5)나) 및 5)다)를 적용하는 경우 급여비용총액이 해당 규정의 본인부담금보다 적은 경우에는 그 급여비용총액 전부를 본인부담금으로 한다.

다. 가목1)가), 2)가), 3)가), 5)나) 및 5)다)에도 불구하고 1종 수급권자 중 다음에 해당하는 사람에 대해서는 급여비용총액 전부를 기금에서 부담한다. 다만, 법제7조제2항에 따른 의료급여의 상한기준을 초과하여 의료급여를 받은 사람 중 보건복지부령으로 정하는 사람에 대해서는 보건복지부령으로 정하는 바에 따라 급여비용총액의 일부를 부담하게 할 수 있다.

(1) 18세 미만인 자

(2) 임산부

(3) 제2조제1호에 따른 무연고자로 확인된 사람

(4) 법 제3조제1항제9호에 따른 노숙인 등

(5) 보건복지부장관이 정하여 고시하는 희귀난치성질환자 또는 중증질환을 가진 사람

(6) 그 밖에 보건복지부령으로 정하는 사람

라. 가목1)부터 4)까지 및 다목에도 불구하고 65세 이상의 노인에게 보건복지부장관이 정하여 고시하는 기준 및 방법에 따라 틀니를 의료급여로 실시하는 경우에는 급여비용총액의 100분의 95을 기금에서 부담한다.

마. 가목1)부터 4)까지 및 다목에도 불구하고 65세 이상의 노인에게 보건복지부장관이 정하여 고시하는 기준 및 방법에 따라 치과 임플란트를 의료급여로 실시하는 경우에는 급여비용총액의 100분의 90을 기금에서 부담한다.

바. 가목5)나)에도 불구하고 상급종합병원 또는 종합병원의 의사가 발행한 처방전에 따라 질병의 중증도를 고려하여 보건복지부장관이 정하여 고시하는 질병에 대한 의약품을 조제받은 경우[읍 · 면 지역 소재 종합병원의 의사가 발행한 처방전에 따라 의약품을 조제받거나 「한국보훈복지의료공단법」에 따른 보훈병원의 의사나 「독립유공자예우에 관한 법률」, 「국가유공자 등 예우 및 지원에 관한 법률」, 「보훈보상대상자 지원에 관한 법률」, 「5 · 18민주유공자예우에 관한 법률」, 「참전유공자예우 및 단체설립에 관한 법률」, 「고엽제후유의증 등 환자지원 및 단체설립에 관한 법률」, 「특수임무유공자 예우 및 단체설립에 관한 법률」 및 「제대군인지원에 관한 법률」에 따라 국가보훈처장이

진료를 위탁한 상급종합병원 또는 종합병원의 의사가 해당 법률에서 정한 의료지원 대상자에게 발행한 처방전에 따라 의약품을 조제받은 경우 및 다목에 해당하는 경우는 제외한다]에는 급여비용총액의 100분의 97을 기금에서 부담한다. 다만, 본인부담금이 500원 미만이면 500원을 본인부담금으로 한다.

사. 가목1)가)(1)·(3), 같은 목 2)가)(1)·(3) 및 같은 목 3)가)(1)·(3)에도 불구하고 정신질환의 외래진료에 대하여 보건복지부장관이 정하여 고시하는 항정신병 장기지속형주사제를 의료급여로 실시하는 경우에는 항정신병 장기지속형주사제 급여비용의 100분의 90을 기금에서 부담한다.

아. 가목1)가)(1)·(3), 같은 목 2)가)(1)·(3) 및 같은 목 3)가)(1)·(3)에도 불구하고 「건강검진기본법」에 따른 국가건강검진을 받은 사람에게 보건복지부장관이 정하여 고시하는 확진검사를 의료급여로 실시하는 경우에는 확진검사 급여비용의 100분의 100을 기금에서 부담한다.

2) 2종 수급권자에 대하여는 다음 각 목의 구분에 따른 부담액 또는 부담률

가. 의료급여기관 및 의료급여의 내용에 따른 기금에서 부담하는 급여비용의 범위

의료급여기관	의료급여의 내용		기금에서 부담하는 급여비용(부담률)
1)법 제9조 제2항 제1호 가목에 해당하는 제1차 의료급여기관 및 동호 나목의 제1차 의료급여기관 중 보건의료원	가) 외래 진료	(1) 「약사법」 제23조제4항에 따라 의사 또는 치과의사가 의약품을 직접 조제하는 경우와 법률 제 8365호 약사법 전부개정법률 부칙 8조에 따라 한의사가 한약 및 한약제제를 직접 조제하는 경우	급여비용총액에서 의료급여기관 1회 방문당 1,500원의 본인부담금을 제외한 급여비용의 전부
		(2) 전산화단층촬영(CT), 자기공명영상진단(MRI), 양전자방출단층촬영(PET) 등 보건복지부장관이 정하여 고시하는 진료	급여비용총액의 100분의 85. 다만, 약제는 구입금액의 100분의 15에 해당하는 본인부담금을 제외한 급여비용의 전부로 한다.
		(3) 그 밖의 외래진료	급여비용총액에서 의료급여기관 1회 방문당 1,000원의 본인부담금을 제외한 급여비용의 전부
	나) 입원진료		급여비용의 100분의 90. 다만, 약제는 구입금액의 100분의 10에 해당하는 본인부담금을 제외한 급여비용 전부로 한다.

<table>
<tr><th>의료급여기관</th><th colspan="2">의료급여의 내용</th><th>기금에서 부담하는 급여비용(부담률)</th></tr>
<tr><td rowspan="5">2) 법 제9조 제2항 제2호의 규정에 의한 제2차 의료급여기관</td><td rowspan="3">가) 보건복지부장관이 정하여 고시하는 만성질환자에 대한 그 질환의 외래진료</td><td>(1) 「약사법」 제23조제4항에 따라 의사 또는 치과의사가 의약품을 직접 조제하는 경우와 법률 제 8365호 약사법 전부개정법률 부칙 8조에 따라 한의사가 한약 및 한약제제를 직접 조제하는 경우</td><td>급여비용총액에서 의료급여기관 1회 방문당 1,500원의 본인부담금을 제외한 급여비용의 전부</td></tr>
<tr><td>(2) 전산화단층촬영(CT), 자기공명영상진단(MRI), 양전자방출단층촬영(PET) 등 보건복지부장관이 정하여 고시하는 진료</td><td>급여비용총액의 100분의 85. 다만, 약제는 구입금액의 100분의 15에 해당하는 본인부담금을 제외한 급여비용의 전부로 한다.</td></tr>
<tr><td>(3) 그 밖의 외래진료</td><td>급여비용총액에서 의료급여기관 1회 방문당 1,000원의 본인부담금을 제외한 급여비용의 전부</td></tr>
<tr><td colspan="2">나) 그 밖의 외래진료</td><td>급여비용의 100분의 85. 다만, 약제는 구입금액의 100분의 15에 해당하는 본인부담금을 제외한 급여비용 전부</td></tr>
<tr><td colspan="2">다) 입원진료</td><td>급여비용총액의 100분의 90. 다만, 약제는 급여비용총액에서 구입금액의 100분의 10에 해당하는 본인부담금을 제외한 급여비용 전부로 한다.</td></tr>
<tr><td rowspan="2">3)법 제9조 제2항 제3호에 따라 제3차 의료급여기관</td><td colspan="2">가) 외래진료</td><td>급여비용총액의 100분의 85. 다만, 약제는 구입금액의 100분의 15에 해당하는 본인부담금을 제외한 급여비용의 전부로 한다.</td></tr>
<tr><td colspan="2">나) 입원진료</td><td>급여비용총액의 100분의 90. 다만, 약제는 구입금액의 100분의 10에 해당하는 본인부담금을 제외한 급여비용의 전부로 한다.</td></tr>
<tr><td>4)법 제9조 제2항 제1호의 제1차 의료급여기관 중 보건소 · 보건지소 및 보건진료소</td><td colspan="2">외래 · 입원 진료</td><td>급여비용총액 전부</td></tr>
<tr><td rowspan="3">5)법 제9조 제2항 제1호의 제1차 의료급여기관 중 약국 및 한국희귀의약품센터</td><td colspan="2">가) 보건소 · 보건지소 및 보건진료소가 교부한 처방전에 의하여 의약품을 조제하는 경우</td><td>급여비용총액 전부</td></tr>
<tr><td colspan="2">나) 의료기관 및 보건의료원이 교부한 처방전에 의하여 의약품을 조제하는 경우</td><td>급여비용총액에서 처방전 1매당 500원의 본인부담금을 제외한 급여비용의 전부</td></tr>
<tr><td colspan="2">다) 약사가 「약사법」 제23조제3항 단서의 규정에 의하여 처방전에 의하지 아니하고 직접 조제하는 경우</td><td>급여비용총액에서 약국 1회 방문당 900원의 본인부담금을 제외한 급여비용의 전부</td></tr>
</table>

비고: 위 표 1)가)(1) 및 2)가)(1)의 경우로서 처방전을 함께 발행하는 경우에는 각각 위 표 1)가)(3) 및 2)가)(3)의 급여비용에 해당하는 금액을 기금에서 부담한다.

나. 가목1)가), 2)가), 3)가), 5)나) 및 5)다)를 적용하는 경우 급여비용총액이 해당 규정의 본인부담금보다 적은 경우에는 그 급여비용총액 전부를 본인부담금으로 한다.

다. 가목1)나), 2)다) 및 3)나)에도 불구하고 자연분만 및 제왕절개분만에 대한 의료급여와 6세 미만의 아동에 대한 입원진료로서 보건복지부장관이 정하여 고시하는 의료급여를 받은 경우에는 본인부담금을 면제한다.

라. 가목에도 불구하고 보건복지부장관이 정하여 고시하는 중증질환을 가진 사람에 대해서는 급여비용총액 전부를 기금에서 부담한다.

마. 가목1)부터 4)까지 및 라목에도 불구하고 65세 이상의 노인에게 보건복지부장관이 정하여 고시하는 기준 및 방법에 따라 틀니를 의료급여로 실시하는 경우에는 급여비용총액의 100분의 85을 기금에서 부담한다.

마. 가목1)부터 4)까지 및 라목에도 불구하고 65세 이상의 노인에게 보건복지부장관이 정하여 고시하는 기준 및 방법에 따라 치과 임플란트를 의료급여로 실시하는 경우에는 급여비용총액의 100분의 80을 기금에서 부담한다.

사. 가목1)나), 2)다) 및 3)나)에도 불구하고 고위험 임신부에게 보건복지부장관이 정하여 고시하는 기준 및 방법에 따라 입원진료를 의료급여로 실시한 경우에는 급여비용총액의 100분의 95를 기금에서 부담한다.

아. 가목5)나)에도 불구하고 상급종합병원 또는 종합병원의 의사가 발행한 처방전에 따라 질병의 중증도를 고려하여 보건복지부장관이 정하여 고시하는 질병에 대한 의약품을 조제받은 경우[읍 · 면 지역 소재 종합병원의 의사가 발행한 처방전에 따라 의약품을 조제받거나 「한국보훈복지의료공단법」에 따른 보훈병원의 의사나 「독립유공자예우에 관한 법률」, 「국가유공자 등 예우 및 지원에 관한 법률」, 「보훈보상대상자 지원에 관한 법률」, 「5 · 18민주유공자 예우에 관한 법률」, 「참전유공자예우 및 단체설립에 관한 법률」, 「고엽제후유의증 등 환자지원 및 단체설립에 관한 법률」, 「특수임무유공자 예우 및 단체설립에 관한 법률」 및 「제대군인지원에 관한 법률」에 따라 국가보훈처장이 진료를 위탁한 상급종합병원 또는 종합병원의 의사가 해당 법률에서 정한 의료지원 대상자에게 발행한 처방전에 따라 의약품을 조제받은 경우 및 다목에 해당하는 경우는 제외한다]에는 급여비용총액의 100분의 97을 기금에서 부담한다. 다만, 본인부담금이 500원 미만이면 500원을 본인부담금으로 한다.

자. 가목1)가)(2), 같은 목2)가)(2), 같은 목2)나) 및 같은 목3)가)에도 불구하고 임산부의 외래진료(유산 · 사산으로 인한 외래진료를 포함한다)에 대하여 보건복지부장관이 정하여 고시하는 의료급여를 실시하는 경우에는 급여비용총액의 100분의 95를 기금에서 부담한다.

차. 가목1)가)(2), 같은 목2)가)(2), 같은 목2)나) 및 같은 목3)가)에도 불구하고 보건복지부장관이 정하여 고시하는 만5세까지의 조산아(早産兒) 및 저체중 출생아의 외래진료에 대하여 보건복지부장관이 정하여 고시하는 의료급여를 실시하는 경우에는 급여비용의 100분의 95를 기금에서 부담한다.

카. 가목1)가)(1) · (3)에도 불구하고 정신질환의 외래진료에 대하여 보건복지부장관이 정하여 고시하는 항정신병 장기지속형주사제를 의료급여로 실시하는 경우에는 항정신병 장기지속형주사제를 의료급여로 실시하는 경우에는 급여비용의 100분의 90을 기금에서 부담한다.

타. 가목2)나) 및 같은 목 3)가)에도 불구하고 정신질환의 외래진료에 대하여 의료급여를 실시하는 경우에는 다음의 기준에 따른다.

1) 보건복지부장관이 정하여 고시하는 정신질환의 경우에는 급여비용총액의 100분의 95를 기금에서 부담한다. 다만, 전산화단층촬영(CT), 자기공명 영상진단(MRI), 양전자방출단층촬영(PET) 등 보건복지부 장관이 정하여 고시하는 진료(이하 이 목에서 "전산화단층촬영등"이라 한다)를 실시하는 경우에는 전산화 단층촬영등의 사용에 드는 급여비용의 100분의 85를 기금에서 부담한다.

2) 1) 외의 정신질환의 경우에는 급여비용총액의 100분의 90을 기금에서 부담한다. 다만, 전산화단층촬영 등을 실시하는 경우에는 전산화단층촬영 등의 사용에 드는 급여비용의 100분의 85를 기금에서 부담한다.

파. 타목1)에도 불구하고 보건복지부장관이 정하여 고시하는 정신질환의 외래진료에 대하여 보건복지부장관이 정하여 고시하는 항정신병 장기지속 형주사제를 의료급여로 실시하는 경우에는 항정신병 장기지속형주사제 급여비용의 100분의 90을 기금에서 부담한다.

하. 가목1)가)(2), 같은 1) 나), 같은 목 2)나)다) 및 같은 목 3)가)나)에도 불구하고 보건복지부장관이정하여 고시하는 치매에 대하여 의료급여를 실시하는 경우에는 급여비용총액의 100분의 95를 기금에서 부담한다.

거. 가목1)나), 같은 목 2)다) 및 같은 목 3)나)에도 불구하고 6세 이상 15세 이하 아동의 입원진료에 대하여 의료급여를 실시하는 경우에는 급여비용총액의 100분의 97을 기금에서 부담한다.

너. 가목1)나), 같은 목 2)다) 및 같은 목 3)나)에도 불구하고 16세 이상 18세 이하인 사람의 치아홈메우기에 대하여 의료급여를 실시하는 경우에는 치아홈메우기 급여비용의 100분의 95를 기금에서 부담한다.

더. 가목2)나) 및 같은 목 3)가)에도 불구하고 18세 이하인 사람의 치아홈메우기에 대하여 의료급여를 실시하는 경우에는 치아홈메우기 급여비용의 100분의 95를 기금에서 부담한다.

러. 가목1)가)(1)(3), 같은 1) 나), 같은 목 2)가)(1)(3), 같은 2) 나)다) 및 같은 목 3)가)나)에도 불구하고 「건강검진기본법」에 따른 국가건강검진을 받은 사람에게 보건복지부장관이 정하여 고시하는 확진검사를 의료급여로 실시하는 경우에는 확진검사 급여비용의 100분의 100을 기금에서 부담한다.

머. 가목1)가), 같은 목 2)가)(1)(3) 및 차목에도 불구하고 1세 미만인 수급권자의 외래진료에 대하여 의료급여를 실시하는 경우에는 급여비용총액 전부를 기금에서 부담한다.

버. 가목2)가)(2), 같은 2) 나) 및 같은 목 3)가)에도 불구하고 1세 미만인 수급권자의 외래진료에 대하여 의료급여를 실시하는 경우에는 급여비용총액의 100분의 95를 기금에서 부담한다.

3) 제1호 및 제2호에도 불구하고 다음 각 목의 어느 하나에 해당하는 경우에는 각 목에서 정하는 금액을 기금에서 부담한다.

가. 「국민건강보험법 시행령」 별표2 제4호에 따라 보건복지부장관이 정하여 고시하는 요양급여 항목을 의료급여로 실시하는 경우에는 급여비용총액의 100분의 100 범위에서 보건복지부장관이 정하여 고시하는 금액을 기금에서 부담한다.

나. 「의료법」 제3조제2항제3호에 따른 병원 · 한방병원 · 요양병원(「정신건강증진 및 정신질환자 복지서비스 지원에 관한 법률」 제3조제5호에 따른 정신의료기관 중 정신병원인 요양병원 및 「장애인복지법」 제58조제1항제4호에 따른 의료재활시설로서 「의료법」 제3조의 요건을 갖춘 의료기관인 요양병원으로 한정한다. 이하 같다) ·

종합병원 및 같은 법 제3조의4에 따라 지정된 상급종합병원에서 「국민건강보험법」 제43조에 따라 신고한 입원병실 중 일반입원실의 2인실·3인실을 이용한 경우에는 그 입원료에 한정하여 다음의 기준을 따른다.

1) 상급종합병원 2인실 입원료에 대해서는 급여비용의 100분의 50을, 3인실 입원료에 대해서는 급여비용의 100분의 60을 각각 의료급여기금에서 부담한다.

2) 병원·한방병원·요양병원·종합병원 2인실 입원료에 대해서는 급여비용의 100분의 60을, 3인실 입원료에 대해서는 급여비용의 100분의 70을 각각 의료급여기금에서 부담한다.

다. 법 제7조제2항에 따라 보건복지부령으로 정하는 상한일수를 초과하여 의료급여를 받은 수급권자로서 보건복지부령으로 정하는 승인을 얻지 않은 수급권자에게 실시하는 의료급여에 대해서는 다음의 구분에 따른 금액을 기금에서 부담한다. 다만, 제1호가목4) 및 제2호가목4)의 의료급여기관에서 받는 외래·입원진료와 제1호가목5)가) 및 제2호가목5)가)에 대하여 의료급여를 실시하는 경우에는 급여비용총액 전부를 기금에서 부담한다.

1) 외래진료의 경우에는 급여비용총액의 100분의 70

2) 입원진료의 경우에는 급여비용총액의 100분의 80

3) 제1호가목5)나)·다) 및 제2호가목5)나)·다)의 경우에는 급여비용총액의 100분의 70

라. 다목에도 불구하고 보건복지부장관이 정하여 고시하는 추나요법에 대하여 보건복지부장관이 정하는 의료급여를 실시하는 경우에는 다음의 구분에 따른 금액을 기금에서 부담한다.

1) 1종수급권자에 대해서는 추나요법 급여비용의 100분의 70

2) 2종수급권자에 대해서는 추나요법 급여비용의 100분의 60

3) 1) 및 2)에도 불구하고 보건복지부장관이 따로 정하여 고시하는 추나요법에 대하여 의료급여를 실시하는 경우에는 추나요법급여비용의 100분의 20

4) 의료급여 본인부담금 보상금

1) 의료급여기관에 지급한 급여대상 본인부담금이 매 30일간 1종수급권자 2만원, 2종수급권자 20만원을 초과한 경우에는 그 초과한 금액의 100분의 50에 해당하

는 금액을 수급권자에게 지급(본인부담금 보상금) 다만, 지급하여야 할 금액이 2천원 미만인 경우제외

2) 급여대상 본인부담금에서 본인부담금보상금을 차감한 금액이 1종수급권자: 매 30일간 5만원, 2종수급권자: 매 6개월간 80만원(요양병원에 연간 240일을 초과하여 입원한 경우에는 연간 120만원)을 초과한 경우에는 그 초과금액을 기금에서 부담(본인부담상한선) 다만, 초과금액이 2천원 미만인 경우 제외

제2절 의료급여비용 청구방법 및 명세서 작성요령

Ⅰ. 의료급여비용 청구방법

1. 일반원칙

1) 「의료급여비용 청구방법 및 심사청구서 명세서서식 작성요령」에서 규정하지 않은 사항에 대하여는 국민건강 보험법령에 의한 「요양급여비용 청구방법 및 사청구서 · 명세서서식 작성요령(이하 "요양급여비용 작성요령"이라 한다)」을 준용한다.
2) 의료급여비용 청구 시 수가코드는 「건강보험 행위 급여 비급여 목록표 및 급여 상대가치점수(이하 "상대가치점수"라 한다)」와 요양급여비용 작성요령의 "(붙임3) 진료코드"에 따라 기재하며, 추가로 코드가 시달된 경우는 그 코드를 기재한다.

1) 청구인

의료급여비용(이하 "급여비용"이라 한다)은 해당 의료급여기관의 대표자(개설자)가 청구한다.

2) 의료급여비용 청구 및 자료제출 매체의 선택

의료급여기관은 요양급여비용 작성요령 제5조에 따라 의료급여비용 청구 및 자료제출 매체를 선택하여 의료급여비용을 청구하되, 「의료급여수가의 기준 및 일반기준」(이하 "의료급여수가기준"이라 한다) 제7조의 혈액투석 정액수가와 제9조부터 제11조의 정신질환 정액수가를 청구하고자 하는 경우에는 반드시 전산매체 또는 정보통

신망으로 청구하여야 한다.

3) 청구주기

급여비용의 청구는 건강보험과 연계 심사가 가능하도록 요양급여비용과 동일한 진료월의 진료분을 함께 청구한다.

4) 청구처

1) 급여비용을 청구하고자 하는 의료급여기관은 "의료급여비용심사청구서(이하 "청구서"라 한다)"와 "의료급여비용명세서(이하 "명세서"라 한다)", 기타 필요한 서류를 첨부하여 건강보험심사평가원(이하 "심사평가원"이라 한다)에 청구한다.
2) 의료법 제3조의4에 따른 상급종합병원, 상급종합병원에 설치된 치과대학부속 치과병원 및 한의과대학부속한방병원의 급여비용은 심사평가원 본원으로, 종합병원, 상급종합병원에 설치된 경우를 제외한 치과대학부속 치과병원 및 한의과대학부속한방병원, 병원, 치과병원, 한방병원, 의원, 치과의원, 한의원, 보건기관, 조산원, 약국 및 한국희귀·필수의약품센터의 급여비용은 지역권별로 심사평가원 지원으로 청구한다.

〈표 1〉 종합병원, 병원, 치과병원, 한방병원, 요양병원, 의원, 치과의원, 한의원, 보건의료원, 보건기관, 조산원, 약국 및 한국희귀·필수의약품센터의 소재지역권별 청구처

지역	청구처
서울	건강보험심사평가원 서울지원
부산, 제주	건강보험심사평가원 부산지원
대구, 경북	건강보험심사평가원 대구지원
광주, 전남,	건강보험심사평가원 광주지원
대전, 충남, 충북, 세종	건강보험심사평가원 대전지원
경기 남부	건강보험심사평가원 수원지원
울산, 경남	건강보험심사평가원 창원지원
경기 북부, 강원	건강보험심사평가원 의정부지원
전북	건강보험심사평가원 전주지원
인천	건강보험심사평가원 인천지원

주1) 상급종합병원에 설치된 치과대학부속치과병원 및 한의과대학부속한방병원은 심사평가원 본원으로 청구함.

5) 사본의 보관

청구인은 청구서와 명세서의 사본을 「의료급여법 시행규칙」 제11조제1항에서 정한 바에 따라 보관하여야 한다.

6) 청구서와 명세서의 구분

(1) 청구서는 진료분, 진료분야, 입원과 외래, 처방조제와 직접조제로 각각 구분하여 기재 청구하며, 이 경우 제1차 의료급여기관에서의 외래진료, 조제투약(이하 "1차 의료급여"라 한다), 제2차 또는 제3차 의료급여기관에서의 입원, 외.래진료나 제1차 의료급여기관에서의 입원진료(이하 "2차 의료급여"라 한다) 여부를 청구서의 해당란에 표시(∨)하여야 한다.

(2) 제①항에 의한 제3차 의료급여기관 및 종합병원의 진료분야 구분은 요양급여비용 작성요령 제12조제2항과 같다.

(3) 명세서는 요양급여비용 작성요령 제12조제2항에 의한 진료분야의 구분이 같은 진료과, 본인부담금 산정방법(1종, 2종)별로 구분하여 편철하여야 하며, 입원 또는 외래별로 각각 분철하여 청구하여야 한다.

(4) 명세서의 구분 작성은 요양급여비용 작성요령 제8조에 따라 분리 · 작성한다. 다만, 외래 진료 시 야간 내원 등으로 인해 익일까지 연속하여 진료(6시간 미만)가 이루어진 경우 방문일자는 공단에서 전송받은 진료확인번호의 진료일자로 한다.

7) 기타사항

기타 일반사항은 요양급여비용 작성요령에서 정한 해당사항에 따라 기재하여 작성한다.

〈표 2〉 의료급여비용 청구체계

의료급여기관	청구	심사기관
상급종합병원 치과대학부속치과병원 및 한의과대학부속한방병원 (상급종합병원에 설치된 경우)	청구서 및 명세서	심사평가원 본원 본원
종합병원 치과대학부속치과병원 및 한의과대학부속한방병원 (상급종합병원에 설치된 경우 제외) 병원 치과병원 한방병원 의원 치과의원 한의원 보건기관 약국 및 한국희귀 · 필수의약품센터	청구서 및 명세서	심사평가원 지원

II. 의료급여비용청구서 작성요령

1) 접수번호

※란은 심사평가원이 기재한다.

2) 의료급여기관 기호 및 명칭

의료급여기관 기호 및 명칭은 국민건강보험법의 규정에 의한 요양기관기호 및 명칭을 기재한다.

3) 진료구분

첨부되는 명세서의 1차 의료급여 또는 2차 의료급여 해당 여부에 따라 청구서 해당란에 1차 또는 2차 의료급여 여부를 표시(∨)한다.

4) <2008.10.1자로 삭제>

5) 건수

청구서의 구분별 건수는 첨부된 명세서의 건수와 같아야 한다.

6) 10원 미만의 절사

청구서의 청구액, 본인일부부담금 란에는 10원 미만을 절사한 금액을 기재하고, ⑬청구액, ⑮본인일부부담금, ⑯장애인의료비란은 매 명세서상의 청구액, 본인일부부담금, 장애인의료비를 각각 합계한 금액을 기재하며, ⑭의료급여비용총액란은 ⑬청구액, ⑮본인일부부담금, ⑯장애인의료비의 합계액을 기재하되, 매 명세서상의 대불금을 합계한 금액은 ⑬청구액에 포함되어 있으므로 합계하지 아니한다.

7) 수취인

청구서 수취인은 심사평가원장으로 한다.

III. 의료급여비용명세서 작성요령

1. 공통사항

1) 보장기관

의료급여를 받은 수급권자의 관할 시 · 군 · 구 기호와 명칭을 기재하여야 한다.

2) 의료급여기관

기호 및 명칭은 국민건강보험법의 규정에 의한 요양기관기호 및 명칭을 기재하여야 한다.

3) 종별구분

1종 수급권자는 1, 2종 수급권자는 2, 행려환자(일정한 거소가 없는 자로 행정기관이 응급진료를 받게 한 경우 경찰관서로부터 무연고자임을 확인받아 시장 · 군수 · 구청장이 수급권자로 인정한 자를 말한다)는 4, 노숙인 등은 N, 2종 수급권자중 장애인 2차 의료급여는 6, 2종 수급권자 중 장애인 1차 의료급여는 8로 정확히 기재하여야 한다. 다만, 2종 수급권자 장애인의료비에서 지원하지 않는 의료급여 명세서의 경우는 2로 기재한다.

4) 보훈 등 구분

보훈위탁진료 의료급여기관의 의료급여수급권자 중 보훈 국비환자인 경우에는 '4'를 기재하여야 한다.

5) 보장시설 및 노숙인시설 기호

보장시설에 입소해 있는 수급권자 또는 노숙인 의료급여 수급권자가 의료급여를 받는 경우에는 보장시설기호란에 보장기관이 부여한 보장시설기호 또는 노숙인시설 기호를 기재한다.

6) 세대주 및 수진자

(1) 의료급여증에 기재된 성명과 주민등록번호를 기재하며, 주민등록번호 등 인적사항을 알 수 없는 경우에는 별도로 부여된 의료급여 관리번호를 다음과 같이 기재한다.

- 행려환자인 경우(주민등록번호가 확인된 자 포함)
  - 관리번호 구성

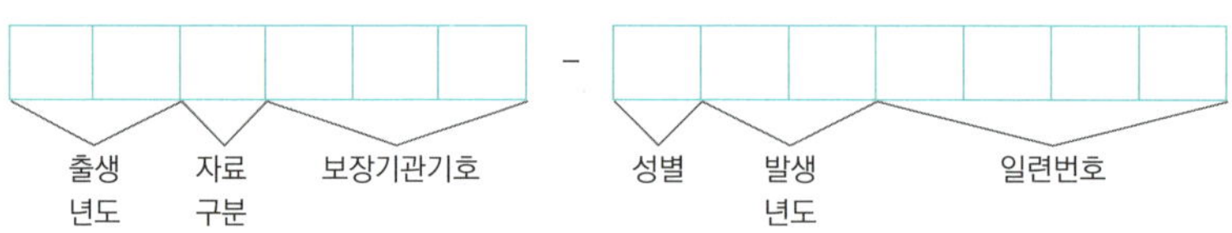

  - 출생년도(2자리): 출생년도 마지막 2자리를 기재
  - 자료구분(1자리): 3
  - 보장기관기호(3자리): 해당 시 · 군 · 구 행정동 부호 앞 3자리를 기재
  - 성별(1자리)

    1800년대 및 1900년대 출생(남: 1, 여: 2)

    2000년대 출생(남: 3, 여: 4)

- 발생년도(2자리): 발생년도 마지막 2자리를 기재
  2000년 발생 → 00, 2007년 발생 → 07
- 일련번호(4자리): 보장기관에서 중복되지 않도록 일련번호를 부여

(예시)

- 서울 종로구(3000000)에서 2007년도 7번째 발생한 행려환자
  (1960.03.30일생, 남자)의 경우

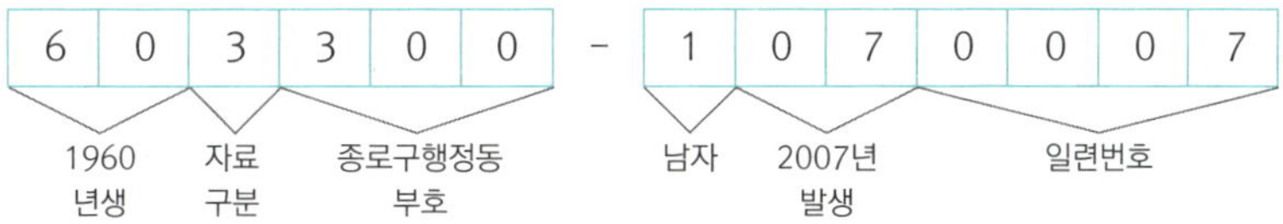

■ 보장시설입소자가 아닌 자로서 주민등록번호 불명자인 경우

- 관리번호 구성

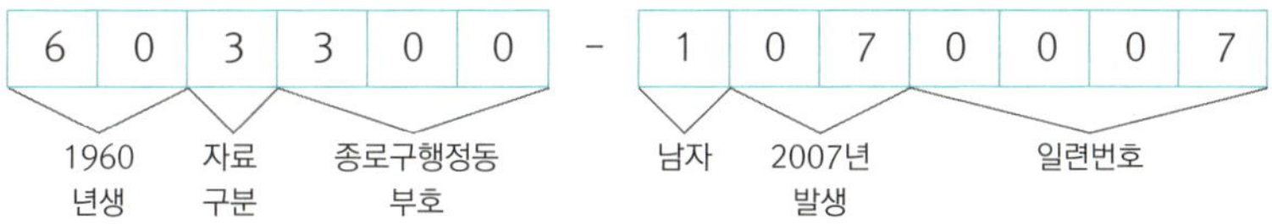

- 출생년도(2자리): 출생년도 마지막 2자리를 기재
- 자료구분(1자리): 4
- 보장기관기호(3자리): 해당 시 · 군 · 구 행정동 부호 앞 3자리를 기재
- 성별(1자리)
  1800년대 및 1900년대 출생(남: 1, 여: 2)
  2000년대 출생(남: 3, 여: 4)
- 관리번호 부여년도(2자리): 관리번호 부여년도 마지막 2자리를 기재
  2000년 → 00, 2007년 → 07
- 일련번호(4자리): 보장기관에서 중복되지 않도록 일련번호를 부여

(예시)

- 2007.1.15일 대전동구(3640000) 100번째 기초생활보장번호 부여자 (1957.5.30일생, 남자)의 경우

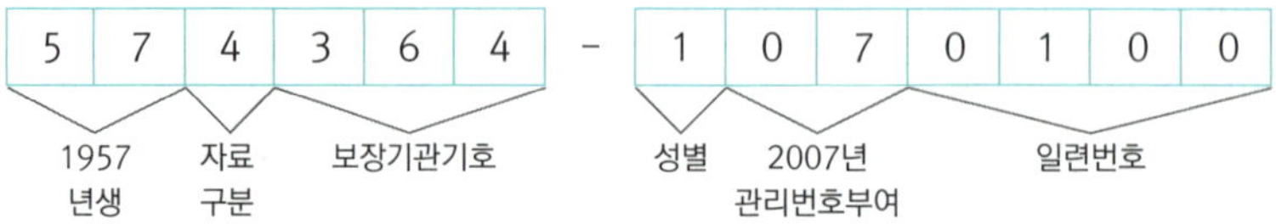

■ 보장시설입소자 또는 노숙인시설 중 주민등록번호 불명자인 경우

- 관리번호 구성

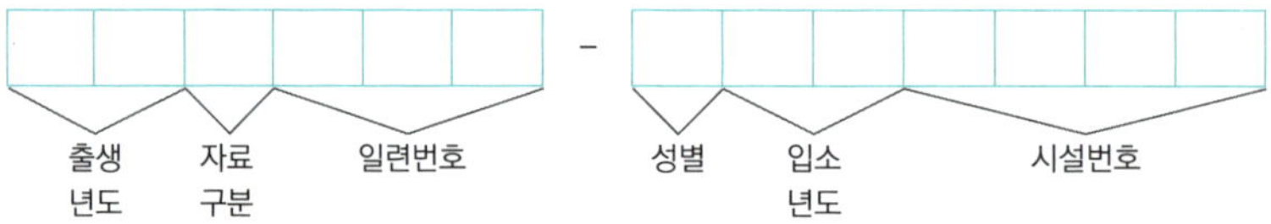

- 출생년도(2자리): 출생년도 마지막 2자리를 기재
- 자료구분(1자리): 5
- 일련번호(3자리): 보장기관에서 중복되지 않도록 일련번호를 부여
- 성별(1자리)

  1800년대 및 1900년대 출생(남: 1, 여: 2)

  2000년대 출생(남: 3, 여: 4)
- 입소년도(2자리): 입소년도 마지막 2자리를 기재

  2000년 발생 → 00, 2007년 발생 → 07
- 시설기호(4자리): 보장시설 또는 노숙인시설 4자리

(예시)

- 2004.1.15일 ㅇㅇ시 감로당(2349)에 입소된 150번째 노인(1930.3.30.일생, 여자)의 경우

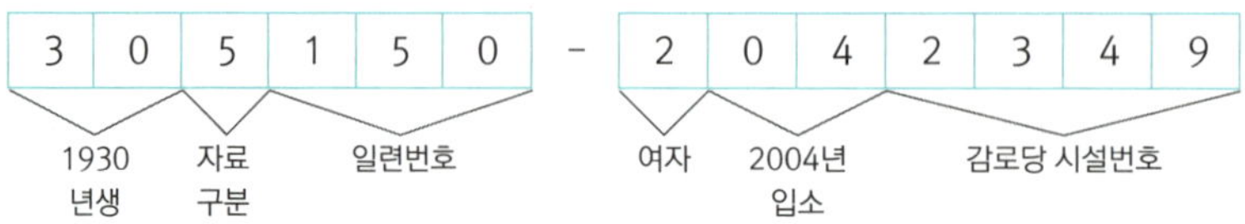

(2) 「국민기초생활 보장법」 제5조의2(외국인에 대한 특례)에 의한 외국인 배우자의 경우 주민등록번호란에 「출입국관리법」에서 정하는 외국인등록번호(13자리)를 기재한다.

(3) 신생아가 수급권자가 될 경우에는 "수진자 성명"란에 "산모이름"과 신생아임을 구분할 수 있도록 "아기"를 함께 쓰거나 이름을 쓰고 주민등록번호란에는 앞부분의 "생년월일"과 뒷부분의 남・여 구분(3 또는 4)만 기재한다. 다만, 쌍태아의 경우에는 주민등록번호의 끝자리에 첫째아이는 "1", 둘째아이는 "2"를 기재한다.

(예시) 2004년 1월 1일 출산한 남아의 경우

세대주 성명	홍길동	주민등록번호
수급권자 성명	이은영아기 또는 홍철수	040101-3

7) 특정기호

의료급여수가기준 제17조에 해당하는 만성질환자에 대하여는 아래 일련번호 1~12까지의 특정기호를 기재하고, 중증난치질환자 중 인체면역결핍바이러스질환자와 영 [별표1]2호다목 및 기준 제23조의 규정에 의하여 본인이 부담할 비용을 면제받는 경우에는 일련번호 13~15까지의 특정기호를 기재하며, 제17조의6에 해당하는 고위험 임신부 진료의 경우 일련번호 16의 특정기호를 기재하고, 영 [별표 1] 제2호 다목에 해당하는 제왕절개분만 입원진료의 경우 일련번호 17의 특정기호를 기재하고, 영 [별표 1] 제2호 자목에 해당하는 임신부 외래진료의 경우 일련번호 18의 특정기호를 기재하고, 영 [별표 1] 제2호 차목에 해당하는 조산아 및 저체중 출생아 외래진료의 경우 일련번호 19의 특정기호를 기재하고, 영 [별표1] 제2호 타목1)의 보건복지부 장관이 고시하는 정신질환에 대한 외래진료의 경우 일련번호 20의 특정기호를 기재하고, 보건복지부장관이 고시하는 뇌사자(공여자)장기이식에 대한 진료의 경우 일련번호 21의 특정기호를 기재하고, 영 [별표1] 제2호 하목에 해당하는 치매질환 진료를 받은 경우에는 일련번호 22~23의 특정기호를 기재하고, 영 [별표1] 제2호 거목에 해당하는 6세 이상 15세 이하 아동에 대한 입원진료의 경우에는 일련번호 24의 특정기호를 기재하고, 보건복지부 장관이 정하는 난임진료를 하는 경우 일련번호 25의 특정기호를 기재하며, 영 [별표1]제1호 아목 및 제2호러목에 해당하는 확진검사의 경우에는 일련번호 26의 특정기호를 기재하며, 영 [별표1]제3호다목에 해당하는 승인을 얻지 않은 사람에 대한 의료급여의 경우에는 일련번호 27의 특정기호만을 단독기재하고, 영 [별표1]제2호 머목 및 버목에 해당하는 1세 미만인 수급권자에 대한 외래진료의 경우에응 일련번호 28을 기재한다. 또한 중증질환자 중 암환자, 중증화상환자에게 해당 중증질환(합병증 포함)으로 진료한 경우 및 뇌혈관질환자, 심장질환자, 중증외상환자에게 산정특례 적용기간 동안 진료한 경우에는 건강보험의「본인일부부담금 산정특례에 관한 기준」[별표3] "중증질환자 산정특례대상"에 따른 특정기호를 기재하고, 희귀난치성질환자가 해당 희귀난치성질환으로 진료한 경우 건강보험의「본인일부부담금 산정특례에 관한 기준」[별표4] 희귀질환자 산정특례 대상"에 따른 특정기호를 기재하고, 제17조의2 제4항에 해당하는 결핵질환자의 경우「본인일부부담금 산정특례에 관한 기준」[별표5]의 특정기호를 기재하고, 가정간호 대상자는 "[별표2] 가정간호 산정특례 대상"에 따른 특정기호를 기재하며, 제17조의7에 해당하는 경우 [별표6] "약국 요양급여비용총액의 본인부담률 산정특례 대상"에 따른 특정기호를 기재한다.

일련 번호	대상	특정 기호
1	인공신장투석 받는 당일 외래진료	V001
2	계속적 복막관류술 실시 또는 복막관류액 수령 당일 외래진료	V003
3	대사장애환자가 해당 상병으로 의료급여를 받은 당일 외래진료	V117,V286
4	혈우병치료목적으로 항응고인자 · 동결침전제제 투여 및 기타 혈우병 치료를 받은 당일 외래진료	V009, V284
5	암환자가 해당 상병으로 의료급여를 받은 당일의 외래진료	V027
6	근육병환자에게 자율신경계 또는 면역억제제 투여를 받은 당일외래진료	V012, V288
7	신장 이식술 및 이와 직접 관련된 입원치료 및 외래진료	V005
8	간 이식술 및 이와 직접 관련된 입원치료 및 외래진료	V013
9	췌장 이식술 및 이와 직접 관련된 입원치료 및 외래진료	V014
10	심장 이식술 및 이와 직접 관련된 입원치료 및 외래진료	V015
11	폐 이식술 및 이와 직접 관련된 입원치료 및 외래진료	V277
12	소장 이식술 및 이와 직접 관련된 입원치료 및 외래진료	V278
13	인체면역결핍바이러스질환자가 해당 상병(B20-B24)으로 의료급여를 받은 당일 외래진료	V103

일련 번호	대상	특정 기호
14	자연분만	F001
15	6세 미만 아동의 입원진료(2017.9.30.이전 진료)	F004
15	6세 미만 아동의 입원진료(2017.10.1.이후 진료)	F019
16	고위험 임신부 진료	F011
17	제왕절개 분만 입원진료	F013
18	임신부 외래진료	F015
19	조산아 및 저체중 출생아 외래진료	F016
20	정신질환자가 조현병(F20~29)으로 관련 진료를 받은 당일 외래진료	V161
21	장기 등 기증자의 장기등 적출에 대한 급여비용	F017
22	본인일부부담금 산정특례에 관한 기준 별표4 구분8의 치매질환의 입원진료 및 외래진료	V800
23	본인일부부담금 산정특례에 관한 기준 별표4 구분9의 치매질환의 입원진료 및 외래진료	V810
24	6세 이상 15세 이하 아동의 입원진료	F020
25	보건복지부 장관이 정하는 난임진료	F021
26	보건복지부 장관이 정하하여 고시하는 확진검사	F022
27	연장승인(선택의료급여기관) 미신청자(불승인자)로서 「의료급여법 시행령」[별표1]제3호 다목에 따른 의료급여비용을 적용받는 사람(1 · 2종)	F023
28	1세 미만인 수급권자의 외래진료	F024

8) 본인부담구분

영 별표 제1호 다목 및 규칙 제19조의4에 따라 의료급여기금에서 급여비용의 전부 또는 일부를 부담하는 경우 일련번호 1~19까지, 24~25 또는 27~28까지의 본인부담구분 코드를 기재하고, 영 [별표 1] 제2호 자목 및 차목의 경우 일련번호 29~30호까지의 본인부담구분 코드를 기재하고, 규칙 제8조의3에 따라 2종 수급권자 중 선택의료급여기관을 이용하는 경우에는 일련번호 20~25또는 27~28까지의 본인부담구분 코드를 기재하며, 선택의료급여기관 적용 대상자 중 의료급여수가기준 제15조 제1항 제5호에 따라 시설내 처방료가 발생한 경우 일련번호 26의 본인부담구분 코드를 기재하고, 영 [별표1] 제2호 타목2)의 1)(F20-29)외의 정신질환 관련 진료를 받은 경우에는 일련번호 31의 본인부담구분 코드를 기재하고, 영 [별표1] 제2호 하목의 치매질환으로 진료받은 경우에는 일련번호 32의 본인부담코드를 기재하고, 영 [별표1] 제

3호 다목에 해당하는 승인을 얻지 않은 사람이 의료급여를 받고자 하는 경우에는 일련번호 33의 본인부담구분코드를 기재하고, 영 [별표1] 제2호 머목 및 버목에 해당하는 1세 미만 수급권자 중 제17조에 해당하는 만성질환자에 대해서는 일련번호 34의 본인부담구분코드를 기재, 원외처방전을 발행하는 경우 처방전의 「조제 시 참고사항」란에 해당 본인부담구분 코드를 반드시 기재하여야 한다.

구분	대상	본인부담 구분 코드
1	선택의료급여기관 적용자(조건부연장승인자) 1종	M001
2	선택의료급여기관 자발적 참여자 1종	M002
3	18세 미만인 자 1종	M003
4	임산부 1종	M004
5	(구)등록 희귀난치성질환자 1종(2013.09.30. 이전 적용 수급권자)	M005
6	〈삭 제〉	〈삭제〉
7	20세 이하인 자로 중 · 고등학교 재학 중인 자 1종	M007
8	가정간호대상자 1종	M008
9	응급환자인 선택의료급여기관 이용자 1종	M009
10	장애인보장구 지급받는 선택의료급여기관 이용자 1종	M010
11	행려환자 1종	M011
12	노숙인진료 시설을 이용하는 노숙인 1종	M012
13	응급 · 분만으로 노숙인진료 시설 이외의 의료급여기관을 이용하는 노숙인 1종	M013
14	노숙인진료 시설에서 의뢰되어 제3차의료급여기관을 이용하는 노숙인 1종	M014
15	등록 희귀난치성질환자 1종	M015
16	등록 중증질환자 1종	M016
17	등록 결핵질환자 1종	M017
18	등록 희귀질환자 1종	M018
19	등록 중증난치질환자 1종	M019
20	선택의료급여기관 적용자(조건부연장승인자) 2종	B001
21	선택의료급여기관 자발적 참여자 2종	B002
22	응급환자인 선택의료급여기관 이용자 2종	B003
23	장애인보장구 지급받는 선택의료급여기관 이용자 2종	B004
24	선택의료급여기관에서 의뢰된 자(1 · 2종)	B005
25	선택의료급여기관에서 의뢰되어 재의뢰된 자(1 · 2종)	B006

구분	대상	본인부담 구분 코드
26	선택의료급여기관 적용대상자이면서 사회복지시설에서 선택의료급여기관이 아닌 기관의 촉탁의에게 진료 받은 자 중 원외처방전을 발행 받은 자 또는 원내 직접 조제 · 투약 받은 자(1 · 2종)	B007
27	제3선택의료급여기관(한의원) 또는 제4선택의료급여기관(치과의원)에서 진료 받은 자(1 · 2종)	B008
28	선택의료급여기관 적용자로서 「선택의료급여기관 적용 대상자 및 이용절차 등에 관한 규정」에 따른 경과규정 적용자 등 의료급여의뢰서를 제출한 것으로 갈음하는 자(1 · 2종)	B009
29	임신부 2종	B010
30	등록 조산아 및 저체중 출생아 2종	B011
31	정신질환자가 조현병(F20~29)외의 정신질환으로 관련 진료를 받은 당일 외래진료(2종)	B012
32	「본인일부부담금 산정특례에 관한 기준」 별표4 구분8과 구분9에 해당하는 치매질환으로 진료를 받은 당일 외래진료	B013
33	연장승인(선택의료급여기관) 미신청자(불승인자)로서 「의료급여법 시행령」[별표1]제3호 다목에 따른 의료급여비용을 적용받는 사람(1 · 2종)	B014
34	1세 미만인 수급권자의 외래진료	B015

9) 진료확인번호

「선택의료급여기관 적용 대상자 및 이용 절차 등에 관한 규정」 제3조제4항에 따라 공단에서 전송받은 확인번호를 "진료확인번호"란에 기재하여야 한다.

10) 상해외인

의료급여수급권자가 외래에서 의사 진찰 없이 예약된 검사만을 실시한 경우 그 해당 내역을 별도 명세서로 작성하여 「상해외인」란에 "H"를 기재토록 하며 진료일수는 "0"으로 기재한다.

11) 직접조제

의료급여 수급권자가 외래진료 당일 「약사법」 제23조제4항에 따라 처방전 발행 없이 원내에서 직접 조제 · 투약하는 경우 직접조제 횟수를 「직접조제」란에 기재하여야 한다.

12) 본인부담금 발생횟수

의료급여 수급권자가 외래진료 시 1일 2회 이상 진찰을 한 경우 본인부담금 발생횟수를 기재하되, 의료급여비용총액1이 발생하지 않은 진료내역의 본인부담금 발생횟수는 기재하지 아니한다.

13) 등록번호

의료급여수가기준 제17조의2 제5항에 따른 뇌혈관질환자, 심장질환자, 중증외상환자를 제외한 중증질환자, 희귀질환자, 중증난치질환자 또는 결핵질환자를 진료한 경우, 제17조의3 제2항과 제5항에 따라 틀니 및 치과임플란트에 대한 의료급여를 시행한 경우(틀니의 유상 유지관리 기간은 제외)에는 등록번호를 기재한다.

2. 행위별 수가 적용건

가. 서식

서식	서식명	서식번호	비고
별지 제4호	의료급여비용명세서(의과입원)	GI02	의과용
별지 제4-1호	의료급여비용명세서(의과입원)	GI02	의과용
별지 제5호	〃 (의과외래일자별)	GI03	의과용
별지 제6호	〃 (치과입원)	GI04	치과용
별지 제7호	〃 (치과외래 일자별)	GI05	치과용
별지 제14호	〃 (한방입원)	GI012	한방용
별지 제15호	〃 (한방외래 일자별)	GI013	한방용
별지 제16호	〃 (약국직접조제)	GI20	약국용
별지 제17호	〃 (약국처방조제)	GI21	약국용

나. 명세서 항목별 작성방법

1) 의료급여생애전환기검진 실시 당일 진찰료

의료급여생애전환기검진 실시 당일 별도의 질환에 대한 진찰이 이루어진 경우에는 진찰료 산정코드 세 번째 자리에 4로 기재한다.

2) 회송료

1. 진찰료 ④ 응급 및 회송료란의 (Ⅰ)란에 기재(응급의료관리료를 함께 산정하는 경우 금액을 합하여 기재한다)하되, 상대가치점수 및 요양급여비용 작성요령에 의하여 산정한다.

3) 식대

(1) 식대는 실제로 행하여진 경우에 한하여 의료급여수가기준 제1장 제12조에서 정한 금액에 급식일수를 곱하여 2항 10목(기본식대)란[서면으로 청구하는 경우, 2. 입원료 ⑦식대란(치과는 ②식대란, 한방은 ④식대란)]에 기재한다.

(2) 입원환자 식대는 의료급여기관에 입원한 환자에게 의사처방에 의하여 식사를 제공한 경우에 1일 3식 이내(산모식은 1일 4식 이내)로 산정하고, 일반분유 및 특수분유는 1일당으로 산정한다.

(3) 입원환자 식대코드는 다음과 같다.

구분	일반식 (일반유동식, 연식 포함)	치료식 (당뇨식, 신장 질환식 등)	멸균식	분유		산모식	경관영양 유동식 (조제식, 완제품)
				일반 분유	특수 분유		
의과 치과	AS510	AS520	AS530	AS540	AS541	AS550	AS560
한방	16510	16520	-	16540	16541	16550	16560

4) 안치료

수급권자가 의료급여기관에서 입원진료 중 사망한 경우나 외래에서 6시간 이내에 사망한 경우는 의료급여수가기준 제1장제14조에서 정한 금액(코드: AT100)을 3일 이내로 산정한다.

5) 가정간호기본방문료 〈2020.1.1.삭제〉

6) 만성질환관리료

의료급여비용명세서 "진찰료-⑦만성질환관리료"의 (1)란에 기재하되, 상대가치점수 및 요양급여비용 작성요령에 의하여 산정한다.

7) 처방전

의료급여기관에서 처방전을 발행한 경우 처방전 총발급횟수를 기재한다.

8) 정신요법료

정신질환 정액수가에는 정신요법료 등이 포함되어 있는 포괄수가이므로 동 항목을 산정할 수 없으며, 정신질환이외 상병으로 치료도중 정신건강의학과에 의뢰하여 정신요법을 실시한 경우에 한하여 상대가치점수표 제8장에서 정한 정신요법료를 산정할 수 있다.

9)요양병원 정액수가 등

(1) 〈삭제〉

(2) 요양병원 정액수가는 의료급여비용명세서 "제L항 장기요양란 제1목"의 (I)란에 기재하되, 상대가치점수표 및 요양급여비용 작성요령에 의하여 산정한다.

(3) 〈2008.1.1.일자로 삭제〉

(4) 〈2008.1.1.일자로 삭제〉

10) 위탁검사

해당 의료급여기관에서 검사시설 및 능력이 없어 검사를 다른 의료급여기관 또는 검사기관에 의뢰한 경우는 의료급여수가기준 제1장제6조에 의해 산정토록 하며, 상대가치점수표 제2장제1절 검체검사료 각 분류항목 금액 및 별도 산정 가능한 재료대 금액을 합산한 금액은 명세서 9.검사료 ③위탁검사(Ⅰ)란에 위탁의뢰 검사수와 함께 기재하고, 위탁검사관리료(검사료 각 분류항목의 10%에 상당하는 금액)는 명세서 9.검사료 ②검체검사관리(Ⅰ)란에 기재하여 청구한다. 이 경우 검사료 각 분류항목은 의료급여기관 종별 가산율을 적용하지 아니한다.

11) CT, MRI 및 PET

전산화단층영상진단, 자기공명영상진단 및 양전자방출단층촬영은 상대가치점수 제3장 제2절 방사선특수영상진단료, 제3절 핵의학영상진단 및 골밀도검사료 분류 항목을 참고하여 "S. CT의 (Ⅱ)란, "S. MRI"의 (Ⅱ)란, "S. PET" (Ⅱ)란에 각각에 기재하되, 조영제 및 재료대 등은 (Ⅰ)란에 기재하며 해당란(분류란, 횟수란 등)에는 촬영부위, 필름매수, 재료대 등 그 내역을 명기한다.

12) 기타 청구사항

(1) 상기 사항 이외의 기본진료료, 검사료, 영상진단 및 방사선치료료, 투약 및 처방 · 조제료, 주사료, 마취료, 이학요법료, 처치 및 수술료 등, 캐스트료, 혈액 및 혈액성분제제의 수가, 특정치료재료대, 100분의 100 본인부담 비급여는 '요양급여비용 작성요령'에 따라 작성한다.

(2) 〈삭제〉

(3) 처방전을 발행한 경우 명세서 상 추가기재사항(처방전 발급번호와 처방일수, 처방내역)은 "요양급여비용 작성요령"에 따라 산정한다.

(4) 일련번호는 매 명세서마다 순서대로 기재한다.

13) 소계

소계는 (Ⅰ), (Ⅱ)란별로 각각의 합계 금액을 기재한다.

14) 가산율 및 금액

가산율란에는 의료급여기관의 해당 가산율을 기재하고, 가산금액은 진료행위 (Ⅱ)란의 소계금액에 의료급여기관 종별가산율을 곱한 금액으로 기재하되, "원"미만은 4사5입 한다.

15) 〈삭제〉

16) 수급권자 급여비용총액

(Ⅰ)란과 (Ⅱ)란의 소계와 가산금액을 합한 총금액에서 10원 미만을 절사한 금액을 기재하되, 100분의 100 본인부담 및 비급여를 제외한 총금액을 기재한다.

17) 의료급여비용총액

기본진료료, 약제 등 의료급여기관 종별가산율이 적용되지 않는 의료급여비용, 의료급여기관 종별가산율이 적용되는 진료행위료와 가산금액을 모두 합하여 총 금액에서 10원 미만 절사한 금액을 기재하되, 100분의 100 본인부담 및 비급여를 제외한 총금액을 기재한다.

18) 본인일부부담금

본인일부부담금은 제5장 의료급여 본인일부부담금 작성요령에 의하여 기재하며 보훈위탁진료 의료급여기관의 보훈 국비환자의 경우에는 「국가보훈대상자 의료지원에 관한 규칙」에 따른 본인일부부담금을 기재한다.

19) 장애인의료비

(1) 2종 수급권자 중 장애인이 제2차, 제3차 의료급여기관에서 외래진료를 받는 경우 추나요법 비용을 제외한 제5장 의료급여 본인일부부담금 작성요령에 의한 본인일부부담금을 장애인의료비란에 기재하고, 제1차, 제2차, 제3차 의료급여기관에서 입원지료를 받는 경우에는 식대, 추나요법, 상급종합병원, 종합병원, 병원, 한방병원 및 요양병원(「정신건강증진 및 정신질환자 복지서비스 지원에 관한 법률」 제3조제5호에 따른 정신의료기관 중 정신병원인 요양병원, 「장애인복지법」 제58조제1항제4호에 따른 의료재활시설로서 「의료법」 제3조의2의 요건을 갖춘 의료기관인 요양병원으로 한정한다.)에서 이용한 일반병상 중 2 · 3인실 입원료를 제외한 제5장 의료급여 본인일부부담금 작성요령에 의한 본인일부부담금을 장애인의료비란에 기재한다.

(2) 2종 수급권자 중 장애인이 제1차 의료급여기관(약국제외) 외래진료(종별구분: 8)시에는 처방전 발행과 관계없이 750원을 장애인의료비란에 기재한다.

20) 대지급금

2종 수급권자의 입원진료 후 의료급여수가기준 제1장 "의료급여수가의 기준 및 그 계산방법"에 의한 급여비용 중 본인일부부담금이 20만원을 초과하는 경우 의료급여법 시행규칙 제27조제7항에 의거하여 그 초과하는 금액의 일부 또는 전부를 수급권자 또는 그 부양의무자가 대지급금을 신청하여 시장 · 군수 · 구청장으로부터 승인받은 경우 그 금액을 대지급금란에 기재한다.

21) 청구액

(1) 급여비용총액1에서 본인일부부담금을 공제한 금액을 기재한다.

(2) 2종 수급권자 중 장애인 2차 의료급여(종별구분: 6)해당건의 청구액은 급여비용총액1에서 장애인의료비를 공제한 금액을 기재한다.

(3) 2종 수급권자 중 장애인 1차 의료급여(종별구분: 8)해당건의 청구액은 급여비용총액1에서 본인일부부담금과 장애인의료비를 공제한 금액을 기재한다.
(4) 2종 수급권자의 입원진료 후 대불금이 발생된 경우에는 급여비용총액1에서 실제 본인이 납부한 본인일부부담금을 공제한 금액을 기재한다.

22) 진료비총액

보훈위탁진료 의료급여기관의 보훈국비환자 진료분인 경우 비급여와 의료급여비용(100분의 100 본인부담금총액, 보훈 등 100분의 100 본인부담 포함)을 모두 합한 총 금액을 기재하되, 10원 미만 절사한 금액을 기재한다.

23) 보훈청구액

보훈위탁진료 의료급여기관의 보훈 국비환자 진료분인 경우 진료비총액에서 본인일부부담금, 청구액, 보훈 본인일부부담금 및 의료급여 100분의 100 본인부담금총액을 제외한 금액을 기재한다.

24) 단수처리

급여비용 청구 및 지급시 「국고금관리법」 제47조제1항을 준용하여 10원 미만의 단수는 계산하지 아니한다.

25) 의료급여 100분의 100 본인부담총액

의료급여 100분의 100 본인부담금을 합하여 기재하되, 10원 미만 절사한 금액을 기재한다.

26) 의료급여비용총액2

의료급여비용총액1과 의료급여 100분의 100 본인부담금총액을 합하여 기재하되, 10원 미만 절사한 금액을 기재한다.

27) 보훈 본인일부부담금

보훈위탁진료 요양기관의 보훈 국비환자 명세서의 경우 「국가보훈대상자 의료지원에 관한 규칙」에 따른 보훈 등 100분의 100 본인부담액과 비급여를 합한 금액의 해당 본인일부부담금을 기재하되, 10원 미만 절사한 금액을 기재한다.

3. 정액수가 적용건

가. 서식

서식	서식명	서식번호	비고
별지 제8호	의료급여비용명세서(조산원 입원)	GI06	조산원용
별지 제9호	〃 (보건기관 입원)	GI07	보건기관용
별지 제10호	〃 (보건기관 외래처방전 미발행)	GI08	보건기관용
별지 제10-1호	〃 (보건기관 외래처방전 발행)		

나. 공통사항

1) 입원일수

당월의 재원일수를 기재한다.

2) 급여비용총액1

의료급여기간에 따른 급여비용총액1을 기재한다.

3) 본인일부부담금

본인일부부담금은 Ⅳ. 의료급여 본인일부부담금 작성요령에 의하여 기재하며 보훈위탁진료 의료급여기관의 보훈 국비환자의 경우에는 '0'으로 기재한다.

4) 장애인의료비

(1) 2종 수급권자 중 장애인이 제2차, 제3차 의료급여기관에서 외래진료를 받는 경우 제5장 의료급여 본인일부부담금 작성요령에 의한 본인일부부담금을 장애인의료비란에 기재하되, 제1차, 제2차 및 제3차 의료급여기관에서 입원진료를 받는 경우에는 식대를 제외한 제5장 의료급여 본인일부부담금 작성요령에 의한 본인일부부담금을 장애인의료비란에 기재한다.

(2) 2종 수급권자 중 장애인이 제1차 의료급여기관(약국제외) 외래진료(종별구분: 8)를 한 경우에는 처방전 발행과 관계없이 750원을 장애인의료비란에 기재

한다.

5) 대지급금

2종 수급권자의 입원진료 비용(의료급여수가기준 및 그 계산방법에 의한 급여비용에 한함)중 본인일부부담금이 20만원을 초과하여 수급권자 또는 그 부양의무자가 의료급여법시행규칙 제27조제7항에 의거 그 초과하는 금액의 일부 또는 전부를 대불받은 경우 "대지급금"란에 기재한다.

6) 청구액

(1) 의료급여비용총액1에서 본인일부부담금을 공제한 금액을 기재한다.

(2) 2종 수급권자 중 장애인 2차 의료급여(종별구분: 6) 해당건의 청구액은 의료급여비용총액1에서 장애인의료비를 공제한 금액을 기재한다.

(3) 2종 수급권자 중 장애인 1차 의료급여(종별구분: 8) 해당건의 청구액은 의료급여비용총액1에서 본인일부부담금과 장애인의료비를 공제한 금액을 기재한다.

(4) 2종 수급권자가 본인일부부담금을 대불한 경우 의료급여비용총액1에서 실제 본인이 납부한 본인일부부담금을 공제한 금액을 기재한다.

7) 단수처리

급여비용 청구 및 지급 시「국고금관리법」제47조제1항을 준용하여 10원 미만의 단수는 계산하지 아니한다.

8) 약제 처방내역 기재 생략

의료급여 정액수가(정신질환 정액수가 제외)에 해당되는 외래 진료 시 처방전 발행에 의해 의약품을 약국에서 조제·투약하도록 한 경우 처방전발급기관은 그 처방내역을 명세서에 기재하거나 수급권자에게 발급한 처방전 사본을 첨부하여 청구하여야 하나 정액수가 적용건의 경우는 명세서상 약제처방내역 기재 또는 처방전 첨부를 생략하여 청구하되, 반드시 조제기록부 등에 해당 약제 처방내역을 처방일자별로 기재·보관하여야 한다.

다. 조산원 명세서 작성

1) 건수

청구서의 조산건수와 실청구건수는 동일하여야 한다.

2) 조산구분

(1) 초·경산 및 골반위만출 여부에 따라 초산은 ①, 경산은 ②, 골반위만출술은 ③으로 기재한다.

(2) 자궁내장치를 시행하여 상대가치점수표 "제11장 조산료"를 산정하지 아니하고 상대가치점수표 "제9장제1절 처치 및 수술료"에 분류된 자궁내장치(R4271)에 의하여 산정하는 경우에는 "입원일수"란에 내원일수를 "조산구분"란에 ④를 기재하고, "의료급여비용총액1"란에 자궁내장치(R4271) 수기료와 재료대를 합한 금액을 기재한다.

3) 조산시간

(1) 주간(09시를 초과한 때부터 18시전까지)에 조산한 경우에는 주간 소정금액을 산정하며 이 경우 명세서(GI06)의 시간란에 ①로 기재한다.

(2) 18시~09시 또는 공휴일에 조산한 경우에는 18시~09시 또는 공휴일 소정금액을 산정한다. 이 경우 명세서(GI06)의 시간란에 ②를 기재하고 조산시각 또는 조산일자(공휴일인 경우)를 기재한다.

(3) 22시~06시에 조산한 경우에는 22시~06시 소정금액을 산정하며, 이 경우 명세서(GI06)의 시간란에 ③으로 기재하고, 조산시각 또는 조산일자(공휴일인 경우)를 명기하여야 한다.

4) 가산구분

고위험분만에 해당하는 경우에는 ①, 분만취약지 소재 조산원에서 분만하는 경우에는 ②를 기재하고, 분만취약지 소재 조산원에서 고위험분만에 해당하는 경우에는 ③으로 기재한다.

5) 다태아

다태아란에 쌍생아는 ②, 삼태아는 ③으로 기재한다.

6) 식대

식대란에는 입원기간 동안 제공한 식사종류(일반식, 치료식, 멸균식, 분유, 산모식, 경관유동식)에 따른 총 식대비용을 기재한다.

7) 급여비용총액

의료급여비용총액1란에는 상대가치점수 "제11장 조산료"에 의한 금액에 입원기간 동안 제공된 "식대비용"을 합하여 산정한다.

8) 장애인의료비

2종 수급권자 중 장애인(종별구분: 6)으로 자궁내장치삽입술을 시행한 경우에는 식대(1일당 소정금액의 100분의80)를 제외한 의료급여비용총액1의 10%에 해당하는 금액을 장애인의료비란에 기재한다.

라. 보건기관 명세서 작성

1) 수가기준

보건소(모자보건센터 포함)에 대한 수가는 상대가치점수 "제12장 보건기관의 진료수가"에 의하여 산정한다.

2) 명세서상 항목기재

명세서상 각 항목 기재방법은 "요양급여비용 작성요령"에 따라 산정한다.

3) 진료과

의과, 치과, 조산여부에 따라 의과는 ①, 치과는 ②, 조산은 ③으로 기재하고 정관절제술 또는 결찰술, 자궁내 장치, 난관결찰술을 시행하여 상대가치점수표 "제12장 보건기관의 진료수가"를 산정하지 아니하고, "제9장 처치 및 수술료 등"에 분류된 해당항목에 의하여 산정하는 경우에는 "진료과"에 ④로 기재하며, 자궁내장치 재료대는 "급여비용총액"란에 해당 수기료와 합하여 기재한다. 보건소 또는 보건지소에 물리치료사가 상근하면서 물리치료를 행한 경우에는 ⑤를 기재하고, 한방의 경우 한방시술단독은 ⑦, 투약단독은 ⑧, 시술과 투약의 병행은 ⑨를 기재한다.

4) 야간 및 공휴일 조산

보건기관에서 18~09시 또는 공휴일에 조산을 행한 경우에는 소정금액의 50%를 가산하되, 조산시각 또는 공휴일임을 "상병명"란에 기재하여야 한다.

마. 정신질환 정액수가 명세서 작성

1) 정신질환 정액수가 기재방법

(1) 의료급여수가기준 제1장 제9조부터 제11조의 정신질환 정액수가는 의료급여비용명세서 제X항 "정신건강의학과 정액"란에 기재한다.

(2) 제1항에 따른 정신건강의학과 정액란의 정신질환 정액수가에 포함된 진찰료·입원료·투약료·정신요법료 등 진료내역을 상대가치점수 및 요양급여비용 작성요령에 따라 진찰료, 입원료(식대 포함), 투약료 및 처방전, 주사료, 마취료, 이학요법료, 정신요법료, 처치 및 수술료, 검사료, 영상진단 및 방사선 치료료, 특수장비, 100분의 100 본인부담 순서로 코드, 분류, 단가, 1회 투약량[3항(투약료), 4항(주사료) 의약품인 경우만 해당] 1일 투여량 또는 투여(실시)횟수, 총투여일수 또는 실시횟수, 금액 등을 명세서 각각의 항·목에 기재하되, 입원료와 식대는 의료급여수가기준 제2조에 따라 적용한다.

2) 정신질환 정액수가 코드

의료급여수가기준 제1장 제9조부터 제11조의 정신질환 정액수가 코드는 아래와 같다.

(1) 〈2017.3.13. 일자로 삭제〉

(2) 정신질환 입원수가

명칭 \ 입원기간	수가코드			
	입원 후 1-90일	입원 후 91-180일	입원 후 181-360일	입원 후 361일 이상
정신질환 입원수가 G1등급(병원이상)	AR341	AR351	AR361	AR331
정신질환 입원수가 G2등급(병원이상)	AR342	AR352	AR362	AR332
정신질환 입원수가 G3등급(병원이상)	AR343	AR353	AR363	AR333
정신질환 입원수가 G4등급	AR346	AR356	AR366	AR336
정신질환 입원수가 G5등급	AR347	AR357	AR367	AR337

(2) 정신질환 낮병동수가

명칭	수가코드
정신질환 낮병동수가 G1등급(병원이상)	AR201
정신질환 낮병동수가 G2등급(병원이상)	AR202
정신질환 낮병동수가 G3등급(병원이상)	AR203
정신질환 낮병동수가 G4등급	AR206
정신질환 낮병동수가 G5등급	AR207

(3) 정신질환 외박수가

명칭	수가코드
정신질환 외박수가 G1등급(병원이상)	AR401
정신질환 외박수가 G2등급(병원이상)	AR402
정신질환 외박수가 G3등급(병원이상)	AR403
정신질환 외박수가 G4등급	AR406
정신질환 외박수가 G5등급	AR407

3) 정신건강의학과 입원 중 다른 진료과 의뢰

(1) 정신질환자가 정신건강의학과 의료진으로 진료가 곤란한 외과적 수술을 요하는 경우 등의 질환이 발생하여 부득이 입원도중 동일 의료급여기관의 다른 진료과목 전문의에게 협진 의뢰하여 진료한 경우에는 별도 행위별수가로 적용 청구한다. 다만, 정신건강의학과 의료진으로도 진료가 가능한 간단한 상병(예: 소화불량, 감기 등)의 진료비용은 정신건강의학과 입원수가에 포함되어 있으므로 별도로 산정할 수 없다. 이 경우 해당 행위별수가 적용 입원명세서 상해외인란에 반드시 "E"를 표기하되, 입원일수란에 "0"을 기재하고, 당월 진료일수란에는 정신건강의학과 진료일수(원내투약일수 포함)를 제외한 타 상병에 대한 진료일수만을 기재토록 하며 정신건강의학과 진료일수를 초과하지 않을 경우 "0"으로 기재한다.

(2) 정신질환자가 정신건강의학과 의료진으로 진료가 곤란한 다른 진료과목에 해당하는 질환이 발생하였으나 해당 의료급여기관 인력 · 시설 · 장비로는 치료가 곤란하여 다른 의료급여기관으로 외래진료를 의뢰한 경우 명세서는 의

뢰받은 의료급여기관에서 행위별로 외래수가를 적용하여 외래명세서에 작성 · 청구하되, 명세서 상해외인란에 "E"표기하고 명세서 여백에 다른 의료급여기관 정신질환자 진료의뢰건임을 명기한다. 이 경우 의료급여기관 종별가산율은 의뢰받은 의료급여기관의 종별가산율을 적용하고, 본인일부부담금은 입원본인부담률을 적용한다.

4) 다른 진료과 입원 중 정신건강의학과 의뢰〈2017.3.13. 일자로 삭제〉

5) 촉탁의의 정신질환자 진료〈2017.3.13. 일자로 삭제〉

6) 정신질환 정액수가 진료 시 선별급여 청구

정신질환자의 정신건강의학과 진료 시 제23조2에 해당하는 항목을 실시한 경우에는 상해 외인란에 반드시 "O"를 기재하여 별도의 행위별 명세서에 분리 청구하되, 입 · 내원일수란에 "0"으로 기재한다.

7) 정신질환 외래진료 시 항정신병 장기지속형주사제 청구

제17조의9 제2항의 주사제의 경우 4항(주사료)의 (I)란에 기재한다.

8) 퇴원 투약비용의 별도 산정

정신건강의학과 입원 진료 후 퇴원 투약비용을 제1조에 따라 별도 산정하는 경우 제X항 03목에 기재한다.

바. 혈액투석 정액수가 명세서 작성

1) 혈액투석 외래 정액수가 기재방법

(1) 의료급여수가기준 제1장제7조의 혈액투석 외래 정액수가(O9991)는 의료급여비용명세서 제Z항의 "혈액투석 정액"란에 기재한다.

(2) 제1항에 따른 혈액투석 정액란의 혈액투석 정액수가에 포함된 진찰료, 혈액투석수기료, 재료대, 투석액, 필수경구약제 및 Erythropoietin제제 등 진료내역을 상대가치점수 및 요양급여비용 작성요령에 따라 진찰료, 투약료 및 처방전, 주사료, 마취료, 이학요법료, 정신요법료, 처치 및 수술료, 검사료, 영상

진단 및 방사선 치료료, 특수장비, 100분의 100 본인부담 순서로 코드, 분류, 상한가, 단가, 1회 투약량[3항(투야료), 4항(주사료) 의약품인 경우만 해당] 1일 투여량 또는 투여(실시)횟수, 총 투여일수 또는 실시횟수, 금액 등을 명세서 각각의 항 · 목에 기재하되, 입원료와 식대는 의료급여수가기준 제2조에 따라 적용한다.

2) 혈액투석 정액수가 이외 행위별 분리청구

(1) 의료급여 혈액투석정애 외래진료 당일 동일진료과목 의사가 혈액투석을 위한 정맥내카테터삽입술 또는 혈관중재시술 등을 실시한 경우 만성신부전 관련 합병증이 아닌 다른 상병으로 진료를 실시한 경우 별도의 행위별수가로 명세서를 분리 청구한다. 이 경우 해당 행위별수가 적용 입원명세서 상해외인란에 반드시 "M"을 표기하되, 내원일수란에 "0"을 기재한다. 혈관중재시술 등의 해당 범주는 혈관조영촬영, 인공신장투석을 위한 동정맥류의 교정술, 중재적 방사선시술이며, 관련 조영제 및 재료대 등의 청구방법은 요양급여비용 작성요령에 따른다.

(2) 의료급여 혈액투석 외래진료 당일 제23조2에 해당하는 항목을 실시한 경우에는 상해외인란에 반드시 "O"를 기재하여 별도의 행위별 명세서 분리 청구하되, 내원일수란에 "0"을 기재한다.

IV. 의료급여 본인일부부담금 작성요령: 생략

제10장 자동차 보험

제1절 자동차보험의 개요

1. 자동차보험의 의의

자동차보험은 자동차를 소유·사용 또는 관리하는 동안에 발생하는 불의의 사고로 인한 인적 물적 손해를 보상하는 데 있다. 자동차를 소유한 사람들이 언제 발생할지 모르는 자동차사고에 대비하여 미리 일정한 보험료를 보험회사에 납부하고, 보험가입기간 내에 발생한 사고로 인명과 재산에 대한 손해를 보상해 주는 사회보장제도이다.

이러한 자동차보험은 1896년 미국에서 시작되었으며 우리나라에서는 1962년 한국자동차보험공영사가 발족, 1963년 4월 「자동차손해배상보장법」이 제정되어 책임보험에 의무적으로 강제 가입토록 하였다. 또한 1981년 「교통사고처리 특례법」이 제정되어 1982년 1월부터 시행하였으며, 1995년 8월 1일부터는 자동차보험진료수가를 고시하여 요양기관에 적용하게 하였고 1999년 10월부터는 자동차보험수가 가산율을 변경하여 시행하고 있다.

2. 자동차보험의 종류

자동차보험은 「자동차손해배상보장법」에 의거 의무적으로 가입하게 하는 책임보험(강제보험)과 보험가입자의 자유선택에 의해 가입할 수 있는 종합보험(임의보험)으로 구분된다. 종합보험은 자동차보험(개인용, 업무용, 영업용), 운전자보험, 외화표시 자동차보험 및 자동차취급업자보험으로 나누고 있다.

3. 자동차사고의 분류

자동차사고란 자동차를 소유 · 사용 · 관리하는 동안에 발생되는 사고로 사고 발생의 객체에 따라 대인사고와 대물사고로 구분한다.

대인사고는 자동차신고로 사람의 생명이나 신체가 사상됨을 말하고, 이는 다시 사고 발생 주체인 자기가 사상된 자손사고와 타인이 사상된 대인사고로 분류된다. 교통사고의 인적피해를 구분해 보면 다음과 같다

1) 사망은 교통사고 발생 시로부터 72시간 이내 사망한 사고이며 그 이후 사망사고는 사망에 이른 원인이 교통사고 후 병명과 직접 관계가 있거나 기존 질환이 악화된 경우이며, 실제로는 교통사고에 대한 사법적인 처리가 최종적으로 이루어질 때까지, 소송 외의 경우는 검사에 의해 최종결정이 이루어질 때까지(소송의 경우엔 판결로 확정될 때까지, 소송 외의 경우는 검사에 의해 최종결정이 이루어질 때까지) 사망이 이루어지면 형사상의 처벌에 영향을 미친다.
2) 중상은 교통사고로 3주 이상의 치료를 요하는 부상을 입은 경우
3) 경상은 교통사고로 5일 이상 3주 미만의 부상을 입은 경우
4) 부상은 5일 미만의 치료를 요하는 부상을 입은 경우를 말한다.
5) 뺑소니 판단기준은 사고 후 즉시 정차하여 피해자를 구호하였는가 하는 것이며, 설령 뺑소니 의사가 없었더라도 객관적으로 보아 뺑소니의사가 있었다고 판단되면 뺑소니 죄가 성립될 수 있다. 구호 조치 없이 허위연락처 등을 남기고 간 경우도 뺑소니에 해당된다. 뺑소니는 「특정범죄가중처벌법」(특가법)에 해당되어 엄한 가중처벌을 받으며(피해자와 합의를 하더라도 엄한 처벌을 받는다), 가해자가 사고 자체를 인식하지 못하였음이 인정되면 도주죄의 적용이 곤란하다. 뺑

소니로 오해받지 않으려면 사고 즉시 가까운 병 · 의원에서 확인하고 연락처 등을 정확히 안내한 후에 헤어지는 것이 가장 확실하다. 한편, 대물사고는 자동차 사고로 자기 또는 타인의 물건 또는 차량 등의 재물이 손상되는 사고를 말하고, 이는 다시 자기 자신의 차량이 파괴되는 자차사고와 타인의 차량을 포함한 타인의 재물이 손상되는 대물사고로 구분한다.

4. 손해배상 책임

1) 손해배상책임

사고로 인해 피해자가 입은 각종 피해에 대한 가해자의 배상책임으로 가해운전자와 가해차량의 소유자가 연대하여 배상책임을 진다.

(1) 자동차종합보험에 가입되어 있는 경우

① 가해자의 위임으로 자동차종합보험회사에서 피해자에 대한 보상책임을 진다.

② 약관상 보상금 외 법률상 손해배상책임이 보험에 있으므로 피해자와 합의에 대해 아무런 책임을 지지 않는다.

(2) 자동차종합보험 미가입인 경우

① 가해자는 손해배상뿐만 아니라 합의를 하여 형사처벌을 피해야 하므로 상당히 다급한 입장이 된다.

② 하지만 가해자가 전혀 배상능력이 없거나(소위 몸으로 때우겠다)하면 피해자는 이중의 피해에 정신적 스트레스를 엄청 받는다.

③ 신속히 재산조사와 탐문조사 후 재산을 확인하여 압류 등의 조치가 필요하다.

④ 요즘은 이런 맹점을 보완한 "무보험 담보특약"에 가입하면 우선 본인 보험으로 처리하고 나중에 보험회사에서 가해자 구상권 청구를 한다.

2) 행정상의 책임

사고원인과 피해정도에 따라 운전면허 벌점과 범칙금이 부과되고 그 결과 면허가 정지 혹은 취소되기도 한다.

제2절 자동차보험 진료수가에 관한 기준

1. 목적

이 고시는 자동차보험 진료수가에 관하여 「자동차손해배상 보장법」 제15조 및 같은 법 시행규칙 제7조에서 위임한 사항과 그 시행에 관하여 필요한 사항을 규정함을 목적으로 한다.

2. 정의

이 고시에서 사용하는 용어의 정의는 다음 각 호와 같다.

1) "자동차보험"이란 「상법」 제726조의2에 따른 계약을 내용으로 하는 「보험업법」에 따른 보험과 「여객자동차운수사업법」·「화물자동차운수사업법」 및 「건설기계관리법」에 따른 공제를 말한다.
2) "자동차보험 진료수가"란 「자동차손해배상 보장법」(이하 "법"이라 한다) 제2조 제7호에서 정한 것을 말한다.
3) "교통사고환자"라 함은 자동차의 운행으로 인한 사고(이하 "자동차사고"라 한다)로 말미암아 의료기관에서 진료를 받았거나 받는 자를 말한다.
4) "교통사고환자 진료비"라 함은 교통사고환자가 자동차사고로 인한 상병(傷病: 부상으로 인한 제 증상을 말한다)을 진료하기 위하여 소요된 비용을 말한다.
5) "의료기관"이란 「의료법」 제3조에 따른 "의료기관" 및 「지역보건법」 제12조에 따른 "보건의료원"을 말한다.
6) "보험회사등"이란 다음 각 목의 어느 하나에 해당하는 자를 말한다.
   가. 보험업법에 의한 보험회사(이하 "보험회사"라 한다)
   나. 「여객자동차운수사업법」·「화물자동차운수사업법」 및 「건설기계관리법」에 따른 공제사업을 하는 자(이하 "공제사업자"라 한다)
   다. 법 제45조 제1항에 따라 같은 항 제2호의 업무를 위탁받은 자(이하 "자동차손해배상보장사업자"라 한다)

3. 적용범위

이 고시는 다음 각 호의 경우 이를 적용한다.

1) 법 제10조 제1항 또는 법 제11조 제1항에 따라 보험회사 등이 보험금(공제금을 포함한다. 이하 "보험금등"이라 한다) 또는 가불금의 지급청구를 받아 피해자에게 교통사고환자 진료비를 직접 지급하는 경우
2) 제1호의 보험금 등 또는 가불금의 지급을 받았거나 이를 지급 받을 교통사고환자가 의료기관에게 진료비를 변제하는 경우. 다만, 국민건강보험법령 또는 산업재해보상보험법령에 의하여 보험 처리될 수 있는 비용은 제외한다.
3) 법 제12조의2제2항에 따라 의료기관이 자동차보험 진료수가(이하 "진료수가"라 한다)를 「국민건강보험법」 제62조에 따른 건강보험심사평가원(이하 "심사평가원"이라 한다)에 청구하고 이에 대하여 심사평가원이 심사하는 경우 및 보험회사 등이 의료기관에게 그 진료비를 지급하는 경우
4) 의료기관이 법 제12조제5항 단서에 따라 교통사고환자에게 직접 진료비의 납입을 청구하는 경우. 다만, 국민건강보험법령 또는 산업재해보상보험법령에 따라 보험 처리될 수 있는 비용은 제외한다.
5) 법 제17조에 따른 자동차보험진료수가분쟁심의회(이하 "심의회"라 한다)가 법 제20조제1항에 따른 심사 · 결정을 하는 경우

4. 진료의 기준

의료기관은 교통사고환자의 조속한 원상회복을 위하여 필요한 진료에 최선을 다하되, 그 진료는 보편 · 타당한 방법 · 범위 및 기술 등에 따라 이를 행하여야 한다.

5. 진료수가의 인정범위

1) 교통사고환자에 대한 진료수가의 인정범위는 다음 각 호에 따른다.
   가. 「국민건강보험법」 제41조제3항 및 제4항에 따라 보건복지부장관(보건복지부장관이 그 권한을 위임하거나 위탁한 경우에는 그 위임 또는 위탁을 받은 자를 포함한다. 이하 같다.)이 정한 내역 및 기준

나. 「국민건강보험법」 시행규칙 별표7에 따른 '보조기기에 대한 보험급여기준'

다. 「응급의료에 관한 법률」 제23조제1항에 따른 응급의료수가기준

2) 제1항에서 정한 인정범위(이하 "건강보험기준"이라 한다)와 달리 정하는 사항에 대해서는 다음 각 호에 따른다.

가. 건강보험기준과 달리 적용할 필요에 의하여 별표 1에 규정된 사항

나. 건강보험기준에 규정되지 않았거나 요양급여로 정하지 아니한 진료항목에 대해 별표 2에 규정된 사항

다. 제2호에서 정하지 아니한 항목의 진료수가에 대하여 고용노동부장관이 고시한 「산업재해보상보험 요양급여 산정기준」의 별표 "산재보험에서 추가로 인정하는 요양급여의 범위 및 비용산정기준"에 규정된 사항. 다만, 제1절 치과보철의 [진료원칙] 중 제6호, 제7절 보험급여청구서 확인 및 진단서 발급수수료, 제10절 재활보조기구 처방 및 검수료, 제11절 이송료, 제14절 전신해부에 따른 비용, 제15절 재활치료료 중 제3호, 제18절 예방접종비용은 제외한다.

3) 진료수가 적용기준 및 방법에 관한 세부사항은 별표 3에 따른다.

4) 제2항제2호 및 제3호에 명시된 항목이 건강보험기준의 개정으로 새로이 요양급여의 범위에 포함되는 경우에는 그날부터 건강보험기준에 따른다.

5) 법 제31조제1항제1호에 따른 의료재활시설의 재활의학과 전문의가 다음 각 호의 어느 하나에 해당하는 환자의 동의를 받아 시범재활치료를 할 경우에는 별표 4에 따른다.

가. 사고 후 2년 이내의 기간 동안 치료 중인 환자로서 적극적인 재활치료의 효과가 기대되는 경우

나. 사고 후 2년이 경과하였으나 부적절한 치료(전문재활치료를 중단한 경우 등)를 받은 환자로서 적극적인 재활치료의 효과가 기대되는 경우

6. 진료수가 인정 제외대상

1) 제5조에 따른 인정범위의 진료비에도 불구하고 다음 각 호에 해당하는 진료비는 그 인정범위에서 제외된다.

가. 명백히 해당 자동차사고와 인과관계가 없는 상병(傷病)에 대한 진료비. 다만, 해당 자동차사고 당시에는 증상이 없었으나 환자에게 고의 또는 중대한 과실

이 없으며 의료기관 또한 고의 또는 과실 없이 진료 중에 발생한 증상("합병증"을 말한다)에 대한 진료비는 그러하지 아니하다.

나. 해당 자동차사고가 있기 전에 이미 가지고 있던 증상("기왕증"을 말한다)에 대한 진료비. 다만, 기왕증이라 하여도 해당 자동차사고로 인하여 악화된 경우에는 그 악화로 인한 진료비는 그러하지 아니하다.

다. 교통사고환자의 요구로 발생한 상급병실료(기본입원료와의 차액) 및 상급종합병원 · 종합병원 · 병원 · 한방병원 · 요양병원(「정신건강증진 및 정신질환자 복지서비스 지원에 관한 법률」 제3조제5호에 따른 정신의료기관 중 정신병원인 요양병원, 「장애인복지법」 제58조제1항제4호에 따른 의료재활시설로서 「의료법」 제3조의2의 요건을 갖춘 의료기관인 요양병원으로 한정한다. 이하 이 호에서 같다)의 2~3인실 사용 시 건강보험에서 정한 본인일부부담금(상급종합병원 · 종합병원 · 병원 · 한방병원의 2~3인실 사용 시 입원일수에 따른 입원료의 본인일부부담금 산정기준은 별표 3에 따른다)에 해당하는 입원료. 다만, 다음 각 목의 어느 하나에 해당되는 경우에는 그러하지 아니한다.

㉠ 의료진이 치료상 부득이하게 상급병실 및 상급종합병원 · 종합병원 · 병원 · 한방병원 · 요양병원의 2~3인실에 입원하여야 한다고 판단하여 입원하였을 때

㉡ 병실의 사정으로 부득이 상급병실 및 상급종합병원 · 종합병원 · 병원 · 한방병원 · 요양병원의 2~3인실 사용 시 7일의 범위에서는 그 병실의 입원료를 지급함. 다만, 7일을 초과했을 때에는 상급병실은 기본입원료만 지급하고 상급종합병원 · 종합병원 · 병원 · 한방병원 · 요양병원의 2~3인실 입원료는 건강보험에서 정한 본인일부부담금을 제외한 차액만 지급함.

라. 교통사고환자가 제12조제1항에 따른 의료기관의 퇴원 또는 전원(轉院) 지시에 불응하는 경우에 그 지시일의 다음 날부터 그 의료기관에서 입원함으로 인하여 증가된 진료비. 다만, 퇴원 또는 전원 지시에 따라 통원치료 또는 다른 의료기관으로 전원 하여 발생한 진료비는 그러하지 아니하다.

2) 제1항에 따라 진료수가의 인정범위에서 제외되는 비용은 교통사고환자 등에게 청구할 수 있다. 다만, 제1항제1호 단서 중 의료기관의 고의 또는 과실로 인한 합병증에 대한 진료비는 그러하지 아니하다.

7. 진료수가의 산정방법

1) 제5조의 진료수가 인정범위는 다음 각 호의 비용으로 산정하되, 제4호 및 제5호는 각 호의 순서에 따라 적용한다.

가. 건강보험기준 중 상대가치점수, 금액이 정해진 행위 · 치료재료, 상한금액이 정해진 약제에 대해서는 「국민건강보험법」 제45조 제4항 및 제46조, 같은 법 시행령 제21조 제2항, 제3항제1호 · 제3호 및 제22조에 따른 요양급여의 상대가치점수 및 금액

나. 제5조제1항제2호에 의한 보조기기는 「국민건강보험법」시행규칙 [별표7]에 의한 금액

다. 제5조제2항 제1호부터 제3호까지에서 정한 항목 및 제5조제5항에서 정한 항목에 대해서는 그 항목의 점수 및 금액

라. 제1호 및 제3호에서 비용이 정해지지 아니한 행위는 「건강보험 행위 급여 · 비급여 목록표 및 급여 상대가치점수」 "제2부 행위 급여목록 · 상대가치점수 및 산정지침" 중 가장 유사한 분류항목의 점수 및 금액

마. 건강보험기준의 비급여대상으로 상대가치점수가 정해지지 아니한 행위는 해당 진료에 소요된 실제비용, 비급여로 정해진 치료재료 및 상한금액이 정해지지 않은 약제는 의료기관의 실구입가

2) 제1항에도 불구하고 제5조제2항 각 호의 인정범위 중 금액으로 정한 항목은 의료기관 종별가산율을 적용하지 아니하되, 별도로 가산을 인정하는 항목은 그러하지 아니하다.

3) 개별 의료기관이 제5조의 진료수가 인정범위에 해당하는 비용에 관하여 별도로 정한 금액 또는 실제 구입금액이 제1항제1호부터 제4호까지의 규정에 따라 정한 금액보다 낮은 경우에는 제1항제1호부터 제4호까지의 규정에도 불구하고 그 금액을 산정한다.

8. 진료수가의 청구 · 지급절차 및 방법 등

1) 「자동차손해배상 보장법 시행규칙」 제6조의2 및 제6조의3에 따른 진료수가의 청구 · 지급절차 및 방법 등은 국토교통부장관이 정하여 고시하는 「자동차보험

진료수가 심사업무처리에 관한 규정」을 따른다.

2) 의료기관이 제1항에 따라 진료수가를 청구할 때에는 반드시 해당 교통사고환자에 대한 진료기록부 등의 기록내용에 근거하여 청구서 등을 작성하여야 한다.

3) 의료기관이 제1항에 따라 다음 각 호의 진료수가를 청구할 때에는 그 내용·근거 및 진료비용을 객관적으로 알 수 있도록 소명하여야 한다. 이 경우 그 소명이 없거나, 소명된 내용·근거 및 진료비용이 객관적으로 인정될 수 없는 부분의 진료비는 교통사고환자 진료비의 인정범위에서 제외된다.

가. 제6조제1항 각 호의 단서에 해당하는 진료비

나. 별표 1에 명시된 진료항목(종별가산율 및 입원료는 제외한다)에 대한 진료비중 건강보험기준을 초과하는 진료비

9. 진료기록의 확인청구

1) 보험회사 등은 진료수가 지급을 위하여 관계 진료기록이 필요한 경우 법 제12조의2제1항에 따라 위탁한 심사평가원 또는 의료기관에게 진료기록의 확인을 청구할 수 있다. 이 경우 그 청구는 별지 제1호 서식에 의한다.

2) 제1항에 따른 보험회사 등의 확인청구 내용이 진료에 관한 사실 확인 및 진료수가 지급에 필요한 범위를 명백히 초과한 것으로 판단되는 경우 심사평가원 또는 의료기관은 관계진료기록의 일부만을 확인하게 하거나 그에 응하지 아니할 수 있다. 이 경우에는 보험회사 등에게 그 사유를 소명하여야 한다.

10. 교통사고환자의 퇴원·전원 지시 등

1) 의료기관은 입원중인 교통사고환자가 수술·처치 등의 진료를 받은 후 상태가 호전되어 의학적으로 더 이상 그 의료기관에서의 입원진료가 불필요한 경우에는 해당 교통사고환자에게 퇴원 또는 「자동차손해배상 보장법 시행령」 제12조의2 제2항에 따른 다른 의료기관으로의 전원(轉院)을 지시할 수 있다. 이 경우 의료기관은 해당 환자(보호자를 포함한다) 및 법 제12조제1항에 따라 진료수가의 지급의사를 통지한 해당 보험회사 등에게 그 사유를 서면으로 설명·고지하여야 한다.

2) 의료기관은 제1항에 따라 교통사고환자가 다른 의료기관으로 전원한 경우 새로운 의료기관이나 담당의사가 진료기록, 임상소견서 및 치료경위서의 열람이나 송부 등 진료에 관한 정보의 제공을 요구한 때에는 지체 없이 이에 응하여야 한다.

3) 보험회사 등은 제1항에 따른 고지를 받은 후 또는 교통사고환자와 합의가 성립되어 더 이상 그 의료기관에게 진료비 지급 의사가 없는 경우 별지 제2호 서식으로 지급보증중지를 통보하여야 한다.

11. 전자문서교환방식의 표준화

1) 국토교통부장관은 보험회사 등, 의료기관 및 심의회가 다음 각 호의 업무를 효율적으로 처리하기 위하여 필요한 경우에는 전자문서교환(Electronic Data Interchange, EDI)방식의 표준을 정할 수 있다.

가. 법 제12조제1항에 따라 보험회사 등의 의료기관에 대한 진료수가의 지급의사유무 및 지급한도 등의 통지

나. 법 제12조제5항에 따라 보험회사 등의 의료기관에 대한 진료수가의 지급의사의 철회

다. 법 제14조제1항 및 이 고시 제10조의 규정에 따라 보험회사 등의 의료기관에 대한 관계진료기록의 확인청구 및 그 확인청구에 대한 의료기관의 보험회사 등에 대한 의사표시

라. 법 제19조제1항에 따라 보험회사 등의 심의회에 대한 심사청구

마. 법 제21조제1항에 따라 심의회의 심사청구 당사자에 대한 결정내용의 통지

바. 법 제21조제2항에 따라 심의회의 결정내용에 대한 당사자의 수락 또는 거부의 의사표시

사. 법 제22조에 따라 심의회의 관계자에 대한 의견 등의 수집

아. 그 밖에 제1호부터 제7호까지의 업무를 위하여 필요한 사항

2) 보험회사 등, 의료기관 및 심의회가 제1항의 전자문서교환방식에 따라 통지 등을 행한 경우에는 법, 같은 법 시행령, 같은 법 시행규칙 및 이 고시에 적합한 것으로 본다.

12. 재검토 기한

국토교통부장관은 「훈령 · 예규 등의 발령 및 관리에 관한 규정」에 따라 이 고시에 대하여 2018년 1월 1일 기준으로 매 3년이 되는 시점(매 3년째의 12월 31일까지를 말한다)마다 그 타당성을 검토하여 개선 등의 조치를 하여야 한다.

[별표 1] 건강보험기준과 달리 적용하는 사항(제5조 제2항 제1호 관련)

대분류	건강보험기준 및 응급의료기준 중 달리 적용하는 사항
일반사항	[의료기관 종별가산율]「건강보험 행위 급여 · 비급여목록표 및 급여 상대가치점수」의 제1편 제1부 "II. 요양기관 종별가산율" 1항의 의료기관 종별에 따라 가산하는 비율을 다음과 같이한다. 1. 가목은 45% 2. 나목은 37% 3. 다목은 21% 4. 라목은 15%
제1장 기본 진료료	[입원료]「건강보험 행위 급여 · 비급여목록표 및 급여 상대가치점수」 제1편 제2부 제1장 [산정지침] 2. 입원료 등 라. (5) 및 (6)을 다음과 같이 한다. 1. 상급종합병원과 종합병원을 제외한 의료기관의 입원료(가-2)는 입원 51일째부터 150일까지는 해당 점수의 90%를 산정하고(산정코드 첫 번째 자리에 '8'로 기재), 입원 151일째부터 해당 점수의 85%를 산정한다.(산정코드 첫 번째 자리에 '9'로 기재). 2. 종합병원의 입원료(가-2)는 입원기간에 관계없이 해당 점수의 100%를 산정한다. 3. 상급종합병원의 입원료(가-2, 가-9가~다)는 입원기간에 관계없이 해당 점수의 100%에 병원관리료 100%를 가산하여 산정한다(산정코드 두 번째 자리에 '9'로 기재).
제5장 주사료	[주사료] 피하 또는 근육내주사(마-1)는 외래는 1일 1회, 입원은 1일 4회 이내만 산정한다. 다만, 응급을 요하거나 진료상 반드시 필요한 경우에는 예외로 한다. 수액제 주입로를 통한 주사(마-5-1)는 외래는 1일 1회, 입원은 1일 4회 이내만 산정한다.
제7장 이학요법료	[이학요법료] 표층열치료(사-101), 한냉치료(사-101-1), 경피적전기자극치료(사-104), 간섭파전류치료(사-104의 '주')는 수상일로부터 17일까지 외래는 1일 1회 2부위까지, 입원은 1일 2회 2부위까지 산정하며, 수상일로부터 18일 이후부터는 부위 불문하고 외래는 1일 1회, 입원은 1일 2회만 산정한다.
제9장 처치 및 수술료 등	[처치 및 수술료 등] 중 안면 또는 경부에 대하여 창상봉합술(자-2-가)을 시행한 경우에는 1회의 시술에 한하여 별도로 50,000원을 가산한다.(키-9, VI010) [처치 및 수술료 등]「건강보험 행위 급여 · 비급여목록표 및 급여 상대가치점수」제1편 제2부 제9장 자-24 반흔구축성형술[운동제한이 있는 것], 저-21 자가 지방 혹은 진피-지방 이식술, 자-13-1 색소레이저광선치료'는 다음의 키-10 반흔구축성형술, 키-11 자가 지방 혹은 진피-지방이식술, 키-14 레이저 반흔성형술로 산정한다. 키-10 반흔구축성형술 Release of Scar Contracture 주: 1. 운동제한유무와 관계없이 산정한다. 2. 안면성형술시 사용된 봉합사는 실구입가로 산정한다. 3. Z-plasty 혹은 W-plasty 등 국소피판에 해당하는 피부성형술을 시행한 경우 시술전 반흔 길이의 1.5배를 산정한다. 가. 안면(cm당) (1) 상급종합병원 100,000원(VI021)

	(2) 종합병원 80,000원(VI022) (3) 병원 70,000원(VI023) (4) 의원 60,000원(VI024) 나. 기타부위(cm당) (1) 상급종합병원 70,000원(VI031) (2) 종합병원 60,000원(VI032) (3) 병원 50,000원(VI033) (4) 의원 40,000원(VI034) 키-11 자가 지방 혹은 진피-지방이식술 Autogenous Fat Graft or Dermo-Fat Graft 주: 2부위 이상 시술시 이식한 부위 면적을 합하여 산정한다. 가. 4cm2 미만 511,800원(VI041) 나. 4cm2 이상~16cm2 미만 716,520원(VI042) 다. 16cm2 이상~36cm2 미만 921,240원(VI043) 라. 36cm2 이상~100cm2 미만 1,535,400원(VI044) 마. 100cm2 이상 2,047,200원(VI045) 키-14 레이저 반흔성형술 주: 2부위 이상 시술시 면적을 합산하며, 레이저 종류를 불문하고 산정한다. 가. 0~25cm2 미만 153,540원(VI071) 나. 25cm2이상~100cm2미만 255,900원(VI072) 다. 100cm2 이상~358,260원(VI073)
제14장 한방시술 및 처치료	[시술료] 온냉경락요법(하-70)은 수상일로부터 17일까지 외래는 1일 1회 2부위까지, 입원은 1일 2회 2부위까지 산정하며, 수상일로부터 18일 이후부터는 부위 불문하고 외래는 1일 1회, 입원은 1일 2회만 산정한다.
응급의료 기준	[응급의료관리료] 응급의료수가기준의 2.산정기준 "가"항에 의거 응급실에서 응급환자 또는 응급실에 내원한 환자에게 응급처치 및 응급의료를 행한 경우 초일에 한하여 산정하되, 응급환자에 해당되지 않는 환자의 경우에도 보험회사 등이 응급의료관리료 전액을 부담한다.

[별표 2] 건강보험기준에 규정되지 않았거나 요양급여로 정하지 아니한 진료항목에 대한 사항 (제5조 제2항 제2호 관련)

분류번호	코드	분류	점수	금액(원)
		[입원료]		
키-1		상급병실료		실제소요비용(기본입원료와의 차액)
	VA011 (90011)	가. 1인실		
	VA012 (90012)	나. 2인실[상급종합병원, 종합병원, 병원, 한방병원, 요양병원(「정신건강증진 및 정신질환자 복지서비스 지원에 관한 법률」 제3조제5호에 따른 정신의료기관 중 정신병원인 요양병원, 「장애인복지법」 제58조제1항제4호에 따른 의료재활시설로서 「의료법」 제3조의2의 요건을 갖춘 의료기관인 요양병원으로 한정한다) 제외]		
	VA013 (90013)	다. 3인실[상급종합병원, 종합병원, 병원, 한방병원, 요양병원(「정신건강증진 및 정신질환자 복지서비스 지원에 관한 법률」 제3조제5호에 따른 정신의료기관 중 정신병원인 요양병원, 「장애인복지법」 제58조제1항제4호에 따른 의료재활시설로서 「의료법」 제3조의2의 요건을 갖춘 의료기관인 요양병원으로 한정한다) 제외]		
		[검사료]		
노-671	FZ671	후각기능검사		
		가. 인지(산정코드 첫 번째 자리에 '1'로 기재)		30,710
		나. 역치(산정코드 첫 번째 자리에 '2'로 기재)		40,940
노-697	FZ697	단섬유근전도		
		가. 상급종합병원(산정코드 세 번째 자리에 '1'로 기재)		50,000
		나. 종합병원(산정코드 세 번째 자리에 '2'로 기재)		47,000
		다. 병원(산정코드 세 번째 자리에 '3'으로 기재)		43,000
		라. 의원(산정코드 세 번째 자리에 '4'로 기재)		41,000
노-731	FZ731	동적체평형검사 Dynamic Posturography 주: 치료기간 중 1회 산정한다.		30,710

분류번호	코드	분류	점수	금액(원)
노-732	FZ732	회전검사 Rotatory Chair Test	2,444.00	
노-733	FZ733	비디오전기안진검사 Video-Nystagmography 주:「건강보험 행위 급여·비급여 목록표 및 급여 상대 가치점수」 제1편 제2부 제2장 나-633 평형기능검사[전기안진검사]의 소정 점수를 산정한다.(산정 코드 첫 번째 자리에 '1~9'로 기재)		
노-775	EZ775	관절계를 이용한 무릎관절인대검사		20,470
노-776		체온열검사 Thermography(전신)		
	VB021 ~VB024 (91021 -91024)	주: 부위별 수가는 전신의 60%를 산정한다.		
	VB011 (91011)	가. 상급종합병원		117,510
	VB012 (91012)	나. 종합병원		95,710
	VB013 (91013)	다. 병원		92,120
	VB014 (91014)	라. 의원		92,120
키-3		수면 다원 검사 주: 1.「건강보험 행위 급여·비급여 목록표 및 급여 상대 가치점수」 제1편 제2부 제2장 '나-629 수면다원검사'의 급여기준(검사항목, 시설기준, 실시 인력기준, 인정횟수)을 모두 충족한 경우는 나-629 수면다원검사로 산정한다. 2. 교통사고환자에게 수면다원검사(나-629, 키-3)를 실시한 경우 검사결과를 첨부하여야 한다.		
	VB051	(1) 상급종합병원		350,000
	VB052	(2) 종합병원		330,000
	VB053	(3) 병원		300,000
	VB054	(4) 의원		280,000
키-4		음경기능진단 주: 수면중 발기검사, 시청각 성자극 발기검사를 실시한 경우 산정한다. 가. 주간		

분류번호	코드	분류	점수	금액(원)
	VB071	(1) 상급종합병원		80,000
	VB072	(2) 종합병원		75,000
	VB073	(3) 병원		69,000
	VB074	(4) 의원		65,000
		나. 야간		
	VB081	(1) 상급종합병원		100,000
	VB082	(2) 종합병원		94,000
	VB083	(3) 병원		86,000
	VB084	(4) 의원		82,000
		[영상진단 및 방사선 치료료]		
키-5		X-Ray 필름 복사(매당)		
	VC011	가. 상급종합병원		4,000
	VC012	나. 종합병원		3,700
	VC013	다. 병원		3,400
	VC014	라. 의원		3,200
키-24	VC040	영상진단 저장매체 복사수수료(개당) 주: 1. CD 등 저장매체 종류에 불문하고 소정금액을 산정한다. 2. 타 의료기관으로의 전원 등 진료상 필요하여 복사한 경우 산정한다.		10,000
		[정신요법료]		
오-5	NZ005	안구운동 민감소실 및 재처리요법 Eye Movement Desensitization & Reprocessing Therapy		102,360
오-6		기타 행동치료 Others Behavioral Therapies 주: 전문의 또는 전문의 지도하에 3년차 이상 전공의가 1인의 환자를 대상으로 30분 이상 치료를 시행한 경우 「건강보험 행위 급여 · 비급여 목록표 및 급여 상대 가치점수」 제1편 제2부 제8장 아-6가. 인지행동치료-개인의 소정점수를 산정한다.(산정코드 첫 번째 자리에 "1"로 기재)		
	NZ008	가. 정신신체적 생체되먹이기 치료 Psychophysiological Biofeedback		20,470
	NZ009	나. 신경발달중재치료 Neurodevelopmental Intervention Therapy		20,470

분류번호	코드	분류	점수	금액(원)
	NZ010	다. 심리적 재활중재치료 Psychological Rehabilitative Intervention Therapy		20,470
		[처치 및 수술료]		
조-83	SZ083	추간판내고주파열치료술 Intra Discal Electrothermal Therapy 주: 1. 「건강보험 행위 급여 · 비급여 목록표 및 급여 상대가치점수」 제1편 제2부 제9장 자-49다. 척추수핵 용해술 소정점수에 25%를 가산하여 산정한다. 2. 「치료재료 급여 · 비급여 목록 및 급여 상한금액표」의 "추간판내 고주파 열치료술용" 중 사용된 재료대는 별도 산정한다.		
키-12		비성형술 Corrective Rhinoplasty		
	VI051	가. 소 주: 한쪽만 골절시킨 경우에 산정한다.		2,047,200
	VI052	나. 중 주: 양쪽(4군데 이하) 골절시킨 경우에 산정한다.		2,354,280
	VI053	다. 대 주: 5군데 이상 골절시킨 경우에 산정한다.		2,866,080
키-13		융비술 Augmentation		
	VI061	가. 소 주: 인공이식만 실시한 경우에 산정한다.		1,023,600
	VI062	나. 중 주: 인공이식과 자가조직이식을 실시한 경우에 산정한다.		1,535,400
	VI063	다. 대 주: 연골이나 자가조직이식과 더불어 비첨부성형술을 동시에 실시한 경우에 산정한다.		2,047,200
키-15	VI080	조직확장기 삽입술 주: 1. 소정금액에는 조직확장기 삽입술 및 확장유도술의 비용이 포함되어 있다. 2. 사용된 조직확장기는 별도 산정한다.		1,023,600
키-23		모발이식술[모발분리비 포함]		
	VI094	주: 500모 미만 시술 시 1모당 2,500원을 산정한다		
	VI091	가. 500모~1,000모 미만		2,400,000
	VI092	나. 1,000모~2,000모 미만		4,500,000

분류번호	코드	분류	점수	금액(원)
	VI093	다. 2,000 모 이상		6,600,000
		[치과 처치 · 수술료]		
키-26	VJ010	완전도재전장관 All Ceramic Crown 주:「산업재해보상보험 요양급여 산정기준」[별표] 제1절 [치과 보철료] 중 '카-3 도재전장주조관(귀금속)'의 소정금액을 산정하며, [진료원칙] 및 [보철원칙]도 동일하게 적용한다.		
초-42	UZ042	교합안정장치	8,555.92	
		[한방 투약 및 조제료]		
버-1	13010	한방 첩약(1첩당) 주: 환자의 증상 및 질병의 정도에 따라 필요 적절하게 투여하여야 하며, 1회 처방 시 10일, 1일 2첩 이내에 한하여 산정한다.		6,690
버-2	13020	한방 탕전료(1첩당)		670
키-100		한방 관련 의약품 주: 식약처 허가사항 범위내에서 산정한다		실구입가
	92011	가. 복합엑스제		
	92012	나. 한방파스		
		[한방 시술 및 처치료]		
허-1	93011	약침술	97.47	
	93013	주: 1. 사용된 약제는 시술부위 불문하고 1회당 2,000원으로 산정한다.		
	93012	2. 신체를 두 · 경부, 흉 · 복부, 요 · 배부, 상지부, 하지부의 5부위로 구분하여 2개 부위 이상을 시술한 경우에는 소정점수의 50%를 가산한다.		
		[기타]		
키-16	VM010	Bobath sling		30,710
키-17	VM020	Shoe strap(foot plate)		23,030
키-18	VM030	Shoe elevation		23,540
키-19	VM040	Safety Walking Belt		51,180
키-20		사후처치		
	VM051 (97011)	가. 상급종합병원		20,000

분류번호	코드	분류	점수	금액(원)
	VM052 (97012)	나. 종합병원		18,000
	VM053 (97013)	다. 병원, 한방병원		17,000
	VM054 (97014)	라. 의원, 한의원		16,000
키-21		슬링 Sling		실구입가
	VM061	가. 팔걸이 arm sling		
	VM062	나. 쇄골밴드, 8자형 밴드		
키-22	VM070	캐스트 신발 cast or splint shoe		실구입가

주: 행위에 사용된 약제 및 치료재료는 별도로 명시한 경우를 제외하고는 각 분류항목의 소정점수(금액)에 포함되므로 별도 산정하지 아니한다.

[별표3] 자동차보험 진료수가 적용기준 및 방법에 관한 세부사항

연번	항목	제목	세부 인정사항
1	일반 사항	진료수가(행위) 인정범위	1. 교통사고환자에 대한 진료수가(행위)는 건강보험 요양급여목록에 등재(고시)되어 있는 행위를 우선 인정함. 2. 건강보험기준에서 비급여로 정해진 행위에 대해서는 요양급여대상에 대체가능한 행위가 없거나 환자의 증상 및 질병의 정도에 따라 진료상 반드시 필요한 경우 사례별로 인정함.
2		진료수가(약제) 인정범위	1. 교통사고환자에게 사용하는 약제는 약사법령에 의한 허가 · 신고사항(효능 · 효과, 용법 · 용량 등) 범위 내에서 환자의 증상 등에 따라 필요 · 적절하게 투여하여야 함. 2. 이 경우 건강보험 「약제급여목록 및 급여상한 금액표」에 등재된 약제를 우선 인정하고, 등재되지 않은 약제를 사용하는 경우에는 별도 산정이 가능한 약제로서 등재된 약제 중 대체 가능한 약제가 없거나 환자의 증상 및 질병의 정도에 따라 진료상 반드시 필요한 경우 사례별로 인정함.
3		진료수가(치료재료) 인정범위	1. 교통사고환자에게 사용하는 치료재료는 약사법 및 기타 다른 관계법령에 의하여 허가 · 신고 또는 인정된 사항(효능 · 효과 및 사용방법)의 범위 내에서 환자의 증상에 따라 의학적 판단에 의하여 필요 적절하게 사용하여야 함. 2. 이 경우 건강보험에서 요양급여 대상인 치료재료를 우선 인정하고, 비급여대상으로 정해진 치료재료는 요양급여 대상 치료재료 중 대체가능한 치료재료가 없거나 환자의 증상 및 질병의 정도에 따라 진료상 반드시 필요한 경우 사례별로 인정함. 3. 건강보험기준에서 인정범위 등이 별도 정해지지 않은 경우에는 「치료재료 급여 · 비급여 목록 및 급여 상한금액표」상 중분류의 사용 용도 범위 내에서 사용하되, 환자 진료상 불가피하게 사용 용도범위를 벗어나 사용한 것으로 확인이 되는 경우는 사례별로 인정함
4		진료수가(신의료기술 등) 인정범위	1. 건강보험에서 요양급여대상 또는 비급여 대상으로 결정되지 않은 새로운 행위 및 치료재료(신의료기술 등)를 자동차사고환자에게 시행 또는 사용하는 경우, 인정범위는 건강보험 요양급여대상 여부의 결정신청서가 접수된 행위 · 치료재료로서, 건강보험기준 중 대체 가능한 행위 · 치료재료가 없거나 환자의 증상 및 질병의 정도에 따라 의학적으로 불가피한 경우에 인정함. 2. 이 경우 의료기관은 해당 신의료기술 등에 대한 가격(행위는 실제비용, 치료재료는 실구입가)을 기재한 비용산정 목록표를 심사평가원에 제출하여야 함.

연번	항목	제목	세부 인정사항
5	일반 사항	건강보험기준 중 전액본인부담 항목에 대한 인정기준	자동차보험 진료수가기준 제5조제1항에 의한 건강보험기준 중 인정기준을 초과하여 환자 본인이 전액을 부담하는 부분에 대해서는 교통사고환자의 진료를 위해 필요한 경우 인정할 수 있음.
6	입원료	교통사고환자에 대한 상급병실 및 상급종합병원·종합병원·병원·한방병원·요양병원(「정신건강증진 및 정신질환자 복지서비스 지원에 관한 법률」 제3조제5호에 따른 정신의료기관 중 정신병원인 요양병원,「장애인복지법」 제58조제1항제4호에 따른 의료재활시설로서 「의료법」 제3조의2의 요건을 갖춘 의료기관인 요양병원으로 한정한다)의 2~3인실 산정기준	「자동차보험진료수가에 관한 기준」 제6조제1항에 의하여 부득이하게 상급병실 및 상급종합병원·종합병원·병원·한방병원·요양병원(「정신건강증진 및 정신질환자 복지서비스 지원에 관한 법률」 제3조제5호에 따른 정신의료기관 중 정신병원인 요양병원,「장애인복지법」 제58조제1항제4호에 따른 의료재활시설로서 「의료법」 제3조의2의 요건을 갖춘 의료기관인 요양병원으로 한정한다. 이하 이 연번에서 같다)의 2~3인실을 사용한 경우에는 입원당 상급병실료(기본입원료와의 차액) 및 상급종합병원·종합병원·병원·한방병원·요양병원의 2~3인실 입원료(건강보험본인일부부담금의 부담률에 따른 금액 포함)를 산정하되, 보험회사 등은 상급병실의 사용이 부득이한지 여부를 면밀히 관찰하여 불필요한 상급병실 사용이 발생하지 않도록 하여야 함.
7		건강보험(의료급여 포함) 또는 산재 등 타 법령에 의거 진료를 받고 있던 환자가 자동차보험으로 적용될 경우 입원료 체감제 적용방법	건강보험(의료급여 포함) 또는 산재 등 타 법령에 의거 진료를 받고 있던 환자가 자동차보험으로 적용될 경우 입원료 체감제는 자동차보험 적용일로부터 적용함.
8	의약품 관리료	건강보험(의료급여 포함) 또는 산재 등 타 법령에 의거 진료를 받고 있던 환자가 자동차보험으로 적용될 경우 입원환자 의약품관리료 산정방법	건강보험(의료급여 포함) 또는 산재 등 타 법령에 의거 진료를 받고 있던 환자가 자동차보험으로 적용될 경우 입원환자 의약품관리료는 자동차보험 적용일을 시점으로 하여 해당 소정점수의 의약품관리료를 산정함.
9	이학 요법료	교통사고환자에 대한 물리치료사 1인당 1일 물리치료 실시 인원	해당항목의 물리치료를 실시할 수 있는 일정한 면적의 해당 치료실과 실제 사용할 수 있는 장비를 보유하고 있는 의료기관에서 재활 및 물리치료를 실시한 경우에 상근하는 물리치료사 1인당 물리치료 실시인원(물리치료 실시 총 청구건수를 의미함)은 월평균(또는 주평균) 1일 30명까지 인정함. 다만, 상근물리치료사 1인 이상이 근무하는 기관에서 시간제, 격일제 근무자(주3일 이상이면서 주20시간 이상 근무하는 자)의 경우 0.5인으로 보아 월평균(또는 주평균) 1일 15명까지 인정함. ※ 월평균(주평균) 물리치료실시인원1개월간(1주일간) 총 물리치료청구건수(물리치료 실시 연인원)÷1개월간(1주일간) 물리치료사 근무일수

연번	항목	제목	세부 인정사항
10	한방 물리 요법	교통사고환자에 대한 한의사 1인당 1일 한방물리요법 실시인원	의료기관(보건의료원 포함)의 침구실 등에서 한방물리요법을 실시한 경우에 상근하는 한의사 1인당 한방물리요법 실시인원(한방물리요법 실시 총 청구건수를 의미함)은 월평균(또는 주평균) 1일 20명까지 인정함. 다만, 시간제, 격일제 근무자는 주 3일 이상이면서 주 20시간 이상인 경우 0.5인으로 보아 월평균(또는 주평균) 1일 10명까지 인정함. ※ 월평균(주평균) 한방물리요법 실시인원1개월간(1주일간) 총 한방물리요법 청구건수(한방물리요법 실시 연인원)÷1개월간(1주일간) 한의사 근무일수
11	입원료	입원료 심사기준	1. 교통사고환자의 입원은 의학적으로 필요한 경우에 최대 최초진단서에 기재된 치료기간까지 인정하되, 입원기간 연장이 필요하여 의료기관이 소견서, 진료기록부 등의 자료를 제출하는 경우에는 입원 필요성을 확인하여 인정여부를 결정함. 2. 의료기관은 입원 중인 교통사고환자의 입원이 불필요하다고 판단한 경우 환자에게 퇴원을 지시하여야 함. - 환자가 퇴원지시에 불응하는 경우 의료기관은 퇴원 또는 전원 소견을 보험회사 등에 즉시 서면으로 통지(별지 제3호 서식)하고, 환자나 보호자에게 퇴원 및 전원의 필요성을 충분히 납득할 수 있도록 설명하고 진료기록부에 기재하여야 함. - 보험회사 등은 의료기관에서 통지된 퇴원 또는 전원 가능 소견서에 대하여 의료기관에 입원진료비 지급보증 중지 여부를 회신하여야 함(별지 제4호 서식). - 심사기관은 보험회사등이 의료기관으로부터 퇴원 또는 전원 가능소견을 통지 받고 입원진료비 지급보증 중지를 회신하기 전까지의 입원료와 입원진료비 지급보증 중지를 회신하지 아니한 경우의 입원료는 인정하여야 함. 3. 입원중인 환자가 주치의의 허가를 받아 외박 시 입원료는 인정가능하나, 연속하여 24시간을 초과하는 경우에는 입원료 중 입원환자 병원관리료만 산정함. 이때 병원관리료 산정방법은 건강보험 입원환자 외박 시 병원관리료 산정방법과 동일함. 또한 입원중인 환자가 무단으로 외출, 외박하는 경우에는 무단 외출, 외박일 이후 입원료는 인정하지 아니함.
12	진료 수가 제외 대상	진료비 처리방법	명백히 해당 자동차사고와 인과관계가 없는 상병에 대한 진료비 및 교통사고환자가 해당 자동차사고가 있기 전에 가지고 있던 증상("기왕증"을 말한다)의 진료비에 대하여 - 보험회사 등은 환자 또는 보호자에게 '건강보험 등으로 처리됨'을 서면으로 안내(별지 제5호 서식)

연번	항목	제목	세부 인정사항
			- 의료기관은 주치의의 의학적 판단에 따라 진료비 구분하여 청구 - 심사기관은 자동차보험 진료수가 인정범위에서 제외되는 것으로 판단하는 경우 그 진료비를 인정하지 아니하나, 제6조제1항제1호 및 제2호의 단서조항에 해당하는 경우 해당 진료비를 인정함
13	처치 및 수술료	동일 피부 절개하에 2가지 이상 수술을 동시 시술시 수가 산정방법	동일 피부 절개하에 2가지 이상 수술을 동시에 시술한 경우 자동차보험 진료수가의 인정범위(제5조)내에서 모든 수술료에 대하여 주된 수술은 소정점수(또는 금액)에 의하여 산정하고, 제2의 수술부터는 해당 수술 소정점수(또는 금액)의 50%, 상급종합병원·종합병원은 해당수술 소정점수(또는 금액)의 70%를 산정함. 다만, 주된 수술시에 부수적으로 동시에 실시하는 수술의 경우에는 주된 수술의 소정점수(또는 금액)만 산정함.
14	요양병원	기왕증이 있는 자동차사고 환자가 요양병원 입원 시 환자분류군별 정액수가 및 기왕증 비용 산정방법	1. 기왕증이 악화된 경우 (1) 기왕증이 악화된 상태를 반영하여 환자분류군별 정액수가 산정 (2) 기왕증에 대한 비용은 환자분류군별 정액수가에 포함되어 있으므로 건강보험 또는 의료급여로 별도 산정 불가 2. 기왕증이 악화되지 않은 경우 (1) 기왕증이 환자분류군 변경을 수반하는 경우 - 기왕증을 제외한 자동차사고로 인한 환자상태로 환자분류군별 정액수가 산정 - 환자분류군별 정액수가에 포함되지 않은 기왕증 비용은 건강보험 또는 의료급여로 청구 가능 (2) 기왕증이 환자분류군 변경을 수반하지 않는 경우 - 기왕증을 포함하여 환자분류군별 정액수가 산정 - 기왕증에 대한 비용은 환자분류군별 정액수가에 포함되어 있으므로 건강보험 또는 의료급여로 별도 산정 불가
15	치아보철	치아보철비 산정기준	치아보철비의 경우 보험업법에 따라 인가된 자동차보험 약관에 의하여 인정되는 범위 내에서 산정한다.
16	시범재활치료	대상자 선정절차	1. 제5조제5항의 재활의학과 전문의는 시범재활치료가 필요하다고 판단한 환자에게 시범재활치료에 대해 설명한 후 '시범재활치료 계획 및 환자동의서'(별지 제6호 서식)를 작성하고, 7일 이내에 지급의사를 통지받은 보험회사 등에게 제출한다. 2. 시범재활치료 대상자를 통보받은 보험회사등은 의료재활시설이 심사기관으로 해당 환자에 대한 자동차보험 진료수가를 청구한 경우 해당 환자가 시범재활치료 대상자임을 심사기관에 알려야 한다.

연번	항목	제목	세부 인정사항
			3. 시범재활치료 대상자의 시범재활치료 기간 연장이 필요한 경우, 재활의학과 전문의는 '시범재활치료계획 및 환자동의서'에 현재의 환자 상태, 기간 연장이 필요한 사유 및 연장 기간 등을 기재하여 시범재활치료 기간이 종료되기 7일 전까지 보험회사 등에게 제출한다.
17	시범 재활 치료	재가적응훈련관 대상자 선정절차	1. 제5조제5항의 재활의학과 전문의는 교통사고로 인하여 독립적 일상생활동작의 수행이 완벽하지 못하여 간헐적으로 타인의 도움이 필요하다고 판단되는 환자(환자의 보호자를 포함한다)에게 재가적응훈련관에서 실시하는 특수재활치료에 대해 설명한 후 '자동차보험 재가적응훈련계획 및 동의서'(별지 제9호 서식)를 작성하고, 7일 이내에 지급의사를 통지받은 보험회사 등에게 제출한다. 2. 재가적응훈련 대상자를 통보받은 보험회사 등은 의료재활시설이 심사기관으로 해당 환자에 대한 자동차보험진료수가를 청구한 경우 해당 환자가 재가적응훈련관에서 실시하는 특수재활치료 대상자임을 심사기관에 알려야 한다.
18	입원 환자 식대	교통사고환자에 대한 치료식 영양관리료 적용기준	1. 당해 요양기관에 소속된 영양사가 1인당 1일 40명 이하의 환자에게 치료식(멸균식 포함)을 제공한 경우에 산정한다. 2. 그 외 치료식 영양관리료 산정기준, 영양사 인력 산정기준 및 현황 통보 기준은 건강보험기준을 적용한다.
20	추나 요법	교통사고환자에 대한 추나요법 적용 기준	추나요법은 '추나요법 급여 사전 교육'(대한한의사협회 주관)을 이수하고 건강보험심사평가원에 신고한 한의사가 한방 진료과목 개설 의료기관에서 다음의 경우에 해당되어 시행한 경우 인정함. - 다음 - 가. 인정 횟수: 치료기간 중 20회 이내 ※ 의료기관은 추나요법 시행 시 추나요법관리시스템을 통해 해당 진료정보를 건강보험심사평가원에 제출하여야 함. 나. 복잡추나 인정 질환: 건강보험 「요양급여의 적용기준 및 방법에 관한 세부사항」의 복잡추나 본인부담률 50%에 해당하는 상병 다. 위 가, 나의 규정에도 불구하고 진료상 반드시 필요하다는 한의사의 소견이 있는 경우 환자의 증상 및 질병의 정도 등을 참조하여 사례별로 인정함.

연번	항목	제목	세부 인정사항
20	추나요법	교통사고 환자에 대한 한의사 1인당 1일 추나요법 실시 인원	의료기관(보건의료원 포함)에서 추나요법을 실시한 경우에 추나요법 급여 사전 교육'(대한한의사협회 주관)을 이수하고 건강보험심사평가원에 신고한 상근하는 한의사 1인당 추나요법 실시 인원(추나요법 실시 총 청구건수를 의미함)은 월평균(또는 주평균) 1일 18명까지 인정함. 다만, 시간제, 격일제 근무자는 주 3일 이상이면서 주 20시간 이상인 경우 0.5인으로 보아 월평균(또는 주평균) 1일 9명까지 인정함. ※ 월평균(주평균) 추나요법 실시인원1개월간(1주일간) 총 추나요법 청구건수(추나요법 실시 연인원)÷1개월간(1주일간) 한의사 근무일수
21	요양병원	지역사회연계료 산정방법 등	「의료법」 제3조제2항제3호라목에 따른 요양병원(「정신건강증진 및 정신질환자 복지서비스 지원에 관한 법률」 제3조제5호에 따른 정신병원, 「장애인복지법」 제58조제1항제4호에 따른 의료재활시설은 제외)이 교통사고 환자를 입원시켜 자동차보험 진료수가를 적용하는 경우 국민건강보험공단 정보시스템에 입·퇴원 일시 등의 사항을 제출하지 아니함. 다만, 요양병 원 지역사회 연계료(요-56)는 「요양병원 지역사회 연계료 산정기준」에따라, 환자지원팀은 요양병원 환자지원 심층평가표 [별지 제10호 서식], 요양병원 퇴원지원 표준계획세[별지 제11호 서식] 및 연계내역(연계기관, 연계 서비스 등)을 작성하여 진료수가 산정 시 반드시 심사참고자료로 제출하여야 하며 관련 사항을 진료기록부에 기록·보관하여야 함.
22	가정간호 기본 방문료	교통사고 환자에 대한 가정전문 간호사 1인당 1일 가정간호 방문횟수	의료기관에서 가정간호를 실시하는 경우 가정전문간호사 1인당 가정간호 방문 횟수(가정간호 기본방문료 총 청구건수를 의미함)는 월평균(또는 주평균) 1일 7회까지 인정함. ※ 월평균(주평균) 가정간호 방문횟수1개월간(1주일간) 총 가정간호기 본방문료 청구건수÷1개월간(1주일간) 가정전문간호사 방문일수의 합
23	요양병원	요양병원 입원 중인 산정특례 대상자를 다른 의료기관에 산정특례 대상 상병으로 진료의뢰 시 수가 산정방법	요양병원에 입원 중인 본인일부부담금 산정특례 대상자를 치료하는 과정에서 인력·시설 또는 장비가 갖추어져 있지 아니하여 부득이하게 해당 진료가 가능한 의료기관으로 환자를 의뢰한 경우 수가 산정대상 및 산정방법은 건강보험에서 정한 내역 및 기준을 동일하게 적용하고, 진료의뢰를 받은 의료기관과 의뢰한 요양병원은 진료비 청구 시 「자동차보험진료수가 심사업무 처리에 관한 규정」에 의하여 특정내역 구분코드(MT063)를 작성하여 청구함.

<table>
<tr><th>연번</th><th>항목</th><th>제목</th><th>세부 인정사항</th></tr>
<tr><td>24</td><td>입원료</td><td>상급종합병원 · 종합병원 · 병원 · 한방병원의 2~3인실 사용 시 입원일수에 따른 입원료의 본인 일부부담금 산정기준</td><td>「자동차보험진료수가에 관한 기준」 제6조제1항제3호에 의하여 교통사고환자의 요구로 발생한 상급종합병원 · 종합병원 · 병원 · 한방병원의 2 · 3인실 사용 시 입원일수에 따른 입원료의 본인일부부담금은 다음 표의 구분에 따라 산정한다.
<table>
<tr><th rowspan="2">구분</th><th rowspan="2">입원일수</th><th colspan="2">본인일부부담금</th></tr>
<tr><th>2인실</th><th>3인실</th></tr>
<tr><td>상급종합병원 · 종합병원</td><td>무관</td><td colspan="2">1일째 입원일부터의 입원료 × 건강보험에서 정한 입원일수(1일~15일)에 따른 본인일부부담금의 부담률</td></tr>
<tr><td rowspan="3">병원 · 한방병원</td><td>1일~50일</td><td colspan="2">1일째 입원일부터 50일째 입원일까지의 입원료 × 건강보험에서 정한 입원일수(1일~15일)에 따른 본인일부부담금의 부담률</td></tr>
<tr><td>51일~150일</td><td colspan="2">51일째 입원일부터 150일째 입원일까지의 입원료 × 건강보험에서 정한 입원일수(16일~30일)에 따른 본인일부부담금의 부담률</td></tr>
<tr><td>151일 이상</td><td colspan="2">151일째 입원일부터의 입원료 × 건강보험에서 정한 입원일수(31일 이상)에 따른 본인일부부담금의 부담률</td></tr>
</table>
</td></tr>
</table>

제11장 산업재해보상보험

제1절 산업재해보상보험의 개요

1. 산재보험의 개념

산업재해보상보험(이하 "산재보험"이라 한다)은 근로자의 업무상재해에 대한 예방사업과 근로자의 복지증진을 위한 복지사업을 전담하며 업무상재해에 대해 신속하고 공정한 보상을 제공하는 데 목적이 있다. 근본적으로 산업재해 자체를 예방하는 것이 가장 바람직하나, 산재보험은 이미 발생한 부상자나 사망자에 대해 그 재해근로자나 가족을 보호 내지 보상해 준다.

산재보험은 재해근로자에게 신속하고 공정한 보상을 보장하기 위해 국가가 책임을 지는 강제보험으로, 근로기준법상 재해근로자에 대한 형사 및 보상책임을 사용자를 대신하여 담보하는 제도이다. 국가는 사업주로부터 소정의 보험료를 징수하여 법령이 정한 바에 따라 재해근로자에게 보상을 시행하는 보험으로 우리나라 사회보험 제도의 중추적 역할을 담당하고 있다.

2. 산재보험의 특징

산재보험은 보험 사업을 통하여 근로자의 업무상 재해에 대하여 신속하고 공정하게 보상하고, 근로자의 복지증진을 위한 사업을 행함으로서 재해를 입은 근로자나 그 가족의 생존권을 보장하며, 불의의 재해로 사업주가 과중한 경제적 부담에서 위험을 분산 · 경감시킴으로서 안정된 기업 활동을 보장하고 있다. 업무 중 재해에 대한 보상을 주 내용으로 하는 산재보험의 특징은 다음과 같다.

① 자진신고 및 자진납부 원칙

② 사업장 중심 관리

③ 무과실책임주의에 의거 업무상 재해를 입은 근로자에 대해 사업주의 보상책임 담보

④ 신속성, 공정성, 확실성 보장 - 산재보험에 의한 재해보상은 일반법원을 통한 권리구제와는 달리 산업재해로부터 입은 피해를 시급히 복구하며, 행정행위에 의한 재량이나 담당직원의 판단에 좌우되지 않는 공정한 보상 또는 업무상 재해를 입은 근로자에게 적절한 시기에 확실한 보상

⑤ 사회보장제도 편입 - 사업주가 피해근로자에게 보상하지 못하거나 손해배상 청구포기를 유도하는 경우 공정한 보상이 이루어지기 어려우나 산재보험은 평소에 보험자가 사업주로부터 일정액의 보험료를 징수한 보험료로 재해보상을 받게 되는 사회보험방식. 피재 근로자와 그 가족의 생존권 보장을 기본이념으로 하는 가장 핵심적인 사회보장제도

3. 업무상재해 인정기준

근로자가 다음 각 호의 어느 하나에 해당하는 사유로 부상 · 질병 또는 장해가 발생하거나 사망하면 업무상의 재해로 본다. 다만, 업무와 재해 사이에 상당인과관계(相當因果關係)가 없는 경우에는 그러하지 아니하다.

1) 업무상 사고

① 근로자가 근로계약에 따른 업무나 그에 따르는 행위를 하던 중 발생한 사고

② 사업주가 제공한 시설물 등을 이용하던 중 그 시설물 등의 결함이나 관리소홀

로 발생한 사고

③ 사업주가 주관하거나 사업주의 지시에 따라 참여한 행사나 행사준비 중에 발생한 사고

④ 휴게시간 중 사업주의 지배관리하에 있다고 볼 수 있는 행위로 발생한 사고

⑤ 그 밖에 업무와 관련하여 발생한 사고

(1) 업무수행 중의 사고

근로자가 사업장내에서 작업시간 중에 다음 각 호의 1에 해당되는 행위를 하고 있던 중 발생한 사고로 인하여 사상한 경우에는 이를 업무상 재해로 본다. 다만, 업무와 사고 간에 상당인과관계가 없음이 명백한 경우에는 그러하지 아니하다.

① 근로계약에 따른 업무수행 행위

② 업무수행 과정에서 하는 용변 등 생리적 필요 행위

③ 업무를 준비하거나 마무리하는 행위, 그 밖에 업무에 따르는 필요적 부수행위

④ 천재지변 · 화재 등 사업장 내에 발생한 돌발적인 사고에 따른 긴급피난 · 구조행위 등 사회통념상 예견되는 행위

(2) 시설물 등의 결함 등에 따른 사고

① 사업주가 제공한 시설물, 장비 또는 차량 등(이하 이 조에서 "시설물등"이라 한다)의 결함이나 사업주의 관리 소홀로 발생한 사고는 업무상 사고로 본다.

② 사업주가 제공한 시설물 등을 사업주의 구체적인 지시를 위반하여 이용한 행위로 발생한 사고와 그 시설물 등의 관리 또는 이용권이 근로자의 전속적 권한에 속하는 경우에 그 관리 또는 이용 중에 발생한 사고는 업무상 사고로 보지 않는다.

(3) 출퇴근 중의 사고

근로자가 출퇴근하던 중에 발생한 사고가 다음 각 호의 요건 모두에 해당하면 출퇴근 재해로 본다.

① 사업주가 출퇴근용으로 제공한 교통수단이나 사업주가 제공한 것으로 볼 수 있는 교통수단을 이용하던 중에 사고가 발생하였을 것

② 출퇴근용으로 이용한 교통수단의 관리 또는 이용권이 근로자측의 전속적 권한에 속하지 아니하였을 것

(4) 행사 중 사고

운동경기 · 야유회 · 등산대회 등 각종 행사(이하 "행사"라 한다)에 근로자가 참가하

는 것이 사회통념상 노무관리 또는 사업운영상 필요하다고 인정되는 경우로서 다음 각 호의 어느 하나에 해당하는 경우에 근로자가 그 행사에 참가(행사 참가를 위한 준비 · 연습을 포함한다)하여 발생한 사고는 업무상 사고로 본다.

① 사업주가 행사에 참가한 근로자에 대하여 행사에 참가한 시간을 근무한 시간으로 인정하는 경우

② 사업주가 그 근로자에게 행사에 참가하도록 지시한 경우

③ 사전에 사업주의 승인을 받아 행사에 참가한 경우

④ 그 밖에 (1)부터 (3)까지의 규정에 준하는 경우로서 사업주가 그 근로자의 행사 참가를 통상적 · 관례적으로 인정한 경우

(5) 특수한 장소에서의 사고

사회통념상 근로자가 사업장 내에서 할 수 있다고 인정되는 행위를 하던 중 태풍 · 홍수 · 지진 · 눈사태 등의 천재지변이나 돌발적인 사태로 발생한 사고는 근로자의 사적 행위, 업무 이탈 등 업무와 관계없는 행위를 하던 중에 사고가 발생한 것이 명백한 경우를 제외하고는 업무상 사고로 본다.

(6) 요양 중의 사고

업무상 부상 또는 질병으로 요양을 하고 있는 근로자에게 다음 각 호의 어느 하나에 해당하는 사고가 발생하면 업무상 사고로 본다.

① 요양급여와 관련하여 발생한 의료사고

② 요양 중인 산재보험 의료기관(산재보험 의료기관이 아닌 의료기관에서 응급진료 등을 받는 경우에는 그 의료기관) 내에서 업무상 부상 또는 질병의 요양과 관련하여 발생한 사고

③ 업무상 부상 또는 질병의 치료를 위하여 거주지 또는 근무지에서 요양 중인 산재보험 의료기관으로 통원하는 과정에서 발생한 사고] 의 내용 추가

(7) 제3자의 행위에 따른 사고

제3자의 행위로 근로자에게 사고가 발생한 경우에 그 근로자가 담당한 업무가 사회통념상 제3자의 가해행위를 유발할 수 있는 성질의 업무라고 인정되면 그 사고는 업무상 사고로 본다.

2) 업무상 질병의 인정기준

(1) 근로자가 「근로기준법 시행령」에서 업무상 질병의 범위에 속하는 질병에 걸린

경우 다음 각 호의 요건 모두에 해당하면 업무상 질병으로 본다.

① 근로자가 업무수행 과정에서 유해 · 위험요인을 취급하거나 유해 · 위험요인에 노출된 경력이 있을 것

② 유해 · 위험요인을 취급하거나 유해 · 위험요인에 노출되는 업무시간, 그 업무에 종사한 기간 및 업무 환경 등에 비추어 볼 때 근로자의 질병을 유발할 수 있다고 인정될 것

③ 근로자가 유해 · 위험요인에 노출되거나 유해 · 위험요인을 취급한 것이 원인이 되어 그 질병이 발생하였다고 의학적으로 인정될 것

(2) 업무상 부상을 입은 근로자에게 발생한 질병이 다음 각 호의 요건 모두에 해당하면 업무상 질병으로 본다.

① 업무상 부상과 질병 사이의 인과관계가 의학적으로 인정될 것

② 기초질환 또는 기존 질병이 자연발생적으로 나타난 증상이 아닐 것

(3) (1) 및 (2)에 따른 업무상 질병(진폐증은 제외한다)에 대한 구체적인 인정 기준은 별표 3과 같다.

(4) 공단은 근로자의 업무상 질병 또는 업무상 질병에 따른 사망의 인정 여부를 판정할 때에는 그 근로자의 성별, 연령, 건강 정도 및 체질 등을 고려하여야 한다.

제2절 산재보험 가입대상

1. 가입범위

이 법은 근로자를 사용하는 모든 사업 또는 사업장(이하 "사업"이라 한다)에 적용한다. 다만, 위험률 · 규모 및 장소 등을 고려하여 대통령령이 정하는 사업에 대하여는 그러하지 아니하다.

2. 대상 제외사업

1) 「산업재해보상보험법」(이하 "법"이라 한다) 제6조 단서에서 "대통령령으로 정하는 사업"이란 다음 각 호의 어느 하나에 해당하는 사업 또는 사업장(이하 "사업"이라

한다)을 말한다. 〈개정 2008.8.7., 2010.3.26., 2015.4.14., 2017.12.26〉

① 「공무원 재해보상법」 또는 「군인 재해보상법」에 따라 재해보상이 되는 사업. 다만, 「공무원 재해보상법」 제60조에 따라 순직유족급여 또는 위험직무순직유족급여에 관한 규정을 적용받는 경우는 제외한다.

② 「선원법」, 「어선원 및 어선 재해보상보험법」 또는 「사립학교교직원 연금법」에 따라 재해보상이 되는 사업

③ 가구 내 고용활동

④ 농업, 임업(벌목업은 제외한다), 어업 및 수렵업 중 법인이 아닌 자의 사업으로서 상시근로자 수가 5명 미만인 사업

2) 1)의 각 호의 사업의 범위에 관하여 이 영에 특별한 규정이 없으면 「통계법」에 따라 통계청장이 고시하는 한국표준산업분류표에 따른다.

제3절 산재보험 급여의 종류

업무상 부상 또는 질병에 걸렸을 때 의료기관에서 상병의 치료에 소요되는 비용을 치유 시까지 지급하는 현물급여와 손실된 노동력에 대한 수입을 보장하기 위한 현물급여와 손실된 노동력에 대한 수입을 보장하기 위한 현금급여를 말한다. 보험급여의 종류로는 요양급여, 휴업급여, 장해급여, 간병급여, 유족급여, 상병보상연금, 장의비, 직업재활급여로 나누어진다. 산재보험업무는 보험급여의 종류에 따라 여러 종류의 서류와 절차가 필요하고 피해근로자의 입원, 외래 및 재가요양급여까지 근로복지공단의 요양승인을 받아야 한다.

피해 근로자의 입장에서는 조속한 원상회복을 위하여 양질의 의료시설과 장비 및 의료진이 있는 대규모 의료기관을 선호하기 때문에 많은 병상을 산재환자들이 점유하고 있고 이를 관리하는 데 필요한 서류가 다양하여 업무가 매우 복잡하다.

1. 요양급여

1) 요양급여내용 및 조건

급여내용으로는 진찰 및 검사, 약제 또는 진료재료와 의지(義肢) 그 밖의 보조기의 지급, 처치·수술·그 밖의 치료, 재활치료, 입원, 간호 및 간병, 이송, 그 밖에 고용노동부령으로 정하는 사항을 말한다.

요양급여를 지급 받기 위해서는 반드시 다음의 조건을 갖추어야 한다.

첫째, 산업재해보상보험법이 적용되는 사업장의 근로자일 것

둘째, 업무상의 부상, 질병, 장해 또는 사망일 것

셋째, 부상 또는 질병이 4일 이상의 요양을 요하는 것

이러한 사유로 인하여 병원에 내원하여 진료를 받고자 하였을 경우에 요양급여를 실시하며, 3일 이내의 간단한 외래진료는「근로기준법」에 의해 전액 사업주가 부담하도록 하여 사업주, 근로자, 의료기관의 편의를 도모하고 있다.

2) 재요양

요양급여를 받은 근로자가 치유 후 요양의 대상이 되었던 업무상의 부상 또는 질병이 재발하거나 치유 당시보다 상태가 악화되어 이를 치유하기 위한 적극적인 치료가 필요하다는 의학적 소견이 있는 경우, 내고정술에 의하여 삽입된 금속핀 등 내고정물의 제거가 필요한 경우, 의지 장착을 위하여 절단부위의 재수술이 필요하다고 인정되는 경우에는 재요양을 받을 수 있다.

2. 휴업급여

휴업급여라 함은 근로자가 업무상 부상 또는 질병으로 요양급여기간 중 피해 근로자와 그 가족의 생계를 보호하기 위해 임금 대신에 지급하는 보험급여를 말한다. 휴업급여는 재해당시의 평균임금을 기준으로 지급하나 장기간 요양으로 동종근로자의 임금이 5% 이상 변동된 때에는 동종근로자의 통상임금 변동률만큼 평균임금을 조정지급하는 증감제도를 적용하여 휴업급여액의 적정화를 도모하고 있다.

한편, 휴업급여는 요양 중인 근로자와 그 가족의 생계를 보장하기 위하여 지급하므로 반드시 다음의 요건을 충족하여야 지급하게 된다.

첫째, 업무상 질병 또는 부상으로 요양 중인 경우라야 한다.

둘째, 요양으로 인해 취업하지 못한 휴업기간에 대하여 지급한다.

셋째, 업무상 질병 또는 부상으로 근로를 하지 못하기 때문에 임금을 받지 못하는 경우라야 한다. 그러나 요양기간 중 소속 사업장에서 임금을 받을 경우에는 휴업급여를 청구할 수 없고, 임금을 받지 못하는 경우 휴업급여액은 재해발생 전 3개월간 평균임금의 70%를 지급하고 있다.

3. 장해급여

장해급여는 근로자가 업무상의 사유에 의하여 부상을 당하거나 질병에 걸려 치유 후 신체 등에 재해와 상당한 인과관계가 있는 장해가 남게 되는 경우 그 장해 정도에 따라 지급하는 급여를 말한다.

1) 장해급여 지급요건

① 업무상 부상 또는 질병 완치 후 신체에 장해가 잔존하여야 한다. 한편, 완치란 상병의 증상이 고정되어 의학적으로 치료효과를 기대할 수 없게 된 상태를 말하며, 장해란 부상 또는 질병이 치유되었거나 신체에 남은 정신적, 육체적 훼손으로 인하여 노동능력이 손실 또는 감소된 상태를 말한다.

② 장해급여는 잔존하는 신체의 장해가 신체장애 등급 제1급 내지 제14급에 해당하여야 하며, 신체장해등급표에 의하여 지급된다.

2) 장해급여의 종류

장해급여는 장해등급에 따라 장해보상연금 또는 장해보상일시금으로 하여 지급하고 있으며, 장해보상연금은 1급에서 3급까지 강제로 그리고 4급에서 7급까지의 장해는 선택적으로 지급한다. 장해보상일시금은 장해등급표상 4급에서 7급까지는 선택적으로 8급에서 14급까지 강제로 지급된다.

장해보상연금은 수급권자의 신청이 있는 경우에는 그 연금의 최초의 1년분 또는 2년분을 선급할 수 있다. 다만, 대통령령이 정하는 노동력을 완전히 상실한 장해등급의 근로자에 대하여는 장해보상연금을 지급하는데 그 연금의 최초의 1년분 내지 4년분을 선급할 수 있도록 규정하고 있다.

3) 장해급여의 등급기준

① 「산업재해보상보험법」에 따른 장해등급의 기준은 별표 6에 따른다. 이 경우 신체부위별 장해등급 판정에 관한 세부기준은 고용노동부령으로 정한다.

② 「산업재해보상보험법 시행령」 별표 6에 규정되지 아니한 장해등급의 기준에 해당하는 장해가 둘 이상 있는 경우에는 그 중 심한 장해에 해당하는 장해등급을 그 근로자의 장해등급으로 하되, 제13급 이상의 장해가 둘 이상 있는 경우에는 다음 각 호의 구분에 따라 조정된 장해등급을 그 근로자의 장해등급으로 한다. 다만, 조정의 결과 산술적으로 제1급을 초과하게 되는 경우에는 제1급을 그 근로자의 장해등급으로 하고, 그 장해의 정도가 조정된 등급에 규정된 다른 장해의 정도에 비하여 명백히 낮다고 인정되는 경우에는 조정된 등급보다 1개 등급 낮은 등급을 그 근로자의 장해등급으로 한다.

가. 제5급 이상에 해당하는 장해가 둘 이상 있는 경우에는 3개 등급 상향 조정

나. 제8급 이상에 해당하는 장해가 둘 이상 있는 경우에는 2개 등급 상향 조정

다. 제13급 이상에 해당하는 장해가 둘 이상 있는 경우에는 1개 등급 상향 조정

③ 별표 6에 규정되지 아니한 장해가 있을 때에는 같은 표 중 그 장해와 비슷한 장해에 해당하는 장해등급으로 결정한다.

④ 이미 장해가 있던 사람이 업무상 부상 또는 질병으로 같은 부위에 장해의 정도가 심해진 경우에 그 사람의 심해진 장해에 대한 장해급여의 금액은 「산업재해보상보험법」 별표2에 따른 장해등급별 장해보상일시금 또는 장해보상연금의 지급일수를 기준으로 하여 다음 각 호의 구분에 따라 산정한 금액으로 한다.

가. 장해보상일시금으로 지급하는 경우: 심해진 장해에 해당하는 장해보상일시금의 지급일수에서 기존의 장해에 해당하는 장해보상일시금의 지급일수를 뺀 일수에 급여 청구사유 발생 당시의 평균임금을 곱하여 산정한 금액

나. 장해보상연금으로 지급하는 경우: 심해진 장해에 해당하는 장해보상연금의 지급일수에서 기존의 장해에 해당하는 장해보상연금의 지급일수(기존의 장해가 제8급부터 제14급까지의 장해 중 어느 하나에 해당하면 그 장해에 해당하는 장해보상일시금의 지급일수에 100분의 22.2를 곱한 일수)를 뺀 일수에 연금 지급 당시의 평균임금을 곱하여 산정한 금액

⑤ 「산업재해보상보험법」에서 "대통령령으로 정하는 노동력을 완전히 상실한 장

해등급"이란 별표 6의 제1급부터 제3급까지의 장해등급을 말한다.

⑥ 「산업재해보상보험법」에 따른 일시금을 지급받으려는 사람은 공단에 청구하여야 한다.

장해급여표

(평균임금기준)

장해등급	장해보상연금	장해보상일시금
제1급	329일분	1,474일분
제2급	291일분	1,309일분
제3급	257일분	1,155일분
제4급	224일분	1,012일분
제5급	193일분	869일분
제6급	164일분	737일분
제7급	138일분	616일분
제8급		495일분
제9급		385일분
제10급		297일분
제11급		220일분
제12급		154일분
제13급		99일분
제14급		55일분

장해등급의 기준〈산업재해보상보험법 별표 6〉

제1급

1. 두 눈이 실명된 사람
2. 말하는 기능과 씹는 기능을 모두 완전히 잃은 사람
3. 신경계통의 기능 또는 정신기능에 뚜렷한 장해가 남아 항상 간병을 받아야 하는 사람
4. 흉복부장기의 기능에 뚜렷한 장해가 남아 항상 간병을 받아야 하는 사람
5. 두 팔을 팔꿈치관절 이상의 부위에서 잃은 사람
6. 두 팔을 완전히 사용하지 못하게 된 사람
7. 두 다리를 무릎관절 이상에서 부위에서 잃은 사람
8. 두 다리를 완전히 사용하지 못하게 된 사람

9. 진폐의 병형이 제1형 이상이면서 동시에 심폐기능에 고도 장해가 남은 사람

제2급

1. 한쪽 눈이 실명되고 다른 눈의 시력이 0.02 이하로 된 사람
2. 두 눈의 시력이 각각 0.02 이하로 된 사람
3. 두 팔을 손목관절 이상의 부위에서 잃은 사람
4. 두 다리를 발목관절이상의 부위에서 잃은 사람
5. 신경계통의 기능 또는 정신기능에 뚜렷한 장해가 남아 수시로 간병을 받아야 하는 사람
6. 흉복부장기의 기능에 뚜렷한 장해가 남아 수시로 간병을 받아야 하는 사람

제3급

1. 한쪽 눈이 실명되고 다른 눈의 시력이 0.06 이하로 된 사람
2. 말하는 기능 또는 씹는 기능을 완전히 잃은 사람
3. 신경계통의 기능 또는 정신기능에 뚜렷한 장해가 남아 평생 동안 노무에 종사할 수 없는 사람
4. 흉복부장기의 기능에 뚜렷한 장해가 남아 평생 동안 노무에 종사할 수 없는 사람
5. 두 손의 손가락을 모두 잃은 사람
6. 진폐증의 병형이 제1형 이상이면서 동시에 심폐기능에 중등도 장해가 남은 사람

제4급

1. 두 눈의 시력이 각각 0.06 이하로 된 사람
2. 말하는 기능과 씹는 기능에 뚜렷한 장해가 남은 사람
3. 고막의 전부의 결손이나 그 외의 원인으로 인하여 두 귀의 청력을 완전히 잃은 사람
4. 한쪽 팔을 팔꿈치관절 이상의 부위에서 잃은 사람
5. 한쪽 다리를 무릎관절 이상의 부위에서 잃은 사람
6. 두 손의 손가락을 모두 제대로 못쓰게 된 사람

7. 두 발을 발목발허리관절(족근중족관절) 이상의 부위에서 잃은 사람

제5급

1. 한쪽 눈이 실명되고 다른 눈의 시력이 0.1 이하로 된 사람
2. 한쪽 팔을 손목관절 이상의 부위에서 잃은 사람
3. 한쪽 다리를 발목관절 이상의 부위에서 잃은 사람
4. 한쪽 팔을 완전히 사용하지 못하게 된 사람
5. 한쪽 다리를 완전히 사용하지 못하게 된 사람
6. 두 발의 발가락을 모두 잃은 사람
7. 흉복부장기의 기능에 뚜렷한 장해가 남아 특별히 손쉬운 일 외에는 종사할 수 없는 사람
8. 신경계통의 기능 또는 정신기능에 뚜렷한 장해가 남아 특별히 손쉬운 일 외에는 종사할 수 없는 사람
9. 진폐증의 병형이 제4형이면서 동시에 심폐기능에 경도장해가 남은 사람

제6급

1. 두 눈의 시력이 각각 0.1 이하로 된 사람
2. 말하는 기능 또는 씹는 기능에 뚜렷한 장해가 남은 사람
3. 고막 대부분이 상실되거나 그 외의 원인으로 인하여 두 귀의 청력이 모두 귀에 대고 말하지 아니하면 큰 말소리를 알아듣지 못하게 된 사람
4. 한쪽 귀가 전혀 들리지 않게 되고 다른 귀의 청력이 40센티미터 이상의 거리에서는 보통의 말소리를 알아듣지 못하게 된 사람
5. 척주에 극도의 기능장해나 고도의 기능장해가 남고 동시에 극도의 척추 신경근장해가 남은 사람
6. 한쪽 팔의 3대 관절 중 2개 관절이 제대로 못쓰게 된 사람
7. 한쪽 다리의 3대 관절 중 2개 관절이 제대로 못쓰게 된 사람
8. 한쪽 손의 5개의 손가락 또는 엄지손가락과 둘째손가락을 포함하여 4개의 손가락을 잃은 사람

제7급

1. 한쪽 눈이 실명되고 다른 눈의 시력이 0.6 이하로 된 사람
2. 두 귀의 청력이 모두 40센티미터 이상의 거리에서는 보통의 말소리를 알아듣지 못하게 된 사람
3. 한쪽 귀가 전혀 들리지 않게 되고 다른 귀의 청력이 1미터 이상의 거리에서는 보통의 말소리를 알아듣지 못하게 된 사람
4. 신경계통의 기능 또는 정신기능에 장해가 남아 쉬운 일 외에는 하지 못하는 사람
5. 흉복부장기의 기능에 장해가 남아 쉬운 일 외에는 하지 못하는 사람
6. 한쪽 손의 엄지손가락과 둘째손가락을 잃은 사람 또는 엄지손가락이나 둘째손가락을 포함하여 3개 이상의 손가락을 잃은 사람
7. 한쪽 손의 5개의 손가락 또는 엄지손가락과 둘째손가락을 포함하여 4개의 손가락을 제대로 못쓰게 된 사람
8. 한쪽 발을 발목발허리관절(족근중족관절) 이상의 부위에서 잃은 사람
9. 한쪽 팔에 가관절(假關節, 부러진 뼈가 완전히 아물지 못하여 그 부분이 마치 관절처럼 움직이는 상태)이 남아 뚜렷한 운동기능장해가 남은 사람
10. 한쪽 다리에 가관절이 남아 뚜렷한 운동기능장해가 남은 사람
11. 두 발의 발가락이 모두 제대로 못쓰게 된 사람
12. 외모에 극도의 흉터가 남은 사람
13. 양쪽의 고환을 잃은 사람
14. 척주에 극도의 기능 장해나 고도의 기능장해가 남고 동시에 고도의 척추 신경근장해가 남은 사람 또는 척주에 중등도의 기능 장해나 극도의 변형장해가 남고 동시에 극도의 척추 신경근 장해가 남은 사람
15. 진폐증의 병형이 제1형 · 제2형 또는 제3형이면서 동시에 심폐기능에 경도 장해가 남은 사람

제8급

1. 한쪽 눈이 실명되거나 한 눈의 시력이 0.02이하로 된 사람
2. 척주에 극도의 기능 장해가 남은 사람, 척주에 고도의 기능장해가 남고 동시에 중등도의 척추 신경근장해가 남은 사람, 척주에 중등도의 기능 장해나 극도의

변형장해가 남고 동시에 고도의 척추 신경근장해가 남은 사람 또는 척주에 경미한 기능 장해나 중등도의 변형장해가 남고 동시에 극도의 척추 신경근장해가 남은 사람
3. 한쪽 손의 엄지손가락을 포함하여 2개의 손가락을 잃은 사람
4. 한쪽 손의 엄지손가락과 둘째손가락을 제대로 못쓰게 된 사람 또는 엄지손가락이나 둘째손가락을 포함하여 3개 이상의 손가락을 제대로 못쓰게 된 사람
5. 한쪽 다리가 5센티미터 이상 짧아진 사람
6. 한쪽 팔의 3대 관절 중 1개 관절이 제대로 못쓰게 된 사람
7. 한쪽 다리의 3대 관절 중 1개 관절을 제대로 못쓰게 된 사람
8. 한쪽 팔에 가관절이 남은 사람
9. 한쪽 다리에 가관절이 남은 사람
10. 한쪽 발의 5개의 발가락을 모두 잃은 사람
11. 비장 또는 한쪽의 신장을 잃은 사람

제9급

1. 두 눈의 시력이 각각 0.6이하로 된 사람
2. 한쪽 눈의 시력이 0.06이하로 된 사람
3. 두 눈에 모두 반맹증, 시야 협착이 남은 사람
4. 두 눈의 눈꺼풀이 뚜렷하게 상실된 사람
5. 코가 고도로 상실된 사람
6. 말하는 기능과 씹는 기능에 장해가 남은 사람
7. 두 귀의 청력이 모두 1미터 이상의 거리에서는 큰 말소리를 알아듣지 못하게 된 사람
8. 한쪽 귀의 청력이 귀에 대고 말하지 아니하면 큰 말소리를 알아듣지 못하고 다른 귀의 청력이 1미터 이상의 거리에서는 보통의 말소리를 알아듣지 못하게 된 사람
9. 한쪽 귀의 청력을 완전히 잃은 사람
10. 한쪽 손의 엄지손가락을 잃은 사람 또는 둘째손가락을 포함하여 2개의 손가락을 잃은 사람 또는 엄지손가락과 둘째손가락 외의 3개의 손가락을 잃은 사람

11. 한쪽 손의 엄지손가락을 포함하여 2개의 손가락을 제대로 못쓰게 된 사람
12. 한쪽 발의 엄지발가락을 포함하여 2개 이상의 발가락을 잃은 사람
13. 한쪽 발의 발가락을 모두 제대로 못쓰게 된 사람
14. 생식기에 뚜렷한 장해가 남은 사람
15. 신경계통의 기능 또는 정신기능에 장해가 남아 노무가 상당한 정도로 제한된 사람
16. 흉복부 장기의 기능에 장해가 남아 노무가 상당한 정도로 제한된 사람
17. 척주에 고도의 기능장해가 남은 사람, 척주에 중등도의 기능장해나 극도의 변형장해가 남고 동시에 중등도의 척추 신경근장해가 남은 사람, 척주에 경미한 기능장해나 중등도의 변형장해가 남고 동시에 고도의 척추 신경근장해가 남은 사람 또는 척주에 극도의 척추 신경근장해가 남은 사람
18. 외모에 고도의 흉터가 남은 사람
19. 진폐증의 병형이 제3형 또는 제4형이면서 동시에 심폐기능에 경미한 장해가 남은 사람

제10급

1. 한쪽 눈의 시력이 0.1이하로 된 사람
2. 한쪽 눈의 눈꺼풀이 뚜렷하게 상실된 사람
3. 코가 중등도로 상실된 사람
4. 말하는 기능 또는 씹는 기능에 장해가 남은 사람
5. 14개 이상의 치아에 치과보철을 한 사람
6. 한쪽 귀의 청력이 귀에 대고 말하지 않으면 큰 말소리를 알아듣지 못하게 된 사람
7. 두 귀의 청력이 모두 1미터 이상의 거리에서는 보통의 말소리를 알아듣지 못하게 된 사람
8. 척주에 중등도의 기능장해가 남은 사람, 척주에 극도의 변형장해가 남은 사람, 척주의 경미한 기능장해나 중등도의 변형장해가 남고 동시에 중등도의 척추 신경근장해가 남은 사람 또는 척주에 고도의 척추 신경근장해가 남은 사람
9. 한쪽 손의 둘째손가락을 잃은 사람 또는 엄지손가락과 둘째손가락 외의 2개의 손가락을 잃은 사람

10. 한쪽 손의 엄지손가락을 제대로 못쓰게 된 사람 또는 둘째손가락을 포함하여 2개의 손가락을 제대로 못쓰게 된 사람 또는 엄지손가락과 둘째손가락 외의 3개의 손가락을 제대로 못쓰게 된 사람
11. 한쪽 다리가 3센티미터 이상 짧아진 사람
12. 한쪽 발의 엄지발가락 또는 그 외의 4개의 발가락을 잃은 사람
13. 한쪽 팔의 3대 관절 중 1개 관절의 기능에 뚜렷한 장해가 남은 사람
14. 한쪽 다리의 3대 관절 중 1개 관절의 기능에 뚜렷한 장해가 남은 사람

제11급

1. 두 눈이 모두 안구의 조절기능에 뚜렷한 장해가 남거나 또는 뚜렷한 운동기능 장해가 남은 사람
2. 두 눈의 눈꺼풀에 뚜렷한 운동기능장해가 남은 사람
3. 두 눈의 눈꺼풀의 일부가 상실된 사람
4. 한쪽 귀의 청력이 40센티미터 이상의 거리에서는 보통의 말소리를 알아듣지 못하게 된 사람
5. 두 귀의 청력이 모두 1미터 이상의 거리에서는 작은 말소리를 알아듣지 못하게 된 사람
6. 두 귀의 귓바퀴가 고도로 상실된 사람
7. 척주에 경도의 기능장해가 남은 사람, 척주에 고도의 변형장해가 남은 사람, 척주에 경미한 기능장해나 중등도의 변형장해가 남고 동시에 경도의 척추 신경근장해가 남은 사람 또는 척주에 중등도의 척추 신경근장해가 남은 사람
8. 한쪽 손의 가운데손가락 또는 넷째 손가락을 잃은 사람
9. 한쪽 손의 둘째손가락을 제대로 못 쓰게 된 사람 또는 엄지손가락과 둘째손가락 외의 2개의 손가락을 제대로 못 쓰게 된 사람
10. 한쪽 발의 엄지발가락을 포함하여 2개 이상의 발가락을 제대로 못 쓰게 된 사람
11. 흉복부 장기의 기능에 장해가 남은 사람
12. 10개 이상의 치아에 치과 보철을 한 사람
13. 외모에 중등도의 흉터가 남은 사람
14. 두 팔의 노출된 면에 극도의 흉터가 남은 사람

15. 두 다리의 노출된 면에 극도의 흉터가 남은 사람
16. 진폐증의 병형이 제1형 또는 제2형이면서 동시에 심폐기능에 경미한 장해가 남는 사람, 진폐증의 병형이 제2형 · 제3형 또는 제4형인 사람

제12급

1. 한쪽 눈의 안구의 조절기능에 뚜렷한 장해가 남거나 뚜렷한 운동기능장해가 남은 사람
2. 한쪽 눈의 눈꺼풀에 뚜렷한 운동기능장해가 남은 사람
3. 한쪽 눈의 눈꺼풀의 일부가 상실된 사람
4. 7개 이상의 치아에 치과 보철을 한 사람
5. 한 귀의 귓바퀴에 고도의 결손이 남은 사람 또는 두 귀의 귓바퀴가 중등도로 상실된 사람
6. 코가 경도로 상실된 사람
7. 코로 숨쉬기가 곤란하게 된 사람 또는 냄새를 맡지 못하게 된 사람
8. 쇄골, 흉골, 늑골, 견갑골 또는 골반골에 뚜렷한 변형이 남은 사람
9. 한쪽 팔의 3대 관절 중 1개 관절의 기능에 장해가 남은 사람
10. 한쪽 다리의 3대 관절 중 1개 관절의 기능에 장해가 남은 사람
11. 장관골에 변형이 남은 사람
12. 한쪽 손의 가운데손가락 또는 넷째 손가락을 제대로 못 쓰게 된 사람
13. 한쪽 발의 둘째 발가락을 잃은 사람 또는 둘째 발가락을 포함하여 2개의 발가락을 잃은 사람 또는 가운데 발가락 이하의 3개의 발가락을 잃은 사람
14. 한쪽 발의 엄지발가락 또는 그 외에 4개의 발가락을 제대로 못 쓰게 된 사람
15. 신체 일부에 심한 신경증상이 남은 사람
16. 척주에 경미한 기능장해가 남은 사람, 척주에 중등도의 변형장해가 남은 사람 또는 척주에 경도의 척추 신경근장해가 남은 사람
17. 두 팔의 노출된 면에 고도의 흉터가 남은 사람
18. 두 다리의 노출된 면에 고도의 흉터가 남은 사람

제13급

1. 한쪽 눈의 시력이 0.6 이하로 된 사람

2. 한쪽 눈에 반맹증, 시야협착이 남은 사람
3. 한쪽 귀의 귓바퀴가 중등도로 상실된 사람 또는 두 귀의 귓바퀴가 경도로 상실된 사람
4. 5개 이상의 치아에 치과 보철을 한 사람
5. 한쪽 손의 새끼손가락을 잃은 사람
6. 한쪽 손의 엄지손가락 뼈의 일부를 잃은 사람
7. 한쪽 손의 둘째손가락 뼈의 일부를 잃은 사람
8. 한쪽 손의 둘째손가락 끝관절을 굽혔다 폈다 할 수 없게 된 사람
9. 한쪽 다리가 다른 쪽 다리보다 1센티미터 이상 짧아진 사람
10. 한쪽 발의 가운데 발가락 이하의 1개 또는 2개의 발가락을 잃은 사람
11. 한쪽 발의 둘째 발가락을 제대로 못 쓰게 된 사람 또는 둘째 발가락을 포함하여 2개의 발가락을 제대로 못 쓰게 된 사람 또는 가운데 발가락 이하의 3개의 발가락을 제대로 못 쓰게 된 사람
12. 척주에 경도의 변형장해가 남은 사람 또는 척주의 수상 부위에 기질적 변화가 남은 사람
13. 외모에 경도의 흉터가 남은 사람
14. 두 팔의 노출된 면에 중등도의 흉터가 남은 사람
15. 두 다리의 노출된 면에 중등도의 흉터가 남은 사람
16. 진폐증의 병형이 제1형인 사람

제14급

1. 한쪽 귀의 청력이 1미터 이상의 거리에서는 작은 말소리를 알아듣지 못하게 된 사람
2. 한쪽 귀의 귓바퀴가 경도로 상실된 사람
3. 3개 이상의 치아에 치과 보철을 한 사람
4. 두 팔의 노출된 면에 경도의 흉터가 남은 사람
5. 두 다리의 노출된 면에 경도의 흉터가 남은 사람
6. 한쪽 손의 새끼손가락을 제대로 못 쓰게 된 사람
7. 한쪽 손의 엄지손가락과 둘째손가락 외의 손가락뼈의 일부를 잃은 사람
8. 한쪽 손의 엄지손가락과 둘째손가락 외의 손가락 끝관절을 굽혔다 폈다 할 수

없게 된 사람

9. 한쪽 발의 가운데 발가락 이하의 1개 또는 2개의 발가락을 제대로 못 쓰게 된 사람
10. 신체일부에 신경증상이 남은 사람
11. 척주에 경미한 변형장해가 남은 사람 또는 척추의 수상 부위에 비기질적 변화가 남은 사람

4. 간병급여

업무상 부상 또는 질병 치유 후 의학적으로 상시 또는 수시로 간병이 필요하여 간병을 받을 경우 현행 간병료에 준한 간병급여를 지급한다.

간병급여는 피해근로자가 위중하여 요양 중인 당해 의료기관의 간호사 등 통 상적인 간호 이외에 상시 부첨간호가 필요하여 이에 필요한 인건비를 말한다. 간병급여의 범위에 해당하는 요양기관은 진료비 청구서에 의사의 간병급여소견서와 증명서를 첨부하여 진료비 청구 시 함께 청구한다.

간병급여의 지급은 간병이 실제로 행하여진 날에 대하여 월 단위로 지급하나, 간병급여 지급대상자가 재요양을 받는 경우에는 재요양한 날부터 재요양 종료 시까지 간병급여를 지급하지 아니한다.

1) 상시 간병급여 지급대상 및 지급기준

① 지급대상

가. 신경계통의 기능, 정신기능 또는 흉복부 장기의 기능에 장해등급 제1급에 해당하는 장해가 남아 일상생활에 필요한 동작을 하기 위하여 항상 다른 사람의 간병이 필요한 사람

나. 두 눈, 두 팔 또는 두 다리 중 어느 하나의 부위에 장해등급 제1급에 해당하는 장해가 남고, 다른 부위에 제7급 이상에 해당하는 장해가 남아 일상생활에 필요한 동작을 하기 위하여 항상 다른 사람의 간병이 필요한 사람

② 지급기준: 「통계법」 제3조에 따른 지정통계 중 노동부장관이 작성하는 고용형태별근로실태조사의 직종별 월급여총액 등을 기초로 하여 노동부장관이 고시하는 금액으로 한다. 이 경우 수시 간병급여의 대상자에게 지급할 간병급여의

금액은 상시 간병급여의 지급 대상자에게 지급할 금액의 3분의 2에 해당하는 금액으로 한다.

2) 수시 간병급여 지급대상 및 지급기준

① 지급대상

가. 신경계통의 기능, 정신기능 또는 흉복부 장기의 기능에 장해등급 제2급에 해당하는 장해가 남아 일상생활에 필요한 동작을 하기 위하여 수시로 다른 사람의 간병이 필요한 사람

나. 장해등급 제1급(제53조제2항에 따른 조정의 결과 제1급이 되는 경우를 포함한다)에 해당하는 장해가 남아 일상생활에 필요한 동작을 하기 위하여 수시로 다른 사람의 간병이 필요한 사람

② 지급기준: 상시간병급여액의 3분의 2에 해당하는 금액

5. 상병보상연금

요양급여를 받는 근로자가 요양을 시작한 지 2년이 지난 날 이후에 다음 각 호의 요건 모두에 해당하는 상태가 계속되면 휴업급여 대신 상병보상연금을 그 근로자에게 지급한다.

첫째, 그 부상이나 질병이 치유되지 아니한 상태일 것

둘째, 그 부상이나 질병에 따른 중증요양상태의 정도가 대통령령으로 정하는 중증요양상태등급 기준에 해당할 것

셋째, 요양으로 인하여 취업하지 못하였을 것

상병보상연금은 별표 4에 따른 중증요양상태등급에 따라 지급한다.

1) 상병보상연금의 중증요양상태등급 기준

①「산업재해보상보험법」에 따른 상병보상연금을 지급하기 위한 중증요양상태등급 기준은 별표 8과 같다.

② 중증요양상태가 둘 이상 있는 경우의 중증요양상태등급의 조정에 관하여는 「산업재해보상보험법 시행령」 장해 등급 조정을 준용한다. 이 경우 "장해등급"은 "중증요양상태등급"으로 보고, "장해"는 "중증요양상태"로 보며, 「산업

재해보상보험법 시행령」 별표 6의 제4급부터 제14급까지의 장해등급의 기준은 각각 해당하는 등급의 중증요양상태등급으로 본다.

③ 기존의 중증요양상태가 새로운 업무상 부상 또는 질병으로 정도가 심해진 경우에 심해진 중증요양상태등급에 대한 상병보상연금의 산정은 심해진 중증요양상태등급에 해당하는 상병보상연금의 지급일수에서 기존의 중증요양상태등급에 해당하는 상병보상연금의 지급일수를 뺀 일수에 연금 지급 당시의 평균임금을 곱하여 산정한 금액으로 한다.

2) 연금의 지급기간

연금인 보험급여의 지급은 그 지급사유가 발생한 달의 다음 달의 초일부터 개시되며, 그 지급받을 권리가 소멸한 달의 말일에 종료된다. 그리고 그 지급을 정지할 사유가 발생한 때에는 그 사유가 발생한 달의 다음 달의 초일부터 그 사유가 소멸한 달의 말일까지 지급하지 아니한다.

연금인 보험급여는 매년 이를 12등분하여 매달 25일에 그 달 치의 금액을 지급하되, 지급일이 토요일이거나 공휴일이면 그 전날에 지급하며, 연금을 받을 권리가 소멸한 경우 소멸한 때까지의 기간에 해당하는 연금 중 지급하지 아니한 부분이 있는 경우에는 그 지급기일전이라도 이를 지급할 수 있다.

상병보상연금을 받으려는 사람은 중증요양상태를 증명할 수 있는 의사의 진단서를 첨부하여 공단에 제출하여야 한다.

3) 상병보상 연금액

상병보상 연금표

중증요양상태등급	상병보상연금
제1급	평균임금의 329일분
제2급	평균임금의 291일분
제3급	평균임금의 257일분

6. 유족급여

유족급여는 근로자가 업무 중 사망한 경우나 사망추정의 경우에 그 유족의 생활보장을 위해 지급하는 급여를 말한다. 이때 사망추정이란 근로자의 생사가 불명한 상태에서 3개월이 경과한 경우를 말한다.

1) 유족급여 수급방법

유족급여는 일시금 또는 보상연금으로 받을 수 있는데, 수급권자의 희망에 따라 유족보상일시금의 100분의 50에 상당하는 금액을 일시금으로 지급하고 유족보상연금은 100분의 50을 감액하여 지급한다.

또한 유족보상연금을 받던 자가 그 수급자격을 잃은 경우 다른 수급자격자가 없고 이미 지급한 연금액을 지급당시의 각각의 평균임금으로 나누어 산정한 일수의 합계가 1,300일에 못 미치면 그 못 미치는 일수에 수급자격 상실 당시의 평균임금을 곱하여 산정한 금액을 수급자격 상실 당시의 유족에게 일시금으로 지급한다.

2) 유족보상연금 수급자격자의 범위

① 유족보상연금을 받을 수 있는 자격이 있는 사람(이하 "유족보상연금 수급자격자"라 한다)은 근로자가 사망할 당시 그 근로자와 생계를 같이 하고 있던 유족(그 근로자가 사망할 당시 대한민국 국민이 아닌 사람으로서 외국에서 거주하고 있던 유족은 제외한다) 중 배우자와 다음 각 호의 어느 하나에 해당하는 사람으로 한다. 이 경우 근로자와 생계를 같이 하고 있던 유족의 판단 기준은 대통령령으로 정한다.

가. 부모 또는 조부모로서 각각 60세 이상인 사람

나. 자녀로서 25세 미만인 사람

나의2. 손자녀로서 19세 미만인 사람

다. 형제자매로서 19세 미만이거나 60세 이상인 사람

라. 가부터 다까지의 규정 중 어느 하나에 해당하지 아니하는 자녀 · 부모 · 손자녀 · 조부모 또는 형제자매로서 「장애인복지법」에 따른 장애인 중 고용노동부령으로 정한 장애등급 이상에 해당하는 사람

② 제1항을 적용할 때 근로자가 사망할 당시 태아(胎兒)였던 자녀가 출생한 경우에는 출생한 때부터 장래에 향하여 근로자가 사망할 당시 그 근로자와 생계를 같이 하고 있던 유족으로 본다.

③ 유족보상연금 수급자격자 중 유족보상연금을 받을 권리의 순위는 배우자 · 자

녀 · 부모 · 손자녀 · 조부모 및 형제자매의 순서로 한다.

3) 유족보상연금수급자격자의 실격 및 지급정지

① 유족보상연금수급자격자인 유족이 다음 각 호의 1에 해당하게 된 때에는 그 자격을 잃는다.

가. 사망한 때

나. 재혼한 때(사망근로자의 배우자에 한하며, 사실상 혼인관계에 있는 경우를 포함한다.)

다. 사망근로자와의 친족관계가 끝난 경우

라. 자녀가 25세가 된 때

라의2. 손자녀 또는 형제자매가 19세가 된 때

마. 장애인이었던 자로서 그 장애 상태가 해소된 경우

바. 근로자가 사망할 당시 대한민국 국민이었던 유족보상연금 수급자격자가 국적을 상실하고 외국에서 거주하고 있거나 외국에서 거주하기 위하여 출국하는 경우

사. 대한민국 국민이 아닌 유족보상연금 수급자격자가 외국에서 거주하기 위하여 출국하는 경우

② 유족보상연금을 받을 권리가 있는 유족보상연금 수급자격자(이하 "유족보상연금 수급권자"라 한다)가 그 자격을 잃은 경우에 유족보상연금을 받을 권리는 같은 순위자가 있으면 같은 순위자에게, 같은 순위자가 없으면 다음 순위자에게 이전된다.

③ 유족보상연금 수급권자가 3개월 이상 행방불명이면 대통령령으로 정하는 바에 따라 연금 지급을 정지하고, 같은 순위자가 있으면 같은 순위자에게, 같은 순위자가 없으면 다음 순위자에게 유족보상연금을 지급한다.

유족급여

유족급여 종류	유족급여의 금액
유족보상연금	유족보상연금액은 다음의 기본금액과 가산금액을 합한 금액으로 한다. 1. 기본금액 급여기초연액(평균임금에 365를 곱하여 얻은 금액)의 100분의 47에 상당하는 금액 2. 가산금액 유족보상연금수급권자 및 근로자가 사망할 당시 그 근로자와 생계를 같이 하고 있던 유족보상연금수급자격자 1인당 급여기초연액의 100분의 5에 상당하는 금액의 합산액. 다만, 그 합산금액이 급여기초연액의 100분의 20을 넘을 때에는 급여기초연액의 100분의 20에 상당하는 금액으로 한다.
유족보상일시금	평균임금의 1,300일분

7. 장의비

1) 장의비는 근로자가 업무상의 사유로 사망한 경우에 지급하되, 평균임금의 120일분에 상당하는 금액을 그 장제(葬祭)를 지낸 유족에게 지급한다. 다만, 장제를 지낼 유족이 없거나 그 밖에 부득이한 사유로 유족이 아닌 자가 장제를 지낸 경우에는 평균임금의 120일분에 상당하는 금액의 범위에서 실제 드는 비용을 그 장제를 지낸 자에게 지급한다.
2) 제1항에 따른 장의비가 대통령령으로 정하는 바에 따라 고용노동부장관이 고시하는 최고 금액을 초과하거나 최저 금액에 미달하면 그 최고 금액 또는 최저 금액을 각각 장의비로 한다.

8. 직업재활급여

1) 직업재활급여의 종류는 다음 각 호와 같다.
   가. 장해급여 또는 진폐보상연금을 받은 자나 장해급여를 받을 것이 명백한 자로서 대통령령으로 정하는 자(이하 "장해급여자"라 한다) 중 취업을 위하여 직업훈련이 필요한 자(이하 "훈련대상자"라 한다)에 대하여 실시하는 직업훈련에 드는 비용 및 직업훈련수당
   나. 업무상의 재해가 발생할 당시의 사업에 복귀한 장해급여자에 대하여 사업주

가 고용을 유지하거나 직장적응훈련 또는 재활운동을 실시하는 경우에 각각 지급하는 직장복귀지원금, 직장적응훈련비 및 재활운동비

2) 1)의 가의 훈련대상자 및 같은 1)의 나의 장해급여자는 장해정도 및 연령 등을 고려하여 대통령령으로 정한다.

제4절 산재보험 진료비 산정 및 청구

1. 산재보험 진료비란?

산재지정 요양담당기관에서 산재환자에 대하여 요양을 제공함에 따라 이에 소요된 비용을 말한다.

2. 산재보험 진료비의 산정

산재보험 진료비는 「산재보험법」 제40조, 동법 시행령 제28조, 동법 시행규칙 제17조에 의거하여 노동부장관이 고시하는 산재보험 요양급여 산정기준에 따라 산정하여야 하며, 원칙적으로 보건복지부장관이 고시하는 건강보험 진료수가 · 약 제비 산정기준에 따르도록 되어 있으나 이에 규정되지 않았거나 이를 적용함이 근로자 보호에 적당하지 아니한 경우에는 노동부장관이 별도로 산재보험 요양급여 산정기준으로 정하여 고시한다.

3. 산재보험 진료비 청구

모든 의료기관과 약국의 진료비, 약제비, 후유증상진료비용은 근로복지공단의 각 지역본부 보상부에 청구하여야 하며, 진료비 · 약제비의 청구는 서면과 전자청구로 구분되며, 전자청구는 「토탈서비스」나 또는 「전자문서교환」(EDI: Electroni Data Interchange) 두 가지 방식으로 청구할 수 있다. 서면으로 청구하는 경우에는 40일 이내 지급되지만 전자청구(토탈서비스 또는 EDI) 방식으로 청구하는 경우에는 청구일로부터 10일 이내 지급토록 하고 있다. 고용 · 산재보험 토탈서비스를 이용하는 경우

별도의 사용료가 없이 이용할 수 있다.

4. 청구한 진료비가 심사 조정되었을 때 구제방법

요양담당기관에서 청구한 진료비를 우리 공단이 심사결정 통지한 내역에 대하여 이의가 있는 경우 요양담당기관은 진료비 심사 결정 통보서를 받은 날로부터 90일 이내에 진료기록부 등 관련자료를 첨부하여 진료비심사기관(근로복지공단 지역본부)에 이의신청을 할 수 있다.

제5절 산재보험 진료비 산정 및 청구

1. 목적

이 고시는「산업재해보상보험법」에 따른 업무상의 재해를 입은 근로자에 대한 요양급여의 범위 및 요양에 소요된 비용의 산정기준을 정함을 목적으로 한다.

2. 요양급여의 범위 및 비용

1) 요양급여의 범위

(1) 업무상의 재해를 입은 근로자(이하 “산재근로자”라 한다)에 대한 요양급여의 범위는 다음 각 호에 따른다.

① 「국민건강보험법」제41조제2항 및 제3항에 따라 보건복지부령으로 정한 「국민건강보험 요양급여의 기준에 관한 규칙」(이하 “건강보험요양급여규칙”이라 한다) 제5조 및 제8조에 따른 요양급여

② 「국민건강보험법」 제49조제1항 및 같은 법 시행규칙 제23조 제1항에 따른 요양비

③ 「국민건강보험법」 제51조 및 같은 법 시행규칙 제26조제1항 관련 별표 7에 따른 장애인 보조기기

④ 「응급의료에 관한 법률」 제23조제1항에 따른 응급의료수가기준

(2) 제1항의 경우, 보건복지부장관이 고시하는 「건강보험 행위 급여 · 비급여 목록표 및 급여 상대가치점수」(이하 "행위 및 상대가치점수"라 한다) 및 「요양급여의 적용기준 및 방법에 관한 세부사항」의 인정기준을 초과하여 본인이 전액 부담하는 부분에 대해서는 산재근로자 진료를 위해 필요한 경우 인정할 수 있다.

2) 요양급여의 비용 산정

(1) 제2조에 따른 요양급여의 비용은「국민건강보험법」 제45조, 제46조, 제49조, 같은 법 시행령 제22조, 같은 법 시행규칙 제23조제4항 및 건강보험요양급여규칙에 따라 보건복지부장관(보건복지부장관이 그 권한을 위임하거나 위탁한 경우에는 그 위임 또는 위탁을 받은 자를 포함한다. 이하 같다.)이 고시하는 요양급여의 내역 및 기준에 따른다.

(2) 「산업재해보상보험법」(이하 "법" 이라 한다) 제11조제2항에 따라 근로복지공단(이하 "공단"이라 한다)에 두는 의료기관 및 연구기관 또는 공단이 지정한 의료기관(이하 "산재보험 의료기관"이라 한다)에서 일반 환자에게 적용하는 진료비용기준이 이 고시에 의한 기준보다 낮은 경우에는 낮은 수가에 따라 산정한다.

3) 산업재해보상보험에서 국민건강보험과 달리 정하거나 추가로 인정하는 요양급여의 범위 및 비용산정기준 등

(1) 산업재해보상보험(이하 "산재보험"이라 한다)에서 국민건강보험과 달리 정하는 요양급여의 범위 및 비용산정기준은 별표 1과 같다.

(2) 국민건강보험에서 요양급여로 정하지 않은 사항 중 산재보험에서 추가로 인정하는 요양급여의 범위 및 비용산정기준은 별표 2와 같다. 이 경우, 요양급여의 비용은 별표 2에서 정한 금액의 범위에서 산재보험 의료기관이나 산재근로자가 구입한 가격 또는 실제 소요된 금액으로 한다.

(3) 별표 2에서 정한 요양급여의 범위 및 비용산정기준이 국민건강보험 관련규정의 개정으로 새로이 국민건강보험의 요양급여의 범위 및 비용산정기준에 포함되는 경우에는 개정된 규정이 시행되는 날부터 국민건강보험 관련규정에 따른다.

(4) 공단 이사장은 산재근로자의 진료와 관련하여 국민건강보험 및 별표 1, 별표 2에서 요양급여로 정하지 아니한 진료항목과 비용 중 산재근로자의 진료에

필요하다고 판단되는 진료항목과 비용에 대해서는 요양급여로 인정할 수 있다. 이 경우, 공단 이사장은 요양급여 승인 결과를 고용노동부장관에게 보고하여야 한다.

3. 비급여 대상

1) 제40조에 따른 요양급여의 범위에서 제외되는 사항은 다음 각 호의 어느 하나와 같다.
   (1) 업무상 부상 또는 질병의 치료목적이 아닌 진료 또는 투약
   (2) 제2조 및 제3조제1항의 규정에서 정하지 않은 요양급여
   (3) 상급병실 사용료. 다만, 다음 각 목의 어느 하나에 해당하는 경우에는 그러하지 아니하다.
      ① 종합병원 이상에서 요양하는 경우로서 상병상태가 응급진료, 수술 등으로 입원요양이 필요하나 일반병실이 없어 부득이하게 특실을 제외한 상급병실을 사용하는 경우에 7일의 범위에서 인정. 다만, 상급병실 사용 중 그 차급 또는 일반병실이 있음에도 병실을 옮기지 않은 경우에는 불인정한다.
      ② 증상이 위중하여 절대 안정이 필요하고, 의사 또는 간호사가 상시 감시하면서 수시로 적절한 조치를 해야 할 필요가 있다고 인정되나, 중환자실·격리실 등 집중치료실이 없거나 여유 병상이 없어 불가피하게 상급병실을 사용한 경우

4. 요양기관 종별 가산율

1) 행위 및 상대가치점수 제1부Ⅱ. 요양기관 종별가산율을 적용하는 경우 건강보험 요양기관 종별가산율에 다음 각 호의 비율을 가산하여 산정한다.
   (1) 가목(상급종합병원)은 15%
   (2) 나목(종합병원)은 12%
   (3) 다목(병원)은 1%
2) 제1항을 적용함에 있어 공단에 두는 의료기관에 대해서는「산업재해보상보험법

시행규칙」에 따라 고용노동부장관의 승인을 얻어 조정한 등급을 적용한다.

5. 입원료

1) 행위 및 상대가치점수 제1편제2부제1장 [산정지침] 2. 입원료 등 라목 및 분류번호 가-2에 따른 입원료는 다음 각 호에 따라 산정한다.
   (1) 상급종합병원 및 공단에 두는 의료기관: 입원기간에 관계없이 행위 및 상대가치점수 중 소정점수(이하 "소정점수"라 한다)의 100분의 100에 병원관리료의 100분의 100을 가산하여 산정
   (2) 종합병원: 입원기간에 관계없이 소정점수 의 100분의 100을 산정
   (3) 병원(요양병원은 제외한다) 및 의원: 입원일부터 50일째까지는 소정점수의 100분의100, 입원 51일째부터 150일째까지는 소정점수의 100분의 90, 입원 151일째부터는 소정점수의 100분의 85를 산정
2) 위 제1호에 따른 입원료 산정 시 공단에 두는 의료기관에 대해서는 법 시행규칙 제10조제2항에 따라 고용노동부장관의 승인을 얻어 조정한 등급을 적용한다.

6. 응급의료관리료

휴일·야간 근로 등으로 인하여 발생한 업무상 재해의 진료를 위해 부득이 휴일 또는 야간에 응급의료센터 및 응급의료기관을 이용한 경우에는 응급의료관리료 산정대상 응급증상에 해당하지 아니하더라도 "응급의료관리료"를 지급한다.

7. 이송료

1) 의료기관 등의 구급차를 이용하여 환자를 이송한 경우 구급차 이용비용을 지급하되, 비용은 「응급의료에 관한 법률 시행규칙」 제11조 관련 별표 3 "이송처치료의 기준"에 따라 산정한다.
2) 구급차 이외의 교통비는 순로(정상적 교통수단 및 경로)에 따라 산재근로자 및 그와 동행하는 간호인의 이송에 실제로 드는 금액으로 하되, 다음의 원칙을 고려하여 교통수단별 이용기준 및 등급기준에 따라 지급한다.

(1) 등급의 차이가 있는 교통수단을 이용하는 경우에는 제2등급에 해당하는 등급을 기준으로 산정하되, 산재근로자의 상병상태로 보아 상위등급의 교통수단을 이용하는 것이 필요하다는 의학적 소견이 있는 경우에는 제1등급을 기준으로 지급

(2) 순로에 따른 이송이 아닌 경우에는 교통수단별 이용기준 및 등급기준에 따라 정상적인 교통수단 및 경로에 따른 비용을 지급

(3) 자가용을 이용하는 경우에는 지역별 일반택시요금의 100분의 50을 지급

3) 숙박비 및 식대는 산재근로자 및 그와 동행하는 간호인 중 숙식이 필요한 경우에만 지급하되,「공무원여비규정」제16조제1항 별표 2 제2호에 따른 숙박비 및 식비에 준하여 지급한다.

8. 재활치료

행위 및 상대가치점수 제7장 이학요법료(기본물리치료료, 단순재활치료료, 전문재활치료료)를 산정함에 있어 진료상 반드시 필요하다는 의사의 소견서가 있는 경우 보건복지부장관이 정한 산정횟수 제한에도 불구하고 이를 추가로 인정할 수 있다.

9. 의약품관리료

행위 및 상대가치점수 제2부 제1장 분류번호 가-11 나. 입원환자 의약품관리료에도 불구하고 산재보험 입원환자 의약품관리료는 다음과 같이 산정한다.

입원환자 의약품관리료 = 건강보험 입원환자의 초일분 의약품관리료 × 투약일수

10. 자기공명영상진단(Magnetic Resonance Imaging)

1) 업무상 부상 또는 질병 진단을 위해 실시한 경우 1회 인정한다. 다만, 다음 각 호에 해당하는 경우에는 추가로 인정할 수 있다.

(1) 장해상태의 확인을 위한 경우

(2) 상병상태가 호전되지 않거나 악화되어 진료방향을 결정하기 위한 촬영의 필요성이 의학적으로 인정되는 경우
(3) 수술 후 상병상태 확인을 위한 촬영의 필요성이 의학적으로 인정되는 경우

11. 산소치료

1) 보건복지부장관이 고시하는「요양비의 보험급여 기준 및 방법」제3조 관련 별표 5 요양비 지급 대상자 기준에도 불구하고 진폐 합병증 등으로 통원요양하고 있는 경우에 시행한 동맥혈 가스검사 결과가 다음 각 호의 어느 하나에 해당하여 산소치료서비스를 제공받는 경우에도 그 비용을 지급한다. 이 경우 산소치료 처방전을 발행할 수 있는 의사에 그 진폐환자를 진료하고 있는 직업환경의학과 전문의를 포함한다.
(1) 동맥혈 산소분압이 55mmHg 이하
(2) 동맥혈 산소포화도가 88% 이하
2) 산소치료서비스 제공대상 산재근로자에게는 전기요금 등의 비용으로 월 30,000원을 정액으로 지급한다.

12. 초음파 검사

1) 일반 또는 그 밖의 특수검사방법으로 진단이 곤란하다고 인정되는 손상 및 질환에 대하여 해당 부위별로 1회 인정한다.
2) 위 제1호에도 불구하고 장해상태 확인을 위한 특진 또는 촬영 시점이 장기간 경과되어 상병상태의 확인을 위한 검사가 필요하다는 의학적 소견이 있는 경우 추가로 인정할 수 있다.

13. 관절가동범위검사

다발성 병변으로 같은 날 여러 부위에 검사를 실시한 경우 상지, 하지, 수부(신체의 양측은 별개 부위로 본다)로 나누어 각각 산정한다.

제12장 건강보험청구 실무사례

제1절 건강보험청구 프로그램 운영

건강보험의 진료비는 기본진료료, 행위료, 재료대 및 약값의 세 가지로 대별할 수 있다.

1) 기본진료료는 초 · 재진료의 진찰료(기본진찰료 + 외래관리료)와 입원료{입원환자 의학관리료(40%) + 입원환자 간호관리료(25%) + 입원환자병원관리료(35%)}로 구성되어 있다.
2) 행위료는 검사료, 영상진단 및 방사선 치료료, 주사료, 마취료, 이화학요법료, 정신요법료, 처치 및 수술료로 구성되어 있다.
3) 재료대는 약, 주사약, 수혈 및 각종 검사관련 재료대로 구성되어 있다.

Ⅰ. OCS 및 EMR 프로그램 운영

건강보험청구프로그램 을 이용한 환자의 접수, 진료 후 수납, 건강보험청구에 이르는 운영과정을 소개하면 다음과 같다.

II. 메트로 EMR 프로그램 운영

건강보험청구프로그램 중 메트로 쇼프트 프로그램을 이용한 화면의 접수, 진료 후 수납, 심사, 건강보험청구에 이르는 운영과정을 소개하면 다음과 같다.

1. 환자 접수 및 수납

1) EMR 로그인

화면코드	DISCMAIN	화면명	EMR 로그인 화면	화면분류	조회

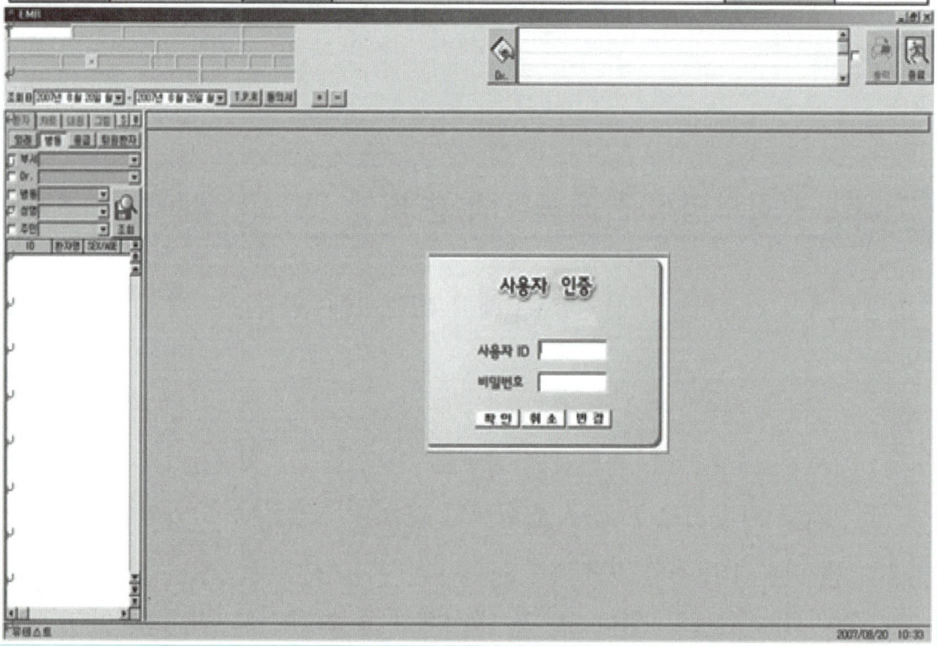

(1) EMR 뷰어 실행시 사용자 인증을 거치는 화면이다.

(2) 부여받은 사용자 ID 및 비밀번호를 입력한다.

(3) 사용자 ID, 비밀번호 입력 후 확인한다.

화면코드	DISCMAIN	화면명	EMR 메인 화면	화면분류	조회

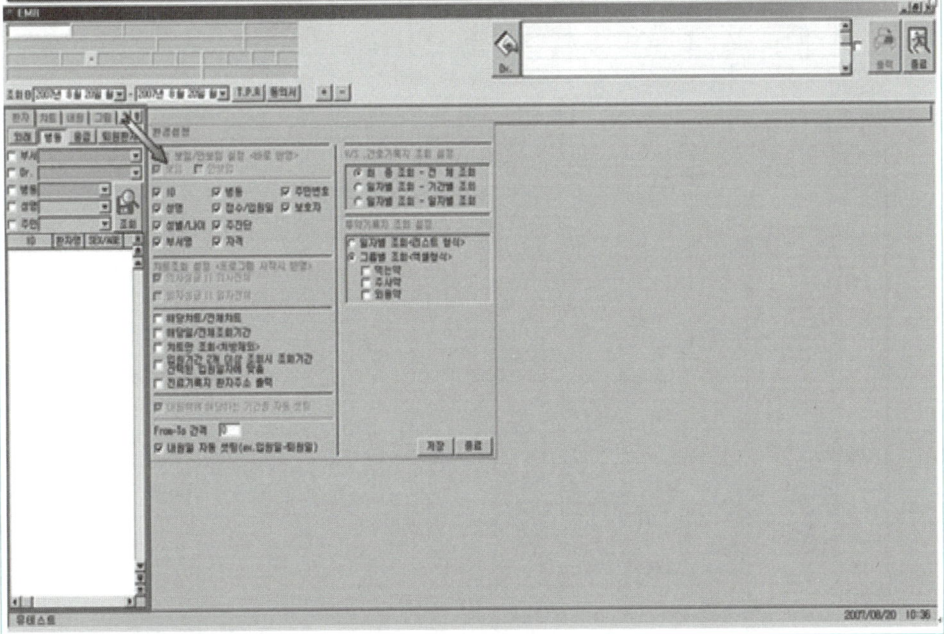

(4) 사용자 인증을 거친 후 사용되는 환자를 선택하는 화면이다.

(5) 외래, 병동, 응급, 병동퇴원, 응급퇴원 옵션을 선택 후 환자를 조회한다.

(6) 부서, 의사, 병동을 선택하여 환자를 조회한다.

(7) 성명을 이용하여 환자를 조회할 수 있다.

(8) 주민등록 번호를 이용하여 환자를 조회할 수 있다.

(9) 조회된 환자 리스트에서 환자를 더블 클릭한다.

(10) 환자 ID는 필수 입력사항을 확인한다.

(11) 환자를 선택하면 재원기간 또는 내원일에 해당하는 진단이 조회된다.

(12) 재원기간 또는 내원일에 해당하는 환자의 자격 내역 및 기타 정보가 조회된다(상단좌측).

(13) 환자 ID확인 후 외래 환자 및 병동 응급환자에 대해 서식 조회 시 해당 환자의 현 내원상태에 따라 병동, 응급, 외래의 조회순서가 달라진다.

화면코드	DISCMAIN	화면명	EMR 서식 조회화면	화면분류	조회

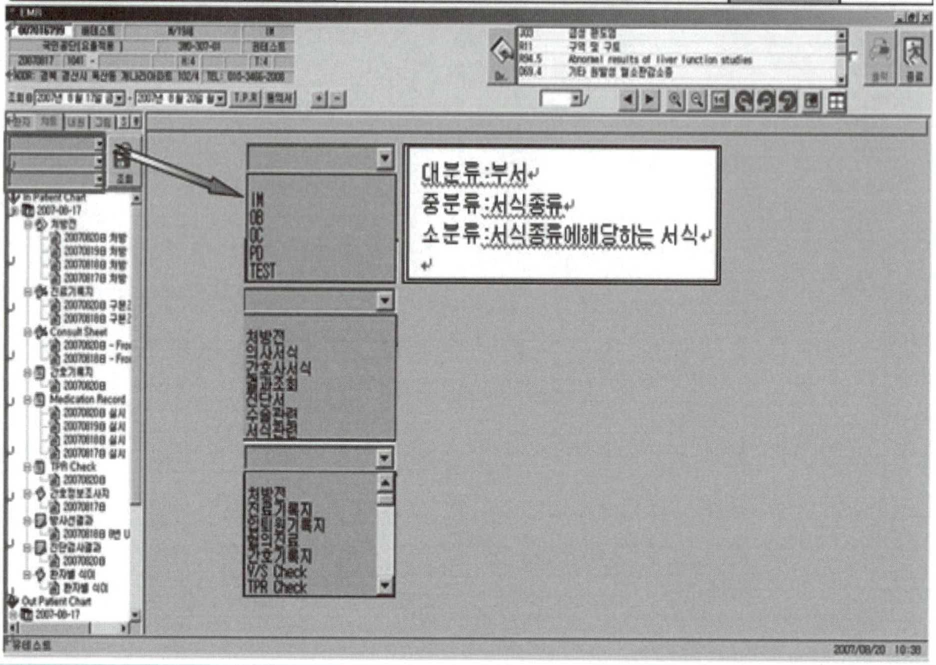

화면코드	DISCMAIN	화면명	EMR 서식 선택 서식 - 1	화면분류	조회

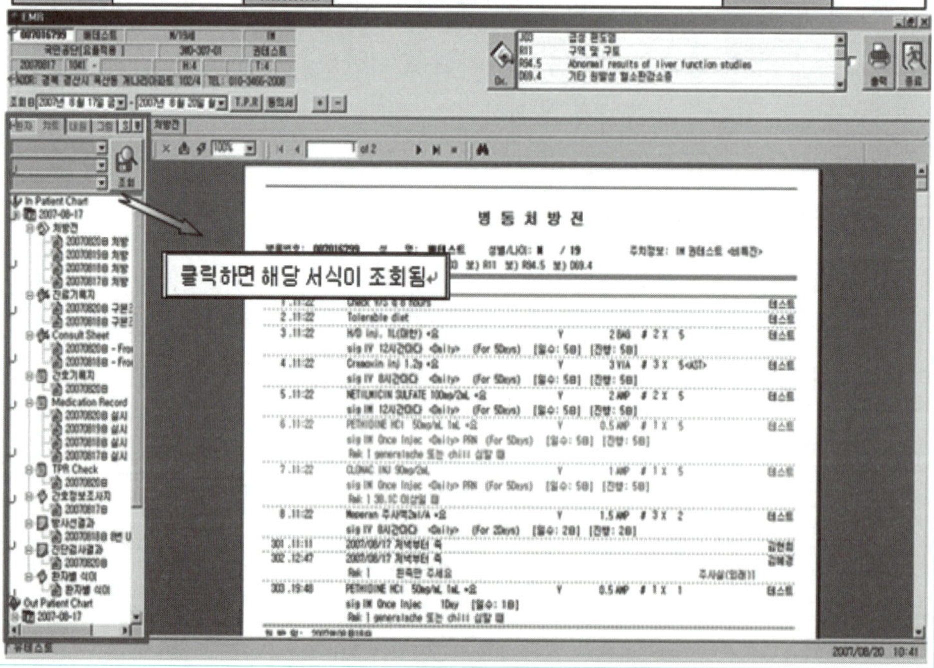

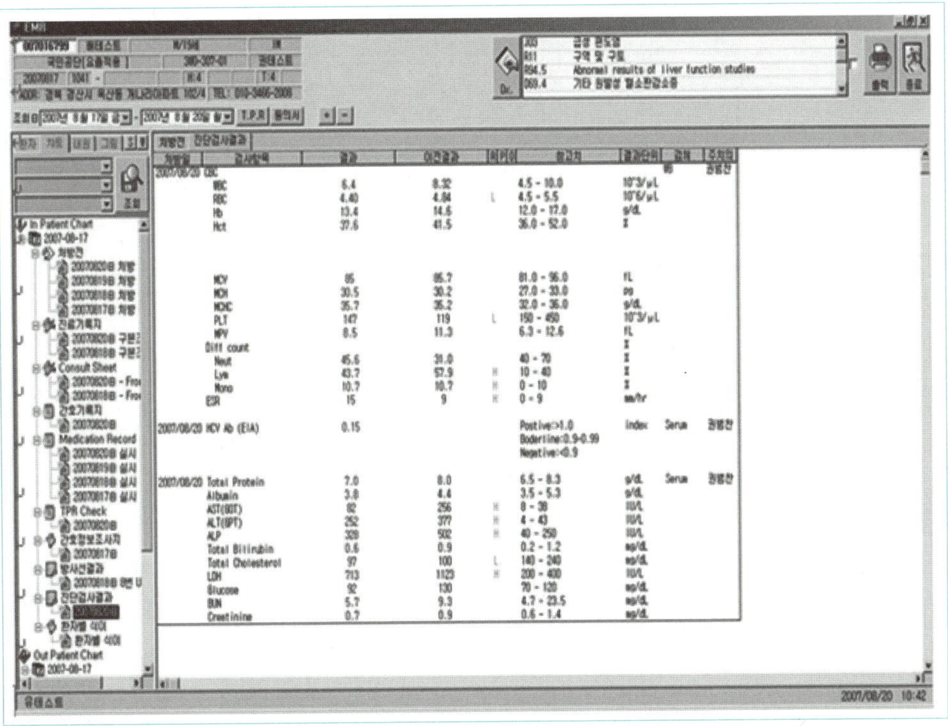
EMR
J03 급성 편도염
R11 구역 및 구토
R94.5 Abnormal results of liver function studies
D69.4 기타 원발성 혈소판감소증
In Patient Chart
Consult Sheet
Medication Record
TPR Check
Out Patient Chart
2007/08/20 CBC
WBC 6.4 8.32 4.5 - 10.0
RBC 4.40 4.84 L 4.5 - 5.5
Hb 13.4 14.6 12.0 - 17.0
Hct 37.6 41.5 36.0 - 52.0
2007/08/20 HCV Ab (EIA) 0.15
2007/08/20 Total Protein 7.0 8.0 6.5 - 8.3
Albumin
AST(GOT)
ALT(GPT)
ALP
Total Bilirubin
Total Cholesterol
LDH
Glucose
BUN
Creatinine
2007/08/20 10:42

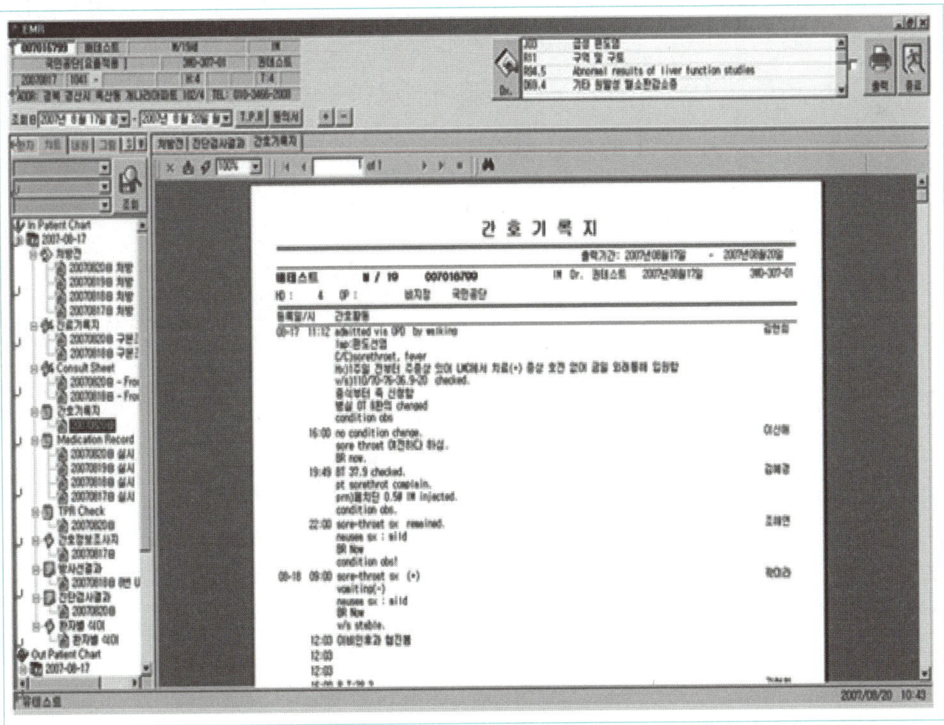
EMR
J03 급성 편도염
R11 구역 및 구토
R94.5 Abnormal results of liver function studies
D69.4 기타 원발성 혈소판감소증
간 호 기 록 지
간호활동
08-17 11:12 admitted via OPD by walking
condition obs
16:00 no condition change.
19:49 BT 37.9 checked.
22:00 sore-throat sx remained.
08-18 09:00 sore-throat sx (+)
v/s stable.
2007/08/20 10:43

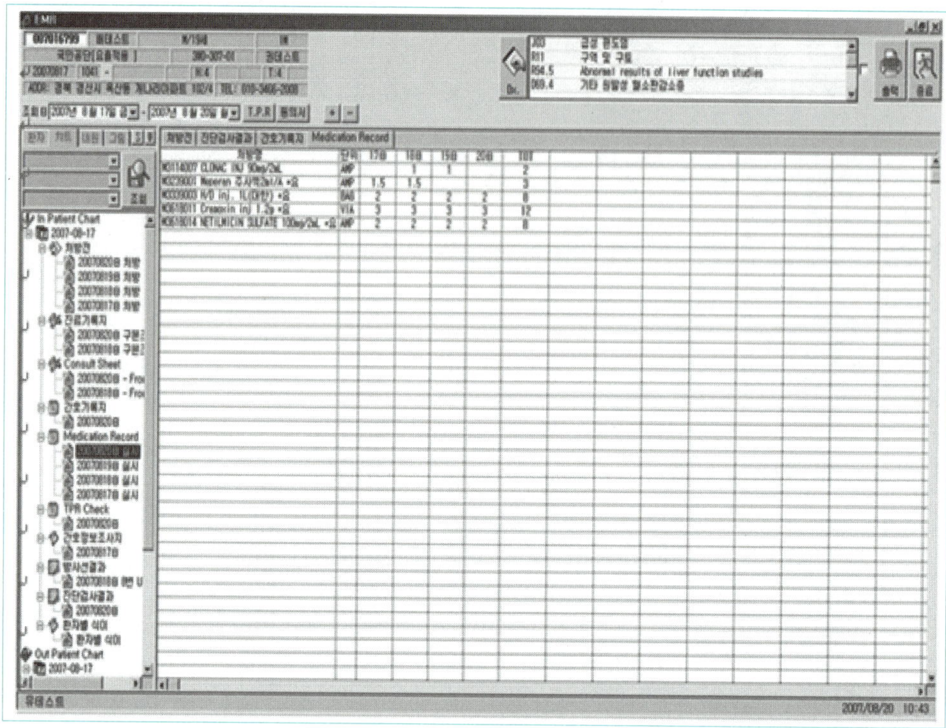

(14) 조회된 서식 리스트에서 해당 서식의 내용을 보는 화면이다(진료기록지).

(15) 기 조회된 서식에 대해서는 좌측서식내역을 이용하지 않고 상단에 대해 해당 서식 탭을 선택 조회할 수 있다.

(16) 만약 탭을 새로 구성하고자 한다면 환자아이디를 새로 입력 후 서식을 조회하면 된다.

(17) 조회된 진료기록지에 대해 이미지 제거 기능을 이용하여 해당 처방 및 차트에 해당하는 서식을 볼 수 있다.

2) 환자의 접수

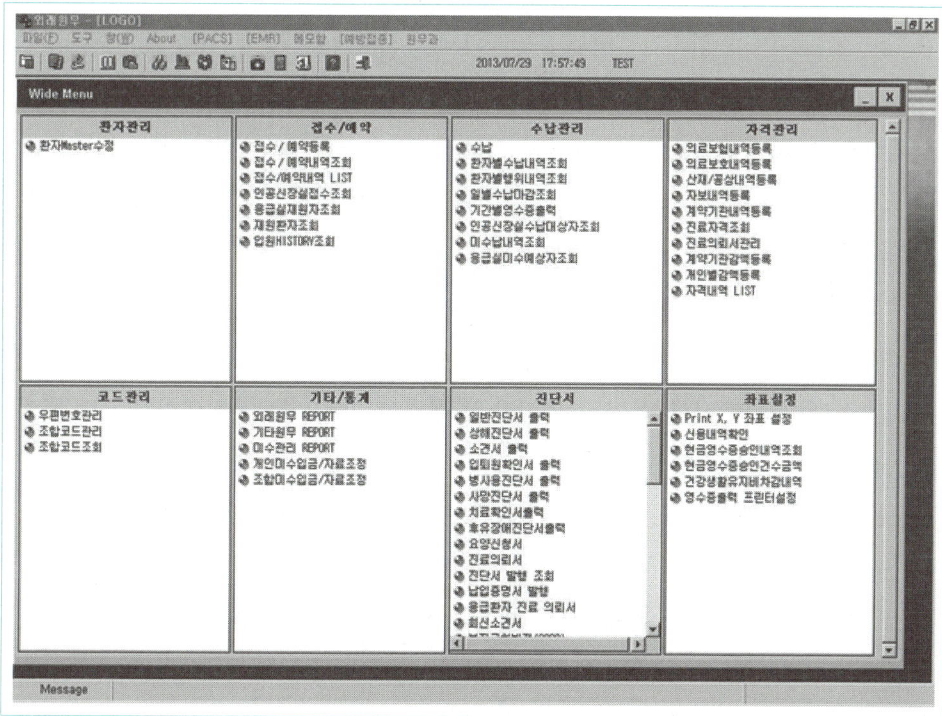

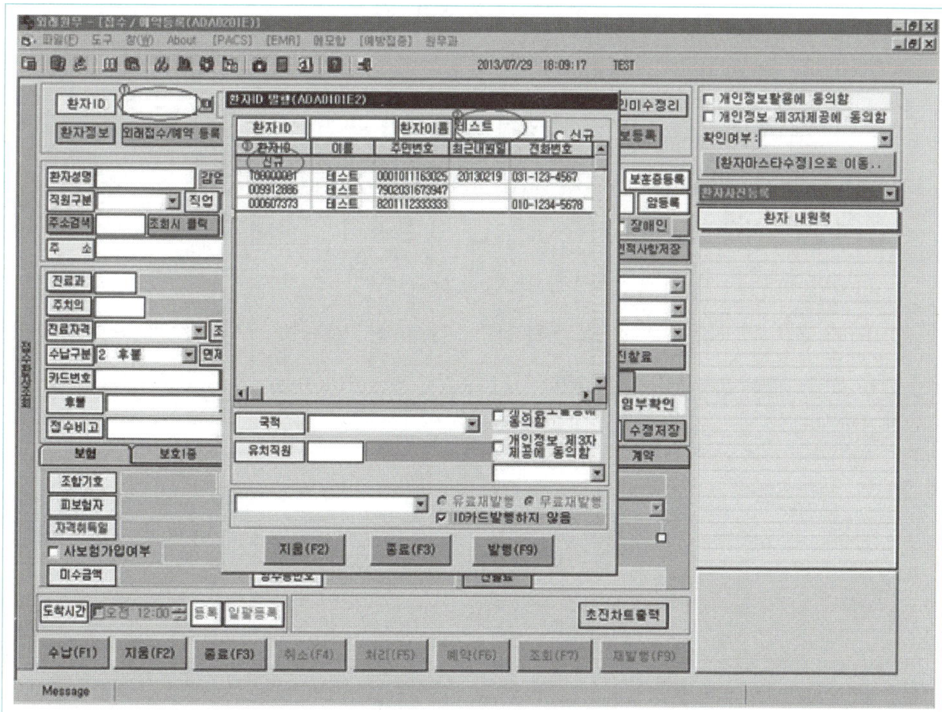

(1) 외래원무의 메뉴 화면에서 접수/예약 > 접수/ 예약등록을 클릭하면 접수화면이 뜬다.
(2) 접수화면의 환자ID 입력칸(①)에서, 환자ID를 알고 있으면 직접 입력하고 ID를 검색하려면 빈칸에서 엔터키를 누르면 환자 ID발행화면이 뜬다.
(3) 환자ID 발행화면의 환자이름 입력칸(②)에서, 환자 이름을 알고 있으면 이름을 입력하고 주민번호를 알고 있으면 주민번호를 입력하고 엔터키를 누른다.
(4) 조회된 환자 리스트에서 해당 환자가 있으면 선택하고 신규 환자등록이면 신규(③)를 선택한다.
(5) 환자가 선택되었으면 종료 또는 발행(진료카드 재발행) 버튼을 누르고, 신규를 선택했으면 신환의 인적 사항을 입력하고 발행(차트번호생성 및 진료카드 발행) 버튼을 누른다.
(6) 기 접수된 환자의 명단을 조회하려면 접수화면 왼쪽의 접수 환자조회를 클릭한다.
(7) 환자가 선택되면 진료과, 주치의를 선택하고 초/재진, 특/비특진, 주/야간 여부를 확인하고 진료자격을 선택한다.
(8) 국민건강보험 또는 의료급여 자격인 경우에는 ①번의 조회버튼을 클릭하면 환자의 진료자격을 국민건강보험공단에서 제공하는 진료자격조회서비스와 연동하여 환자의 수진자격이 자동으로 조회된다.
(9) 자격조회에는 공인인증서등이 필요하므로 수기입력을 위해서 진료자격을 클릭하고 엔터키를 누르면 자격내역을 입력하는 화면(②)이 나온다. 자격내역을 입력하고 처리 버튼을 누른다. 환자의 진료내역이 모두 선택되었으면 ③번의 처리 버튼을 클릭하여 접수를 완료한다.
(10) 기 접수내역을 수정/취소하려면 조회 버튼을 눌러서 접수내역을 선택하고 취소 버튼을 클릭하면 된다.

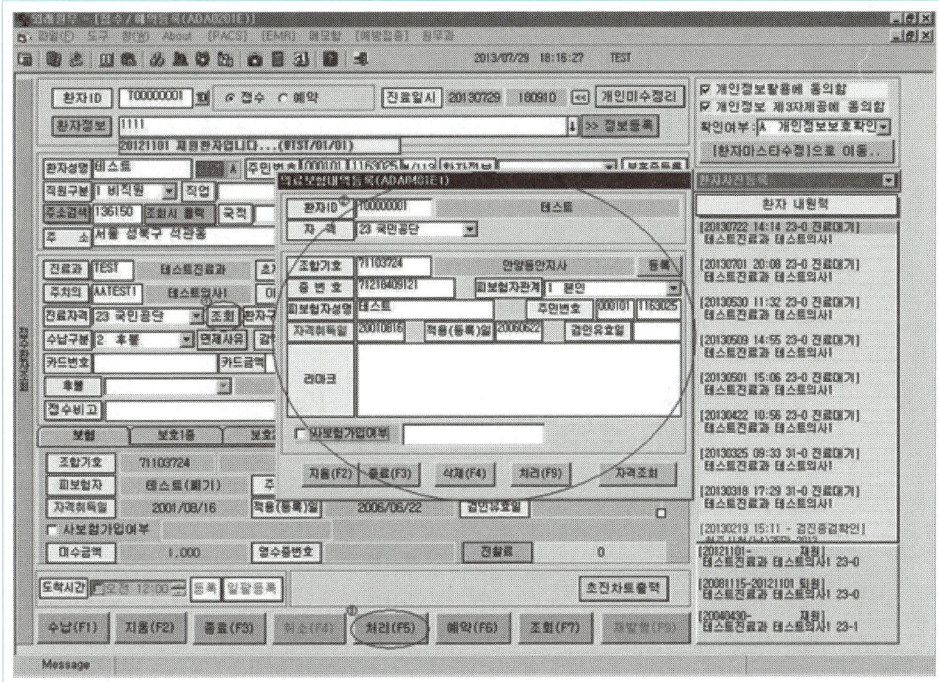

3) 외래 수납

(1) 외래 원무의 메뉴 화면에서 수납관리 > 수납 을 클릭하면 수납 화면이 뜬다.

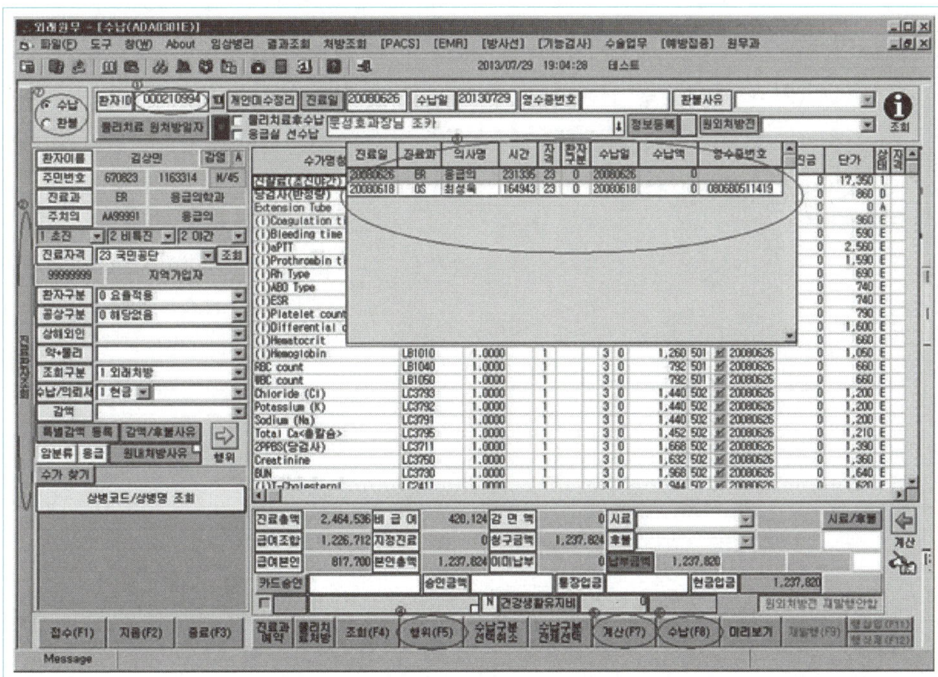

(2) 접수화면에서와 같이 환자ID 입력 칸(①)에서, 환자ID를 알고 있으면 직접 입력하고 ID를 검색하려면 빈칸에서 엔터키를 누르면 환자ID발행 화면이 나온다. 환자를 선택하는 과정은 접수화면에서와 같다.

(3) 수납대상자를 모르는 경우에는 ②번의 진료환자조회를 클릭해서 수납 대기자를 조회할 수도 있다.

(4) 환자가 선택되면 조회 버튼을 누른다. 진료내역이 두 개 이상이면 ③번의 진료내역의 리스트가 나타난다. 수납하려고 하는 내역을 선택하고 엔터키를 누른다. 진료내역이 조회가 되면 ④번의 행위 버튼을 누르면 처방내역이 원무과 수가코드로 변환되어 나타난다. ⑤번의 계산 버튼을 클릭하면 수가 코드들의 합계가 계산되어 진료총액, 급여, 비급여 금액이 계산된다. ⑥번의 수납 버튼을 클릭해서 수납을 완료한다.

(5) 카드수납인 경우에는 카드승인 버튼 옆의 빈칸에 카드번호를 입력하고 승인금액을 입력하면 된다. 통장으로 입금받는 경우에는 통장입금칸에 입력한다.

(6) 기 수납내역을 환불하려면 ⑦ 번의 수납 / 환불에서 수납대신 환불을 선택하고 조회 버튼을 누르면 ③ 번에 수납내역의 리스트가 나타난다. 환불하려는 내역을 선택하고 엔터키를 누른다. ④ 번의 행위 버튼을 눌러서 이전에 수납했던 행위 내역들을 불러온 다음에 수납으로 체크되어 있는 수가코드들 중에서 환불하려고 하는 코드의 체크표시를 없애고 계산, 수납 버튼을 차례로 누르면 이전에 수납한 금액에 대한 차액만큼 환불처리 된다.

※) 환자의 진료자격을 바꿔서 재수납하는 경우에도 환불을 선택하고 진료자격을 바꿔서 재수납하면 된다.

2. 진료실 운영

1) 외래진료 화면

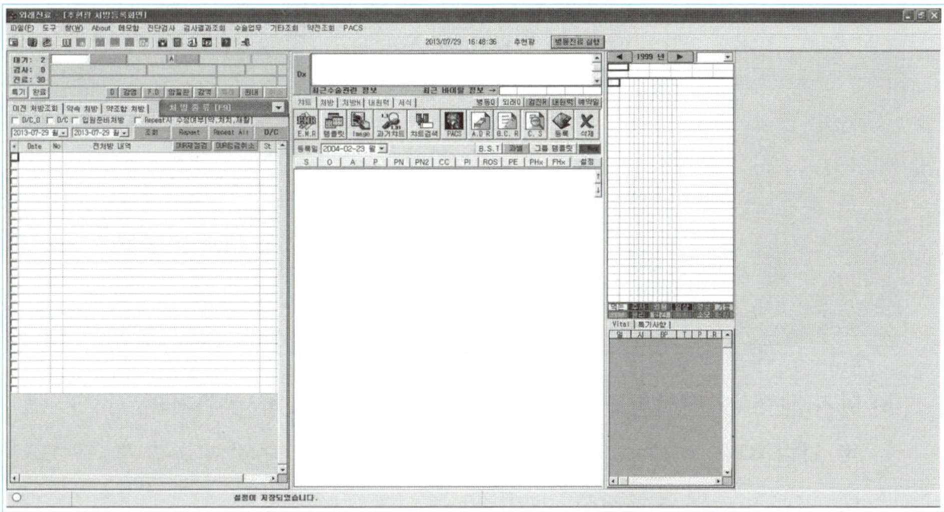

(1) 외래진료 실행의 메인화면으로 왼쪽 상단에 해당일자의 진료과 인원 카운트가 나오고 누를 경우 해당 진료과의 환자 리스트를 확인할 수 있다.

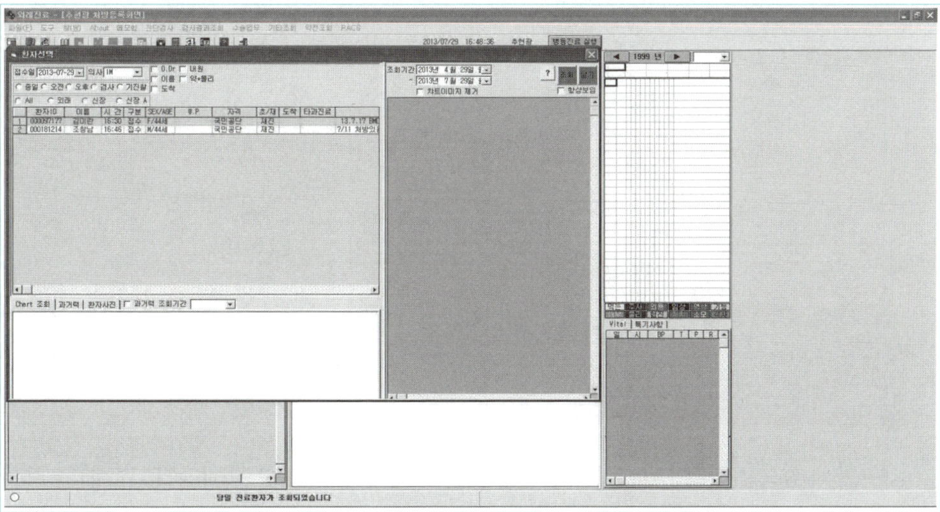

(2) 인원카운트를 눌렀을 경우 나오게 되는 환자 리스트와 오전, 오후, 종일, 기진찰된 종류로 조회 가능하며 타과의 환자 등을 조회 가능하며, 환자를 클릭 시 왼쪽 하단부에 해당 환자의 진료기록 정보가 나오게 된다.

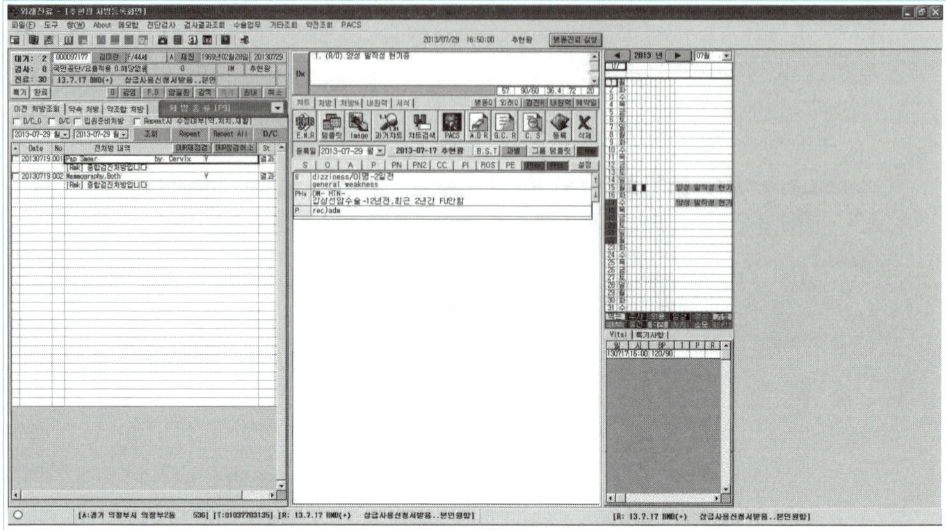

(3) 환자 선택 시 메인화면에서 인원카운트 우측으로 해당 환자의 정보가 표시 왼쪽 하단부에는 조회기간 동안의 기 처방 내역이 조회되고 우측 상단에는 진단, 하단에는 차트작성이 가능하다.

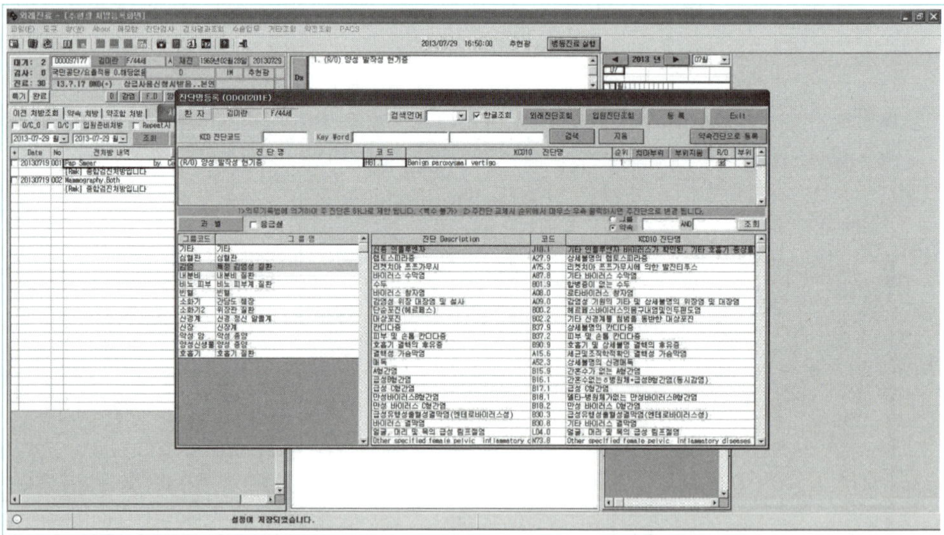

(4) 환자정보가 표시되는 부분의 우측으로 Dx버튼이 보이게 되는데 해당 버튼 클릭시 진단을 등록할 수 있는 위와 같은 창이 표시되며 등록하고자 하는 진단을 검색 후 등록/삭제 할 수 있다.

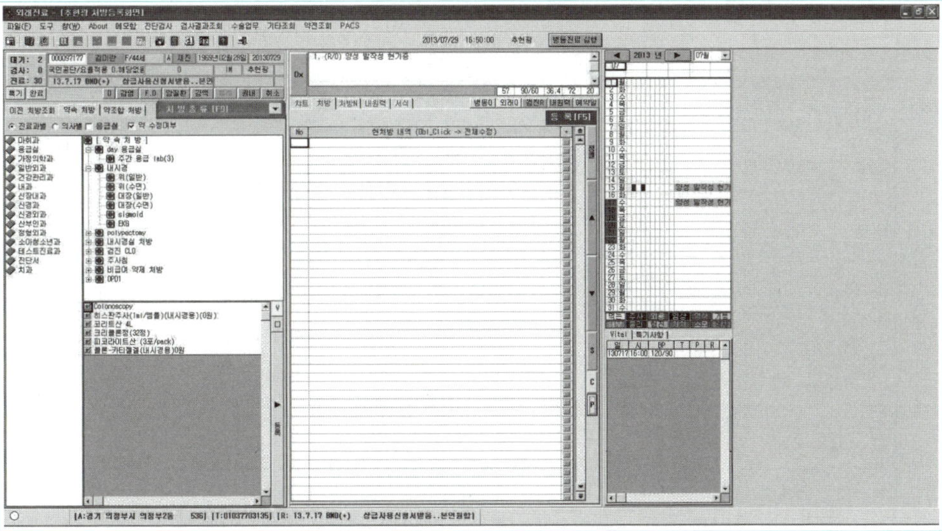

(5) 처방등록 시 환자 선택 후 왼쪽상단에 환자정보 하단으로 약속처방/약조합처방/처방종류 탭을 눌러서 처방을 등록할 수 있다. 약속처방은 진료과/의사별로 조회 가능하며 처방종류에서는 등록하고자 하는 처방을 각각의 처방 카테고리별로 조회하여 등록 가능하다.

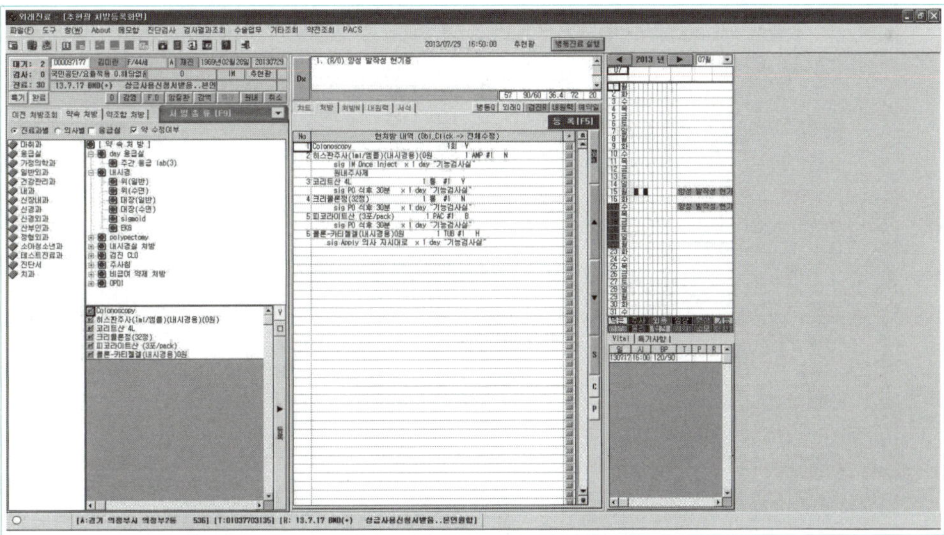

(6) 해당 약속처방 혹은 처방종류 등에서 처방을 선택했을 때 우측에 선택한 처방 목록이 나오게 되고 리스트 중에서 해당 처방을 수정/삭제가 가능하고 확인 후 등록가능하다.

2) 병동진료 화면

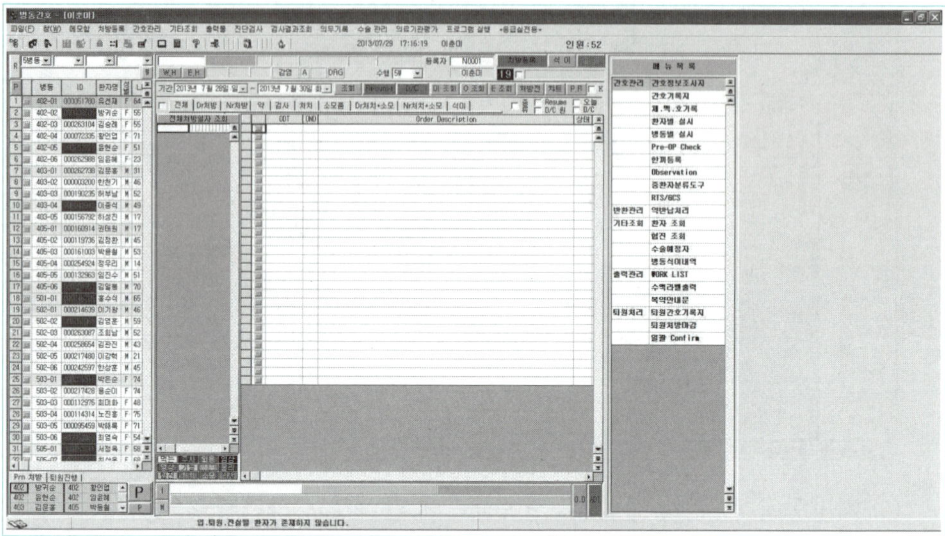

(1) 병동간호 실행의 메인화면으로 로그인한 아이디에 따른 병동이 자동선택되어 해당 병동의 환자리스트가 왼쪽화면에 조회된다. 우측에 있는 화면은 쉽게 다른 화면으로 이동할 수 있는 퀵 메뉴이다.

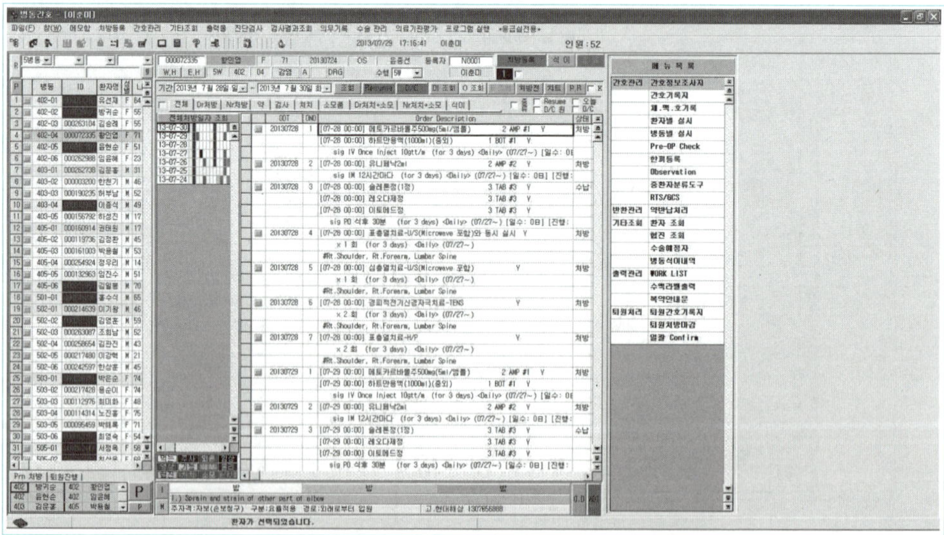

(2) 왼쪽에 있는 환자 리스트에서 환자를 선택하게 되면 가운데 있는 부분으로 해당 환자의 정보가 표시되면서 기간 동안의 처방정보가 표시된다.

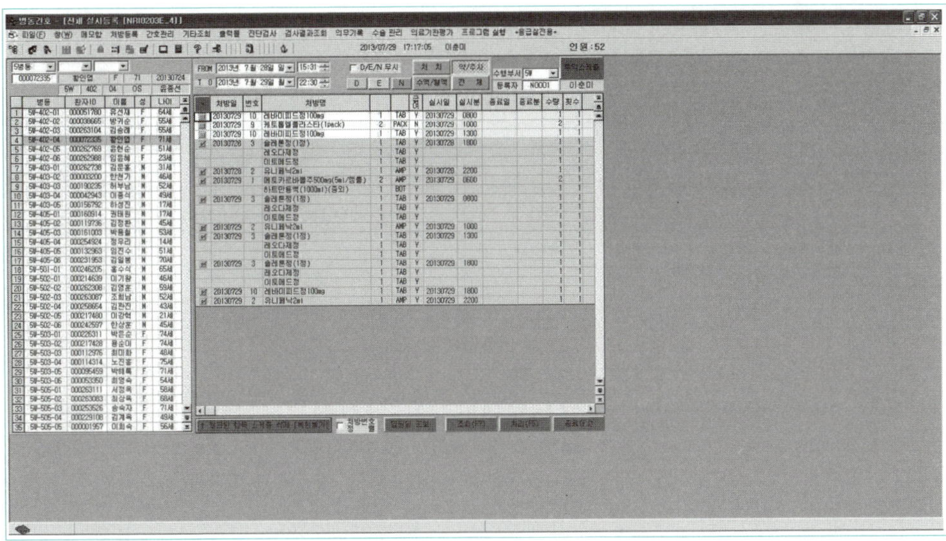

(3) 실시등록화면으로 병동별 환자를 선택하여 해당 환자의 처방에 대한 실시등록을 할 수 있다.

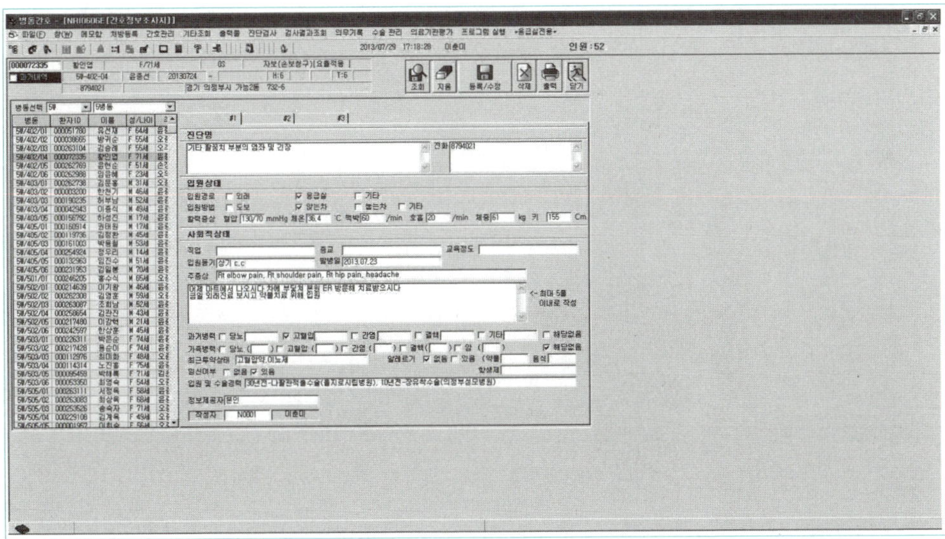

(4) 간호정보조사지 화면으로 해당 병동의 환자를 선택하여 작성가능하다.

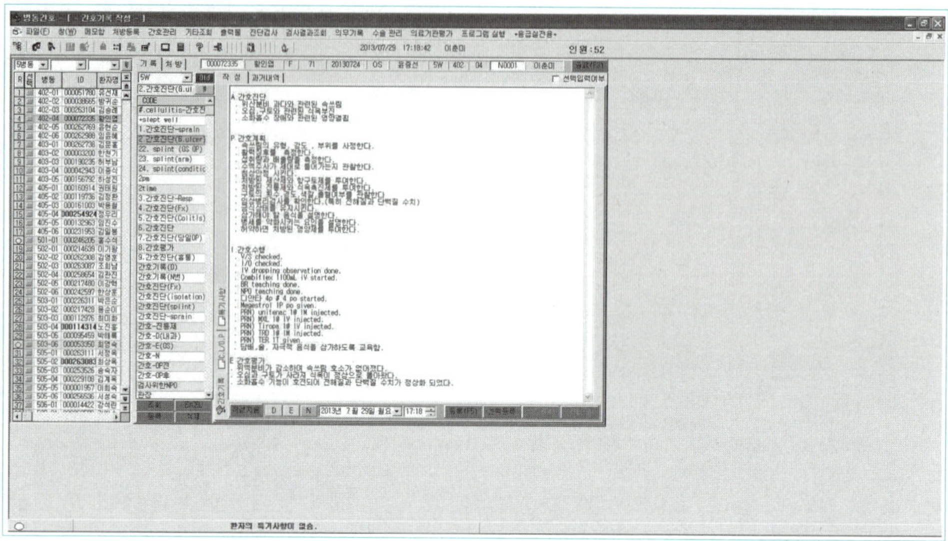

(5) 간호기록 작성 화면으로 해당 병동의 환자를 선택하여 기작성된 템플렛을 통하여 작성가능하다.

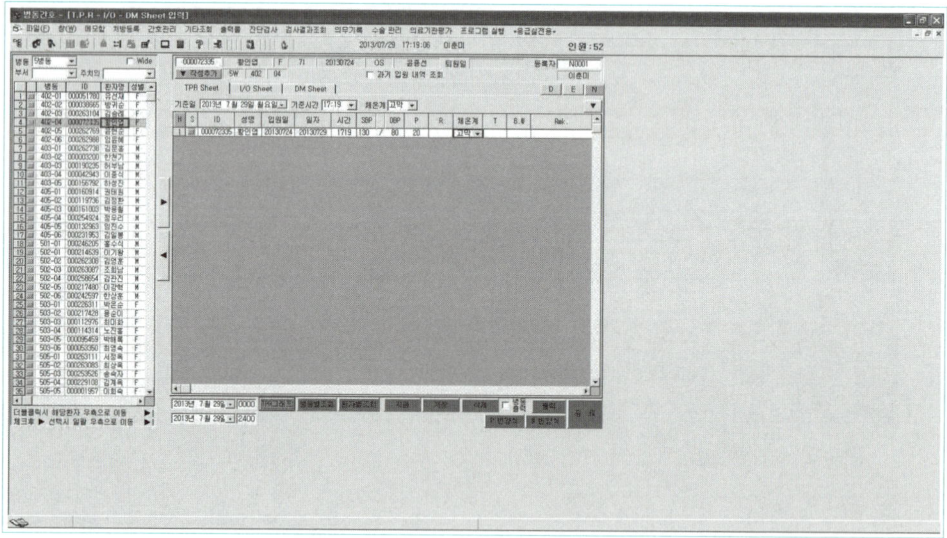

(6) 체맥호를 기록하는 화면으로 해당 병동의 환자들을 선택하여 입력가능하다.

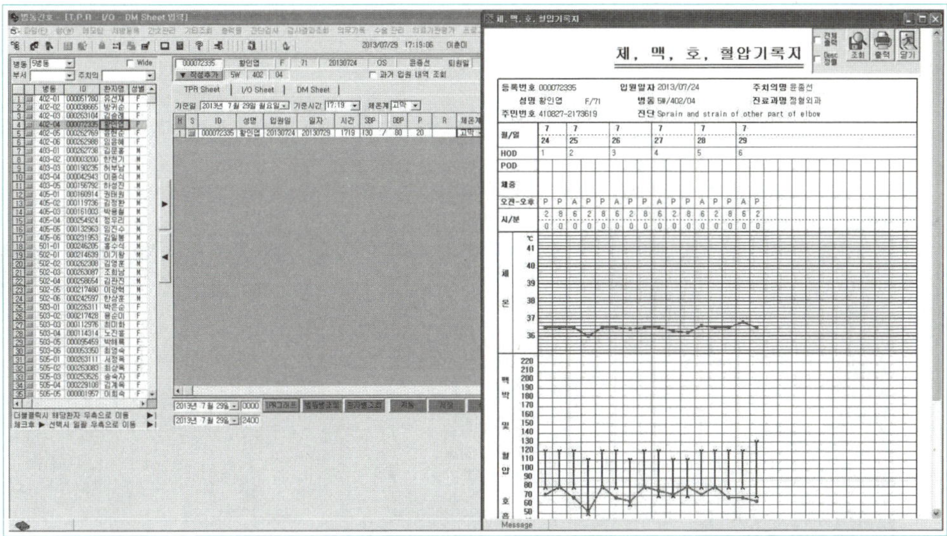

(7) 체맥호를 기록하는 화면에서 해당환자를 선택한 후 하단에 분홍색 TPR그래프 버튼을 누를 경우 기간 동안의 해당환자의 체맥호 기록이 그래프로 표시된다.

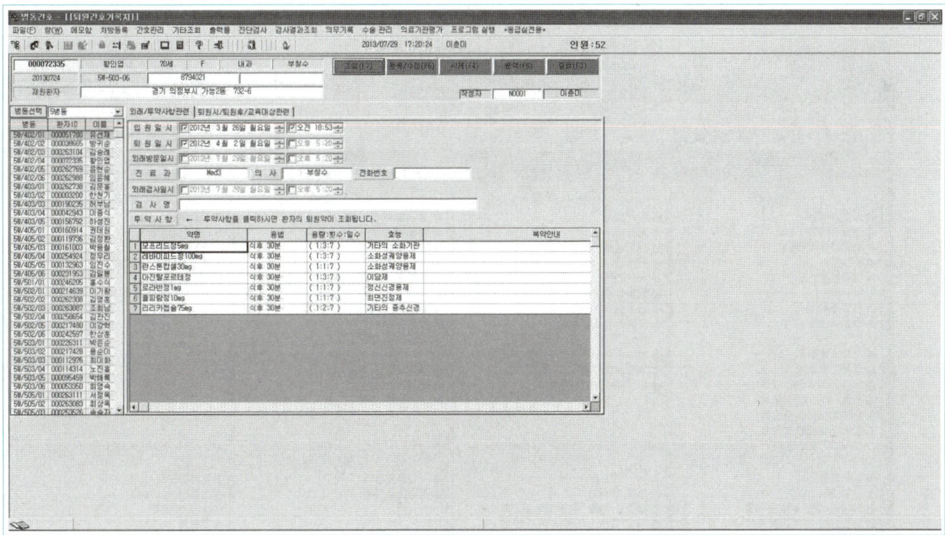

(8) 퇴원 간호기록지 작성 화면으로 해당병동의 환자를 선택하여 등록/수정/삭제 가능하다.

3. EMR 청구심사

1) EMR 청구심사로그인 화면

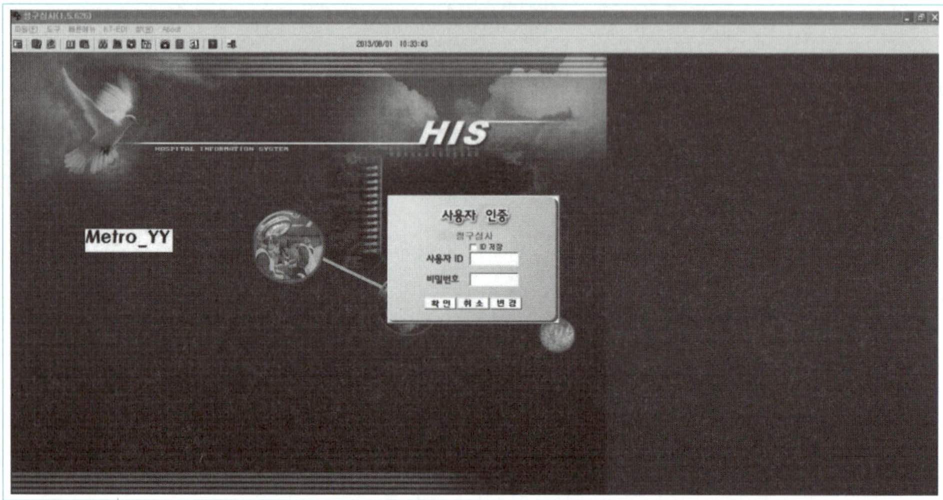

(1) 부여된 ID와 PASSWORD를 입력한 후 확인을 누른다.

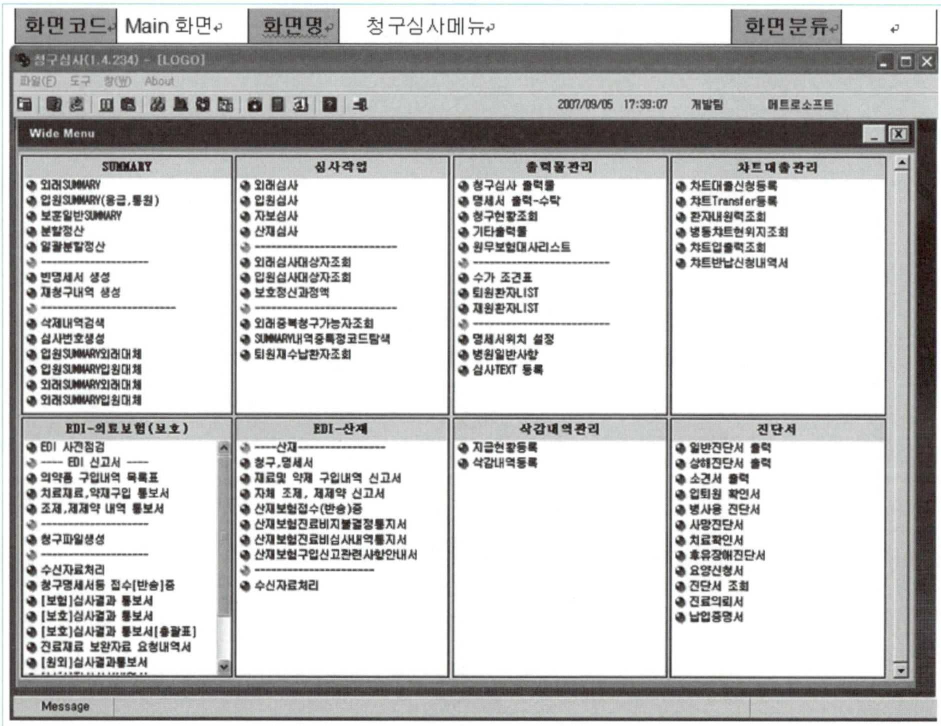

(2) 메뉴화면이다.

(3) 제목을 클릭하면 해당 화면이 나타난다.

2) 외래 Summary화면

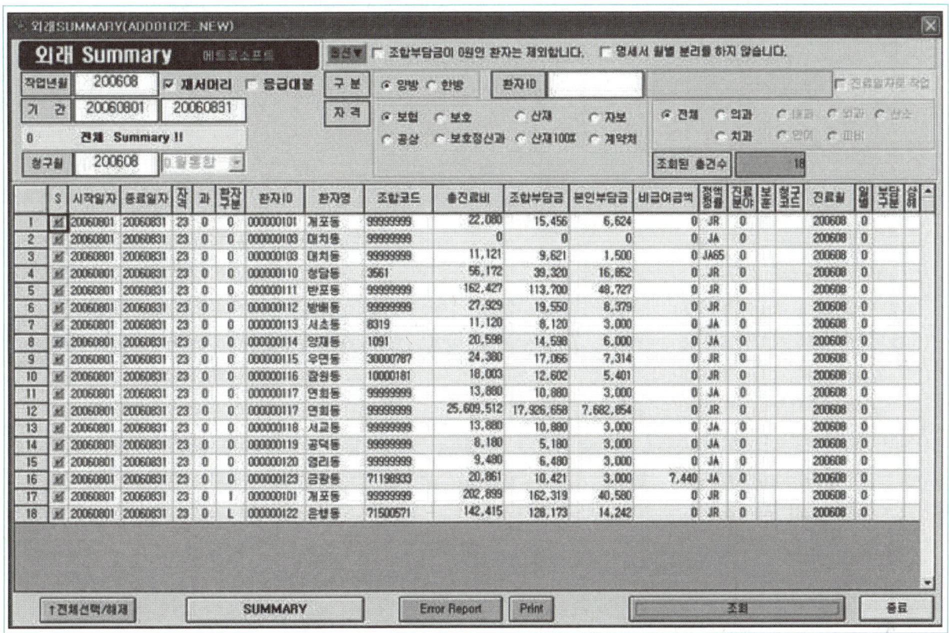

(1) 외래 Summary로서 외래청구 DATA를 발생한다.

(2) 보통 외래 환자는 월단위로 청구하지만, 자동차 보험환자인 경우에는 치료가 종결된 시점에 진료월과는 관계없이 한 번에 청구하는 경우가 있다. 이런 경우에는 기간을 조정하면 된다.

(3) 청구월에 자료가 생성된다. 따라서 청구월을 수정하면 원하는 청구월에 자료를 만들 수 있다.

(4) 환자 ID에 특정환자를 입력하여 해당 환자에 대해서만 작업이 가능하다.

3) 입원 Summary화면

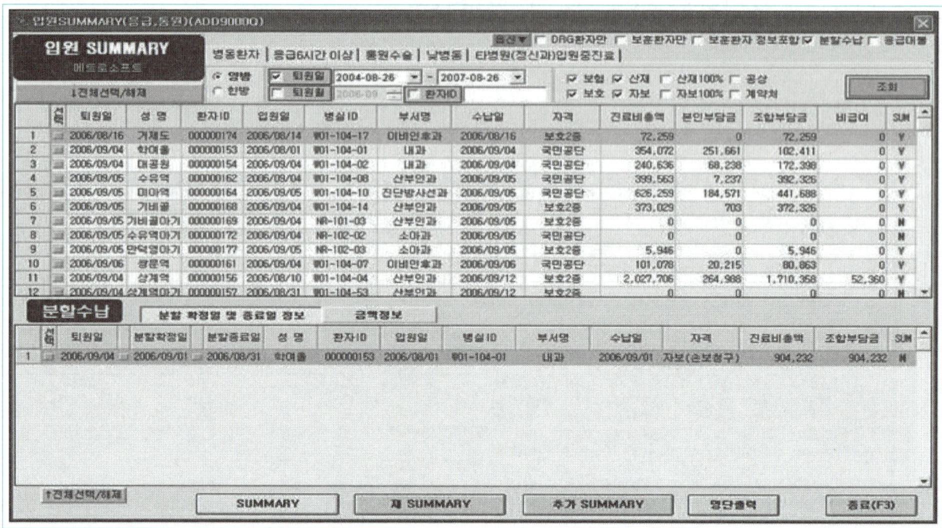

(1) 입원환자의 수납내역을 조회한다.

(2) 조회 조건에 입력하신 기간은 수납일이다.

(3) 진료비 총액, 본인부담금, 조합부담금은 환자가 병원에서 수납할 때 발생했던 금액이다. 즉, Summary후에 금액이 변경될 수 있다.

4) 외래 심사 대상자 조회

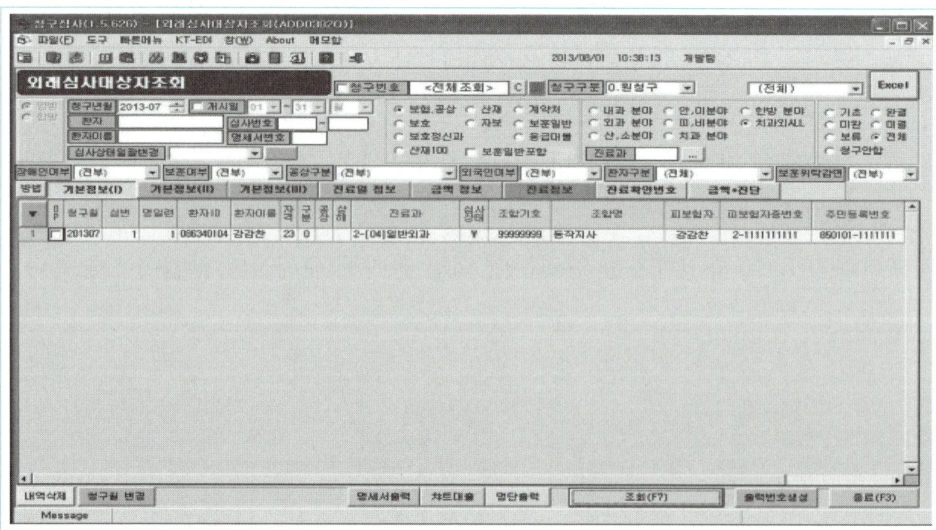

(1) 발생된 입원Summary Data를 조회하여 심사화면으로 전환한다.

(2) 발생된 청구데이터를 완전히 삭제할 수 있다.

(3) 심사가 모두 완료된 후 청구명세서 번호를 발생시킨다.

(4) 입력조건에 따라 환자를 조회하여 명단을 출력할 수 있다.

5) 외래 심사화면

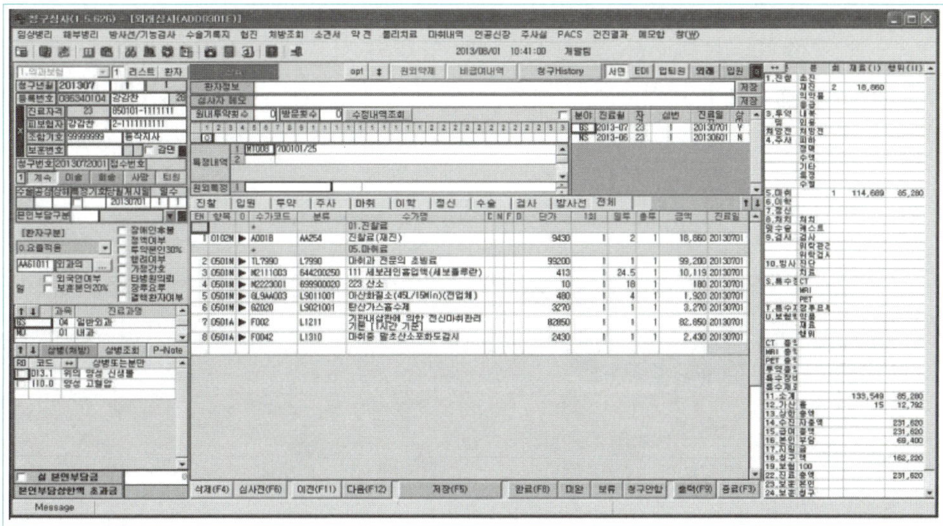

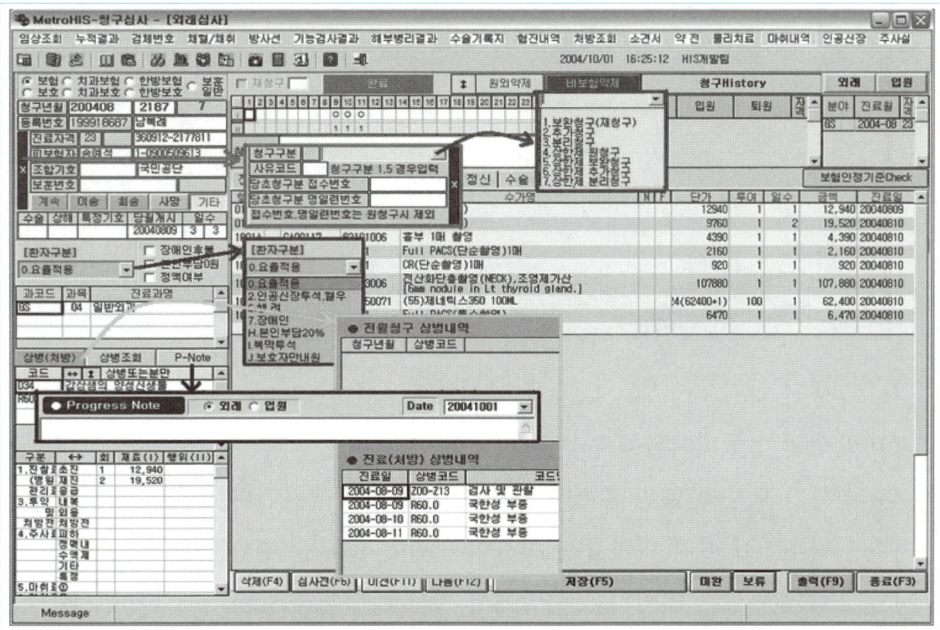

(1) 외래청구내역을 환자별로 심사하는 곳이다.

(2) 상병, 진료과에서 right-click하면 위의 화면처럼 pop-up이 뜨고, 선택된 명령은 실행된다.

(3) 클릭 시에는 위의 화면처럼 항목별 금액을 확인할 수 있게끔 펼쳐진다.

(4) 진료행위내역에서 right-click하면 삽입, 삭제, 취소의 메뉴가 뜨고, 보다 편리하게 사용하기위해 insert, delete key도 적용되게끔 되어 있다.

(5) 각각의 행위내역들 중에서 수가명을 double-click하면 수가코드별 remark를 입력할 수 있는 pop-up이 뜨는데, 외래의 경우에는 사유코드도 함께 입력할 수 있다. 그리고 입력하는 내용은 명세서 출력 시에도 출력된다.

6) 입원심사 대상자 조회

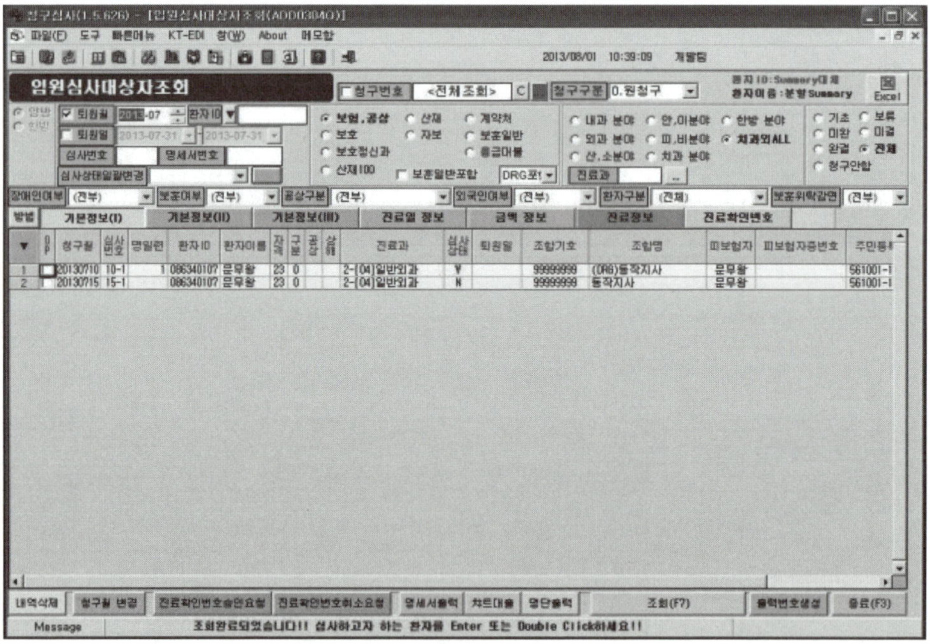

(1) 발생된 입원Summary Data를 조회하여 심사화면으로 전환한다.

(2) 발생된 청구데이터를 완전히 삭제할 수 있다.

(3) 심사가 모두 완료된 후 청구명세서 번호를 발생시킨다.

(4) 입력조건에 따라 환자를 조회하여 명단을 출력할 수 있다.

(5) 조회되는 모든 데이터는 수납에서 청구로 넘어온 Summary Data이다.

7) 입원 심사 화면

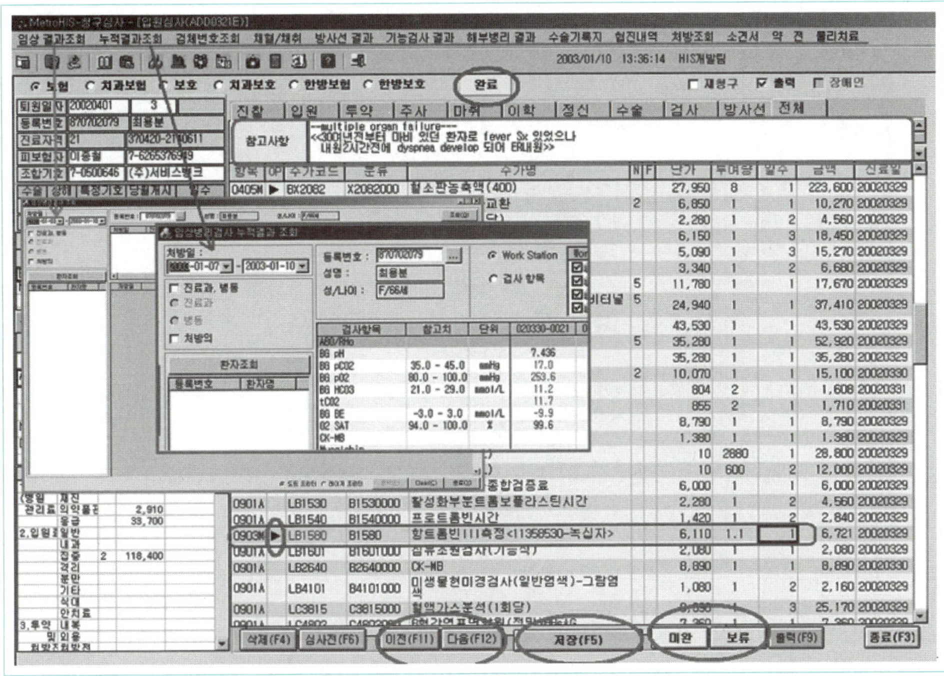

(1) 화면상단의 메뉴들은 심사 시 심사자의 편의를 위해 조회가능한 프로그램들이다.

(2) 참고사항은 환자들 특이사항을 심사자가 입력하여 명세서상단에 출력되는 내용이다.

(3) 수탁코드는 파란색으로 수가코드가 표시되고 수가명 뒤에는 〈수탁기관코드-기관명〉이 표시되고, 투여량은 1.1로 자동계산 되어진다.

(4) ▶ 표시는 심사화면에서 수정이 행하여졌다는 표시이고, 내역수정 후에는 반드시 저장버튼을 click하여야 된다.

(5) 심사상태를 입력하는 미완(또는 완료), 보류, 삭제 버튼이 있는데, 심사가 완료되었으면 저장버튼 옆에 있는 버튼(완료전임으로 완료라 표기되어있음)을 눌러 화면상단의 심사상태를 완료로 변경하여 주어야 된다.

(6) 심사 중 조금 더 세밀한 내역을 확인코자 할 때는 보류버튼을 눌러 청구대상자 조회화면에서 보류자만 따로 조회하여 관리할 수 있다.

(7) 심사화면에서 개개인별로 명세서 출력이 가능하다.

(8) 수가코드를 입력하면 자동계산되어 내역이 입력된다.

8) 청구파일생성화면

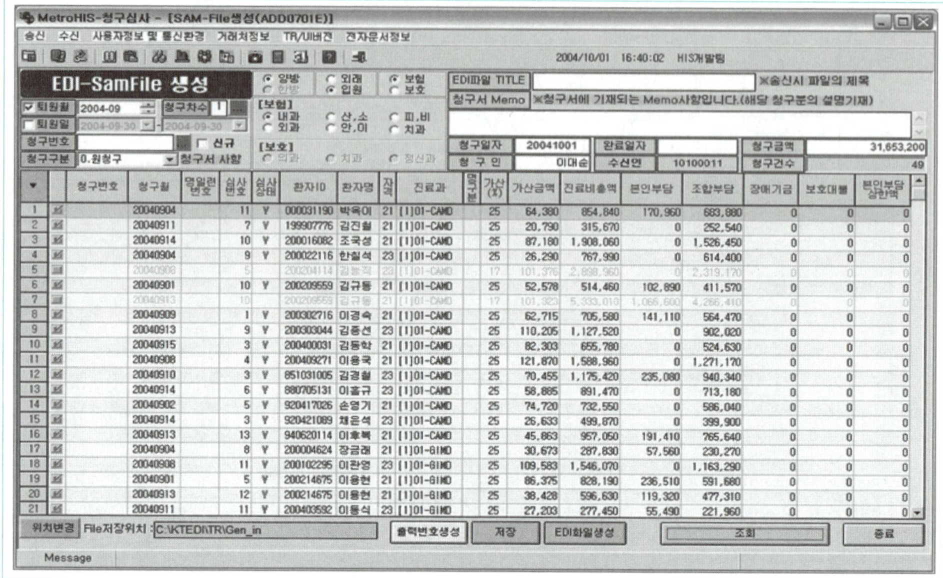

(1) 심사가 완료된 후 송신할 파일을 만드는 화면이다.

(2) 심사가 완료된 명단을 조회하여 EDI Format에 맞게 저장한 후에 SAMFILE로 생성하여 전송작업까지 할 수 있는 화면이다.

9) EDI 사전점검화면

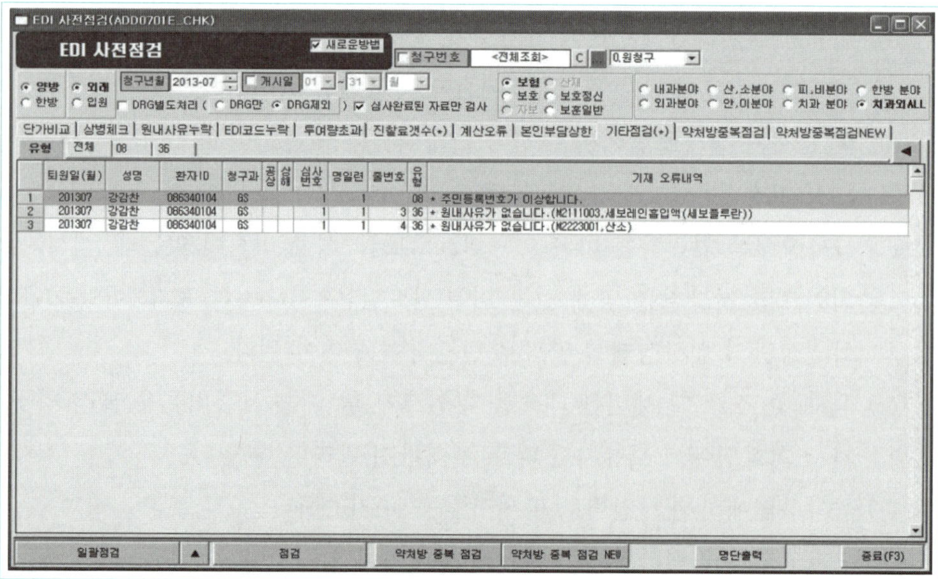

(1) 청구하기 전에 청구내역에 오류의 가능성이 있는 내역을 걸러 내기 위한 화면이다.
(2) 해당조건을 선택 후 [일괄점검] 버튼이나 [점검] 버튼을 클릭한다.
(3) 일괄점검은 모든 점검을 한 번에 하는 것 이고, 점검은 선택된 항목에 대해서만 검사한다.

제2절 건강보험청구 실무 사례

Ⅰ. 외래 요양급여비용의 심사청구 실습

Ⅰ-1. 의원급

1. 내과(1)
2. 외과(1)
3. 피부과(1)
4. 정형외과(1)
5. 정형외과, 내과(2)

Ⅰ-2. 병원급

1. 내과(1)
2. 내과(2)
3. 내과(3)
4. 내과(4)
5. 일반외과(1)
6. 일반외과(2)
7. 정형외과(1)
8. 정형외과(2)
9. 정형외과(3)
10. 정형외과(4)
11. 신경외과(1)
12. 신경외과(2)
13. 신경외과(3)
14. 산부인과(1)
15. 소아과(1)
16. 소아과(2)
17. 성형외과(1)

Ⅰ-3. 종합병원급

1. 내과(1)
2. 외과(1)
3. 피부과(1)
4. 정형외과(1)
5. 정형외과, 내과(2)
6. 내과(1)
7. 일반외과(1)
8. 호흡기내과(1)

Ⅱ. 입원 요양급여비용의 심사청구 실습

Ⅱ-1. 병원급

1. 내과(1)

II-2. 종합병원급

1. 정형외과(1)

Ⅲ. 질병군별(DRG) 요양급여비용의 심사청구 실습

Ⅰ. 외래 요양급여비용의 심사청구 실습

Ⅰ-1. 의원급 chart

1. 의원 - 내과(1)

보험대상	국민건강보험공단	증번호	7-32086356**
가입자성명	문*식	주민등록번호	530619-2******
환자성명	문*림	요양기관명칭	**의원
진료개시일	2016/02/12	내원시간	오전 10시 장애인
상병명	급성인두염		

IMP: Acute Pharyngitis

CC: cough, rhinorrhea, fever(38.7℃)

HS: None

2016/02/12 AAP 0.5T tid * 3day

1. PO medication
   feniramin 0.5T
   mucosta 0.5T
2. Injection
   Diclofenac 9cc
   OPD F/U

▶ 차트해설

- Acute Pharyngitis = 급성 인두염
- CC = Chief complaint
- cough = 침

- rhinorrhea =콧물
- fever = 열
- HS: History = 환자의 내력
- PO: by mouth = 경구로
- OPD F/U: Out Patient Department = 외래진료
- F/U = Follow Up = 추적진료
- injection = 주사

▶ 요양급여명세서 작성 해설

- AAP: 해열제
- tid * 3day: 1일 3번 3일 약 처방

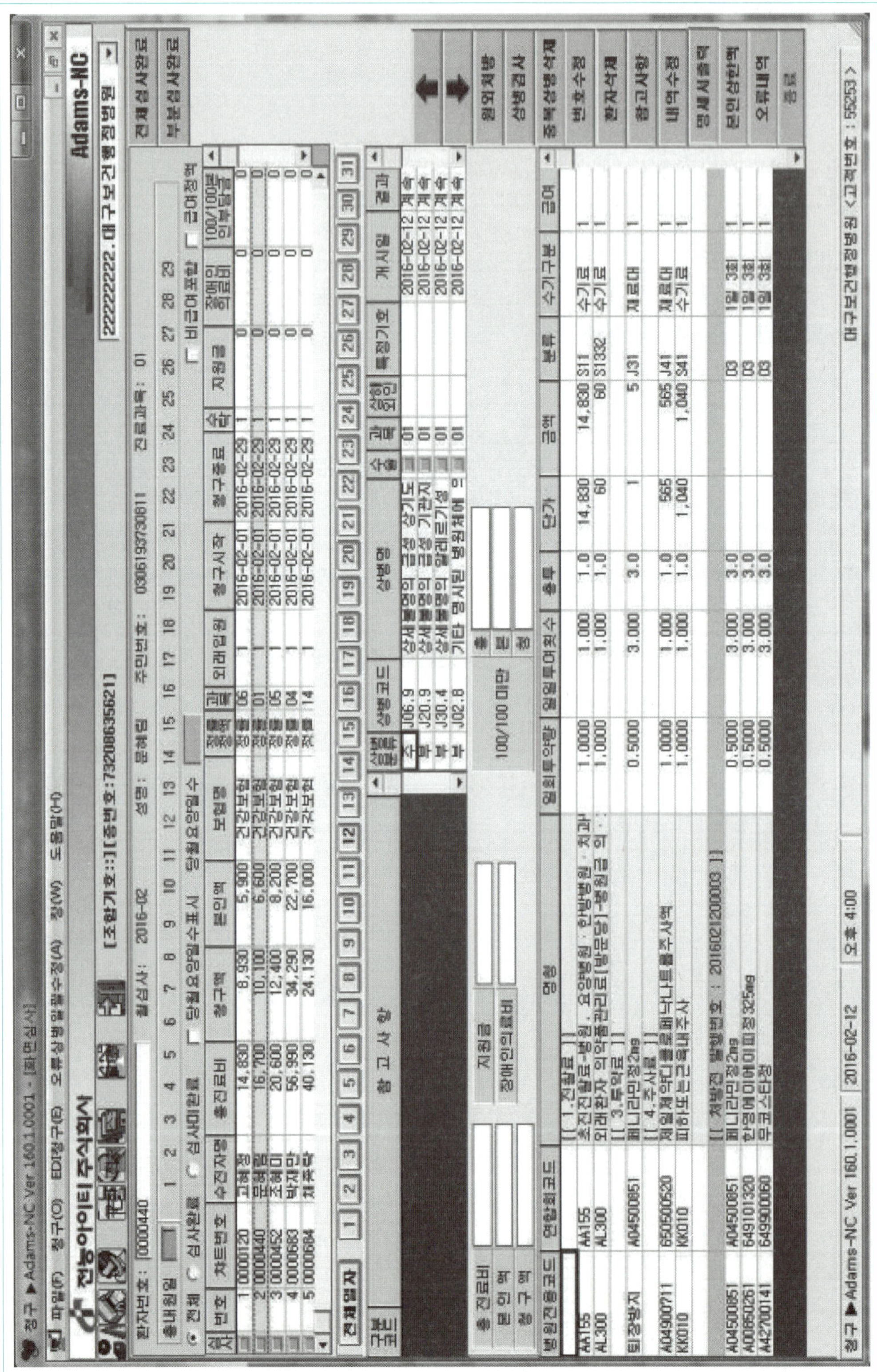
청구 ▶ Adams-NC Ver 160.1.0001 - [화면심사]
Adams-NC
전능아이티 주식회사
전체심사완료
부분심사완료
원외처방
상병검사
중복상병삭제
번호수정
환자삭제
참고사항
내역수정
명세서출력
본인상한액
오류내역
종료
청구 ▶ Adams-NC Ver 160.1.0001 2016-02-12 오후 4:00 대구보건행정병원 <고객번호 : 55253>

서식번호	G	I	0	3	요양급여비용명세서	요양기관	
사업장 기호						기호	22222222
사업장 명칭							
가입자성명	문천식		증번호	73208635621		명칭	대구보건행정병원
수진자성명	문혜림		030619	-	3730811		

상병명	분류기호	수술	진료과목	상해외인	특정기호	당일요양개시일	당월요양일수 (원내투약일수)		진료결과		
상세불명의 급성 상기도 감염	J06.9		01			2016.02.12	1	일	계속 ①	이송 2	회송 3
상세불명의 급성 기관지염	J20.9		01					일	사망 4	기타 5	-
상세불명의 알레르기성 비염	J30.4		01					일	-	-	-

총내원일수 1 일 | 내원일 1 2 3 4 5 6 7 8 9 10 11 ⑫ 13 14 15 16 17 18 19 20 21 22 23 24 25 26 27 28 29 30 31

구분				기본진료 약제, 특정재료(I)	진료행위(II)
1.진찰료 (외래관리료 포함)	①초진	1	회	14,830 원	야간,공휴 회
	②재진	0	회	원	야간,공휴 회
	③의약품관리료			60 원	
	④응급및회송료			원	
	⑤가정간호기본방문료			원	
	⑥만성질환관리료	0	회	원	
3.투약료	①내복	3	일분	5 원	원
	②외용	0	일분	원	원
	③처방전	1	회		
4.주사료	①피하,근육내	1	일	565 원	1,040 원
	②정맥내	0	일	원	원
	③수액제	0	회	원	원
	④기타	0	회	원	원
	⑤특정재료			원	
	⑥수혈	0	회	원	원
5.마취료	①	0	회	원	원
6.이학요법료	①	0	종	원	원
7.정신요법료	①	0	종	원	원
8.처치 및 수술료	①처치및수술	0	종	원	원
	③캐스트	0	회	원	원
9.검사료	①자체검사	0	종	원	원
	②위탁검사관리			원	
	③위탁검사	0	종	원	
10.영상진단및 방사선 치료료	①진단	0	종	원	원
	②치료	0	종	원	원
S.특수장비	① CT	0	회	원	원
	② MRI	0	회	원	원
U.건강보험 백대백 본인부담	①의약품			원	원
	②치료재료			원	원
	③진료행위			원	원
CT 총액					원
MRI 총액					원
11. 소계				15,460 원	1,040 원
12. 가산율				20 %	208 원
13. 요양급여비용총액				16,700 원	
14. 장애인의료비				원	
15. 본인일부부담금				6,600 원	
16. 약제상한차액총액				원	
17. 청구액				10,100 원	
18. 본인부담상한액초과금				원	
19. 건강보험 백대백 본인부담금총액				원	
일련번호		※ 심사조정			

처방전교부번호					처방일수	
점검번호						
약품코드 (일반명 또는 제품명 코드)	약품명 (일반명 또는 제품명)	1회 투약량	1일 투여 횟수	총투약 일수		
코드	분류 (예외구분코드)	단가	1일투여량 또는 실시횟수	총투여일수 또는 실시횟수	금액	
처방전교부번호 : 160212 - 00003				3		
점검번호 : 3						
================================						
649101320	한영에이에이피정325mg	0.5000	3	3		
649900060	무코스타정	0.5000	3	3		
A04500851	페니라민정2mg	0.5000	3	3		
================================						
[1.진찰료]						
AA155	초진진찰료-병원, 요양병원·한	14,830	1	1	14,830	
AL300	외래환자 의약품관리료[방문당]	60	1	1	60	
(소 계)					14,890	
[3.투약 및 처방전료]						
(99) A04500851	페니라민정2mg	1	1.5	3	5	
(소 계)					5	
[4.주사료]						
(52) 650500520	제일제약디클로페낙니	565	1	1	565	
KK010	피하또는근육내주사	1,040	1	1	1,040	
(소 계)					1,605	

수술코드			

※ 심사내역

구분	코드	조정	I, II	구분	코드	조정	I, II
			감 I				감 I
			감 II				감 II
			증 I				증 I
			증 II				증 II
계				계			

2. 의원 - 외과(1)

보험대상	국민건강보험공단	증번호	1-04119299**
가입자성명	박*만	주민등록번호	580818-1******
환자성명	박*만	요양기관명칭	**의원
진료개시일	2016/02/12	내원시간	오후 19시 20분
상병명	입술창상	진료과목/구분	외과 / 외래

IMP: Lip Wound

CC: Lip pain

Swelling

PI: 길 가던 중 전봇대에 입술 부딪힘 2cm 창상

2016/02/12

1. Suture of the wound including debridement
   제일리도카인주사액(0.3) Local Anesthesia
2. Injection
   Liomycin 1g IM
3. PO medication
   mucosta 1T tid * 2day
   Roxfen 1T
   antae 1T

▶ 차트해설

- Lip wound = 입술창상
- Lip pain = 입술 통증
- Swelling = 붓다
- Suture of the wound including debridement = 번연절제술 및 상처봉합
  (번연절제술: 좌멸괴사조직 절제술 - 이물, 괴사 조직등을 그 인접부위에서 제거, 주위 건강한 조직을 노출시키는 수술)
- Local Anesthesia = 국소마취
- IM = 근육 내 주사

▶ 요양급여명세서 작성 해설

- Liomycin 1g IM: Liomycin 근육 내 주사 산정
- 창상봉합에 대한 비용 산정(창상 사이즈에 유의)

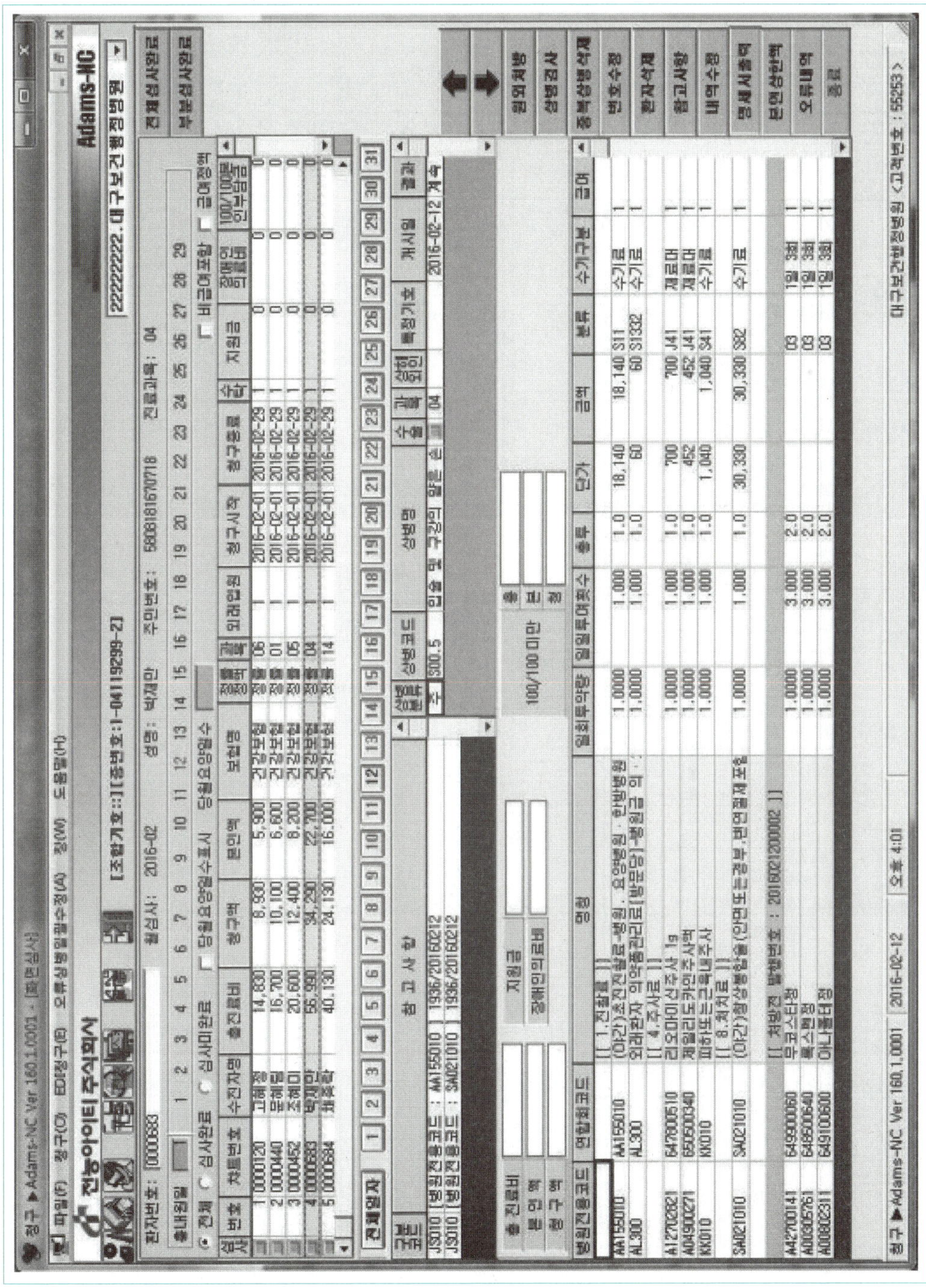

서식번호	G	I	0	3	요양급여비용명세서	요양기관	
사업장 기호						기호	22222222
사업장 명칭							
가입자성명	박재만				증번호 1-04119299-2	명칭	대구보건행정병원
수진자성명	박재만				580818 - 1670718		

상병명	분류기호	수술	진료과목	상해외인	특정기호	당월요양개시일	당월요양일수(또는 내원일수)		진료결과		
입술 및 구강의 얕은 손상	S00.5		04			2016.02.12	1	일	계속 ①	이송 2	회송 3
								일	사망 4	기타 5	-
								일	-	-	-

총내원일수 1 일 | 내원일 1 2 3 4 5 6 7 8 9 10 11 ⑫ 13 14 15 16 17 18 19 20 21 22 23 24 25 26 27 28 29 30 31

구분				기본진료 약제, 특정재료(I)	진료행위(II)
1.진찰료(외래관리료 포함)	①초진	1	회	18,140 원	야간,공휴 1 회
	②재진	0	회	원	야간,공휴 회
	③의약품관리료			60 원	
	④응급및회송료			원	
	⑤가정간호기본방문료			원	
	⑥만성질환관리료	0	회	원	
3.투약료	①내복	0	일분	원	원
	②외용	0	일분	원	원
	③처방전	1	회		
4.주사료	①피하,근육내	1	일	1,152 원	1,040 원
	②정맥내	0	일	원	원
	③수액제	0	회	원	원
	④기타	0	회	원	원
	⑤특정재료			원	
	⑥수혈	0	회	원	원
5.마취료	①	0	회	원	원
6.이학요법료	①	0	종	원	원
7.정신요법료	①	0	종	원	원
8.처치 및 수술료	①처치및수술	1	종	원	30,330 원
	②캐스트	0	회	원	원
9.검사료	①자체검사	0	종	원	원
	②위탁검사관리			원	
	③위탁검사	0	종	원	
10.영상진단및 방사선 치료료	①진단	0	종	원	원
	②치료	0	종	원	원
S.특수장비	① CT	0	회	원	원
	② MRI	0	회	원	원
U.건강보험 백대백 본인부담	①의약품			원	원
	②치료재료			원	원
	③진료행위			원	원
CT 총액					원
MRI 총액					원
11. 소계				19,352 원	31,370 원
12. 가산율				20 %	6,274 원
13. 요양급여비용총액					56,990 원
14. 장애인의료비					원
15. 본인일부부담금					22,700 원
16. 약제상한차액총액					원
17. 청구액					34,290 원
18. 본인부담상한액초과금					원
19. 건강보험 백대백 본인부담금총액					원
일련번호				※ 심사조정	

처방전교부번호 / 약품코드(일반명 또는 제품명 코드) / 코드	약품명(일반명 또는 제품명) / 분류(예외구분코드)	1회 투약량 / 단가	1일 투여횟수 / 1일투여량 또는 실시횟수	총투약일수 / 총투여일수 또는 실시횟수	처방일수 / 금액
처방전교부번호 : 160212 - 00002				2	
점검번호 : 2					

648500640	록스펜정	1.0000	3	2	
649100600	이나몰테정	1.0000	3	2	
649900060	무코스타정	1.0000	3	2	

[1.진찰료]					
AA155010	(야간)초진진찰료-병원. 요	18,140	1	1	18,140
AL300	외래환자 의약품관리료[방문당	60	1	1	60
(소 계)					18,200
[4.주사료]					
(52) 647800510	리오마이신주사 1g	700	1	1	700
(52) 650500340	제일리도카인주사액	452	1	1	452
KK010	피하또는근육내주사	1,040	1	1	1,040
(소 계)					2,192
[8.처치 및 수술료]					
SA021010	(야간)창상봉합술(안면또는	30,330	1	1	30,330
(소 계)					30,330

수술코드

※ 심사내역

구분	코드	조정	I, II	구분	코드	조정	I,II
			감 I				감 I
			감 II				감 II
			증 I				증 I
			증 II				증 II
계				계			

3. 의원 - 피부과(3)

보험대상	국민건강보험공단	증번호	7-3206342***
가입자성명	채*락	주민등록번호	440805-1******
환자성명	채*락	요양기관명칭	**의원
진료개시일	2016/02/12	내원시간	오후 17시 10분 국가유공자
상병명	내향성 손, 발톱		

IMP: Ingrowing nail

CC: Toe pain
Toe swelling

2016/02/12

1. Operation for Ingrowing Nail
   Lidocaine주사액 (0.3) Local Anesthesia
2. Injection
   Marobiven_A IM
3. PO medication
   cefatrin 1T tid * 2day
   Roxfen 1T
   mucosta 1T
   Tagatin 1T

▶ 차트해설

- Ingrowing nail = 내향성 손, 발톱
- Toe = 발가락
- Operation for = ~를 위한 수술

▶ 요양급여명세서 작성 해설

- Operation for Ingrowing Nail = 내향성 모조증근치수술 산정

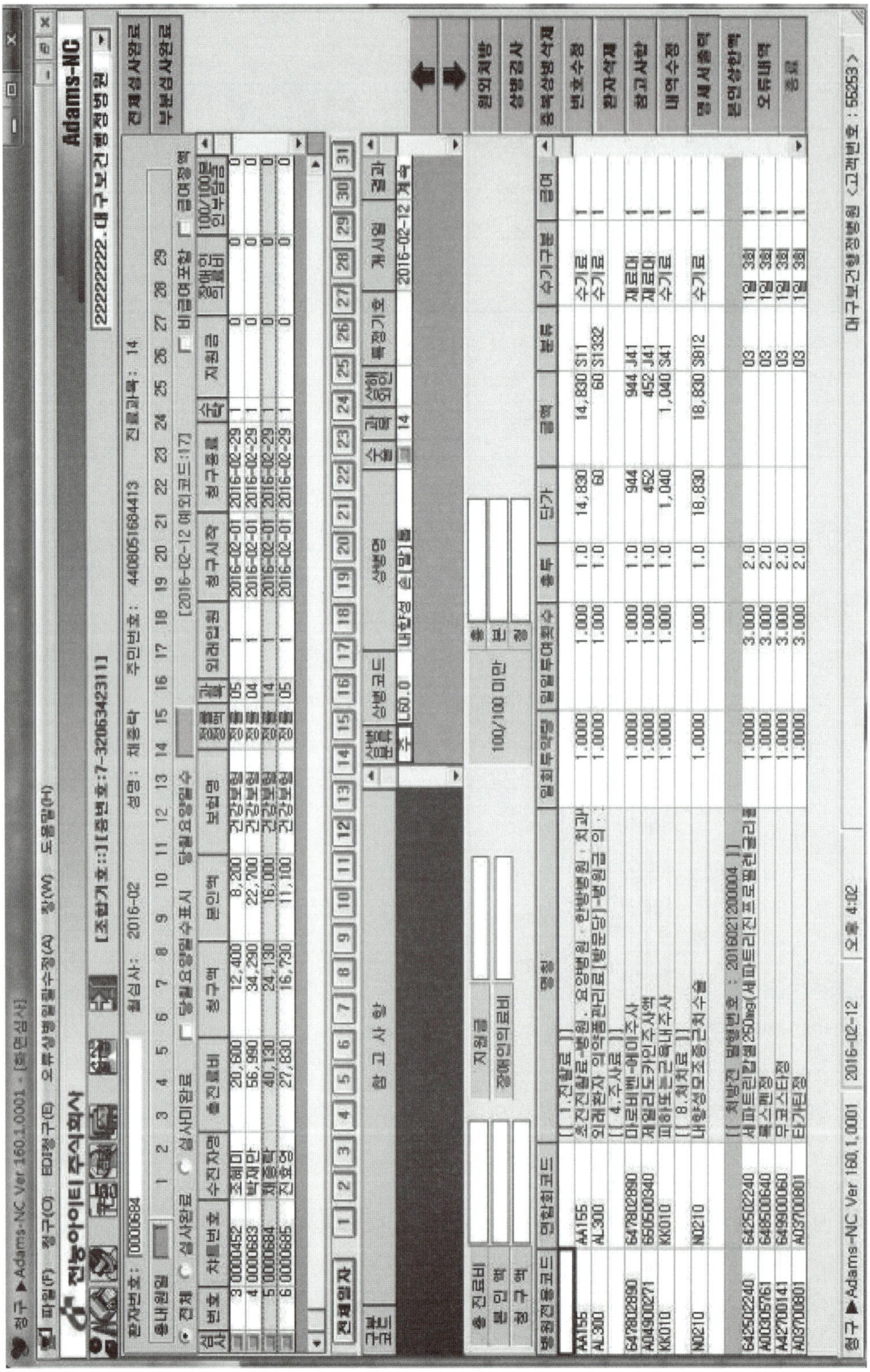
청구 ▶Adams-NC Ver 160.1.0001 - [화면심사]
파일(F) 청구(O) EDI청구(E) 오류상병일괄수정(A) 창(W) 도움말(H)
전능아이티 주식회사
Adams-NC
[조합기호::][증번호:7-3206342311]
22222222.대구보건행정병원
환자번호: 0000684 월심사: 2016-02 성명: 채종락 주민번호: 4408051684413 진료과목: 14
전체심사완료
부분심사완료
[2016-02-12 예외코드:17]
비급여포함 급여정액
참 고 사 항
상병코드 상병명 특정기호 개시일 결과
L60.0 내향성 손[발]톱 14 2016-02-12 계속
총 진료비
본 인 액
청 구 액
지원금
장애인의료비
100/100 미만
원외처방
상병검사
중복상병삭제
번호수정
환자삭제
참고사항
내역수정
명세서출력
본인상한액
오류내역
종료
[[1.진찰료]]
AA155 초진진찰료-병원. 요양병원 · 한방병원 · 치과 14,830
AL300 외래환자 의약품관리료[방문당]-병원급 의 60
[[4.주사료]]
647802890 마로비벤-에이주사 944
A04900271 제일리도카인주사액 452
KK010 피하또는근육내주사 1,040
[[8.처치료]]
N0210 내향성모조증근치수술 18,830
[[처방전 발행번호 : 2016021200004]]
642502240 세파트리진캡셀250mg(세파트리진프로필렌글리콜
A00305761 록스펜정
A42700141 무코스타정
A03700801 타가틴정
청구 ▶Adams-NC Ver 160.1.0001 2016-02-12 오후 4:02 대구보건행정병원 <고객번호 : 55253>

요양급여비용명세서

서식번호	G	I	O	3	요양기관	
사업장 기호					기호	22222222
사업장 명칭					명칭	대구보건행정병원
가입자성명	채종락	증번호	7-3206342311			
수진자성명	채종락	440805	-	1684413		

상병명	분류기호	수술	진료과목	상해외인	특정기호	당일요양개시일	담당요양일수(원내투약일수)		진료결과		
내향성 손[발]톱	L60.0		14			2016.02.12	1	일	계속 ①	이송 2	회송 3
								일	사망 4	기타 5	-
								일	-	-	-

총내원일수	1	일	내원일	1 2 3 4 5 6 7 8 9 10 11 ⑫ 13 14 15 16 17 18 19 20 21 22 23 24 25 26 27 28 29 30 31

구분				기본진료 약제,특정재료(I)	진료행위(II)
1.진찰료(외래관리료 포함)	①초진	1	회	18,140 원	야간,공휴 1 회
	②재진	0	회	원	야간,공휴 회
	③의약품관리료			60 원	
	④응급및회송료			원	
	⑤가정간호기본방문료			원	
	⑥만성질환관리료	0	회	원	
3.투약료	①내복	0	일분	원	원
	②외용	0	일분	원	원
	③처방전	1	회		
4.주사료	①피하,근육내	1	일	1,396 원	1,040 원
	②정맥내	0	일	원	원
	③수액제	0	회	원	원
	④기타	0	회	원	원
	⑤특정재료			원	
	⑥수혈	0	회	원	원
5.마취료	①	0	회	원	원
6.이학요법료	①	0	종	원	원
7.정신요법료	①	0	종	원	원
8.처치 및 수술료	①처치및수술	1	종	원	28,240 원
	③캐스트	0	회	원	원
9.검사료	①자체검사	0	종	원	원
	②위탁검사관리			원	
	③위탁검사	0	종	원	
10.영상진단및방사선 치료료	①진단	0	종	원	원
	②치료	0	종	원	원
S.특수장비	① CT	0	회	원	원
	② MRI	0	회	원	원
U.건강보험 백대백 본인부담	①의약품			원	원
	②치료재료			원	원
	③진료행위			원	원
CT 총액					원
MRI 총액					원
11. 소계				19,596 원	29,280 원
12. 가산율				20 %	5,856 원
13. 요양급여비용총액					54,730 원
14. 장애인의료비					원
15. 본인일부부담금					21,800 원
16. 약제상한차액총액					원
17. 청구액					32,930 원
18. 본인부담상한액초과금					원
19. 건강보험 백대백 본인부담금총액					원
일련번호				※ 심사조정	

처방전교부번호 / 점검번호				처방일수	
약품코드(일반명 또는 제품명 코드)	약품명(일반명 또는 제품명)	1회 투약량	1일 투여 횟수	총투약일수	
코드	분류(예외구분코드)	단가	1일투여량 또는 실시횟수	총투여일수 또는 실시횟수	금액
처방전교부번호 : 160212 - 00003				2	
점검번호 : 3					
================					
642502240	세파트린캅셀250mg(세파	1.0000	3	2	
648500640	록스펜정	1.0000	3	2	
649900060	무코스타정	1.0000	3	2	
A03700801	타가틴정	1.0000	3	2	
================					
[1.진찰료]					
AA155010	(야간)초진진찰료-병원, 요	18,140	1	1	18,140
AL300	외래환자 의약품관리료[방문당]	60	1	1	60
(소 계)					18,200
[4.주사료]					
(52) 647802890	미로비펜-에이주사	944	1	1	944
(52) 650500340	제일리도카인주사액	452	1	1	452
KK010	피하또는근육내주사	1,040	1	1	1,040
(소 계)					2,436
[8.처치 및 수술료]					
N0210010	(야간)내향성모조증근치수술	28,240	1	1	28,240
(소 계)					28,240

수술코드			

※ 심사내역

구분	코드	조정	I, II	구분	코드	조정	I, II
			감 I				감 I
			감 II				감 II
			증 I				증 I
			증 II				증 II
계				계			

4. 의원 - 정형외과(1)

보험대상	국민건강보험공단	증번호	3-303123084-5
가입자성명	조*미	주민등록번호	570823-1******
환자성명	조*미	요양기관명칭	**의원
진료개시일	2016/02/12	내원시간	오전 09시 40분 사회복지시설입소자
상병명	류마티스관절염 근육통		

IMP: Rheumatoid arthritis
Myalgia

CC: Hand, Foot arthralgia
general weakness
fatigue

2016/02/12
1. ESR
2. RA factor
3. Uric Acid
4. C-reactive Protein
OPD F/U

▶ 차트해설

- Rheumatoid arthritis = 류마티스 관절염
- Myalgia = 근육통
- general weakness = 전신쇠약
- fatigue = 피로감
- ESR: Erythrocyte Sedimentation Rate = 적혈구 침강속도
  시간당 20mm정상(20mm ↑: 류마티스 관절염, 급성 심근경색, 암)
  (20mm ↓: 빈혈, 퇴행성 관절염, 협심증)
- Uric Acid = 요산
- C-reactive Protein = C 반응성단백
  병변, 조직 파괴 시 나타나는 특이한 단백질

▶ 요양급여명세서 작성해설

- ESR, RA factor, Uric Acid, C-reactive Protein: 각 각에 대한 검사료 산정

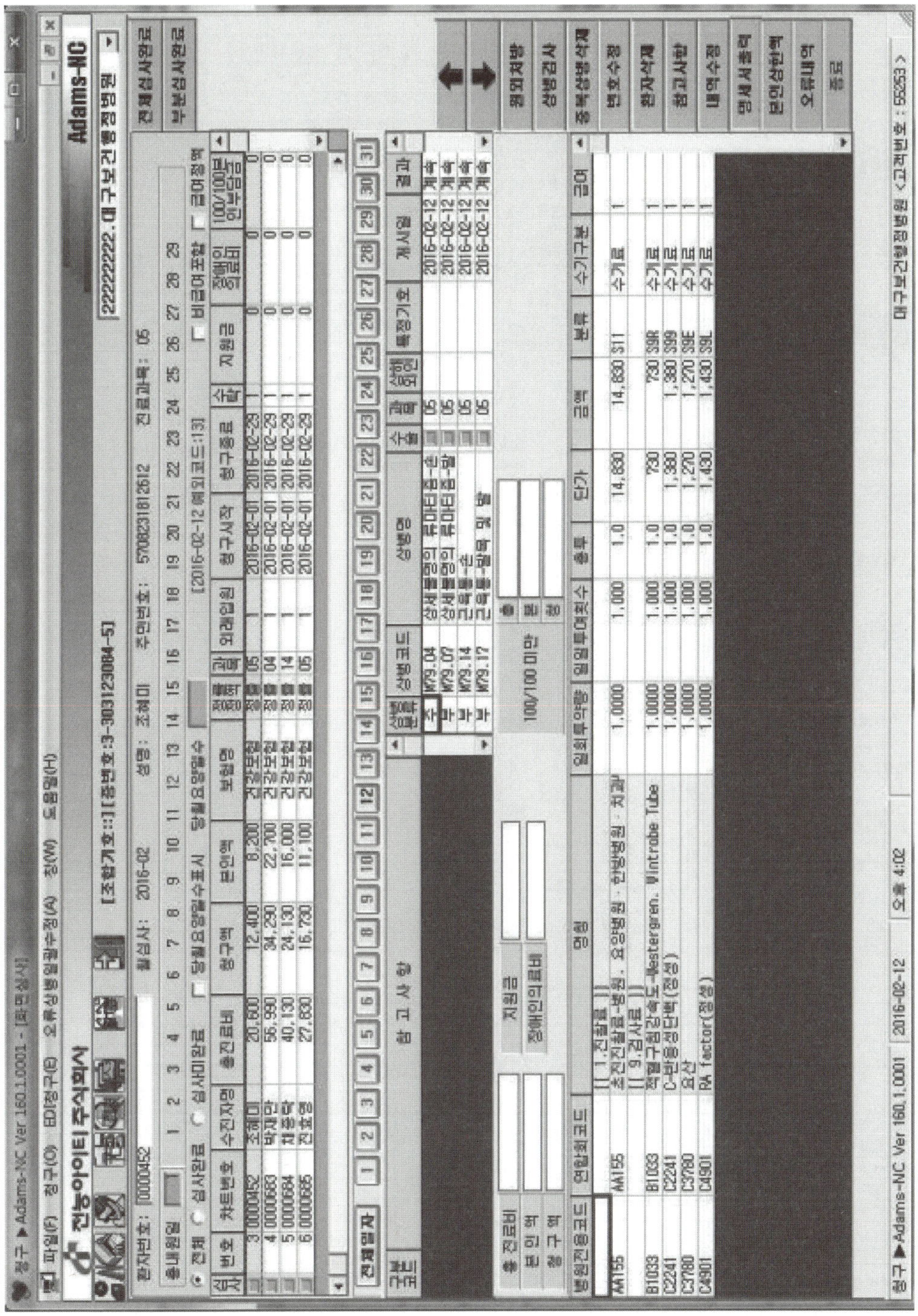

요양급여비용명세서

서식번호	G	I	O	3	요양기관	
사업장 기호					기호	22222222
사업장 명칭					명칭	대구보건행정병원
가입자성명	조혜미	증번호	3-303123084-5			
수진자성명	조혜미	570823	-	1812612		

상병명	분류기호	수술	진료과목	상세외인	특정기호	당일요양개시일	당월요양일수(원내투약일수)		진료결과		
상세불명의 류마티즘-손	M79.04		05			2016.02.12	1	일	계속 ①	이송 2	회송 3
상세불명의 류마티즘-발목 및	M79.07		05					일	사망 4	기타 5	-
근육통-손	M79.14		05					일	-	-	-

총내원일수 1 일 / 내원일 1 2 3 4 5 6 7 8 9 10 11 ⑫ 13 14 15 16 17 18 19 20 21 22 23 24 25 26 27 28 29 30 31

구분	항목			기본진료 약제,특정재료(I)	진료행위(II)
1.진찰료(외래관리료 포함)	①초진	1	회	14,830 원	야간,공휴 회
	②재진	0	회	원	야간,공휴 회
	③의약품관리료			원	
	④응급및회송료			원	
	⑤가정간호기본방문료			원	
	⑥만성질환관리료	0	회	원	
3.투약료	①내복	0	일분	원	원
	②외용	0	일분	원	원
	③처방전	0	회		
4.주사료	①피하,근육내	0	일	원	원
	②정맥내	0	일	원	원
	③수액제	0	회	원	원
	④기타	0	회	원	원
	⑤특정재료			원	
	⑥수혈	0	회	원	원
5.마취료	①	0	회	원	원
6.이학요법료	①	0	종	원	원
7.정신요법료	①	0	종	원	원
8.처치 및 수술료	①처치및수술	0	종	원	원
	③캐스트	0	회	원	원
9.검사료	①자체검사	4	종	원	4,810 원
	②위탁검사관리			원	
	③위탁검사	0	종	원	
10.영상진단및 방사선 치료료	①진단	0	종	원	원
	②치료	0	종	원	원
S.특수장비	① CT	0	회	원	원
	② MRI	0	회	원	원
U.건강보험 백대백 본인부담	①의약품			원	원
	②치료재료			원	원
	③진료행위			원	원
CT 총액					원
MRI 총액					원
11. 소계				14,830 원	4,810 원
12. 가산율				20 %	962 원
13. 요양급여비용총액					20,600 원
14. 장애인의료비					원
15. 본인일부부담금					8,200 원
16. 약제상한차액총액					원
17. 청구액					12,400 원
18. 본인부담상한액초과금					원
19. 건강보험 백대백 본인부담금총액					원
일련번호				※ 심사조정	

처방전교부번호 / 점검번호

약품코드(일반명 또는 제품명 코드) / 코드	약품명(일반명 또는 제품명) / 분류(예외구분코드)	1회투약량 / 단가	1일투여횟수 / 1일투여량 또는 실시횟수	총투약일수 / 총투여일수 또는 실시횟수	처방일수 / 금액
[1.진찰료]					
AA155	초진진찰료-병원, 요양병원·한	14,830	1	1	14,830
(소 계)					14,830
[9.검사료]					
B1033	적혈구침강속도-Westergren. W	730	1	1	730
C2241	C-반응성단백(정성)	1,380	1	1	1,380
C3780	요산	1,270	1	1	1,270
C4901	RA factor(정성)	1,430	1	1	1,430
(소 계)					4,810

수술코드

※ 심사내역

구분	코드	조정	I, II	구분	코드	조정	I, II
			갑 I				갑 I
			갑 II				갑 II
			종 I				종 I
			종 II				종 II
계				계			

5. 의원 - 정형외과, 내과(2)

보험대상	충북전산	증번호	5100953
가입자성명	김*배	주민등록번호	200923-2******
환자성명	진*영	요양기관명칭	**의원
진료개시일	2016/02/12	내원시간	오전 10시
상병명	무릎 관절증, 위염		

IMP: Arthrosis of knee
Gastritis

CC: knee pain, Nausea,
Epigastric pain

2016/02/12

1. PO medication
   airtal 100mg tid 3days
   conroin 1T
   Tagatin 1T
   Sulpine 1T

2. Injection
   Maepelan 2ml IM
3. PT
   Deep Heat Therapy
   Transcutaneous Electrical Nerve Stimulation
   Superficial Heat Therapy
4. X-ray: both knee AP & lat

▶ 차트 해설

- Arthrosis of knee = 무릎의 관절염
- Gastritis = 위염
- Epigastric pain = 상복부 통증
- PT: Physical Therapy = 물리치료

- Deep Heat Therapy: 심층열치료
- Transcutaneous Electrical Nerve Stimulation: 경피적 전기 신경자극
- Superficial Heat Therapy: 표층열 + 심층열치료

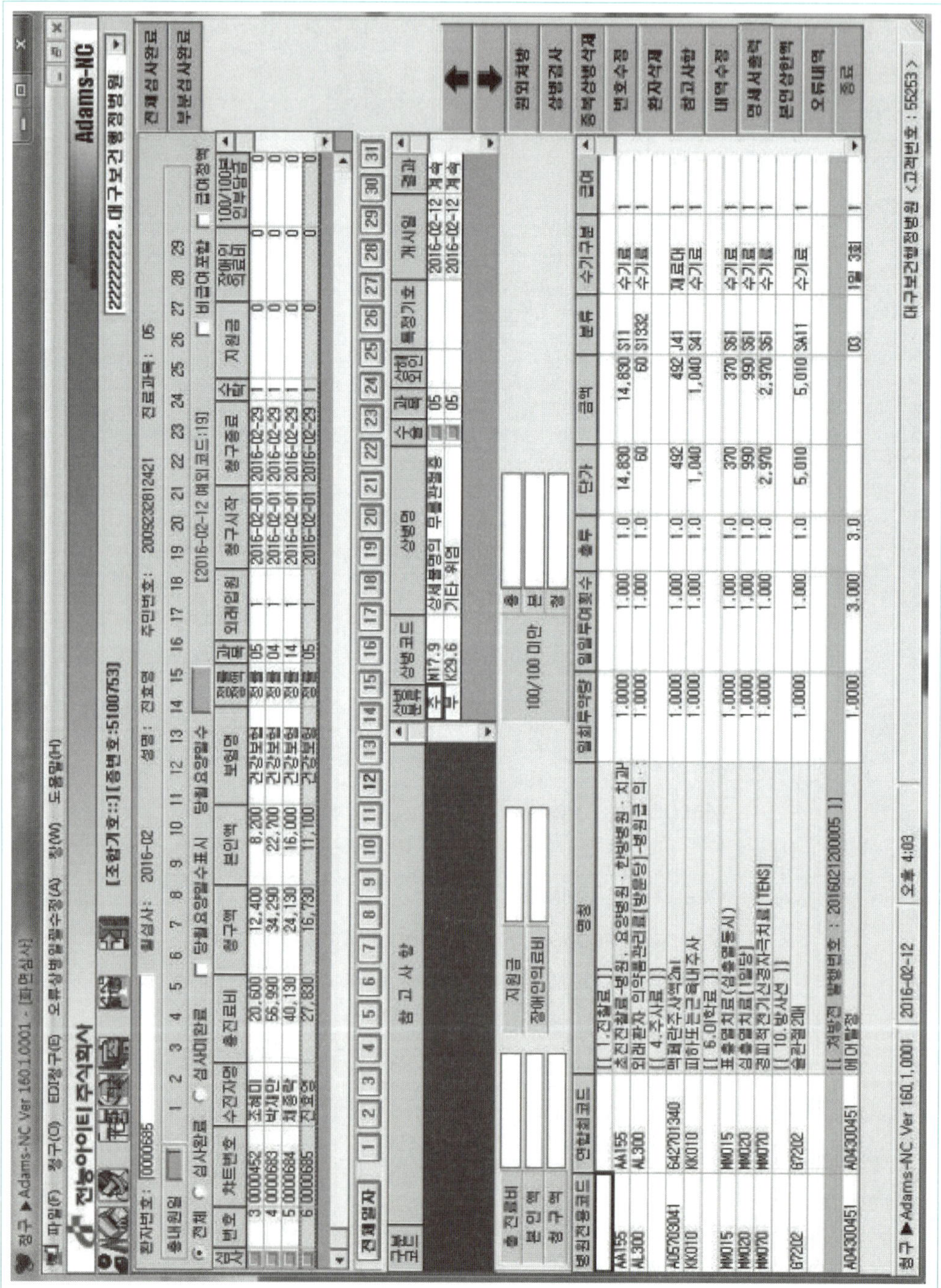

요양급여비용명세서

서식번호	G	I	0	3	요양기관	
사업장 기호					기호	22222222
사업장 명칭					명칭	대구보건행정병원
가입자성명	김철배	증번호	5100753			
수진자성명	진효명	200923	-	2812421		

상병명	분류기호	수술	진료과목	상해외인	특정기호	당일요양개시일	당월요양일수 (원내투약일수)		진료결과		
상세불명의 무릎관절증	M17.9		05			2016.02.12	1	일	계속 ①	이송 2	회송 3
기타 위염	K29.6		05					일	사망 4	기타 5	-
								일	-	-	-

총내원일수 1 일 내원일 1 2 3 4 5 6 7 8 9 10 11 ⑫ 13 14 15 16 17 18 19 20 21 22 23 24 25 26 27 28 29 30 31

구분				기본진료 약제, 특정재료(I)	진료행위(II)
1.진찰료 (외래관리료 포함)	①초진	1	회	14,830 원	야간,공휴 회
	②재진	0	회	원	야간,공휴 회
	③의약품관리료			60 원	
	④응급및회송료			원	
	⑤가정간호기본방문료			원	
	⑥만성질환관리료	0	회	원	
3.투약료	①내복	0	일분	원	원
	②외용	0	일분	원	원
	③처방전	1	회		
4.주사료	①피하,근육내	1	일	492 원	1,040 원
	②정맥내	0	일	원	원
	③수액제	0	회	원	원
	④기타	0	회	원	원
	⑤특정재료			원	
	⑥수혈	0	회	원	원
5.마취료	①	0	회	원	원
6.이학요법료	①	3	종	원	4,330 원
7.정신요법료	①	0	종	원	원
8.처치 및 수술료	①처치및수술	0	종	원	원
	②캐스트	0	회	원	원
9.검사료	①자체검사	0	종	원	원
	②위탁검사관리			원	
	③위탁검사	0	종	원	
10.영상진단및 방사선 치료료	①진단	1	종	원	5,010 원
	②치료	0	종	원	원
S.특수장비	① CT	0	회	원	원
	② MRI	0	회	원	원
U.건강보험 백대백 본인부담	①의약품			원	원
	②치료재료			원	원
	③진료행위			원	원
CT 총액					원
MRI 총액					원
11. 소계				15,382 원	10,380 원
12. 가산율				20 %	2,076 원
13. 요양급여비용총액					27,830 원
14. 장애인의료비					원
15. 본인일부부담금					11,100 원
16. 약제상한차액총액					원
17. 청구액					16,730 원
18. 본인부담상한액초과금					원
차트번호: 0000685					원
일련번호				※ 심사조정	

처방전교부번호 / 점검번호 / 약품코드(일반명 또는 제품명 코드) / 코드	약품명(일반명 또는 제품명) / 분류(예외구분코드)	1회 투약량 / 단가	1일 투여 횟수 / 1일투여량 또는 실시횟수	총투약일수 / 총투여일수 또는 실시횟수	금액
처방전교부번호 : 160212 - 00005				3	
점검번호 : 5					
==========================					
A03700801	타가틴정	1.0000	3	3	
A04300451	에어탈정	1.0000	3	3	
A12750771	콘로인캡셀	1.0000	3	3	
A19202951	설펜정	1.0000	3	3	
==========================					
[1.진찰료]					
AA155	초진진찰료-병원, 요양병원-한	14,830	1	1	14,830
AL300	외래환자 의약품관리료[방문당]	60	1	1	60
(소 계)					14,890
[4.주사료]					
(52) 642701340	액페란주사액2ml	492	1	1	492
KK010	피하또는근육내주사	1,040	1	1	1,040
(소 계)					1,532
[6.이학요법료]					
MM015	표층열치료(심층열동시)	370	1	1	370
MM020	심층열치료[1일당]	990	1	1	990
MM070	경피적전기신경자극치료[TEN	2,970	1	1	2,970
(소 계)					4,330
[10.방사선 진단 및 치료료]					
G7202	슬관절2매	5,010	1	1	5,010

수술코드

※ 심사내역

구분	코드	조정	I, II	구분	코드	조정	I, II
			감 I				감 I
			감 II				감 II
			증 I				증 I
			증 II				증 II
계				계			

Ⅰ-2. 병원급

1. 병원 - 내과(1)

보험대상	국민건강보험공단	증번호	4290000
가입자성명	김*나	주민등록번호	210119-2******
환자성명	김*나	요양기관명칭	*****병원
진료개시일	2018/01/25	내원시간	오후 16시 40분 응급으로 내원
상병명	빈혈		

IMP: Anemia

CC: 1달 전부터 일어설 때마다 dizziness

tension headache (++)

neurosis

2018/01/25

1. CBC
2. Injection

   Diazepam 1 vial IV (slowly)
3. PO medication

   Feroba-u SR 1T tid 3day

   Digoxin 1T

   Nexina 1C

   OPD F/U

▶ 차트 해설

- CBC= 혈액검사
- Anemia = 빈혈
- dizziness = 현기증
- neurosis = 신경증
- slowly: 천천히

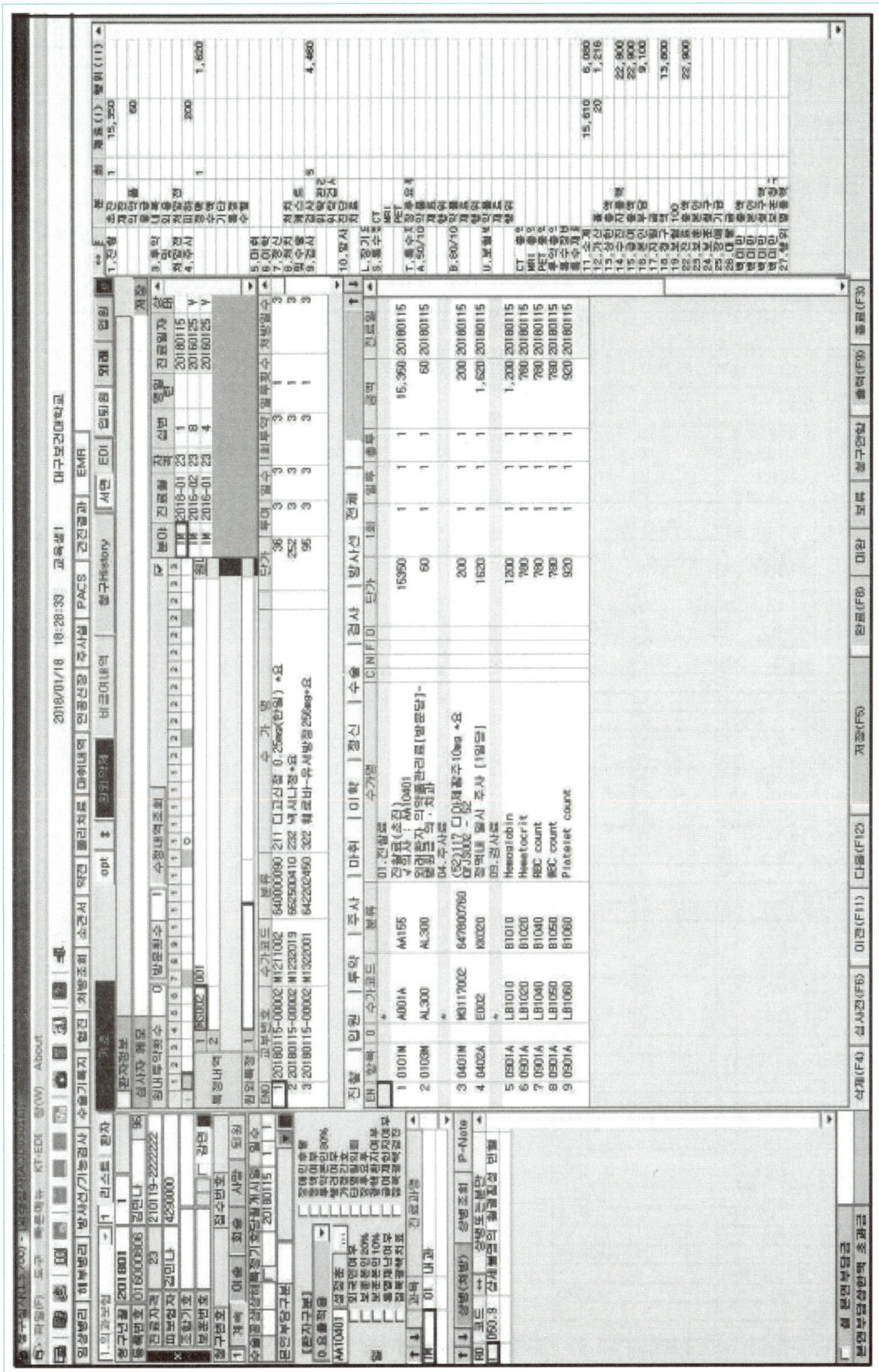

016000806 [외래]

요양급여비용명세서

서식번호	G I 0 3	요양기관	
가입자성명	김민나	기호	12345678
수진자성명	김민나	명칭	대구보건대학교
증번호			
공상등구분	4290000		
	210119-2222222		

상병명	분류기호	수술	진료과목	상해외인	특정기호	당월요양개시일	당월요양급여일수(투약일수포함)	진료결과
상세불명의 후천성 용혈성 빈혈	059.9		01			2016/01/25	1	계속

총내원일수 1일 내원일 25

구분		기본진료 약제 특정재료(I)	진료행위(II)
1.진찰료(외래관리료포함)	①초진 1회	14,830원	야간.공휴 회
	②재진 회	원	야간.공휴 회
	③의약품관리료	60원	
	④응급및회송료	원	
	⑤가정간호	원	
	⑥만성질환관리	원	
3.투약 및 처방조제료	①내복 일분	원	원
	②외용 일분	원	원
	③처방전 회	원	
4.주사료	①피하.근육 일	200원	원
	②정맥내 1일	원	1,540원
	③수액제 회	원	원
	④기 타 회	원	원
	⑤특정재료	원	
	⑥수 혈 회	원	원
5.마취료	① 회	원	원
6.이학요법료	① 회	원	원
7.정신요법료	① 회	원	원
8.처치 및 수술료	①처치.수술 종	원	원
	③캐스트 회	원	원
9.검사료	①자체검사 5종	원	4,460원
	②위탁검사관리	원	
	③위탁검사 종	원	
10.영상진단	①진단 종	원	원
	②치료 종	원	원
S.특수장비	①CT 회	원	원
	②MRI 회	원	원
	③PET 회	원	원
U.100분의100	①의약품	원	원
	②치료재료	원	원
	③진료행위	원	원
W.비급여	①의약품	원	원
	②치료재료	원	원
	③진료행위	원	원
특수장비총액			원
100분의100본인부담총액			원
비급여총액			원
11.소계		15,090원	6,000원
12.가산율		20%	1,200원
13.약제상한차액총액			원
14.수진자요양급여비용총액			22,290원
15.요양급여비용총액			22,290원
16.본인일부부담금			8,900원
17.지원금			원
18.장애인의료비			원
19.청구액			13,390원
20.본인부담상한액초과금			원
21.진료비총액			22,290원
22.보훈청구액			원
일련번호			-1

코드	분류	단가	1회투약량	1일투여량 실시횟수	총투여일수 실시횟수	금액
교부번호 : 2016012500001 처방일수 : 3						
점검번호 : 1						
640000090	디고신정 0.25mg(한일		3.00	1	3	
662500410	넥시나정-요		3.00	1	3	
642202450	쿠로바-유서방정256mg		3.00	1	3	
1> AA155	진찰료(초진)	14,830	1.00	1.00	1	14,830
AL300	외래환자 의약품관리?	60	1.00	1.00	1	60
4> 647800760	(52)디아제팜주10mg •	200	1.00	1.00	1	200
	JS002 : 52					
KK020	정맥내 일시 주사 [1?	1,540	1.00	1.00	1	1,540
9> B1010	Hemoglobin	1,200	1.00	1.00	1	1,200
B1020	Hematocrit	780	1.00	1.00	1	780
B1040	RBC count	780	1.00	1.00	1	780
B1050	WBC count	780	1.00	1.00	1	780
B1060	Platelet count	920	1.00	1.00	1	920
	<특정내역>					
1> MS002	001					
	<끝>					

●퇴원일자:2016/02 ●출력일자:2016-02-04 ●환자ID:016000806 ●심사번호:8 ■

2. 병원 - 내과(2)

보험대상	국민건강보험공단	증번호	1-19405440**
가입자성명	김*미	주민등록번호	360815-2******
환자성명	김*미	요양기관명칭	****병원
진료개시일	2018/01/15	내원시간	오후 16시 43분
상병명	상세불명의 간질환		

IMP: Liver disease

CC: Rt flank pain - for one week
N/V(+/+)
Dyspnea(-)
HS: Alcohol(+) smoke(-)

2018/01/15
Rx) 1. CBC. & UA
2. LFT & r-GTP
3. HBs Ag/Ab
4. Simple abdomen E&S
5. USG (abdomen)

OPD F/U

▶ 차트 해설

- Liver disease = 간질환
- Rt flank pain = 우측 옆구리의 통증
- N/V(+/+): Nausea/vomiting = 오심/구토 증세가 있음
- Dyspnea(-) = 호흡곤란 없음
- CBC: Complete Blood Count = 총 혈구 수
  WBC = 백혈구 수
  RBC = 적혈구 수
  Platele = 혈소판 수
  Hemoglobin = 혈색소

Hematocrit = 헤마토크리트 등을 포함

- UA: Urinalysis = 소변검사
- E & S = 복부 촬영 시 Erect(서서 찍음), Supine(누워서 찍음)의 약어
- LFT & r-GTP = 간기능의 정도를 알기위한 기본적인 혈액검사

▶ 요양급여명세서 작성 해설

- USG(abdomen): 복부 초음파 검사는 비급여 대상이므로

  진료비 명세서상에 나타나지 않음

  컴퓨터 영상장치(CR) 이용 - 2매

  영상저장 및 전송 시스템 이용

  복부 2매
- UA: 요일반검사 10종

  요침사현미경 검사
- LFT: SGOT, SGPT, LDH, 포스파타제(알칼리), 총단백정량, 알부민

  총콜레스테롤 정량, 트리그리세라이드, 총빌리루빈

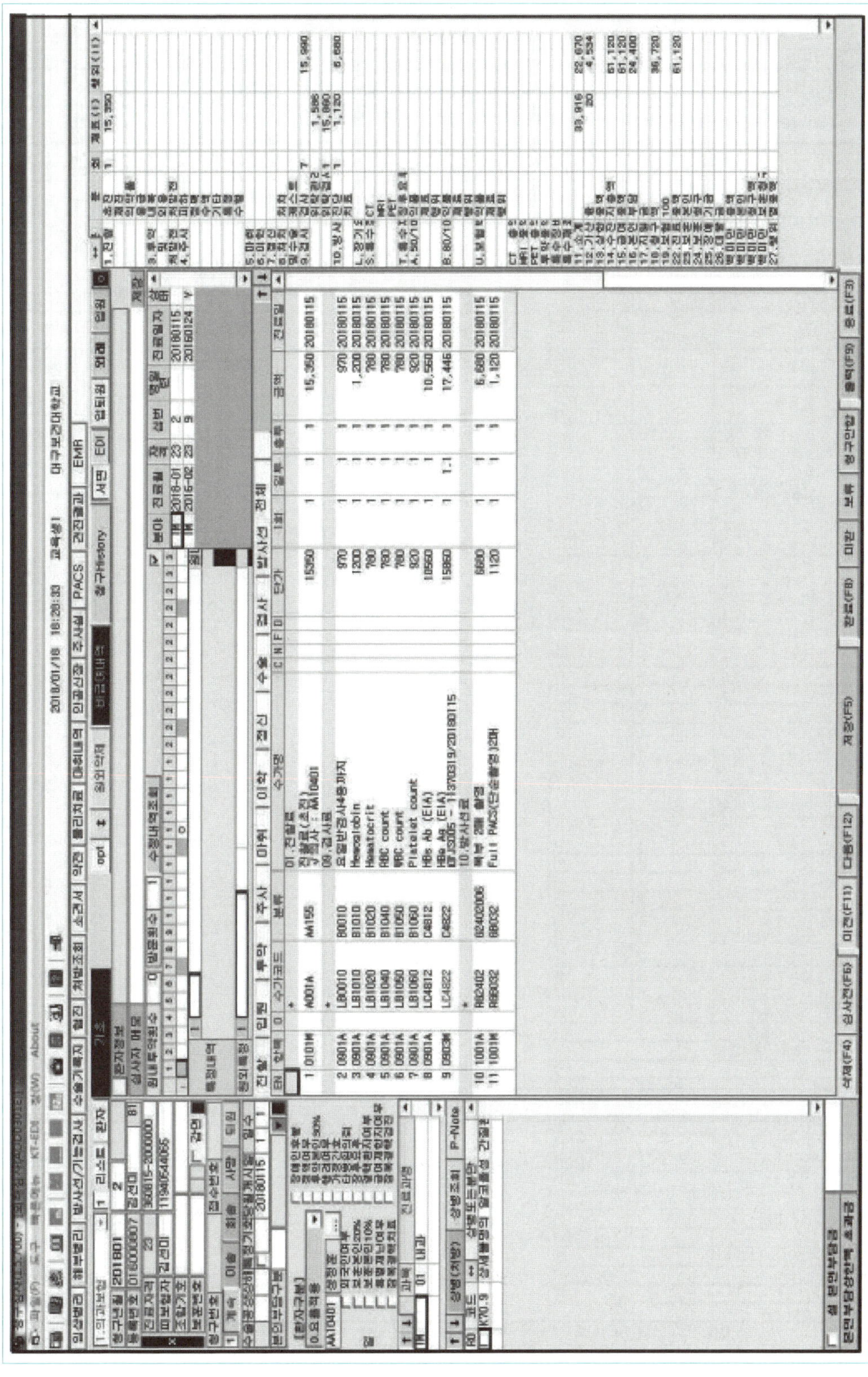
2018/01/16 16:28:33
대구보건대학교
01.진찰료
09.검사료
Hemoglobin
Hematocrit
RBC count
WBC count
Platelet count
HBs Ab (EIA)
10.방사선료
흉부 2매 촬영
Full PACS(단순촬영 2매)

016000807 **[외래]**

서식번호	G I 0 3	요양급여비용명세서		요양기관	
가입자성명	김선미	증번호		기호	12345678
수진자성명	김선미	공상등구분	11940544065	명칭	대구보건대학교
		360815-2000000			

상병명	분류기호	수술	진료과목	상해외인	특정기호	당월요양개시일	당월요양급여일수(투약일수포함)	진료결과
상세불명의 알코올성 간질환	K70.9		01			2016/01/24	1	계속

총내원일수 1일 내원일 24

구분		기본진료 약제 특정재료(I)	진료행위(II)
1.진찰료(외래관리료 포함)	①초진 1회	18,140원	야간,공휴 1회
	②재진 회	원	야간,공휴 회
	③의약품관리료	원	
	④응급및회송료	원	
	⑤가정간호	원	
	⑥만성질환관리	원	
3.투약 및 처방전료	①내복 일분	원	원
	②외용 일분	원	원
	③처방전 회	원	
4.주사료	①피하.근육 일	원	원
	②정맥내 일	원	원
	③수액제 회	원	원
	④기 타 회	원	원
	⑤특정재료	원	
	⑥수 혈 회	원	원
5.마취료	① 회	원	원
6.이학요법료	① 회	원	원
7.정신요법료	① 회	원	원
8.처치 및 수술료	①처치.수술 종	원	원
	②캐스트 회	원	원
9.검사료	①자체검사 7종	원	15,990원
	②위탁검사관리	1,586원	
	③위탁검사 1종	15,860원	
10.영상진단	①진단 1종	1,080원	7,560원
	②치료 종	원	원
S.특수장비	①CT 회	원	원
	②MRI 회	원	원
	③PET 회	원	원
U.100분의100	①의약품	원	원
	②치료재료	원	원
	③진료행위	원	원
W.비급여	①의약품	원	원
	②치료재료	원	원
	③진료행위	원	원
특수장비총액			원
100분의100본인부담총액			원
비급여총액			원
11.소계		36,666원	23,550원
12.가산율		20%	4,710원
13.약제상한차액총액			원
14.수진자요양급여비용총액			64,920원
15.요양급여비용총액			64,920원
16.본인일부부담금			25,900원
17.지원금			원
18.장애인의료비			원
19.청구액			39,020원
20.본인부담상한액초과금			원
21.진료비총액			64,920원
22.보훈청구액			원
일련번호		-1	

코드	분류	단가	1회투약량	1일투여량 실시횟수	총투여일수 실시횟수	금액
1> AA155050	초진휴일	18,140	1.00	1.00	1	18,140
9> B0010	요일반검사4종까지	970	1.00	1.00	1	970
B1010	Hemoglobin	1,200	1.00	1.00	1	1,200
B1020	Hematocrit	780	1.00	1.00	1	780
B1040	RBC count	780	1.00	1.00	1	780
B1050	WBC count	780	1.00	1.00	1	780
B1060	Platelet count	920	1.00	1.00	1	920
C4812	HBs Ab (EIA)	10,560	1.00	1.00	1	10,560
C4822	HBe Ag (EIA)	15,860	1.00	1.10	1	17,446
	JS005 : 11370319/20160124					
10>G2402006	복부 2매 촬영	7,560	1.00	1.00	1	7,560
GB032	Full PACS(단순촬영)2	1,080	1.00	1.00	1	1,080
	<끝>					

●퇴원일자:2016/02 ●출력일자:2016-02-04 ●환자ID:016000807 ●심사번호:9 IM

3. 병원 - 내과(3)

보험대상	양평전기	증번호	4-6013764***
가입자성명	김*섭	주민등록번호	390516-1010420
환자성명	김*진	요양기관명칭	****병원
진료개시일	2018/01/01	내원시간	오후 10시 55분 국가유공자
상병명	폐기종		

IMP: Pulmonary emphysema
CC: Dyspnea, cough

2018/01/01
Rx) 1. Check X-ray
Chest PA
2. CK-MB, CBC, BST, EKG
3. Injection
AMT 200mg IM
4. PO medication

Aminophylline	0.5T	bid	#4 day
ERD	1C	tid	
Codewon	1T	tid	
Ceficim	1T	tid	
Mucosta	1C	tid	

2018/01/05
Repeat 3_4_ #7 days

2018/01/12
Repeat 3_4_ #15 days

▶ 요양급여명세서 작성 해설

- AMT 250mg IM: 아믹탐 항생제주사 250mg = 1병
- Check x-ray: 흉부 1매

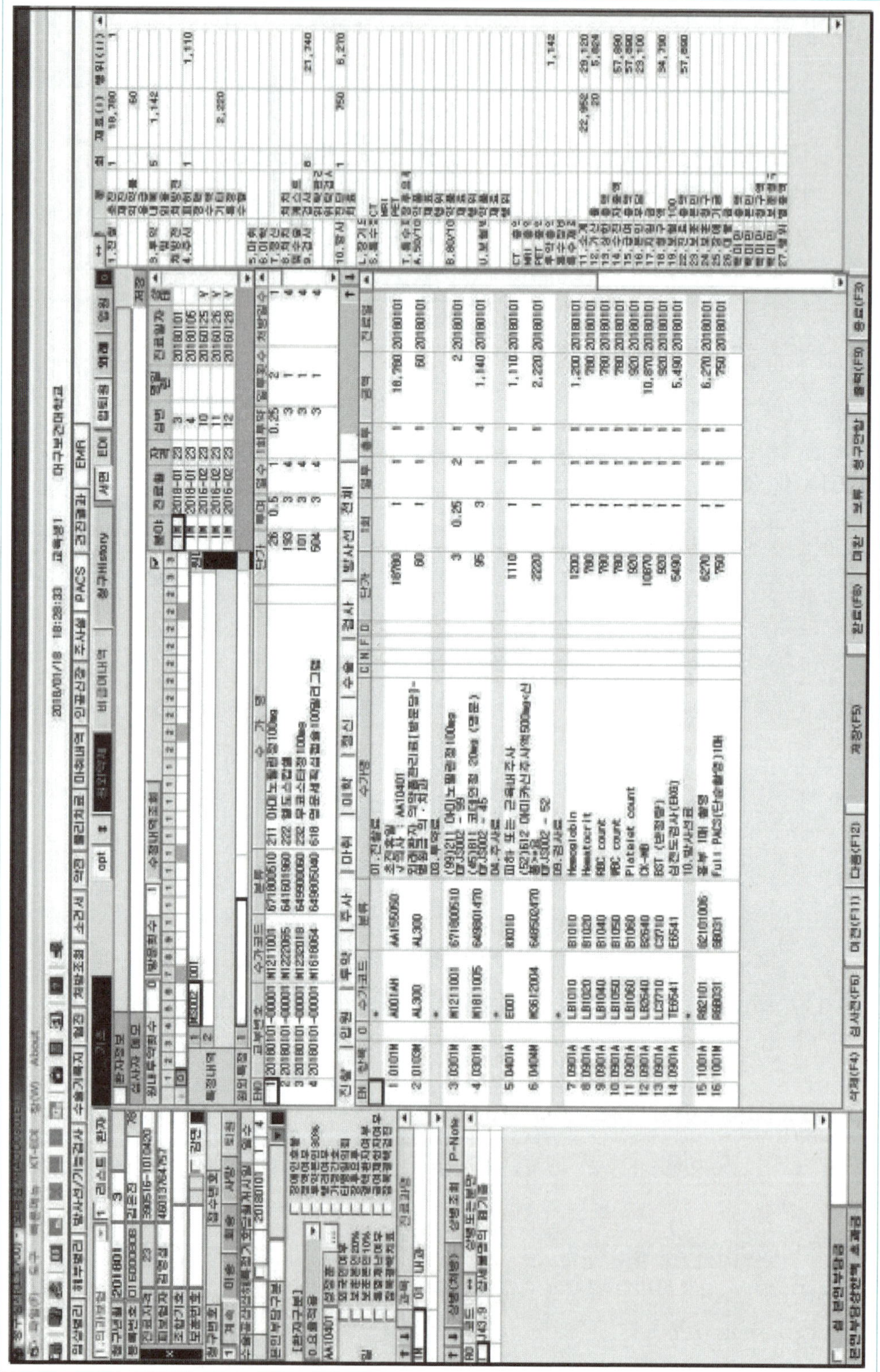

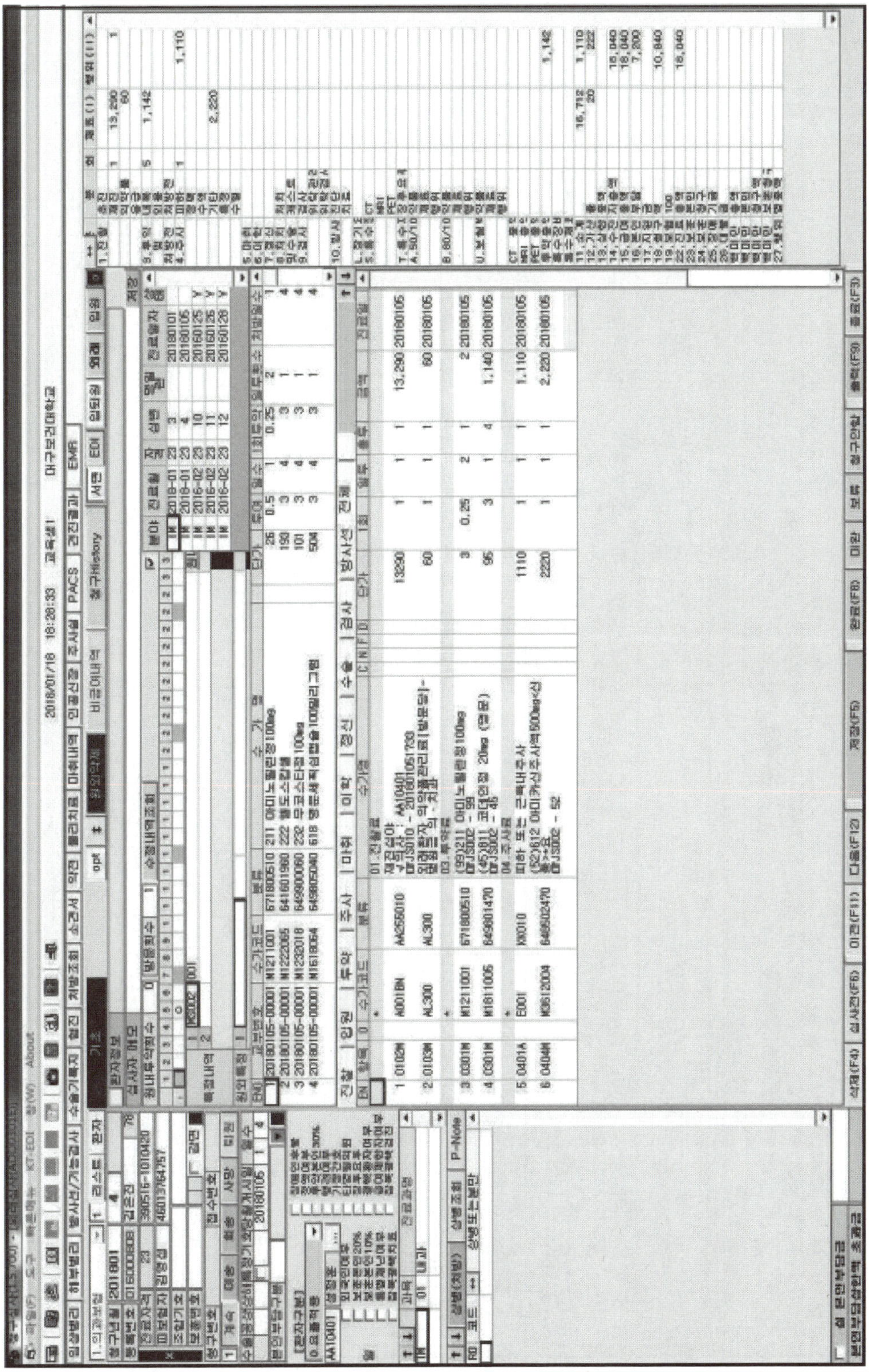

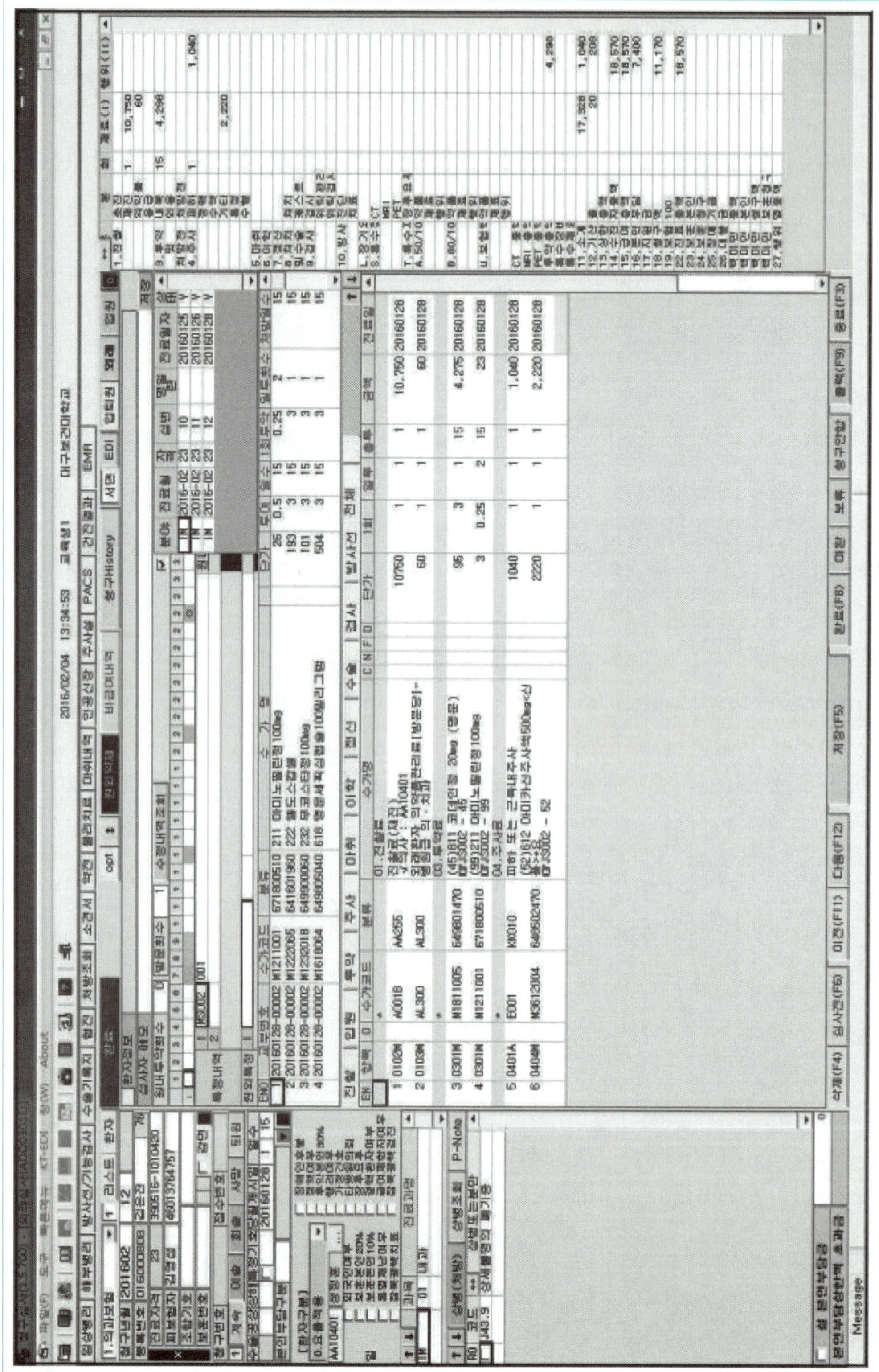

016000808 **[외래]**

요양급여비용명세서

서식번호	G I 0 3	증번호		요양기관	
가입자성명	김영섭	공상등구분	46013764757	기호	12345678
수진자성명	김은진		390516-1010420	명칭	대구보건대학교

상병명	분류기호	수술	진료과목	상해외인	특정기호	당월요양개시일	당월요양급여일수(투약일수포함)	진료결과
상세불명의 폐기종	J43.9		01			2016/01/25	4	계속

총내원일수 1일 내원일 25

구분		기본진료 약제 특정재료(I)	진료행위(II)
1.진찰료(외래관리료포함)	①초진 1회	14,830원	야간,공휴 회
	②재진 회	원	야간,공휴 회
	③의약품관리료	60원	
	④응급및회송료	원	
	⑤가정간호	원	
	⑥만성질환관리	원	
3.투약 및 처방전료	①내복 5일분	1,142원	원
	②외용 일분	원	원
	③처방전 회	원	
4.주사료	①피하,근육 1일	원	1,040원
	②정맥내 일	원	원
	③수액제 회	원	원
	④기타 회	2,220원	원
	⑤특정재료	원	
	⑥수혈 회	원	원
5.마취료	① 회	원	원
6.이학요법료	① 회	원	원
7.정신요법료	① 회	원	원
8.처치 및 수술료	①처치.수술 종	원	원
	③캐스트 회	원	원
9.검사료	①자체검사 8종	원	21,140원
	②위탁검사관리	원	
	③위탁검사 종	원	
10.영상진단	①진단 1종	720원	6,220원
	②치료 종	원	원
S.특수장비	①CT 회	원	원
	②MRI 회	원	원
	③PET 회	원	원
Y.100분의 100	①의약품	원	원
	②치료재료	원	원
	③진료행위	원	원
B.비급여	①의약품	원	원
	②치료재료	원	원
	③진료행위	원	원
특수장비총액			원
100분의100본인부담총액			원
비급여총액			원
11.소계		18,972원	28,400원
12.가산율		20%	5,680원
13.약제상한차액총액			원
14.수진자요양급여비용총액			53,050원
15.요양급여비용총액			53,050원
16.본인일부부담금			21,200원
17.지원금			원
18.장애인의료비			원
19.청구액			**31,850원**
20.본인부담상한액초과금			원
21.진료비총액			53,050원
22.보훈청구액			원
일련번호		-1	

교부번호 : 2016012500003 처방일수 : 4
점검번호 : 3

코드	분류	단가	1회투약량	1일투여량 실시횟수	총투여일수 실시횟수	금액
671800510	아미노필린정100mg		0.25	2	1	
641601960	엘도스캡슐		3.00	1	4	
649900060	무코스타정100mg		3.00	1	4	
649805040	영문세픽심캡슐100밀?		3.00	1	4	
1> AA155	진찰료(초진)	14,830	1.00	1.00	1	14,830
AL300	외래환자 의약품관리?	60	1.00	1.00	1	60
3> 671800510	(99)아미노필린정100m JS002 : 99	3	0.25	2.00	1	2
649801470	(45)코데인정 20mg (? JS002 : 45	95	3.00	1.00	4	1,140
4> KK010	피하 또는 근육내주사	1,040	1.00	1.00	1	1,040
648502470	(52)아미카신주사액50 JS002 : 52	2,220	1.00	1.00	1	2,220
9> B1010	Hemoglobin	1,200	1.00	1.00	1	1,200
B1020	Hematocrit	780	1.00	1.00	1	780
B1040	RBC count	780	1.00	1.00	1	780
B1050	WBC count	780	1.00	1.00	1	780
B1060	Platelet count	920	1.00	1.00	1	920
B2640	CK-MB	10,870	1.00	1.00	1	10,870
C3710	BST (반정량)	920	1.00	1.00	1	920
E6541	심전도검사(EKG)	4,890	1.00	1.00	1	4,890
10>G2101006	흉부 1매 촬영	6,220	1.00	1.00	1	6,220
G8031	Full PACS(단순촬영)1	720	1.00	1.00	1	720
	<특정내역>					
1> MS002	001					
	<끝>					

●퇴원일자:2016/02 ●출력일자:2016-02-04 ●환자ID:016000808 ●심사번호:10 IM

016000808 **[외래]**

서식번호	G I 0 3	**요양급여비용명세서**		요양기관	
가입자성명	김영섭	증번호		기호	12345678
수진자성명	김은진	공상등구분	46013764757	명칭	대구보건대학교
		390516-1010420			

상병명	분류기호	수술	진료과목	상해외인	특정기호	당월요양개시일	당월요양급여일수(투약일수포함)	진료결과
상세불명의 폐기종	J43.9		01			2016/01/26	7	계속

총내원일수 1일 | 내원일 26

구분		기본진료 약제 특정재료(I)	진료행위(II)
1.진찰료(외래관리료 포함)	①초진 회	원	야간.공휴 회
	②재진 1회	10,750원	야간.공휴 회
	③의약품관리료	60원	
	④응급및회송료	원	
	⑤가정간호	원	
	⑥만성질환관리	원	
3.투약 및 조제료	①내복 7일분	2,006원	원
	②외용 일분	원	원
	③처방전 회	원	
4.주사료	①피하.근육 1일	원	1,040원
	②정맥내 일	원	원
	③수액제 회	원	원
	④기타 회	2,220원	원
	⑤특정재료	원	
	⑥수혈 회	원	원
5.마취료	① 회	원	원
6.이학요법료	① 회	원	원
7.정신요법료	① 회	원	원
8.처치 및 수술료	①처치.수술 종	원	원
	②캐스트 회	원	원
9.검사료	①자체검사 종	원	원
	②위탁검사관리	원	
	③위탁검사 종	원	
10.영상진단	①진단 종	원	원
	②치료 종	원	원
S.특수장비	①CT 회	원	원
	②MRI 회	원	원
	③PET 회	원	원
V.100분의100	①의약품	원	원
	②치료재료	원	원
	③진료행위	원	원
W.비급여	①의약품	원	원
	②치료재료	원	원
	③진료행위	원	원
특수장비총액			원
100분의100본인부담총액			원
비급여총액			원
11.소계		15,036원	1,040원
12.가산율		20%	208원
13.약제상한차액총액			원
14.수진자요양급여비용총액			16,280원
15.요양급여비용총액			16,280원
16.본인일부부담금			6,500원
17.지원금			원
18.장애인의료비			원
19.청구액			9,780원
20.본인부담상한액초과금			원
21.진료비총액			16,280원
22.보훈청구액			원
일련번호			-1

코드	분류	단가	1회투약량	1일투여량 실시횟수	총투여일수 실시횟수	금액
교부번호 : 2016012600001	처방일수 : 7					
점검번호 : 1						
671800510	아미노필린정100mg		0.25	2	7	
641601960	엘도스캅셀		3.00	1	7	
649900060	무코스타정100mg		3.00	1	7	
649605040	영운세픽심캡슐100밀?		3.00	1	7	
1> AA255	진찰료(재진)	10,750	1.00	1.00	1	10,750
AL300	외래환자 의약품관리?	60	1.00	1.00	1	60
3> 671800510	(99)아미노필린정100m	3	0.25	2.00	7	11
	JS002 : 99					
649801470	(45)코데인정 20mg (?	95	3.00	1.00	7	1,995
	JS002 : 45					
4> KK010	피하 또는 근육내주사	1,040	1.00	1.00	1	1,040
648502470	(52)아미카신주사액50	2,220	1.00	1.00	1	2,220
	JS002 : 52					
	<특정내역>					
1> MS002	001					
	<끝>					

●퇴원일자:2016/02 ●출력일자:2016-02-04 ●환자ID:016000808 ●심사번호:11 1M

016000808 [외래]

서식번호	G I 0 3	요양급여비용명세서		요양기관	
가입자성명	김영섭	증번호		기호	12345678
수진자성명	김은진	공상등구분	46013764757	명칭	대구보건대학교
		390516-1010420			

상병명	분류기호	수술	진료과목	상해외인	특정기호	당월요양개시일	당월요양급여일수(투약일수포함)	진료결과
상세불명의 폐기종	J43.9		01			2016/01/28	15	계속

총내원일수 1일 내원일 28

구분		기본진료 약제 특정재료(I)	진료행위(II)
1.진찰료(외래관리료 포함)	①초진 회	원	야간.공휴 회
	②재진 1회	10,750원	야간.공휴 회
	③의약품관리료	60원	
	④응급및회송료	원	
	⑤가정간호	원	
	⑥만성질환관리	원	
2.투약 및 처방전료	①내복 15일분	4,298원	원
	②외용 일분	원	원
	③처방전 회	원	
4.주사료	①피하.근육 1일	원	1,040원
	②정맥내 일	원	원
	③수액제 회	원	원
	④기 타 회	2,220원	원
	⑤특정재료	원	
	⑥수 혈 회	원	원
5.마취료	① 회	원	원
6.이학요법료	① 회	원	원
7.정신요법료	① 회	원	원
8.처치 및 수술료	①처치.수술 종	원	원
	②캐스트 회	원	원
9.검사료	①자체검사 종	원	원
	②위탁검사관리	원	
	③위탁검사 종	원	
10.영상진단	①진단 종	원	원
	②치료 종	원	원
5.특수장비	①CT 회	원	원
	②MRI 회	원	원
	③PET 회	원	원
V.100분의100	①의약품	원	원
	②치료재료	원	원
	③진료행위	원	원
8.비급여	①의약품	원	원
	②치료재료	원	원
	③진료행위	원	원
특수장비총액			원
100분의100본인부담총액			원
비급여총액			원
11.소계		17,328원	1,040원
12.가산율		20%	208원
13.약제상한차액총액			원
14.수진자요양급여비용총액			18,570원
15.요양급여비용총액			18,570원
16.본인일부부담금			7,400원
17.지원금			원
18.장애인의료비			원
19.청구액			11,170원
20.본인부담상한액초과금			원
21.진료비총액			18,570원
22.보훈청구액			원
일련번호			-1

교부번호 : 2016012800002 처방일수 : 15
점검번호 : 2

코드	분류	단가	1회투여량	1일투여량 실시횟수	총투여일수 실시횟수	금액
671800510	아미노필린정100mg		0.25	2	15	
641601960	옐도스캡셀		3.00	1	15	
649900060	우코스타정100mg		3.00	1	15	
649805040	영운세파실캡슐100밀?		3.00	1	15	
1> AA255	진찰료(재진)	10,750	1.00	1.00	1	10,750
AL300	외래환자 의약품관리?	60	1.00	1.00	1	60
3> 671800510	(99)아미노필린정100m JS002 : 99	3	0.25	2.00	15	23
649801470	(45)코데인정 20mg (? JS002 : 45	95	3.00	1.00	15	4,275
4> KK010	피하 또는 근육내주사	1,040	1.00	1.00	1	1,040
648502470	(52)아미카신주사액50 JS002 : 52	2,220	1.00	1.00	1	2,220
	<특정내역>					
1> MS002	001					
	<끝>					

●퇴원일자:2016/02 ●출력일자:2016-02-04 ●환자ID:016000808 ●심사번호:12 IM

4. 병원 - 내과(4)

보험대상	삼일정비	증번호	2-31572958***
가입자성명	장*태	주민등록번호	271215-2******
환자성명	우*진	요양기관명칭	****병원
진료개시일	2018/01/02	내원시간	오후 18시 38분
상병명	본태성 고혈압 편두통		

IMP: Hypertension

2018/01/02

CC: Occipital pain
Previous angina pt

BP 180/100
BT 36

Rx) 1. EKG
2. PO medication 1T tid 2days
Amodipin
Madipin 20 g 1C

▶ 요양급여명세서 작성 해설

- Previous angina pt: 협심증 기왕력이 있는 환자

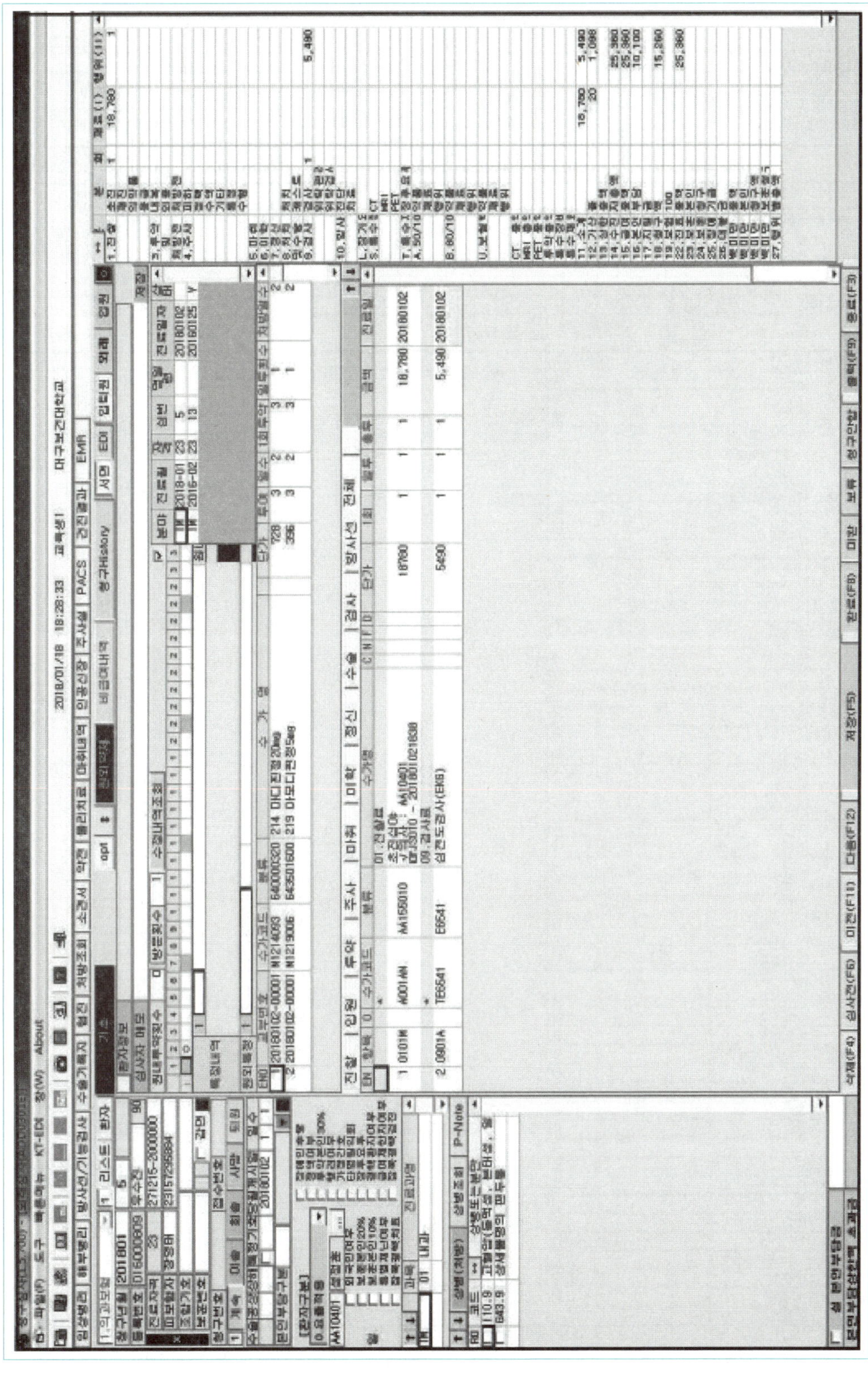

016000809 [외래]

서식번호	G I 0 3	요양급여비용명세서		요양기관	
가입자성명	장영태	증번호		기호	12345678
수진자성명	우수진	공상등구분	23157295884	명칭	대구보건대학교
		271215-2000000			

상병명	분류기호	수술	진료과목	상해외인	특정기호	당월요양개시일	당월요양급여일수(투약일수포함)	진료결과
고혈압(동맥성, 본태성, 일차성, 전신) 상세불명의 편두통	I10.9 G43.9		01			2016/01/25	1	계속

총내원일수 1일 | 내원일 25

구분		기본진료 약제 특정재료(I)	진료행위(II)
1.진찰료(외래관리료포함)	①초진 1회	14,830원	야간.공휴 회
	②재진 회	원	야간.공휴 회
	③의약품관리료	원	
	④응급및회송료	원	
	⑤가정간호	원	
	⑥만성질환관리	원	
3.투약 및 처방전료	①내복 일분	원	원
	②외용 일분	원	원
	③처방전 회	원	
4.주사료	①피하.근육 일	원	원
	②정맥내 일	원	원
	③수액제 회	원	원
	④기 타 회	원	원
	⑤특정재료	원	
	⑥수 혈 회	원	원
5.마취료	① 회	원	원
6.이학요법료	① 회	원	원
7.정신요법료	① 회	원	원
8.처치 및 수술료	①처치.수술 종	원	원
	②깁스트 회	원	원
9.검사료	①자체검사 1종	원	4,890원
	②위탁검사관리	원	
	③위탁검사 종	원	
10.영상진단	①진단 종	원	원
	②치료 종	원	원
S.특수장비	①CT 회	원	원
	②MRI 회	원	원
	③PET 회	원	원
Y.100분의100	①의약품	원	원
	②치료재료	원	원
	③진료행위	원	원
W.비급여	①의약품	원	원
	②치료재료	원	원
	③진료행위	원	원
특수장비총액			원
100분의100본인부담총액			원
비급여총액			원
11.소계		14,830원	4,890원
12.가산율		20%	978원
13.약제상한차액총액			원
14.수진자요양급여비용총액			20,690원
15.요양급여비용총액			20,690원
16.본인일부부담금			8,200원
17.지원금			원
18.장애인의료비			원
19.청구액			12,490원
20.본인부담상한액초과금			원
21.진료비총액			20,690원
22.보훈청구액			원
일련번호		-1	

코드	분류	단가	1회투약량	1일투여량 실시횟수	총투여일수 실시횟수	금액
교부번호 : 2016012500004	처방일수 : 2					
점검번호 : 4						
640000320	아디핀정20mg		3.00	1	2	
643501600	아모디핀정5mg		3.00	1	2	
1> AA155	진찰료(초진)	14,830	1.00	1.00	1	14,830
9> E6541	심전도검사(EKG) <끝>	4,890	1.00	1.00	1	4,890

●퇴원일자:2016/02 ●출력일자:2016-02-04 ●환자ID:016000809 ●심사번호:13 IM

5. 병원 - 일반외과(1)

보험대상	국민건강보험공단	증번호	5-1009531****
가입자성명	박*형	주민등록번호	220812-1******
환자성명	박*형	요양기관명칭	****병원
진료개시일	2018/01/03	내원시간	오후 14시 10분
상병명	전립샘의 증식 당뇨병, 변비		

IMP: BPH, DM

CC: Dysuria

2018/01/03

Rx) 1. Lab check

UA

BST

2. Prostate massage

3. PO medication

Hytrine 5mg 1T #1PO 10days

2018/01/04

1. Lab check

FBS 2 PPBS

Hemoglobin A1C

2018/01/08

1. Lab check

FBS 2 PPBS

2. PO Medication

Glimel 1mg 1T #1PO 4days

2018/01/15

Repeat 1_2_ 10days

▶ 차트 해설

- BPH: Benign Prostatic Hypertrophy = 양성 전립선 비대증
- Dysuria = 배뇨곤란
- BST: Blood Sugar Test = 혈당검사
- Prostate massage = 전립선 맛사지
- FBS: Fasting Blood Sugar = 식전 당검사
- PPBS: Post Prandial Blood Sugar = 식후 당검사

▶ 요양급여명세서 작성 해설

- UA: 10종 검사와 요침사 현미경 검사 산정함
- BST: 당검사는 정량검사와 빈정량검사로 산정함
- Prostate massage: 전립선 마사지 수기료 산정함
- FBS 2 PPBS: 당검사는 정량검사와 빈정량검사로 산정함
- Hemoglobin A1C: 수탁검사료로 수량에 10% 가산함

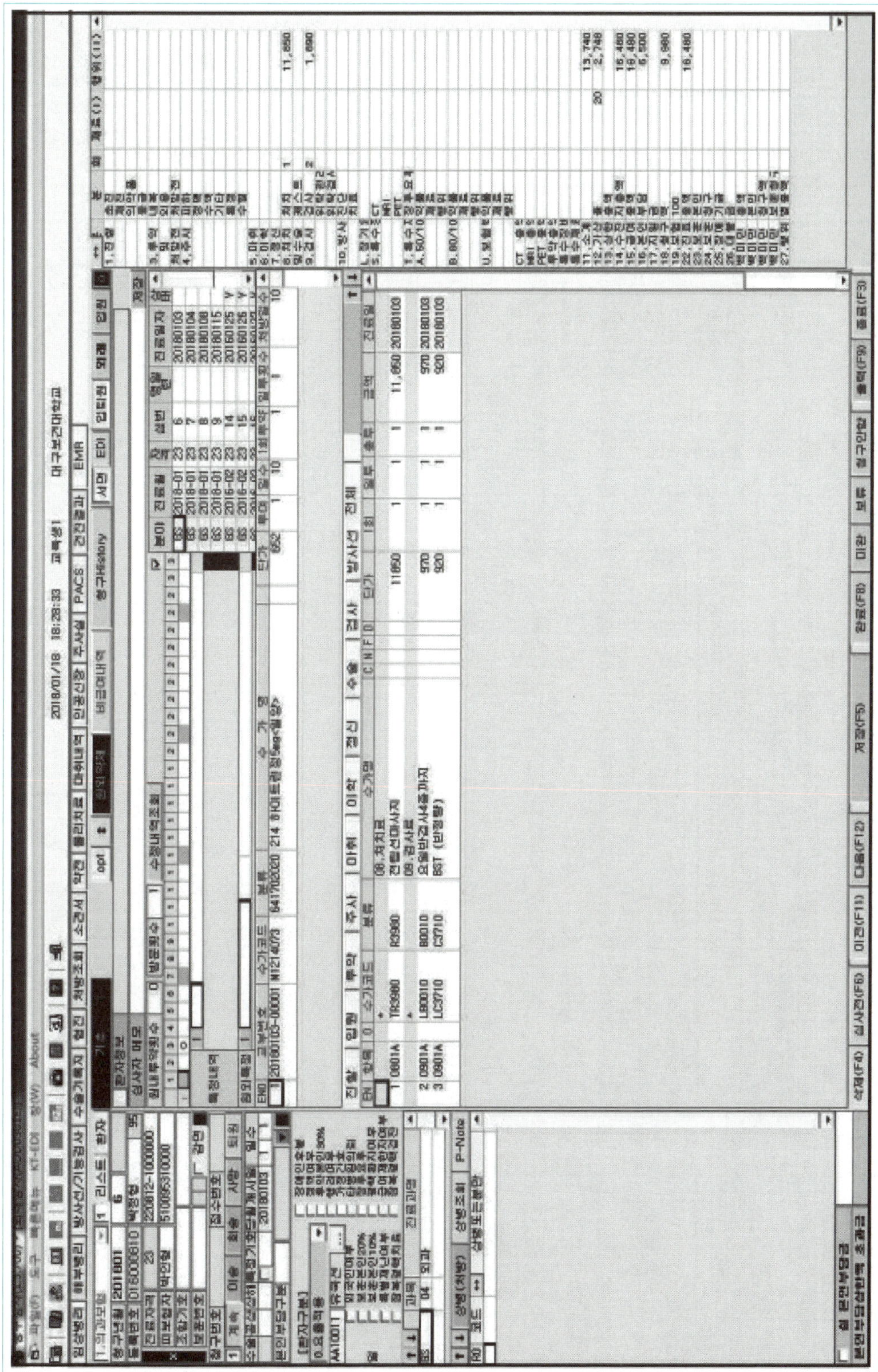

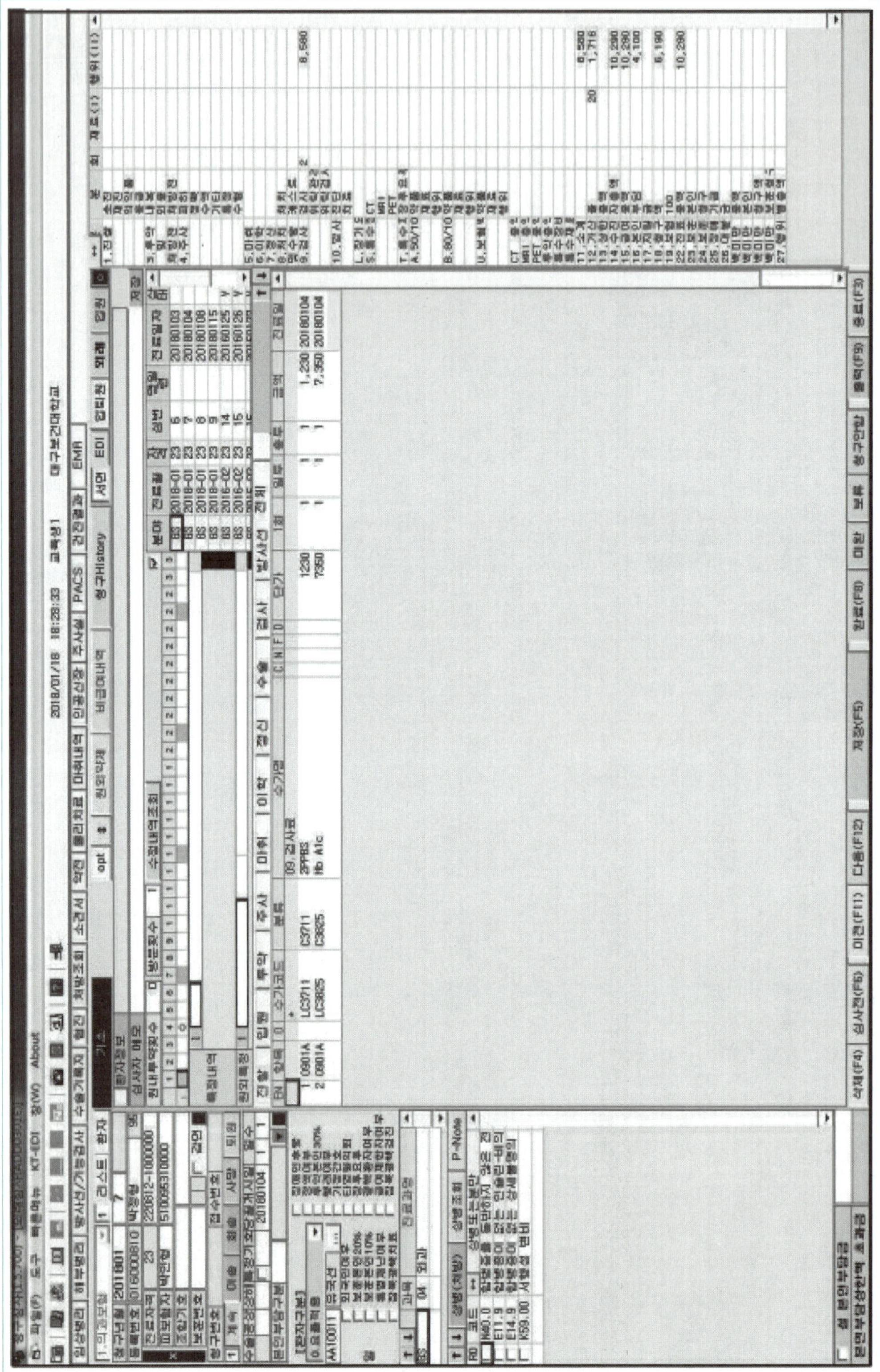

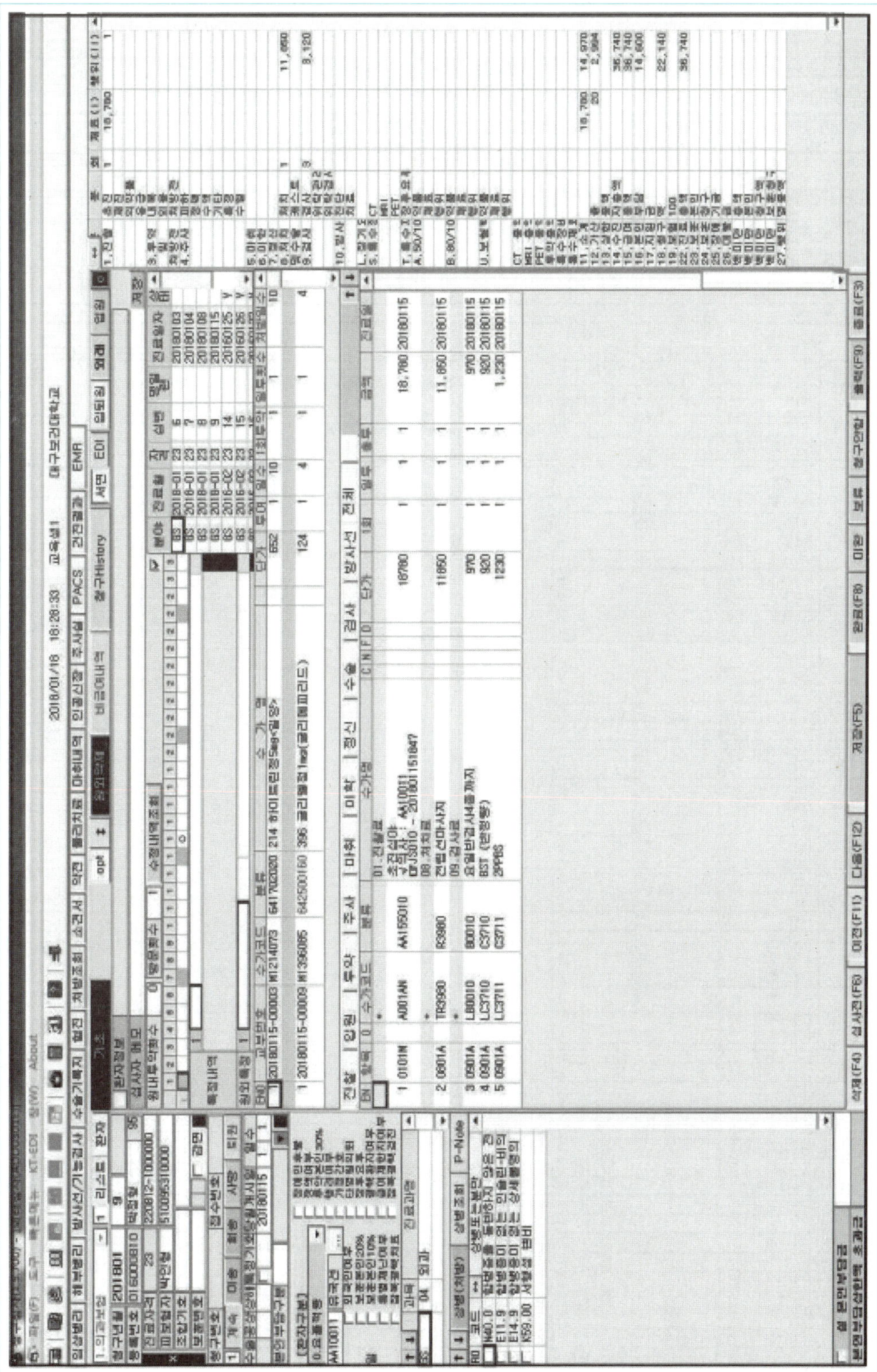

016000810 [외래]

서식번호	G I 0 3	요양급여비용명세서		요양기관	
가입자성명	박인형	증번호		기호	12345678
수진자성명	박청형	공상등구분	510095310000	명칭	대구보건대학교
		220812-1000000			

상병명	분류기호	수술	진료과목	상해외인	특정기호	당월요양개시일	당월요양급여일수(투약일수포함)	진료결과
합병증을 동반하지 않은 전립선의 증식증	N40.0		04			2016/01/25	1	계속
합병증이 없는 인슐린-비의존 당뇨병	E11.9							
합병증이 없는 상세불명의 당뇨병	E14.9							
서행성 변비	K59.00							

총내원일수 1일 내원일 25

구분		기본진료 약제 특정재료(I)	진료행위(II)
1.진찰료(외래관리료포함)	①초진 1회	14,830원	야간.공휴 회
	②재진 회	원	야간.공휴 회
	③의약품관리료	원	
	④응급및회송료	원	
	⑤가정간호	원	
	⑥만성질환관리	원	
3.투약 및 처방전료	①내복 일분	원	원
	②외용 일분	원	원
	③처방전 회	원	
4.주사료	①피하.근육 일	원	원
	②정맥내 일	원	원
	③수액제 회	원	원
	④기 타 회	원	원
	⑤특정재료	원	
	⑥수 혈 회	원	원
5.마취료	① 회	원	원
6.이학요법료	① 회	원	원
7.정신요법료	① 회	원	원
8.처치 및 수술료	①처치.수술 1종	원	8,660원
	②캐스트 회	원	원
9.검사료	①자체검사 2종	원	1,890원
	②위탁검사관리	원	
	③위탁검사 종	원	
10.영상진단	①진단 종	원	원
	②치료 종	원	원
S.특수장비	①CT 회	원	원
	②MRI 회	원	원
	③PET 회	원	원
U.100분의100	①의약품	원	원
	②치료재료	원	원
	③진료행위	원	원
W.비급여	①의약품	원	원
	②치료재료	원	원
	③진료행위	원	원
특수장비총액			원
100분의100본인부담총액			원
비급여총액			원
11.소계		14,830원	10,550원
12.가산율		20%	2,110원
13.약제상한차액총액			원
14.수진자요양급여비용총액			27,490원
15.요양급여비용총액			27,490원
16.본인일부부담금			10,900원
17.지원금			원
18.장애인의료비			원
19.청구액			16,590원
20.본인부담상한액초과금			원
21.진료비총액			27,490원
22.보훈청구액			원
일련번호		-1	

코드	분류	단가	1회투약량	1일투여량 실시횟수	총투여일수 실시횟수	금액
교부번호 : 2016012500005 처방일수 : 10						
점검번호 : 5						
641702020	하이트린정5mg<일양>		1.00	1	10	
1> AA155	진찰료(초진)	14,830	1.00	1.00	1	14,830
8> R3980	전립선마사지	8,660	1.00	1.00	1	8,660
9> B0010	요일반검사4종까지	970	1.00	1.00	1	970
C3710	BST (반정량)	920	1.00	1.00	1	920
	<끝>					

●퇴원일자:2016/02 ●출력일자:2016-02-04 ●환자ID:016000810 ●심사번호:14 GS

016000810 [외래]

서식번호	G I 0 3	요양급여비용명세서		요양기관	
가입자성명	박인혐	증번호		기호	12345678
수진자성명	박정혐	공상등구분	510095310000	명칭	대구보건대학교
		220812-1000000			

상병명	분류기호	수술	진료과목	상해외인	특정기호	당월요양개시일	당월요양급여일수(투약일수포함)	진료결과
합병증을 동반하지 않은 전립선의 증식증 합병증이 없는 인슐린-비의존 당뇨병	N40.0 E11.9		04			2016/01/26	1	계속
합병증이 없는 상세불명의 당뇨병 서혜성 변비	E14.9 K59.00							

총내원일수 1일 내원일 26

구 분		기본진료 약제 특정재료(I)	진료행위(II)
1.진찰료(외래관리료포함)	①초진 회	원	야간,공휴 회
	②재진 1회	10,750원	야간,공휴 회
	③의약품관리료	원	
	④응급및회송료	원	
	⑤가정간호	원	
	⑥만성질환관리	원	
3.투약 및 처방전료	①내복 일분	원	원
	②외용 일분	원	원
	③처방전 회	원	
4.주사료	①피하,근육 일	원	원
	②정맥내 일	원	원
	③수액제 회	원	원
	④기 타 회	원	원
	⑤특정재료	원	
	⑥수 혈 회	원	원
5.마취료	① 회	원	원
6.이학요법료	① 회	원	원
7.정신요법료	① 회	원	원
8.처치 및 수술료	①처치,수술 종	원	원
	②깁스트 회	원	원
9.검사료	①자체검사 2종	원	8,580원
	②위탁검사관리	원	
	③위탁검사 종	원	
10.영상진단	①진단 종	원	원
	②치료 종	원	원
5.특수장비	①CT 회	원	원
	②MRI 회	원	원
	③PET 회	원	원
100분의100	①의약품	원	원
	②치료재료	원	원
	③진료행위	원	원
비급여	①의약품	원	원
	②치료재료	원	원
	③진료행위	원	원
특수장비총액			원
100분의100본인부담총액			원
비급여총액			원
11.소계		10,750원	8,580원
12.가산율		20%	1,716원
13.약제상한차액총액			원
14.수진자요양급여비용총액			21,040원
15.요양급여비용총액			21,040원
16.본인일부부담금			8,400원
17.지원금			원
18.장애인의료비			원
19.청구액			12,640원
20.본인부담상한액초과금			원
21.진료비총액			21,040원
22.보훈청구액			원
일련번호			-1

코드	분류	단가	1회투약량	1일투여량 실시횟수	총투여일수 실시횟수	금액
1> AA255	진찰료(재진)	10,750	1.00	1.00	1	10,750
9> C3711	2PPBS	1,230	1.00	1.00	1	1,230
C3825	Hb A1c	7,350	1.00	1.00	1	7,350
	<끝>					

●퇴원일자:2016/02 ●출력일자:2016-02-04 ●환자ID:016000810 ●심사번호:15 GS

016000810 [외래]

서식번호	G I 0 3	**요양급여비용명세서**		요양기관	
가입자성명	박인철	증번호		기호	12345678
수진자성명	박정철	공상등구분	510095310000	명칭	대구보건대학교
		220812-1000000			

상병명	분류기호	수술	진료과목	상해외인	특정기호	당월요양개시일	당월요양급여일수(투약일수포함)	진료결과
합병증을 동반하지 않은 전립선의 증식증 합병증이 없는 인슐린-비의존 당뇨병	N40.0 E11.9		04			2016/01/27	1	계속
합병증이 없는 상세불명의 당뇨병 서행성 변비	E14.9 K59.00							

총내원일수 1일 내원일 27

구분		기본진료 약제 특정재료(I)	진료행위(II)
1.진찰료(요양관리료 포함)	①초진 회	원	야간,공휴 회
	②재진 1회	10,750원	야간,공휴 회
	③의약품관리료	원	
	④응급및회송료	원	
	⑤가정간호	원	
	⑥만성질환관리	원	
3.투약 및 처방전료	①내복 일분	원	원
	②외용 일분	원	원
	③처방전 회	원	
4.주사료	①피하,근육 일	원	원
	②정맥내 일	원	원
	③수액제 회	원	원
	④기 타 회	원	원
	⑤특정재료	원	
	⑥수 혈 회	원	원
5.마취료	① 회	원	원
6.위탁요양관리	① 회	원	원
7.정신요양관리	① 회	원	원
8.처치 및 수술료	①처치,수술 종	원	원
	③캐스트 회	원	원
9.검사료	①자체검사 1종	원	1,230원
	②위탁검사관리	원	
	③위탁검사 종	원	
10.영상진단	①진단 종	원	원
	②치료 종	원	원
S.특수장비	①CT 회	원	원
	②MRI 회	원	원
	③PET 회	원	원
V.100분의 100	①의약품	원	원
	②치료재료	원	원
	③진료행위	원	원
W.비급여	①의약품	원	원
	②치료재료	원	원
	③진료행위	원	원
특수장비총액			원
100분의100본인부담총액			원
비급여총액			원
11.소계		10,750원	1,230원
12.가산율		20%	246원
13.약제상한차액총액			원
14.수진자요양급여비용총액			12,220원
15.요양급여비용총액			12,220원
16.본인일부부담금			4,800원
17.지원금			원
18.장애인의료비			원
19.청구액			7,420원
20.본인부담상한액초과금			원
21.진료비총액			12,220원
22.보훈청구액			원
일련번호		-1	

코드	분류	단가	1회투약량	1일투여량 실시횟수	총투여일수 실시횟수	금액
교부번호 : 2016012700002 처방일수 : 4 점검번호 : 2						
642500160	글리멜정1mg(글리메피		1.00	1	4	
1> AA255	진찰료(재진)	10,750	1.00	1.00	1	10,750
9> C3711	2PPBS <끝>	1,230	1.00	1.00	1	1,230

●퇴원일자:2016/02 ●출력일자:2016-02-04 ●환자ID:016000810 ●심사번호:16 GS

016000810 [외래]

서식번호	G I D 3	요양급여비용명세서		요양기관	
가입자성명	박인형	증번호		기호	12345678
수진자성명	박정형	공상등구분	510095310000	명칭	대구보건대학교
		220812-1000000			

상병명	분류기호	수술	진료과목	상해외인	특정기호	당월요양개시일	당월요양급여일수(투약일수포함)	진료결과
합병증을 동반하지 않은 전립선의 증식증 합병증이 없는 인슐린-비의존 당뇨병	N40.0 E11.9		04			2016/01/28	1	계속
합병증이 없는 상세불명의 당뇨병 서행성 변비	E14.9 K59.00							

총내원일수 1일 내원일 28

구분		기본진료 약제 특정재료(I)	진료행위(II)
1.진찰료(외래관리료포함)	①초진 회	원	야간,공휴 회
	②재진 1회	10,750원	야간,공휴 회
	③의약품관리료	원	
	④응급및회송료	원	
	⑤가정간호	원	
	⑥만성질환관리	원	
3.투약 및 처방전료	①내복 일분	원	원
	②외용 일분	원	원
	③처방전 회	원	
4.주사료	①피하,근육 일	원	원
	②정맥내 일	원	원
	③수액제 회	원	원
	④기 타 회	원	원
	⑤특정재료	원	
	⑥수 혈 회	원	원
5.마취료	① 회	원	원
6.이학요법료	① 회	원	원
7.정신요법료	① 회	원	원
8.처치 및 수술료	①처치,수술 종	원	원
	②깁스트 회	원	원
9.검사료	①자체검사 1종	원	1,230원
	②위탁검사관리	원	
	③위탁검사 종	원	
10.영상진단	①진단 종	원	원
	②치료 종	원	원
특수장비	①CT 회	원	원
	②MRI 회	원	원
	③PET 회	원	원
V.100분의100	①의약품	원	원
	②치료재료	원	원
	③진료행위	원	원
W.비급여	①의약품	원	원
	②치료재료	원	원
	③진료행위	원	원
특수장비총액			원
100분의100본인부담총액			원
비급여총액			원
11.소계		10,750원	1,230원
12.가산율		20%	246원
13.약제상한차액총액			원
14.수진자요양급여비용총액			12,220원
15.요양급여비용총액			12,220원
16.본인일부부담금			4,800원
17.지원금			원
18.장애인의료비			원
19.청구액			7,420원
20.본인부담상한액초과금			원
21.진료비총액			12,220원
22.보훈청구액			원
일련번호		-1	

코드	분류	단가	1회투약량	1일투여량실시횟수	총투여일수실시횟수	금액
교부번호 : 2016012800003	처방일수 :	10				
점검번호 : 3						
642500160	글리멜정 1mg(글리메피		1.00	1	10	
1> AA255	진찰료(재진)	10,750	1.00	1.00	1	10,750
9> C3711	2PPBS	1,230	1.00	1.00	1	1,230
	<끝>					

●퇴원일자:2016/02 ●출력일자:2016-02-04 ●환자ID:016000810 ●심사번호:17 GS

6. 병원 - 일반외과(2)

보험대상	국민건강보험공단	증번호	095013***
가입자성명	권*현	주민등록번호	450816-1******
환자성명	권*현	요양기관명칭	****병원
진료개시일	2018/01/15	내원시간	오후 19시 39분
상병명	피부염, 가려움증		

IMP: Dermatitis

CC: Multiple itch

2018/01/15

Rx) 1. Injection

Dexamethasone 1Amp IM

2. PO medication

Predn: solone tab 5mg

Peniramin 2mg 1T

▶ 차트 해설

- Dermatitis = 피부염
- Multiple itch = 산발적으로 가려움

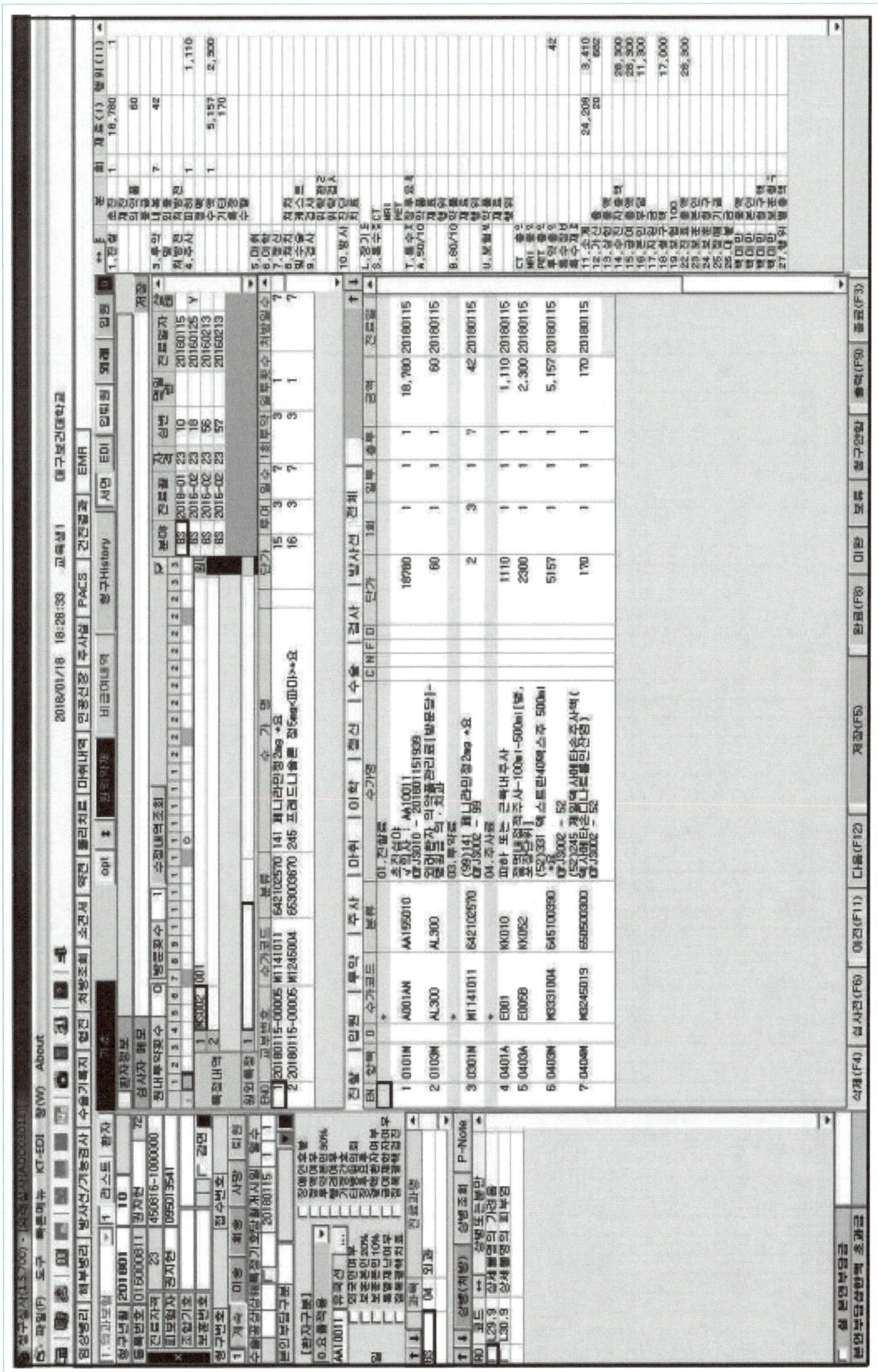

016000811 [외래]

서식번호	G I 0 3	요양급여비용명세서		요양기관	
가입자성명	권지현	증번호		기호	12345678
수진자성명	권지현	공상등구분	095013541	명칭	대구보건대학교
		450816-1000000			

상병명	분류기호	수술	진료과목	상해외인	특정기호	당월요양개시일	당월요양급여일수(투약일수포함)	진료결과
상세불명의 가려움 상세불명의 피부염	L29.9 L30.9		04			2016/01/25	1	계속

총내원일수 1일 내원일 25

구분		기본진료 약제 특정재료(I)	진료행위(II)
1.진찰료(외래관리료 포함)	①초진 1회	14,830원	야간.공휴 회
	②재진 회	원	야간.공휴 회
	③의약품관리료	60원	
	④응급일회송료	원	
	⑤가정간호	원	
	⑥만성질환관리	원	
3.투약 및 처방전료	①내복 7일분	42원	원
	②외용 일분	원	원
	③처방전 회	원	
4.주사료	①피하.근육 1일	원	1,040원
	②정맥내 일	원	원
	③수액제 1회	5,157원	2,170원
	④기타 회	170원	원
	⑤특정재료	원	
	⑥수혈 회	원	원
5.마취료	① 회	원	원
6.이학요법료	① 회	원	원
7.정신요법료	① 회	원	원
8.처치 및 수술료	①처치.수술 종	원	원
	③캐스트 회	원	원
9.검사료	①자체검사 종	원	원
	②위탁검사관리	원	
	③위탁검사 종	원	
10.영상진단	①진단 종	원	원
	②치료 종	원	원
S.특수장비	①CT 회	원	원
	②MRI 회	원	원
	③PET 회	원	원
V.100분의100	①의약품	원	원
	②치료재료	원	원
	③진료행위	원	원
W.비급여	①의약품	원	원
	②치료재료	원	원
	③진료행위	원	원
특수장비총액			원
100분의100본인부담총액			원
비급여총액			원
11.소계		20,259원	3,210원
12.가산율		20%	642원
13.약제상한차액총액			원
14.수진자요양급여비용총액			24,110원
15.요양급여비용총액			24,110원
16.본인일부부담금			9,600원
17.지원금			원
18.장애인의료비			원
19.청구액			14,510원
20.본인부담상한액초과금			원
21.진료비총액			24,110원
22.보훈청구액			원
일련번호		-1	

코드	분류	단가	1회투약량	1일투여량 실시횟수	총투여일수 실시횟수	금액
교부번호 : 2016012500006 처방일수 : 7						
점검번호 : 6						
642102570	페니라민정2mg •요		3.00	1	7	
653003670	프레드니솔론 정5mg<?		3.00	1	7	
1> AA155	진찰료(초진)	14,830	1.00	1.00	1	14,830
AL300	외래환자 의약품관리?	60	1.00	1.00	1	60
3> 642102570	(99)페니라민정2mg •? JS002 : 99	2	3.00	1.00	7	42
4> KK010	피하 또는 근육내주사	1,040	1.00	1.00	1	1,040
KK052	정맥내점적주사-100ml	2,170	1.00	1.00	1	2,170
645100390	(52)멕스트란40멕스주 JS002 : 52	5,157	1.00	1.00	1	5,157
650500300	(52)제일덱사메타손주 JS002 : 52	170	1.00	1.00	1	170
	<특정내역>					
1> MS002	001					
	<끝>					

●퇴원일자:2016/02 ●출력일자:2016-02-04 ●환자ID:016000811 ●심사번호:18 GS

7. 병원 - 정형외과(1)

보험대상	대구시청	증번호	50900***
가입자성명	김*혜	주민등록번호	270919-2******
환자성명	김*혜	요양기관명칭	****병원
진료개시일	2018/01/15	내원시간	오후 20시 30분 응급으로 내원
상병명	요추 염좌		

IMP: Lumbar Sprain

CC: 무거운 것 들다가 삐끗
Low back pain
Neurosis

2018/01/15
19시 40분경 시단위 종합병원 ER에서 진료

1. Injection
   Diclofenac 1 amp IM
2. PO medication
   Baropan 1T Tid
   Epesin 1T Bid
   Nexina 1T Tid 1day
3. PT
   H.P (사-101)
   diathermy (사-102)
   ICT daily (사-104) 1 day

▶ 차트 해설

- Low back pain = 하복부 통증
- Neurosis = 신경증
- H.P = 표층열 치료 (심층열 치료 동시)
- diathermy = 투열요법
- ICT daily = 간섭파전류치료

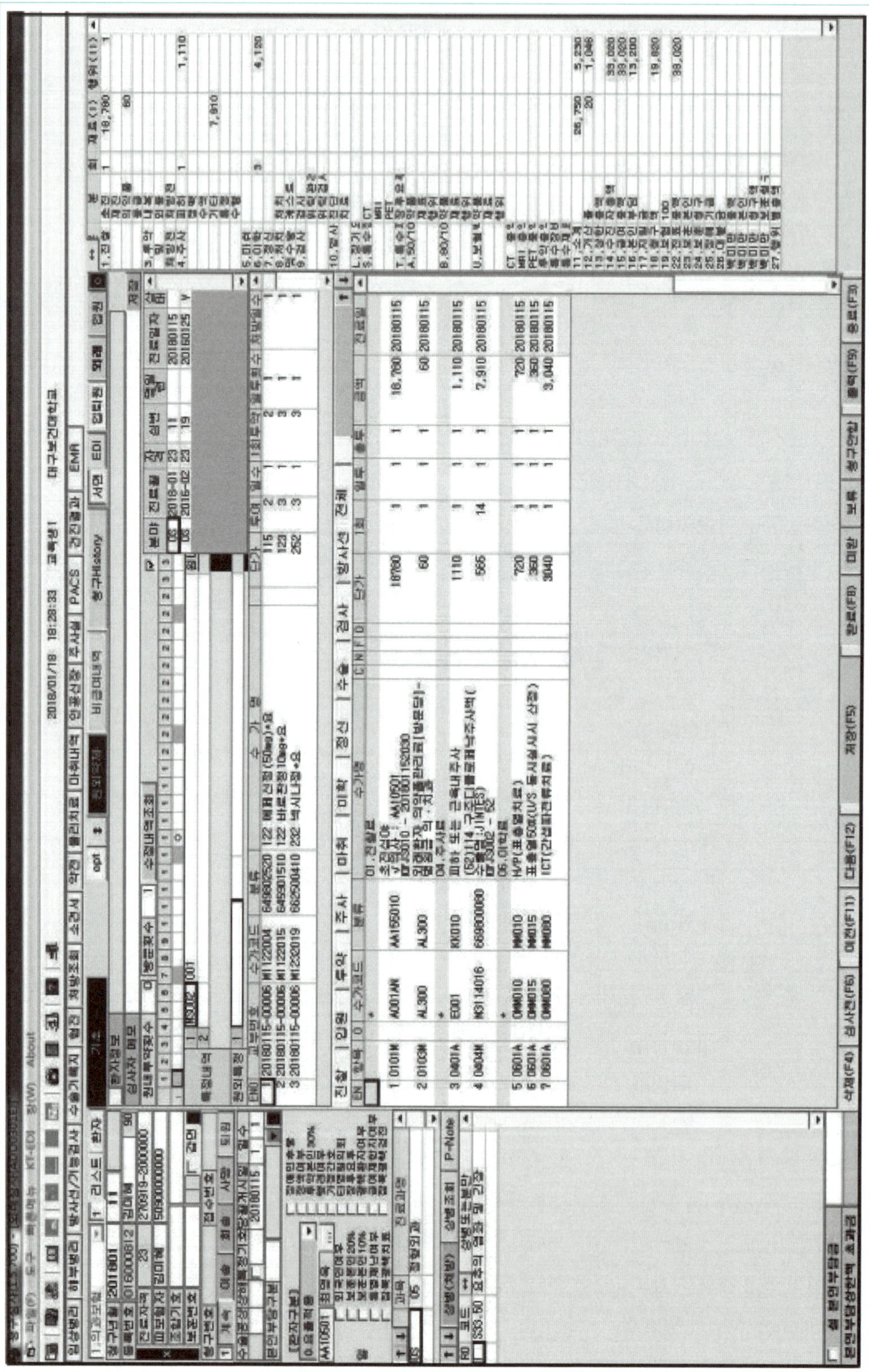

016000812 [외래]

요양급여비용명세서

서식번호	G I 0 3	요양급여비용명세서		요양기관	
가입자성명	김미혜	증번호		기호	12345678
수진자성명	김미혜	공상등구분	50900000000	명칭	대구보건대학교
		270919-2000000			

상병명	분류기호	수술	진료과목	상해외인	특정기호	당월요양개시일	당월요양급여일수(투약일수포함)	진료결과
요추의 염좌 및 긴장	S33.50		05			2016/01/25	1	계속

총내원일수 1일 내원일 25

구분		기본진료 약제 특정재료(I)	진료행위(II)
1.진찰료(외래관리료포함)	①초진 1회	18,140원	야간.공휴 1회
	②재진 회	원	야간.공휴 회
	③의약품관리료	60원	
	④응급및회송료	원	
	⑤가정간호	원	
	⑥만성질환관리	원	
3.투약 및 처방전료	①내복 일분	원	원
	②외용 일분	원	원
	③처방전 회	원	
4.주사료	①피하.근육 1일	원	1,040원
	②정맥내 일	원	원
	③수액제 회	원	원
	④기타 회	7,910원	원
	⑤특정재료	원	
	⑥수혈 회	원	원
5.마취료	① 회	원	원
6.이학요법료	① 3회	원	4,070원
7.정신요법료	① 회	원	원
8.처치 및 수술료	①처치.수술 종	원	원
	③캐스트 회	원	원
9.검사료	①자체검사 종	원	원
	②위탁검사관리	원	
	③위탁검사 종	원	
10.영상진단	①진단 종	원	원
	②치료 종	원	원
S.특수장비	①CT 회	원	원
	②MRI 회	원	원
	③PET 회	원	원
U.100분의100	①의약품	원	원
	②치료재료	원	원
	③진료행위	원	원
W.비급여	①의약품	원	원
	②치료재료	원	원
	③진료행위	원	원
특수장비총액		원	
100분의100본인부담총액		원	
비급여총액		원	
11.소계		26,110원	5,110원
12.가산율		20%	1,022원
13.약제상한차액총액		원	
14.수진자요양급여비용총액		32,240원	
15.요양급여비용총액		32,240원	
16.본인일부부담금		12,800원	
17.지원금		원	
18.장애인의료비		원	
19.청구액		19,440원	
20.본인부담상한액초과금		원	
21.진료비총액		32,240원	
22.보훈청구액		원	
일련번호		-1	

코드	분류	단가	1회투약량	1일투여량실시횟수	총투여일수실시횟수	금액
교부번호 : 2016012500007	처방일수 : 1					
청결번호 : 7						
649802520	에페신정(50mg)*요		2.00	1	1	
645901510	바로만정10mg*요		3.00	1	1	
662500410	벡시나정*요		3.00	1	1	
1> AA155010	초진실이	18,140	1.00	1.00	1	18,140
	JSD10 : 201601252030					
AL300	외래환자 의약품관리?	60	1.00	1.00	1	60
4> KK010	피하 또는 근육내주사	1,040	1.00	1.00	1	1,040
669800080	(52)구주디클로페낙주	565	14.00	1.00	1	7,910
	JS002 : 52					
6> MM010	H/P(표층열치료)	730	1.00	1.00	1	730
MM015	표층열50%(U/S 동시실	370	1.00	1.00	1	370
MM060	ICT(간섭파전류치료)	2,970	1.00	1.00	1	2,970
	<특정내역>					
1> MS002	001					
	<끝>					

●퇴원일자:2016/02 ●출력일자:2016-02-04 ●환자ID:016000812 ●심사번호:19 0S

8. 병원 - 정형외과(2)

보험대상	국민건강보험공단	증번호	5520****
가입자성명	안*민	주민등록번호	360815-2******
환자성명	안*란	요양기관명칭	****병원
진료개시일	2018/01/15	내원시간	오후 21시 25분 응급
상병명	무릎의 염좌		

IMP: Rt Knee sprain

PMHx: none

P/Ex: pain(+)　　Limit of movement(+-)

DT(+)　　swelling(+)

PI: 일 하시던 중 삐끗

2018/01/15

Rx) 1. X-ray check

Rt knee AP / Lat

2. Injection

Dicrofenac 1Amp IM

3. PO medication

Tallmed	1T	tid	1days
Maronin	1T		
BST	1T		
H-2	1T		

내일 OS OPD F/U

2018/01/16

원외처방

1. Injection

Dicrofenac 0.5Amp IM

2. PT: Hp, US, TENS

3. Repeat 3_ tid 3days

▶ 차트 해설

- knee sprain = 무릎의 염좌
- PMHx: Past Medical History = 과거병력
- P/Ex: Physical Examination = 신체적 검사
- Limit of movement(+-) = 최소한의 움직임(요동)
- TD: Tardive dyskinesia = 지발성 운동장애

▶ 요양급여명세서 작성 해설

PT: Hp, US, TENS: 표층열치료, 심층열치료, 전기자극치료

check x-ray: 슬관절 2매

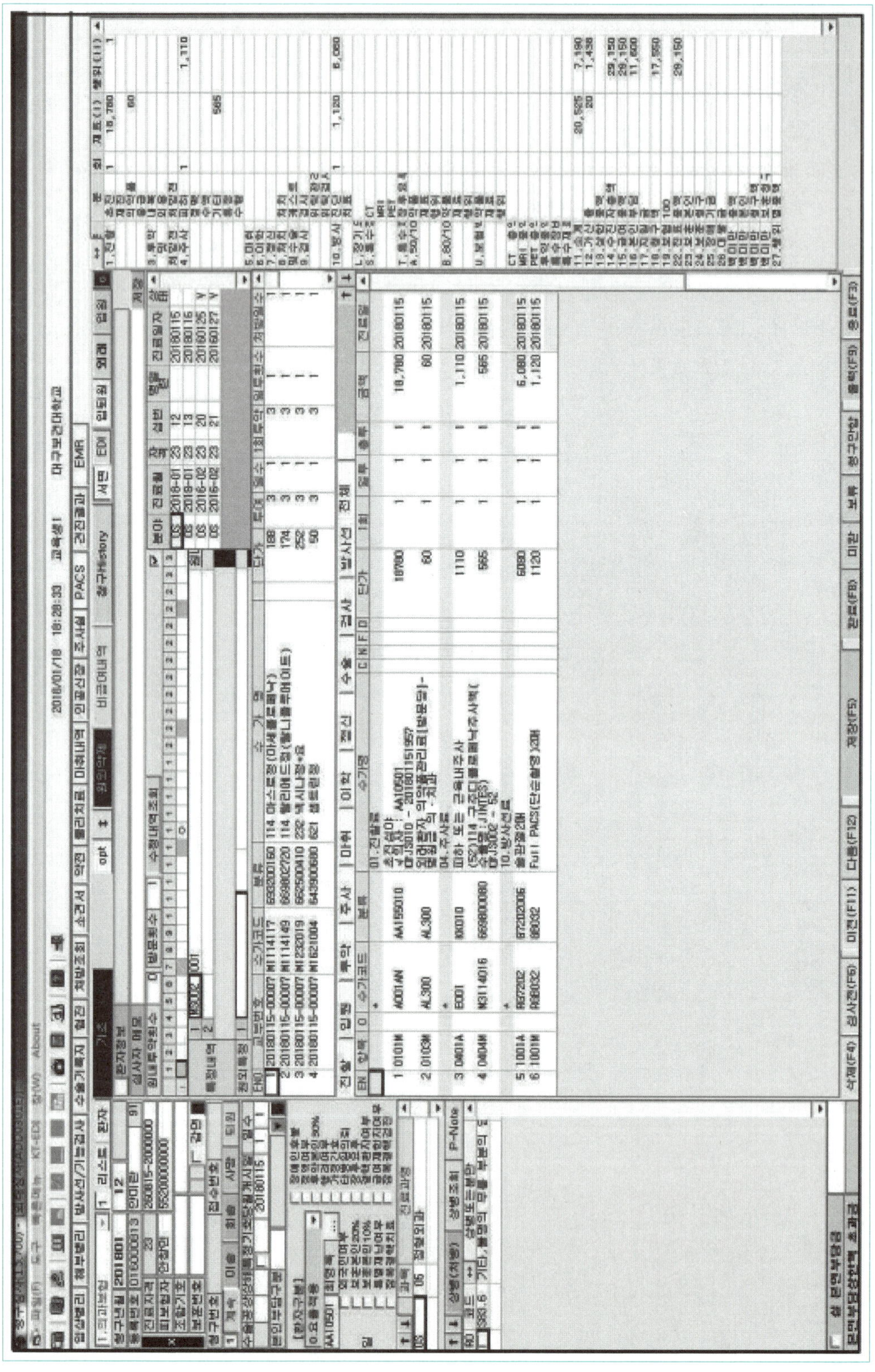

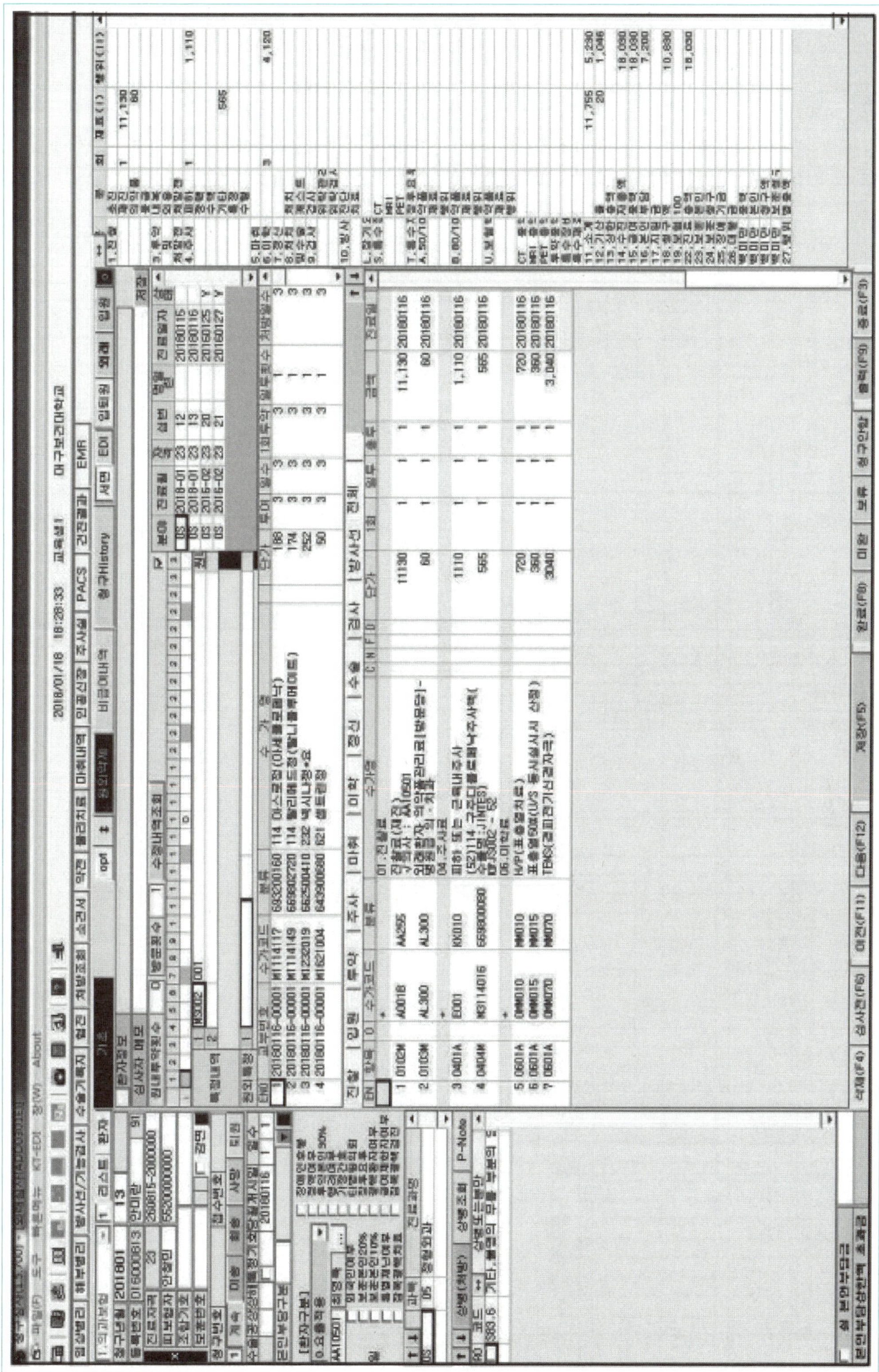

016000813 [외래]

서식번호	G I 0 3	요양급여비용명세서		요양기관	
가입자성명	안창인	증번호		기호	12345678
수진자성명	안미란	공상등구분	55200000000	명칭	대구보건대학교
		260815-2000000			

상병명	분류기호	수술	진료과목	상해외인	특정기호	당월요양개시일	당월요양급여일수(투약일수포함)	진료결과
기타,불명의 무릎 부분의 염좌 및 긴장	S83.6		05			2016/01/25	1	계속

총내원일수 1일 | 내원일 25

구분		기본진료 및 특정재료(I)	진료행위(II)
1.진찰료(외래관리료 포함)	①초진 1회	18,140원	야간.공휴 1회
	②재진 회	원	야간.공휴 회
	③의약품관리료	60원	
	④응급및회송료	원	
	⑤가정간호	원	
	⑥만성질환관리	원	
3.투약 및 처방전료	①내복 일분	원	원
	②외용 일분	원	원
	③처방전 회	원	
4.주사료	①피하.근육 1일	원	1,040원
	②정맥내 일	원	원
	③수액제 회	원	원
	④기 타 회	565원	원
	⑤특정재료	원	
	⑥수 혈 회	원	원
5.마취료	① 회	원	원
6.이학요법료	① 회	원	원
7.정신요법료	① 회	원	원
8.처치 및 수술료	①처치.수술 종	원	원
	③캐스트 회	원	원
9.검사료	①자체검사 종	원	원
	②위탁검사관리	원	
	③위탁검사 종	원	
10.영상진단	①진단 1종	1,080원	5,510원
	②치료 종	원	원
S.특수장비	①CT 회	원	원
	②MRI 회	원	원
	③PET 회	원	원
V.100분의100	①의약품	원	원
	②치료재료	원	원
	③진료행위	원	원
W.비급여	①의약품	원	원
	②치료재료	원	원
	③진료행위	원	원
특수장비총액			원
100분의100본인부담총액			원
비급여총액			원
11.소계		19,845원	6,550원
12.가산율		20%	1,310원
13.약제상한차액총액			원
14.수진자요양급여비용총액			27,700원
15.요양급여비용총액			27,700원
16.본인일부부담금			11,000원
17.지원금			원
18.장애인의료비			원
19.청구액			16,700원
20.본인부담상한액초과금			원
21.진료비총액			27,700원
22.보훈청구액			원
일련번호			-1

코드	분류	단가	1회투약량	1일투여량실시횟수	총투여일수실시횟수	금액
교부번호 : 2016012500002	처방일수 : 1					
점검번호 : 2						
693200160	아스로정(아세클로페?		3.00	1	1	
669802720	달리에드정(달니플루?		3.00	1	1	
662500410	박시나정*요		3.00	1	1	
643900680	셉트린정		3.00	1	1	
1> AA155010	초진심야	18,140	1.00	1.00	1	18,140
	JS010 : 201601252125					
AL300	외래환자 의약품관리?	60	1.00	1.00	1	60
4> KK010	피하 또는 근육내주사	1,040	1.00	1.00	1	1,040
669800080	(52)구주디클로페낙주	565	1.00	1.00	1	565
	JS002 : 52					
10>G7202006	슬관절2매	5,510	1.00	1.00	1	5,510
GB032	Full PACS(단순촬영)2	1,080	1.00	1.00	1	1,080
	<특정내역>					
1> MS002	001					
	<끝>					

●퇴원일자:2016/02 ●출력일자:2016-02-04 ●환자ID:016000813 ●심사번호:20 06

016000813 [외래]

서식번호	G I 0 3	요양급여비용명세서		요양기관	
가입자성명	안창민	증번호		기호	12345678
수진자성명	안미란	공상등구분	55200000000	명칭	대구보건대학교
		260815-2000000			

상병명	분류기호	수술	진료과목	상해외인	특정기호	당월요양개시일	당월요양급여일수(투약일수포함)	진료결과
기타, 불명의 무릎 부분의 염좌 및 긴장	S83.6		05			2016/01/27	1	계속

총내원일수 1일 내원일 27

구분		기본진료 약제 특정재료(I)	진료행위(II)
1.진찰료(외래관리료포함)	①초진 회	원	야간, 공휴 회
	②재진 회	원	야간, 공휴 회
	③의약품관리료	60원	
	④응급말회송료	원	
	⑤가정간호	원	
	⑥만성질환관리	원	
3.투약 및 처방전료	①내복 일분	원	원
	②외용 일분	원	원
	③처방전 회	원	
4.주사료	①피하, 근육 1일	원	1,040원
	②정맥내 일	원	원
	③수액제 회	원	원
	④기 타 회	565원	원
	⑤특정재료	원	
	⑥수 혈 회	원	원
5.마취료	① 회	원	원
6.이학요법료	① 3회	원	4,070원
7.정신요법료	① 회	원	원
8.처치 및 수술료	①처치, 수술 종	원	원
	②캐스트 회	원	원
9.검사료	①자체검사 종	원	원
	②위탁검사관리	원	
	③위탁검사 종	원	
10.영상진단	①진단 종	원	원
	②치료 종	원	원
15.특수장비	①CT 회	원	원
	②MRI 회	원	원
	③PET 회	원	원
V.100분의100	①의약품	원	원
	②치료재료	원	원
	③진료행위	원	원
W.비급여	①의약품	원	원
	②치료재료	원	원
	③진료행위	원	원
특수장비총액			원
100분의100본인부담총액			원
비급여총액			원
11.소계		625원	5,110원
12.가산율		20%	1,022원
13.약제상한차액총액			원
14.수진자요양급여비용총액			6,750원
15.요양급여비용총액			6,750원
16.본인일부부담금			2,700원
17.지원금			원
18.장애인의료비			원
19.청구액			4,050원
20.본인부담상한액초과금			원
21.진료비총액			6,750원
22.보훈청구액			원
일련번호		-1	

코드	분류	단가	1회투약량	1일투여량 실시횟수	총투여일수 실시횟수	금액
교부번호 : 2016012700001	처방일수 : 3					
점검번호 : 1						
693200160	아스로정(아세클로페?		3.00	1	3	
669802720	알리메드정(알니플루?		3.00	1	3	
662500410	넥시나정*요		3.00	1	3	
643900680	셉트린정		3.00	1	3	
1> AL300	외래환자 의약품관리?	60	1.00	1.00	1	60
4> KK010	피하 또는 근육내주사	1,040	1.00	1.00	1	1,040
669800080	(52)구주디클로페낙주	565	1.00	1.00	1	565
	JS002 : 52					
6> MM010	H/P(표층열치료)	730	1.00	1.00	1	730
MM015	표층열50%(U/S 동시실	370	1.00	1.00	1	370
MM070	TENS(경피전기신경자?	2,970	1.00	1.00	1	2,970
	<특정내역>					
1> MS002	001					
	<끝>					

●퇴원일자:2016/02 ●출력일자:2016-02-04 ●환자ID:016000813 ●심사번호:21 0S

9. 병원 - 정형외과(3)

보험대상	백마산업	증번호	5-3209040****
가입자성명	장*미	주민등록번호	700523-2******
환자성명	장*미	요양기관명칭	****병원
진료개시일	2018/01/06	내원시간	오후 21시 35분 응급으로 내원
상병명	우 수부 모지 열상		

IMP: Rt hand laceration

Partial rupture Add polliciz m

2018/01/06

Laceration, 1st web space Rt hand (내원 직전)

Rx) 1. 1° closure ∅ myorrhaphy

2. Injection

Lidocaine 2% IM

Diclofenac IM

Cefotaxime IM

3. PO medication

Baropan 1C tid 2days

Cimetidine 1T

Acelon 1C

2018/01/08

1. Dressing

2. Repeat 3_ tid 2days

▶ 차트 해설

- Rt hand laceration = 우측 손의 열린 상처
- Partial rupture Add policiz M = 모지근막파열
- 1° closure ₵ myorrhaphy = 근봉합술
- Tetabulin 250ui IM = 파상풍 예방주사

▶ 요양급여명세서 작성 해설

- 1° closure ₵ myorrhaphy: 모지의 근육봉합술은 단순 창상봉합술 수가 산정함
- '리도카인' 소량 산정함
- AMT 250mg IM: 상처의 감염방지를 위한 항생제 주사

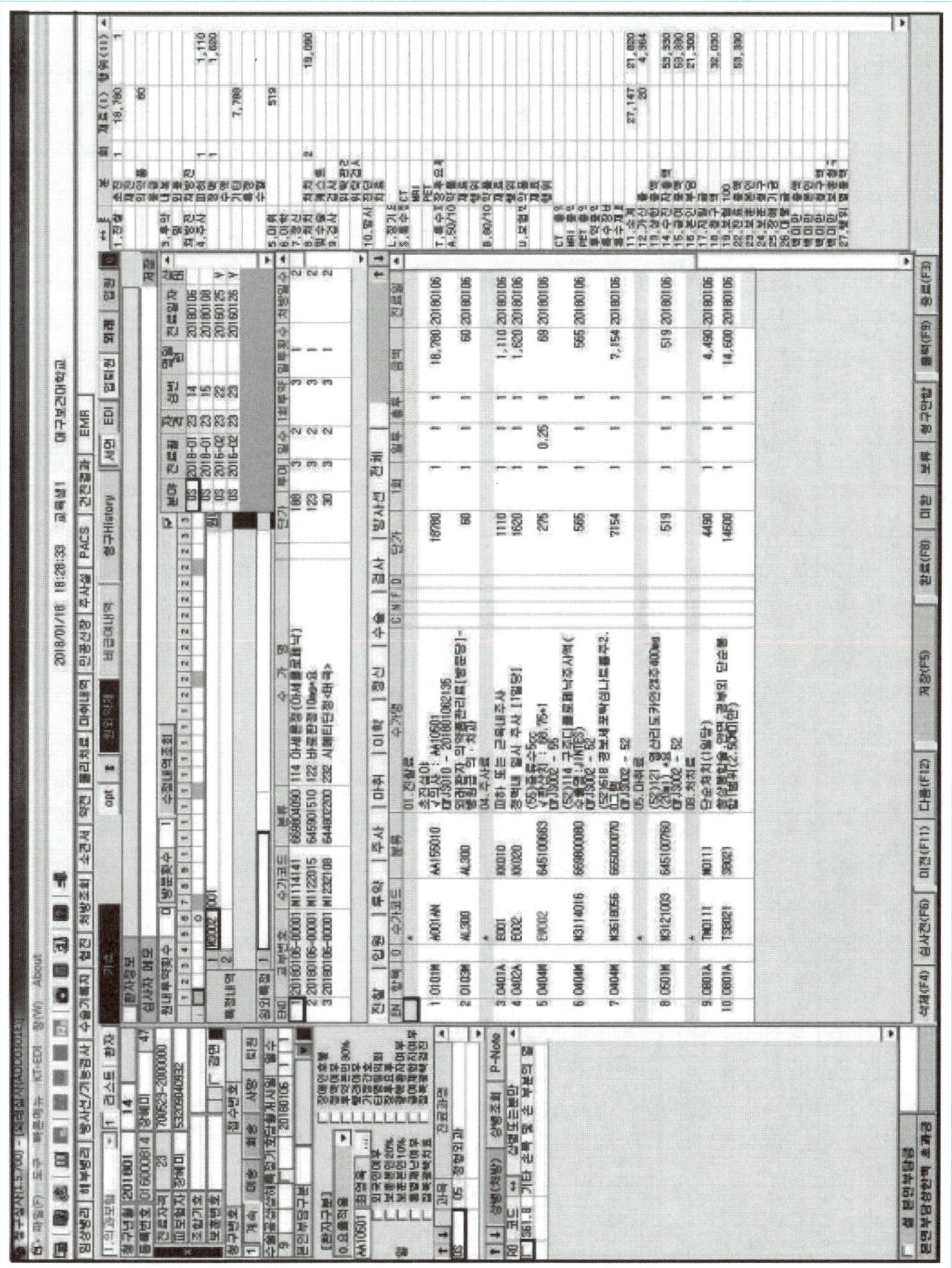

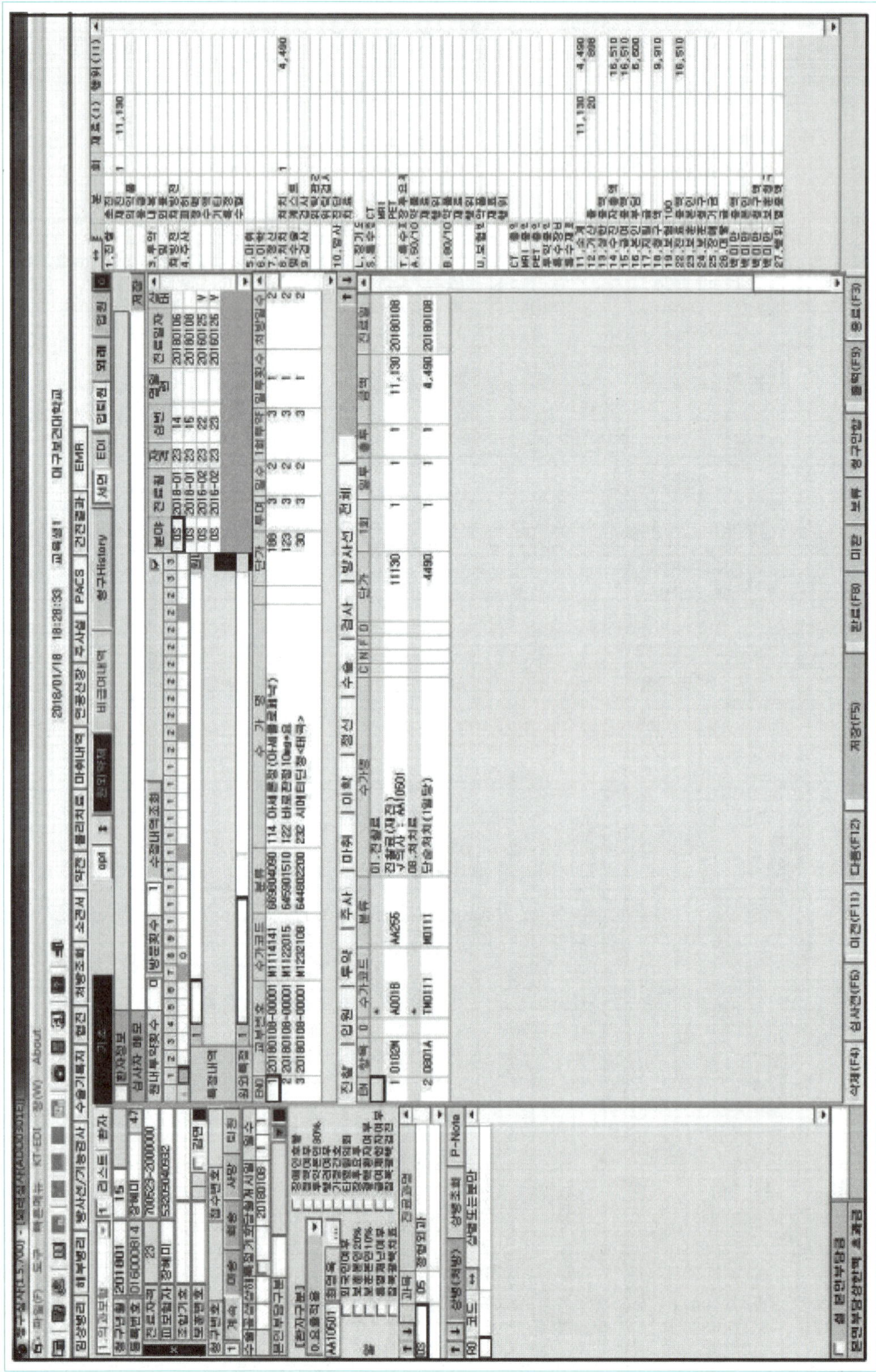

016000814 [외래]

요양급여비용명세서

서식번호	G I 0 3	요양급여비용명세서		요양기관	
가입자성명	장혜미	증번호		기호	12345678
수진자성명	장혜미	공상등구분	53209040932	명칭	대구보건대학교
		700523-2000000			

상병명	분류기호	수술	진료과목	상해외인	특정기호	당월요양개시일	당월요양급여일수(투약일수포함)	진료결과
기타 손목 및 손 부분의 열린 상처	S61.8	9	05			2016/01/25	1	계속

총내원일수 1일 내원일 25

구분		기본진료 약제 특정재료(I)	진료행위(II)
1.진찰료(외래관리료 포함)	①초진 1회	18,140원	야간,공휴 1회
	②재진 회	원	야간,공휴 회
	③의약품관리료	60원	
	④응급및회송료	원	
	⑤가정간호	원	
	⑥만성질환관리	원	
3.투약 및 처방전의	①내복 일분	원	원
	②외용 일분	원	원
	③처방전 회	원	
4.주사료	①피하,근육 1일	원	1,040원
	②정맥내 1일	원	1,540원
	③수액제 회	원	원
	④기 타 회	7,788원	원
	⑤특정재료	원	
	⑥수 혈 회	원	원
5.마취료	① 회	519원	원
6.이학요법료	① 회	원	원
7.정신요법료	① 회	원	원
8.처치 및 수술료	①처치,수술 1종	원	12,970원
	②캐스트 회	원	원
9.검사료	①자체검사 종	원	원
	②위탁검사관리	원	
	③위탁검사 종	원	
10.영상진단	①진단 종	원	원
	②치료 종	원	원
S.특수장비	①CT 회	원	원
	②MRI 회	원	원
	③PET 회	원	원
V.100분의100	①의약품	원	원
	②치료재료	원	원
	③진료행위	원	원
W.비급여	①의약품	원	원
	②치료재료	원	원
	③진료행위	원	원
특수장비총액			원
100분의100본인부담총액			원
비급여총액			원
11.소계		26,507원	15,550원
12.가산율		20%	3,110원
13.약제상한차액총액			원
14.수진자요양급여비용총액			45,160원
15.요양급여비용총액			45,160원
16.본인일부부담금			18,000원
17.지원금			원
18.장애인의료비			원
19.청구액			27,160원
20.본인부담상한액초과금			원
21.진료비총액			45,160원
22.보훈청구액			원
일련번호			-1

코드	분류	단가	1회투약량	1일투여량 실시횟수	총투여일수 실시횟수	금액
교부번호 : 2016012500008 처방일수 : 2						
점검번호 : 8						
669804090	아세콘정(아세클로페?		3.00	1	2	
645901510	바로판정10mg*요		3.00	1	2	
645901510	바로판정10mg*요		3.00	1	2	
644802200	시메티딘정<태극>		3.00	1	2	
1> AA155010	초진심야	18,140	1.00	1.00	1	18,140
	JS010 : 201601252135					
AL300	외래환자 의약품관리?	60	1.00	1.00	1	60
4> KK010	피하 또는 근육내주사	1,040	1.00	1.00	1	1,040
KK020	정맥내 일시 주사 [1?	1,540	1.00	1.00	1	1,540
645100660	(55)증류수5cc	275	1.00	0.25	1	69
	JS002 : 55					
669800080	(52)구주디클로페낙주	565	1.00	1.00	1	565
	JS002 : 52					
665000070	(52)경보세포탁심나트	7,154	1.00	1.00	1	7,154
	JS002 : 52					
5> 645100760	(52)염산리도카인2%주	519	1.00	1.00	1	519
	JS002 : 52					
8> S8021	창상봉합술.안면,경부	12,970	1.00	1.00	1	12,970
	<특정내역>					
1> MS002	001					
	<끝>					

●퇴원일자:2016/02 ●출력일자:2016-02-04 ●환자ID:016000814 ●심사번호:22 0S

016000814 **[외래]**

요양급여비용명세서

서식번호	G I 0 3	증번호		요양기관	
가입자성명	장혜미	공상등구분	53209040932	기호	12345678
수진자성명	장혜미	700523-2000000		명칭	대구보건대학교

상병명	분류기호	수술	진료과목	상해외인	특정기호	당월요양개시일	당월요양급여일수(투약일수포함)	진료결과
기타 손목 및 손 부분의 열린 상처	S61.8		05			2016/01/26	1	계속

총내원일수	1일	내원일	26

구분		기본진료 및 특정재료(I)	진료행위(II)
1.진찰료(외래관리료포함)	①초진 회	원	야간,공휴 회
	②재진 1회	10,750원	야간,공휴 회
	③의약품관리료	원	
	④응급일회용품	원	
	⑤가정간호	원	
	⑥만성질환관리	원	
3.투약 및 처방조제료	①내복 일분	원	원
	②외용 일분	원	원
	③처방전 회	원	
4.주사료	①피하,근육 일	원	원
	②정맥내 일	원	원
	③수액제 회	원	원
	④기 타 회	원	원
	⑤특정재료	원	
	⑥수 혈 회	원	원
5.마취료	① 회	원	원
6.이학요법료	① 회	원	원
7.정신요법료	① 회	원	원
8.처치 및 수술료	①처치,수술 1종	원	4,120원
	③캐스트 회	원	원
9.검사료	①자체검사 종	원	원
	②위탁검사관리	원	
	③위탁검사 종	원	
10.영상진단	①진단 종	원	원
	②치료 종	원	원
S.특수장비	①CT 회	원	원
	②MRI 회	원	원
	③PET 회	원	원
9.100분의100	①의약품	원	원
	②치료재료	원	원
	③진료행위	원	원
8.비급여	①의약품	원	원
	②치료재료	원	원
	③진료행위	원	원
특수장비총액			원
100분의100본인부담총액			원
비급여총액			원
11.소계		10,750원	4,120원
12.가산율		20%	824원
13.약제상한차액총액			원
14.수진자요양급여비용총액			15,690원
15.요양급여비용총액			15,690원
16.본인일부부담금			6,200원
17.지원금			원
18.장애인의료비			원
19.청구액			9,490원
20.본인부담상한액초과금			원
21.진료비총액			15,690원
22.보훈청구액			원
일련번호		-1	

코드	분류	단가	1회투약량	1일투여량 실시횟수	총투여일수 실시횟수	금액
교부번호 : 2016012600002 처방일수 : 2						
점검번호 : 2						
669804090	아세론정(아세클로페?		3.00	1	2	
645901510	바로판정10mg+요		3.00	1	2	
644802200	시메티딘정<태극>		3.00	1	2	
1> AA255	진찰료(재진)	10,750	1.00	1.00	1	10,750
8> M0111	단순처치(1일당)	4,120	1.00	1.00	1	4,120
	<끝>					

●퇴원일자:2016/02 ●출력일자:2016-02-04 ●환자ID:016000814 ●심사번호:23 0S

10. 병원 - 정형외과(4)

보험대상	국민건강보험공단	증번호	5-2040179****
가입자성명	김*식	주민등록번호	450925-2******
환자성명	권*미	요양기관명칭	****병원
진료개시일	2018/01/07	내원시간	일요일 오전 10시 응급환자
상병명	좌 전완부 열상 안면부, 좌 슬부 좌상		

IMP: Simple laceration forearm Lt
Facial abrasion
Lt knee contusion

2018/01/07
CC: Painful bleeding forearm Lt
Pain nose

Rx) 1. Lt forearm AP/Lat
2. Irrigation
3. Injection
Diclofenac IM
Lidocaine IM
4. 1°closure & debridement
5. PO med
Cefixime 1T tid 2days
Nexina 1T
Prina 1T

PS Rx) Nasal bone 3view
Nose dressing

2018/01/08
CC: Lt knee pain
Rx) Lt knee AP/Lat & Axial view
1. Dressing

2. PT – HP, US. TENS on LT knee
3. 진단서 발급

2018/01/09
1. Injection
Diclofenac IM
2. Dressing

2018/01/10 Repeat 1_ 2_
3. PO medication

Cefixime	1T	tid	2days
Nexina	1T		
Prina	1T		

2018/01/15
Repeat 1_2_3_
Total stitch out

▶ 차트 해설

Simple laceration forearm Lt = 좌 전완부 단순 열상

- Facial abrasion = 안면부 찰과상
- Lt knee contusion = 좌 슬부 좌상
- Painful bleeding forearm Lt = 좌 전완부의 출혈 통증
- Pain nose = 코의 동통
- Irrigation = 상처의 세척
- Tetabulin 250ui IM = 파상풍 예방주사
- 1°closure & debridement = 얕은 열린상처의 봉합술 및 번연절제술
- PS consult = 성형외과 진료의뢰
- PT-HP, US. TENS = 물리치료-표층열치료(온습포 치료), 심층열치료, 전기자극치료
- TSO: Total Stitch Out = 실밥제거

▶ 요양급여명세서 작성 해설

- Lt forearm AP/Lat: 전완부 촬영 2매
- Irrigation: 세척수기료는 따로 없으나 처치재료는 산정함

- Tetabulin 250ui IM: 파상풍 예방주사
- AMT 250mg IM: 항생제 주사
- 1°closure & debridement: 창상봉합술 중 번연절제술 수기료 산정함
- Nasal bone 3view: 비골 촬영 3매
- Lt knee AP/Lat & Axial view: 슬관절 3매 촬영
- Dressing: 단순처치 수가
- PT: HP, US, TENS on LT knee: 기본 물리치료료
- 진단서 발급: 비급여

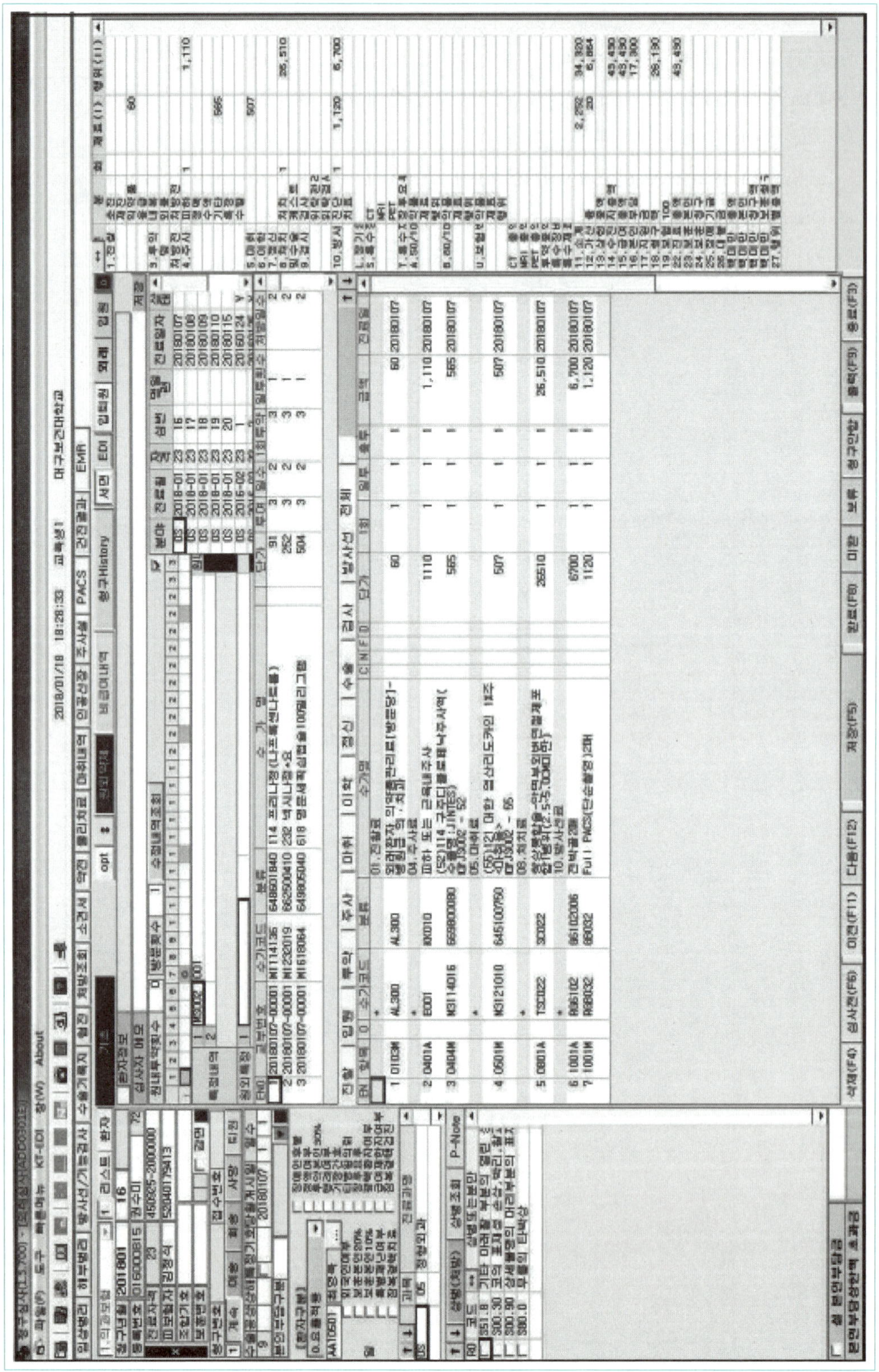

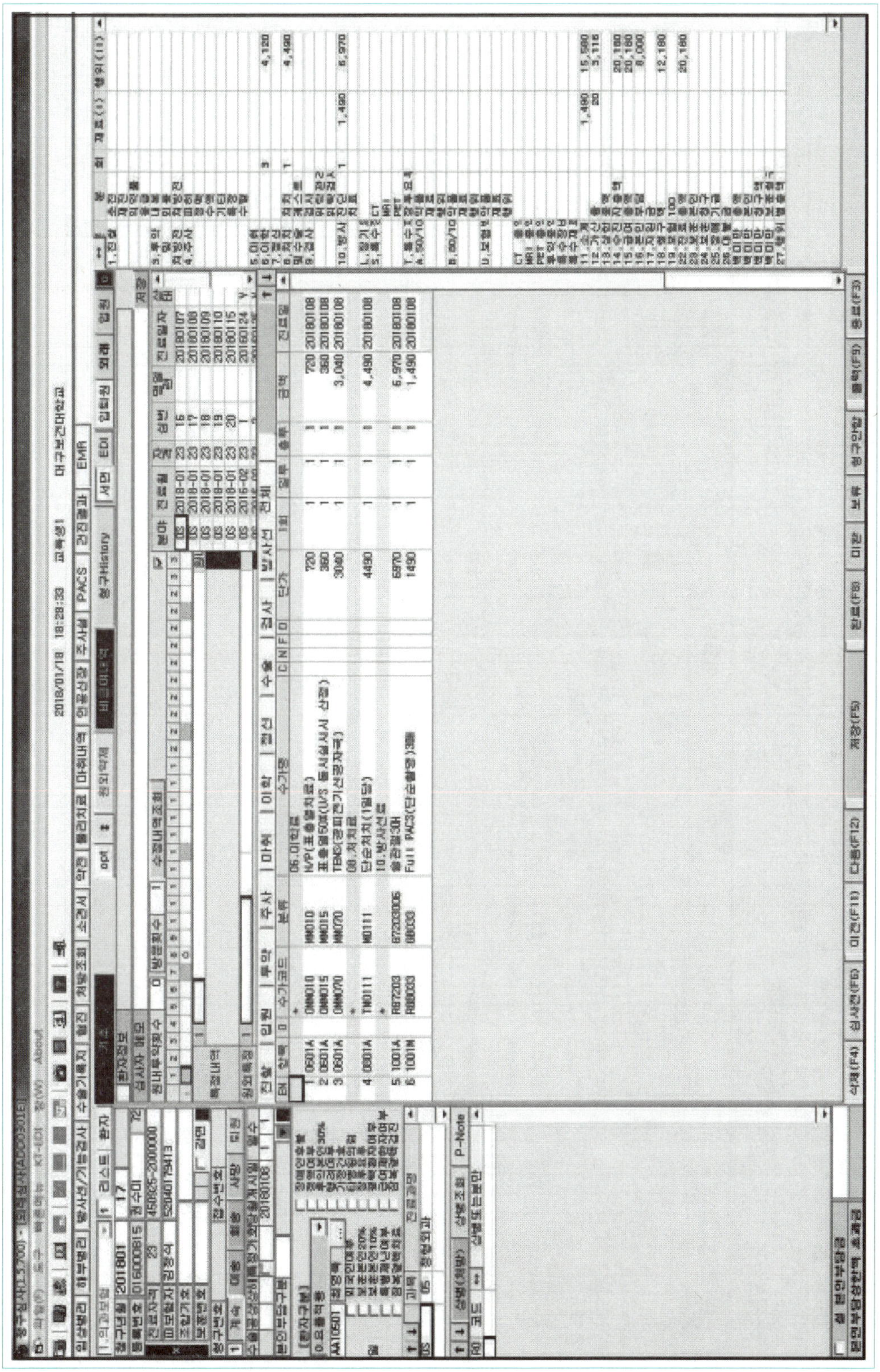

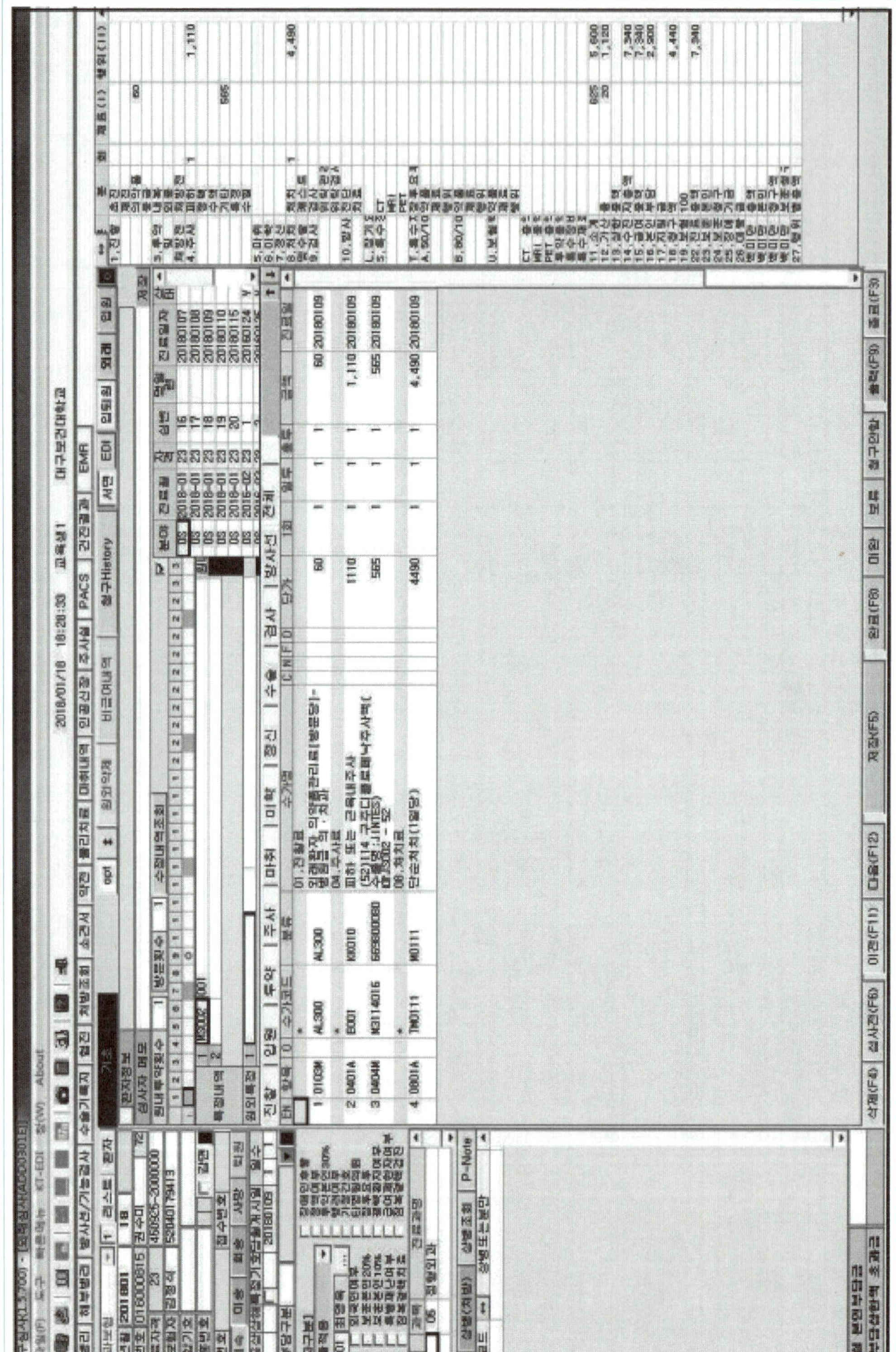

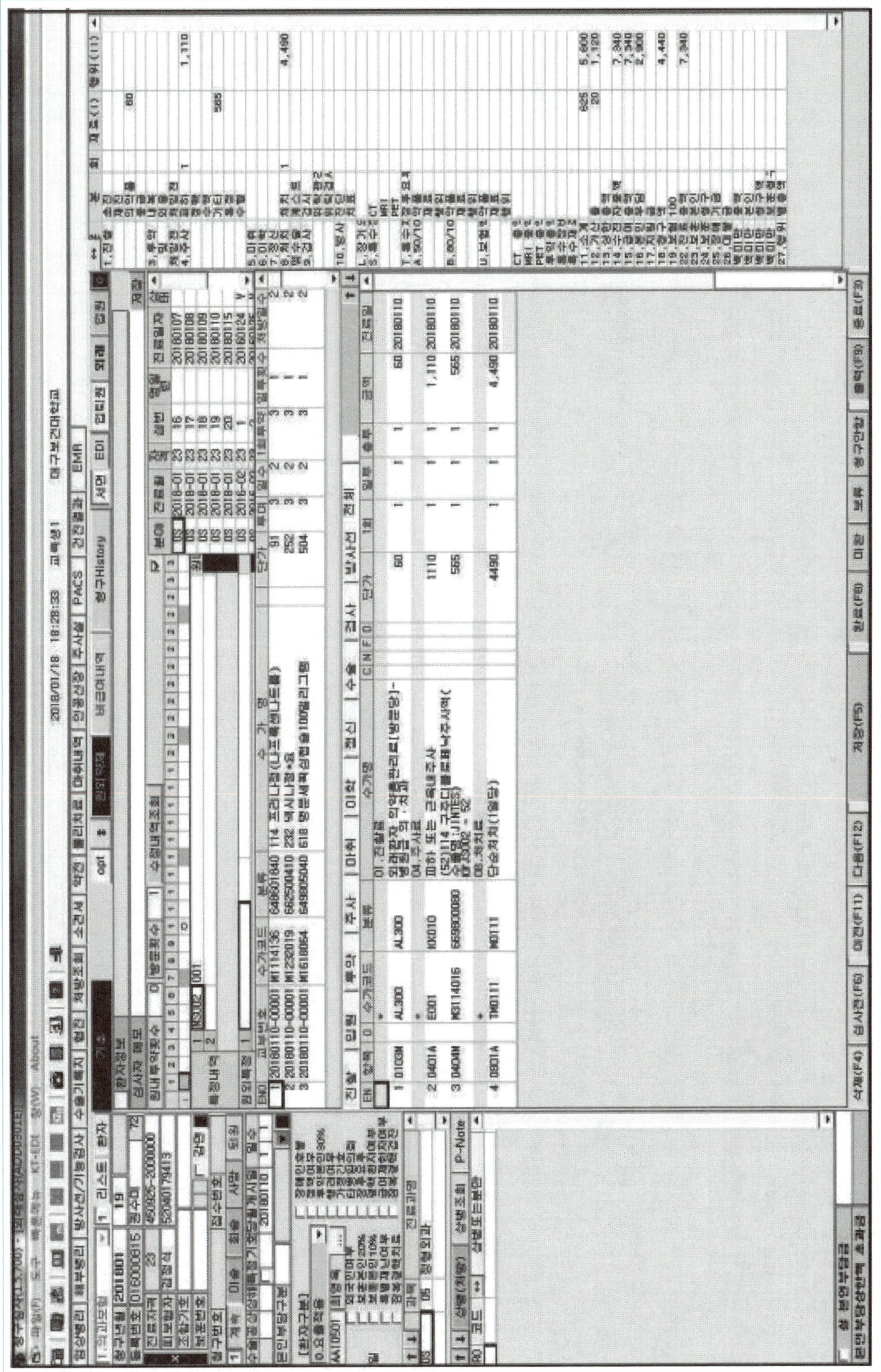

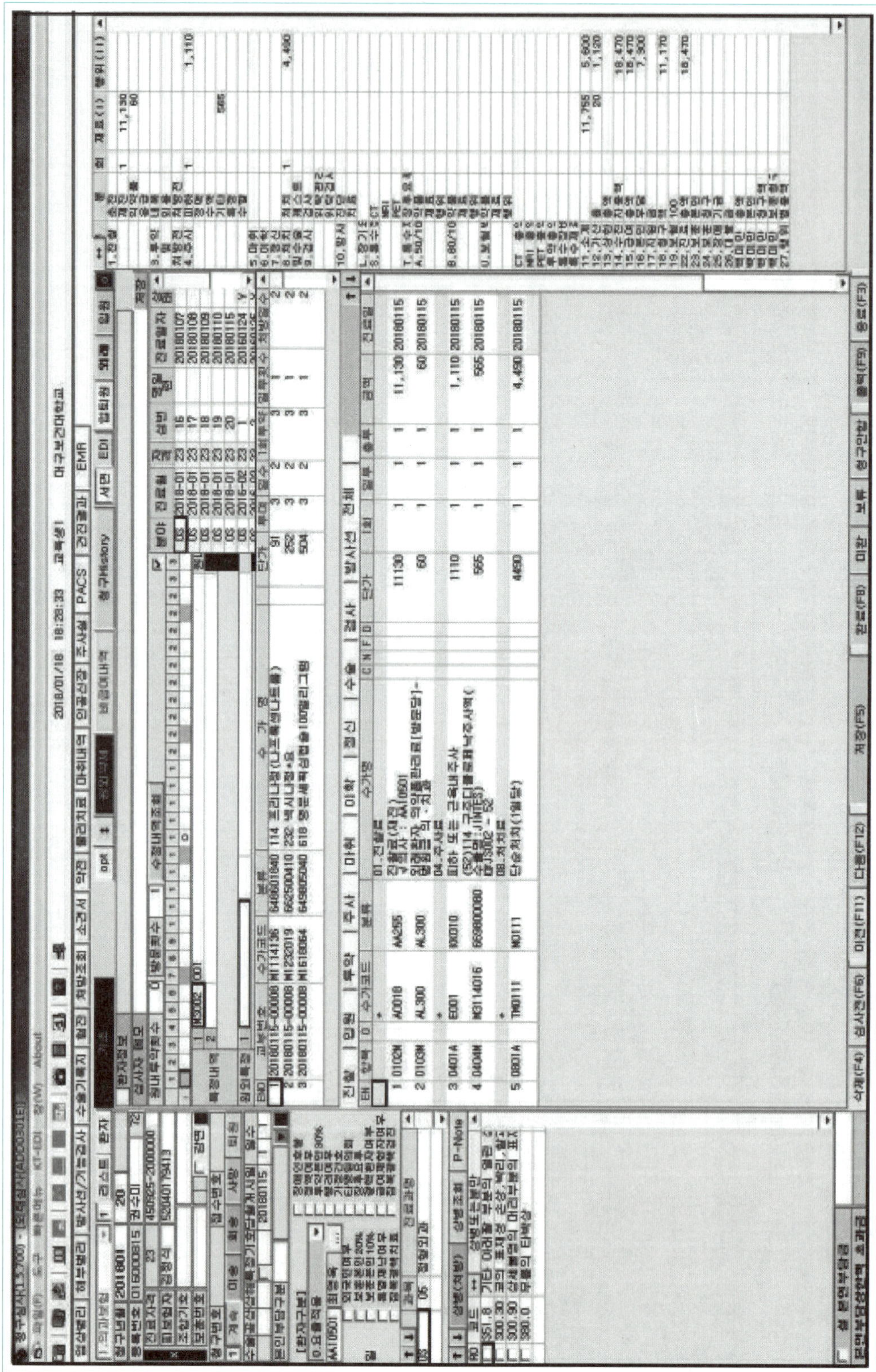

016000815 [외래]

서식번호	G I 0 3	**요양급여비용명세서**		요양기관	
가입자성명	김정식	증번호		기호	12345678
수진자성명	권수미	공상등구분	52040179413	명칭	대구보건대학교
		450925-2000000			

상병명	분류기호	수술	진료과목	상해외인	특정기호	당월요양개시일	당월요양급여일수(투약일수포함)	진료결과
기타 아래팔 부분의 열린 상처 코의 표재성 손상,박리,찰과상	S51.8 S00.30	9	05			2016/01/24	1	계속
상세불명의 머리부분의 표재성 손상, 박리 무릎의 타박상	S00.90 S80.0							

총내원일수 1일 내원일 24

구분		기본진료 약제 특정재료(I)	진료행위(II)
1.진찰료(외래관리료 포함)	①초진 1회	18,140원	야간,공휴 1회
	②재진 회	원	야간,공휴 회
	③의약품관리료	60원	
	④응급및회송료	원	
	⑤가정간호	원	
	⑥만성질환관리	원	
3.투약 및 처방전료	①내복 일분	원	원
	②외용 일분	원	원
	③처방전 회	원	
4.주사료	①피하,근육 1일	원	1,040원
	②정맥내 일	원	원
	③수액제 회	원	원
	④기 타 회	565원	원
	⑤특정재료	원	
	⑥수 혈 회	원	원
5.마취료	① 회	507원	원
6.이학요법료	① 회	원	원
7.정신요법료	① 회	원	원
8.처치 및 수술료	①처치,수술 1종	원	21,350원
	③게스트 회	원	원
9.검사료	①자체검사 종	원	원
	②위탁검사관리	원	
	③위탁검사 종	원	
10.영상진단	①진단 1종	1,080원	6,750원
	②치료 종	원	원
S.특수장비	①CT 회	원	원
	②MRI 회	원	원
	③PET 회	원	원
U.100분의100	①의약품	원	원
	②치료재료	원	원
	③진료행위	원	원
W.비급여	①의약품	원	원
	②치료재료	원	원
	③진료행위	원	원
특수장비총액			원
100분의100본인부담총액			원
비급여총액			원
11.소계		20,352원	29,140원
12.가산율		20%	5,828원
13.약제상한차액총액			원
14.수진자요양급여비용총액			55,320원
15.요양급여비용총액			55,320원
16.본인일부부담금			22,100원
17.지원금			원
18.장애인의료비			원
19.청구액			33,220원
20.본인부담상한액초과금			원
21.진료비총액			55,320원
22.보훈청구액			원
일련번호		-1	

코드	분류	단가	1회투약량	1일투여량 실시횟수	총투여일수 실시횟수	금액
1> AA155050	초진휴일	18,140	1.00	1.00	1	18,140
AL300	외래환자 의약품관리?	60	1.00	1.00	1	60
4> KK010	피하 또는 근육내주사	1,040	1.00	1.00	1	1,040
669800080	(52)구주디클로페낙주 JS002 : 52	565	1.00	1.00	1	565
5> 645100750	(55)대한 염산리도카? JS002 : 55	507	1.00	1.00	1	507
8> SC022	창상봉합술-안면부외?	21,350	1.00	1.00	1	21,350
10>G6102006	전박골2매	6,750	1.00	1.00	1	6,750
GB032	Full PACS(단순촬영)2	1,080	1.00	1.00	1	1,080
	<특정내역>					
1> MS002	001					
	<끝>					

●퇴원일자:2016/02 ●출력일자:2016-02-04 ●환자ID:016000815 ●심사번호:1 05

016000815 **[외래]**

서식번호	G I 0 3	**요양급여비용명세서**		요양기관	
가입자성명	김정식	증번호		기호	12345678
수진자성명	권수미	공상등구분	52040179413	명칭	대구보건대학교
		450925-2000000			

상병명	분류기호	수술	진료과목	상해외인	특정기호	당월요양개시일	당월요양급여일수(투약일수포함)	진료결과
기타 아래팔 부분의 열린 상처 코의 표재성 손상,박리,찰과상	S51.8 S00.30		05			2016/01/25	1	계속
상세불명의 머리부분의 표재성 손상, 박리 무릎의 타박상	S00.90 S80.0							

총내원일수	1일	내원일	25

구분		기본진료 약제 특정재료(I)	진료행위(II)
1.진찰료(외래관리료포함)	①초진 회	원	야간.공휴 회
	②재진 1회	10,750원	야간.공휴 회
	③의약품관리료	60원	
	④응급및회송료	원	
	⑤가정간호	원	
	⑥만성질환관리	원	
3.투약 및 조제료	①내복 일분	원	원
	②외용 일분	원	원
	③처방전 회	원	
4.주사료	①피하.근육 1일	원	1,040원
	②정맥내 일	원	원
	③수액제 회	원	원
	④기 타 회	565원	원
	⑤특정재료	원	
	⑥수 혈 회	원	원
5.마취료	① 회	원	원
6.이학요법료	① 회	원	원
7.정신요법료	① 회	원	원
8.처치 및 수술료	①처치.수술 종	원	원
	③깁스 회	원	원
9.검사료	①자체검사 종	원	원
	②위탁검사관리	원	
	③위탁검사 종	원	
10.영상진단	①진단 종	원	원
	②치료 종	원	원
S.특수장비	①CT 회	원	원
	②MRI 회	원	원
	③PET 회	원	원
V.100분의100	①의약품	원	원
	②치료재료	원	원
	③진료행위	원	원
W.비급여	①의약품	원	원
	②치료재료	원	원
	③진료행위	원	원
특수장비총액			원
100분의100본인부담총액			원
비급여총액			원
11.소계		11,375원	1,040원
12.가산율		20%	208원
13.약제상한차액총액			원
14.수진자요양급여비용총액			12,620원
15.요양급여비용총액			12,620원
16.본인일부부담금			5,000원
17.지원금			원
18.장애인의료비			원
19.청구액			7,620원
20.본인부담상한액초과금			원
21.진료비총액			12,620원
22.보훈청구액			원
일련번호		-1	

코드	분류	단가	1회투약량	1일투여량 실시횟수	총투여일수 실시횟수	금액
1> AA255	진찰료(재진)	10,750	1.00	1.00	1	10,750
AL300	외래환자 의약품관리?	60	1.00	1.00	1	60
4> KK010	피하 또는 근육내주사	1,040	1.00	1.00	1	1,040
669800080	(52)구주디클로페낙주	565	1.00	1.00	1	565
	JS002 : 52					
	<특정내역>					
1> MS002	001					
	<끝>					

●퇴원일자:2016/02 ●출력일자:2016-02-04 ●환자ID:016000815 ●심사번호:2 OS

016000815 [외래]

서식번호	G 1 0 3	요양급여비용명세서		요양기관	
가입자성명	김정식	증번호		기호	12345678
수진자성명	권수미	공상등구분	520401/9413	명칭	대구보건대학교
		450925-2000000			

상병명	분류기호	수술	진료과목	상해외인	특정기호	당월요양개시일	당월요양급여일수(투약일수포함)	진료결과
기타 아래팔 부분의 열린 상처	S51.8		05			2016/01/26	1	계속
코의 표재성 손상,박리,찰과상	S00.30							
상세불명의 머리부분의 표재성 손상, 박리	S00.90							
무릎의 타박상	S80.0							

총내원일수 1일 | 내원일 26

구분		가산율 미적용 특정재료(I)	진료행위(II)
1.진찰료(외래관리료 포함)	①초진 회	원	야간,공휴 회
	②재진 1회	10,750원	야간,공휴 회
	③의약품관리료	60원	
	④응급및회송료	원	
	⑤가정간호	원	
	⑥만성질환관리	원	
3.투약 및 처방전료	①내복 일분	원	원
	②외용 일분	원	원
	③처방전 회	원	
4.주사료	①피하,근육 1일	원	1,040원
	②정맥내 일	원	원
	③수액제 회	원	원
	④기타 회	565원	원
	⑤특정재료	원	
	⑥수혈 회	원	원
5.마취료	① 회	원	원
6.이학요법료	① 회	원	원
7.정신요법료	① 회	원	원
8.처치 및 수술료	①처치,수술 1종	원	4,120원
	③캐스트 회	원	원
9.검사료	①자체검사 종	원	원
	②위탁검사관리	원	
	③위탁검사 종	원	
10.영상진단	①진단 종	원	원
	②치료 종	원	원
특수장비	①CT 회	원	원
	②MRI 회	원	원
	③PET 회	원	원
V.100분의100	①의약품	원	원
	②치료재료	원	원
	③진료행위	원	원
W.비급여	①의약품	원	원
	②치료재료	원	원
	③진료행위	원	원
특수장비총액			원
100분의100본인부담총액			원
비급여총액			원
11.소계		11,375원	5,160원
12.가산율		20%	1,032원
13.약제상한차액총액			원
14.수진자요양급여비용총액			17,560원
15.요양급여비용총액			17,560원
16.본인일부부담금			7,000원
17.지원금			원
18.장애인의료비			원
19.청구액			10,560원
20.본인부담상한액초과금			원
21.진료비총액			17,560원
22.보훈청구액			원
일련번호		-1	

코드	분류	단가	1회투약량	1일투여횟수 실시횟수	총투여일수 실시횟수	금액
1> AA255	진찰료(재진)	10,750	1.00	1.00	1	10,750
AL300	외래환자 의약품관리?	60	1.00	1.00	1	60
4> KK010	피하 또는 근육내주사	1,040	1.00	1.00	1	1,040
669800080	(52)구주디클로페낙주	565	1.00	1.00	1	565
	JS002 : 52					
8> M0111	단순처치(1일당)	4,120	1.00	1.00	1	4,120
	<특정내역>					
1> MS002	001					
	<끝>					

●진료일자:2016/02 ●출력일자:2016-02-04 ●환자ID:016000815 ●심사번호:24 05

016000815 [외래]

서식번호	G I 0 3	요양급여비용명세서		요양기관	
가입자성명	김정식	증번호		기호	12345678
수진자성명	권수미	공상등구분	52040179413	명칭	대구보건대학교
		450925-2000000			

상병명	분류기호	수술	진료과목	상해외인	특정기호	당월요양개시일	당월요양급여일수(투약일수포함)	진료결과
기타 아래팔 부분의 열린 상처 코의 표재성 손상, 박리, 찰과상	S51.8 S00.30		05			2016/01/27	1	계속
상세불명의 머리부분의 표재성 손상, 박리 무릎의 타박상	S00.90 S80.0							

총내원일수 1일 내원일 27

구분		기본진료 및 특정재료(I)	진료행위(II)
1.진찰료(외래관리료 포함)	①초진 회	원	야간,공휴 회
	②재진 1회	10,750원	야간,공휴 회
	③의약품관리료	60원	
	④응급및회송료	원	
	⑤가정간호	원	
	⑥만성질환관리	원	
3.투약 및 처방전료	①내복 일분	원	원
	②외용 일분	원	원
	③처방전 회	원	
4.주사료	①피하,근육 1일	원	1,040원
	②정맥내 일	원	원
	③수액세 회	원	원
	④기타 회	565원	원
	⑤특정재료	원	
	⑥수혈 회	원	원
5.마취료	① 회	원	원
6.이학요법료	① 회	원	원
7.정신요법료	① 회	원	원
8.처치 및 수술료	①처치,수술 1회	원	4,120원
	③캐스트 회	원	원
9.검사료	①자체검사 종	원	원
	②위탁검사관리	원	
	③위탁검사 종	원	
10.영상진단	①진단 종	원	원
	②치료 종	원	원
S.특수장비	①CT 회	원	원
	②MRI 회	원	원
	③PET 회	원	원
100분의100	①의약품	원	원
	②치료재료	원	원
	③진료행위	원	원
비급여	①의약품	원	원
	②치료재료	원	원
	③진료행위	원	원
특수장비총액			원
100분의100본인부담총액			원
비급여총액			원
11.소계		11,375원	5,160원
12.가산율		20%	1,032원
13.약제상한차액총액			원
14.수진자요양급여비용총액			17,560원
15.요양급여비용총액			17,560원
16.본인일부부담금			7,000원
17.지원금			원
18.장애인의료비			원
19.청구액			10,560원
20.본인부담상한액초과금			원
21.진료비총액			17,560원
22.보훈청구액			원
일련번호		-1	

코드	분류	단가	1회투약량	1일투여량 실시횟수	총투여일수 실시횟수	금액
교부번호 : 2016012700003 처방일수 : 2						
점검번호 : 3						
648601840	클리나정(나프록센나?		3.00	1	2	
662500410	넥시나정*요		3.00	1	2	
649805040	엘문세팍실캡슐100밀?		3.00	1	2	
1> AA255	진찰료(재진)	10,750	1.00	1.00	1	10,750
AL300	외래환자 의약품관리?	60	1.00	1.00	1	60
4> KK010	피하 또는 근육내주사	1,040	1.00	1.00	1	1,040
669800080	(52)구주디클로페낙주	565	1.00	1.00	1	565
	JS002 : 52					
8> M0111	단순처치(1일당)	4,120	1.00	1.00	1	4,120
	<특정내역>					
1> MS002	001					
	<끝>					

●퇴원일자:2016/02 ●출력일자:2016-02-04 ●환자ID:016000815 ●심사번호:25 05

016000815 [외래]

서식번호	G I 0 3	요양급여비용명세서		요양기관	
가입자성명	김철식	증번호		기호	12345678
수진자성명	권수미	공상등구분	52040179413	명칭	대구보건대학교
		450925-2000000			

상병명	분류기호	수술	진료과목	상해외인	특정기호	당월요양개시일	당월요양급여일수(투약일수포함)	진료결과
기타 아래팔 부분의 열린 상처 코의 표재성 손상,박리,찰과상	S51.8 S00.30		05			2016/01/28	1	계속
상세불명의 머리부분의 표재성 손상, 박리, 무릎의 타박상	S00.90 S80.0							

총내원일수	1일	내원일	28

구분		기본진료 약제 특정재료(I)	진료행위(II)
1.진찰료(외래관리료포함)	①초진 회	원	야간,공휴 회
	②재진 1회	10,750원	야간,공휴 회
	③의약품관리료	60원	
	④응급및회송료	원	
	⑤가정간호	원	
	⑥만성질환관리	원	
3.투약 및 처방전료	①내복 일분	원	원
	②외용 일분	원	원
	③처방전 회	원	
4.주사료	①피하.근육 1일	원	1,040원
	②정맥내 일	원	원
	③수액제 회	원	원
	④기 타 회	565원	원
	⑤특정재료	원	
	⑥수 혈 회	원	원
5.마취료	① 회	원	원
6.이학요법료	① 회	원	원
7.정신요법료	① 회	원	원
8.처치 및 수술료	①처치.수술 1종	원	4,120원
	③캐스트 회	원	원
9.검사료	①자체검사 종	원	원
	②위탁검사관리	원	
	③위탁검사 종	원	
10.영상진단	①진단 종	원	원
	②치료 종	원	원
5.특수장비	①CT 회	원	원
	②MRI 회	원	원
	③PET 회	원	원
V.100분의100	①의약품	원	원
	②치료재료	원	원
	③진료행위	원	원
W.비급여	①의약품	원	원
	②치료재료	원	원
	③진료행위	원	원
특수장비총액			원
100분의100본인부담총액			원
비급여총액			원
11.소계		11,375원	5,160원
12.가산율		20%	1,032원
13.약제상한차액총액			원
14.수진자요양급여비용총액			17,560원
15.요양급여비용총액			17,560원
16.본인일부부담금			7,000원
17.지원금			원
18.장애인의료비			원
19.청구액			10,560원
20.본인부담상한액초과금			원
21.진료비총액			17,560원
22.보훈청구액			원
일련번호			-1

코드	분류	단가	1회투약량	1일투여량 실시횟수	총투여일수 실시횟수	금액
교부번호 : 2016012800004 처방일수 : 2						
점검번호 : 4						
648601840	프리나정(나프록센나?		3.00	1	2	
662500410	박시나정•요		3.00	1	2	
649805040	명문세릭심캡슐100밀?		3.00	1	2	
1> AA255	진찰료(재진)	10,750	1.00	1.00	1	10,750
AL300	외래환자 의약품관리?	60	1.00	1.00	1	60
4> KK010	피하 또는 근육내주사	1,040	1.00	1.00	1	1,040
669800080	(52)구주디클로페낙주	565	1.00	1.00	1	565
	JS002 : 52					
8> M0111	단순처치(1일당)	4,120	1.00	1.00	1	4,120
	<특정내역>					
1> MS002	001					
	<끝>					

●퇴원일자:2016/02 ●출력일자:2016-02-04 ●환자ID:016000815 ●심사번호:26 06

11. 병원 - 신경외과(1)

보험대상	국민건강보험공단	증번호	8-1940337****
가입자성명	김*균	주민등록번호	370826-1******
환자성명	김*균	요양기관명칭	****병원
진료개시일	2018/01/25	내원시간	오후 22시 40분 응급환자
상병명	머리의 열린 상처, 뇌진탕, 골반좌상, 당뇨		

IMP: Scalp laceration
Pelvic contusion
DM

2018/01/25
Sx: LOC(+) Drunken(+)
Scalp laceration (2cm)

W/U: simple Suture 2cm
EKG. BST.

X-ray check Brain C-T
C-spine AP/Lat
L-spine AP/Lat

Rx) 1. Injection
H/S 500cc IV
Kcl 5cc mix IV
Pluconate IM
Diclofenac 1Amp IM

2. PO medication
Aceclnac 1T tid 2days
Athro 1T bid
아셀렉스 캡슐 1T tid

2018/01/26

1. Dressing

2018/01/27

1. Dressing

2018/01/28

1. Dressing

2018/01/29

Stitch Out

▶ 차트 해설

- Scalp laceration = 두피열상
- Pelvic contusion = 골반의 좌상
- DM: Diabetes Mellitus = 당뇨병
- LOC: Level Of Consciousness = 의식수준
- Suture = 창상봉합술
- C-T: Computer Tomogram = 전산화단층촬영
- S/O: Stitch Out = 실밥제거

▶ 요양급여명세서 작성 해설

- Suture: 봉합시술시 봉합 수기료의 국소마취약 동시 산정함. 특히 열상의 길이를 잘 선정함. 안면부와 안면부 이외의 부위 선정함.
- Brain C-T: CT촬영 수가산정 시 상병명과 상응하지 못한 촬영은 심사조정 가능함을 염두해 두어야 함.
- H/S 500cc IV: 수액주사 시 용량의 선정이 중요함.

  100cc 이상 - KK051

  101~500cc - KK052

  501~1000cc - KK053
- Tetabulin 250ui IM: 파상풍주사, 외래는 근육주사가 2회라도 1회만 산정함.
- Marobiven 1Amp IM: 소염제 주사

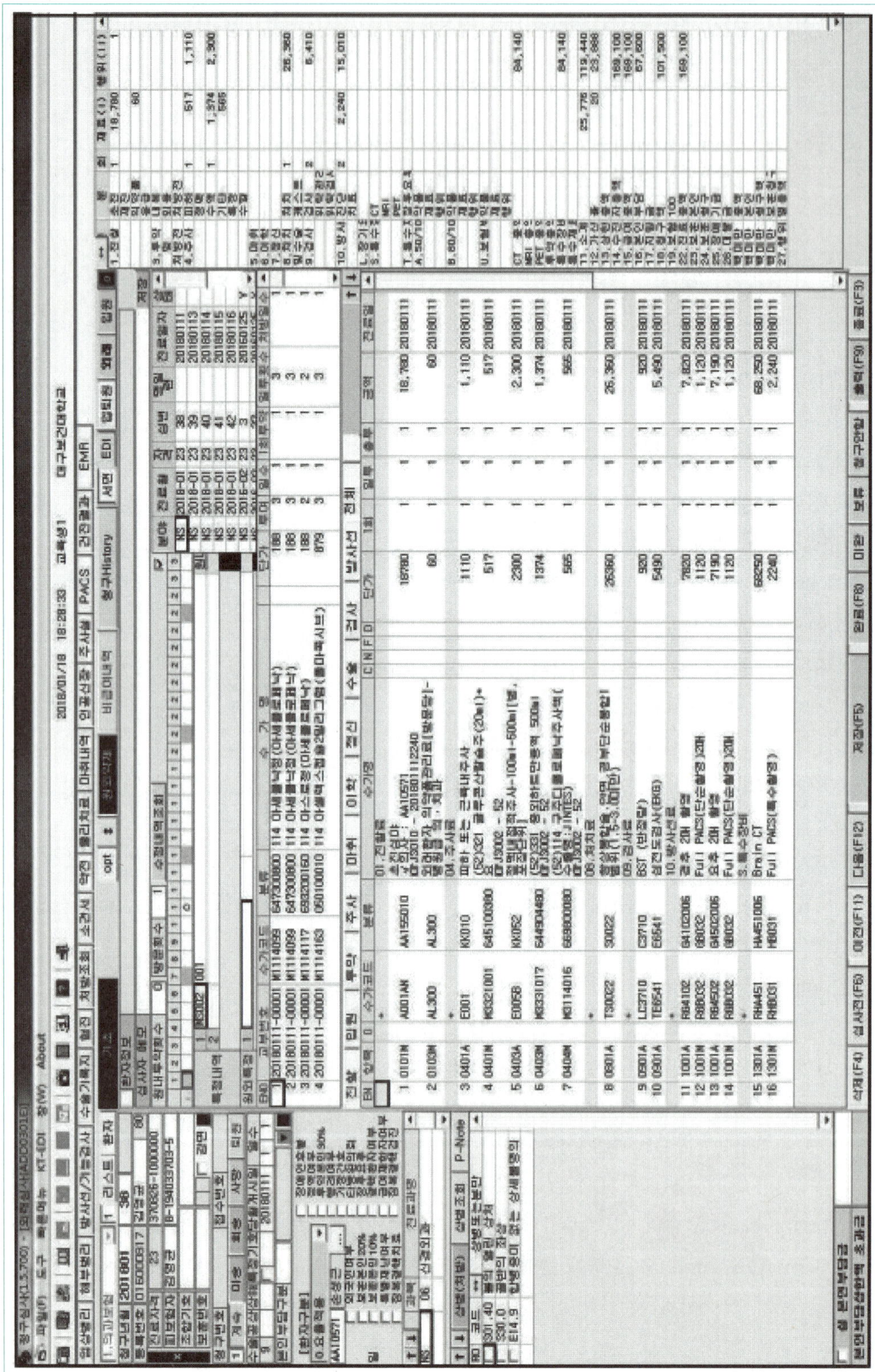

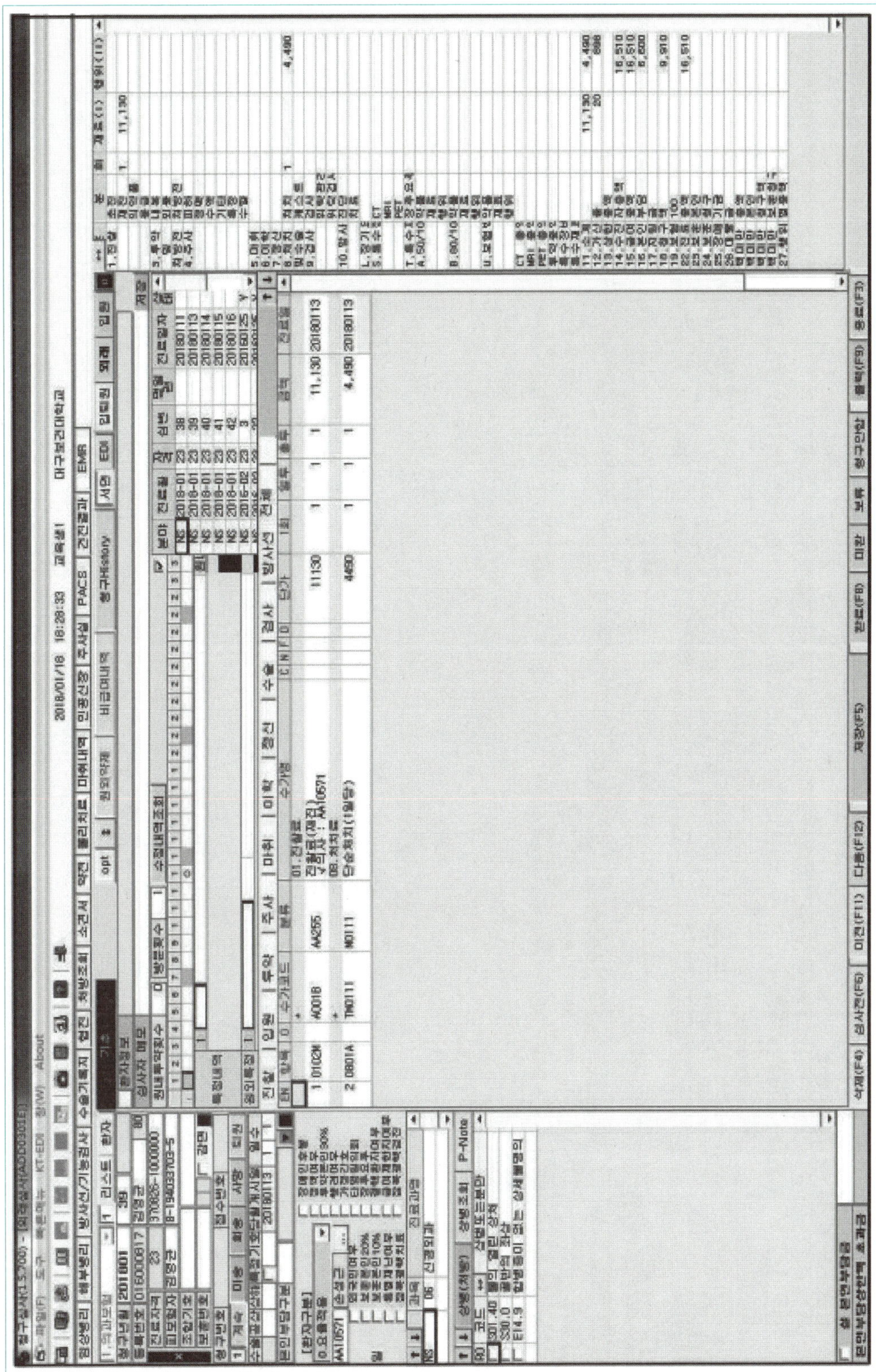

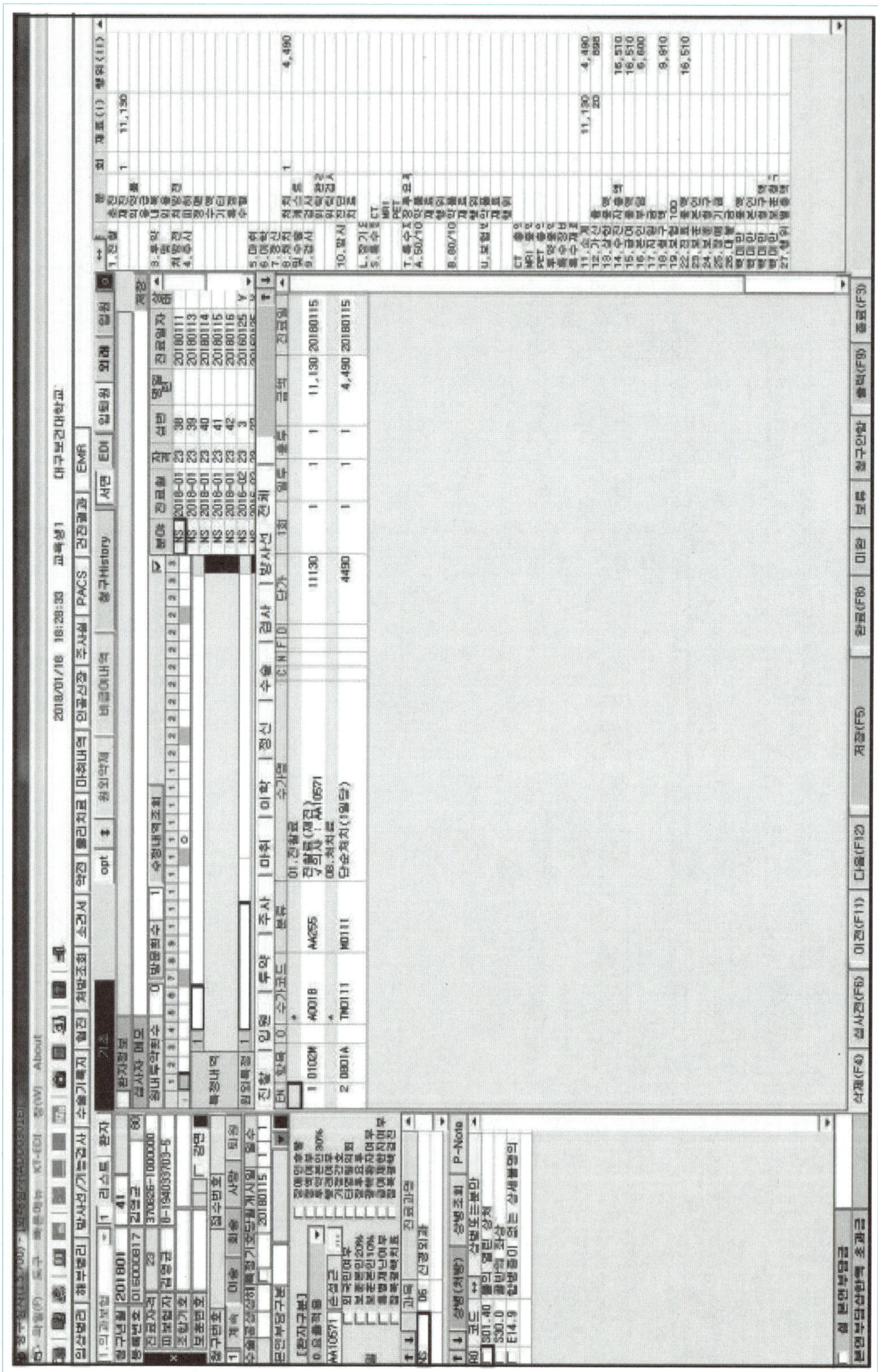

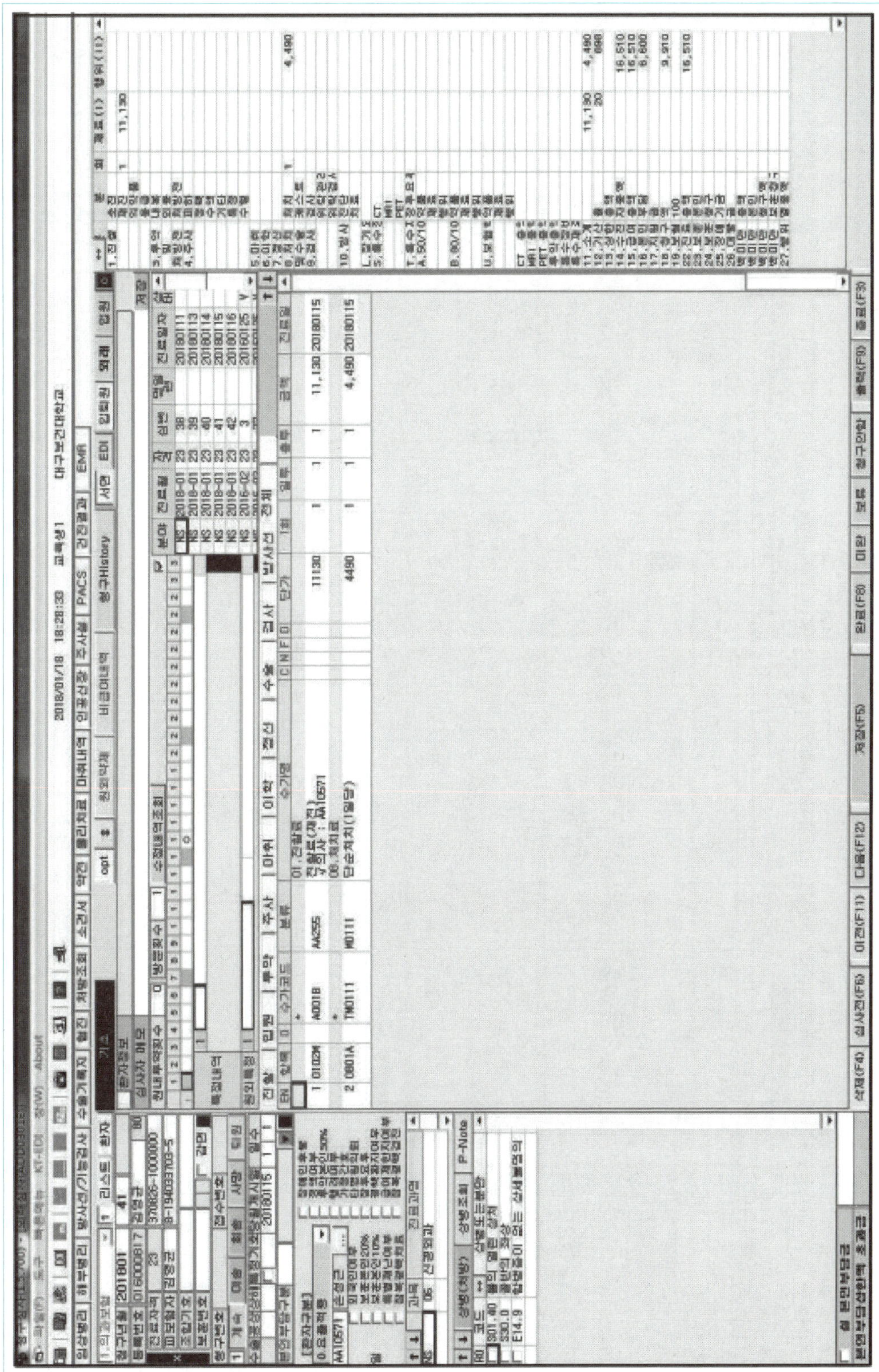

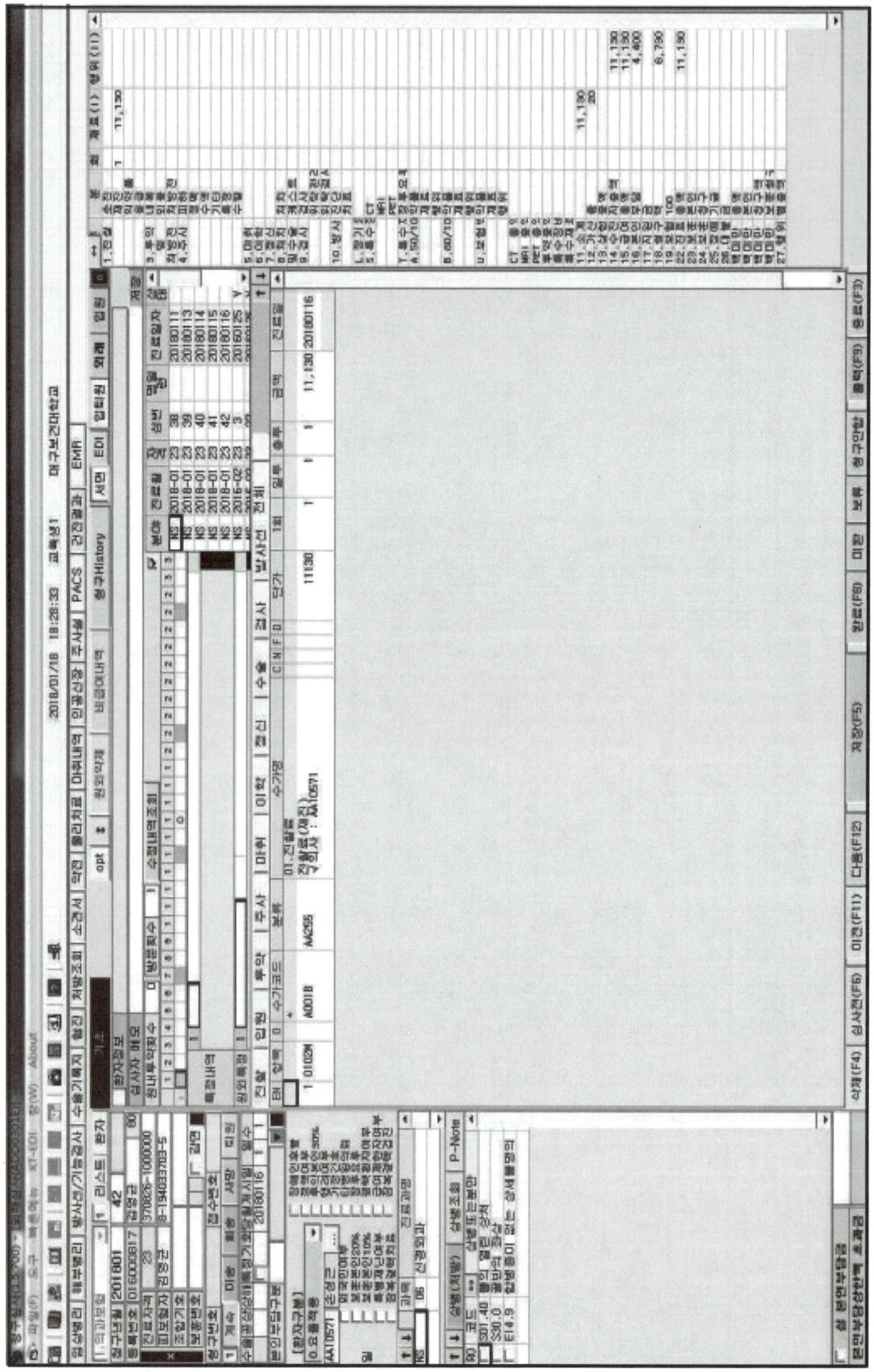

016000817 [외래]

서식번호	G I 0 3	요양급여비용명세서		요양기관	
가입자성명	김영균	증번호		기호	12345678
수진자성명	김영균	공상등구분		명칭	대구보건대학교
		370826-1000000			

상병명	분류기호	수술	진료과목	상해외인	특정기호	당월요양개시일	당월요양급여일수(투약일수포함)	진료결과
두피의 열상 골반의 좌상	S01.0 S30.0	9	06			2016/01/25	1	계속
합병증이 없는 상세불명의 당뇨병	E14.9							

총내원일수 1일 | 내원일 25

구분		기본진료 및 특정재료(I)	진료행위(II)
1.진찰료(외래관리료포함)	①초진 1회	18,140원	야간,공휴 1회
	②재진 회	원	야간,공휴 회
	③의약품관리료	60원	
	④응급월회송료	원	
	⑤가정간호	원	
	⑥만성질환관리	원	
3.투약 및 처방전료	①내복 일분	원	원
	②외용 일분	원	원
	③처방전 회	원	
4.주사료	①피하.근육 1일	517원	1,040원
	②정맥내 일	원	원
	③수액제 1회	1,374원	2,170원
	④기 타 회	565원	원
	⑤특정재료	원	
	⑥수 혈 회	원	원
5.마취료	① 회	원	원
6.이학요법료	① 회	원	원
7.정신요법료	① 회	원	원
8.처치 및 수술료	①처치,수술 1종	원	24,860원
	③캐스트 회	원	원
9.검사료	①자체검사 2종	원	5,810원
	②위탁검사관리	원	
	③위탁검사 종	원	
10.영상진단	①진단 2종	2,160원	15,230원
	②치료 종	원	원
S.특수장비	①CT 회	원	원
	②MRI 회	원	원
	③PET 회	원	원
U.100분의100	①의약품	원	원
	②치료재료	원	원
	③진료행위	원	원
W.비급여	①의약품	원	원
	②치료재료	원	원
	③진료행위	원	원
특수장비총액			88,092원
100분의100본인부담총액			원
비급여총액			원
11.소계		24,976원	120,720원
12.가산율		20%	24,144원
13.약제상한차액총액			원
14.수진자요양급여비용총액			169,840원
15.요양급여비용총액			169,840원
16.본인일부부담금			67,900원
17.지원금			원
18.장애인의료비			원
19.청구액			101,940원
20.본인부담상한액초과금			원
21.진료비총액			169,840원
22.보훈청구액			원
일련번호		-1	

코드	분류	단가	1회투여량	1일투여량 실시횟수	총투여일수 실시횟수	금액
1> AA155010	초진심야 JS010 : 201601252240	18,140	1.00	1.00	1	18,140
AL300	외래환자 의약품관리?	60	1.00	1.00	1	60
4> KK010	피하 또는 근육내주사	1,040	1.00	1.00	1	1,040
645100380	(52)글루콘산칼슘주(2 JS002 : 52	517	1.00	1.00	1	517
KK052	정맥내점적주사-100ml	2,170	1.00	1.00	1	2,170
644904480	(52)중외하트만용액 5 JS002 : 52	1,374	1.00	1.00	1	1,374
669800080	(52)구주디클로페낙주 JS002 : 52	565	1.00	1.00	1	565
8> S0022	창상봉합술.안면,경부	24,860	1.00	1.00	1	24,860
9> C3710	BST (반정량)	920	1.00	1.00	1	920
E6541	심전도검사(EKG)	4,890	1.00	1.00	1	4,890
10>G4102006	경추 2매 촬영	8,230	1.00	1.00	1	8,230
G8032	Full PACS(단순촬영)2	1,080	1.00	1.00	1	1,080
G4502006	요추 2매 촬영	7,000	1.00	1.00	1	7,000
G8032	Full PACS(단순촬영)2	1,080	1.00	1.00	1	1,080
13>HA451006	Brain CT	71,610	1.00	1.00	1	71,610
HB031	Full PACS(특수촬영)	2,160	1.00	1.00	1	2,160
	<특정내역>					
1> MS002	001					
	<끝>					

●퇴원일자:2016/02 ●출력일자:2016-02-04 ●환자ID:016000817 ●심사번호:3 NS

016000817 [외래]

서식번호	G I 0 3	요양급여비용명세서		요양기관	
가입자성명	김영균	증번호		기호	12345678
수진자성명	김영균	공상등구분		명칭	대구보건대학교
		370826-1000000			

상병명	분류기호	수술	진료과목	상해외인	특정기호	당월요양개시일	당월요양급여일수(투약일수포함)	진료결과
두피의 열상 골반의 좌상	S01.0 S30.0		06			2016/01/26	1	계속
합병증이 없는 상세불명의 당뇨병	E14.9							

총내원일수	1일	내원일	26

구분		기본진료 약제 특정재료(I)	진료행위(II)
1.진찰료(외래관리료 포함)	①초진 회	원	야간.공휴 회
	②재진 1회	10,750원	야간.공휴 회
	③의약품관리료	원	
	④응급및회송료	원	
	⑤가정간호	원	
	⑥만성질환관리	원	
3.투약 및 처방조제료	①내복 일분	원	원
	②외용 일분	원	원
	③처방전 회	원	
4.주사료	①피하.근육 일	원	원
	②정맥내 일	원	원
	③수액제 회	원	원
	④기 타 회	원	원
	⑤특정재료	원	
	⑥수 혈 회	원	원
5.마취료	① 회	원	원
6.이학요법료	① 회	원	원
7.정신요법료	① 회	원	원
8.처치 및 수술료	①처치.수술 1종	원	4,120원
	②캐스트 회	원	원
9.검사료	①자체검사 종	원	원
	②위탁검사관리	원	
	③위탁검사 종	원	
10.영상진단	①진단 종	원	원
	②치료 종	원	원
S.특수장비	①CT 회	원	원
	②MRI 회	원	원
	③PET 회	원	원
V.100분의100	①의약품	원	원
	②치료재료	원	원
	③진료행위	원	원
W.비급여	①의약품	원	원
	②치료재료	원	원
	③진료행위	원	원
특수장비총액			원
100분의100본인부담총액			원
비급여총액			원
11.소계		10,750원	4,120원
12.가산율		20%	824원
13.약제상한차액총액			원
14.수진자요양급여비용총액			15,690원
15.요양급여비용총액			15,690원
16.본인일부부담금			6,200원
17.지원금			원
18.장애인의료비			원
19.청구액			9,490원
20.본인부담상한액초과금			원
21.진료비총액			15,690원
22.보훈청구액			원
일련번호		-1	

코드	분류	단가	1회투약량	1일투여량 실시횟수	총투여일수 실시횟수	금액
1> AA255	진찰료(재진)	10,750	1.00	1.00	1	10,750
8> M0111	단순처치(1일당) <끝>	4,120	1.00	1.00	1	4,120

●퇴원일자:2016/02 ●출력일자:2016-02-04 ●환자ID:016000817 ●심사번호:4 NS

016000817 [외래]

요양급여비용명세서

서식번호	G I 0 3	요양급여비용명세서		요양기관	
가입자성명	김영균	증번호		기호	12345678
수진자성명	김영균	공상등구분		명칭	대구보건대학교
		370826-1000000			

상병명	분류기호	수술	진료과목	상해외인	특정기호	당월요양개시일	당월요양급여일수(투약일수포함)	진료결과
두피의 열상 골반의 좌상	S01.0 S30.0		06			2016/01/27	1	계속
합병증이 없는 상세불명의 당뇨병	E14.9							

총내원일수 1일 내원일 27

구분		기본진료 약제 특정재료(I)	진료행위(II)
1.진찰료(외래관리료 포함)	①초진 회	원	야간.공휴 회
	②재진 1회	10,750원	야간.공휴 회
	③의약품관리료	원	
	④종합필휘송료	원	
	⑤가정간호	원	
	⑥만성질환관리	원	
3.투약 및 처방전료	①내복 일분	원	원
	②외용 일분	원	원
	③처방전 회	원	
4.주사료	①피하.근육 일	원	원
	②정맥내 일	원	원
	③수액제 회	원	원
	④기 타 회	원	원
	⑤특정재료	원	
	⑥수 혈 회	원	원
5.마취료	① 회	원	원
6.이학요법료	① 회	원	원
7.정신요법료	① 회	원	원
8.처치 및 수술료	①처치.수술 1종	원	4,120원
	②깁스트 회	원	원
9.검사료	①자체검사 종	원	원
	②위탁검사관리	원	
	③위탁검사 종	원	
10.영상진단	①진단 종	원	원
	②치료 종	원	원
S.특수장비	①CT 회	원	원
	②MRI 회	원	원
	③PET 회	원	원
V.100분의100	①의약품	원	원
	②치료재료	원	원
	③진료행위	원	원
W.비급여	①의약품	원	원
	②치료재료	원	원
	③진료행위	원	원
특수장비총액			원
100분의100본인부담총액			원
비급여총액			원
11.소계		10,750원	4,120원
12.가산율		20%	824원
13.약제상한차액총액			원
14.수진자요양급여비용총액			15,690원
15.요양급여비용총액			15,690원
16.본인일부부담금			6,200원
17.지원금			원
18.장애인의료비			원
19.청구액			9,490원
20.본인부담상한액초과금			원
21.진료비총액			15,690원
22.보훈청구액			원
일련번호		-1	

코드	분류	단가	1회투약량	1일투여량 실시횟수	총투여일수 실시횟수	금액
1> AA255	진찰료(재진)	10,750	1.00	1.00	1	10,750
6> M0111	단순처치(1일당) <끝>	4,120	1.00	1.00	1	4,120

●퇴원일자:2016/02 ●출력일자:2016-02-04 ●환자ID:016000817 ●심사번호:5 NS

016000817 [외래]

서식번호	G I 0 3	요양급여비용명세서		요양기관	
가입자성명	김영균	증번호		기호	12345678
수진자성명	김영균	공상등구분		명칭	대구보건대학교
		370826-1000000			

상병명	분류기호	수술	진료과목	상해외인	특정기호	당월요양개시일	당월요양급여일수(투약일수포함)	진료결과
두피의 열상 골반의 좌상	S01.0 S30.0		06			2016/01/28	1	계속
합병증이 없는 상세불명의 당뇨병	E14.9							

총내원일수 1일 내원일 28

구분		기본진료 약제 특정재료(I)	진료행위(II)
1.진찰료(외래관리료 포함)	①초진 회	원	야간.공휴 회
	②재진 1회	10,750원	야간.공휴 회
	③의약품관리료	원	
	④응급및회송료	원	
	⑤가정간호	원	
	⑥만성질환관리	원	
3.투약 및 처방전료	①내복 일분	원	원
	②외용 일분	원	원
	③처방전 회	원	
4.주사료	①피하.근육 일	원	원
	②정맥내 일	원	원
	③수액제 회	원	원
	④기 타 회	원	원
	⑤특정재료	원	
	⑥수 혈 회	원	원
5.마취료	① 회	원	원
6.이학요법료	① 회	원	원
7.정신요법료	① 회	원	원
8.처치 및 수술료	①처치.수술 1종	원	4,120원
	③캐스트 회	원	원
9.검사료	①자체검사 종	원	원
	②위탁검사관리	원	
	③위탁검사 종	원	
10.영상진단	①진단 종	원	원
	②치료 종	원	원
S.특수장비	①CT 회	원	원
	②MRI 회	원	원
	③PET 회	원	원
V.100분의100	①의약품	원	원
	②치료재료	원	원
	③진료행위	원	원
W.비급여	①의약품	원	원
	②치료재료	원	원
	③진료행위	원	원
특수장비총액			원
100분의100본인부담총액			원
비급여총액			원
11.소계		10,750원	4,120원
12.가산율		20%	824원
13.약제상한차액총액			원
14.수진자요양급여비용총액			15,690원
15.요양급여비용총액			15,690원
16.본인일부부담금			6,200원
17.지원금			원
18.장애인의료비			원
19.청구액			9,490원
20.본인부담상한액초과금			원
21.진료비총액			15,690원
22.보훈청구액			원
일련번호		-1	

코드	분류	단가	1회투약량	1일투여량 실시횟수	총투여일수 실시횟수	금액
1> AA255	진찰료(재진)	10,750	1.00	1.00	1	10,750
8> M0111	단순처치(1일당)	4,120	1.00	1.00	1	4,120
	<끝>					

●퇴원일자:2016/02 ●출력일자:2016-02-04 ●환자ID:016000817 ●심사번호:6 NS

016000817 [외래]

서식번호	G I 0 3	요양급여비용명세서		요양기관	
가입자성명	김영균	증번호		기호	12345678
수진자성명	김영균	공상등구분		명칭	대구보건대학교
		370826-1000000			

상병명	분류기호	수술	진료과목	상해외인	특정기호	당월요양개시일	당월요양급여일수(투약일수포함)	진료결과
두피의 열상 골반의 좌상	S01.0 S30.0		06			2016/01/29	1	계속
합병증이 없는 상세불명의 당뇨병	E14.9							

총내원일수 1일 내원일 29

구분		기본진료 약제 특정재료(I)	진료행위(II)
1.진찰료(외래관리료포함)	①초진 회	원	야간,공휴 회
	②재진 1회	10,750원	야간,공휴 회
	③의약품관리료	원	
	④응급및회송료	원	
	⑤가정간호	원	
	⑥만성질환관리	원	
3.투약 및 처방전료	①내복 일분	원	원
	②외용 일분	원	원
	③처방전 회	원	
4.주사료	①피하,근육 일	원	원
	②혈맥내 일	원	원
	③수액제 회	원	원
	④기 타 회	원	원
	⑤특정재료	원	
	⑥수 혈 회	원	원
5.마취료	① 회	원	원
6.이학요법료	① 회	원	원
7.정신요법료	① 회	원	원
8.처치 및 수술료	①처치.수술 1종	원	4,120원
	③캐스트 회	원	원
9.검사료	①자체검사 종	원	원
	②위탁검사관리	원	
	③위탁검사 종	원	
10.영상진단	①진단 종	원	원
	②치료 종	원	원
S.특수장비	①CT 회	원	원
	②MRI 회	원	원
	③PET 회	원	원
U.100분의 100	①의약품	원	원
	②치료재료	원	원
	③진료행위	원	원
W.비급여	①의약품	원	원
	②치료재료	원	원
	③진료행위	원	원
특수장비총액			원
100분의100본인부담총액			원
비급여총액			원
11.소계		10,750원	4,120원
12.가산율		20%	824원
13.약제상한차액총액			원
14.수진자요양급여비용총액			15,690원
15.요양급여비용총액			15,690원
16.본인일부부담금			6,200원
17.지원금			원
18.장애인의료비			원
19.청구액			9,490원
20.본인부담상한액초과금			원
21.진료비총액			15,690원
22.보훈청구액			원
일련번호			-1

코드	분류	단가	1회투약량	1일투여량 실시횟수	총투여일수 실시횟수	금액
1> AA255	진찰료(재진)	10,750	1.00	1.00	1	10,750
8> M0111	단순처치(1일당)	4,120	1.00	1.00	1	4,120
	<끝>					

●퇴원일자:2016/02 ●출력일자:2016-02-04 ●환자ID:016000817 ●심사번호:7 NS

12. 병원 - 신경외과(2)

보험대상	국민건강보험공단	증번호	6-301144****
가입자성명	권*길	주민등록번호	270115-1******
환자성명	권*철	요양기관명칭	****병원
진료개시일	2018/01/11	내원시간	오전 9시 30분
상병명	엉덩관절의 염좌 추간판의 전위	진료과목/구분	신경외과 / 외래

IMP: HNP L4~L5 L5~S1

Hip joint strain

2018/01/11

CC: Rt Hip pain

Rx) Check X-ray

Both hip AP & Rt hip Lat

1. Injection

Isoptin 1 Amp IM

2. PT

2018/01/12

1. PTx
2. PO medication

Amorex 1T bid

Baropan 1T 4days

Epecina 1T

Sonperi 1T

2018/01/16

1. PTx
2. PO medication

Amorex 1T bid

Baropan 1T 14days

Epecina 1T

Sonperi 1T

▶ 차트 해설

- HNP: Herniated Nucleus Pulpo년 = 척수 헤르니아 (추간판 전위)
- Hip joint strain = 고(엉덩)관절의 염좌상
- Both hip AP & Rt hip Lat
  → 양측 고관절의 정면촬영과 우측 고관절의 측면 촬영을 의미
- PT: Physical Therapy = 물리치료, 기본적인 PT는
  - H/P(표층열 치료): 온찜질 MM010
  - 심층열 치료: 초음파 치료 MM020
  - ICT(간섭파 치료) MM080

▶ 요양급여명세서 작성 해설

- Check X-ray Both hip AP & Rt hip Lat: 촬영부위가 1회 1매와 1회 2매 동시 산정
- Unifenac 1 Amp IM: 소염 진통제
- PT: 기본적 물리치료로 산정함

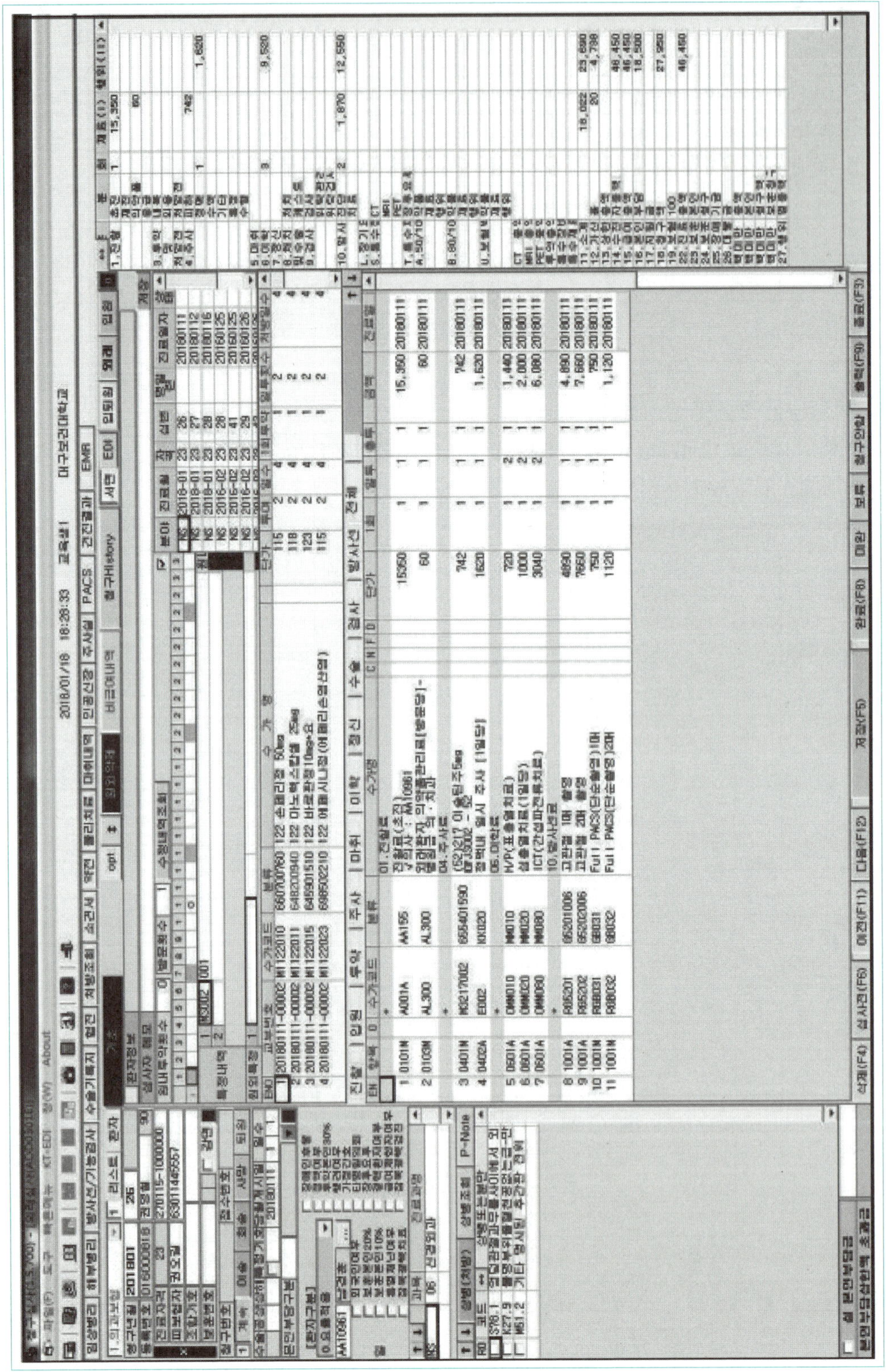

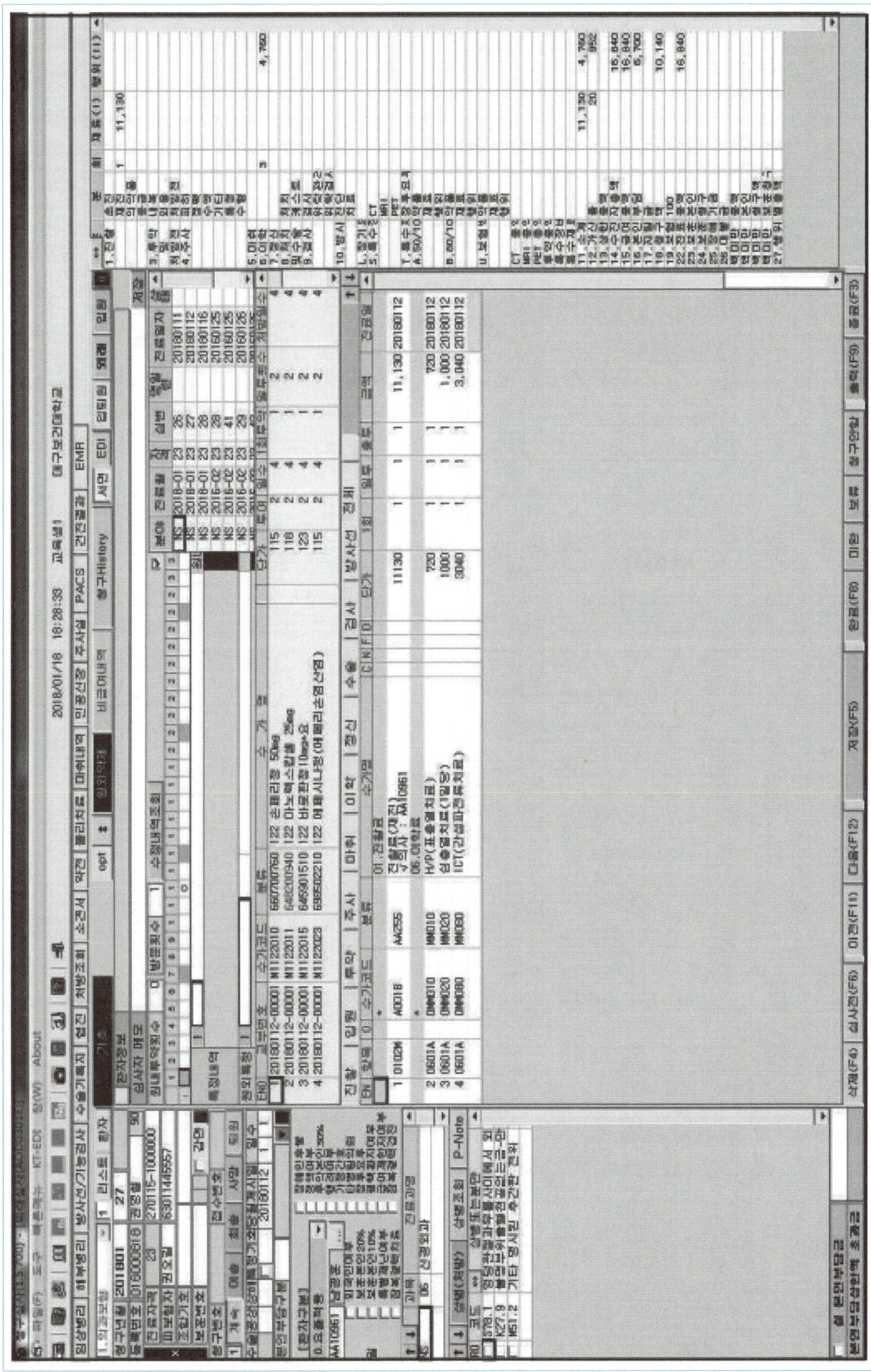

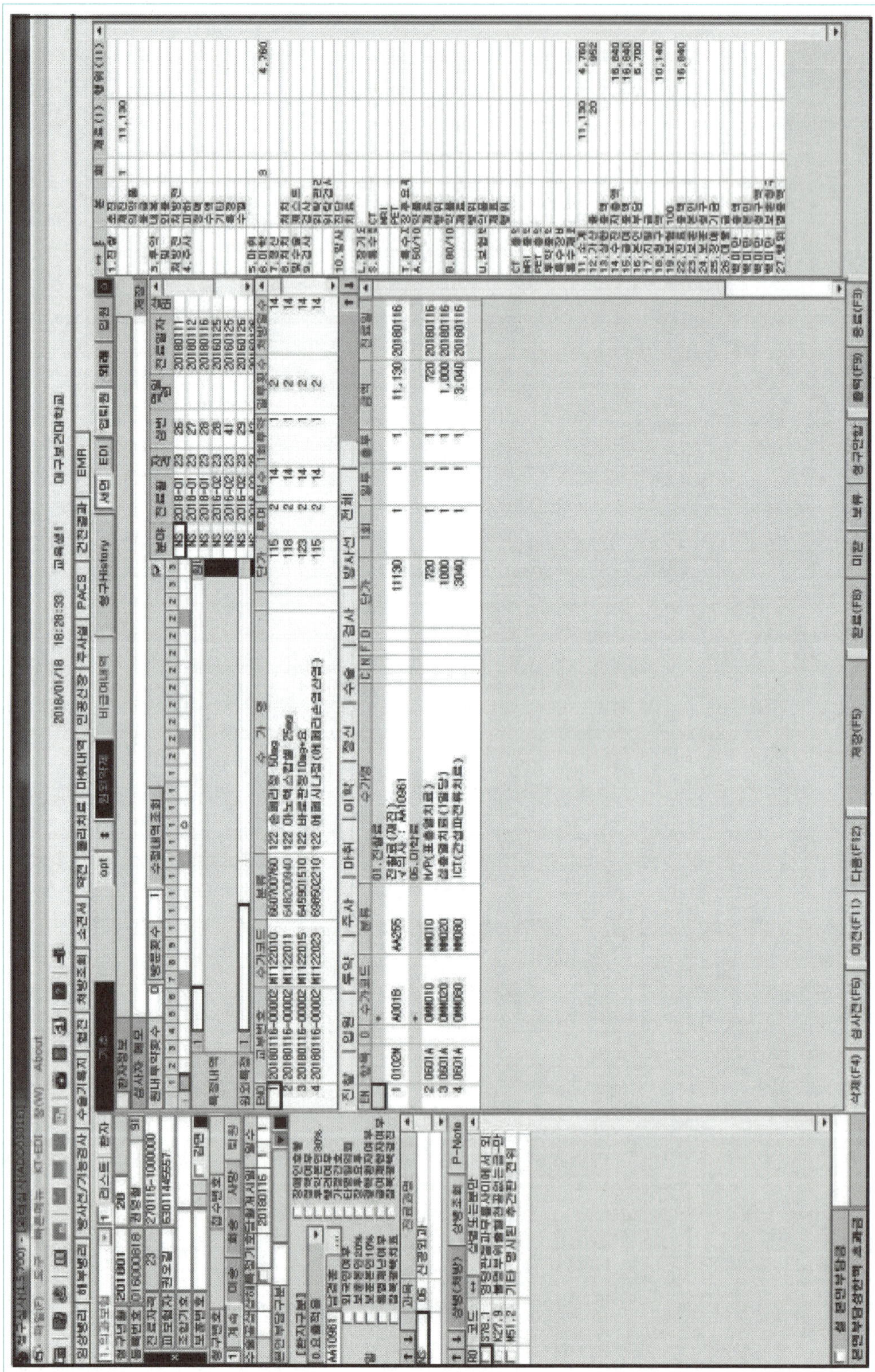

016000818 [외래]

서식번호	G I 0 3	요양급여비용명세서		요양기관	
가입자성명	권오길	증번호		기호	12345678
수진자성명	권영철	공상등구분	63011445557	명칭	대구보건대학교
		270115-1000000			

상병명	분류기호	수술	진료과목	상해외인	특정기호	당월요양개시일	당월요양급여일수(투약일수포함)	진료결과
엉덩관절과무릎사이에서 외상성절단 불명부위출혈천공없는급-만-불명소화성궤양	S78.1 K27.9		06			2016/01/25	1	계속
기타 명시된 추간판 전위	M51.2							

총내원일수 1일 내원일 25

구분		기본진료 약제 특정재료(I)	진료행위(II)
1.진찰료(외래관리료 포함)	①초진 회	원	야간.공휴 회
	②재진 1회	12,840원	야간.공휴 1회
	③의약품관리료	60원	
	④종합일위송료	원	
	⑤기정간호	원	
	⑥만성질환관리	원	
3.투약 및 조제료	①내복 일분	원	원
	②외용 일분	원	원
	③처방전 회	원	
4.주사료	①피하.근육 일	742원	원
	②정맥내 1일	원	1,540원
	③수액제 회	원	원
	④기 타 회	원	원
	⑤특정재료	원	
	⑥수 혈 회	원	원
5.마취료	① 회	원	원
6.이학요법료	① 3회	원	4,690원
7.정신요법료	① 회	원	원
8.처치 및 수술료	①처치,수술 종	원	원
	②캐스트 회	원	원
9.검사료	①자체검사 종	원	원
	②위탁검사관리	원	
	③위탁검사 종	원	
10.영상진단	①진단 2종	1,800원	12,670원
	②치료 종	원	원
S.특수장비	①CT 회	원	원
	②MRI 회	원	원
	③PET 회	원	원
V.100분의100	①의약품	원	원
	②치료재료	원	원
	③진료행위	원	원
W.비급여	①의약품	원	원
	②치료재료	원	원
	③진료행위	원	원
특수장비총액			원
100분의100본인부담총액			원
비급여총액			원
11.소계		15,442원	18,900원
12.가산율		20%	3,780원
13.약제상한차액총액			원
14.수진자요양급여비용총액			38,120원
15.요양급여비용총액			38,120원
16.본인일부부담금			15,200원
17.지원금			원
18.장애인의료비			원
19.청구액			22,920원
20.본인부담상한액초과금			원
21.진료비총액			38,120원
22.보훈청구액			원
일련번호		-1	

코드	분류	단가	1회투약량	1일투여량 실시횟수	총투여일수 실시횟수	금액
1> AA255010	재진심야 JS010 : 201601250930	12,840	1.00	1.00	1	12,840
AL300	외래환자 의약품관리?	60	1.00	1.00	1	60
4> 655401590	(52)이솔틴주5mg JS002 : 52	742	1.00	1.00	1	742
KK020	정맥내 일시 주사 [1?	1,540	1.00	1.00	1	1,540
6> MM010	H/P(표층열치료)	730	1.00	1.00	1	730
MM020	심층열치료(1일당)	990	1.00	1.00	1	990
MM080	ICT(간섭파전류치료)	2,970	1.00	1.00	1	2,970
10>G5201006	고관절 1매 촬영	4,640	1.00	1.00	1	4,640
G5202006	고관절 2매 촬영	8,030	1.00	1.00	1	8,030
G8031	Full PACS(단순촬영)1	720	1.00	1.00	1	720
G8032	Full PACS(단순촬영)2	1,080	1.00	1.00	1	1,080
	<특정내역>					
1> MS002	001					
	<끝>					

●퇴원일자:2016/02 ●출력일자:2016-02-04 ●환자ID:016000818 ●심사번호:28 NS

016000818 [외래]

서식번호	G I 0 3	요양급여비용명세서		요양기관	
가입자성명	권오길	증번호		기호	12345678
수진자성명	권영철	공상등구분	63011445557	명칭	대구보건대학교
		270115-1000000			

상병명	분류기호	수술	진료과목	상해외인	특정기호	당월요양개시일	당월요양급여일수(투약일수포함)	진료결과
			06			2016/01/26	1	계속

총내원일수 1일 내원일 26

구분		기본진료 약제 특정재료(I)	진료행위(II)
1.진찰료(외래관리료포함)	①초진 회	원	야간.공휴 회
	②재진 1회	12,840원	야간.공휴 1회
	③의약품관리료	원	
	④응급및회송료	원	
	⑤가정간호	원	
	⑥만성질환관리	원	
3.투약 및 처방전료	①내복 일분	원	원
	②외용 일분	원	원
	③처방전 회	원	
4.주사료	①피하.근육 일	원	원
	②정맥내 일	원	원
	③수액제 회	원	원
	④기 타 회	원	원
	⑤특정재료	원	
	⑥수 혈 회	원	원
5.마취료	① 회	원	원
6.이학요법료	① 3회	원	4,690원
7.정신요법료	① 회	원	원
8.처치 및 수술료	①처치.수술 종	원	원
	②캐스트 회	원	원
9.검사료	①자체검사 종	원	원
	②위탁검사관리	원	
	③위탁검사 종	원	
10.영상진단	①진단 종	원	원
	②치료 종	원	원
S.특수장비	①CT 회	원	원
	②MRI 회	원	원
	③PET 회	원	원
U.100분의100	①의약품	원	원
	②치료재료	원	원
	③진료행위	원	원
W.비급여	①의약품	원	원
	②치료재료	원	원
	③진료행위	원	원
특수장비총액			원
100분의100본인부담총액			원
비급여총액			원
11.소계		12,840원	4,690원
12.가산율		20%	938원
13.약제상한차액총액			원
14.수진자요양급여비용총액			18,460원
15.요양급여비용총액			18,460원
16.본인일부부담금			7,300원
17.지원금			원
18.장애인의료비			원
19.청구액			11,160원
20.본인부담상한액초과금			원
21.진료비총액			18,460원
22.보훈청구액			원
일련번호		-1	

코드	분류	단가	1회투약량	1일투여량 실시횟수	총투여일수 실시횟수	금액
교부번호 : 2016012600003	처방일수 : 4					
점검번호 : 3						
660700760	손페리정 50mg		1.00	2	4	
648200940	아노렉스캡셀 25mg		1.00	2	4	
645901510	바로판정10mg+요		1.00	2	4	
698502210	에페시나정(에페리손?		1.00	2	4	
1> AA255010	재진심야	12,840	1.00	1.00	1	12,840
	JS010 : 201601261410					
6> MM010	H/P(표층열치료)	730	1.00	1.00	1	730
MM020	심층열치료(1일당)	990	1.00	1.00	1	990
MM080	ICT(간섭파전류치료)	2,970	1.00	1.00	1	2,970
	<끝>					

●퇴원일자:2016/02 ●출력일자:2016-02-04 ●환자ID:016000818 ●심사번호:42 NS

016000818 [외래]

서식번호	G I 0 3	요양급여비용명세서		요양기관	
가입자성명	권오길	증번호		기호	12345678
수진자성명	권영철	공상등구분	63011445557	명칭	대구보건대학교
		270115-1000000			

상병명	분류기호	수술	진료과목	상해외인	특정기호	당월요양개시일	당월요양급여일수(투약일수포함)	진료결과
			06			2016/01/27	1	계속

총내원일수 1일 내원일 27

구 분			기본진료 약제 특정재료(I)	진료행위(II)
1.진찰료(외래관리료포함)	①초진	회	원	야간,공휴 회
	②재진	회	원	야간,공휴 회
	③의약품관리료		원	
	④응급및회송료		원	
	⑤가정간호		원	
	⑥만성질환관리		원	
3.투약 및 처방전료	①내복	일분	원	원
	②외용	일분	원	원
	③처방전	회	원	
4.주사료	①피하,근육	일	원	원
	②정맥내	일	원	원
	③수액제	회	원	원
	④기 타	회	원	원
	⑤특정재료		원	
	⑥수 혈	회	원	원
5.마취료	①	회	원	원
6.이학요법료	①	3회	원	4,690원
7.정신요법료	①	회	원	원
8.처치 및 수술료	①처치,수술	종	원	원
	③캐스트	회	원	원
9.검사료	①자체검사	종	원	원
	②위탁검사관리		원	
	③위탁검사	종	원	
10.영상진단	①진단	종	원	원
	②치료	종	원	원
5.특수장비	①CT	회	원	원
	②MRI	회	원	원
	③PET	회	원	원
K.100분의100	①의약품		원	원
	②치료재료		원	원
	③진료행위		원	원
M.비급여	①의약품		원	원
	②치료재료		원	원
	③진료행위		원	원
특수장비총액				원
100분의100본인부담총액				원
비급여총액				원
11.소계			원	4,690원
12.가산율			20%	938원
13.약제상한차액총액				원
14.수진자요양급여비용총액				5,620원
15.요양급여비용총액				5,620원
16.본인일부부담금				2,200원
17.지원금				원
18.장애인의료비				원
19.청구액				3,420원
20.본인부담상한액초과금				원
21.진료비총액				5,620원
22.보훈청구액				원
일련번호			-1	

코드	분류	단가	1회투약량	1일투여량 실시횟수	총투여일수 실시횟수	금액
교부번호 : 2016012700004	처방일수 :	14				
점검번호 : 4						
660700760	손페리정 50mg		1.00	2	14	
648200940	아노멕스캡셀 25mg		1.00	2	14	
645901510	바로관정10mg·요		1.00	2	14	
698502210	에페시나정(에페리손?		1.00	2	14	
6> MM010	H/P(표층열치료)	730	1.00	1.00	1	730
MM020	심층열치료(1일당)	990	1.00	1.00	1	990
MM080	ICT(간섭파전류치료)	2,970	1.00	1.00	1	2,970
	<끝>					

●퇴원일자:2016/02 ●출력일자:2016-02-04 ●환자ID:016000818 ●심사번호:30 NS

13. 병원 - 신경외과(3)

보험대상	제주고등학교	증번호	5-300947****
가입자성명	권*만	주민등록번호	910926-1******
환자성명	권*인	요양기관명칭	****병원
진료개시일	2018/01/03	내원시간	오후 15시20분 응급으로 내원
상병명	빰(안면부) 열상		

IMP: Cheek laceration

CC: Face laceration 유리에 베임
Face pain
Swelling

2018/01/03

1. Wound cleaning and Suture
2. injection
   gentamycin IM
   lidocaine IM
3. PO medication
   Cepacler 1T tid 1 day
   Domepet 1T
   Barotase 1T

▶ 차트 해설

- Cheek laceration = 빰 열상
- Wound cleaning and Suture: 상처세척 봉합

▶ 요양급여명세서 작성 해설

- 창상봉합술(안면, 경부 단순봉합)

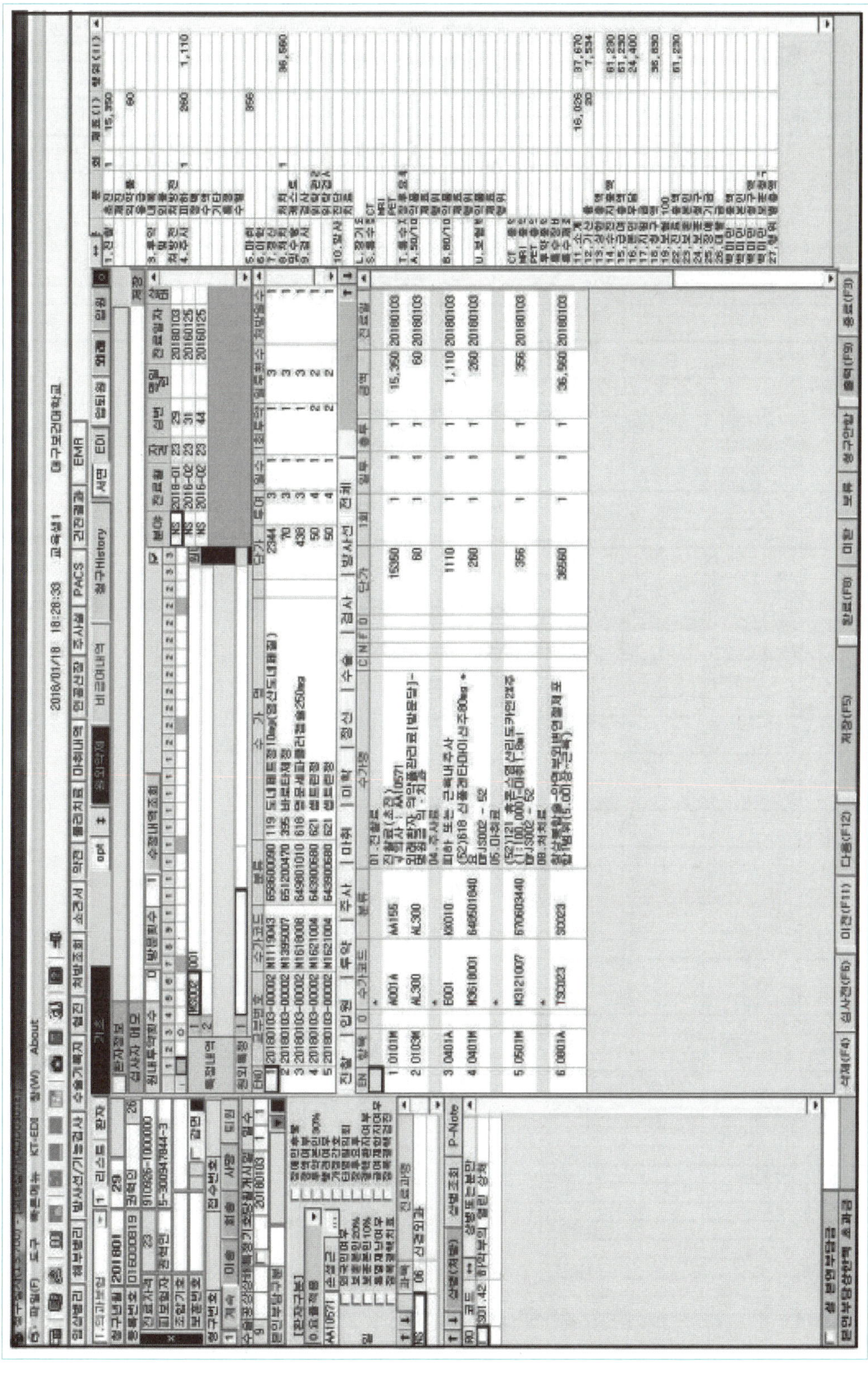

016000819 [외래]

서식번호	G I 0 3	요양급여비용명세서		요양기관	
가입자성명	권혁인	증번호		기호	12345678
수진자성명	권혁인	공상등구분	5-300947844-3	명칭	대구보건대학교
		910926-1000000			

상병명	분류기호	수술	진료과목	상해외인	특정기호	당월요양개시일	당월요양급여일수(투약일수포함)	진료결과
하악부의 열린 상처	S01.42	9	06			2016/01/25	1	계속

총내원일수	1일	내원일	25

구분		거본진료 약제 특정재료(I)	진료행위(II)
1.진찰료(외래관리료 포함)	①초진 1회	18,140원	야간.공휴 1회
	②재진 회	원	야간.공휴 회
	③의약품관리료	60원	
	④응급및회송료	원	
	⑤가정간호	원	
	⑥만성질환관리	원	
3.투약 및 처방진료	①내복 일분	원	원
	②외용 일분	원	원
	③처방전 회	원	
4.주사료	①피하.근육 1일	260원	1,040원
	②정맥내 일	원	원
	③수액제 회	원	원
	④기타 회	원	원
	⑤특정재료	원	
	⑥수혈 회	원	원
5.마취료	① 회	356원	원
6.이학요법료	① 회	원	원
7.정신요법료	① 회	원	원
8.처치 및 수술료	①처치.수술 1종	원	28,790원
	③캐스트 회	원	원
9.검사료	①자체검사 종	원	원
	②위탁검사관리	원	
	③위탁검사 종	원	
10.영상진단	①진단 종	원	원
	②치료 종	원	원
5.특수장비	①CT 회	원	원
	②MRI 회	원	원
	③PET 회	원	원
100분의 100	①의약품	원	원
	②치료재료	원	원
	③진료행위	원	원
비급여	①의약품	원	원
	②치료재료	원	원
	③진료행위	원	원
특수장비총액			원
100분의100본인부담총액			원
비급여총액			원
11.소계		18,816원	29,830원
12.가산율		20%	5,966원
13.약제상한차액총액			원
14.수진자요양급여비용총액			54,610원
15.요양급여비용총액			54,610원
16.본인일부부담금			21,800원
17.지원금			원
18.장애인의료비			원
19.청구액			**32,810원**
20.본인부담상한액초과금			원
21.진료비총액			54,610원
22.보훈청구액			원
일련번호			-1

코드	분류	단가	1회투약량	1일투여량 실시횟수	총투여일수 실시횟수	금액
교부번호 : 2016012500010	처방일수 : 1					
청경번호 : 10						
658600090	도네페트정10mg(염산?		1.00	3	1	
651200470	바로타제정		1.00	3	1	
649801010	명문세파클러캡슐250m		1.00	3	1	
1> AA155010	초진실야	18,140	1.00	1.00	1	18,140
	JS010 : 201601251520					
AL300	외래환자 의약품관리?	60	1.00	1.00	1	60
4> KK010	피하 또는 근육내주사	1,040	1.00	1.00	1	1,040
648501840	(52)신풍겐타마이신주	260	1.00	1.00	1	260
	JS002 : 52					
5> 670603440	(52)휴온스염산리도카	356	1.00	1.00	1	356
	JS002 : 52					
8> SC023	창상봉합술-안면부외?	28,790	1.00	1.00	1	28,790
	<특정내역>					
1> MS002	001					
	<끝>					

●퇴원일자:2016/02 ●출력일자:2016-02-04 ●환자ID:016000819 ●심사번호:31 NS

14. 병원 - 산부인과(1)

보험대상	창원시	증번호	42900**
가입자성명	곽*나	주민등록번호	670228-2******
환자성명	곽*나	요양기관명칭	****병원
진료개시일	2018/01/04	내원시간	오후 22시 50분 응급환자
상병명	유산		

IMP: Abortion

LMP: 2015/10/15 2016/ 1/ 10

MP: 8 days

2018/01/04

Rx) 1. USG

2. D&C

3. Injection

Diazepam 1Amp IM

D/W 500ml IV

Orpheran 2Amp mix

Norpin 1 IM

4. PO medication

Tipride 1C tid 2days

Someto 1T

UDCA 1T

▶ 차트 해설

- Abortion: 유산, 낙태
- LMP: Last Menstrual Period = 최종월경시기, 마리막 생리기간
- MP: Menstrual Period = 월경기간
- USG = 초음파검사
- D&C: Dilatation & Curettage = 경관확장 및 소파술

▶ 요양급여명세서 작성 해설

- Abortion: 자연유산은 요양급여대상에 해당됨

- USG: 부인과적 초음파 검사
- Diazepam 1Amp IM: 신경안정제
- Unidelgin 1Amp IM: 자궁수축제
- H/S 500ml IV Oxytocin 2Amp mix: 혈액대용제인 하트만수액에 자궁수축제 Mix
- Noboracin 1 IM: 항생제
- Tiroxin, Soxinase, Unodelzin: 항생제
- 임신 8주 이내

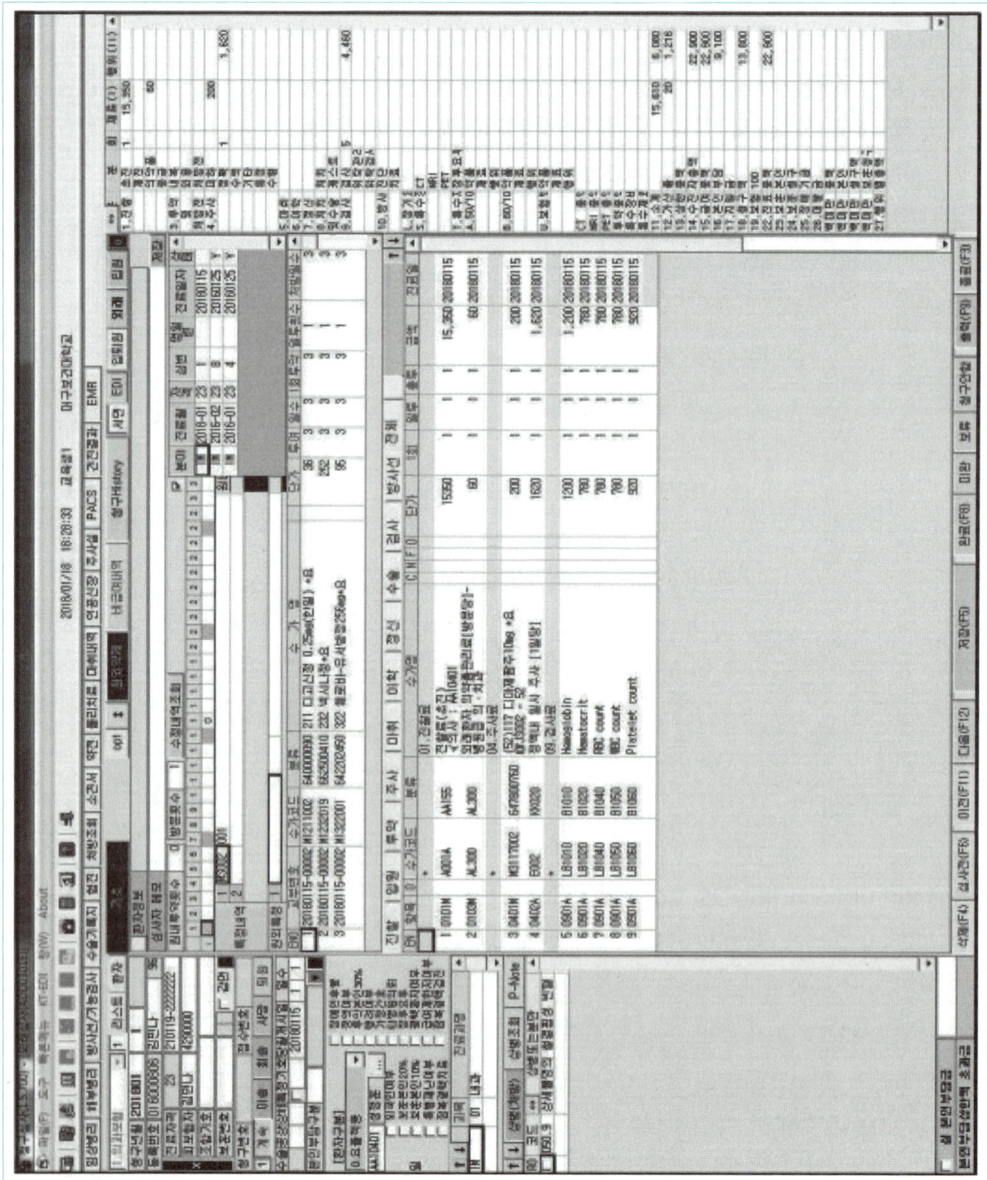

016000821 [외래]

서식번호	G I 0 3	요양급여비용명세서		요양기관	
가입자성명	곽안나	증번호		기호	12345678
수진자성명	곽안나	공상등구분	4290000	명칭	대구보건대학교
		670228-2000000			

상병명	분류기호	수술	진료과목	상해외인	특정기호	당월요양개시일	당월요양급여일수(투약일수포함)	진료결과
불명유산,자궁외임신,기태임신에따른합병증	008.9	9	10			2016/01/25	1	계속

총내원일수 1일 내원일 25

구분			기본진료 약제 특정재료(I)	진료행위(II)
1.진찰료(외래관리료포함)	①초진	회	원	야간.공휴 회
	②재진	1회	12,840원	야간.공휴 1회
	③의약품관리료		60원	
	④응급일회송료		원	
	⑤가정간호		원	
	⑥만성질환관리		원	
3.투약 및 처방전료	①내복	일분	원	원
	②외용	일분	원	원
	③처방전	회	원	
4.주사료	①피하.근육	일	원	원
	②정맥내	일	원	원
	③수액제	1회	1,272원	2,170원
	④기타	회	4,739원	원
	⑤특정재료		원	
	⑥수혈	회	원	원
5.마취료	①	회	원	원
6.이학요법료	①	회	원	원
7.정신요법료	①	회	원	원
8.처치 및 수술료	①처치.수술	1종	원	64,440원
	③캐스트	회	원	원
9.검사료	①자체검사	종	원	원
	②위탁검사관리		원	
	③위탁검사	종	원	
10.영상진단	①진단	종	원	원
	②치료	종	원	원
S.특수장비	①CT	회	원	원
	②MRI	회	원	원
	③PET	회	원	원
U.100분의100	①의약품		원	원
	②치료재료		원	원
	③진료행위		원	원
W.비급여	①의약품		원	원
	②치료재료		원	원
	③진료행위		원	원
특수장비총액				원
100분의100본인부담총액				원
비급여총액				원
11.소계			18,911원	66,610원
12.가산율			20%	13,322원
13.약제상한차액총액				원
14.수진자요양급여비용총액				98,840원
15.요양급여비용총액				98,840원
16.본인일부부담금				39,500원
17.지원금				원
18.장애인의료비				원
19.청구액				59,340원
20.본인부담상한액초과금				원
21.진료비총액				98,840원
22.보훈청구액				원
일련번호			-1	

코드	분류	단가	1회투약량	1일투여량 실시횟수	총투여일수 실시횟수	금액
교부번호 : 2016012500011 처방일수 : 2						
점검번호 : 11						
657303550	티프리드정(염산티로?		1.00	3	2	
659900100	쏘메토320mg(쏘팔메토		1.00	3	2	
641602040	우루사정(대웅)100mg		1.00	3	2	
	JT999 : 100					
1> AA255010	재진심야	12,840	1.00	1.00	1	12,840
	JS010 : 201601252250					
AL300	외래환자 의약품관리?	60	1.00	1.00	1	60
4> KK052	정맥내점적주사-100ml	2,170	1.00	1.00	1	2,170
644902260	(52)5%포도당주사액 5	1,272	1.00	1.00	1	1,272
	JS002 : 52					
664600130	(52)노르핀주10ml	4,739	1.00	1.00	1	4,739
	JS002 : 52					
8> R4452	인공임신중절수술(8주	64,440	1.00	1.00	1	64,440
	<특정내역>					
1> MS002	001					
	<끝>					

●퇴원일자:2016/02 ●출력일자:2016-02-04 ●환자ID:016000821 ●심사번호:32 0BGY

15. 병원 - 소아과(1)

보험대상	국민건강보험공단	증번호	7-32086356**
가입자성명	문*식	주민등록번호	030619-3******
환자성명	문*림	요양기관명칭	****병원
진료개시일	2018/01/04	내원시간	오후 14시 40분
상병명	상기도감염 급성기관지염 알레르기성 비염		

2018/01/04

Subjective: Cough(+)

Fever(-)   rhinorrhea(-)

Objective: CBS   Pharyngeal injection(-)

Assess: URI

Plan

1. Injection   0.5   Amp IM

   Diclofenac

2. PO medication

   Allegra   0.5T   tid   1day

   Montelair   0.5T

   Zelastin   0.5T

2018/01/13

Subjective: Cough / Sputum / Rhinorrhea (-/+/+)

Fever(+)

Objective: CBS   Pharyngeal injection(-)

Assess: URI Pneumonia BLL

Plan

1. Chest P-A
2. Injection

   Diclofenac 0.5 Amp IM

3. PO medication

   Allegra   0.5T   tid   3day

Montelair 0.5T
Zelastin 0.5T

2018/01/16

S~: Cough / Sputum / Rhinorrhea (+/+/-)
Fever(-)
O~: CBS Pharyngeal injection(-)
A~: URI

▶ 차트 해설

- BLL: Both Lower Lung or Bilateral Lower lobe = 양 하측 폐 or 양측 하엽
- Chest P-A: 흉부 촬영 → Posterior - Anterior(뒤에서 앞으로) 촬영

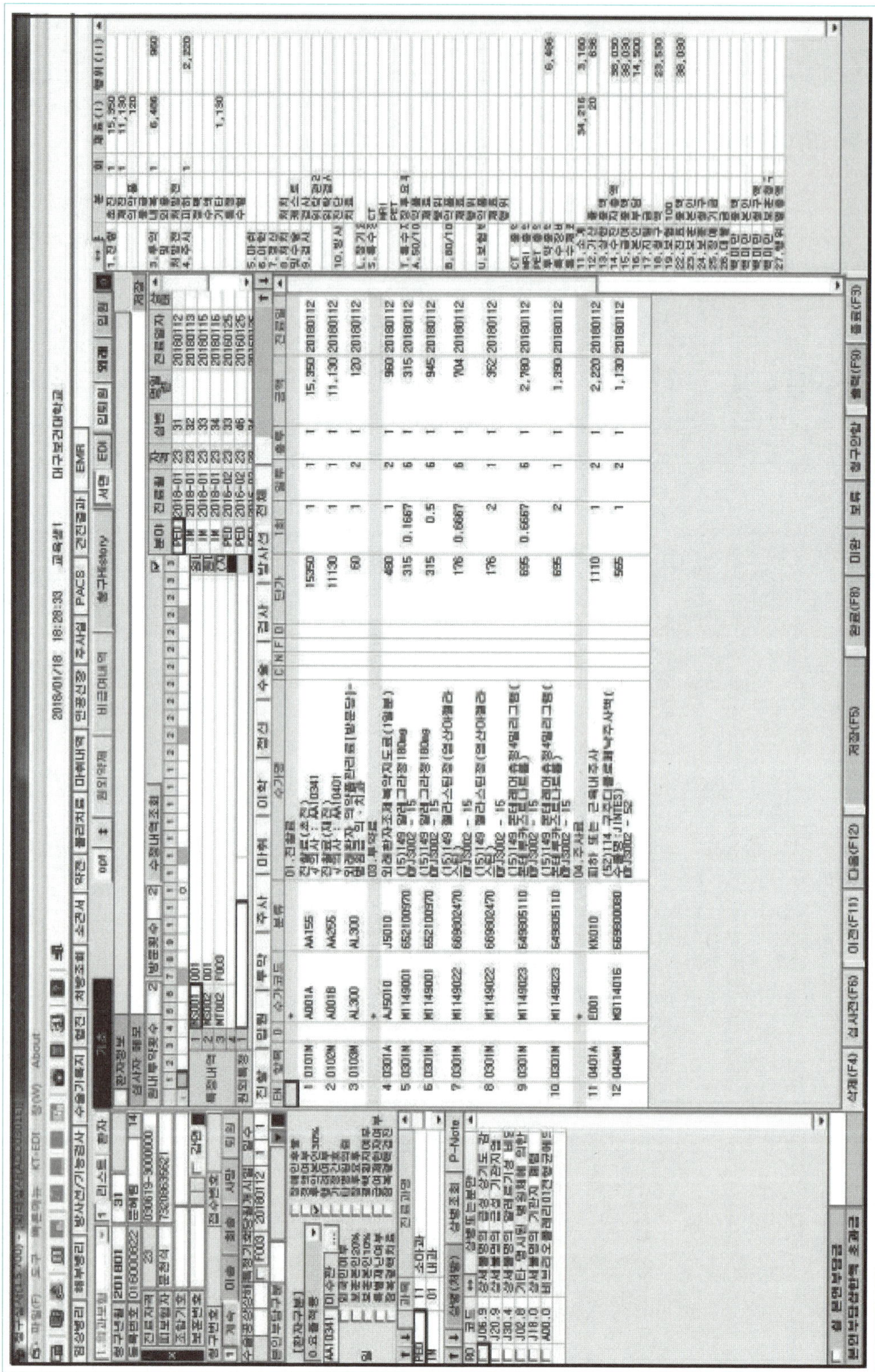

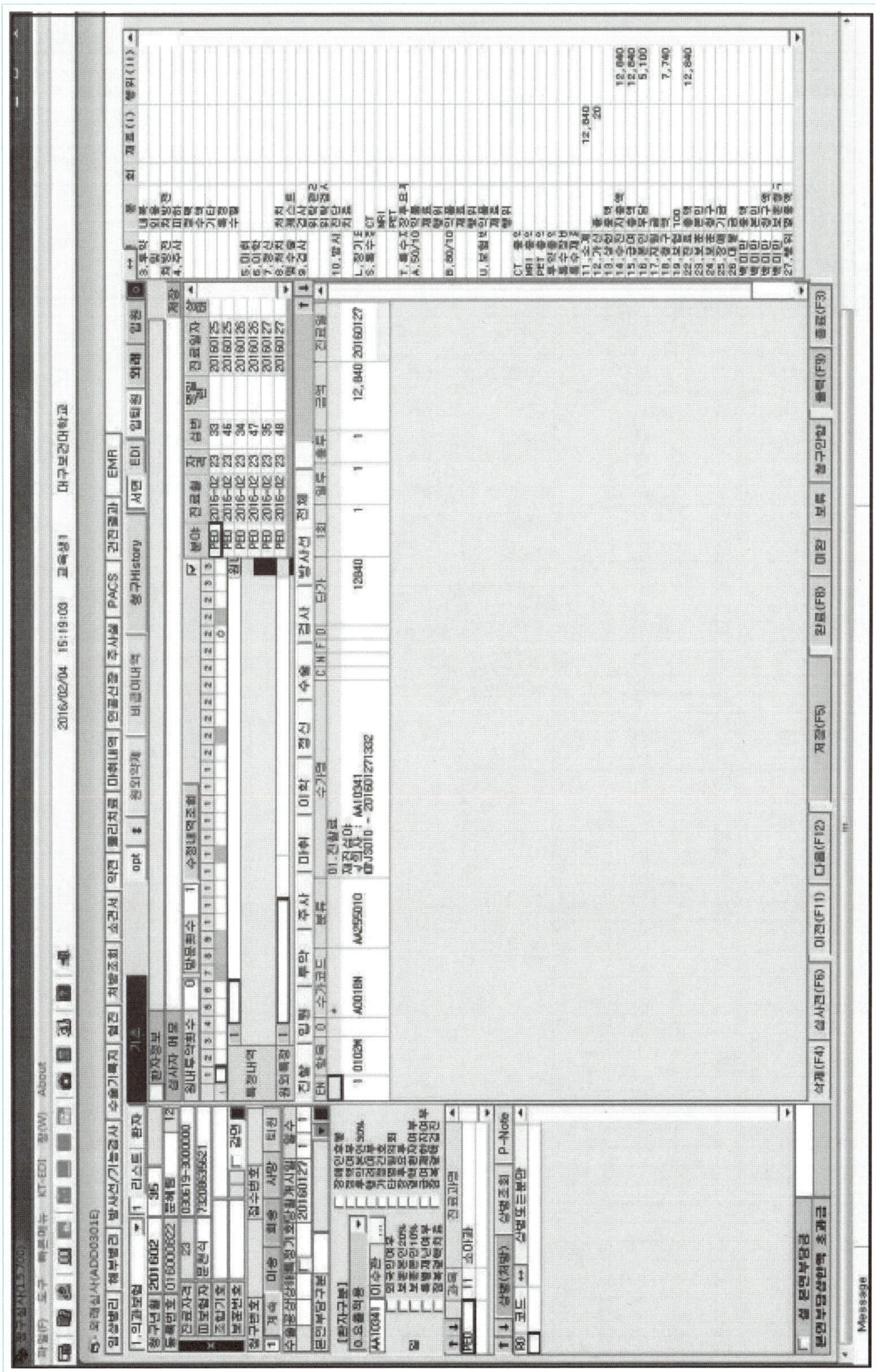

016000822 [외래]

서식번호	G I 0 3	요양급여비용명세서		요양기관	
가입자성명	문천식	증번호		기호	12345678
수진자성명	문혜림	공상등구분	73208635621	명칭	대구보건대학교
		030619-3000000			

상병명	분류기호	수술	진료과목	상해외인	특정기호	당월요양개시일	당월요양급여일수(투약일수포함)	진료결과
상세불명의 급성 상기도 감염 상세불명의 급성 기관지염	J06.9 J20.9		11		F003	2016/01/25	1	계속
상세불명의 알레르기성 비염 기타 명시된 병원체에 의한 급성인두염	J30.4 J02.8							
상세불명의 기관지 폐렴 비브리오콜레리01전형균에의한콜레라	J18.0 A00.0							
총내원일수 1일	내원일 25							

구분		기본진료 약제 특정재료(I)	진료행위(II)
1.진찰료(외래관리료 포함)	①초진 회	원	야간,공휴 회
	②재진 1회	12,840원	야간,공휴 1회
	③의약품관리료	60원	
	④응급및회송료	원	
	⑤가정간호	원	
	⑥만성질환관리	원	
3.투약 및 처방전료	①내복 1일분	2,215원	460원
	②외용 일분	원	원
	③처방전 회	원	
4.주사료	①피하,근육 1일	원	1,040원
	②정맥내 일	원	원
	③수액제 회	원	원
	④기 타 회	565원	원
	⑤특정재료	원	
	⑥수 혈 회	원	원
5.마취료	① 회	원	원
6.이학요법료	① 회	원	원
7.정신요법료	① 회	원	원
8.처치 및 수술료	①처치,수술 종	원	원
	②캐스트 회	원	원
9.검사료	①자체검사 종	원	원
	②위탁검사관리	원	
	③위탁검사 종	원	
10.영상진단	①진단 종	원	원
	②치료 종	원	원
15.특수장비	①CT 회	원	원
	②MRI 회	원	원
	③PET 회	원	원
U.100분의100	①의약품	원	원
	②치료재료	원	원
	③진료행위	원	원
W.비급여	①의약품	원	원
	②치료재료	원	원
	③진료행위	원	원
특수장비총액		원	
100분의100본인부담총액		원	
비급여총액		원	
11.소계		15,680원	1,500원
12.가산율		20%	300원
13.약제상한차액총액		원	
14.수진자요양급여비용총액		17,480원	
15.요양급여비용총액		17,480원	
16.본인일부부담금		6,700원	
17.지원금		원	
18.장애인의료비		원	
19.청구액		10,780원	
20.본인부담상한액초과금		원	
21.진료비총액		17,480원	
22.보훈청구액		원	
일련번호		-1	

코드	분류	단가	1회투약량	1일투여량 실시횟수	총투여일수 실시횟수	금액
1> AA255010	재진심야	12,840	1.00	1.00	1	12,840
	JS010 : 201601251440					
AL300	외래환자 의약품관리?	60	1.00	1.00	1	60
3> J5010	외래환자조제복약지도	460	1.00	1.00	1	460
652100970	(15)알레그라정180mg	315	0.50	3.00	1	473
	JS002 : 15					
669802470	(15)켈라스틴정(염산?	176	0.67	3.00	1	352
	JS002 : 15					
649805110	(15)몬테레어츄정4밀?	695	0.67	3.00	1	1,390
	JS002 : 15					
4> KK010	피하 또는 근육내주사	1,040	1.00	1.00	1	1,040
669800080	(52)구주디클로페낙주	565	1.00	1.00	1	565
	JS002 : 52					
	<특정내역>					
1> MS001	001					
1> MS002	001					
1> MT002	F003					
	<끝>					

●퇴원일자:2016/02 ●출력일자:2016-02-04 ●환자ID:016000822 ●심사번호:33 PED

016000822 **[외래]**

서식번호	G I 0 3	**요양급여비용명세서**		요양기관	
가입자성명	문천식	증번호		기호	12345678
수진자성명	문혜림	공상등구분	73208635621	명칭	대구보건대학교
		030619-3000000			

상병명	분류기호	수술	진료과목	상해외인	특정기호	당월요양개시일	당월요양급여일수 (투약일수포함)	진료결과
			11			2016/01/26	1	계속

총내원일수 1일 내원일 26

구분		기본진료 약제 특정재료(I)	진료행위(II)
1.진찰료 (의료관리료 포함)	①초진 회	원	야간.공휴 회
	②재진 1회	12,840원	야간.공휴 1회
	③의약품관리료	60원	
	④응급및회송료	원	
	⑤가정간호	원	
	⑥만성질환관리	원	
3.투약 및 처방전료	①내복 일분	원	원
	②외용 일분	원	원
	③처방전 회	원	
4.주사료	①피하.근육 1일	원	1,040원
	②정맥내 일	원	원
	③수액제 회	원	원
	④기 타 회	565원	원
	⑤특정재료	원	
	⑥수 혈 회	원	원
5.마취료	① 회	원	원
6.이학요법료	① 회	원	원
7.정신요법료	① 회	원	원
8.처치 및 수술료	①처치.수술 종	원	원
	②캐스트 회	원	원
9.검사료	①자체검사 종	원	원
	②위탁검사관리	원	
	③위탁검사 종	원	
10.영상진단	①진단 1종	720원	6,220원
	②치료 종	원	원
5.특수장비	①CT 회	원	원
	②MRI 회	원	원
	③PET 회	원	원
V.100분의100	①의약품	원	원
	②치료재료	원	원
	③진료행위	원	원
W.비급여	①의약품	원	원
	②치료재료	원	원
	③진료행위	원	원
특수장비총액			원
100분의100본인부담총액			원
비급여총액			원
11.소계		14,185원	7,260원
12.가산율		20%	1,452원
13.약제상한차액총액			원
14.수진자요양급여비용총액			22,890원
15.요양급여비용총액			22,890원
16.본인일부부담금			9,100원
17.지원금			원
18.장애인의료비			원
19.청구액			13,790원
20.본인부담상한액초과금			원
21.진료비총액			22,890원
22.보훈청구액			원
일련번호			-1

코드	분류	단가	1회투약량	1일투여량 실시횟수	총투여일수 실시횟수	금액
교부번호 : 2016012600004 처방일수 : 3						
점검번호 : 4						
652100970	알레그라정180mg		0.50	3	3	
669802470	헬라스틴정(염산아젤?		0.50	3	3	
649805110	몬테레이어츄정4밀리그?		0.50	3	3	
1> AA255010	재진심야	12,840	1.00	1.00	1	12,840
	JS010 : 201601261031					
AL300	외래환자 의약품관리?	60	1.00	1.00	1	60
4> KK010	피하 또는 근육내주사	1,040	1.00	1.00	1	1,040
669800080	(52)구주디클로페낙주	565	1.00	1.00	1	565
	JS002 : 52					
10>G2101006	흉부 1매 촬영	6,220	1.00	1.00	1	6,220
GB031	Full PACS(단순촬영)1	720	1.00	1.00	1	720
	<특정내역>					
1> MS002	001					
	<끝>					

●퇴원일자:2016/02 ●출력일자:2016-02-04 ●환자ID:016000822 ●심사번호:47 PED

016000822 [외래]

서식번호	G I 0 3	요양급여비용명세서		요양기관	
가입자성명	문천식	증번호		기호	12345678
수진자성명	문혜림	공상등구분	73208635621	명칭	대구보건대학교
		030619-3000000			

상병명	분류기호	수술	진료과목	상해외인	특정기호	당월요양개시일	당월요양급여일수(투약일수포함)	진료결과
			11			2016/01/27	1	계속

총내원일수	1일	내원일	27

구 분		기본진료 약제 특정재료(I)	진료행위(II)
1.진찰료(외래관리료 포함)	①초진 회	원	야간,공휴 회
	②재진 1회	12,840원	야간,공휴 1회
	③의약품관리료	원	
	④응급및회송료	원	
	⑤거점간호	원	
	⑥만성질환관리	원	
3.투약 및 처방전료	①내복 일분	원	원
	②외용 일분	원	원
	③처방전 회	원	
4.주사료	①피하,근육 일	원	원
	②정맥내 일	원	원
	③수액제 회	원	원
	④기 타 회	원	원
	⑤특정재료	원	
	⑥수 혈 회	원	원
5.마취료	① 회	원	원
6.이학요법료	① 회	원	원
7.정신요법료	① 회	원	원
8.처치 및 수술료	①처치,수술 종	원	원
	③캐스트 회	원	원
9.검사료	①자체검사 종	원	원
	②위탁검사관리	원	
	③위탁검사 종	원	
10.영상진단	①진단 종	원	원
	②치료 종	원	원
5.특수장비	①CT 회	원	원
	②MRI 회	원	원
	③PET 회	원	원
V.100분의100	①의약품	원	원
	②치료재료	원	원
	③진료행위	원	원
비급여	①의약품	원	원
	②치료재료	원	원
	③진료행위	원	원
특수장비총액			원
100분의100본인부담총액			원
비급여총액			원
11.소계		12,840원	원
12.가산율		20%	원
13.약제상한차액총액			원
14.수진자요양급여비용총액			12,840원
15.요양급여비용총액			12,840원
16.본인일부부담금			5,100원
17.지원금			원
18.장애인의료비			원
19.청구액			7,740원
20.본인부담상한액초과금			원
21.진료비총액			12,840원
22.보훈청구액			원
일련번호			-1

코드	분류	단가	1회투여량	1일투여량 실시횟수	총투여일수 실시횟수	금액
1> AA255010	재진심야 JS010 : 201601271332 <끝>	12,840	1.00	1.00	1	12,840

●퇴원일자:2016/02 ●출력일자:2016-02-04 ●환자ID:016000822 ●심사번호:35 PEO

16. 병원 - 소아과(2)

보험대상	국민건강보험공단	증번호	3-19400396****
가입자성명	유*준	주민등록번호	970625-1******
환자성명	유*상	요양기관명칭	******병원
진료개시일	2018/01/08	내원시간	오후21시30분 장기이식 받은자
상병명	두드러기		

IMP: Urticaria

CC: Itch(+)

Multiple red spots

Fever / Cru (-/-)

Myalgia(-)

2018/01/08

Rx) 1. Injection

Pheniramine	0.5 Amp IM	
Meckool	0.5 Amp IM	

2. PO medication

Pheniramin	0.5T bid	2days
Zelastin	0.5T	
Montelair	0.5T	

▶ 요양급여명세서 작성 해설

- Cru: Croup(크루프) = 질식성 호흡곤란 및 후두경련을 특징으로 하는 호흡기질환.
- Pheniramine 0.5Amp IM: 항히스타민제도 알레르기 두드러기 완화에 사용함.
- Dexametason 0.5Amp IM: 부신호르몬제.

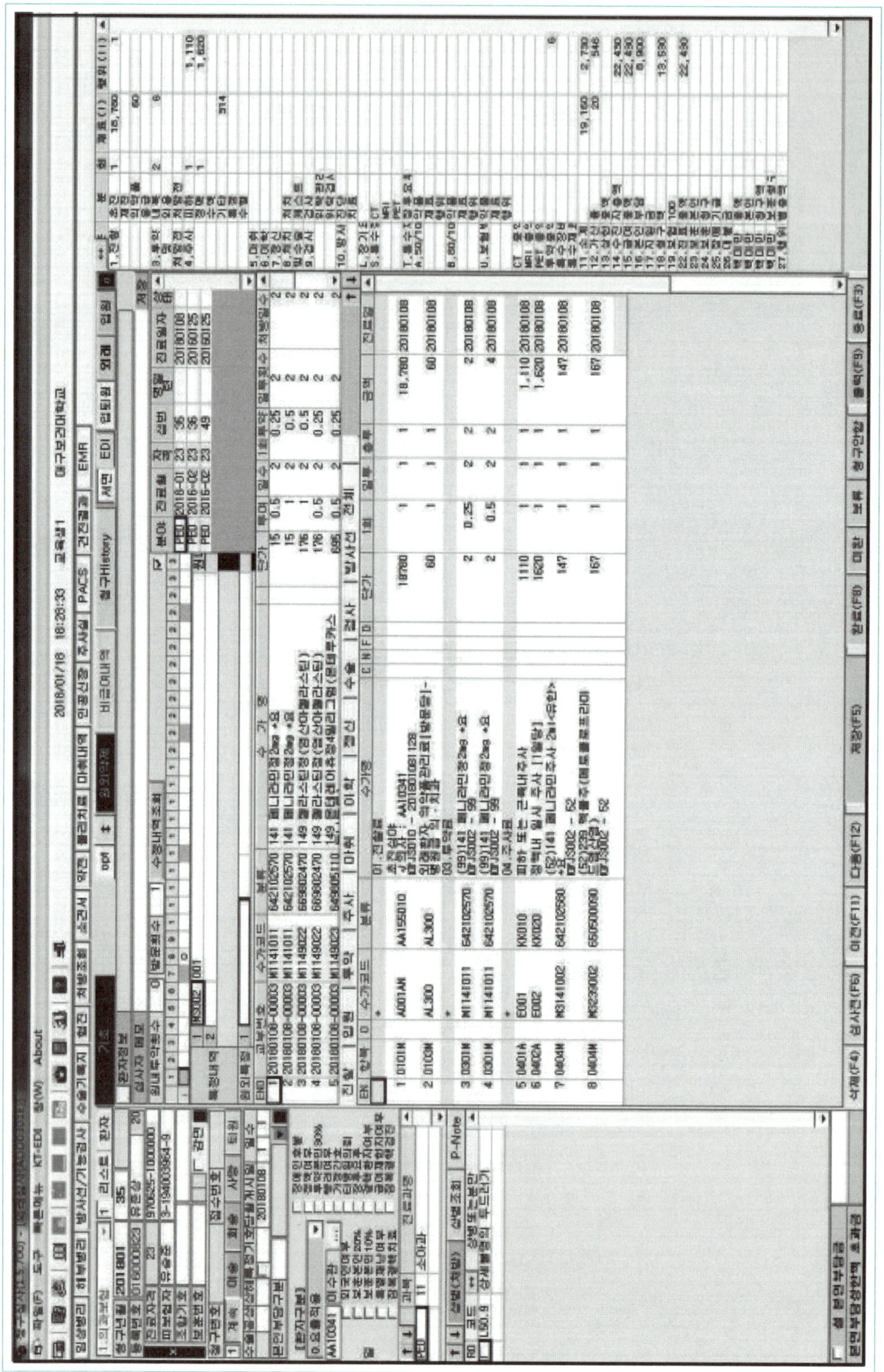

016000823 [외래]

서식번호	G I 0 3	요양급여비용명세서		요양기관	
가입자성명	유승준	증번호		기호	12345678
수진자성명	유준상	공상등구분	3-194003964-9	명칭	대구보건대학교
		970625-1000000			

상병명	분류기호	수술	진료과목	상해외인	특정기호	당월요양개시일	당월요양급여일수(투약일수포함)	진료결과
상세불명의 두드러기	L50.9		11			2016/01/25	1	계속

총내원일수 1일 내원일 25

구분		기본진료 약제 특정재료(I)	진료행위(II)
1.진찰료(외래관리료 포함)	①초진 회	원	야간,공휴 회
	②재진 1회	12,840원	야간,공휴 1회
	③의약품관리료	60원	
	④응급및회송료	원	
	⑤가정간호	원	
	⑥만성질환관리	원	
3.투약 및 처방전료	①내복 2일분	4원	원
	②외용 일분	원	원
	③처방전 회	원	
4.주사료	①피하.근육 1일	원	1,040원
	②정맥내 1일	원	1,540원
	③수액제 회	원	원
	④기 타 회	314원	원
	⑤특정재료	원	
	⑥수 혈 회	원	원
5.마취료	① 회	원	원
6.이학요법료	① 회	원	원
7.정신요법료	① 회	원	원
8.처치 및 수술료	①처치,수술 종	원	원
	③캐스트 회	원	원
9.검사료	①자체검사 종	원	원
	②위탁검사관리	원	
	③위탁검사 종	원	
10.영상진단	①진단 종	원	원
	②치료 종	원	원
S.특수장비	①CT 회	원	원
	②MRI 회	원	원
	③PET 회	원	원
V.100분의100	①의약품	원	원
	②치료재료	원	원
	③진료행위	원	원
W.비급여	①의약품	원	원
	②치료재료	원	원
	③진료행위	원	원
특수상비총액			원
100분의100본인부담총액			원
비급여총액			원
11.소계		13,218원	2,580원
12.가산율		20%	516원
13.약제상한차액총액			원
14.수진자요양급여비용총액			16,310원
15.요양급여비용총액			16,310원
16.본인일부부담금			6,500원
17.지원금			원
18.장애인의료비			원
19.청구액			9,810원
20.본인부담상한액초과금			원
21.진료비총액			16,310원
22.보훈청구액			원
일련번호			-1

코드	분류	단가	1회투약량	1일투여량 실시횟수	총투여일수 실시횟수	금액
교부번호 : 2016012500012 처방일수 : 2						
점검번호 : 12						
642102570	페니라민정2mg *요		0.50	2	2	
669802470	뮬라스틴정(염산아젤?		0.50	2	2	
649805110	몬테레어츄정4밀리그?		0.50	2	2	
1> AA255010	재진심야	12,840	1.00	1.00	1	12,840
	JS010 : 201601252130					
AL300	외래환자 의약품관리?	60	1.00	1.00	1	60
3> 642102570	(99)페니라민정2mg *?	2	0.50	2.00	2	4
	JS002 : 99					
4> KK010	피하 또는 근육내주사	1,040	1.00	1.00	1	1,040
KK020	정맥내 일시 주사 [1?	1,540	1.00	1.00	1	1,540
642102580	(52)페니라민주사 2ml	147	1.00	1.00	1	147
	JS002 : 52					
650500090	(52)덱말주(메토글로?	167	1.00	1.00	1	167
	JS002 : 52					
	<특정내역>					
1> MS002	001					
	<끝>					

●퇴원일자:2016/02 ●출력일자:2016-02-04 ●환자ID:016000823 ●심사번호:36 PED

17. 병원 - 성형외과(1)

보험대상	서울시청	증번호	5-301640***
가입자성명	문*영	주민등록번호	731213-1******
환자성명	문*영	요양기관명칭	****병원
진료개시일	2018/01/07	내원시간	일요일 오전 11시
상병명	표피낭종		

IMP: Rt cheek cystic mass (Epidermoid cyst)

2018/01/07

Removal epidermoid cyst
OP: Excision
Anesthesia: Local
Rx) PO medication
Cefacler 1T tid 5days
Tanacide
Limaros
F/U Tomorrow

2018/01/12

Dressing

▶ 차트 해설

- Rt cheek cystic mass = 우측 뺨에 표피성 낭종
- Removal = 제거하다
- OP: Operation = 수술
- Excision = 절개하여 떼어 냄
- Anesthesia: Local → 마취: 국소마취
- F/U Tomorrow: Follow Up = 내일 다시 관찰
- Dressing: 상처 처치

▶ 요양급여명세서 작성 해설

- Excision: 표피낭종 제거술은 피부양성 종양 적출술로 산정함.
- Anesthesia(Local): 국소마취 수기료(리도카인)는 없으며 다만 마취재료만 인정함.

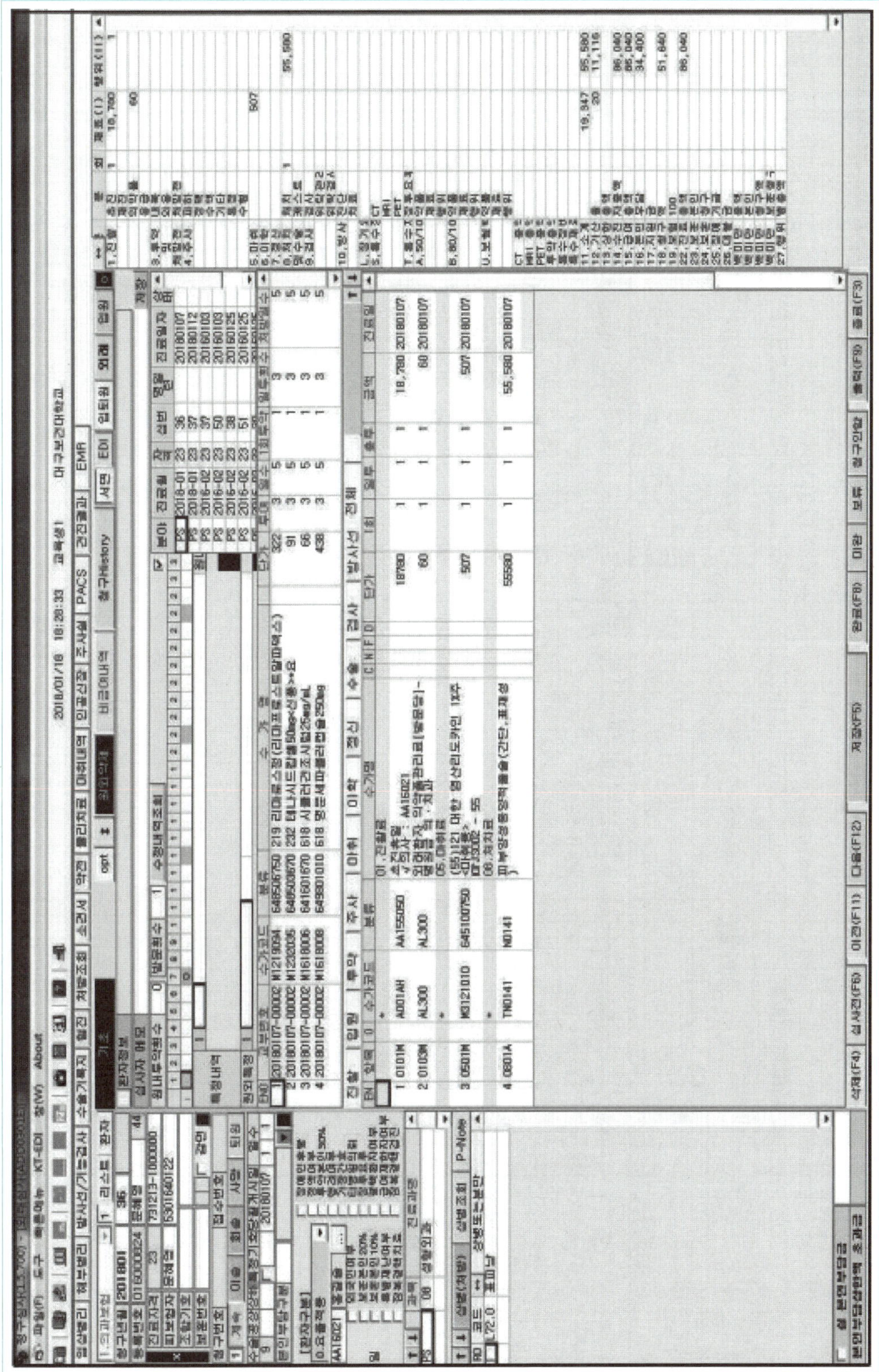

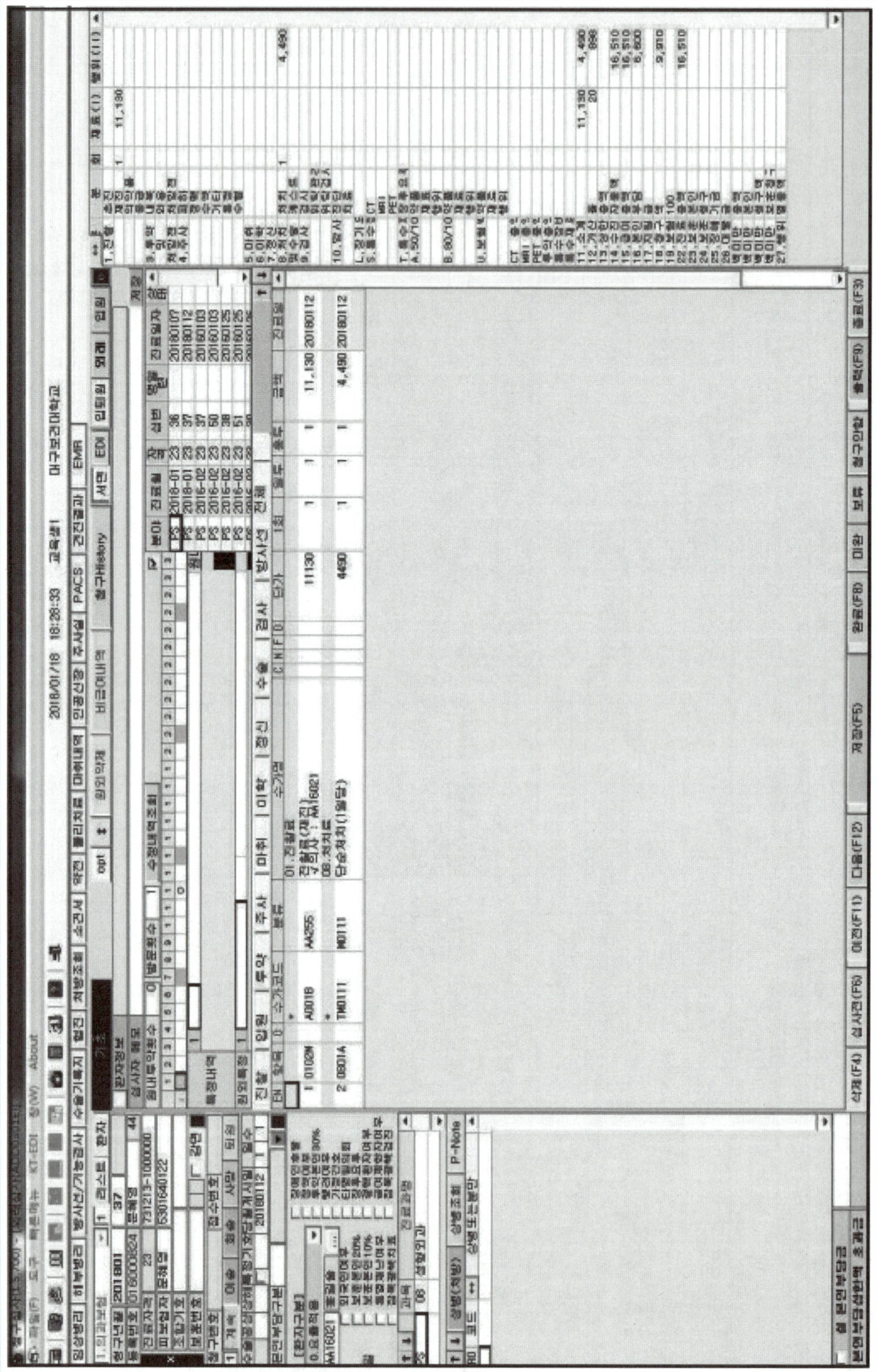

016000824 [외래]

서식번호	G I 0 3	요양급여비용명세서		요양기관	
가입자성명	문혜영	증번호		기호	12345678
수진자성명	문혜영	공상등구분	5301640122	명칭	대구보건대학교
		731213-1000000			

상병명	분류기호	수술	진료과목	상해외인	특정기호	당월요양개시일	당월요양급여일수(투약일수포함)	진료결과
표피낭	L72.0	9	08			2016/01/25	1	계속

총내원일수 1일 | 내원일 25

구분		기본진료 역체 특정재료(I)	진료행위(II)
1.진찰료(외래관리료 포함)	①초진 회	원	야간.공휴 회
	②재진 1회	12,840원	야간.공휴 1회
	③의약품관리료	60원	
	④응급및회송료	원	
	⑤가정간호	원	
	⑥만성질환관리	원	
3.투약 및 처방전료	①내복 일분	원	원
	②외용 일분	원	원
	③처방전 회	원	
4.주사료	①피하.근육 일	원	원
	②정맥내 일	원	원
	③수액제 회	원	원
	④기 타 회	원	원
	⑤특정재료	원	
	⑥수 혈 회	원	원
5.마취료	① 회	507원	원
6.이학요법료	① 회	원	원
7.정신요법료	① 회	원	원
8.처치 및 수술료	①처치.수술 1종	원	34,430원
	③캐스트 회	원	원
9.검사료	①자체검사 종	원	원
	②위탁검사관리	원	
	③위탁검사 종	원	
10.영상진단	①진단 종	원	원
	②치료 종	원	원
S.특수장비	①CT 회	원	원
	②MRI 회	원	원
	③PET 회	원	원
V.100분의100	①의약품	원	원
	②치료재료	원	원
	③진료행위	원	원
8.비급여	①의약품	원	원
	②치료재료	원	원
	③진료행위	원	원
특수장비총액			원
100분의100본인부담총액			원
비급여총액			원
11.소계		13,407원	34,430원
12.가산율		20%	6,886원
13.약제상한차액총액			원
14.수진자요양급여비용총액			54,720원
15.요양급여비용총액			54,720원
16.본인일부부담금			21,800원
17.지원금			원
18.장애인의료비			원
19.청구액			32,920원
20.본인부담상한액초과금			원
21.진료비총액			54,720원
22.보훈청구액			원
일련번호		-1	

교부번호 : 2016012500013 처방일수 : 5
점검번호 : 13

코드	분류	단가	1회투약량	1일투여량 실시횟수	총투여일수 실시횟수	금액
648506750	리마로스정(리마프로?		1.00	3	5	
648503670	테나시드캅셀50mg<신?		1.00	3	5	
649801010	명문세파클러캡슐250m		1.00	3	5	
1> AA255010	재진심이 JS010 : 201601251100	12,840	1.00	1.00	1	12,840
AL300	외래환자 의약품관리?	60	1.00	1.00	1	60
5> 645100750	(55)대한 염산리도카? JS002 : 55	507	1.00	1.00	1	507
8> N0141	피부양성종양적출술(? <끝>	34,430	1.00	1.00	1	34,430

●퇴원일자:2016/02 ●출력일자:2016-02-04 ●환자ID:016000824 ●심사번호:38 PS

016000824 [외래]

서식번호	G 1 0 3	요양급여비용명세서		요양기관	
가입자성명	문혜영	증번호		기호	12345678
수진자성명	문혜영	공상등구분	5301640122	명칭	대구보건대학교
		731213-1000000			

상병명	분류기호	수술	진료과목	상해외인	특정기호	당월요양개시일	당월요양급여일수(투약일수포함)	진료결과
			08			2016/01/26	1	계속

총내원일수 1일 내원일 26

구분		기본진료 및 특정재료(I)	진료행위(II)
1.진찰료(외래관리료 포함)	①초진 회	원	야간.공휴 회
	②재진 1회	12,840원	야간.공휴 1회
	③의약품관리료	원	
	④응급실회송료	원	
	⑤가정간호	원	
	⑥만성질환관리	원	
3.투약 및 처방조제료	①내복 일분	원	원
	②외용 일분	원	원
	③처방전 회	원	
4.주사료	①피하.근육 일	원	원
	②정맥내 일	원	원
	③수액제 회	원	원
	④기타 회	원	원
	⑤특정재료	원	
	⑥수혈 회	원	원
5.마취료	① 회	원	원
6.이학요법료	① 회	원	원
7.정신요법료	① 회	원	원
8.처치 및 수술료	①처치,수술 1종	원	4,120원
	③캐스트 회	원	원
9.검사료	①자체검사 종	원	원
	②위탁검사관리	원	
	③위탁검사 종	원	
10.영상진단	①진단 종	원	원
	②치료 종	원	원
S.특수장비	①CT 회	원	원
	②MRI 회	원	원
	③PET 회	원	원
V.100분의100	①의약품	원	원
	②치료재료	원	원
	③진료행위	원	원
W.비급여	①의약품	원	원
	②치료재료	원	원
	③진료행위	원	원
특수장비총액			원
100분의100본인부담총액			원
비급여총액			원
11.소계		12,840원	4,120원
12.가산율		20%	824원
13.약제상한차액총액			원
14.수진자요양급여비용총액			17,780원
15.요양급여비용총액			17,780원
16.본인일부부담금			7,100원
17.지원금			원
18.장애인의료비			원
19.청구액			10,680원
20.본인부담상한액초과금			원
21.진료비총액			17,780원
22.보훈청구액			원
일련번호		-1	

코드	분류	단가	1회투약량	1일투여(실시)횟수	총투여일수(실시횟수)	금액
1> AA255010	재진심야 JS010 : 201601261536	12,840	1.00	1.00	1	12,840
8> M0111	단순처치(1일당) <끝>	4,120	1.00	1.00	1	4,120

●퇴원일자:2016/02 ●출력일자:2016-02-04 ●환자ID:016000824 ●심사번호:39 PS

I-3. 종합병원급

1. 종합병원 - 내과(1)

보험대상	국민건강보험공단	증번호	7-3208635621
가입자성명	문*식	주민등록번호	030619-3******
환자성명	문*림	요양기관명칭	**종합병원
진료개시일	2018/01/02	내원시간	오전 10시 장애인
상병명	급성인두염		

IMP: Acute Pharyngitis

CC: cough, rhinorrhea, fever(38.7℃)

HS: None

2018/01/02

1. PO medication

   AAP 0.5T tid * 3day

   feniramin 0.5T

   mucosta 0.5T

2. Injection

   Diclofenac 9cc

   OPD F/U

▶ 차트해설

- Acute Pharyngitis = 급성 인두염
- CC = Chief complaint
- cough = 침
- rhinorrhea =콧물
- fever = 열
- HS: History = 환자의 내력
- PO: by mouth = 경구로
- OPD F/U: Out Patient Department = 외래진료
- F/U = Follow Up = 추적진료
- injection = 주사

▶ 요양급여명세서 작성 해설

- AAP: 해열제
- tid * 3day: 1일 3번 3일 약 처방

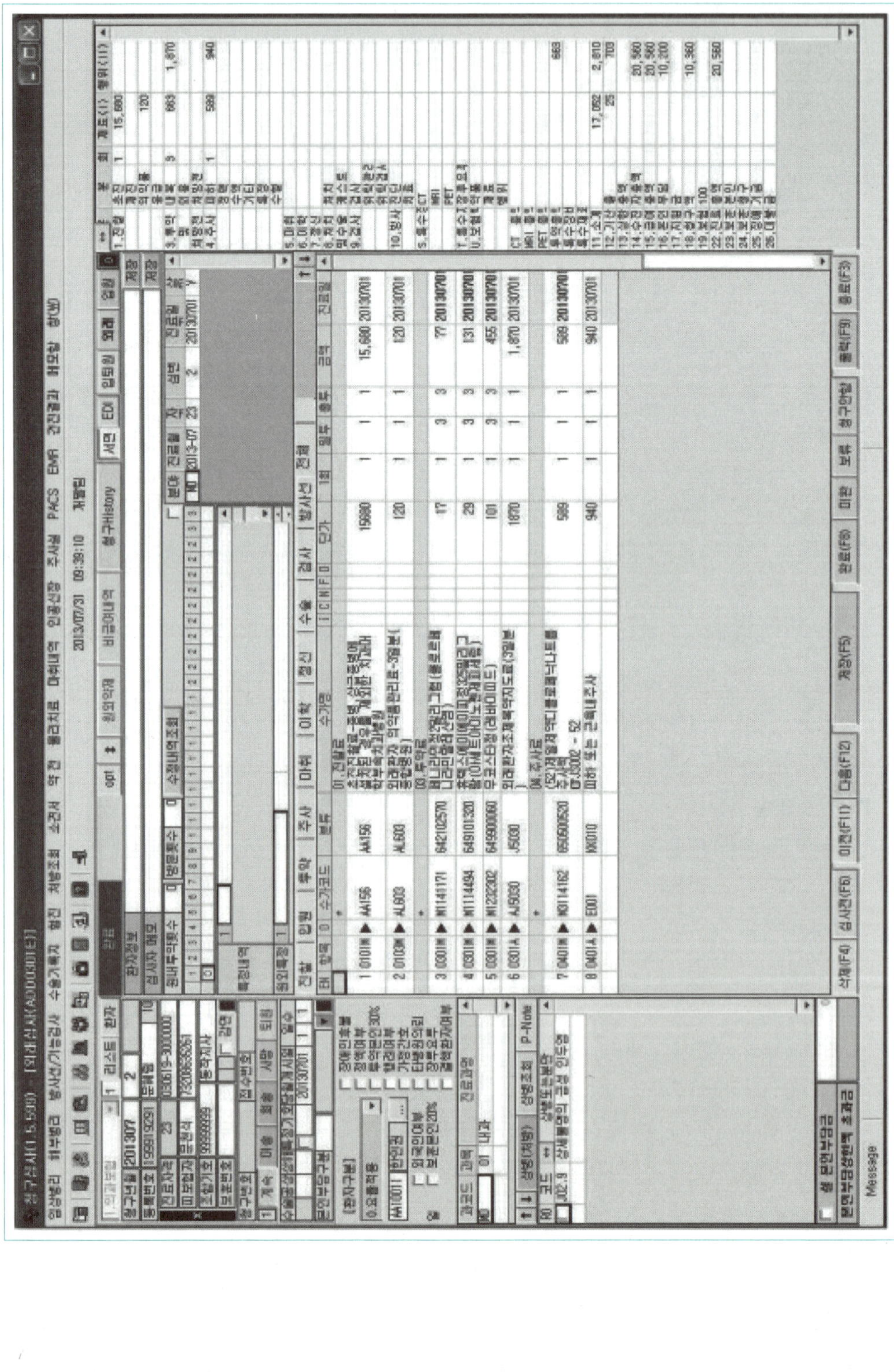

199919291 [외래]

서식번호	8 1 0 8	요양급여비용명세서		요양기관	
가입자성명	문천식	증번호		기호	11111111
수진자성명	문혜림	공상등구분	73208836261	명칭	대구보건종합병원
		030819-3000000			

상병명	분류기호	수술	진료과목	상해외인	특정기호	당월요양개시일	당월요양급여일수(투약일수포함)	진료결과
상세불명의 급성 인두염	J02.9		01			2018/07/01	1	계속

총내원일수 1일 내원일 1

구분		기본진료 및 특정재료(I)	진료행위(II)
1.진찰료(외래관리료 포함)	①초진 1회	15,680원	야간.공휴 회
	②재진 회	원	야간.공휴 회
	③의약품관리료	120원	
	④응급및회송료	원	
	⑤가정간호	원	
	⑥만성질환관리	원	
3.투약 및 처방전료	①내복 3일분	663원	1,870원
	②외용 일분	원	원
	③처방전 회	원	
4.주사료	①피하.근육 1일	589원	940원
	②정맥내 일	원	원
	③수액제 회	원	원
	④기 타 회	원	원
	⑤특정재료	원	
	⑥수 혈 회	원	원
5.마취료	① 회	원	원
6.이학요법료	① 회	원	원
7.정신요법료	① 회	원	원
8.처치 및 수술료	①처치.수술 종	원	원
	②깁스트 회	원	원
9.검사료	①자체검사 종	원	원
	②위탁검사관리	원	
	③위탁검사 종	원	
10.영상진단	①진단 종	원	원
	②치료 종	원	원
5.특수장비	①CT 회	원	원
	②MRI 회	원	원
	③PET 회	원	원
V.100분의 100	①의약품	원	원
	②치료재료	원	원
	③진료행위	원	원
W.비급여	①의약품	원	원
	②치료재료	원	원
	③진료행위	원	원
특수장비총액			원
100분의100본인부담총액			원
비급여총액			원
11.소계		17,062원	2,810원
12.가산율		25%	703원
13.약제상한차액총액			원
14.수진자요양급여비용총액			20,660원
15.요양급여비용총액			20,660원
16.본인일부부담금			10,200원
17.지원금			원
18.장애인의료비			원
19.청구액			10,860원
20.본인부담상한액초과금			원
21.진료비총액			20,660원
22.보훈청구액			원
일련번호		-1	

코드	분류	단가	1회투약량	1일투여량 실시횟수	총투여일수 실시횟수	금액
1> AA156	초진진찰료-종병,상급	15,680	1.00	1.00	1	15,680
AL606	외래환자 의약품관리	120	1.00	1.00	1	120
3> 642102570	페니라민정2밀리그램(	17	1.00	3.00	3	77
649101620	뮤텍스에이에이피정32	29	1.00	3.00	3	131
649900060	무코스타정(레바미피	101	1.00	3.00	3	455
J5080	외래환자조제복약지도	1,870	1.00	1.00	1	1,870
4> 650500620	(52)제일제약디클로페 J5002 : 52	589	1.00	1.00	1	589
KK010	피하 또는 근육내주사 <끝>	940	1.00	1.00	1	940

●퇴원일자:2018/07 ●출력일자:2018-07-31 ●환자ID:199919291 ●심사번호:2 MD

2. 종합병원 - 외과(1)

보험대상	국민건강보험공단	증번호	1-04119299-2
가입자성명	박*만	주민등록번호	580818-1******
환자성명	박*만	요양기관명칭	***종합병원
진료개시일	2018/01/03	내원시간	오후 19시 20분
상병명	입술창상	진료과목/구분	외과 / 외래

IMP: Lip Wound

CC: Lip pain

Swelling

PI: 길 가던 중 전봇대에 입술 부딪힘 2cm 창상

2018/01/03

1. Suture of the wound including debridement
   제일리도카인주사액(0.3) Local Anesthesia
2. Injection
   Liomycin 1g IM
3. PO medication
   cefatrin 1T tid * 2day
   mucosta 1T
   Roxfen 1T
   antae 1T

▶ 차트해설

- Lip wound = 입술창상
- Lip pain = 입술 통증
- Swelling = 붓다
- Suture of the wound including debridement = 번연절제술 및 상처봉합
  (번연절제술: 좌멸괴사조직 절제술 - 이물, 괴사 조직등을 그 인접부위에서 제거, 주위 건강한 조직을 노출시키는 수술)
- Local Anesthesia = 국소마취
- IM = 근육 내 주사

▶ 요양급여명세서 작성 해설

- Liomycin 1g IM: Liomycin 근육 내 주사 산정
- 창상봉합에 대한 비용 산정(창상 사이즈에 유의)

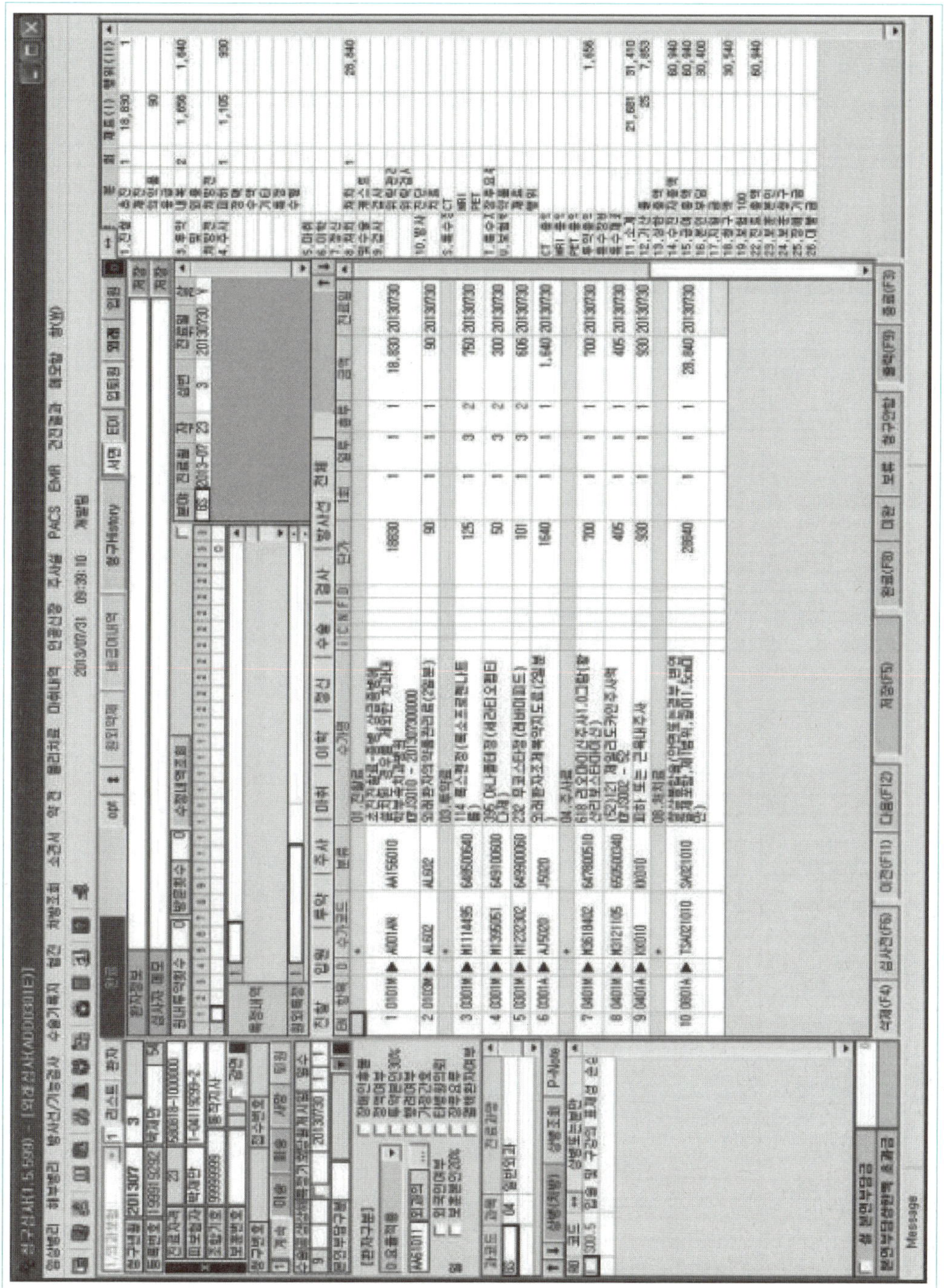

199919292 [외래]

요양급여비용명세서

서식번호	8 1 0 8	증번호		요양기관	
가입자성명	박재만	공상등구분	1-04119299-2	기호	11111111
수진자성명	박재만		680818-1000000	명칭	대구보건종합병원

상병명	분류기호	수술	진료과목	상해외인	특정기호	당월요양개시일	당월요양급여일수(투약일수포함)	진료결과
입술 및 구강의 표재성 손상	S00.5	9	04			2018/07/30	1	계속

총내원일수 1일 내원일 30

구분		기본진료 약봉 특정가로(I)	진료행위(II)
1.진찰료(요양관리료포함)	①초진 1회	16,830원	야간,공휴 1회
	②재진 회	원	야간,공휴 회
	③의약품관리료	90원	
	④응급및회송료	원	
	⑤가정간호	원	
	⑥만성질환관리	원	
3.투약 및 처방전료	①내복 2일분	1,656원	1,640원
	②외용 일분	원	원
	③처방전 회	원	
4.주사료	①피하,근육 1일	1,105원	930원
	②정맥내 일	원	원
	③수액제 회	원	원
	④기타 회	원	원
	⑤특정가료	원	
	⑥수혈 회	원	원
5.마취료	① 회	원	원
6.이학요법료	① 회	원	원
7.정신요법료	① 회	원	원
8.처치 및 수술료	①처치,수술 1종	원	28,840원
	②캐스트 회	원	원
9.검사료	①자체검사 종	원	원
	②위탁검사관리	원	
	③위탁검사 종	원	
10.영상진단	①진단 종	원	원
	②치료 종	원	원
특수장비	①CT 회	원	원
	②MRI 회	원	원
	③PET 회	원	원
V.100분의 50	①의약품	원	원
	②치료재료	원	원
	③진료행위	원	원
W.100분의 80	①의약품	원	원
	②치료재료	원	원
	③진료행위	원	원
특수장비총액			원
100분의100본인부담총액			원
비급여총액			원
11.소계		21,681원	31,410원
12.가산율		25%	7,853원
13.약제상한차액총액			원
14.수진자요양급여비용총액			60,940원
15.요양급여비용총액			60,940원
16.본인일부부담금			30,400원
17.지원금			원
18.장애인의료비			원
19.청구액			30,540원
20.본인부담상한액초과금			원
21.진료비총액			60,940원
22.보훈청구액			원
일련번호			-1

코드	분류	단가	1회투약량	1일투여량 실시횟수	총투여일수 실시횟수	금액
1> AA156010	초진진찰료-종병,상급 J3010 : 201807300000	16,880	1.00	1.00	1	16,860
AL602	외래환자의약품관리료	90	1.00	1.00	1	90
3> 646500640	록스펜정(록소프로펜	125	1.00	3.00	2	750
649100600	아나플티정(세라티오	50	1.00	3.00	2	300
649900080	무코스타정(레바미피	101	1.00	3.00	2	606
J5020	외래환자조제복약지도	1,640	1.00	1.00	1	1,640
4> 647800610	리오마이신주사1.0그	700	1.00	1.00	1	700
650500340	(52)씨엘리도카인주사 J3002 : 52	405	1.00	1.00	1	405
KK010	피하 또는 근육내주사	930	1.00	1.00	1	930
8> SA021010	창상봉합술(안면또는 <끝>	28,840	1.00	1.00	1	28,840

●진료일자:2018/07 ●출력일자:2018-07-31 ●환자ID:199919292 ●심사번호:3 05

3. 종합병원 - 피부과(3)

보험대상	국민건강보험공단	증번호	7-3206342311
가입자성명	채*락	주민등록번호	440805-1******
환자성명	채*락	요양기관명칭	**종합병원
진료개시일	2018/01/03	내원시간	오후 17시 10분 국가유공자
상병명	내향성 손, 발톱		

IMP: Ingrowing nail

CC: Toe pain
Toe swelling

2018/01/03

1. Operation for Ingrowing Nail
   Lidocaine주사액 (0.3) Local Anesthesia
2. Injection
   Marobiven_A IM
3. PO medication
   cefatrizin 1T tid * 2day
   Roxfen 1T
   mucosta 1T
   Tagatin 1T

▶ 차트해설

- Ingrowing nail = 내향성 손, 발톱
- Toe = 발가락
- Operation for = ~를 위한 수술

▶ 요양급여명세서 작성 해설

- Operation for Ingrowing Nail = 내향성 모조증근치수술 산정

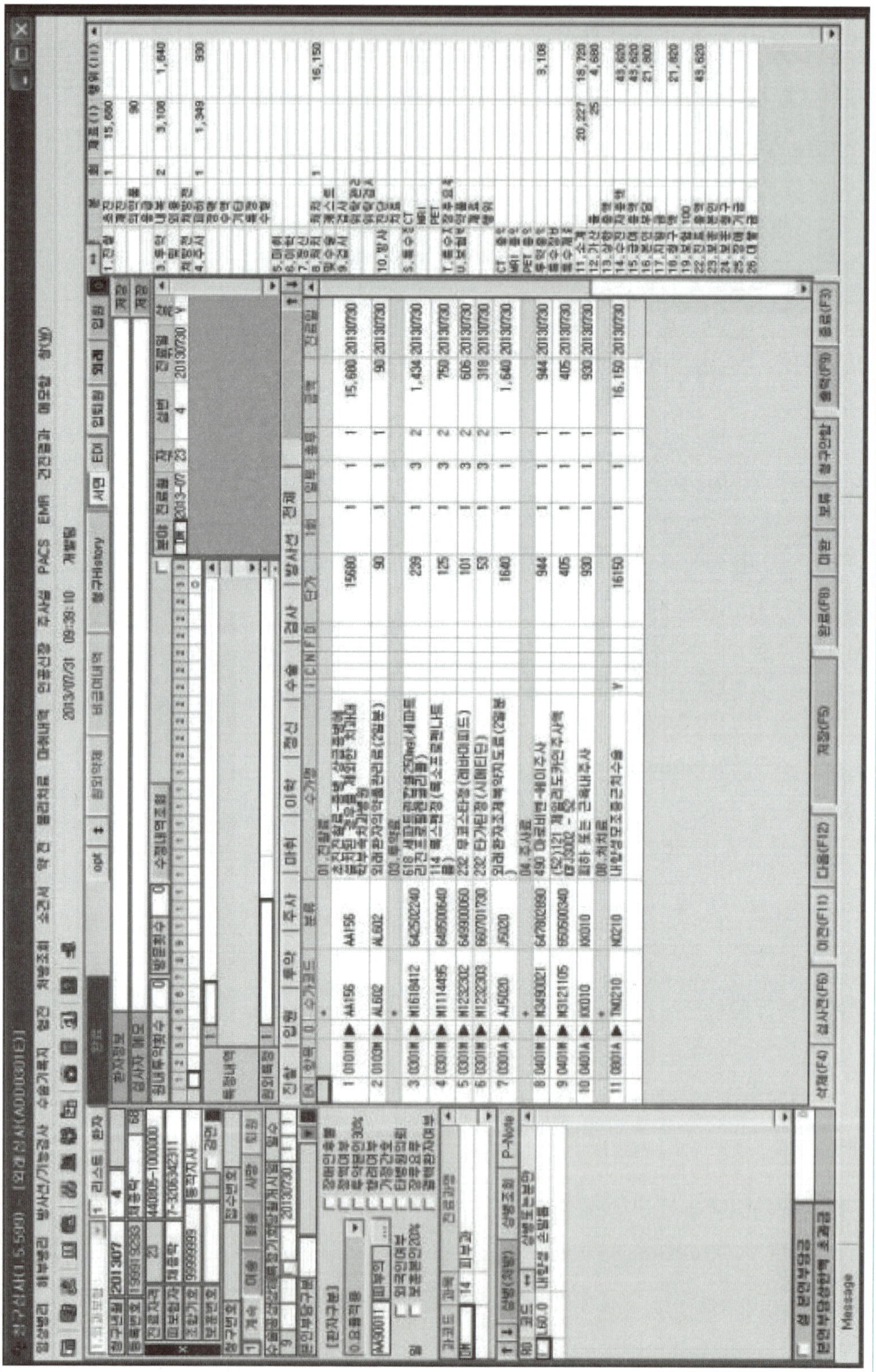

199919293 [외래]

서식번호	6 1 0 3	요양급여비용명세서		요양기관	
가입자성명	채종락	증번호		기호	11111111
수진자성명	채종락	공상등구분	7-8208842511	명칭	대구보건종합병원
		440806-1000000			

상병명	분류기호	수술	진료과목	상해외인	특정기호	당월요양개시일	당월요양급여일수(투약일수포함)	진료결과
내향성 손발톱	L60.0	9	14			2013/07/30	1	계속

총내원일수 1일 내원일 30

구분		기본진료 이외 특정재료(I)	진료행위(II)
1.진찰료(요양관리료 포함)	①초진 1회	16,680원	야간,공휴 회
	②재진 회	원	야간,공휴 회
	③의약품관리료	90원	
	④응급관리료	원	
	⑤가정간호	원	
	⑥완성물관리	원	
3.투약 및 처방조제료	①내복 2일분	5,108원	1,840원
	②외용 일분	원	원
	③처방전 회	원	
4.주사료	①피하,근육 1일	1,849원	930원
	②정맥내 일	원	원
	③수액제 회	원	원
	④기타 회	원	원
	⑤특정재료	원	
	⑥수혈 회	원	원
5.마취료	① 회	원	원
6.이학요법료	① 회	원	원
7.정신요법료	① 회	원	원
8.처치 및 수술료	①처치,수술 1회	원	16,150원
	②깁스 회	원	원
9.검사료	①자체검사 회	원	원
	②위탁검사관리료	원	
	③위탁검사 회	원	
10.영상진단	①진단 회	원	원
	②치료 회	원	원
특수장비	①CT 회	원	원
	②MRI 회	원	원
	③PET 회	원	원
100분의 100	①의약품	원	원
	②치료재료	원	원
	③진료행위	원	원
비급여	①의약품	원	원
	②치료재료	원	원
	③진료행위	원	원
특수장비총액			원
100분의 100본인부담총액			원
비급여총액			원
11.소계		20,227원	16,720원
12.가산율		25%	4,680원
13.약제상한차액총액			원
14.수진자요양급여비용총액			43,620원
15.요양급여비용총액			43,620원
16.본인일부부담금			21,800원
17.지원금			원
18.장애인의료비			원
19.청구액			21,820원
20.본인부담상한액초과금			원
21.진료비총액			43,620원
22.보훈청구액			원
일련번호		-1	

코드	분류	단가	1회투여량	1일투여량 실시횟수	총투여일수 실시횟수	금액
1> AA158	초진진찰료-종병,상급	15,660	1.00	1.00	1	15,660
AL602	외래환자의약품관리료	90	1.00	1.00	1	90
3> 642502240	세파트린캡슐250mg(세	239	1.00	3.00	2	1,434
648500640	록스펜정(록스프로펜	125	1.00	3.00	2	750
649900060	무코스타정(레바미피	101	1.00	3.00	2	606
660701780	뉴가민정(시메티딘)	53	1.00	3.00	2	318
J5020	외래환자조제복약지도	1,840	1.00	1.00	1	1,840
4> 647802890	마로비엔-에이주사	944	1.00	1.00	1	944
660500640	(52)제일리도카인주사	405	1.00	1.00	1	405
	J5002 : 52					
KK010	피하 또는 근육내주사	930	1.00	1.00	1	930
8> N0210	내향성모조증근치수술 <끝>	16,150	1.00	1.00	1	16,150

●퇴원일자:2013/07 ●출력일자:2013-07-31 ●환자ID:199919293 ●심사번호:4 0M

4. 종합병원 – 정형외과(1)

보험대상	국민건강보험공단	증번호	3-303123084-5
가입자성명	조*미	주민등록번호	570823-1******
환자성명	조*미	요양기관명칭	**종합병원
진료개시일	2018/01/04	내원시간	오전 09시 40분 사회복지시설입소자
상병명	류마티스관절염 근육통		

IMP: Rheumatoid arthritis
Myalgia

CC: Hand, Foot arthralgia
general weakness
fatigue

2018/01/04

1. ESR
2. RA factor
3. Uric Acid
4. C-reactive Protein

OPD F/U

▶ 차트해설

- Rheumatoid arthritis = 류마티스 관절염
- Myalgia = 근육통
- general weakness = 전신쇠약
- fatigue = 피로감
- ESR: Erythrocyte Sedimentation Rate = 적혈구 침강속도

  시간당 20mm정상(20mm ↑: 류마티스 관절염, 급성 심근경색, 암)
  (20mm ↓: 빈혈, 퇴행성 관절염, 협심증)
- Uric Acid = 요산
- C-reactive Protein = C 반응성단백

  병변, 조직 파괴 시 나타나는 특이한 단백질

▶ 요양급여명세서 작성해설

- ESR, RA factor, Uric Acid, C-reactive Protein: 각 각에 대한 검사료 산정

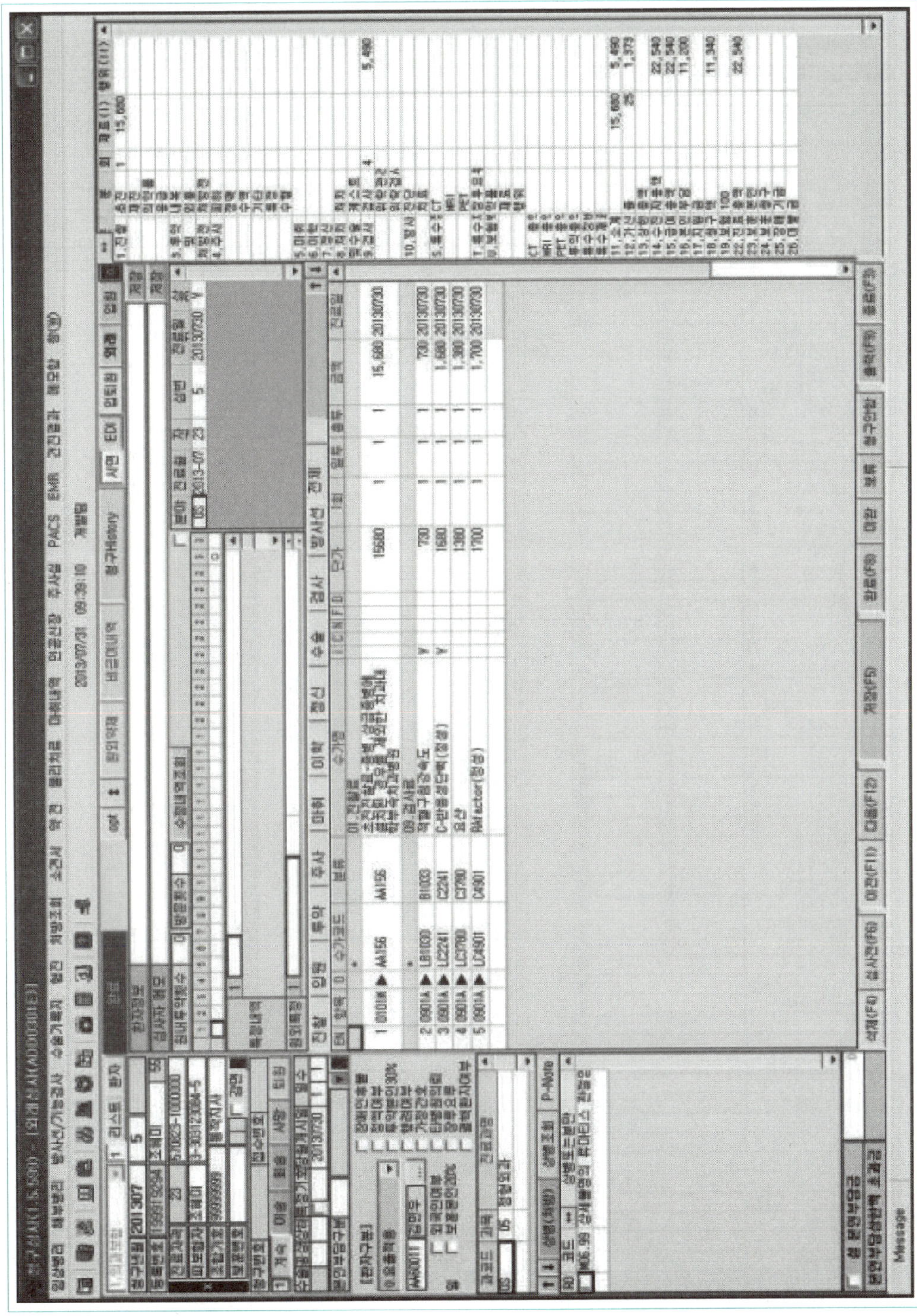

199919294 [외래]

서식번호	6 1 0 3	요양급여비용명세서		요양기관	
가입자성명	조혜미	증번호		기호	11111111
수진자성명	조혜미	공상등구분	3-303128084-6	명칭	대구보건종합병원
		570823-1000000			

상병명	분류기호	수술	진료과목	상해외인	특정기호	당월요양개시일	당월요양급여일수(투약일수포함)	진료결과
상세불명의 류마티스 관절염, 상세불명 부	M06.99		06			2013/07/30	1	계속

총내원일수 1일 내원일 30

구분		기본진료 약품 특정재료(I)	진료행위(II)
1.진찰료(요양관리료포함)	①초진 1회	15,660원	야간.공휴 회
	②재진 회	원	야간.공휴 회
	③의약품관리료	원	
	④응급및회송료	원	
	⑤가정간호	원	
	⑥만성질환관리	원	
3.투약 및 처방조제료	①내복 일분	원	원
	②외용 일분	원	원
	③처방전 회	원	
4.주사료	①피하,근육 일	원	원
	②정맥내 일	원	원
	③수액제 회	원	원
	④기 타 회	원	원
	⑤특정재료	원	
	⑥수 혈 회	원	원
5.마취료	① 회	원	원
6.이학요법료	① 회	원	원
7.정신요법료	① 회	원	원
8.처치 및 수술료	①처치.수술 종	원	원
	②깁스트 회	원	원
9.검사료	①자체검사 4종	원	5,490원
	②위탁검사관리	원	
	③위탁검사 종	원	
10.영상진단	①진단 종	원	원
	②치료 종	원	원
특수장비	①CT 회	원	원
	②MRI 회	원	원
	③PET 회	원	원
정액본인부담	①의약품	원	원
	②치료재료	원	원
	③진료행위	원	원
비급여	①의약품	원	원
	②치료재료	원	원
	③진료행위	원	원
특수장비총액			원
100분의100본인부담총액			원
비급여총액			원
11.소계		15,660원	5,490원
12.가산율		25%	1,373원
13.약제상한차액총액			원
14.수진자요양급여비용총액			22,640원
15.요양급여비용총액			22,640원
16.본인일부부담금			11,200원
17.지원금			원
18.장애인의료비			원
19.청구액			11,840원
20.본인부담상한액초과금			원
21.진료비총액			22,640원
22.보훈청구액			원
일련번호		-1	

코드	분류	단가	1회투약량	1일투여량 실시횟수	총투여일수 실시횟수	금액
1> AA156	초진진찰료-종병,상급	15,660	1.00	1.00	1	15,660
9> B1033	적혈구침강속도	730	1.00	1.00	1	730
C2241	C-반응성단백(정성)	1,680	1.00	1.00	1	1,680
C3780	요산	1,380	1.00	1.00	1	1,380
C4901	RAfactor(정성)	1,700	1.00	1.00	1	1,700
	<끝>					

●퇴원일자:2013/07 ●출력일자:2013-07-31 ●환자ID:199919294 ●심사번호:5 06

5. 종합병원 - 정형외과, 내과(2)

보험대상	충북전산	증번호	5100953
가입자성명	김*배	주민등록번호	200923-2******
환자성명	진*영	요양기관명칭	**종합병원
진료개시일	2018/01/07	내원시간	일요일 오전 10시 공휴일
상병명	무릎 관절증, 위염		

IMP: Arthrosis of knee
Gastritis
CC: knee pain, Nausea, Epigastric pain

2018/01/07
1. PO medication
   airtal 100mg tid 3days
   conroin 1T
   Tagatin 1T
   Sulpine 1T
2. Injection
   Maepelan 2ml IM
3. PT
   Deep Heat Therapy
   Transcutaneous Electrical Nerve Stimulation
   Superficial Heat Therapy
4. X-ray: both knee AP & lat

▶ 차트 해설

- Arthrosis of knee = 무릎의 관절염
- Gastritis = 위염
- Epigastric pain = 상복부 통증
- PT: Physical Therapy = 물리치료
- Deep Heat Therapy: 심층열치료
- Transcutaneous Electrical Nerve Stimulation: 경피적 전기 신경자극
- Superficial Heat Therapy: 표층열 + 심층열치료

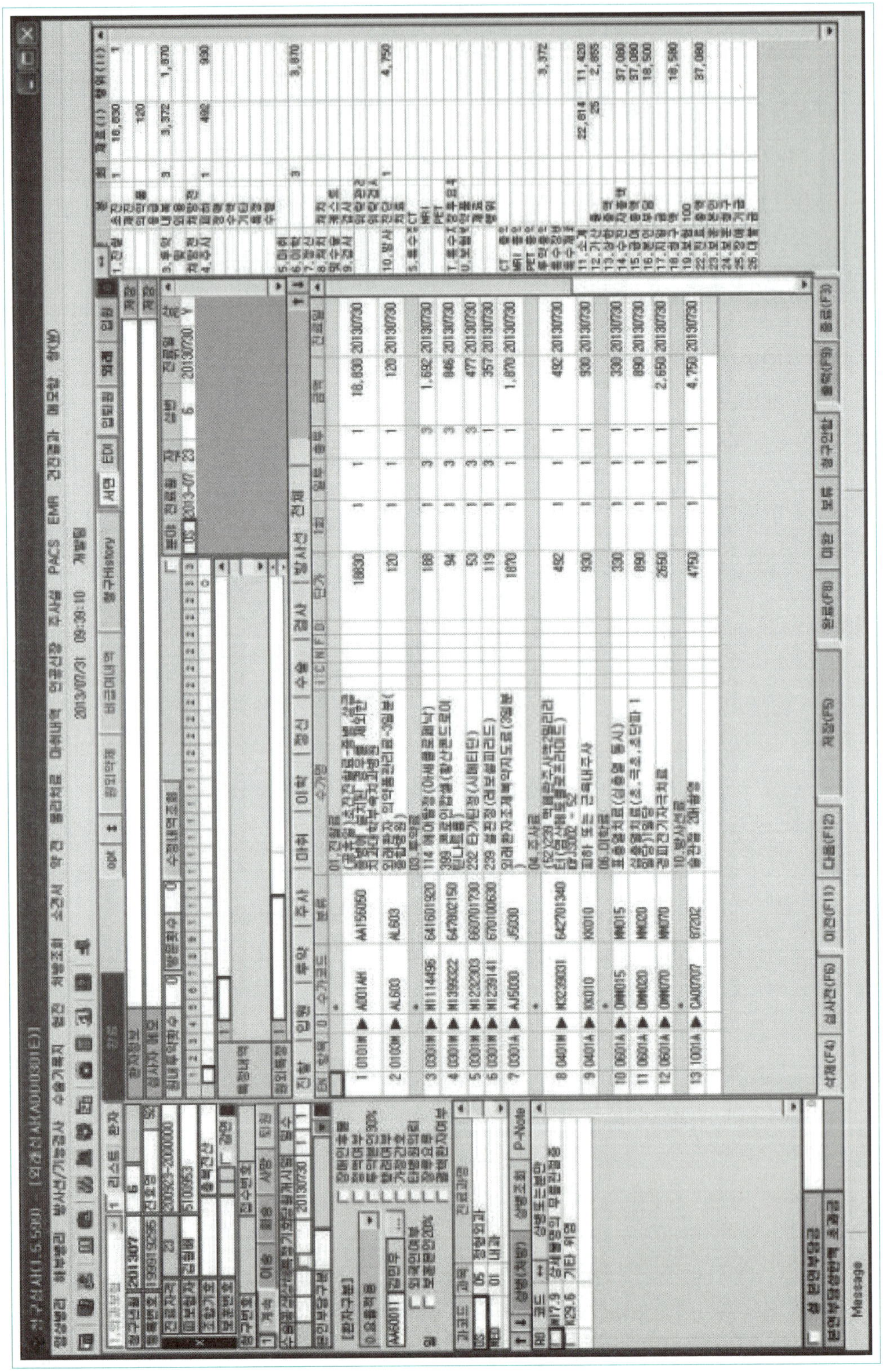

199918295 [외래]

서식번호	G I 0 3	요양급여비용명세서		요양기관	
가입자성명	김철배	증번호		기호	11111111
수진자성명	진효영	공상등구분	6100953	명칭	대구보건종합병원
		200923-2000000			

상병명	분류기호	수술	진료과목	상해외인	특정기호	당월요양개시일	당월요양급여일수(투약일수포함)	진료결과
상세불명의 무릎관절증	M17.9		05			2018/07/30	1	계속
기타 취염	K29.6		01					

총내원일수 1일 내원일 30

구 분		기본진료 약제 특정재료(I)	진료행위(II)
1.진찰료(외래관리료포함)	①초진 1회	18,830원	야간.공휴 1회
	②재진 회	원	야간.공휴 회
	③의약품관리료	120원	
	④응급발외송료	원	
	⑤가정간호	원	
	⑥만성질환관리	원	
3.투약 및 처방조제료	①내복 3일분	3,372원	1,870원
	②외용 일분	원	원
	③처방전 회	원	
4.주사료	①피하.근육 1일	492원	930원
	②정맥내 일	원	원
	③수액제 회	원	원
	④기 타 회	원	원
	⑤특정재료	원	
	⑥수 혈 회	원	원
5.마취료	① 회	원	원
6.이학요법료	① 3회	원	3,870원
7.정신요법료	① 회	원	원
8.처치 및 수술료	①처치.수술 종	원	원
	②깁스료 회	원	원
9.검사료	①자체검사 종	원	원
	②위탁검사관리	원	
	③위탁검사 종	원	
10.영상진단	①진단 1종	원	4,750원
	②치료 종	원	원
특수장비	①CT 회	원	원
	②MRI 회	원	원
	③PET 회	원	원
100분의100	①의약품	원	원
	②치료재료	원	원
	③진료행위	원	원
비급여	①의약품	원	원
	②치료재료	원	원
	③진료행위	원	원
특수장비총액			원
100분의100본인부담총액			원
비급여총액			원
11.소계		22,814원	11,420원
12.가산율		25%	2,855원
13.약제상한차액총액			원
14.수진자요양급여비용총액			37,080원
15.요양급여비용총액			37,080원
16.본인일부부담금			18,500원
17.지원금			원
18.장애인의료비			원
19.청구액			18,580원
20.본인부담상한액초과금			원
21.진료비총액			37,080원
22.보훈청구액			원
일련번호		-1	

코 드	분 류	단가	1회투약량	1일투여량 실시횟수	총투여일수 실시횟수	금액
1> AA156030	(공휴일)초진진찰료-	18,830	1.00	1.00	1	18,830
AL603	외래환자 의약품관리	120	1.00	1.00	1	120
3> 641601920	에어탈정(아세클로페	188	1.00	3.00	3	1,692
647802150	콘로민캅셀(황산콘드	94	1.00	3.00	3	846
660701730	타가틴정(시메티딘)	53	1.00	3.00	3	477
670100630	설린정(히보설피린도)	119	1.00	3.00	3	357
J5030	외래환자조제복약지도	1,870	1.00	1.00	1	1,870
4> 642701340	(52)메피란주사제2밀	492	1.00	1.00	1	492
	J5002 : 52					
KK010	피하 또는 근육내주사	930	1.00	1.00	1	930
5> MM015	표층열치료(심층열 등	330	1.00	1.00	1	330
MM020	심층열치료(초,극초,	890	1.00	1.00	1	890
MM070	경피전기자극치료	2,650	1.00	1.00	1	2,650
10>G7202	슬관절 2매촬영	4,750	1.00	1.00	1	4,750
	<끝>					

●회원일자:2018/07 ●출력일자:2018-07-31 ●환자ID:199918295 ●심사번호:6 06

6. 종합병원 -내과(1)

보험대상	국민지역공단	증번호	1194054
가입자성명	김*선	주민등록번호	660301-2******
환자성명	유*선	요양기관명칭	**종합병원
진료개시일	2018/01/06	내원시간	오전 12시
상병명	급성장염, 소화성궤양	진료과목/구분	내과 / 외래

IMP: Acute gastroenteritis (AGE)
CC: Epigastric pain
Diarrhea
Chilling
PI & PHx: diarrhea 5회, tenesmus(-)
N/V(+/+) 3차례, food hx(-), fever/chill(-/+)

2018/01/06

1. check V/S
2. check X-Ray
   simple E/S
3. Injection
   spamone 1A IM
   5% D/W 500cc (spamone 2A mix) / curan 1A IV
   algirone 1 Amp IV
4. spamone 1T tid
   cimetidine 1T
   specta 1T
5. CBC
6. stool wet smear
   OB
7. PO medication
   flucin 1T tid
   bioful 1T
   disten 1T #
   smecta 1T tid

ciproflox 250mg 1T bid

2018/01/07

1. PO medication

tenacid	1T	tid	2days
phlucin	1T		
pob	1T	bid	
brolfr-s	1T	tid	1day
smecta	1T		

▶ 차트 해설

- Acute gastroenteritis = 급성위장염
- Epigastric pain = 상복부 통증
- Diarrhea = 설사
- Chilling = 오한
- tenesmus = 이급후증
- N/V: Nausea/Vomiting = 오심/구토

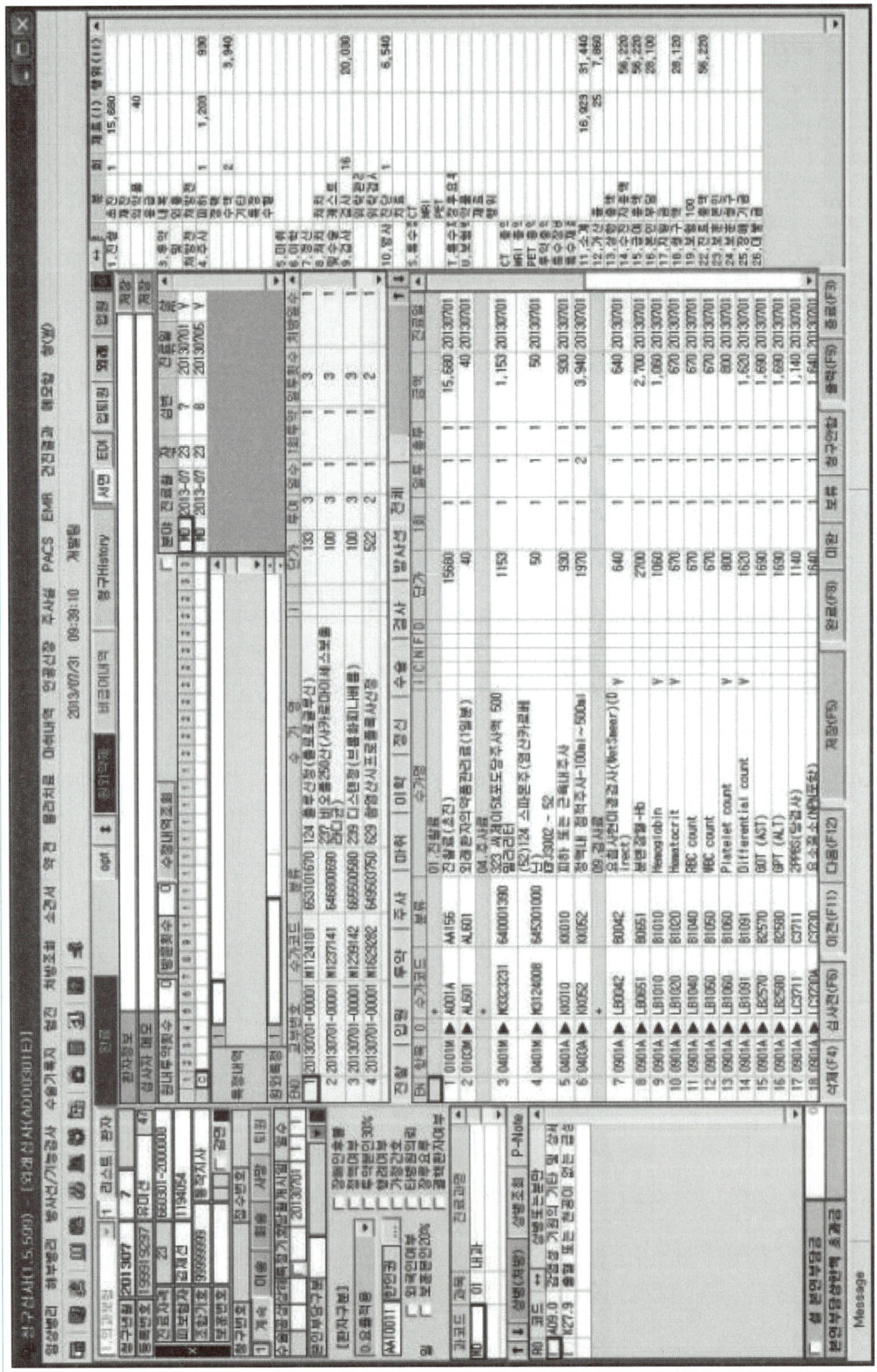

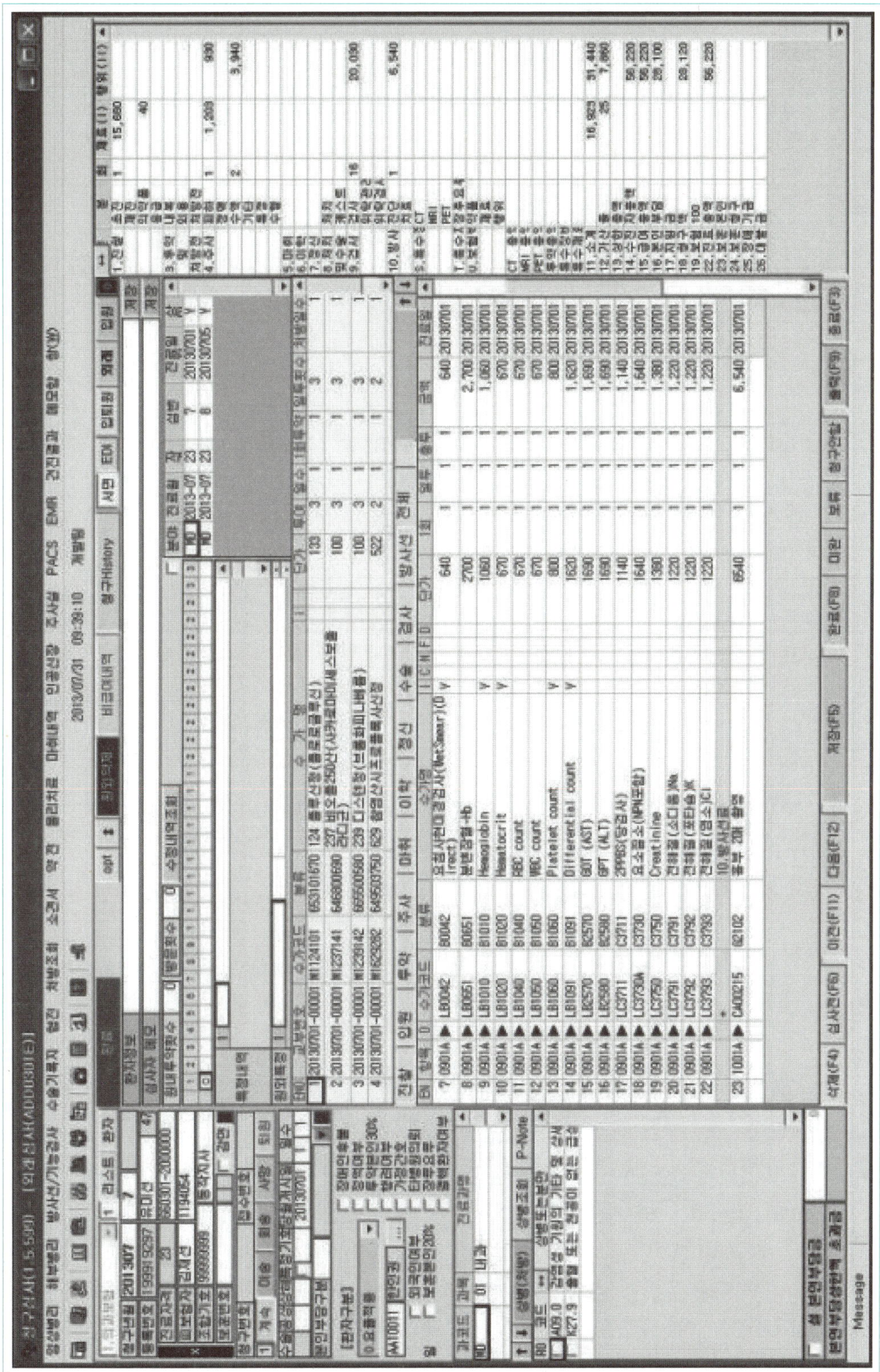

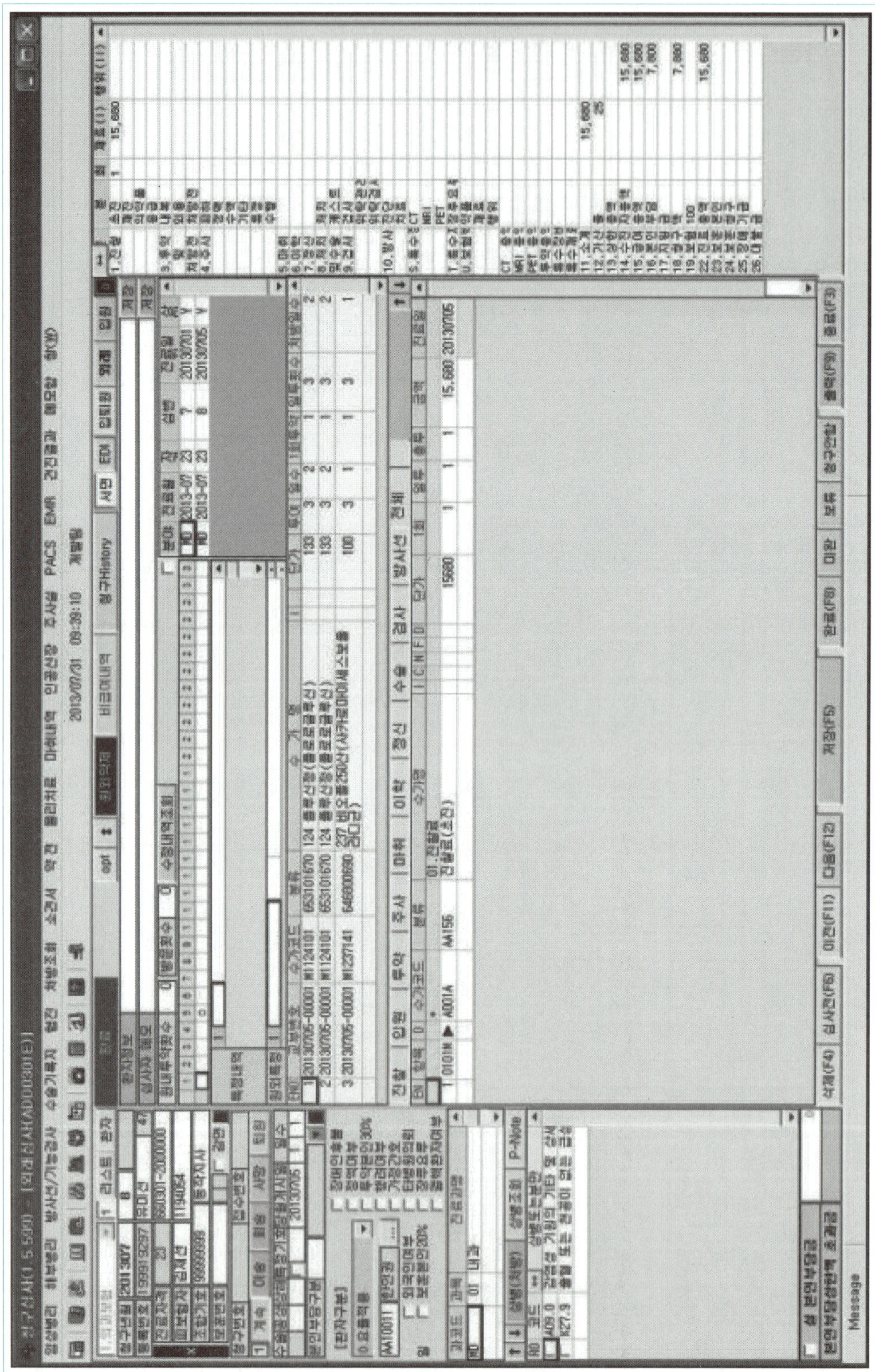

199919297 [외래]

서식번호	G 1 0 6	요양급여비용명세서		요양기관	
가입자성명	김재선	증번호		기호	11111111
수진자성명	유미선	공상등구분	1194064	명칭	대구보건종합병원
		680301-2000000			

상병명	분류기호	수술	진료과목	상해외인	특정기호	당월요양개시일	당월요양급여일수(투약일수포함)	진료결과
감염성 기원의 기타 및 상세불명의 위장염	A09.0		01			2013/07/01	1	계속
출혈 또는 천공이 없는 급성인지 만성인지	K27.9							

총내원일수 1일 내원일 1

구분		기본진료 약제 특정재료(I)	진료행위(II)
1.진찰료(외래관리료포함)	①초진 1회	16,680원	야간.공휴 회
	②재진 회	원	야간.공휴 회
	③의약품관리료	40원	
	④응급및회송료	원	
	⑤가정간호	원	
	⑥만성질환관리	원	
3.투약 및 처방전료	①내복 일분	원	원
	②외용 일분	원	원
	③처방전 회	원	
4.주사료	①피하.근육 1일	1,203원	930원
	②정맥내 일	원	원
	③수액제 2회	원	3,940원
	④기타 회	원	원
	⑤특정재료	원	
	⑥수혈 회	원	원
5.마취료	① 회	원	원
6.이학요법료	① 회	원	원
7.정신요법료	① 회	원	원
8.처치 및 수술료	①처치.수술 종	원	원
	②캐스트 회	원	원
9.검사료	①자체검사 16종	원	20,030원
	②위탁검사관련	원	
	③위탁검사 종	원	
10.영상진단	①진단 1종	원	6,540원
	②치료 종	원	원
특수장비	①CT 회	원	원
	②MRI 회	원	원
	③PET 회	원	원
100분의100	①의약품	원	원
	②치료재료	원	원
	③진료행위	원	원
비급여	①의약품	원	원
	②치료재료	원	원
	③진료행위	원	원
특수장비총액			원
100분의100본인부담총액			원
비급여총액			원
11.소계		16,923원	31,440원
12.가산율		25%	7,860원
13.약제상한차액총액			원
14.수진자요양급여비용총액			56,220원
15.요양급여비용총액			56,220원
16.본인일부부담금			28,100원
17.지원금			원
18.장애인의료비			원
19.청구액			28,120원
20.본인부담상한액초과금			원
21.진료비총액			56,220원
22.보훈청구액			원
일련번호		-1	

코드	분류	단가	1회투약량	1일투여량 실시횟수	총투여일수 실시횟수	금액
교부번호 : 2013070100001 처방일수 : 1						
점검번호 : 1						
658101670	뮤루신정(뮤로모글루		1.00	3	1	
646600690	비오플250산(사카로미		1.00	3	1	
666600580	디스텍정(브롬화피나		1.00	3	1	
649608750	염산시프로플록사신		1.00	2	1	
1> AA156	진찰료(초진)	15,680	1.00	1.00	1	15,680
AL601	외래환자의약품관리료	40	1.00	1.00	1	40
4> 640001590	씨제이5%포도당주사액	1,153	1.00	1.00	1	1,153
646801000	(52)스파론주(염산카	50	1.00	1.00	1	50
	J3002 : 52					
KK010	피하 또는 근육내주사	930	1.00	1.00	1	930
KK052	정맥내 점적주사-100m	1,970	1.00	2.00	1	3,940
9> B0042	요침사현미경검사(Met	640	1.00	1.00	1	640
B0651	분변잠혈-Hb	2,700	1.00	1.00	1	2,700
B1010	Hemoglobin	1,080	1.00	1.00	1	1,080
B1020	Hematocrit	670	1.00	1.00	1	670
B1040	RBC count	670	1.00	1.00	1	670
B1050	WBC count	670	1.00	1.00	1	670
B1060	Platelet count	800	1.00	1.00	1	800
B1091	Differential count	1,620	1.00	1.00	1	1,620
B2570	SGOT (AST)	1,690	1.00	1.00	1	1,690
B2580	SGPT (ALT)	1,690	1.00	1.00	1	1,690
C3711	2PPBS(당검사)	1,140	1.00	1.00	1	1,140
C3730	요소질소(NPN포함)	1,640	1.00	1.00	1	1,640
C3750	Creatinine	1,380	1.00	1.00	1	1,380
C3791	전해질(소디움)Na	1,220	1.00	1.00	1	1,220
C3792	전해질(포타슘)K	1,220	1.00	1.00	1	1,220
C3793	전해질(염소)Cl	1,220	1.00	1.00	1	1,220
10>G2102	흉부 2매 촬영	6,540	1.00	1.00	1	6,540
	<끝>					

●퇴원일자:2013/07 ●출력일자:2013-07-31 ●환자ID:199919297 ●심사번호:7 MD

199919297 [외래]

서식번호	G 1 0 8	요양급여비용명세서		요양기관	
가입자성명	김재선	증번호		기호	11111111
수진자성명	유미선	공상등구분	1194054	명칭	대구보건종합병원
		660301-2000000			

상병명	분류기호	수술	진료과목	상해외인	특정기호	당월요양개시일	당월요양급여일수(투약일수포함)	진료결과
감염성 기원의 기타 및 상세불명의 위장염	A09.0		01			2018/07/05	1	계속
출혈 또는 천공이 없는 급성인지 만성인지	K27.9							

총내원일수 1일 내원일 5

구분		기본진료 이외 특정재료(I)	진료행위(II)
1.진찰료(외래관리료포함)	①초진 1회	15,660원	야간.공휴 회
	②재진 회	원	야간.공휴 회
	③의약품관리료	원	
	④응급의료관리료	원	
	⑤가정간호	원	
	⑥만성질환관리	원	
3.투약 및 처방조제료	①내복 일분	원	원
	②외용 일분	원	원
	③처방전 회	원	
4.주사료	①피하.근육 일	원	원
	②정맥내 일	원	원
	③수액제 회	원	원
	④기 타 회	원	원
	⑤특정재료	원	
	⑥수 혈 회	원	원
5.마취료	① 회	원	원
6.이학요법료	① 회	원	원
7.정신요법료	① 회	원	원
8.처치 및 수술료	①처치.수술 종	원	원
	②캐스트 회	원	원
9.검사료	①자체검사 종	원	원
	②위탁검사관리	원	
	③위탁검사 종	원	
10.영상진단	①진단 종	원	원
	②치료 종	원	원
특수장비	①CT 회	원	원
	②MRI 회	원	원
	③PET 회	원	원
100분의100	①의약품	원	원
	②치료재료	원	원
	③진료행위	원	원
비급여	①의약품	원	원
	②치료재료	원	원
	③진료행위	원	원
특수장비총액			원
100분의100본인부담총액			원
비급여총액			원
11.소계		15,660원	원
12.가산율		25%	원
13.약제상한차액총액			원
14.수진자요양급여비용총액			15,660원
15.요양급여비용총액			15,660원
16.본인일부부담금			7,800원
17.지원금			원
18.장애인의료비			원
19.청구액			7,860원
20.본인부담상한액초과금			원
21.진료비총액			15,660원
22.보훈청구액			원
일련번호			-1

코드	분류	단가	1회투약량	1일투여량 실시횟수	총투여일수 실시횟수	금액
교부번호 : 2018070500001 처방일수 : 2						
점검번호 : 1						
655101670	콜루신정(콜로로글루		1.00	3	2	
655101670	콜루신정(콜로로글루		1.00	3	2	
646600690	비오플250산(사카로마		1.00	3	1	
1> AA156	진찰료(초진)	15,660	1.00	1.00	1	15,660
	<끝>					

●회원일자:2018/07 ●출력일자:2018-07-31 ●환자ID:199919297 ●심사번호:8 MD

7. 종합병원 - 일반외과(1)

보험대상	국민건강보험공단	증번호	1-194030042-5
가입자성명	문*식	주민등록번호	590921-2******
환자성명	김*옥	요양기관명칭	***종합병원
진료개시일	2018/01/08	내원시간	오후 16시 30분
상병명	항문누공, 기타 명시 된 수술 후의 상태	진료과목/구분	일반외과 / 외래

IMP: Anal fistula

CC: fever(+)
GS Dr. vist & dressing was done
dressing

2018/01/08

자-2-1-가
lidocain 0.5 mg- im

2018/01/09

F-Up dressing 위해 내원함
GS Dr. vist & dressing was done
dressing

OPD F/U teaching

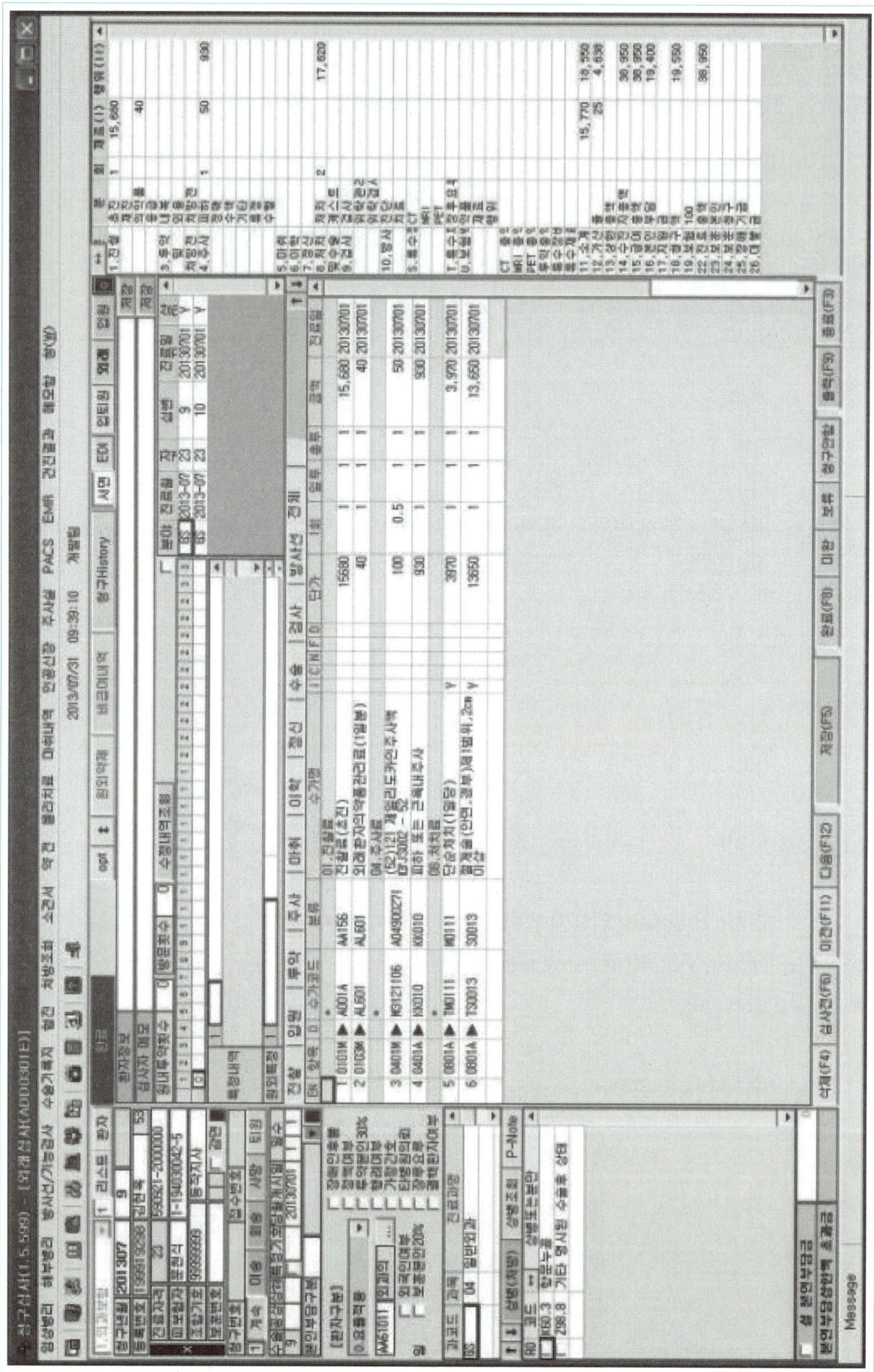
청구심사(1.5.599) - [외래심사(ADD0381E)]
원무관리 해부병리 방사선/기능검사 수술기록지 일련 처방조회 소견서 약전 물리치료 마취내역 영상신장 주사실 PACS EMR 건진결과 패모입 창(W)
2013/07/31 09:39:10 개발팀
청구History
1 진찰
01 진찰료
진찰료(초진)
외래환자의약품관리료(1일분)
04 주사료
피하 또는 근육내주사
08 처치료
단순처치(1일당)
삭제(F4) 심사건(F6) 이전(F11) 다음(F12) 저장(F5) 완료(F8) 미완 보류 청구인합 출력(F9) 종료(F3)
Message

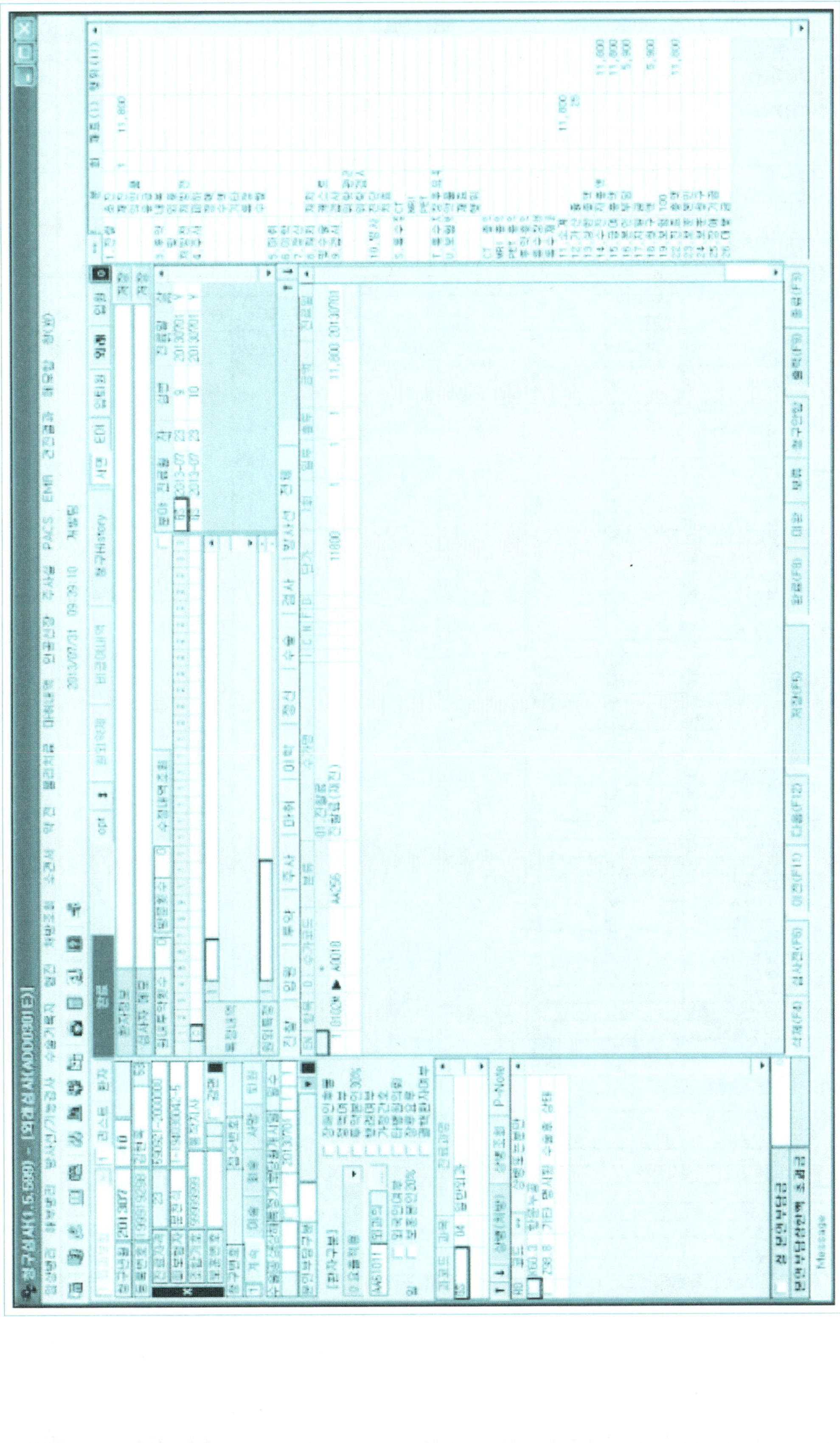

199919298 [외래]

서식번호	6 1 0 3	요양급여비용명세서		요양기관	
가입자성명	문현식	증번호		기호	11111111
수진자성명	김현옥	공상등구분	1-194030042-6	명칭	대구보건종합병원
		690921-2000000			

상병명	분류기호	수술	진료과목	상해외인	특정기호	당월요양개시일	당월요양급여일수(투약일수포함)	진료결과
항문누공 기타 명시된 수술후 상태	K60.3 Z98.8	9	04			2018/07/01	1	계속

총내원일수 1일 | 내원일 1

구분		기본진료 약제 특정재료(I)	진료행위(II)
1.진찰료(외래관리료포함)	①초진 1회	15,680원	야간.공휴 회
	②재진 회	원	야간.공휴 회
	③의약품관리료	40원	
	④응급및회송료	원	
	⑤가정간호	원	
	⑥만성질환관리	원	
3.투약 및 처방조제료	①내복 일분	원	원
	②외용 일분	원	원
	③처방전 회	원	
4.주사료	①피하.근육 1일	50원	930원
	②정맥내 일	원	원
	③수액제 회	원	원
	④기 타 회	원	원
	⑤특정재료	원	
	⑥수 혈 회	원	원
5.마취료	① 회	원	원
6.이학요법료	① 회	원	원
7.정신요법료	① 회	원	원
8.처치 및 수술료	①처치.수술 2종	원	17,620원
	②캐스트 회	원	원
9.검사료	①자체검사 종	원	원
	②위탁검사관리	원	
	③위탁검사 종	원	
10.영상진단	①진단 종	원	원
	②치료 종	원	원
특수장비	①CT 회	원	원
	②MRI 회	원	원
	③PET 회	원	원
[illegible]	①의약품	원	원
	②치료재료	원	원
	③진료행위	원	원
비급여	①의약품	원	원
	②치료재료	원	원
	③진료행위	원	원
특수장비총액			원
100분의100본인부담총액			원
비급여총액			원
11.소계		15,770원	18,550원
12.가산율		25%	4,638원
13.약제상한차액총액			원
14.수진자요양급여비용총액			38,950원
15.요양급여비용총액			38,950원
16.본인일부부담금			19,400원
17.지원금			원
18.장애인의료비			원
19.청구액			19,550원
20.본인부담상한액초과금			원
21.진료비총액			38,950원
22.보훈청구액			원
일련번호		-1	

코드	분류	단가	1회투여량	1일투여량 실시횟수	총투여일수 실시횟수	금액
1> AA156	진찰료(초진)	15,680	1.00	1.00	1	15,680
AL601	외래환자의약품관리료	40	1.00	1.00	1	40
4> A04900271	(52)제일리도카인주사	100	0.50	1.00	1	50
	J8002 : 52					
KK010	피하 또는 근육내주사	930	1.00	1.00	1	930
8> M0111	단순처치(1일당)	8,970	1.00	1.00	1	8,970
S0016	절개술(안면,경부)제1	13,650	1.00	1.00	1	13,650
	<끝>					

●퇴원일자:2018/07 ●출력일자:2018-07-31 ●환자ID:199919298 ●심사번호:9 GS

199919298 [외래]

서식번호	G 1 0 3	요양급여비용명세서	요양기관	
가입자성명	문철식	증번호	기호	11111111
수진자성명	김현숙	공상등구분 1-194030042-5 / 590921-2000000	명칭	대구보건종합병원

상병명	분류기호	수술	진료과목	상해외인	특정기호	당월요양개시일	당월요양급여일수(투약일수포함)	진료결과
항문누공 기타 명시된 수술후 상태	K60.3 Z98.8		04			2013/07/01	1	계속

총내원일수	1일	내원일	1

구분		기본진료 약명 특정재료(I)	진료행위(II)
1.진찰료(외래관리료포함)	①초진 회	원	야간.공휴 회
	②재진 1회	11,800원	야간.공휴 회
	③의약품관리료	원	
	④응급및회송료	원	
	⑤가정간호	원	
	⑥만성질환관리	원	
3.투약 및 처방조제료	①내복 일분	원	원
	②외용 일분	원	원
	③처방전 회	원	
4.주사료	①피하.근육 일	원	원
	②정맥내 일	원	원
	③수액제 회	원	원
	④기 타 회	원	원
	⑤특정재료	원	
	⑥수 혈 회	원	원
5.마취료	① 회	원	원
6.이학요법료	① 회	원	원
7.정신요법료	① 회	원	원
8.처치 및 수술료	①처치.수술 종	원	원
	②깁스트 회	원	원
9.검사료	①자체검사 종	원	원
	②위탁검사관리	원	
	③위탁검사 종	원	
10.영상진단	①진단 종	원	원
	②치료 종	원	원
특수장비	①CT 회	원	원
	②MRI 회	원	원
	③PET 회	원	원
100분의100	①의약품	원	원
	②치료재료	원	원
	③진료행위	원	원
비급여	①의약품	원	원
	②치료재료	원	원
	③진료행위	원	원
특수장비총액			원
100분의100본인부담총액			원
비급여총액			원
11.소계		11,800원	원
12.가산율		25%	원
13.약제상한차액총액			원
14.수진자요양급여비용총액			11,800원
15.요양급여비용총액			11,800원
16.본인일부부담금			5,900원
17.지원금			원
18.장애인의료비			원
19.청구액			5,900원
20.본인부담상한액초과금			원
21.진료비총액			11,800원
22.보훈청구액			원
일련번호			-1

코드	분류	단가	1회투여량	1일투여량 실시횟수	총투여일수 실시횟수	금액
1> AA256	진찰료(재진) <끝>	11,800	1.00	1.00	1	11,800

●진료일자:2013/07 ●출력일자:2013-07-31 ●환자ID:199919298 ●심사번호:10 03

8. 종합병원 – 호흡기내과(1)

보험대상	주성물산	증번호	5-5012424***
가입자성명	강*남	주민등록번호	370911-2******
환자성명	박*란	요양기관명칭	***종합병원
진료개시일	2018/01/09	내원시간	심야 오전 02시
상병명	호흡기결핵 기타 급성 위염	진료과목/구분	호흡기내과 / 외래

IMP: Respiratory tbc

CC: cough, sputum, easy fatigue

2018/01/09

1. PO medication

Uhanzit	1T	TID
RFC 600	1T	QD
myamb 800	1T	BID
curanA	1T	QD

2. chest PA
3. CBC, ESR

2018/01/10

1. chest PA
2. 소화불량이면 chest 다시 찍고 6개월 후 다시 관찰 요함

▶ 차트 해설

- Respiratory tbc: 호흡기 결핵
- easy fatigue: 쉽게 피로

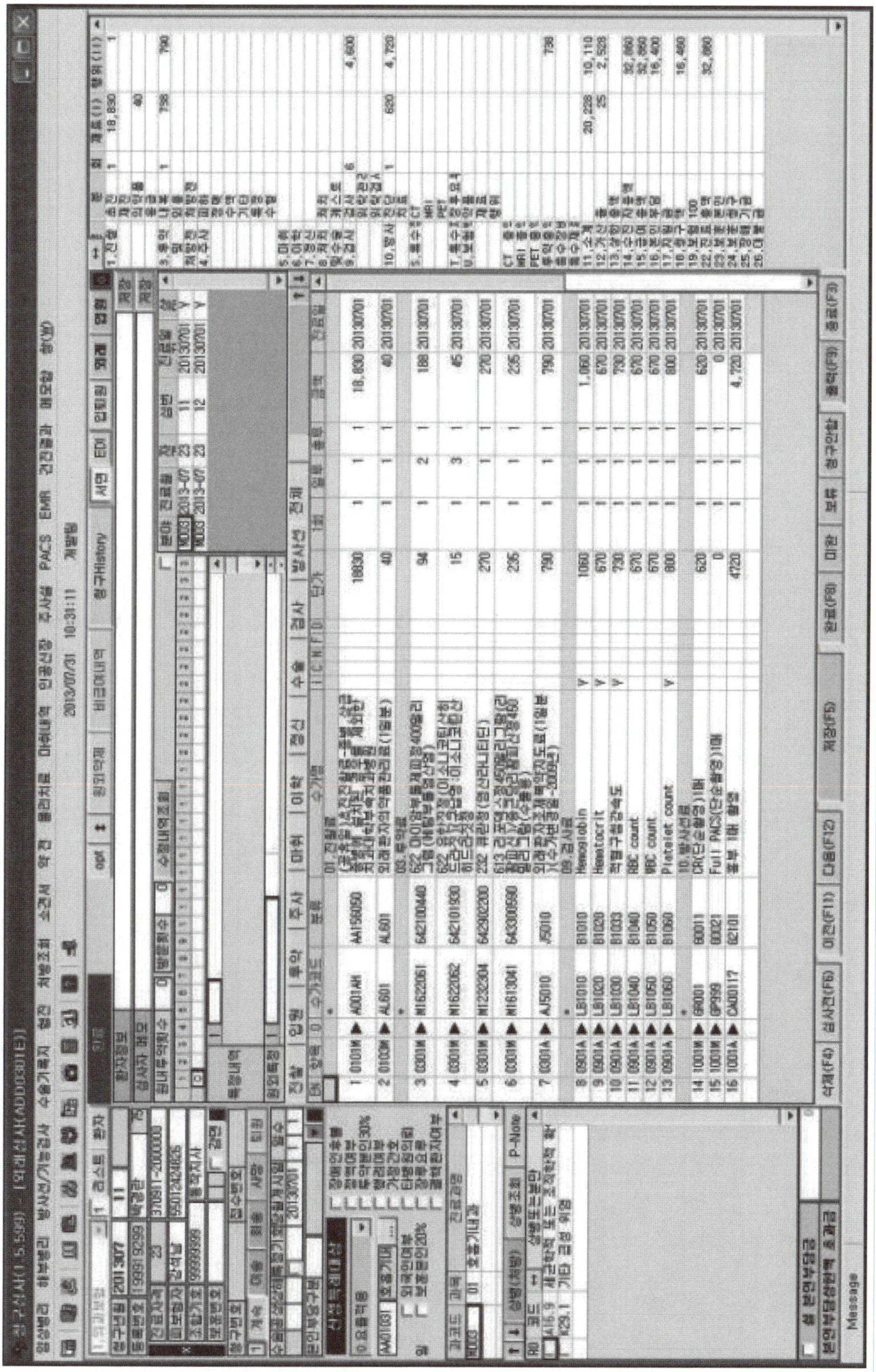

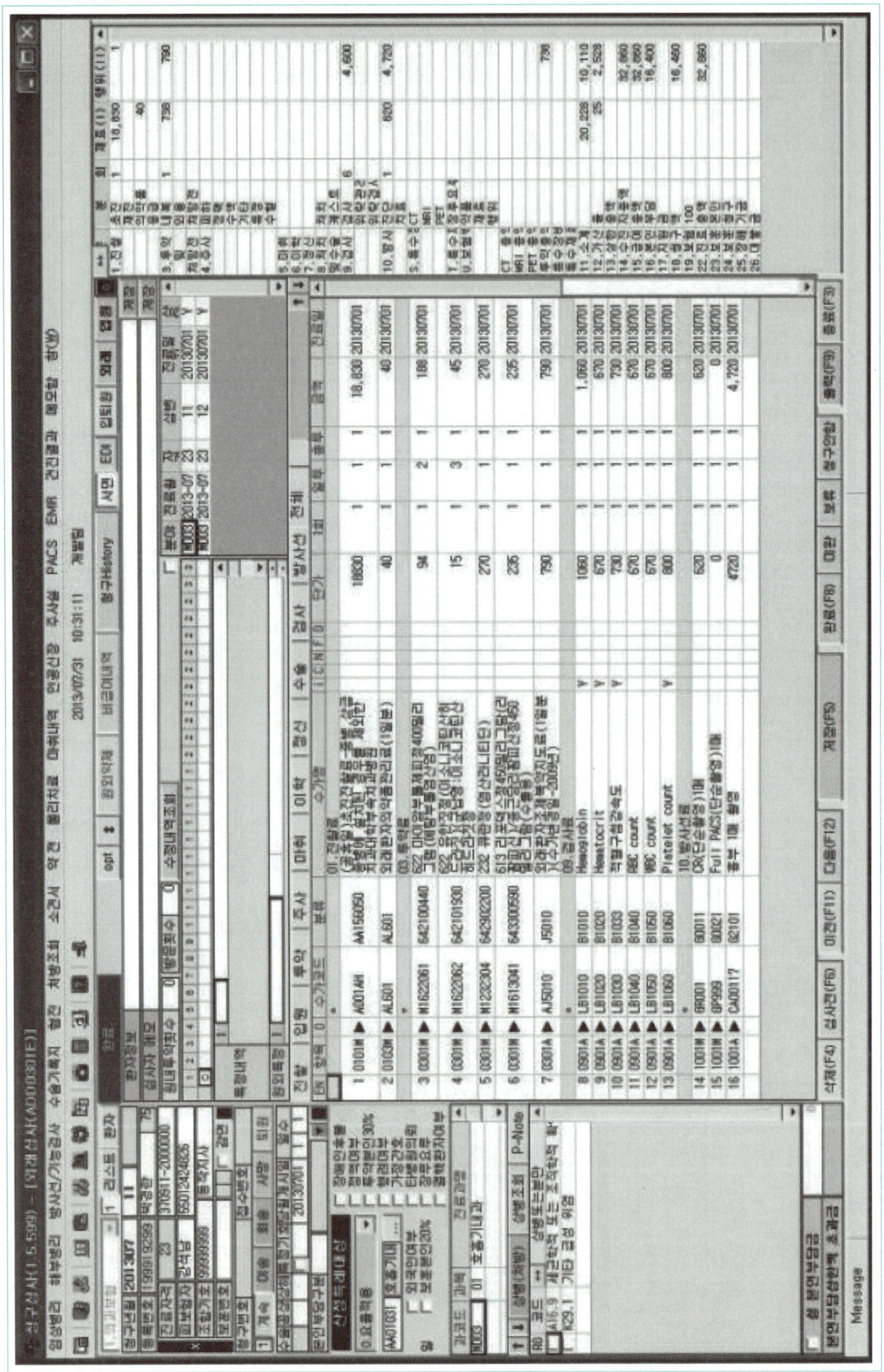

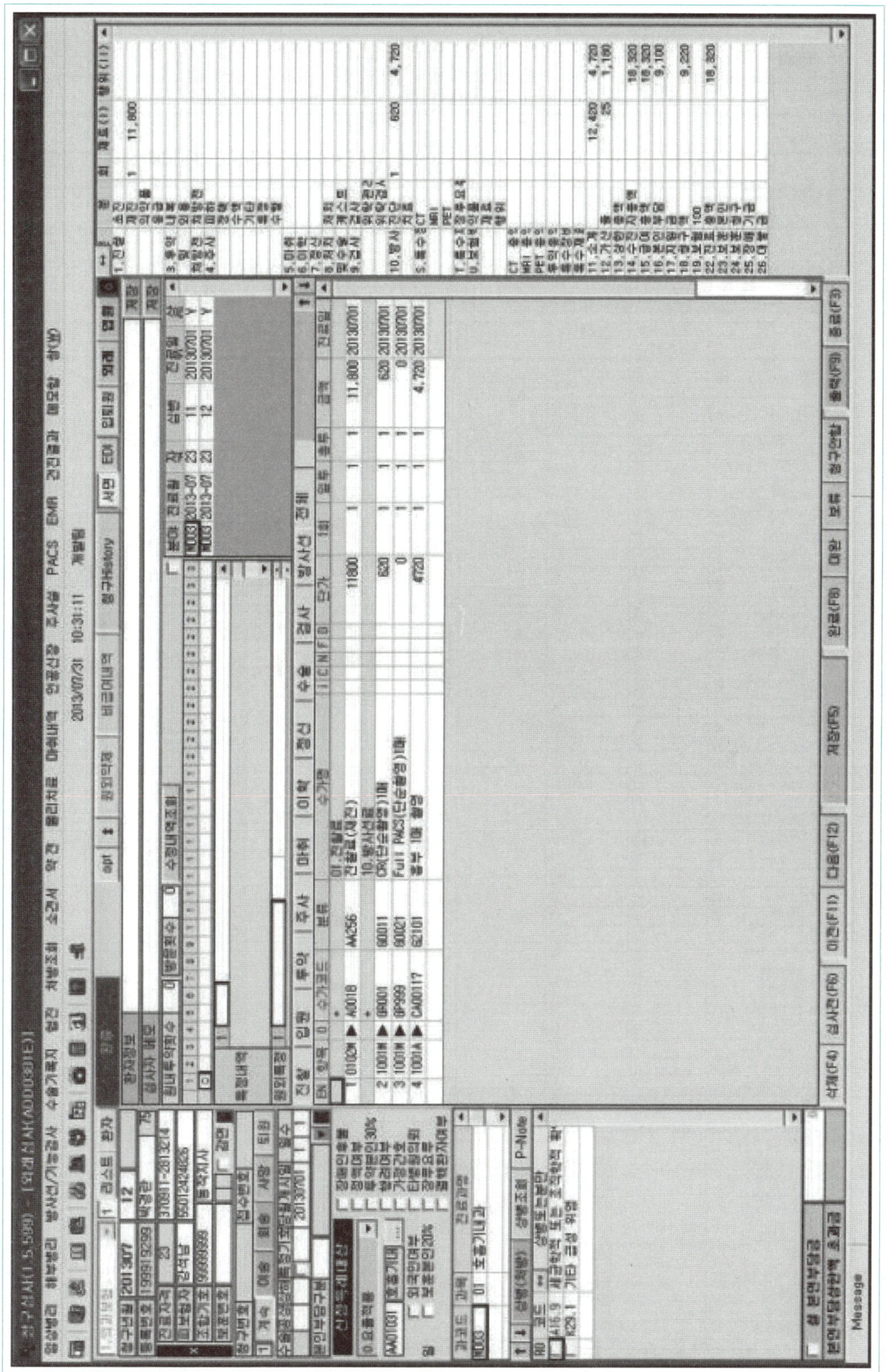

1999192999 [외래]

서식번호	0 1 0 3	요양급여비용명세서		요양기관	
가입자성명	강석남	증번호		기호	11111111
수진자성명	박경란	공상등구분	65012424826	명칭	대구보건종합병원
		870911-2000000			

상병명	분류기호	수술	진료과목	상해외인	특정기호	당월요양개시일	당월요양급여일수(투약일수포함)	진료결과
세균학적 또는 조직학적 확인에 대한 언급 기타 급성 위염	A16.9 K29.1		01			2018/07/01	1	계속

총내원일수 1일 내원일 1

구분		기본진료 약제 특정재료(I)	진료행위(II)
1.진찰료(외래관리료 포함)	①초진 1회	18,880원	야간.공휴 1회
	②재진 회	원	야간.공휴 회
	③의약품관리료	40원	
	④응급및회송료	원	
	⑤가정간호	원	
	⑥만성질환관리	원	
3.투약 및 처방조제료	①내복 1일분	788원	790원
	②외용 일분	원	원
	③처방전 회	원	
4.주사료	①피하.근육 일	원	원
	②정맥내 일	원	원
	③수액제 회	원	원
	④기타 회	원	원
	⑤특정재료	원	
	⑥수혈 회	원	원
5.마취료	① 회	원	원
6.이학요법료	① 회	원	원
7.정신요법료	① 회	원	원
8.처치 및 수술료	①처치.수술 종	원	원
	②캐스트 회	원	원
9.검사료	①자체검사 6종	원	4,600원
	②위탁검사관리	원	
	③위탁검사 종	원	
10.영상진단	①진단 1종	620원	4,720원
	②치료 종	원	원
특수장비	①CT 회	원	원
	②MRI 회	원	원
	③PET 회	원	원
100분의 100	①의약품	원	원
	②치료재료	원	원
	③진료행위	원	원
비급여	①의약품	원	원
	②치료재료	원	원
	③진료행위	원	원
특수장비총액			원
100분의100본인부담총액			원
비급여총액			원
11.소계		20,228원	10,110원
12.가산율		25%	2,528원
13.약제상한차액총액			원
14.수진자요양급여비용총액			32,860원
15.요양급여비용총액			32,860원
16.본인일부부담금			16,400원
17.지원금			원
18.장애인의료비			원
19.청구액			16,460원
20.본인부담상한액초과금			원
21.진료비총액			32,860원
22.보훈청구액			원
일련번호		-1	

코드	분류	단가	1회투약량	1일투여량 실시횟수	총투여일수 실시횟수	금액
1> AA156050	(공휴일)초진진찰료-	18,880	1.00	1.00	1	18,880
AL601	의원환자의약품관리료	40	1.00	1.00	1	40
3> 642100440	다이알부틀정피정400	94	1.00	2.00	1	188
642101930	유한짓정(이소니코틴	15	1.00	3.00	1	45
642902200	큐란정(염산라니티딘)	270	1.00	1.00	1	270
643300590	리포덱스정450밀리그	285	1.00	1.00	1	285
J5010	의원환자조제복약지도	790	1.00	1.00	1	790
9> B1010	Hemoglobin	1,080	1.00	1.00	1	1,080
B1020	Hematocrit	670	1.00	1.00	1	670
B1033	적혈구침강속도	780	1.00	1.00	1	780
B1040	RBC count	670	1.00	1.00	1	670
B1050	WBC count	670	1.00	1.00	1	670
B1060	Platelet count	800	1.00	1.00	1	800
10>G0011	DR(단순촬영)1매	620	1.00	1.00	1	620
G0021	Full PACS(단순촬영)1	0	1.00	1.00	1	0
G2101	흉부 1매 촬영	4,720	1.00	1.00	1	4,720
	<끝>					

●회원일자:2018/07 ●출력일자:2018-07-31 ●환자ID:1999192999 ●심사번호:11 M003

199918299 [외래]

요양급여비용명세서

서식번호	G I 0 3	증번호		요양기관	
가입자성명	강석남	공상등구분	55012424826	기호	11111111
수진자성명	박경란	870911-2813214		명칭	대구보건종합병원

상병명	분류기호	수술	진료과목	상해외인	특정기호	당월요양개시일	당월요양급여일수(투약일수포함)	진료결과
세균학적 또는 조직학적 확인에 대한 언급 기타 급성 위염	A16.9 K29.1		01			2018/07/01	1	계속

총내원일수 1일 | 내원일 1

구분		기본진료 및 특정재료(I)	진료행위(II)
1.진찰료(외래관리료 포함)	①초진 회	원	야간.공휴 회
	②재진 1회	11,800원	야간.공휴 회
	③의약품관리료	원	
	④응급및회송료	원	
	⑤가정간호	원	
	⑥만성질환관리	원	
3.투약 및 처방조제료	①내복 일분	원	원
	②외용 일분	원	원
	③처방전 회	원	
4.주사료	①피하.근육 일	원	원
	②정맥내 일	원	원
	③수액제 회	원	원
	④기 타 회	원	원
	⑤특정재료	원	
	⑥수 혈 회	원	원
5.마취료	① 회	원	원
6.이학요법료	① 회	원	원
7.정신요법료	① 회	원	원
8.처치 및 수술료	①처치.수술 종	원	원
	②캐스트 회	원	원
9.검사료	①자체검사 종	원	원
	②위탁검사관리	원	
	③위탁검사 종	원	
10.영상진단	①진단 1종	620원	4,720원
	②치료 종	원	원
5.특수장비	①CT 회	원	원
	②MRI 회	원	원
	③PET 회	원	원
V.100분의100	①의약품	원	원
	②치료재료	원	원
	③진료행위	원	원
W.비급여	①의약품	원	원
	②치료재료	원	원
	③진료행위	원	원
특수장비총액			원
100분의100본인부담총액			원
비급여총액			원
11.소계		12,420원	4,720원
12.가산율		25%	1,180원
13.약제상한차액총액			원
14.수진자요양급여비용총액			18,820원
15.요양급여비용총액			18,820원
16.본인일부부담금			9,100원
17.지원금			원
18.장애인의료비			원
19.청구액			9,220원
20.본인부담상한액초과금			원
21.진료비총액			18,820원
22.보훈청구액			원
일련번호		-1	

코드	분류	단가	1회투약량	1일투여량 실시횟수	총투여일수 실시횟수	금액
1> AA256	진찰료(재진)	11,800	1.00	1.00	1	11,800
10>G0011	CR(단순촬영)1DH	620	1.00	1.00	1	620
G0021	Full PACS(단순촬영)1	0	1.00	1.00	1	0
G2101	흉부 1매 촬영	4,720	1.00	1.00	1	4,720
	<끝>					

●퇴원일자:2018/07 ●출력일자:2018-07-31 ●환자ID:199919299 ●심사번호:12 M003

II. 입원 요양급여비용의 심사청구 실습

II-1. 병원급

1. 병원 입원 - 내과

보험대상	풍산여객	증번호	73221527
가입자성명	정*석	주민등록번호	280926-1******
환자성명	정*향	요양기관명칭	***병원
진료개시일	2018/01/02	내원시간	오전 11시 20분
상병명	급성위염, 고혈압 알콜성 간질환	진료과목/구분	내과 / 입원

2018/01/02

CC: Abdominal pain

Sx: Nausea(-), vomiting(-)

PMHx: DM/HTN/Tbc (-/+/-)

Alcohol(++)

Rx) CBC, BST, UA

Simple abdomen E/S

USG (abdo)

⟨Admitted via IM⟩

IMP: Gastritis

Alcoholism

Hypertension

- Admission to general ward -

1. Check vital sign q QID
2. Check Body/Weight/Height
3. Check I/O
4. Bed rest
5. Diet = RD

6. Routine admission request
   ① ECG
   ② CBC
   ③ Serum Glucose & Serum Amylase
   ④ LFT & serum TG
   ⑤ BUN/Cr
   ⑥ Na, K, Cl
   ⑦ r-GTP
   ⑧ HBs Ag / HBs Ab
   ⑨ Chest PA
7. Injection
   ① 5%D/W 1,000cc IV
   ② Unifenac 0.5 Amp IM (PRN)
   ③ Spamon 0.5 Amp IM (PRN)
   ④ 5%D/W 1,000cc IV

   PO medication
   ⑤ Ativan 0.5T TID
   ⑥ B-com 1T
   ⑦ Ramista 1T

2018/01/03

GFS → Gastritis

Repeat 1_3_4_5_7_ ①②③⑤

8. 5% D/W 500cc IV
9. Motilium 1T TID

2018/01/04

Repeat 1_3_4_5_7_ ①②③⑤ 8_

2018/01/05

Repeat 1_3_4_7_ ①②③⑤ 8_

Discharge

H/M Ativan 0.5T TID #7days

Motilium 1T TID

Ramista 1T TID
Peaceliva 1T TID

▶ 차트 해설

- Abdominal pain = 복통
- Nausea(-), vomiting(-) = 구역증상(-), 구토증상(-)
- PMHx: DM/HTN/Tbc(-/+/-) = 과거병력: 당뇨/고혈압/결핵
- CBC: Complete Blood Count = 전혈구 검사(계산)
- BST: Blood Sugar Count = 혈당검사
- UA : Urinalysis = 소변검사
- Simple abdomen E/S = 복부방사선 촬영 Erect/Supine(서서/누워서)
- USG(abdo): Ultrasonography = 초음파검사
- Gastritis = 위염
- Alcoholism = 알코올 중독
- Hypertension = 고혈압
- Admission to general ward = 일반병실로 입원
- Check vital sign = 기본적 신체징후 체크 - 혈압, 맥박, 호흡, 체온
  q QID = four times daily(하루에 4번)
- Check body: Weight/Height = 몸무게/신장
- Check I/O: Intake/Output = 섭취량/배설량 기록
- Diet = NPO: None Per Oral = 경구투여 금지 or 금식
- Routine admission request = 입원을 위한 기본적 검사
- ECG: Electrocardiogram = 심전도 검사
- Serum Glucose & Serum Amylase = 혈청 글루코스 & 아밀라제 검사
- LFT: Liver Function Test = 간 기능 검사
- TG: Triglycerides 3중 글리셀리드 검사
- BUN/Cr: Blood Urea Nitrogen = 혈액 질소요소(신장 기능 검사의 일부)
  Cr: Creatinine = 크레아티닌 검사(신장 기능 거사의 일부)
- Na, K, Cl: 나트륨, 칼륨, 염소 = 전해질의 일부검사
- r-GTP: 간 기능의 일부를 측정하는 효소검사
- HBs Ag/HBs Ab = B형간염 항원/항체 검사
- GFS: gastrofibroscopy = 위내시경 검사
- PRN = 필요할 때 마다
- Repeat = 전날처방과 똑같이

- Discharge = 퇴원
- HM: Home Medication = 퇴원 약

▶ 요양급여명세서 작성 해설

- CBC: 혈액학 검사 5종
- BST: 혈당검사
- UA: 소변검사 10종, 요침사 현미경 검사 산정함
- Simple abdomen E/S =복부 2매 촬영
- USG(abdo) =복부 초음파(비급여)
- ECG =심전도 검사 수가
- CBC =외래 진료 중복으로 산정하지 않음
- LFT =간기능 검사
- HBs Ag / HBs Ab =간염 항원, 항체 정밀검사 수가 산정함
- Chest PA: 흉부 1매
- 5% D/W 1,000cc IV: 5%포도당 1L로 수액주사 수기료 산정함
- Unifenac 0.5 Amp IM, Spamon 0.5 Amp IM : 1/2 amp 산정함
- GFS: 위십이지장 내시경검사 수기료
- 5% D/W 500cc IV: 5%포도당 500cc로 수액주사 수기료 산정함
- Discharge: 퇴원약으로 외래 의약품관리료 7일분 산정함

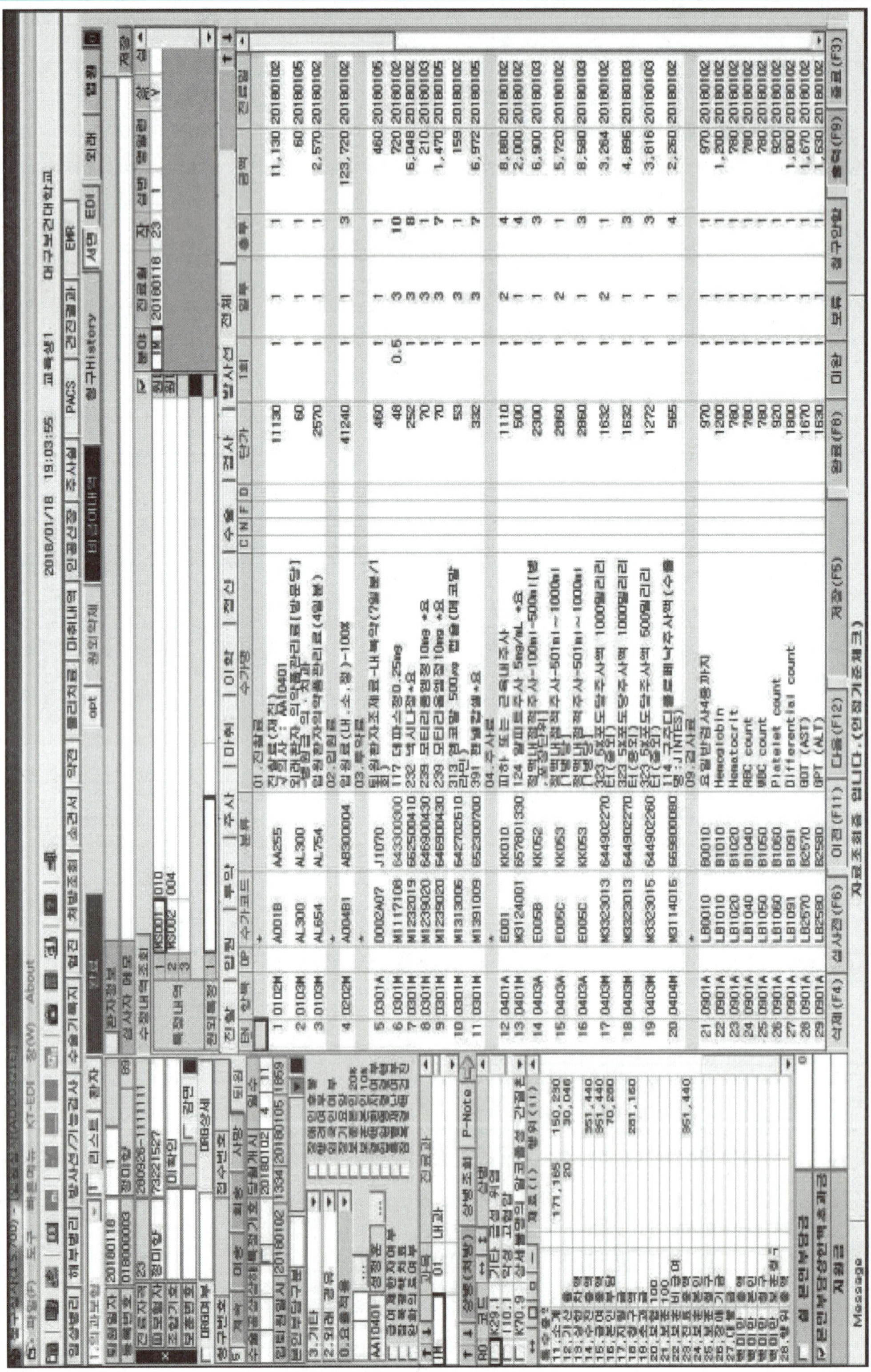
2018/01/18 19:03:55
01.진찰료
AA255 재진진찰료
AL300 외래환자 의약품관리료(방문당)
AL754 입원환자의약품관리료(4일분)
02.입원료
AB300004 입원료(내,소,정)-100%
03.투약료
04.주사료
09.검사료
Hemoglobin
Hematocrit
RBC count
WBC count
Platelet count
Differential count
BDT (AST)
BPT (ALT)
삭제(F4)
심사전(F6)
이전(F11)
다음(F12)
저장(F5)
완료(F8)
미완
보류
청구안함
출력(F9)
종료(F3)
자료조회중 입니다.(연령가중체크)

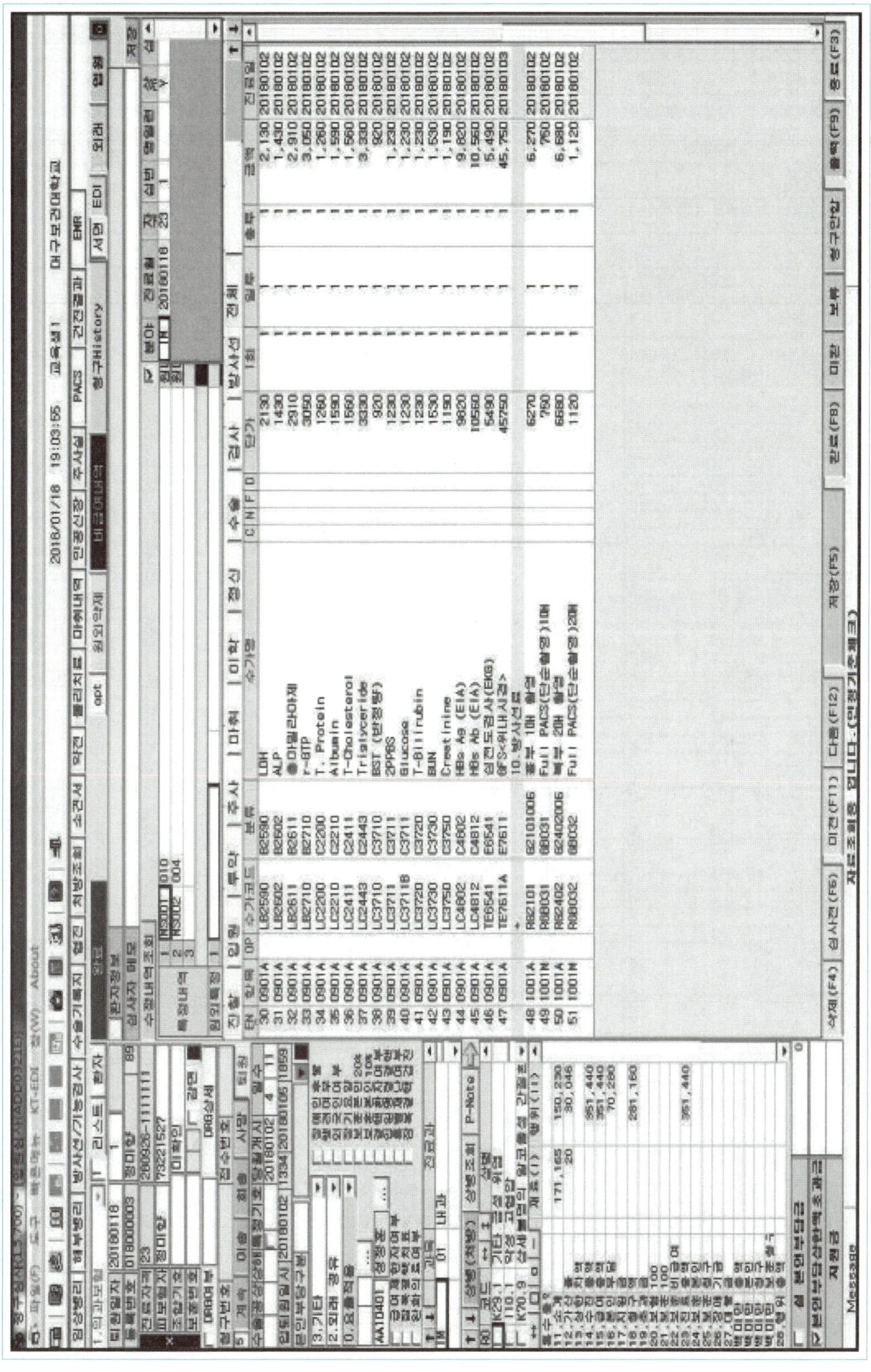

018000003 [입원]

서식번호	G I 0 2	요양급여비용명세서		요양기관	
가입자성명	정미향	증번호		기호	12345678
수진자성명	정미향	공상등구분	73221527	명칭	대구보건대학교
		280926-1111111			

상병명	분류기호	수술	진료과목	상해외인	특정기호	당월요양개시일 / 최초입원개시일	당월요양급여일수(투약일수포함)	진료결과
기타 급성 위염	K29.1		01			2018/01/02	11	퇴원
악성 고혈압	I10.1					2018/01/02		
상세불명의 알코올성 간질환	K70.9							

구분 (입원일수 4일)		기본진료 약제 특정재료(I)	진료행위(II)
1.진찰료(외래관리료 포함)	①초진 회	원	야간.공휴 회
	②재진 1회	11,130원	야간.공휴 회
	③의약품관리료	2,630원	
	④응급및회송료	원	
2.입원료	①일반 일	원	
	②내.정.소 3일	123,720원	
	③집중치료실 일	원	
	④격리병실 일	원	
	⑤신생아 일	원	
	⑥기타 일	원	
	⑦기본식대	원	
	⑧가산식대	원	
3.투약 및 처방전료	①내복 10일분	15,579원	460원
	②외용 일분	원	원
	③처방전 회	원	
4.주사료	①피하.근육 4일	2,000원	8,880원
	②정맥내 일	원	원
	③수액제 8회	11,976원	21,200원
	④기 타 회	2,260원	원
	⑤특정재료	원	
	⑥수 혈 회	원	원
5.마취료	① 회	원	원
6.이학요법료	① 회	원	원
7.정신요법료	① 회	원	원
8.처치 및 수술료	①처치.수술 종	원	원
	②게스트 회	원	원
9.검사료	①자체검사 27종	원	106,740원
	②위탁검사관리	원	
	③위탁검사 종	원	
10.영상진단	①진단 2종	1,870원	12,950원
	②치료 종	원	원
L.참기요양	① 일	원	
S.특수장비	①CT 회	원	원
	②MRI 회	원	원
	③PET 회	원	원
V.100분의100	①의약품	원	원
	②치료재료	원	원
	③진료행위	원	원
W.비급여	①의약품	원	원
	②치료재료	원	원
	③진료행위	원	원
특수장비총액			원
100분의100본인부담총액			원
비급여총액			원
11.소계		171,165원	150,230원
12.가산율		20%	30,046원
13.약제상한차액총액			원
14.수진자요양급여비용총액			351,440원
15.요양급여비용총액			351,440원
16.본인일부부담금			70,280원
17.지원금			원
18.장애인의료비			원
19.청구액			281,160원
20.본인부담상한액초과금			원
21.진료비총액			351,440원
22.보훈청구액			원
일련번호		-1	

코드	분류	단가	1회투약량	1일투여량 실시횟수	총투여일수 실시횟수	금액
1> AA255	진찰료(재진)	11,130	1.00	1.00	1	11,130
AL300	외래환자 의약품관리?	60	1.00	1.00	1	60
AL754	입원환자의약품관리료	2,570	1.00	1.00	1	2,570
2> AB300004	입원료(내.소.정)-100	41,240	1.00	1.00	3	123,720
3> J1070	퇴원환자조제료-내복?	460	1.00	1.00	1	460
643300300	대파스정0.25mg	48	0.50	3.00	10	720
662500410	벅시나정*요	252	1.00	3.00	8	6,048
646900430	오티리움염정10mg *요	70	1.00	3.00	1	210
646900430	오티리움염정10mg *요	70	1.00	3.00	7	1,470
642702610	엠코발 500㎍ 캡슐(메	53	1.00	3.00	1	159
652300700	펜넬캅셀*요	332	1.00	3.00	7	6,972
4> KK010	피하 또는 근육내주사	1,110	1.00	2.00	4	8,880
657801330	알피트주사 5mg/mL *?	500	1.00	1.00	4	2,000
KK052	정맥내점적주사-100ml	2,300	1.00	1.00	3	6,900
KK053	정맥내점적주사-501ml	2,860	1.00	2.00	1	5,720
KK053	정맥내점적주사-501ml	2,860	1.00	1.00	3	8,580
644902270	5%포도당주사액 1000?	1,632	1.00	2.00	1	3,264
644902270	5%포도당주사액 1000?	1,632	1.00	1.00	3	4,896
644902260	5%포도당주사액 500밀	1,272	1.00	1.00	3	3,816
669800080	구주디클로페낙주사액	565	1.00	1.00	4	2,260
9> B0010	요일반검사4종까지	970	1.00	1.00	1	970
B1010	Hemoglobin	1,200	1.00	1.00	1	1,200
B1020	Hematocrit	780	1.00	1.00	1	780
B1040	RBC count	780	1.00	1.00	1	780
B1050	WBC count	780	1.00	1.00	1	780
B1060	Platelet count	920	1.00	1.00	1	920
B1091	Differential count	1,800	1.00	1.00	1	1,800
B2570	GOT (AST)	1,670	1.00	1.00	1	1,670
B2580	GPT (ALT)	1,630	1.00	1.00	1	1,630
B2590	LDH	2,130	1.00	1.00	1	2,130
B2602	ALP	1,430	1.00	1.00	1	1,430
B2611	총아밀라아제	2,910	1.00	1.00	1	2,910
B2710	r-GTP	3,050	1.00	1.00	1	3,050
C2200	T. Protein	1,260	1.00	1.00	1	1,260
C2210	Albumin	1,590	1.00	1.00	1	1,590
C2411	T-Cholesterol	1,560	1.00	1.00	1	1,560
C2443	Triglyceride	3,330	1.00	1.00	1	3,330
C3710	BST (반정량)	920	1.00	1.00	1	920
C3711	2PPBS	1,230	1.00	1.00	1	1,230
C3711	Glucose	1,230	1.00	1.00	1	1,230
C3720	T-Bilirubin	1,230	1.00	1.00	1	1,230
C3730	BUN	1,530	1.00	1.00	1	1,530
C3750	Creatinine	1,190	1.00	1.00	1	1,190
C4802	HBs Ag (EIA)	9,820	1.00	1.00	1	9,820
C4812	HBs Ab (EIA)	10,560	1.00	1.00	1	10,560
E6541	심전도검사(EKG)	5,490	1.00	1.00	1	5,490
E7611	GFS<위내시경>	45,750	1.00	1.00	1	45,750
10>G2101006	흉부 1매 촬영	6,270	1.00	1.00	1	6,270
G8031	Full PACS(단순촬영)1	750	1.00	1.00	1	750
G2402006	복부 2매 촬영	6,680	1.00	1.00	1	6,680
G8032	Full PACS(단순촬영)2	1,120	1.00	1.00	1	1,120
	<특정내역>					
1> MS001	010					
1> MS002	004					
	<계속>					

●퇴원일자:2018/01/18 ●출력일자:2018-01-18 ●환자ID:018000003 ●심사번호:1 1매

II-2. 종합병원급

1. 종합병원 입원 - 정형외과

보험대상	국민건강보험공단	증번호	732161
가입자성명	이*철	주민등록번호	810926-1******
환자성명	이*철	요양기관명칭	**종합병원
진료개시일	2018/01/12	내원시간	오후 15시 50분
상병명	손목의 열상 발목의 열상	진료과목/구분	정형외과 / 입원

2018/01/12

유리에 부상

IMP: Lt 4th EDM tendon rupture

Rt Hand laceration

ROM: not limited

Distal sensory: State

Distal circulation: good

〈Admitted via ER〉

- Admission to general ward -

OP) Tenorrhaphy of EDM

Anesthesia: Local

Short leg splint

1. Check vital sign 8 Hrs
2. Bed rest
3. Diet = RD
4. Routine admission request

① CBC & Diff/count, plt, ESR

② BT, CT, PT

③ ABO Rh type cross matching
④ LFT & serum Amylase
⑤ HBs Ag/HBs Ab
⑥ UA & micro
⑦ BUN/Cr Na/K/Cl/Ca
⑧ ECG
⑨ Chest PA

5. Injection
    N/S 500cc IV
    Unifenac 1 Amp IM (PRN)

7. PO Medication

Talos	1T	tid	Daily
H2	1T		
Cefacler	1T		
BST	1T		

2018/01/13

1. Check vital sign 8 Hrs
2. Bed rest
3. Diet = TD
4. Dressing
5. Injection

H/S 1,000cc	IV
Marobiven 2 Amp mix	IV
Unifenac 0.5 Amp	IM
Unifenac 1Amp	IM (PRN)

    AMT 250mg mix N/S 100cc IV

9. PO medication

Tiroxin	1T	tid
Talos	1T	
MRN	1T	
H2	1T	
Biscan	1T	

2018/01/14

Discharge

H/M Repeat 8_ #3PO 12days

▶ 요양급여명세서 작성 해설

- Tenorrhaphy of EDM = 창상봉합술 공휴가산율 적용
- Anesthesia - Local = 국소마취료 마취재료 산정

  ① CBC & Diff/count, plt, ESR = 혈액학 검사료, 백혈구 백분율 등

  ② BT, CT, PT = 출혈시간, 응고시간 수기료

  ③ ABO Rh type cross matching = 혈액형 수기료

  ④ LFT & serum Amylase, HBs Ab, UA & micro, BUN/Cr Na/K/Cl/Ca
  = 입원 및 수술을 위한 기본 검사료

  ⑤ ECG = 심전도

  ⑥ Chest PA: 흉부 1매
- N/S 500cc IV: 수액 500cc 수기료 산정
- Unifenac 1 Amp IM (PRN) = 진통제 수시산정 - 진료기록부 확인
- H/S 1,000cc IV :수액제 1,000cc IV 수기료 산정
- Unifenac 0.5 Amp IM: 진통제 0.5Amg 산정
- Unifenac 1 Amp IM (PRN): 진통제 수시적용
- AMT 250mg mix N/S 100cc IV: 항생제 생리식염수 100cc에 Mix하므로 100 IV 주사 수기료 산정

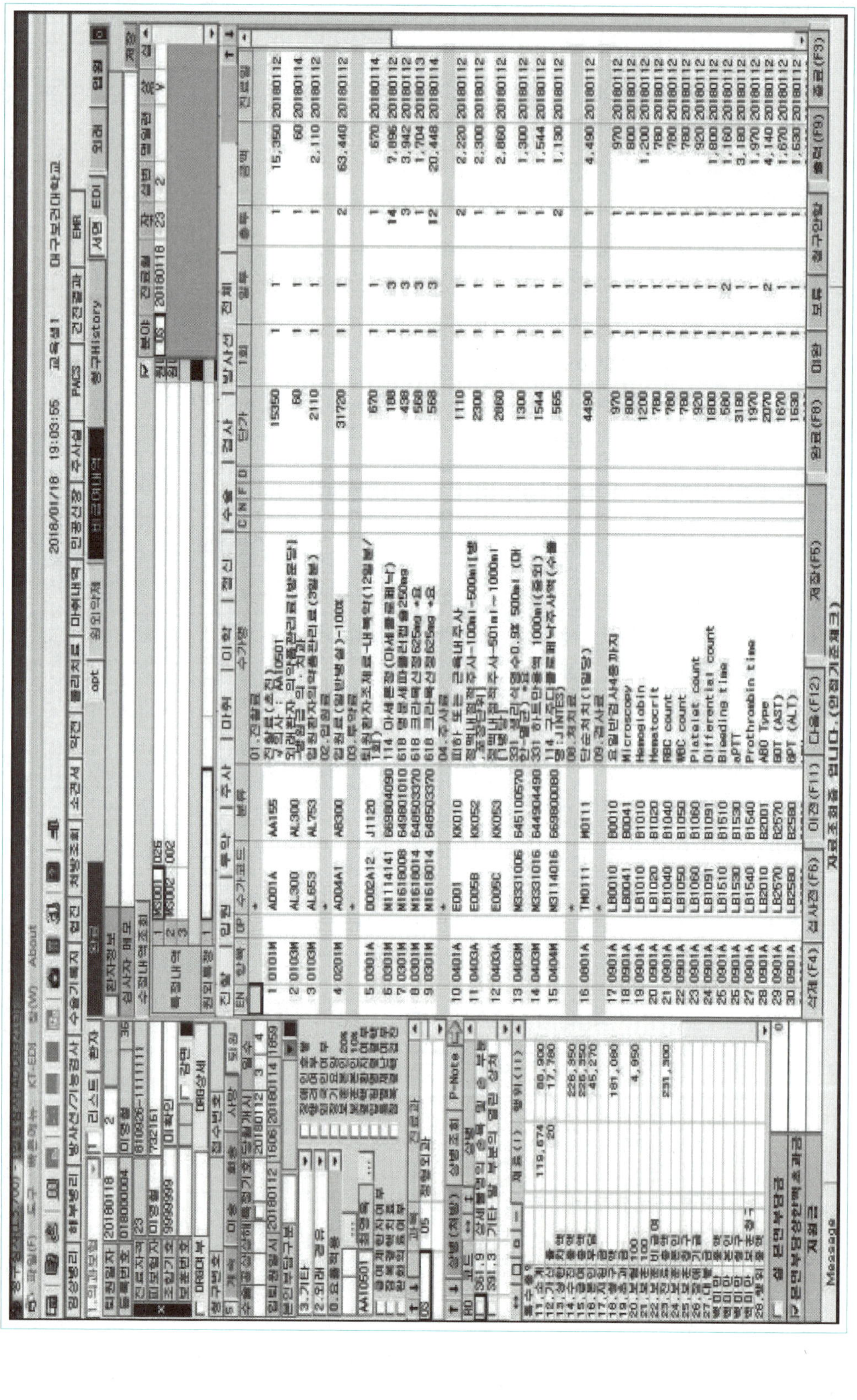
2018/01/18 19:03:55
교육생1
대구보건대학교
자료조회를 합니다.(인정기준체크)

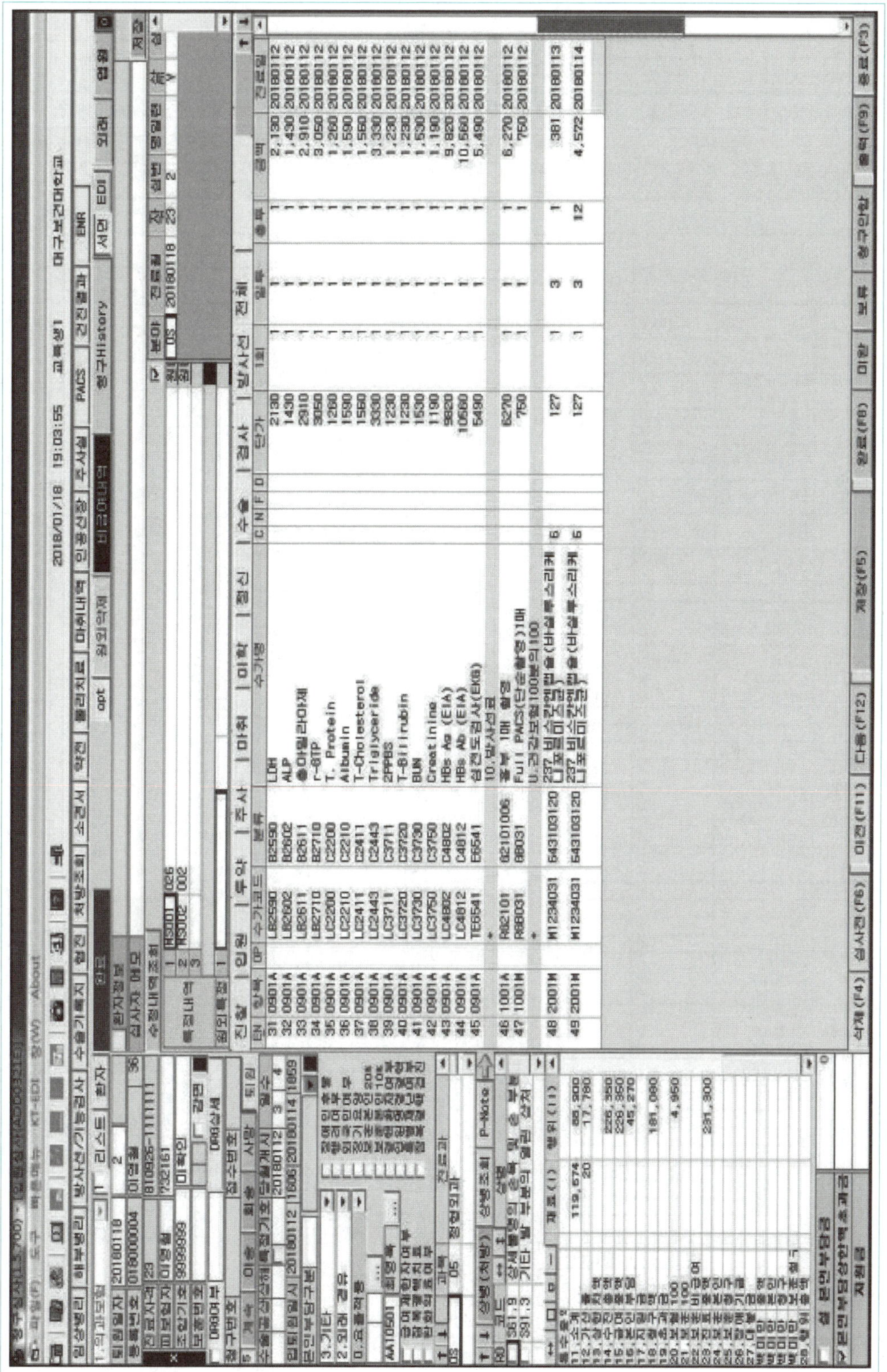

018000004 **[입원]**

요양급여비용명세서

서식번호	G 1 0 2	증번호		요양기관	
가입자성명	이영철	공상등구분	732161	기호	12345678
수진자성명	이영철		810926-1111111	명칭	대구보건대학교

상병명	분류기호	수술	진료과목	상해외인	특정기호	당월요양개시일 / 최초입원개시일	당월요양급여일수 (투약일수포함)	진료결과
상세불명의 손목 및 손 부분의 열린상처	S61.9		05			2018/01/12	4	퇴원
기타 발 부분의 열린 상처	S91.3					2018/01/12		

입원일수 3일 구분		기본진료 및 특정재료(I)	진료행위(II)
1.진찰료 (외래관리료 포함)	①초진 1회	15,350원	야간.공휴 회
	②재진 회	원	야간.공휴 회
	③의약품관리료	2,170원	
	④응급및회송료	원	
2.입원료	①일반 2일	63,440원	
	②내.정.소 일	원	
	③집중치료실 일	원	
	④격리병실 일	원	
	⑤신생아 일	원	
	⑥기타 일	원	
	⑦기본식대	원	
	⑧가산식대	원	
3.투약 및 처방전료	①내복 14일분	33,990원	670원
	②외용 일분	원	원
	③처방전 회	원	
4.주사료	①피하.근육 2일	원	2,220원
	②정맥내 일	원	원
	③수액제 2회	2,844원	5,160원
	④기 타 회	1,130원	원
	⑤특정재료	원	
	⑥수 혈 회	원	원
5.마취료	① 회	원	원
6.이학요법료	① 회	원	원
7.정신요법료	① 회	원	원
8.처치 및 수술료	①처치.수술 1종	원	4,490원
	③깁스료 회	원	원
9.검사료	①자체검사 29종	원	70,090원
	②위탁검사관리	원	
	③위탁검사 종	원	
10.영상진단	①진단 1종	750원	6,270원
	②치료 종	원	원
L.장기요양	① 일	원	
5.특수장비	①CT 회	원	원
	②MRI 회	원	원
	③PFT 회	원	원
V.100분의100	①의약품	원	원
	②치료재료	원	원
	③진료행위	원	원
W.비급여	①의약품	원	원
	②치료재료	원	원
	③진료행위	원	원
특수장비총액			원
100분의100본인부담총액			원
비급여총액			원
11.소계		119,674원	88,900원
12.가산율		20%	17,780원
13.약제상한차액총액			원
14.수진자요양급여비용총액			226,350원
15.요양급여비용총액			226,350원
16.본인일부부담금			45,270원
17.지원금			원
18.장애인의료비			원
19.청구액			181,080원
20.본인부담상한액초과금			원
21.진료비총액			231,300원
22.보훈청구액			원
일련번호			-1

코드	분류	단가	1회투약량	1일투여량 실시횟수	총투여일수 실시횟수	금액
1> AA155	진찰료(초진)	15,350	1.00	1.00	1	15,350
AL300	외래환자 의약품관리?	60	1.00	1.00	1	60
AL753	입원환자의약품관리료	2,110	1.00	1.00	1	2,110
2> AB300	입원료(일반병실)-100	31,720	1.00	1.00	2	63,440
3> J1120	퇴원환자조제료-내복?	670	1.00	1.00	1	670
669804090	아세트정(아세틸로페?	188	1.00	3.00	14	7,896
649801010	명문세파클러캡슐250m	438	1.00	3.00	3	3,942
648503370	크라목신정625mg *요	568	1.00	3.00	1	1,704
648503370	크라목신정625mg *요	568	1.00	3.00	12	20,448
4> KK010	피하 또는 근육내주사	1,110	1.00	1.00	2	2,220
KK052	정맥내점적주사-100ml	2,300	1.00	1.00	1	2,300
KK053	정맥내점적주사-501ml	2,860	1.00	1.00	1	2,860
645100570	생리식염수0.9% 500ml	1,300	1.00	1.00	1	1,300
644904490	하트만용액 1000ml(중	1,544	1.00	1.00	1	1,544
669800080	구주디클로페낙주사액	565	1.00	1.00	2	1,130
8> M0111	단순처치(1일당)	4,490	1.00	1.00	1	4,490
9> B0010	요일반검사4종까지	970	1.00	1.00	1	970
B0041	Microscopy	800	1.00	1.00	1	800
B1010	Hemoglobin	1,200	1.00	1.00	1	1,200
B1020	Hematocrit	780	1.00	1.00	1	780
B1040	RBC count	780	1.00	1.00	1	780
B1050	WBC count	780	1.00	1.00	1	780
B1060	Platelet count	920	1.00	1.00	1	920
B1091	Differential count	1,800	1.00	1.00	1	1,800
B1510	Bleeding time	580	1.00	2.00	1	1,160
B1530	aPTT	3,180	1.00	1.00	1	3,180
B1540	Prothrombin time	1,970	1.00	1.00	1	1,970
B2001	ABO Type	2,070	1.00	2.00	1	4,140
B2570	GOT (AST)	1,670	1.00	1.00	1	1,670
B2580	GPT (ALT)	1,630	1.00	1.00	1	1,630
B2590	LDH	2,130	1.00	1.00	1	2,130
B2602	ALP	1,430	1.00	1.00	1	1,430
B2611	총아밀라아제	2,910	1.00	1.00	1	2,910
B2710	r-GTP	3,050	1.00	1.00	1	3,050
C2200	T. Protein	1,260	1.00	1.00	1	1,260
C2210	Albumin	1,590	1.00	1.00	1	1,590
C2411	T-Cholesterol	1,560	1.00	1.00	1	1,560
C2443	Triglyceride	3,330	1.00	1.00	1	3,330
C3711	2PPBS	1,230	1.00	1.00	1	1,230
C3720	T-Bilirubin	1,230	1.00	1.00	1	1,230
C3730	BUN	1,530	1.00	1.00	1	1,530
C3750	Creatinine	1,190	1.00	1.00	1	1,190
C4802	HBs Ag (EIA)	9,820	1.00	1.00	1	9,820
C4812	HBs Ab (EIA)	10,560	1.00	1.00	1	10,560
E6541	심전도검사(EKG)	5,490	1.00	1.00	1	5,490
10>G2101006	흉부 1매 촬영	6,270	1.00	1.00	1	6,270
G8031	Full PACS(단순촬영)1	750	1.00	1.00	1	750
20>643103120	비스칸엔캡슐(비실무?	127	1.00	3.00	1	381
643103120	비스칸엔캡슐(비실무?	127	1.00	3.00	12	4,572
	<특정내역>					
1> MS001	026					
1> MS002	002					
	<계속>					

●퇴원일자:2018/01/18 ●출력일자:2018-01-18 ●환자ID:018000004 ●심사번호:2 06

Ⅲ. 질병군별(DRG) 요양급여비용의 심사청구 실습

1. 병원 - 외과(1)

보험대상	국민건강보험공단	증번호	3-0144111471
가입자성명	김*희	주민등록번호	210119-2******
환자성명	김*희	요양기관명칭	*****병원
진료개시일	2018/01/10	내원시간	오전 10시 00분
상병명	치핵		

2018/01/10

항문 돌출이 심해짐.
1년 전부터 심해져서 내원함.
배변 후 출혈도 있다.

PHx UR
OP(-)

A hemo 4'
strangulated
P OP

2018/01/10
Immediate Postop note

1. Op time: 10:25~10:40
2. Anesthesia type: Spinal
3. Surgeons/Assistants: 김기영
4. Postoperative Diagnosis: hemorrhoid, strangulated
5. Op type and procedure Type: hemorrhoidectomy

Message > 고섬유식
보트로파제주2ml 1A # 1*1
0.9%생리식염주사액1000ml/병 1B# 1*1
토라렌주 1A # 1*1

디오스민캅셀 2C# 2*1
후라시닐정 250mg 3T# 1*1
웰콘정 3T# 1*1
록소푸로정 3T# 1*1

*조직병리검사 [1장기당] -(Level A)

2018/01/11
통증은 미미함. 소변은 원활함. 컨디션 양호함.
A. s/p hemorrhoidectomy
smooth anus

P WSB
dressing

보트로파제주2ml 1A # 1*1
0.9%생리식염주사액1000ml/병 1B# 1*1
토라렌주 1A # 1*1

디오스민캅셀 2C# 2*1
후라시닐정250mg 3T# 1*1
웰콘정 3T# 1*1
록소푸로정 3T# 1*1

내일 퇴원

2018/01/16 OPD
배변시 통증은 아직 중등도.
출혈은 거의 없다.

a s/p hemorrhoidectomy
smooth anus

p medication
1 week F/U

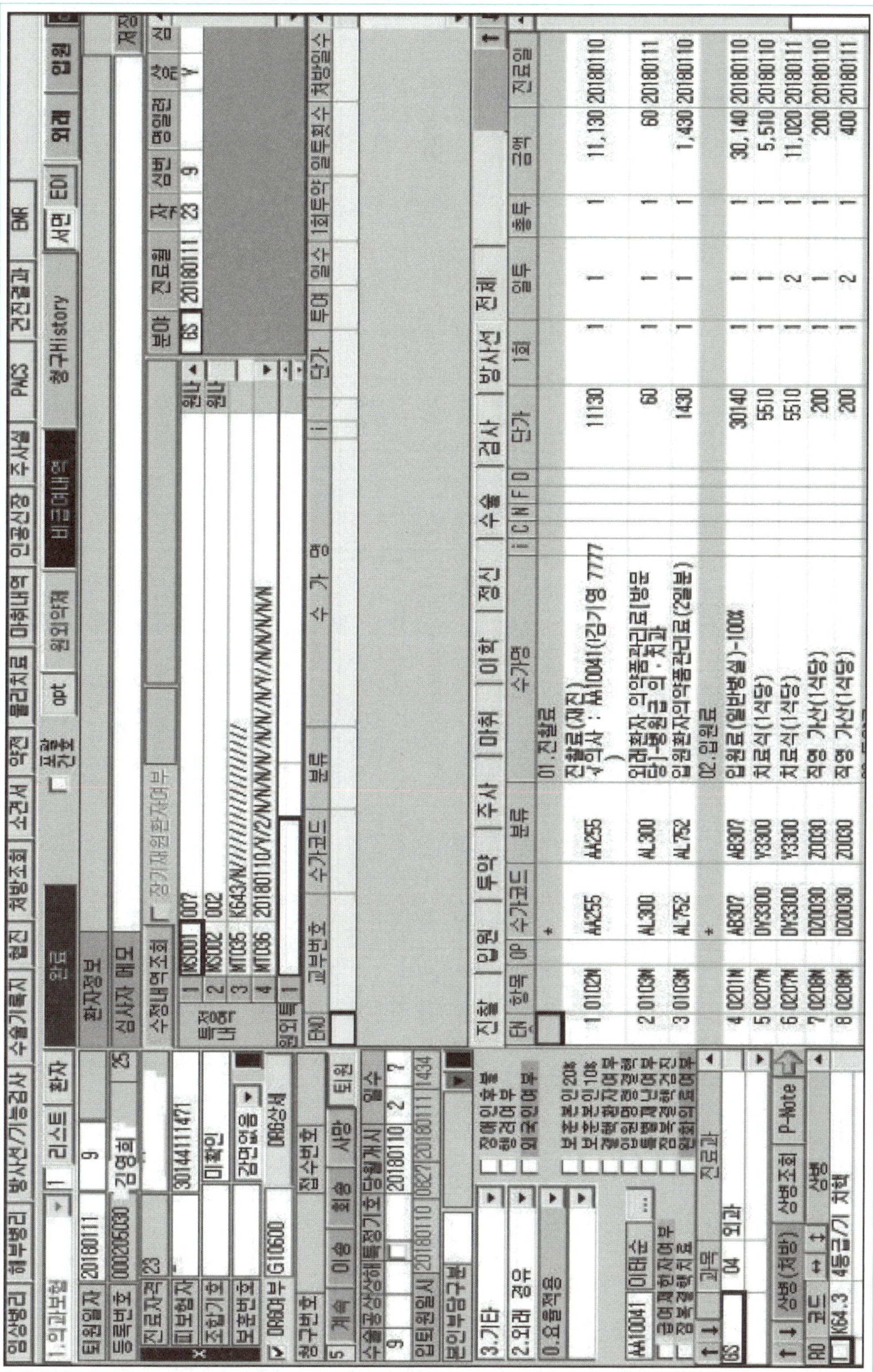
진찰 입원 투약 주사 마취 이학 정신 수술 검사 방사선 전체
01.진찰료
1 0102M AA255 AA255 진찰료(재진) 11130 1 1 1 11,130 20180110
2 0103M AL300 AL300 외래환자 의약품관리료 방문당-병원급 이상·치과 60 1 1 1 60 20180111
3 0103M AL752 AL752 입원환자의약품관리료(2일분) 1430 1 1 1 1,430 20180110
02.입원료
4 0201M AB307 AB307 입원료(일반병실)-100% 30140 1 1 1 30,140 20180110
5 0207M DY3300 Y3300 치료식(1식당) 5510 1 1 1 5,510 20180110
6 0207M DY3300 Y3300 치료식(1식당) 5510 1 2 1 11,020 20180111
7 0208M DZ0030 Z0030 직영 가산(1식당) 200 1 1 1 200 20180110
8 0208M DZ0030 Z0030 직영 가산(1식당) 200 1 2 1 400 20180111

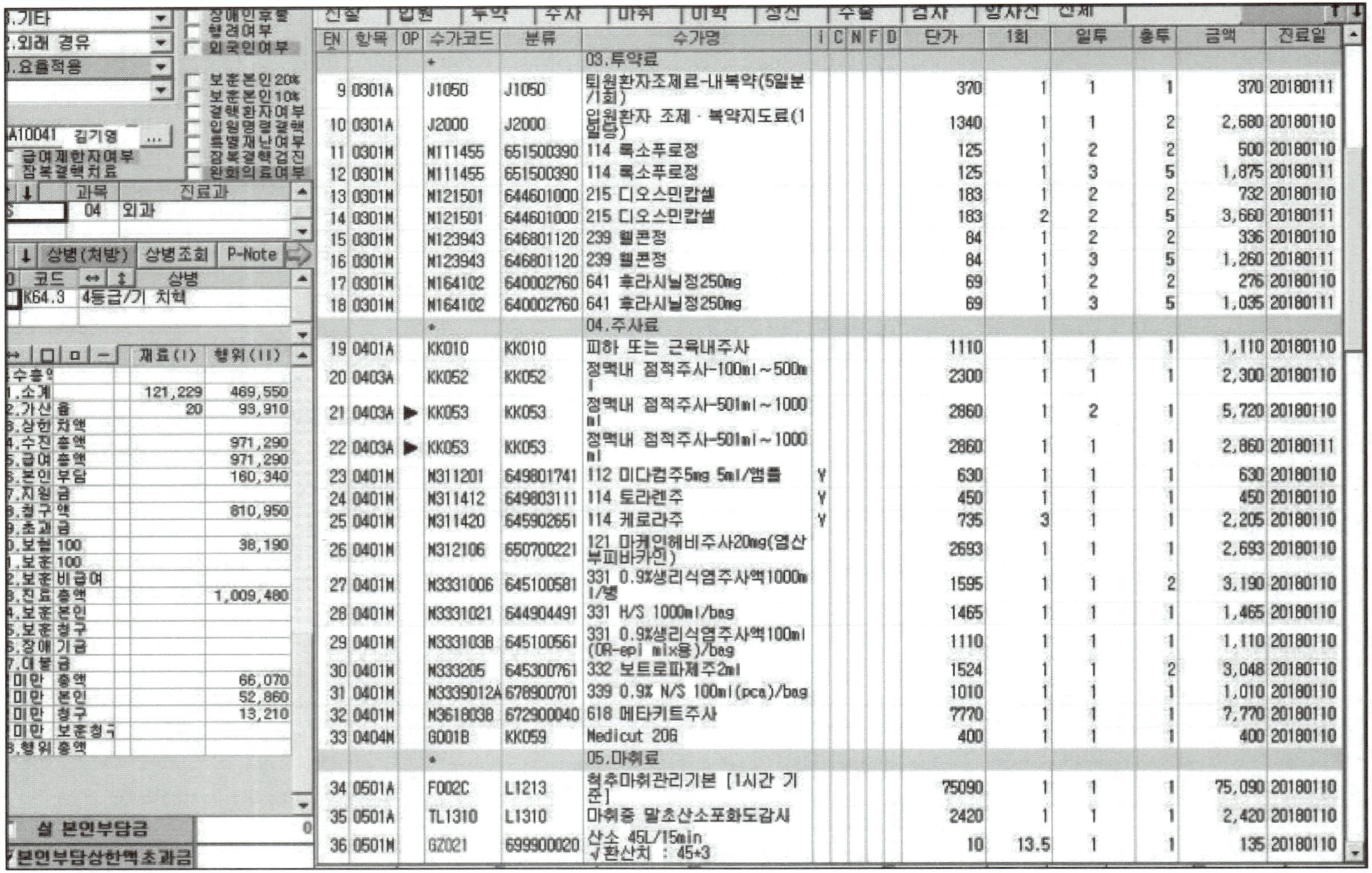

EN	항목	OP	수가코드	분류	수가명	I	C	N	F	D	단가	1회	일투	총투	금액	진료일
			*		03.투약료											
9	0301A		J1050	J1050	퇴원환자조제료-내복약(5일분/1회)						370	1	1	1	370	20180111
10	0301A		J2000	J2000	입원환자 조제 · 복약지도료(1일당)						1340	1	1	2	2,680	20180110
11	0301M		M111455	651500390	114 록소푸로정						125	1	2	2	500	20180110
12	0301M		M111455	651500390	114 록소푸로정						125	1	3	5	1,875	20180111
13	0301M		M121501	644601000	215 디오스민캅셀						183	1	2	2	732	20180110
14	0301M		M121501	644601000	215 디오스민캅셀						183	2	2	5	3,660	20180111
15	0301M		M123943	646801120	239 헬콘정						84	1	2	2	336	20180110
16	0301M		M123943	646801120	239 헬콘정						84	1	3	5	1,260	20180111
17	0301M		M164102	640002760	641 후라시닐정250mg						69	1	2	2	276	20180110
18	0301M		M164102	640002760	641 후라시닐정250mg						69	1	3	5	1,035	20180111
			*		04.주사료											
19	0401A		KK010	KK010	피하 또는 근육내주사						1110	1	1	1	1,110	20180110
20	0403A		KK052	KK052	정맥내 점적주사-100ml~500ml						2300	1	1	1	2,300	20180110
21	0403A	▶	KK053	KK053	정맥내 점적주사-501ml~1000ml						2860	1	2	1	5,720	20180110
22	0403A	▶	KK053	KK053	정맥내 점적주사-501ml~1000ml						2860	1	1	1	2,860	20180111
23	0401M		M311201	649801741	112 미다컴주5mg 5ml/앰플	Y					630	1	1	1	630	20180110
24	0401M		M311412	649803111	114 토라렌주	Y					450	1	1	1	450	20180110
25	0401M		M311420	645902651	114 케로라주	Y					735	3	1	1	2,205	20180110
26	0401M		M312106	650700221	121 마케인헤비주사20mg(염산부피바카인)						2693	1	1	1	2,693	20180110
27	0401M		M3331006	645100581	331 0.9%생리식염주사액1000ml/병						1595	1	1	2	3,190	20180110
28	0401M		M3331021	644904491	331 H/S 1000ml/bag						1465	1	1	1	1,465	20180110
29	0401M		M333103B	645100561	331 0.9%생리식염주사액100ml(OR-epi mix용)/bag						1110	1	1	1	1,110	20180110
30	0401M		M333205	645300761	332 보트로파제주2ml						1524	1	1	2	3,048	20180110
31	0401M		M3339012A	678900701	339 0.9% N/S 100ml(pca)/bag						1010	1	1	1	1,010	20180110
32	0401M		M3618038	672900040	618 메타키트주사						7770	1	1	1	7,770	20180110
33	0404M		G001B	KK059	Medicut 20G						400	1	1	1	400	20180110
			*		05.마취료											
34	0501A		F002C	L1213	척추마취관리기본 [1시간 기준]						75090	1	1	1	75,090	20180110
35	0501A		TL1310	L1310	마취중 말초산소포화도감시						2420	1	1	1	2,420	20180110
36	0501M		GZ021	699900020	산소 45L/15min √환산치 : 45*3						10	13.5	1	1	135	20180110

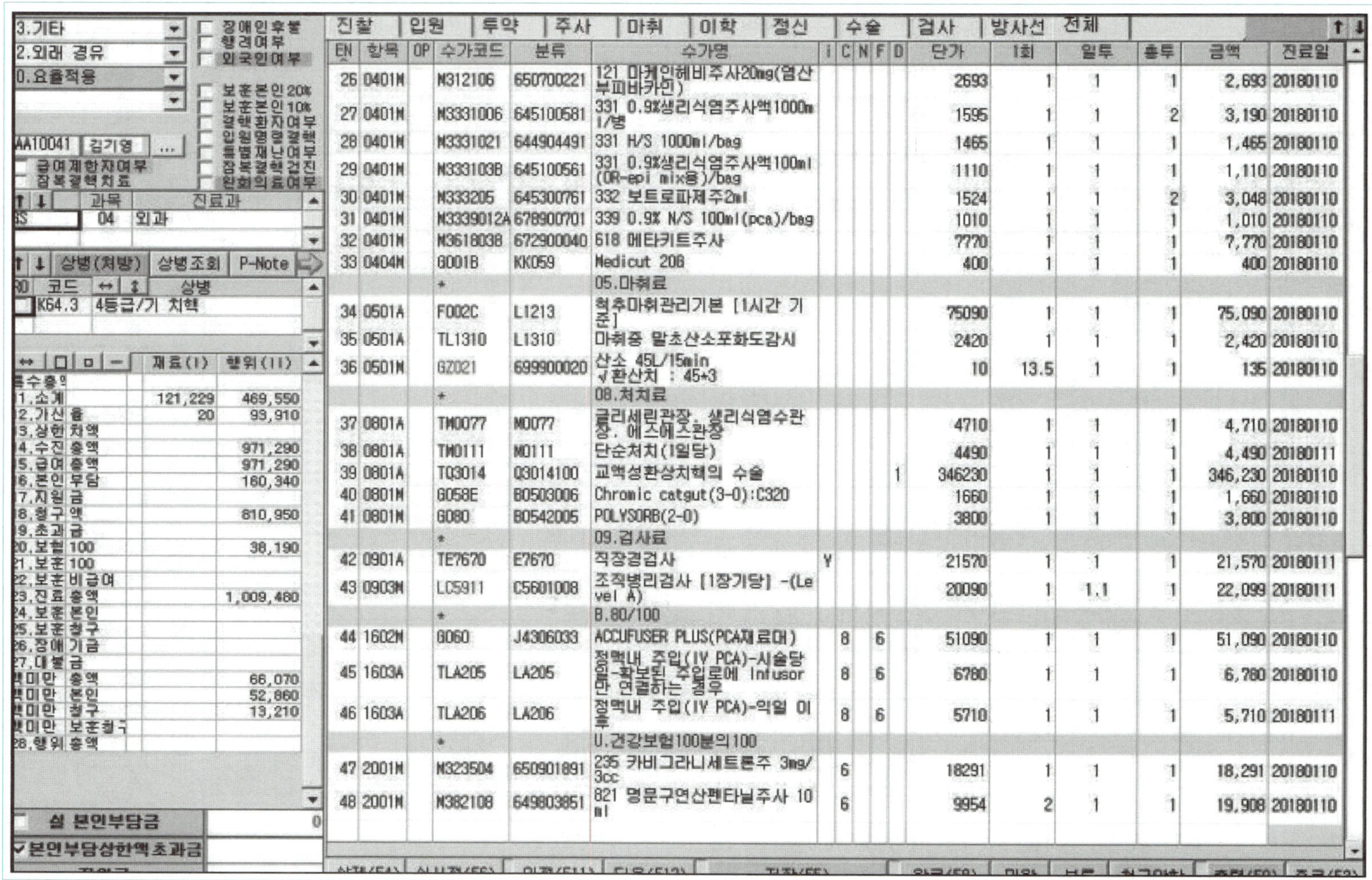

항목	재료(I)	행위(II)
1.소계	121,229	469,550
2.가산율	20	93,910
3.상한차액		
4.수진총액		971,290
5.급여총액		971,290
6.본인부담		160,340
7.지원금		
8.청구액		810,950
9.초과금		
20.보험100		38,190
21.보훈100		
22.보훈비급여		
23.진료총액		1,009,480
24.보훈본인		
25.보훈청구		
26.장애기금		
27.대불금		
미만 총액		66,070
미만 본인		52,860
미만 청구		13,210
미만 보훈청구		
28.행위총액		

EN	항목	OP	수가코드	분류	수가명	i	C	N	F	D	단가	1회	일투	총투	금액	진료일
26	0401M		M312106	650700221	121 마케인헤비주사20mg(염산부피바카인)						2693	1	1	1	2,693	20180110
27	0401M		M3331006	645100581	331 0.9%생리식염주사액1000ml/병						1595	1	1	2	3,190	20180110
28	0401M		M3331021	644904491	331 H/S 1000ml/bag						1465	1	1	1	1,465	20180110
29	0401M		M333103B	645100561	331 0.9%생리식염주사액100ml(OR-epi mix용)/bag						1110	1	1	1	1,110	20180110
30	0401M		M333205	645300761	332 보트로파제주2ml						1524	1	1	2	3,048	20180110
31	0401M		M3339012A	678900701	339 0.9% N/S 100ml(pca)/bag						1010	1	1	1	1,010	20180110
32	0401M		M3618038	672900040	618 메타키트주사						7770	1	1	1	7,770	20180110
33	0404M		G001B	KK059	Medicut 20G						400	1	1	1	400	20180110
			*		05.마취료											
34	0501A		F002C	L1213	척추마취관리기본 [1시간 기준]						75090	1	1	1	75,090	20180110
35	0501A		TL1310	L1310	마취중 말초산소포화도감시						2420	1	1	1	2,420	20180110
36	0501M		GZ021	699900020	산소 45L/15min √환산치 : 45*3						10	13.5	1	1	135	20180110
			*		08.처치료											
37	0801A		TM0077	M0077	글리세린관장, 생리식염수관장, 에스에스관장						4710	1	1	1	4,710	20180110
38	0801A		TM0111	M0111	단순처치(1일당)						4490	1	1	1	4,490	20180111
39	0801A		TQ3014	Q3014100	교액성환상치핵의 수술					1	346230	1	1	1	346,230	20180110
40	0801M		G058E	B0503006	Chromic catgut(3-0):C320						1660	1	1	1	1,660	20180110
41	0801M		G080	B0542005	POLYSORB(2-0)						3800	1	1	1	3,800	20180110
			*		09.검사료											
42	0901A		TE7670	E7670	직장경검사	Y					21570	1	1	1	21,570	20180111
43	0903M		LC5911	C5601008	조직병리검사 [1장기당] -(Level A)						20090	1	1.1	1	22,099	20180111
			*		B.80/100											
44	1602M		G060	J4306033	ACCUFUSER PLUS(PCA재료대)		8		6		51090	1	1	1	51,090	20180110
45	1603A		TLA205	LA205	정맥내 주입(IV PCA)-시술당일-확보된 주입로에 Infusor만 연결하는 경우		8		6		6780	1	1	1	6,780	20180110
46	1603A		TLA206	LA206	정맥내 주입(IV PCA)-익일 이후		8		6		5710	1	1	1	5,710	20180111
			*		U.건강보험100분의100											
47	2001M		M323504	650901891	235 카비그라니세트론주 3mg/3cc		6				18291	1	1	1	18,291	20180110
48	2001M		M382108	649803851	821 명문구연산펜타닐주사 10ml		6				9954	2	1	1	19,908	20180110

↔	재료(I)	행위(II)	원재료	원행위	재료차액	행위차액
특수총ᄋ						
11.소계	121,229	469,550	121,229	469,550		
12.가산 율	20	93,910	20	93,910		
13.상한 차액						
14.수진 총액		971,290		971,260		30
15.급여 총액		971,290		971,260		30
16.본인 부담		160,340		160,340		
17.지원 금						
18.청구 액		810,950		810,920		30
19.초과 금						
20.보험 100		38,190		38,190		
21.보훈 100						
22.보훈 비급여						
23.진료 총액		1,009,480		1,009,450		30
24.보훈 본인						
25.보훈 청구						
26.장애 기금						
27.대불 금						
백미만 총액		66,070		66,070		
백미만 본인		52,860		52,860		
백미만 청구		13,210		13,210		
백미만 보훈청ᄀ						
28.행위 총액						

000205030 [입원]

요양급여비용명세서

서식번호	G 1 0 2	증번호		요양기관	
가입자성명	김영희	공상등구분		기호	37201120
수진자성명	김영희			명칭	대구보건병원

상병명	분류기호	수술	진료과목	상해외인	특정기호	당월요양개시일 / 최초입원개시일	당월요양급여일수(투약일수포함)	진료결과
4풍급/기 치핵	K64.3	9	04			2018/01/10 2018/01/10	7	퇴원

입원일수 2일 / 구분		기본진료 약제 특정재료(I)	진료행위(II)
1.진찰료(외래관리료 포함)	①초진 회	원	야간.공휴 회
	②재진 1회	1'.130원	야간.공휴 회
	③의약품관리료	',490원	
	④응급및회송료	원	
2.입원료	①일반 1일	30,140원	
	②내.정.소 일	원	
	③집중치료실 일	원	
	④격리병실 일	원	
	⑤신생아 일	원	
	⑥기타 일	원	
	⑦기본식대	16,530원	
	⑧가산식대	600원	
3.투약 및 처방전료	①내복 5일분	9,674원	3,050원
	②외용 일분	원	원
	③처방전 회	원	
4.주사료	①피하.근육 1일	23,571원	1,110원
	②정맥내 일	원	원
	③수액제 4회	원	10,880원
	④기타 회	400원	원
	⑤특정재료	원	
	⑥수혈 회	원	원
5.마취료	① 회	135원	77,510원
6.이학요법료	① 회	원	원
7.정신요법료	① 회	원	원
8.처치 및 수술료	①처치.수술 3종	5,460원	355,430원
	②캐스트 회	원	원
9.검사료	①자체검사 1종	원	21,570원
	②위탁검사관리	2,009원	
	③위탁검사 1종	20,090원	
10.영상진단	①진단 종	원	원
	②치료 종	원	원
11.전가요양	① 일	원	
특수장비	①CT 회	원	원
	②MRI 회	원	원
	③PET 회	원	원
V.NK분야 NK	①의약품	원	원
	②치료재료	원	원
	③진료행위	원	원
W.비급여	①의약품	원	원
	②치료재료	원	원
	③진료행위	원	원
특수장비총액			원
100분의 100본인부담총액			원
비급여총액			원
11.소계		121,229원	469,550원
12.가산율		20%	93,910원
13.약제상한차액총액			원
14.수진자요양급여비용총액			971,290원
15.요양급여비용총액			971,290원
16.본인일부부담금			160,340원
17.지원금			원
18.장애인의료비			원
19.청구액			810,950원
20.본인부담상한액초과금			원
21.진료비총액			1,009,460원
22.보훈청구액			원
일련번호			-1

코드	분류	단가	1회투약량	1일투여량 실시횟수	총투여일수 실시횟수	금액
1> AA255	진찰료(재진)	11,130	1.00	1.00	1	11,130
AL300	외래환자 의약품관리?	60	1.00	1.00	1	60
AL752	입원환자의약품관리료	1,430	1.00	1.00	1	1,430
2> AB307	입원료(일반병실)-100	30,140	1.00	1.00	1	30,140
Y3300	치료식(1식당)	5,510	1.00	1.00	1	5,510
Y3300	치료식(1식당)	5,510	1.00	2.00	1	11,020
Z0030	직영 가산(1식당)	200	1.00	1.00	1	200
Z0030	직영 가산(1식당)	200	'.00	2.00	1	400
3> J1050	퇴원환자조제료-내복?	370	'.00	1.00	1	370
J2000	입원환자 조제 · 복약?	1,340	'.00	1.00	2	2,680
651500390	록소푸로정	125	'.00	2.00	2	500
651500390	록소푸로정	125	'.00	3.00	5	1,875
644601000	디오스민캅셀	183	'.00	2.00	2	732
644601000	디오스민캅셀	183	2.00	2.00	5	3,660
646801120	웰콘정	84	1.00	2.00	2	336
646801120	웰콘정	84	'.00	3.00	5	1,260
640002760	후라시닐정250mg	69	1.00	2.00	2	276
640002760	후라시닐정250mg	69	1.00	3.00	5	1,035
4> KK010	피하 또는 근육내주사	1,110	1.00	1.00	1	1,110
KK052	정맥내 점적주사-100m	2,300	1.00	1.00	1	2,300
KK053	정맥내 점적주사-501m	2,860	1.00	2.00	1	5,720
KK053	정맥내 점적주사-501m	2,860	1.00	1.00	1	2,860
649801741	미다컴주5mg 5ml/앰플	630	1.00	1.00	1	630
649803111	토라렌주	450	1.00	1.00	1	450
645902651	케로라주	735	3.00	1.00	1	2,205
650700221	마케인헤비주사20mg(?	2,693	1.00	1.00	1	2,693
645100581	0.9%생리식염주사액10	1,595	1.00	1.00	2	3,190
644904491	H/S 1000ml/bag	1,465	1.00	1.00	1	',465
645100561	0.9%생리식염주사액10	1,110	1.00	1.00	1	',110
645300761	보트로파제주2ml	1,524	1.00	1.00	2	3,048
678900701	0.9% N/S 100ml(pca)/	1,010	1.00	1.00	1	1,010
672900040	에타키트주사	7,770	1.00	1.00	1	7,770
KK059	Medicut 20G	400	1.00	1.00	1	400
5> L1213	척추마취관리기본 [1?	75,090	1.00	1.00	1	75,090
L1310	마취중 말초산소포화?	2,420	1.00	1.00	1	2,420
699900020	산소 45L/15min	10	13.50	1.00	1	135
8> M0077	글리세린관장, 생리식	4,710	1.00	1.00	1	4,710
M0111	단순처치(1일당)	4,490	1.00	1.00	1	4,490
Q3014100	교액성환상치핵의 수?	346,230	1.00	1.00	1	346,230
B0503006	Chromic catgut(3-0):	1,660	1.00	1.00	1	1,660
B0542005	POLYSORB(2-0)	3,800	1.00	1.00	1	3,800
9> E7670	직장경검사	21,570	1.00	1.00	1	21,570
C5601006	조직병리검사 [1장기?	20,090	1.00	1.10	1	22,099
16>J4306033	ACCUFUSER PLUS(PCA재	51,090	1.00	1.00	1	51,090
LA205	정맥내 주입(IV PCA)-	6,780	1.00	1.00	1	6,780
LA206	정맥내 주입(IV PCA)-	5,710	1.00	1.00	1	5,710
20>650901891	카비그라니세트론주 3	18,291	1.00	1.00	1	18,291
649803851	염산구연산펜타닐주사	9,954	2.00	1.00	1	19,908
	<특정내역>					
1> MS001	007					
1> MS002	002					
	<계속>					

●퇴원일자:2018/01/11 ●출력일자:2018-01-31 ●환자ID:000205 ●심사번호:9 GS

2. 병원 - 외과(2)

보험대상	국민건강보험공단	증번호	1-3023811169
가입자성명	양*희	주민등록번호	330119-2******
환자성명	양*희	요양기관명칭	****병원
진료개시일	2018/01/13	내원시간	오전 11시 40분
상병명	사타구니 탈장(한쪽)		

진 료 기 록 지

병록번호: 77　　성명: 양영희　　성별/나이: M / 60

처 방 일: 2018年01月13日 주치정보: GS　　진단코드: 주) K40.90_02

PHx　　이고지
위암　　복강경수술
EGD
Colon
USG(복부)
술
담배

HTN (-)
DM (-)

GIST s/p Lap-wedge resection (2010년도, 병원, 교수님)
Hemorrhoid op (15년전, 병원)　　이고지
PN　<2017.12.20>
수개월전부터 lower abd.pain, WS+, RUS+, N+
local med.후에도 호전 없어 내원
U/A: clear
TRUS:Prostate volume 48cc
　central zone 내에 calcification 보임.
　Rt.PZ 에 hypoechoic lesion
　seminal vesicle dilatation 보이지 않음.
DRE: soft,PSA 1.820 -> 1주뒤 UFM　　이고지
<2017.12.27>UFM 5/37/27,mild imprved, N(-)
Lt.inguinal swelling -> 12.29 USG
<2017.12.29>
USG: C/W Left inguinal hernia, with herniated bowel loop
-> GS 진료 보세요
PN2　2018-01-13

LIH s/p TEP(Lt.) (2018-01-03)

USG(2017-12-29)
C/W Left inguinal hernia, with herniated bowel loop
Unremarkable right side

퇴원후 첫방문, 특별한 증상은 없다, wound clear

---특별한 증상은 없다. full stitch off, 변비가 있다.

rec.) no OPD F/U, 진단서
PN　<2017.12.20>　　진상수
수개월전부터 lower abd.pain, WS+, RUS+, N+
local med.후에도 호전 없어 내원
U/A: clear
TRUS:Prostate volume 48cc
　central zone 내에 calcification 보임.
　Rt.PZ 에 hypoechoic lesion
　seminal vesicle dilatation 보이지 않음.
DRE: soft,PSA 1.820 -> 1주뒤 UFM
<2017.12.27>UFM 5/37/27,mild imprved, N(-)
Lt.inguinal swelling -> 12.29 USG
<2017.12.29>
USG: C/W Left inguinal hernia, with herniated bowel loop
-> GS 진료 보세요
<2018.1.13>진단서

1,11:28	단순 처치Dressing Simple(1일당-수술익일부터 산정)	Y	X	1 회	이고지
2,11:29	쎌콘정	Y		3 TAB # 3 X 14	이고지
	마그밀정	Y		2 TAB # 2 X 14	이고지
	sig PO 식후 30분　14Day [일수: 14日]				
3,11:38	일반진단서	N	X	1	이고지
4,11:45	일반진단서	N	X	1	진상수

처 방 일: 2018年01月09日 주치정보: GS　　진단코드: 주) K40.90_02

PHx　　이고지

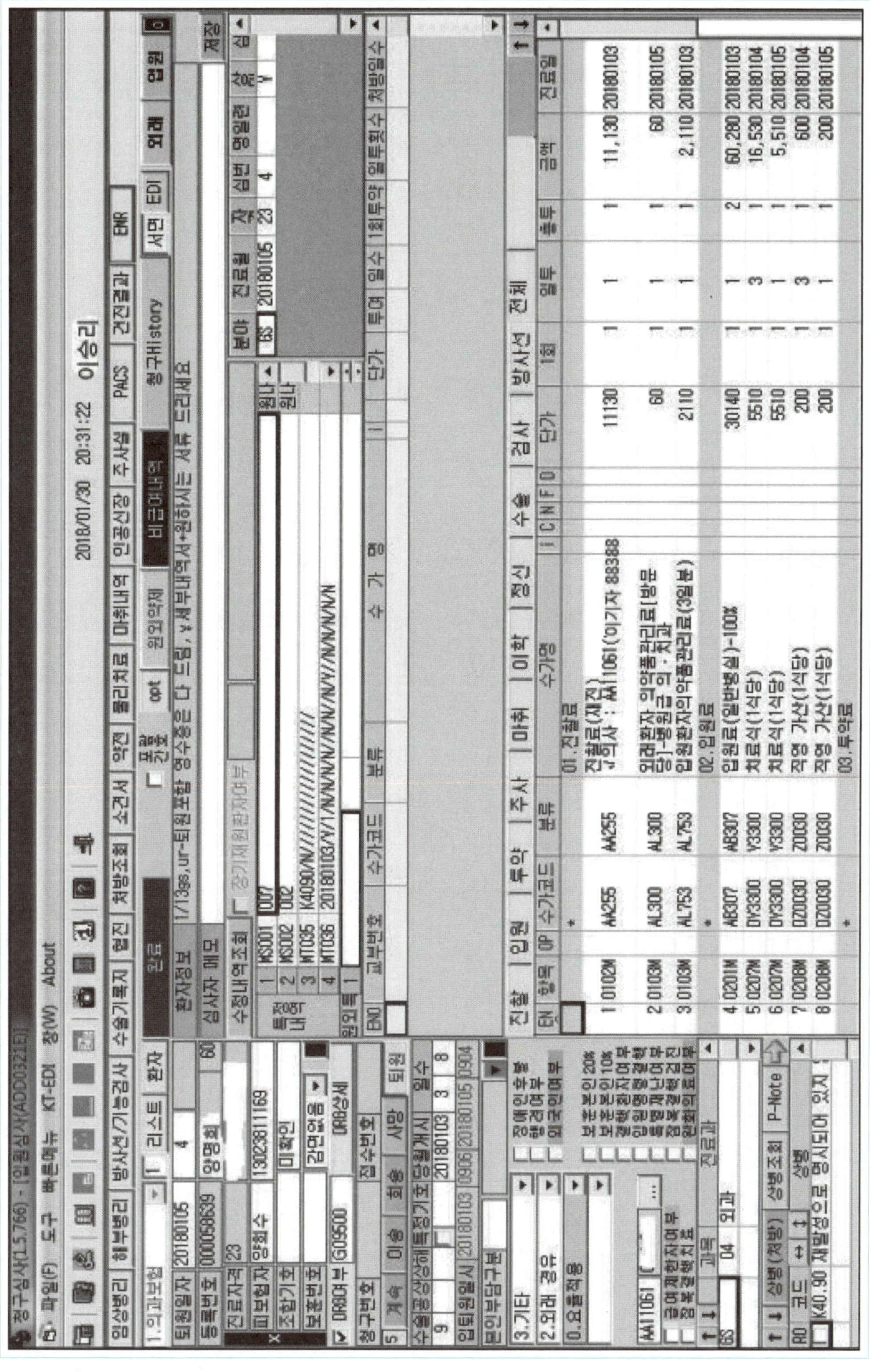

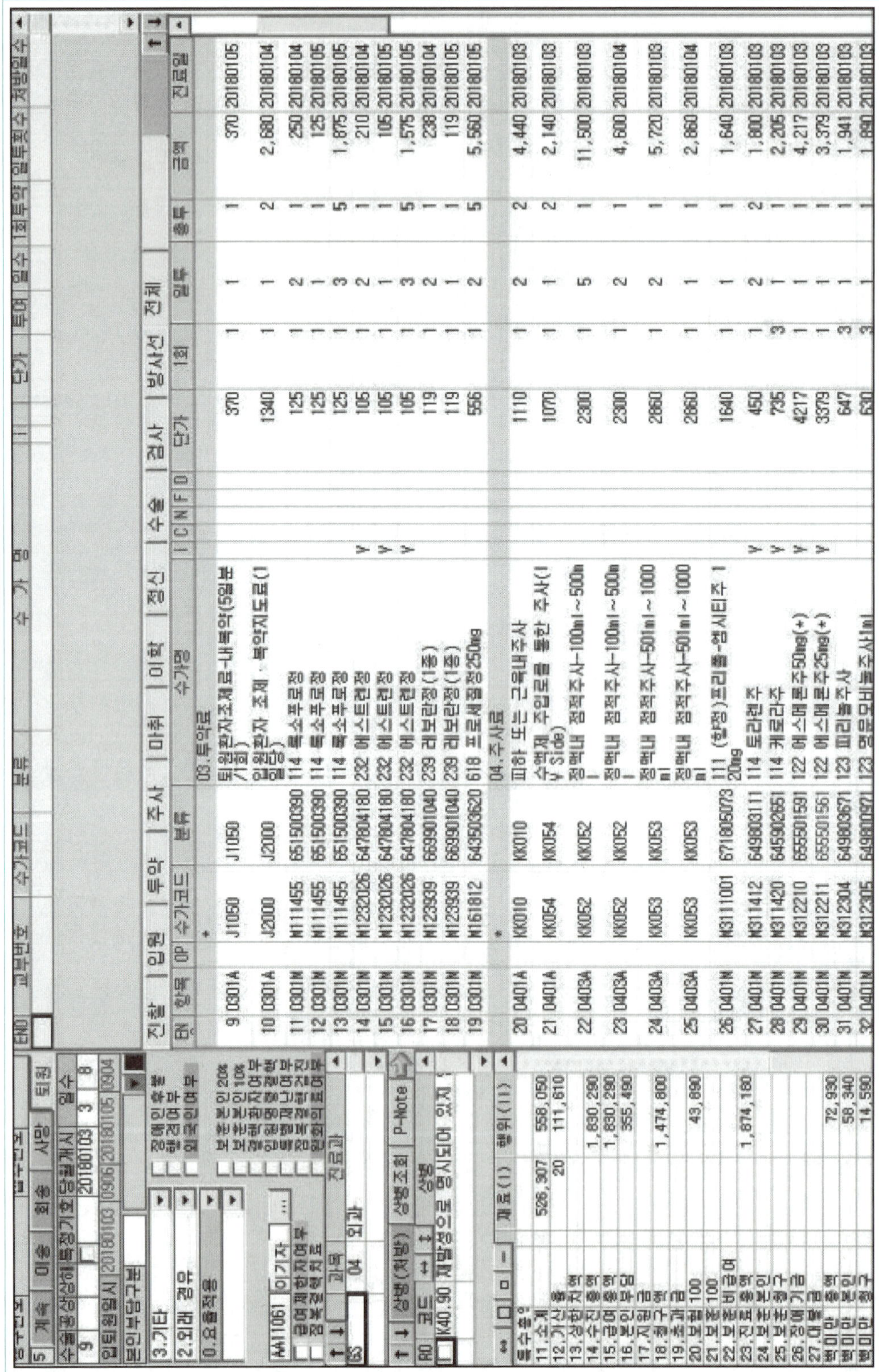

입퇴원일시 20180103 0906 20180105 0904

본인부담구분

3.기타 / 2.외래 경유 / 0.요율적용

장애인후불 / 행려여부 / 외국인여부

보훈본인20% / 보훈본인10% / 결핵환자여부 / 입원명령결핵 / 특별재난여부 / 잠복결핵검진 / 완화의료여부

AA11061 이기자

금여제한자여부 / 잠복결핵치료

과목		진료과
GS	04	외과

상병(처방) | 상병조회 | P-Note

RO	코드	상병
	K40.90	재발성으로 명시되어 있지

	재료(I)	행위(II)
특수총액		
11.소계	526,307	558,050
12.가산율	20	111,610
13.상한차액		
14.수진총액		1,830,290
15.급여총액		1,830,290
16.본인부담		355,490
17.지원금		
18.청구액		1,474,800
19.초과금		
20.보험100		43,890
21.보훈100		
22.보훈비급여		
23.진료총액		1,874,180
24.보훈본인		
25.보훈청구		
26.장애기금		
27.대불금		
백미만 총액		72,930
백미만 본인		58,340
백미만 청구		14,590
백미만 보훈청구		
28.행위총액		

섬 본인부담금 0

진찰 | 입원 | 투약 | 주사 | 마취 | 이학 | 정신 | 수술 | 검사 | 방사선 | 전체

EN	항목	OP	수가코드	분류	수가명	i	C	N	F	D	단가	1회	일투	총투	금액	진료일
			*		05.마취료											
42	0501A		F0021A	L1221	기관내삽관에 의한 폐쇄순환식 전신마취유지[1시간 초과 15분당]						15240	1	4	1	60,960	20180103
43	0501A		F002A	L1211	기관내삽관에 의한 폐쇄순환식 전신마취관리기본 [1시간기준]						91870	1	1	1	91,870	20180103
44	0501A		TL1310	L1310	마취중 말초산소포화도감시						2420	1	1	1	2,420	20180103
45	0501M		GZ002	624900141	세보레인초회량(9.5ml/15min) √환산치 : 3895+1						102500	0.038	1	1	3,895	20180103
46	0501M		GZ002A	624900141	세보레인유지량(5ml/15min) √환산치 : 2050*7						102500	0.14	1	1	14,350	20180103
47	0501M		GZ020	L9021001	소다라임(탄산가스흡수제) 450g/1.5hr						3400	1	2	1	6,800	20180103
48	0501M		GZ021	699900020	산소 45L/15min √환산치 : 45*8						10	36	1	1	360	20180103
			*		08.처치료											
49	0801A		TM0111	M0111	단순처치(1일당)						4490	1	1	2	8,980	20180104
50	0801A		TQ2756	Q2756100	서혜부허니아근본수술(기타의 것_고위결찰및후벽보강-인공막이용포함)					1	317870	1	1	1	317,870	20180103
51	0801M		60128	B0003006	NYLON(3-0)						1400	1	1	1	1,400	20180103
52	0801M		6080	B0542005	POLYSORB(2-0)						3800	1	1	1	3,800	20180103
53	0801M		6311A	L4014008	PARIETEX ANATOMICAL MESH(Lt):1개사용(TECT1510AL).						83420	1	1	1	83,420	20180103
54	0801M		TN00311	N0031001	복강경(내시경하 갑상선수술포함)						239000	1	1	1	239,000	20180103
			*		09.검사료											
55	0901A		LB1010	D0002053	Hemoglobin						890	1	1	1	890	20180104
56	0901A		LB1020	D0002043	Hematocrit						890	1	1	1	890	20180104
57	0901A		LB1040	D0001023	RBC count						850	1	1	1	850	20180104
58	0901A		LB1050	D0001013	WBC count						850	1	1	1	850	20180104
59	0901A		LB1060	D0001033	Platelet count						850	1	1	1	850	20180104
60	0901A		LB1091	D0011003	Differential count						1860	1	1	1	1,860	20180104
61	0901A		LB2570	D1860003	GOT (AST)						1600	1	1	1	1,600	20180104
62	0901A		LB2580	D1850003	GPT (ALT)						1570	1	1	1	1,570	20180104
63	0901A		LB2602	D1870003	ALP						1320	1	1	1	1,320	20180104
64	0901A		LC2200	D1840003	Total Protein						1180	1	1	1	1,180	20180104
65	0901A		LC2210	D1880003	Albumin						1440	1	1	1	1,440	20180104

			재료(I)	행위(II)	원재료	원행위	재료차액	행위차액
특수총익								
11.소계			526,307	558,050	526,307	558,050		
12.가산	율		20	111,610	20	111,610		
13.상한	차액							
14.수진	총액			1,830,290		1,830,290		
15.급여	총액			1,830,290		1,830,290		
16.본인	부담			355,490		355,490		
17.지원	금							
18.청구	액			1,474,800		1,474,800		
19.초과	금							
20.보험	100			43,890		43,890		
21.보훈	100							
22.보훈	비급여							
23.진료	총액			1,874,180		1,874,180		
24.보훈	본인							
25.보훈	청구							
26.장애	기금							
27.대불	금							
백미만	총액			72,930		72,930		
백미만	본인			58,340		58,340		
백미만	청구			14,590		14,590		
백미만	보훈청구							
28.행위	총액							

0000586 [입원]

서식번호	G I 0 2	요양급여비용명세서				요양기관	
가입자성명	양명희	증번호				기호	3720110
수진자성명	양명희	공상등구부	130238			명칭	튼튼병원

상병명	분류기호	수술	진료과목	외인	특정기호	당월요양개시일 / 최초입원개시일	당월요양급여일수(투약일수포함)	진료결과
재발성으로 명시되어 있지 않은, 사타구니?	K40.90	9	04			2018/01/03 / 2018/01/03	6	퇴원

입원일수 3일 / 구분		기본진료 약제 특정재료(I)	진료행위(II)
1. 진찰료(투약관리료 포함)	①초진 회	원	야간.공휴 회
	②재진 1회	11,130원	야간.공휴 회
	③의약품관리료	2,170원	
	④응급일회술료	원	
2. 입원료	①일반 2일	60,280원	
	②내.정.소 일	원	
	③집중치료실 일	원	
	④격리병실 일	원	
	⑤신생아 일	원	
	⑥기타 일	원	
	⑦기본식대	22,040원	
	⑧가산식대	800원	
3. 투약 및 처방전료	①내복 5일분	10,057원	3,050원
	②외용 일분	원	원
	③조제료 회	원	
4. 주사료	①피하.근육 4일	64,535원	6,580원
	②혈관내 일	원	원
	③수액제 10회	원	24,660원
	④기타 회	400원	원
	⑤특정재료	원	
	⑥수혈 회	원	원
5. 마취료	① 회	25,405원	155,250원
6. 이학요법료	① 회	원	원
7. 정신요법료	① 회	원	원
8. 처치 및 수술료	①처치.수술 2종	327,620원	326,850원
	②캐스트 회	원	원
9. 검사료	①자체검사 19종	원	28,690원
	②위탁검사관리	원	
	③위탁검사 종	원	
10. 영상진단	①진단 2종	1,870원	12,950원
	②치료 종	원	원
11. 혈액투석	① 일	원	
특수장비	①CT 회	원	원
	②MRI 회	원	원
	③PET 회	원	원
100분의 100	①의약품	원	원
	②치료재료	원	원
	③진료행위	원	원
비급여	①의약품	원	원
	②치료재료	원	원
	③진료행위	원	원
특수장비총액			원
100분의100본인부담총액			원
비급여총액			원
11. 소계		526,307원	558,050원
12. 가산율		20%	111,610원
13. 약제상한차액총액			원
14. 수진자요양급여비용총액			1,830,290원
15. 요양급여비용총액			1,830,290원
16. 본인일부부담금			355,490원
17. 지원금			원
18. 장애인의료비			원
19. 청구액			1,474,800원
20. 본인부담상한액초과금			원
21. 진료비총액			1,874,180원
22. 보훈청구액			원
일련번호		-1	

코드	분류	단가	1회투약량	1일투여량 실시횟수	총투여일수 실시횟수	금액
1> AA255	진찰료(재진)	11,130	1.00	1.00	1	11,130
AL300	외래환자 의약품관리?	60	1.00	1.00	1	60
AL753	입원환자의약품관리료	2,110	1.00	1.00	1	2,110
2> AB307	입원료(일반병실)-100	30,140	1.00	1.00	2	60,280
Y3300	치료식(1식당)	5,510	1.00	3.00	1	16,530
Y3300	치료식(1식당)	5,510	1.00	1.00	1	5,510
Z0030	직영 가산(1식당)	200	1.00	3.00	1	600
Z0030	직영 가산(1식당)	200	1.00	1.00	1	200
3> J1050	퇴원환자조제료-내복?	370	1.00	1.00	1	370
J2000	입원환자 조제·복약?	1,340	1.00	1.00	2	2,680
651500390	록소푸로정	125	1.00	2.00	1	250
651500390	록소푸로정	125	1.00	1.00	1	125
651500390	록소푸로정	125	1.00	3.00	5	1,875
647804180	에스트렌정	105	1.00	2.00	1	210
647804180	에스트렌정	105	1.00	1.00	1	105
647804180	에스트렌정	105	1.00	3.00	5	1,575
669901040	레보란정(1종)	119	1.00	2.00	1	238
669901040	레보란정(1종)	119	1.00	1.00	1	119
643503620	프로세질정250mg	556	1.00	2.00	5	5,560
4> KK010	피하 또는 근육내주사	1,110	1.00	2.00	2	4,440
KK054	수액제 주입로를 통한	1,070	1.00	1.00	2	2,140
671805073	(횡점)프리올-엠시티?	1,640	1.00	1.00	1	1,640
649803111	토리렌주	450	1.00	2.00	2	1,800
645902051	케로리주	735	3.00	1.00	1	2,205
655501591	에스메론주50mg(•)	4,217	1.00	1.00	1	4,217
655501561	에스메론주25mg(•)	3,379	1.00	1.00	1	3,379
649803671	피리놀주사	647	3.00	1.00	1	1,941
649800971	명문모비놀주사1ml	630	3.00	1.00	1	1,890
649801361	명문염산암브록솔주사	245	1.00	1.00	2	490
657800451	라니덱주 2ml/앰플	424	1.00	1.00	2	848
644902220	5% D/S 1000ml	1,390	1.00	1.00	2	2,780
644904491	H/S 1000ml/bag	1,465	1.00	1.00	1	1,465
678900701	0.9% N/S 100ml/bag	1,010	1.00	1.00	2	2,020
678900701	0.9% N/S 100ml(pca)/	1,010	1.00	1.00	1	1,010
672900040	메타키트주사	7,770	1.00	2.00	1	15,540
672900040	메타키트주사	7,770	1.00	3.00	1	23,310
KK052	정맥내 점적주사-100m	2,300	1.00	5.00	1	11,500
KK052	정맥내 점적주사-100m	2,300	1.00	2.00	1	4,600
KK053	정맥내 점적주사-501m	2,860	1.00	2.00	1	5,720
KK053	정맥내 점적주사-501m	2,860	1.00	1.00	1	2,860
KK059	Medicut 18G	400	1.00	1.00	1	400
5> L1221	기관내삽관에 의한 폐	15,240	1.00	4.00	1	60,960
L1211	기관내삽관에 의한 폐	91,870	1.00	1.00	1	91,870
L1310	마취중 말초산소포화?	2,420	1.00	1.00	1	2,420
324900141	세보레인흡입액(9.5ml	102,500	0.04	1.00	1	3,895
324900141	세보레인유지량(5ml/1	102,500	0.14	1.00	1	14,350
J9021001	소다라임(탄산가스흡?	3,400	1.00	2.00	1	6,800
699900020	산소 45L/15min	10	36.00	1.00	1	360
8> M0111	단순처치(1일당)	4,490	1.00	1.00	2	8,980
Q2756100	서혜부헤니아근본수술	317,870	1.00	1.00	1	317,870
B0003006	NYLON(3-0)	1,400	1.00	1.00	1	1,400
B0542005	POLYSORB(2-0)	3,800	1.00	1.00	1	3,800
L4014308	PARIETEX ANATOMICAL	83,420	1.00	1.00	1	83,420
N0031001	복강경(내시경하 감상	239,000	1.00	1.00	1	239,000
	<계속>					

●퇴원일자:2018/01/05 ●출력일자:2018-01-30 ●환자 D:000058 ●심사번호:4 GS

0000586 [입원]

요양급여비용명세서

서식번호	G102	요양기관 기호	3720130
가입자성명	양명희	증번호	
수진자성명	양명희	공상등구분	3023811
		명칭	튼튼병원

상병명	분류기호	수술	진료과목	상해외인	특정기호	당월요양개시일 최초입원개시일	당월요양급여일수 (투약일수포함)	진료결과
								퇴원

코드	명칭	단가	1회투여량	1일투여횟수 실시횟수	총투여일수 실시횟수	금액
9> 00002053	Hemoglobin	890	1.00	1.00	1	890
00002043	Hematocrit	890	1.00	1.00	1	890
00001023	RBC count	850	1.00	1.00	1	850
00001013	WBC count	850	1.00	1.00	1	850
00001033	Platelet count	850	1.00	1.00	1	850
D0011003	Differential count	1,860	1.00	1.00	1	1,860
D1860003	GOT (AST)	1,600	1.00	1.00	1	1,600
D1850003	GPT (ALT)	1,570	1.00	1.00	1	1,570
D1870003	ALP	1,320	1.00	1.00	1	1,320
D1840003	Total Protein	1,180	1.00	1.00	1	1,180
D1880003	Albumin	1,440	1.00	1.00	1	1,440
D0113003	CRP (정량)	6,680	1.00	1.00	1	6,680
D3022003	FBS(정량)	1,160	1.00	1.00	1	1,160
D1830003	T-Bilirubin	1,130	1.00	1.00	1	1,130
D2300003	BUN	1,390	1.00	1.00	1	1,390
D2260003	Creatinine	1,280	1.00	1.00	1	1,280
D2800023	Na	1,250	1.00	1.00	1	1,250
D2800063	K	1,250	1.00	1.00	1	1,250
D2800033	Cl	1,250	1.00	1.00	1	1,250
10>G2101008	흉부 1매 촬영	6,270	1.00	1.00	1	6,270
GB031	Full PACS(단순촬영)1	750	1.00	1.00	1	750
G2402006	복부 2매 촬영	6,680	1.00	1.00	1	6,680
GB032	Full PACS(단순촬영)2	1,120	1.00	1.00	1	1,120
16>J4306033	ACCUFUSER PLUS(PCA재	51,090	1.00	1.00	1	51,090
LA205	정맥내 주입(IV PCA)-	6,780	1.00	1.00	1	6,780
LA206	정맥내 주입(IV PCA)-	5,710	1.00	1.00	2	11,420
20>577200031	나제아주사액0.3mg(염	19,840	1.00	1.00	1	19,840
649800601	구연산펜타닐주사 2ml	2,071	2.00	1.00	1	4,142
649803851	염은구연산펜타닐주사	9,954	2.00	1.00	1	19,908

<특정내역>

```
1> MS001  007
1> MS002  002
1> MT035  K4090/N/////////////////N///
1> MT036  20180103/Y/1/N/N/N/N//N/N//N/Y//N/N/N/N/N
1> MT007  EAT/20180104/1/Y3300   /0000005510/00003.00/001/0000016530
1> MT007  EAT/20180105/1/Y3300   /0000005510/00001.00/001/0000005510
1> MT007  EAT/20180104/1/Z0030   /0000000200/00003.00/001/0000000600
1> MT007  EAT/20180105/1/Z0030   /0000000200/00001.00/001/0000000200
1> MT007  SUR/20180103/1/Q2756100 /0000068020/00001.00/001/0000068020
1> MT007  SEB/20180103/8/J4306033 /0000051090/00001.00/001/0000051090
1> MT007  SEB/20180103/1/LA205   /0000006780/00001.00/001/0000006780
1> MT007  SEB/20180104/1/LA206   /0000005710/00001.00/002/0000011420
1> MT007  ALL/20180103/3/577200031/0000019840/00001.00/001/0000019840
1> MT007  ALL/20180103/3/649800601/0000002071/00002.00/001/0000004142
1> MT007  ALL/20180103/3/649803851/0000009954/00002.00/001/0000019908
```

<끝>

입원일수 구분		기본진료 약제 특정자료(1)	진료행위(11)
1.진찰료	①초진 회	원	야간·공휴 회
	②재진 회	원	야간·공휴 회
	③의약품관리료	원	
	④환자관리료	원	
2.입원료	①일반 일	원	
	②내·정·소 일	원	
	③중환자실 일	원	
	④격리병실 일	원	
	⑤신생아 일	원	
	⑥기타 일	원	
	⑦기본식대	원	
	⑧가산식대	원	
3.투약및조제료	①내복 일분	원	원
	②외용 일분	원	원
	③처방료 회	원	
4.주사료	①피하·근육 일	원	원
	②정맥내 일	원	원
	③수액제 회	원	원
	④기타 회	원	원
	⑤특정자료	원	
	⑥수혈 회	원	원
5.마취료	회	원	원
6.이학요법료	회	원	원
7.정신요법료	회	원	원
8.처치 및 수술료	①처치, 수술 종	원	원
	②캐스트 종	원	원
9.검사료	①자체검사 종	원	원
	②위탁검사(관리)	원	원
	③위탁검사 종	원	원
10.영상진단 및 방사선치료료	①진단 종	원	원
	②치료 종	원	원
11.한방처방	일	원	원
12.특수장비	①CT 회	원	원
	②MRI 회	원	원
	③PET 회	원	원
13.100분의100	①의약품	원	원
	②치료재료	원	원
	③진료행위	원	원
14.비급여	①의약품	원	원
	②치료재료	원	원
	③진료행위	원	원
특수장비총액			
100분의100본인부담총액			
비급여총액			
11.소계		원	원
12.가산율		%	원
13.요양급여비용총액			원
14.수진자요양급여비용총액			원
15.요양급여비용총액			원
16.본인일부부담금			원
17.지원금			원
18.장애인의료비			원
19.청구액			원
20.본인부담상한액초과금			원
21.진료비총액			원
22.보훈청구액			원
감면번호		-2	

●접수일자: 2018/01/05 ●출력일자: 2018-01-30 ●환자ID: 00005E ▶심사번호: 4

3. 병원-외과(2)

보험대상	국민건강보험공단	증번호	1-0391417088
가입자성명	홍*동	주민등록번호	640119-1******
환자성명	홍*동	요양기관명칭	***병원
진료개시일	2018/01/05	내원시간	오전 08시 30분 응급으로 내원
상병명	항문열창		

2018/01/05

PN 약을 먹고 많이 좋아짐.
하지만 아직 약간의 불편감은 있다.
피곤하면 증상이 심해지는 경향이 있다.
아직 항문 통증이 있다.

A 2017-04-05 s/p hemorrhoidectomy with LIS
CAF

P 1-5일 오전 수술: 8시 30분 내원

PHx HBP(-), DM(+) --약을 먹고 있다.
Tbc(-)
술 exalcoholics(10yr) 담배 exsmoker(10yr)
2017-04-05 s/p hemorrhoidectomy with LIS

2018-01-05
Immediate Postop note

1. Op time: 11:05~11:15
2. Anesthesia type: spinal
3. Surgeons/Assistants: 이태순
4. Postoperative Diagnosis: chronic anal fissure
5. Op type and procedure Type: fissurectomy, lord procedure

2018/01/06

항문 통증은 없다.

소변: 양호함.

배변(+)

A. s/p fissurectomy with Lord procedure

P WSB

dressing

퇴원 →12일 오후 외래로.

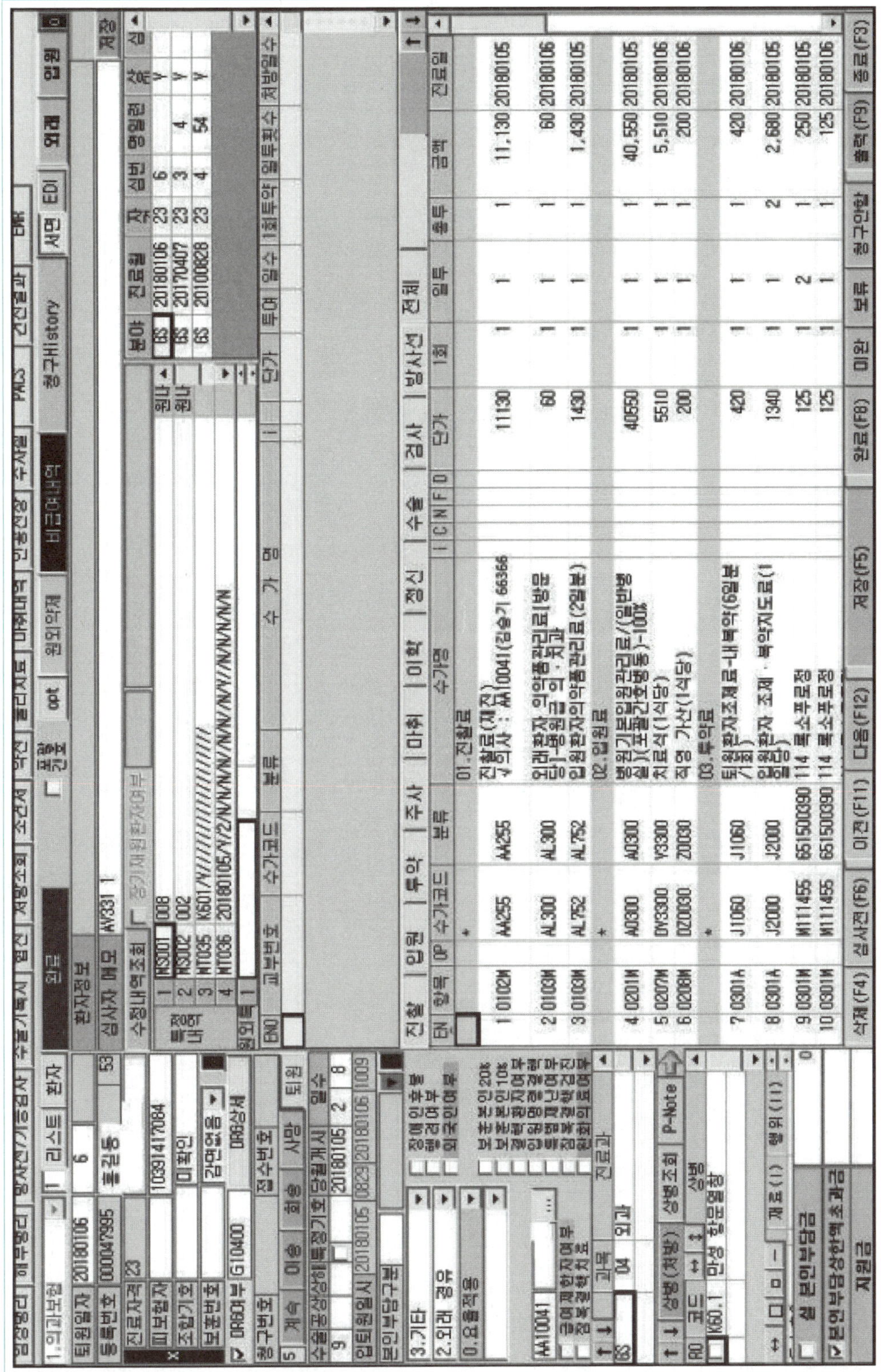
01.진찰료
1 0102M AA255 AA255 진찰료(재진) 11130 11,130 20180105
2 0103M AL300 AL300 외래환자 의약품관리료 60 20180106
3 0103M AL752 AL752 입원환자의약품관리료(2일분) 1430 1,430 20180105
02.입원료
4 0201M A0300 A0300 병원기본입원료 40550 40,550 20180105
5 0207M DW3300 W3300 치료식(1식당) 5510 5,510 20180106
6 0208M DZ0030 Z0030 직영 가산(1식당) 200 200 20180106
03.투약료
7 0301A J1060 J1060 퇴원환자조제료-내복약(6일분) 420 420 20180106
8 0301A J2000 J2000 입원환자 조제·복약지도료(1일당) 1340 2,680 20180105
9 0301M 651500390 114 록소푸로정 125 250 20180105
10 0301M 651500390 114 록소푸로정 125 125 20180106

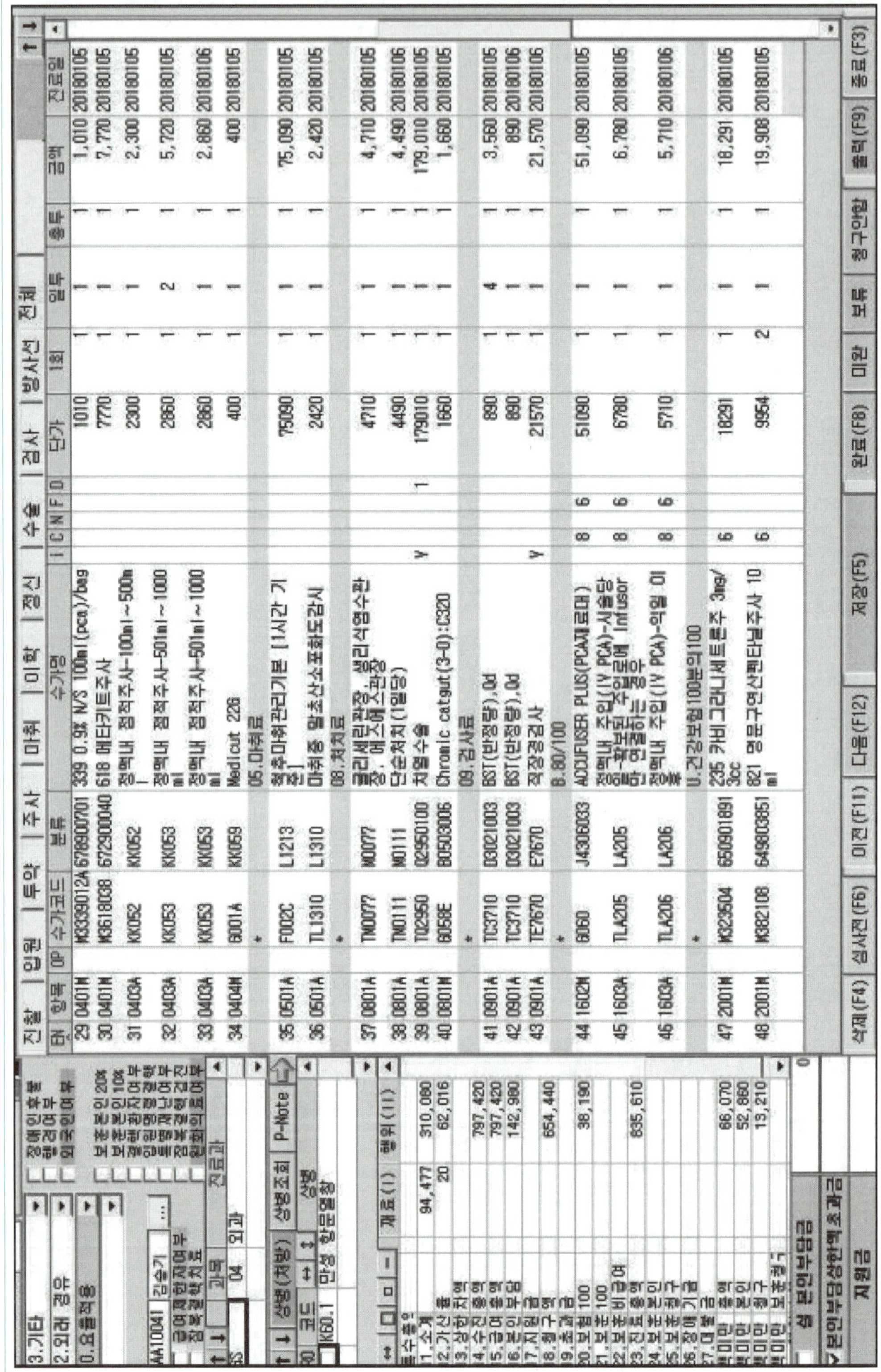

3.기타
2.외래 경유
0.요율적용
장애인후불
행려여부
외국인여부
보훈본인20%
보훈본인10%
결핵환자여부
입원명령결핵
특별재난여부
잠복결핵검진
완화의료여부
AA10041 김승기
급여제한자여부
잠복결핵치료
과목 진료과
04 외과
상병(처방) 상병조회 P-Note
코드 상병
K60.1 만성 항문열창
재료(I) 행위(II)
1.소계 94,477 310,080
2.가산 율 20 62,016
3.상한 차액
4.수진 총액 797,420
5.급여 총액 797,420
6.본인 부담 142,980
7.지원 금
8.청구 액 654,440
9.초과 금
10.보험 100 38,190
11.보훈 100
12.보훈 비급여
13.진료 총액 835,610
14.보훈 본인
15.보훈 청구
16.장애 기금
17.대불 금
미만 총액 66,070
미만 본인 52,860
미만 청구 13,210
미만 보훈청구
실 본인부담금 0
본인부담상한액초과금
지원금
진찰 입원 투약 주사 마취 이학 정신 수술 검사 방사선 전체
EN 항목 OP 수가코드 분류 수가명 I C N F D 단가 1회 일투 총투 금액 진료일
29 0401M M3339012A 678900701 339 0.9% N/S 100ml(pca)/bag 1010 1 1 1 1,010 20180105
30 0401M M3618038 672900040 618 메타키트주사 7770 1 1 1 7,770 20180105
31 0403A KK052 KK052 정맥내 점적주사-100ml~500ml 2300 1 1 1 2,300 20180105
32 0403A KK053 KK053 정맥내 점적주사-501ml~1000ml 2860 1 2 1 5,720 20180105
33 0403A KK053 KK053 정맥내 점적주사-501ml~1000ml 2860 1 1 1 2,860 20180106
34 0404M B001A KK059 Medicut 226 400 1 1 1 400 20180105
* 05.마취료
35 0501A F002C L1213 척추마취관리기본 [1시간 기준] 75090 1 1 1 75,090 20180105
36 0501A TL1310 L1310 마취중 말초산소포화도감시 2420 1 1 1 2,420 20180105
* 08.처치료
37 0801A TM0077 M0077 글리세린관장, 생리식염수관장, 에스에스관장 4710 1 1 1 4,710 20180105
38 0801A TM0111 M0111 단순처치(1일당) 4490 1 1 1 4,490 20180106
39 0801A T02950 Q2950100 치열수술 Y 1 179010 1 1 1 179,010 20180105
40 0801M B058E B0503006 Chromic catgut(3-0):C320 1660 1 1 1 1,660 20180105
* 09.검사료
41 0901A TC3710 D3021003 BST(반정량),Qd 890 1 4 1 3,560 20180105
42 0901A TC3710 D3021003 BST(반정량),Qd 890 1 1 1 890 20180106
43 0901A TE7670 E7670 직장경검사 Y 21570 1 1 1 21,570 20180106
* B.80/100
44 1602M B060 J4306033 ACCUFUSER PLUS(PCA재료대) 8 6 51090 1 1 1 51,090 20180105
45 1603A TLA205 LA205 정맥내 주입(IV PCA)-시술당일-확보된 주입로에 Infusor만 연결하는 경우 8 6 6780 1 1 1 6,780 20180105
46 1603A TLA206 LA206 정맥내 주입(IV PCA)-익일 이후 8 6 5710 1 1 1 5,710 20180106
* U.건강보험100분의100
47 2001M M323504 650901891 235 카비그라니세트론주 3mg/3cc 6 18291 1 1 1 18,291 20180105
48 2001M M382108 649803851 821 명문구연산펜타닐주사 10ml 6 9954 2 1 1 19,908 20180105
삭제(F4) 심사전(F6) 이전(F11) 다음(F12) 저장(F5) 완료(F8) 미완 보류 청구안함 출력(F9) 종료(F3)

↔ □ ㅁ ㅡ	재료(I)	행위(II)	원재료	원행위	재료차액	행위차액
특수총9						
11.소계	94,477	310,080	143,307	310,080	-48,830	
12.가산 율	20	62,016	20	62,016		
13.상한 차액						
14.수진 총액		797,420		797,420		
15.급여 총액		797,420		797,420		
16.본인 부담		142,980		142,980		
17.지원 금						
18.청구 액		654,440		654,440		
19.초과 금						
20.보험 100		38,190		38,190		
21.보훈 100						
22.보훈 비급여						
23.진료 총액		835,610		835,610		
24.보훈 본인						
25.보훈 청구						
26.장애 기금						
27.대불 금						
백미만 총액		66,070		66,070		
백미만 본인		52,860		52,860		
백미만 청구		13,210		13,210		
백미만 보훈청구						
28.행위 총액						

0000479 [입원]

서식번호	G I 0 2	요양급여비용명세서		요양기관	
가입자성명	홍길동	증번호		기호	37200033
수진자성명	홍길동	공상등구분	103914170	명칭	튼튼병원

상병명	분류기호	수술	진료과목	원내외인	특정기호	당월요양개시일 / 최초입원개시일	당월요양급여일수(투약일수포함)	진료결과
만성 항문열창	K60.1	9	04			2018/01/05 / 2018/01/05	8	퇴원

입원일수 2일 구분		기본진료 약제 특정재료(I)	진료행위(II)
1.진찰료(외래관리료포함)	①초진 회	원	야간.공휴 회
	②재진 1회	11,130원	야간.공휴 회
	③의약품관리료	1,490원	
	④응급및회송료	원	
2.입원료	①일반 1일	40,550원	
	②내.정.소 일	원	
	③중증치료실 일	원	
	④격리병실 일	원	
	⑤신생아 일	원	
	⑥기타 일	원	
	⑦기본식대	5,510원	
	⑧가산식대	200원	
3.투약 및 조제료	①내복 6일분	10,596원	3,100원
	②외용 일분	원	원
	③처방전 회	원	
4.주사료	①피하.근육 3일	22,941원	4,360원
	②정맥내 일	원	원
	③수액제 4회	원	10,680원
	④기타 회	400원	원
	⑤특정재료	원	
	⑥수혈 회	원	원
5.마취료	① 회	원	77,510원
6.이학요법료	① 회	원	원
7.정신요법료	① 회	원	원
8.처치 및 수술료	①처치.수술 3종	1,660원	188,210원
	②캐스트 회	원	원
9.검사료	①자체검사 2종	원	26,020원
	②위탁검사관리	원	
	③위탁검사 종	원	
10.영상진단	①진단 종	원	원
	②치료 종	원	원
11.정기요양	① 일	원	
13.특수장비	①CT 회	원	원
	②MRI 회	원	원
	③PET 회	원	원
Y 100분의 100	①의약품	원	원
	②치료재료	원	원
	③진료행위	원	원
8.비급여	①의약품	원	원
	②치료재료	원	원
	③진료행위	원	원
특수장비총액			원
100분의 100본인부담총액			원
비급여총액			원
11.소계		94,477원	310,030원
12.가산율		20%	62,016원
13.약제상한차액총액			원
14.수진자요양급여비용총액			797,420원
15.요양급여비용총액			797,420원
16.본인일부부담금			142,980원
17.지원금			원
18.장애인의료비			원
19.청구액			654,440원
20.본인부담상한액초과금			원
21.진료비총액			835,610원
22.보훈청구액			원
일련번호		-1	

코드	분류	단가	1회투약량	1일투여량 실시횟수	총투여일수 실시횟수	금액
1> AA255	진찰료(재진)	11,130	1.00	1.00	1	11,130
AL300	외래환자 의약품관리?	60	1.00	1.00	1	60
AL752	입원환자의약품관리료	1,430	1.00	1.00	1	1,430
2> A0300	병원기본입원관리료/(	40,550	1.00	1.00	1	40,550
Y3300	치료식(1식당)	5,510	1.00	1.00	1	5,510
Z0030	직영 가산(1식당)	200	1.00	1.00	1	200
3> J1060	퇴원환자조제료-내복?	420	1.00	1.00	1	420
J2000	입원환자 조제·복약?	1,340	1.00	1.00	2	2,680
651500390	록소푸로정	125	1.00	2.00	1	250
651500390	록소푸로정	125	1.00	1.00	1	125
651500390	록소푸로정	125	1.00	3.00	6	2,250
644601000	디오스민캅셀	183	1.00	2.00	1	366
644601000	디오스민캅셀	183	2.00	2.00	6	4,392
646801120	윌콘정	84	1.00	2.00	1	168
646801120	윌콘정	84	1.00	1.00	1	84
646801120	윌콘정	84	1.00	3.00	6	1,512
640002760	후라시닐정250mg	69	1.00	2.00	1	138
640002760	후라시닐정250mg	69	1.00	1.00	1	69
640002760	후라시닐정250mg	69	1.00	3.00	6	1,242
4> KK010	피하 또는 근육내주사	1,110	1.00	2.00	1	2,220
KK054	수액제 주입로를 통한	1,070	1.00	1.00	2	2,140
649803111	토라렌주	450	1.00	1.00	1	450
645802651	케로라주	735	3.00	1.00	1	2,205
650700221	미케민헤비주사20mg(?	2,693	1.00	1.00	1	2,693
645100581	0.9%생리식염주사액10	1,595	1.00	1.00	2	3,190
644904491	H/S 1000ml/bag	1,465	1.00	1.00	1	1,465
645100561	0.9%생리식염주사액10	1,110	1.00	1.00	1	1,110
645300761	보드로화제주2ml	1,524	1.00	1.00	2	3,048
678900701	0.9% N/S 100ml(pca)/	1,010	1.00	1.00	1	1,010
672900040	메타키트주사	7,770	1.00	1.00	1	7,770
KK052	정맥내 점적주사-100m	2,300	1.00	1.00	1	2,300
KK053	정맥내 점적주사-501m	2,860	1.00	2.00	1	5,720
KK053	정맥내 점적주사-501m	2,860	1.00	1.00	1	2,860
KK059	Medicut 22G	400	1.00	1.00	1	400
5> L1213	척추마취관리기본 [1?	75,090	1.00	1.00	1	75,090
L1310	마취중 앞초산소포화?	2,420	1.00	1.00	1	2,420
8> M0077	글리세린관장, 생리식	4,710	1.00	1.00	1	4,710
M0111	단순처치(1일당)	4,490	1.00	1.00	1	4,490
Q2950100	치열수술	179,010	1.00	1.00	1	179,010
B0503006	Chromic catgut(3-0):	1,660	1.00	1.00	1	1,660
9> 03021003	BST(반정량).Qd	890	1.00	4.00	1	3,560
03021003	BST(반정량).Qd	890	1.00	1.00	1	890
E7670	직장경검사	21,570	1.00	1.00	1	21,570
16>J4308033	ACCUFUSER PLUS(PCA재	51,090	1.00	1.00	1	51,090
LA205	정맥내 주입(IV PCA)-	6,780	1.00	1.00	1	6,780
LA206	정맥내 주입(IV PCA)-	5,710	1.00	1.00	1	5,710
20>650901891	카비그라니세트론주 3	18,291	1.00	1.00	1	18,291
649803651	염산구연산펜타닐주사	9,954	2.00	1.00	1	19,908
	<특정내역>					
1> MS001	008					
1> MS002	002					
	<계속>					

●퇴원일자:2018/01/06 ●출력일자:2018-01-31 ●환자ID:000047 ●심사번호:6 GS

부록

Ⅰ. 주요의학 용어 및 약어

I. 주요의학 용어 및 약어

1. 주요 진료기록 용어

1) Chief Complaint (주 호소)

환자의 호소 중에서 가장 중요한 자각증상을 말한다.

2) Present Illness (발병상태 및 경과)

주 호소(Chief Complaint)가 언제부터 어떻게 생겼느냐, 또는 그와 관련된 증상이 언제부터 있었느냐, 그간에 출몰된 관련증상은 어떠한 것이었나를 기재하는데 이때 예상하는 질환을 머릿속에 생각하면서 관련 증상의 양성, 음성을 기재한다.

3) Past Medical History (기왕력)

환자의 건강에 관한 역사이며, 출산 시부터 현재에 이르기까지 걸렸던 질환에 관해 문진하는 것인데, 특히 현재의 증상과의 관련성에서 문진한다. 월경, 임신, 성병의 유무, 투베르쿨린반응 등에 관해서도 문진한다.

4) Family History (가족력)

조부모, 양친, 형제, 자매, 기타 혈족관계자에 관하여 질병 유무, 사인 등을 기재한다. 유전적 또는 체질적 부하가 있는 질환, 전염성 질환의 유무 등에 관해서 문진을 한다.

5) Systemic Review (각 장기에 대한 검토)

신체의 각 장기별로 이상 유무를 확인한다.

6) Physical Examination (진찰)

시진, 타진, 청진, 촉진 등으로 상세한 소견을 파악한다.

시진: 영양불량, 기형, 빈혈, 부종, 의식장애 황달 등을 파악한다.

타진: 주로 흉부, 복부의 고창의 진단에서 의의가 크다.

청진: 주로 흉부에서 진단적 의의가 크다. 환자의 피부 표면에 손가락을 대거나 혹은 가볍게 압박하여 피부 및 그 밑에 있는 변화를 아는 것이다.

7) Impression (인상, 추정진단): 외래진단

8) Recommendation(추천, 건의, 처방): 확실한 진단을 위해서 각종의 검사, 투약 등의 필요한 처방을 한다.

2. 경과기록지 (Progress Note)

S (Subjective data: 주관적인 자료 - Symtomatic data): 환자의 호소(cc), social history, 증상(symtomatic data) 등 환자의 입장에서 환자가 표현하는 주관적인 문제로 의사들이 자칫 소홀하기 쉬운 부분이지만 무시되어서는 안 되는 자료들이다.

O (Objective data: 객관적인 자료 - measurable, observable data): 의사나 그 외 의료진들에 의한 외적 발견들, 즉 T. P. R, BP, X-ray 검사결과 등과 같은 객관적인 사실들이다.

A (Assessment: 분석, 평가 - inter pretation or impression of the current condition): 위의 두 가지 자료를 토대로 의사는 종합, 분석, 평가하여 환자의 문제가 무엇인가에 대한 판단, 진단이나 예후를 기록하며, 만약 협의의(consultant)와 의견을 달리할 경우에는 그에 대한 언급이 되어야 하며, 언제나 본래의 목적과 계획을 염두에 두고 있어야 한다.

P (Plan: 계획): 위에서 나온 결과에 대한 계획으로 진단목적 혹은 치료목적으로 세우는 것이다. medication, labtest, precedures(physical inhalation, therapy), diagnostic, plan(X-ray), patient education(식이요법 지도), counseling 등이며, progress note전체를 통한 plan은 대단히 중요한 정보가 되며, 그때마다 계획에 따른 결과와 기대치와의 비교를 하면서 추적(follow-up)계획이 되어져야 한다.

3. 진료부서 용어

약어	용어	진료과
OPD	Out patient Department	외래진료부
IPD	In patient Department	입원진료부
Md. D	Medical Department	진료부문
Sp. S	Supporting Services	보조 진료부문
IM	Internal Medicine	내과
GM	General Medicine	일반내과
GI	Gastrointestinal Medicine	소화기 내과
ED	Endocrinology Medicine	내분비 내과
CV	Cardiovascular Medicine	심장내과
CM	Chest Medicine	흉부내과
NH	Nephrology	신장내과
RM	Rehabilitation Medicine	재활의학과
FM	Family Medicine	가정의학과
GS	General surgery	일반외과
OS	Orthopedic surgery	정형외과
CS	Chest surgery	흉부외과
NS	Neuro surgery	신경외과
PS	Plastic surgery	성형외과
NP	Neuro-Psychiarty	신경정신과
NR(NE)	Nurology	신경과
PY	Psychiarty	정신과
OB/GY	Obstetrics/Gynecology	산과/부인과
Ped	Pediatrics	소아과
AN	Anesthesiology	마취과
DM	Dermatology	피부과
DN	Dentistry	치과
ENT	Ear,Nose,Throat(otorhinolaryngology)	이비인후과
ER(EMC)	Emergency Service	응급진료과
(GU)URO	(Genito-)Urology	비뇨기과
HO	Hematology - Oncology	혈액종양학과
Oph(OPH)	Ophthalmolgy	안과
DR	Delivery Room	분만실
NR	Nursery Room	신생아실
OR	Operating Room	수술실
PACU	Postanasthesia Care Unit	회복실

약어	용어	진료과
ICU	Intensive Care Unit	집중치료실
MICU	Medicial Intensive Care Unit	내과계집중치료실
NICU	Neonatal Intensive Care Unit	신생아집중치료실
SICU	Surgical Intensive Care Unit	외과계집중치료실
CCU	Coronary Care Unit	관상동맥질환집중치료실
RT	Radiation Therapy	진단방사선과
CP	Clinical Pathology	임상병리과
Phar	Pharmacy	약제과
NA	Nursing administration	간호과
MR	Medical Records	의무기록실

4. 병명 약어

약어	용어	내용
AVH	Acute Viral Hepatitis	급성간염
CLD	Chronic Liver Disease	만성간질환
CPH	Chronic Persistent Hepatitis	지속성 만성간염
CAH	Chronic Active Hepatitis	활동성 만성간염
PUD	Peptic Ulcer Disease	소화성 궤양
HCC	Hepato cellular Carcinoma	간암
EHBO	Extra Hepatic Bileduct Obstruction	간외담관폐쇄
AHD	Arterio sclerotic Heart Disease	동맥경화성 심질환
HHD	Hypertensive Heart Disease	고혈압성 심질환
CHD	Congenital Heart Disease	선천성 심질환
CHF	Congestive Heart Failure	울혈성 심부전증
VHD	Valular Heart Disease	판막성 심질환
RHD	Rheumatic Heart Disease	류마티스성 심질환
COPD	Chronic Obstructive Pulmonary Disease	만성폐쇄성 폐질환
IHD	Ischemic Heart Disease	허혈성 심질환
MI	Myocardial Infarction	심근경색증
AIDS	Acquired immune deficiency syndrome	후천성면역결핍증
CVA	Cerebral Vascular Accident	뇌졸증
SAH	Subarachnoid Hemorrhage	지주막하 출혈

약어	용어	내용
PTC	Percutaneous Trans hepatic Cholangiography	결핍경 간담도 조영술
ARF	Acute Renal Failure	급성 신부전
CRF	Chronic Renal Failure	만성 신부전
IICP	Increased Intracranial Pressure	뇌내압 상승
IBS	Irritable Bowel Syndrome	과민성 대장염
EGC	Early Gastric Cancer	초기 위암
TB	tuberculosis	결핵
URI	Upper Respiratory Tract Infection	상기도 감염
AGN	Acute Glomerulonephritis	급성 사구체신염
ALE	Acute Lupus Erythematosis	급성 홍반성 낭창
SLE	Systemic Lupus Erythematosis	전신성 홍반성 낭창
DI	Drug Intoxicarion	약물중독
DI	Drug Insipidus	요붕증

5. 약품명 약어

약어	약품명	약어	약품명
ATMP, AAP	Acetamimophen	ALP	Acetylspiramycin
ASA	AcetyIsalicylic acid	AP	Alupent
BASA	Acetylsalicylic	AP, PBT	Ampicilin
ASM	Acid-Ped	AMPL	Aminophylin

약어	약품명	약어	약품명
AMIN	Amitriptyline	TOF	Imipramine(Tofranil)
AND	Andilase	INH	INAH
CNB	Annaka	IH	Inohexa
AG	Aronamin Gold	KM	Knanmycin
TTFD, AF	Aronamin F	KT	Kimotab
ATF	Actifed	L-Dopa	Larodopa
AZT	Azintal	L-pam, ATV	Lorazepam
BCT	Bactrim	6-MP	6-Mercaptopurine
BP	Benzathine Penicilin	MTX	Methotrexate
BRT	Berotec	MTZ	Methimazole
BSS	Bestase	MXL	Metoclopramide
BSV	Bisolvon	MC	Minocin

BCP, BUSC	Buscopan	MMC	Mitomycin-C
BCP-C	Buscopan Comp	MB	Multivitamin
CBS	Cambison	NM	Neomycin
CNT	Canesten	NSA	Nerisona Cream
CPZ	Chlorpro mazine	NS	Nerisona cream
CM	Chloramphenicol	NG	Nitroglycerine
CD, CDP	Chlordiazepoxide	ACNU	Nidran
DDP	Cisplatin	k-zoral	Nizoral
CT	Comthyroid	TM	Oxytetracyciine
CA, ARA-C	Cytarabine	STL	Operazine(Stelazine)
F-Pam	Dalmdorm	PKF	Pankreon F
EDX	Dichlozid(Esidrex)	PVK	Penicllin V
DH	Dipheny lhydantoin	na-p	Penicillin G Na
DPT	Diphtheria Tetanus toxoid and Pertussis	PPZ	Pephenazine
DSP	Dusphatal in	PZM(PZY)	Phazyme
EB	Ebiose	Pb(PB)	Phenobarbital
EM	Erythromyc in	P-pam	Pinipam
DOT	Esperson Cream	PLC	Plancol Cream
EST	Estrogen	PLK	Plokon
EMB,MBT	Ethambutrol	PTV. T.	Potadine Vag. Tab.
FT-207	Rutraful	PDL, STP	Prednisolone
F-NVT	Fasigyn-N Vag. Tab	PTU	Propylthiouracil
GTS	Galantase	HCG	profaci, Puberogen
GM	Gentamycin	PRM	Primalan
GRF	Griseofulvin	CLP, Px	Purantix-C Cr.
AST	Hismanal	PZA	Pyrazinamide
HC	Hydrocortisone	PDX	Pyridoxin
TIG	Hypetet	RS	Respilene

약어	약품명	약어	약품명
RT(RVT)	Rhinathiol	UL	Ultralan Oint.
RFP	Rifampin	VRD	Varidase
SM	Streptomycin	ARA-A	Vidarabine
ST	Synthyroid	VM	Vivramycin
CRT	Tamiton Cream	D/W	Dextrose in Water
TAP	Talampin	D/S	Dextrose in Saline
TC	Tetracycline	H/D	Hartmann Dex.
TAT	Tetanus Anti Toxin	H/S	Hartmann Soln.
TR-s	Transamine-S	N/S	Normal Saline
TRA	Triamcinolone, Acetonide	R/D	Rheomacrodex-D
URA	Ucerax	R/S	Rheomacrodex-S

6. 처방전 용어

약어	용어	내용
a.c	before meals(Ante Cibum)	식전
p.c	After meals(Post Cibum)	식후
with meal	With meal	식사직후 식사와 함께
h.s	hour sleep	자기전
a.m	morning(Ante Meridiem Morning)	아침
p.m	Afternoon=post Merdidien Evening	저녁
b.i.d	twice Daily(bis in die)	1일 2회
t.i.d	Three time a day(Ter in die)	1일 3회
q.i.d	four times a day	1일 4회
q.d	every day	매일
b.i.wk	twice a week	1주 2회
I.c	between meals	식간(식사와 식사 사이에)
p.r.n (Prore mate)	If necessary when required of any time	필요시
Daily 1hr. after MD		하루 1번 점심식후 1시간에 1포씩
q.	every	매번
q.h	every hour	매시간
q.o.d	every other day	격일로
a.a	ana of each = ea	각각
a.d	right ear	오른쪽 귀
a.s	left ear	왼쪽 귀
a.u	anteverted uterus both ears	양쪽 귀
o.d	right eye	오른쪽 눈
o.s	left eye	왼쪽 눈
o.u	both eye	양쪽 눈
opht.soln	ophthalmic solution	점안액
opht.oint	ophthalmic ointment	안연고
p.o	by mouth	경구로
IM	intra muscular	근육주사
IV	intra venous	정맥주사
SC	subcutaneous	피하주사

약어	용어	내용
ad	as desired	-까지, 전량
aq.dest	distilled water(aqua destillata)	증류수
q.s	sufficient quontity	적당량
stat	at once. immediately	즉시로
Sig	let it be labeled, write on label	용법, 써라
s.s	soap solution	단미시럽
syr.	syrup	시럽제
susp	suspension	현탁제
tinct	tincture	팅크제
liq	liquid	액
dil	dilute	희석한
ext	extract	엑기스(추출물)
elix	elixir	투명한 단맛의 알콜성 액체
gtt	drop=grtta glucose tolerance test	-적, 방울
amp	ampule	앰플
btl.bot	bottle	병
cap	capsule	캅셀
Cr.	cream	크림
garg	gargle	함소제
lot	lotion	로션(세정제, 화장액)
oint or ung	ointment	연고
sol.	solution	용액, 수제
supp.	suppository	좌제
tab	tablet	정제
vag.supp	vaginal suppository	질좌제
vag.tab	vaginal tablet	질정
g.		그람
gr.	grain	
h.	hour	시간
div.	division	분할하라
Rp or Rx	take, therapy	처방
s	without	-없이

약어	용어	내용
c	with	-와 함께
ante	before	-전에
cito		지급
pow	powder	분말

7. 차트용어

약어	용어	내용
A-V	Arterio-Venous	동, 정맥의
A/N/V	Anemia/Nausea/Vomiting	빈혈/오심/구토
A/V/N/D/C	Anemia/Vomiting/Nausea/Diarrhea/Constipation	빈혈/구토/오심/설사/변비
Abd	Abdomen	복부
*Abd. T/RT		〈각주 설명 참조〉
ABGA	Arterial Blood Gas Analysis	동맥혈액가스분압
ABR	Absolute Bed Rest	절대침상안정
AC	Air Conduction	공기전도
ACTH	Adrenocorticotropic Hormone	부신피질자극호르몬
ADM	Admission	입원
AFB	Acid-Fast Bacillus	항산성간균
AGC	Advanced Gastric Cancer	진행된위암
AGE	Acute Gastroenteritis	급성위장염
Amp	Aminophylline	약명
ANA	Anti-Nuclear Antibody	항핵항체
Ane	Anesthesia	마취
AP	Anterior-Posterior	전후방, X-ray
AST	After Skin Test	피부반응검사 후
B/G	Bone Graft	골이식
bid	twice a day	1일 2회
BLL	Both Lower Lobe	양쪽 폐하엽
BP	Blood Pressure	혈압
BR	Bed Rest	침상휴식

약어	용어	내용
BRT	berotec	약명
BS	Bowel Sound	잡음
BSV	Bisolvon	약명
BUN	Blood Urea Nitrogen	혈액 질소 요소
Ca	Cancer	암종
CBS	Clear Breathing Sound	깨끗한 호흡음
CC	Chief Complaint	주 호소

* Abd. T/RT[1)]

약어	용어	내용
CHF	Congestive Heart Failure	울혈성 심부전
COPD	Chronic Obstructive Pulmonary Disease	만성폐쇄성폐질환
CPK	Creatinine Phosphokinase	크리아티닌 포스포키나제
CRF	Chronic Renal Failure	만성신부전
CRP	C-Reactive Protein	C반응성 단백질
CSR	Corrected Sedimentation Rate	교정 침강률
CT	Computer Tomography	전산화 단층촬영
CTD	Chest Tube Drainage	흉곽 배액관
CVP	Central Venous Pressure	중심정맥압
Cx	Cervix	자궁경부
D/C	Diarrhea/Constipation	설사/변비
D/C	Discontinue	중지하다
D/S	Dextrose And Sodium Chloride	혈액대용제, 당 전해질제제
D/S	Dextrose Tension	
D/T	Decrese Tension	긴장감퇴
D/W	Dextrose In Water	포도당
DB	Deep Breathe	심호흡
DCP	Dynamic Compression Plate	역동적 압반판 (내부고정시 사용되는 재료)

1) 복부 진찰방법 중 한 부분으로서 tenderness는 압박 또는 촉각에 의해 비정상적으로 통각이 예민한 것을 말하며 rebound tenderness는 복부를 눌릴 때 느끼는 압통보다 손을 복부에서 제거할 때에 느끼는 압통이 강한 것을 말하며 대표적으로 급성맹장염일 경우에 McBurney Point에서의 RT이다.

약어	용어	내용
DIP	Distal Interphalangeal Joint	원위지절간관절
DJD	Degenerative Joint Disease	퇴행성 관절질환
DM	Diabetes Mellitus	당뇨병
DMR	Demerol	염산페치딘(주사액)
DOE	Dyspnea On Exertion	노력성호흡곤란
DRE	Digital Rectal Examination	직장수지검사
eⒷ	Eletrolyte Battery	전해질 종합테스트
ECDB	Encourage Coughing Deep Breathing	기침과 심호흡을 격려
EDH	Epidural Hemorrhage	경막외출혈
EKG	Electrocardiography	심전도
Epi.wound	Episiotomy Wound	회음절개 부위
ESR	Erythrocyte Sedimentation Rate	적혈구 침강속도
EVD	External Ventricular Drainage	외심실배액
EVL	Esophageal Varix Ligation	식도정맥류결찰
EXT	Extremity	사지
F/U	Follow-Up	추적진료, 추후진료
FB	Foreign Body	이물질
FBS	Fasting Blood Sugar	공복시 혈당
FC	Functional Capacity	기능적 용량
FTA-AB stest	Fluorescent Treponent Antibody Absorption	트리포네마 형광항체흡수검사
FTSG	Full-Thickness Skin Graft	전층 피부 이식
Fx	Fracture	골절
G/A	General Appearance	일반적 양상(상태)
G/D	General Diet	일반식이
*GCS	Glasgow Coma Scale	글라스고우 무의식 척도 〈*각주 설명 참고〉
GEA	General Endotracheal Anesthesia	기관내 삽관에 의한 전신마취
GFS	Gastrofiberscopy	위내시경
gtt/min		분당 점적수(분당 방울 수)
H&N	Head and Neck	두부와 경부
H/N	Head/Neck	머리/목
H/S	bedtime	취침시간

약어	용어	내용
HA	Headache	두통
HD	Hemodialysis	혈액투석
HE 30°	Head Elevation	침상머리부분을 30도 각도로 올림
HEENT	Head, Ear, Eye, Nose, Throat	머리, 귀, 눈, 코, 인후
HRCT	High Resolution Computed Tomography	고해상 컴퓨터 단층촬영술
ht	Height	신장
HTN	Hypertension	고혈압
Hx	History	병력
I/O	Intake/Output	섭취량/배설량
IM	Internal Medicine	내과
inj	Injection	주사
L/A	Local Anesthesia	국소마취
L/C	Liver Cirrhosis with	간경변, 정맥류를 동반한 간경변
L/C	Local Clinic	개인병원

*GCS[2)]

약어	용어	내용
L/E	Lower Extremities	하지
L/R	Left/Right	왼쪽/오른쪽
L/S/K	Liver Spleen Kidney	간, 비장, 신장
LAP	Lymphadenopathy	임파선병태
Lat	lateral	측방의
LBP	Lower Back Pain	저배통
LDH	Lactic Dehydrogenase	유산탈수소효소
LFT	Liver Function Test	간기능검사
LML	Left Middle Lobe	좌폐중엽

2) Glasgow Coma Scale은 신경계 질환에서 mental state의 중증도를 평가하는 방법으로 Jennet 등(1974)에 의해 처음으로 소개된 이후 현재까지 두부외상 대상자의 예후를 예측하는 유용한 도구로 쓰이고 있다. 이 평가 방식은 눈의 반응, 운동 반응, 언어 반응 정도를 4-6단계를 나누고, 그 관찰 점수의 합계(3-15점)에 의해 대상자를 평가하도록 되어 있는데 점수가 낮을수록 상태가 나쁘다. Jennet 등은 GCS가 3-4점인 환자들의 97%가 지속적인 식물상태로 있거나 사망하였고 8점인 환자들의 25%가 식물상태로 있거나 사망하였으며 61%는 회복되거나 또는 중증도의 장애가 있다고 보고 하였다. 눈뜨는 반응(eye opening, E), 언어반응(best verbal response, V), 운동반사 반응(best motor response, M)

약어	용어	내용
LMP	Last Menstrual Period	최종월경시기
LN	Lymph Nodes	림프절
LR	Light Reflex	빛 반사
Malig	Malignancy	악성의
MCA	Middle Cerebral Artery	중대뇌동맥
MEE	Middle Ear Effusion	삼출성 중이
meta	Metastasis	전이
ⓜ	Murmur	잡음
MN	Midnight	자정
MP	Metacarpal Phalangea	중수수지
MRI	Magnetic Resonance Imaging	자기공명영상
MXL		맥페란주사약
N-del	Normal Delivery	정상분만
N-S	Nothing Special	특별한 이상 없음
N/V	Nausea & Vomiting	오심, 구토
NPO	Nothing by mouth	경구 투여 금지
O/R & I/F	Open Reduction and Internal Fixation	간헐적 정복과 내부고정(수술방법)
O/R	Open Reduction	개방정복
Obl	Oblique	사경의
OMI	Old Myocardiac Infarction	오래된 심근경색증
OP	Operation	수술
OPD	Outpatient Department	외래
P.E Tube	Polyethlen Tube	폴리에틸렌 관
P/C	Packed Cells	농축세포
P/Ex	Physical Examination	신체검진
P/Hx	Past History	과거병력
P/R	Pupil Reflex	동공반사
pc	after meals	식후
PFT	Pulmonary Function Test	폐기능검사
PI	Present Illness	현 병력
PIP Joint	Proximal Interphalangeal Joint	근위지절강 관절
PND	Paroxysmal Nocturnal Dyspnea	발작성 야간호흡곤란
PNS	Para nasal Sinus	부비동

약어	용어	내용
PNS	Para nasal Sinusitis	부비동염
PNS	Peripheral Nerve Stimulator	말초신경자극제
PO	By mouth(per os)	경구로
POP	Post Operative	수술 후
PRC	Packed Red Cells	농축적혈구
prn	Whenever necessary	필요시마다
PT	Physical Therapy	물리요법
PTH	Parathyroid Hormone	부갑상선호르몬
PUD	Peptic Ulcer Disease	소화성 궤양 질환
pul	Pulmonary	폐
PY	Pack Year(see pk yrs)	권련
q 12hrs		12시간마다
qd	every day	매일 하루에 한 번
qhs	every night	매일 밤마다
R/O	Ruled Out	제외하다, 불명확
R4		전공의 4년차
RAST	radio allergo sorbent test	방사성 알레르기 흡착시험
RHB	Regular Heart Beat	정상 심장박동
RLL	Right Lower Lobe	우폐하엽
RLQ	Right Lower Quadrant	우하복부
ROM	Range Of Motion	운동범위
ROS	Review Of System	체계의 검토
ⓡ	rales	수포음
RT	Rebound Tenderness	방동성 압통
RTC	Return To Clinic	병원 재방문
RUL	Right Upper Lobe	우폐상엽
S.O.W	Sips Of Water	물 섭취
STD	Sexually Transmitted Disease	성적 전염성 질환
Supp	Suppository	좌약
Sx	Symptom	증상
SZ	Seizure	간질발작
T-SDH	Traumatic Subdural Hematoma	손상후의 경막하혈종
T	Tenderness	압통

약어	용어	내용
T.M	Tympanic Membrane	고막
T/RT	Tenderness and Rebound Tenderness	압통과 반동성 압통
T	Triiodothyronine	트리요오드티로닌
T	Throxine	티록신
TB	Tuberculosis	폐결핵
TB, Tbc	Tuberculosis	결핵
TD	Tolerable Diet	일반식이
TFT	Thyroid Function Test	갑상선기능검사
THRA	Total Hip Replacement Arthro plasty	전체둔부 대치 관절형성술
tid	three times a day	1일 3회
TPHA	Treponema Pallidum Hemagglutination	매독균 혈액응집검사
TSH	Thyroid Stimulation Hormone	갑상선자극 호르몬
Tx	Treatment	치료
U/A	Urine Analysis	요 검사
U/C	Urine Culture	소변균배양
U/E	Upper Extremities	상지
U/O	Urine Output	소변배설량
UGI	Upper Gastro Intestinal	상부위장관
URI	Upper Respiratory Infection	상기도감염
URI Sx	Upper Respiratory Infection Symptom	상기도감염증상
USG	Ultrasonogram	초음파
V.Vulgaris	Verruca Vulgaris	심상성 사마귀
V/S	Vital Signs	활력징후(BP,T.P.R)
Vag	Vagina	질
VATS	Video Assist Thoracoscopy	비디오를 이용한 흉강경
VDRL	Veneral Disease Research Laboratory	매독검사를 위한 성병검사
WA	Walk	보행
WNL	Within Normal Limits	정상 범위내
wt	Weight	무게, 중량
1wk		일주일
2p T/F	2Packs Transfusion	2팩 수혈

8. 진료용어

A

Adalat = 고혈압을 낮추는 설하제 혈압 강하제

Admission to general ward = 일반병실로 입원

Admitted via IM = 내과를 경유하여 입원 (Internal Medicine: 내과)

Admitted via OS = 정형외과를 경유하여 입원

Admitted via PS = 성형외과를 경유하여 입원

Admitted via ER = 응급실을 경유하여 입원(Emergency Room)

Anesthesia: Local = 마취: 국소마취

Arm sling = 팔걸이

Ass Sx: Associated symptom = 동반증상

Assess = "A"로 표시하며 주로 진단명을 의미한다.

AST: After Skin Test = 주사 주입 전에 피부반응 검사

AMI (acute myocardiac infaction) 급성 심근경색

B

BLL: Both Lower Lung or Bilateral Lower lobe = 양 하측 폐 or 양측 하엽

B/R: Bed rest = 침상가료

Both: 양쪽

BP: Blood Pressure = 혈압

BT: Body Temperature = 맥박

BT: Beat to Beat = 박동변화(맥박수)

burn dressing = 화상 처치에 사용되는 재료들: 생리식염수, 화상 연고, 소독용 약제, 화상 거즈, 인조 피부 대용제, 멸균용 탄력붕대 등

C

Cast off = 깁스 제거

CBS: Clear Breathing Sound의 약어 = 호흡소리의 정도를 말함

CC: Chief Complaint의 약어 = 주 증상, 주 호소(환자가 가장 호소하고 있는 것)

Check I/O: Intake / Output = 섭취량 / 배설량

Check vital sign q 8hrs

Close reduction = 도수정복술 (손으로 골절부위를 맞춤)

Close reduction = 도수정복술 (N0645)

CRL: Crown Rump Length = 태아의 두정, 두부 길이

C-T: Computer Tomogram = 전산화단층촬영

CHF (congestive) 울혈성 심부전

CVA (cerebrovascular accident) 뇌혈관 사고, 뇌졸중

D

D&C: Dilation & Curettage = 경관 확장 및 소파술

D/C: Discontinue = 중지하다

DM/HTN/Tbc(-/+/-): 당뇨/고혈압/결핵 중 고혈압 병력이 있음.

Diet = GD: General Diet = 일반식

Discharge = 퇴원

Dressing: 상처 처치

D/S: Discharge / Stitch out = 퇴원과 실밥 제거

DTR: Deep Tendon Reflex = 심부 건 반사 검사

E

Encourage coughing & deep breathing = 기침을 시키고 깊은 호흡을 시킬 것

EOM palsy(-/-): Extra Ocular Muscle = 외안근. (palsy = 마비)

Excision = 절개하여 떼어냄

F

Flame burn = 불에 의한 화상

Fluoroscope = 도수정복이 잘되어 있는지 방사선 투시로 확인

Foley catheter insertion = 유치 카테타 설치[M0060]

Foley catheter keep = 유치 카테타 계속 유지

Foley remove = 유치 카테타 제거

frequent position change 환자의 자세를 자주 바꿔줌

F/U: Follow-up = 추적진료

F/U Tomorrow: Follow Up = 내일 다시 관찰

G

Get OP Permission = 수술 승낙서를 받는다

Get pre medication = 수술 전 주사 약 처방

GY dressing: Gynec Dressing = 부인과 처치(보통 질 내, 외 소독을 의미)

H

hearing disturbance(-/-) = 청력이상, 이상이 없음

Head elevation = 머리를 높이올림

HM: Home Medication = 퇴원 약

Hokunalin patch = 기침과 가래를 치료하는 붙이는 진해거담제(수입품)

HS: History = 환자의 내력

I

IMP: Impression의 준말 = 진단명

Inhalation = 산소공급, 산소를 들여 마심

injection Rt knee: 슬관절 내 주사

Irrigation = 상처의 세척

IUP: Intra Uterine Pregnance = 자궁 내 임신

ICH (intracranial hemorrhage) 두개내 출혈

(intracerebral hemorrhage) 뇌내 출혈

ICP (intracranial pressure) 두개내압

L

Lab check: Laboratory check = 임상병리검사

Limit of movement = 최소한의 움직임(요동)

LMP: Last Menstrual Period = 최종 월경 시기, 마지막 생리 기간

LOC(+): Level Of Consciousness = 의식수준(의식있음)

Long arm splint = 장 상지 부목

Long arm cast = 장 상지 통 깁스

Lt, LT: Left = 좌측

M

MC: Meta Carpal = 중수골

motor/sensory exam = 운동 / 감각 검사

MP: Menstrual Period = 월경기간

M/S: Mental Status = 의식상태 (alertness = 명료하다)

Mx: Medication = 처방

N

Nausea(+), vomiting(-) = 구역증상(+), 구토증상(-)

N/Ex: Neurological Examination = 신경학적 검사

NPO: None Per Oral or nothing by mouse = 경구투여 금지 or 금식

nystagmus(-/-), nausea(+), vomiting(-) = 안구진탕, 구역증상, 구토증상

O

OA: Osteoarthritis = 골관절염

Objective = 'O' 로 표시하며 의사의 객관적 임상진단을 표기한다.

OP: Operation = 수술

OPD = Out Patient Department = 외래진료

OS OPD F/O: Orthopedic Surgery Out Patient Department Fallow Up = 정형외과 외래로 재내원

OP wound dressing = 수술 상처부위 처치

P

Paracentesis = 복수천자

Parietal scalp swelling(+) = 두정부위 두피 부종(+)

P/Ex: Physical Exam = 이학적 검사

Plan = 'P' 로 표시하며 치료계획을 의미한다.

PMHx: DM/HTN/Tbc(-/-/-) = 과거병력: 당뇨/고혈압/결핵

PO medication: Per Os = (입으로) 먹는 약

POD#1: Postoperative Day One = 수술 후 1일

Post OP order = 수술 후 처방

Pre OP order = 수술 전 처방

Previous angina Pt: 협심증 기왕력이 있는 환자

PRN: Promenta Requires Necessary = 필요하면 언제든지

Prostate massage = 전립선 맛사지

PS consult = 성형외과 진료의뢰

PT - HP, US. TENS = 물리치료 - 표층열치료(온습포치료), 심층열치료, 전기자극치료

PT: Physical Therapy = 물리치료

Pupil size = 동공크기 isocoria(3/3) = 3mm로 양쪽 동공이 같다(즉, 정상이다)

Pericarditis 심낭염

Phlebitis 정맥염

Q

QID = four times daily(하루에 4번)

R

Repeat symptom = 반복되는 증상

R/O: Rule Out = 추측 진단명, 예상 진단명

Routine admission request = 입원을 위한 기본적 검사

Rt hand 3view after splint = 도수정복 후 부목을 한 상태로 촬영

Rt, RT: Right = 우측

S

Send PT to OR on call = 연락 있으면 수술실로 환자를 보냄

Skin preparation = 피부의 수술준비(각종 털을 제거, 면도)

slip down = 넘어져

Soft diet = 부드러운 식사, 죽

S/O: stitch Out = 실밥제거

Subjective = 'S' 로 표시하며 의사의 주관적 임상진단을 표기한다.

sudden dizziness slip down on road = 갑작스런 어지러움으로 넘어져 쓰러짐

Sugar tong splint = 석고 부목을 앞, 뒤로 감싸는 깁스

symmetric 대칭적

SAH (subarachnoid hemorrhage) 지주막하 출혈

T

TD: Tardive dyskinesia = 지발성 운동장애

TD: Tolerable diet = 내성 식이(일반 식사)

Tetabulin 250ui IM = 파상풍 예방주사제 250단위

TID = 1일 3회

T.P.I: Trigger Point Injection = 동통유발점주사 (Pucaine과 Triam을 섞어서 주사)

TSO: Total Stitch Out = 실밥제거

U

Ulnar gutter splint (Short arm splint) = 단 상지 부목(T6152)

USG: Ultra Sono Graphy = 초음파 검사

V

vital sings: 생명징후(기본적 신체징후 체크 = 혈압, 맥박, 호흡, 체온)

W

W/S: Wound & Skin = 상처 및 피부

W/U: Work Up = 검사

기타

(+): 양성

(++): 심한 양성

(+++): 매우 심한 양성

(-): 음성

1℃losure & debridement = 얕은 열린 상처의 봉합술 및 번연절제술

1℃losure ₡myorrhaphy = 근봉합술

Bld+++: Blood(피)가 많이 섞임

Prot ++++: Protein(단백)이 매우 많이 섞임

9. 질병명 및 증상용어

A

Abdominal hemorrhage = 복강 내 출혈

Abortion = 유산, 낙태

Alcoholism = 알코올 중독

Arthritis = 관절염, 관절병증

Asthma = 천식

Aneurysm 동맥류

Arrhythmia 부정맥

ASD (atrial septal defect) 심방중격결손

AGE (acute gastroenteritis) 급성 장염

AGC (advanced gastric cancer) 진행된 위암

AHA (autoimmuno hemolytic anemia) 자가면역성 용혈성 빈혈

Anastomosis 문합술

APN (acute pyelonephritis) 급성 신우신염

ARF (acute renal fallure) 급성 신부전

B

BPH: Benign Prostatic Hypertrophy = 양성 전립선 비대증

Bronchitis = 기관지 염

Bulla = 수포, 물집

Bradycadia 서맥

Bulla 대수포 (0.5cm 이상 되는 물집)

C

Cerebral concussion = 뇌진탕

Cerebral infarction = 뇌경색

Chest abrasion = 흉부의 찰과상

cheek cystic mass = 뺨에 표피성 낭종

Complete Fx: Fracture = 골절

Cough = 기침하다

Constriction 협착

Claudication 파행종

Crust 가피, 딱지 (혈장, 고름, 혈액이 피부 위에서 건조된 잔유물) 예: impetigo 농가진

COPD (chronic obstructive pulmonary disease) 만성 폐쇄성 폐질환

CPCR (cardiiopulmonary cerebral resuscitation) 심폐소생술

Cataract 백내장

CRF (chronic renal fallure) 만성 신부전

CAPD (chronic ambulatory perltoneal dialysis) 장기간 (만성) 보행 복막투석

CBD (common bile duct) 총담관

D

Dermatitis = 피부염

distal radius Rt = 우측 요골 원위부 골절

DM: Diabetes Mellitus = 당뇨병

Dyspnea = 호흡곤란

Dysuria = 배뇨곤란

DAI (diffuse axonal injury) 산재성 축삭돌기 손상

DVT (deep vein thrombosis) 심부 정맥혈전증

DOA (dead no arrival) 도착시 사망

DM (diabetes mellitus) 당뇨병

DI (drug intoxication) 약물중독

DT (delirium tremens) 전진 섬망

Dyspnea 호흡곤란

Dyspebsia 소화불량

Dysphagia 연하곤란

Dysphasia 언어장애

Dysphonia 음성장애

Dyaomia 후각장애

Dysopia 약시

Dysodia 악취증

Dysminia 표정장애

Dysmenorrher 월경불순

Dyschemia 배변장애

E

Epigastric pain = 상복부 통증

Embolus 색전

Erosion 미란, 진무름 (출혈은 되지 않고 표피의 표면이 소실된 것)

Ecchymosis 반상출혈(멍)

Eruption 발진

Erythma 홍반(피부사 붉어지는 것)

Eczema 습진

EGC (early gastric carcinoma) 초기 위암

EHBO (extrahepatic biliary tract obstruction) 간외 담관 폐쇄

Emphysema 폐기종

Empyema 농흉

F

Face swelling = 얼굴이 부어오름

Facial abrasion = 안면부 찰과상

Fx separation epiphyseal plate distal ulna = 요골 원위부 골단의 분리골절(성장판 분리)

Fibrillation 세동

Flutter 조동

G

Gastric ulcer = 위궤양

Gastritis = 위염

GCT (gient cell tumor) 거대세포종양

Glaucima 녹내장

H

Headache(+) = 두통이 있음

Hip Joint strain = 엉덩관절의 염좌상

HNP: Herniated Nucleus Pulposus = 척수 헤르니아(추간판 전위)

HCC (hepatocellular carcinoma) 감세포암

HE (hepatic encephalopathy) 간성혼수

HD (hemodialysis) 혈액투석

Hemothorax 혈흉

Hematemesis 토혈

Hematochezia 혈변

I

Incontinence urine = 요실금

Itch(+) = 가려움이 있음

Itch in vaginal = 질내 및 회음부의 가려움

Ischemia 허혈

Infact 경색

IHD (intrahepatic duct) 내간관

K

Knee sprain = 무릎의 염좌

Keloid 켈로이드(반흔조직이 비정상적으로 두껍고 불규칙하게 과성장한 것)

L

Liver disease = 간 질환

Lt knee contusion = 좌 슬부 좌상

Lumbar sprain = 요추부 염좌

LAFB (left anterior fascicular block) 좌각 섬유속차단

LAD (left axis deviation) 좌측편위

LVH (left ventrecular hypertropy) 좌심실비대

L/C (liver cirrhosis) 간경변 (lung cancer) 간암

M

Multiple rib fracture = 다발성 늑골 골절

Multiple red spots = 다발성 붉은 반점

Myalgia = 근육통

MVP(mitra valve prolase) 승모판탈출

Myocaditis 심장근염

ML (myelogenous leukemia) 공수성 백혈병

N

Neuralgia = 신경통

O

Occipital pain = 후두부위의 통증

Occlusion 폐쇄

OD (oculus dexter) 우측눈

OS (oculus sinister) 좌측눈

Orientation 지남력

P

Pain nose = 코의 동통

Painful bleeding forearm Lt = 좌 전완부의 출혈 통증

Painful swelling hand Rt = 우측 손의 부종과 통증

Parasite infection = 기생충 감염

Partial rupture Add policiz M = 모지근막파열

Partial rupture Rt Achilles tendon = 우측 아킬레스 힘줄의 근막 파열

Pelvic contusion = 골반의 좌상

Pneumonia = 폐렴

Pollakiuria = 소변의 빈삭(조금씩 흘림)

Pulmonary emphysema = 폐기종

Palpitation 심계항진

PVC (prematur ventricular contraction) 조기심실수축

PDA (patent puctus arteriosus) 동맥관계존증

Purpra 자반(피부내로 출혈이 되어 나타나는 병변)

preritus 가려움증, 소양증

PTX (Pneumothorax) 기흉

Pneumonia 폐렴

PSTD (posttrauma stress disease) 외상 후 스트레스

R

Rhinorrhea(-) = 콧물은(음성) 없음을 의미한다.

Rt flank pain = 우측 옆구리의 통증

Rt hand laceration = 우측 손의 열린 상처

RSR (regular sinus rhythm) 정상동리듬

Rash 발진 (대개 전염성 질환에 동반되어 나타나는 경우에 쓰인다)

S

Scalp laceration = 두피 열상

Simple laceration forearm Lt = 좌 전완부 단순 열상

soreness = 속쓰림

spinal stenosis = 척추 협착증

sputum = 가래, 객담

Stenosis 수축, 조임

scale 비늘, 인설 (표피에서 탈락된 박편) 예: dandruff 비듬

Suppuration 화농

SCC (squamous cello carcinoma) 편평세포암

SLE (erythemato년) 전신성 홍반성 낭창

STG (subtotal gastrectomy) 부분 위 절제술

Sputim 객담

sexretion 분비물

T

Tripod Fx: Zygomatic B, Orbit B, Maxilla B = 관골, 안와골, 상악골 골절 (B: Bone = 뼈)

throbus 혈전

Tachycardia 빈맥

TOF (tetralogy of Fallit) 팔로의 사징

TG (total gastrectomy) 전체 위 절제술

TLE (transamal local excision) 횡황문 절제술

T/H (total histeractomy) 전 자궁 적출술

U

URI (Upper Respiratory Infection) = 상기도 감염(감기)

Urticaria = 두드러기

Ulcer 궤양 (피부나 점막의 개방성 손상이며 출혈이나 반흔, 때로는 감염동반)

Urticaria 두드러기, 담마진

URI (upper respiratory infection) 상기도 감염

UTI (urinary tract infection) 요로감염

V

VSD (vevtricular septal defect) 심실중격결손

Vericose vein 정맥류

Verruca 사마귀(유두종 바이러스에 의해 생기는 표피성 종양)

W

Wrist contusion = 손목의 좌상

WNL (within normal llmits) 정상범위내

X

Xerosis 건조증

Z

Zygomatic area Fx = 관골 주위뼈의 골절

기타

Cough / Sputum / Rhinorrhea / Fever = 기침 / 가래 / 콧물 / 열

10. 검사용어

A

ABO Rh type = 혈액형 검사와 Rh+/-검사

agglutinin cold = 한 냉 응집소 검사

AST: After Skin Test = 주사 주입 전에 피부반응 검사

B

Baby Order = 신생아에게 처방

Bed Rest early ambulation = 침상 가료 후 일찍 보행시킴

Biopsy = 조직검사

BST: Blood Sugar Test = 혈당검사

BT, PT, CT: Bleeding Time, Prothrombin time, Coagulation Time

BUN/Cr: Blood Urea Nitrogen = 혈액 질소요소(신장 기능 검사의 일부) Creatinine = 크레아티닌 검사(신장 기능 검사의 일부)

C

CBC: Complete Count = 총 혈구 수 WBC = 백혈구 수 RBC = 적혈구 수 Platele = 혈소판 수 Hemoglobin = 혈색소 Hematocrit = 혈 분포 등을 포함한다.

Check UT, contraction & vaginal bleeding = 소변조절, 질 출혈

CK-MB = 효소검사

D

Diff/count: Difference Count = 백혈구 백분율 검사

E

ECG = Electrocardiogram = 심전도

EKG = Electrocardiogram = 심전도

ESR = Erythrocyte Sedimentation Rate = 적혈구 침강률 검사

F

FBS: Fasting Blood Sugar = 식전 당 검사

G

GFS: Gastrofibroscopy = 위내시경

GOT: AST(SGOT) = Glutamic Oxaloacetic Transaminase (간 기능 검사의 일부)

GPT: ALT(SGPT) = Glutamic Pyrvic Transaminase (간 기능 검사의 일부)

H

Hbs Ab = B형 간염 항체 검사

Hbs Ag = B형 간염 항원 검사

Hot sitz bath = 회음부의 온찜질

I

IgA: immunoglobulin A = 면역글로부린 A 검사

Induction Vaginal Delivery = 유도분만

K

Kidney SONO = 신장의 초음파 검사

L

LFT: Liver Function Test = 간 기능 검사

M

Mycoplasma Ab = 미코플라스마 바이러스 검사

N

Na, K, Cl: 나트륨, 칼륨, 염소 = 전해질의 일부검사

Nebulizer = 증기흡입치료

P

P-care: Postpartum care = 분만 후 관리

plt = 혈소판 검사

Postpartum Order = 분만 후 처방

PPBS: Post Prandial Blood Sugar = 식후 당 검사

R

r-GTP =간 기능의 일부를 측정하는 효소검사

Rubella IgG & IgM = 풍진균에 대한 검사

S

Serum Glucose & Serum Amylase = 혈청 글루코스 & 아밀라제 검사

Sex: Male = 성별: 남자

Stool exam c OB = 분변검사 c Occult Blood(분변의 잠혈)검사

T

TG: Triglycerides 3중 글리셀리드 검사

U

UA: Urinalysis = 소변검사

UA & micro = 소변검사와 침전물 현미경검사

V

Vaginal dressing = 질 처치

VDRL: Venereal Disease Research Laboratory = 매독을 찾는 성병검사

11. 방사선 용어

A

AP/Lat/Obil: Anterior-Posterior / Lateral / Oblique = 정면/측면/사위면

B

Both hip AP & Rt hip Lat = 양측 고관절의 정면과 우측 고관절의 측면촬영

C

Chest P-A: 흉부 촬영 (Posterior - Anterior: 뒤에서 앞으로 촬영)

C-T: Computer Tomogram = 전산화단층촬영

E

Enha - Enhancement = 조영증강

E&S: 복부촬영 시 Erect(서서 찍음) Supine(누워서 찍음)의 약어

F

Facial bone C-T = 안면골 관찰을 위한 CT촬영

R

Rip series: 통상적인 늑골촬영은 Both obilique = 양 사위 (AP: 전면, Lateral: 측면)

S

Simple abdomen E&S = 복부 방사선 촬영 시 서서 & 누워서

W

Water's view = 상악골을 보기위한 방사선 촬영법

Wrist 4 view = 수근관절의 정면, 측면, 양사위면

12. OS 수술 용어

THRA (total hip replacement athroplastic) 전고관절 성형술

BPHA (bipola hemi-arthroplastic) 인공관절 대치술

PFN (proximal femur nail)

RCHS (richard compression hip scew)

DCHS (decompression hip scew)

I/F (internal fixation) 내부 고정

O/R (open reduction) 개방 정복

C/R (close reduction) 폐쇄 정복

- cast 석고 붕대술
- splint 부목
- traction 견인

E/F (external fixation) 내부 고정

flap 피부편, 피부판, 조직편

B/G (bone graft) 골 이식

S/G (skin graft) 피부 이식

AIBG (autoimmuno-bone grft) 자가 골 이식

STSG (split thickness skin grft) 중간층 피부이식

FTSG (full thickness skin grft) 전층 피부이식

allogrft 동종이식 (같은 종의 다른 개체간의 피부이식)

A/S (arthroscopy) 관절경

AEA (above elbow amputation) 상완위 절단

BEA (blow elbow amputation) 상완하 절단

AKA (above knee amputation) 무릎위 절단

BKA (blow knee amputation) 무릎하 절단

Bx. (biopsy) 생검

I&D (insision and drainage) 절개와 배액

D/ L (dislocation) 탈구

T/ L (total laminectomy) 전추궁절제술

H/ L (hemi-laminectomy) 추궁절제술

PIF (posterior interbody fusion)

TAL (tendo acilles lengthening) 아킬레스건을 늘려줌

spondylosyndesis 척추 유합술

menisectomy 반월판절제술

acromioplasty 견봉 성형술

debridement 상처에 괴사조직이 생기지 않도록 유지(괴사조직을 긁어냄 및 제거)

Decomp.(decompression) 감압술, 압력감퇴

Ex.&Bx (exision & biopsy) 절개와 생검

evacuation 제거하다. 빼내다.

descection 조금만 잘라냄

decortication 피질박리

tenotomy 건절술 (근육의 단축으로 초래되는 기형을 교정하기 위해 건을 잘라 분리함)

tenodesis 건고정술

tenolysis 건유착 박리술

fasciectomy 근막 절제술

myotomy 근절개술

myorraphy 근봉합술

tenorraphy 건봉합술

tenodesis 건고정술

ostectomy 골절제술

arthrocentesis 관절 천자 (흡인을 위하여 관절에 시행하는 천자)

arthroplasty 관절 성형술

bursectomy 점액낭 절제술

myoplasty 근성형술

osteotomy 골절술

osteoplasty 골성형술 (뼈의 복원)

revision 교정하다

repair 치유, 복구, 수복

localization 국소적인

13. 기타 용어

analgesia 마취

EDBC (encourage deep breathing coughing) 기침과 심호흡을 지시

ABR (absolute bed rest) 절대안정

S.O.W (sips of water) 물부터 조금씩

QSE (quadriceps setting exercise) 사두정착 운동

ROM (range of motion) 운동범위 (가동가는 한 범위)

RT (radiation therapy) 방사선 치료

chemtherapy 화확요법

PT (physical therapy) 물리치료

TENS (transcutaneous electrical nerve stimulation) 경피 전기 신경자극

CPM (continuos passive motion) 지속적 수동적 운동

NWB (non-weight bearing) 체중을 싣지 않고 걸음

PWB (partiel weight mearing) 체중을 일부만 싣고 걸음

FWB (full weight bearing) 체중을 싣고 걸음

TLSO beace (throraco lumbo sacral orthosis brace) 흉골, 요골, 천골까지 정형적으로 받쳐주는

LMB (limited of motion) 운동을 제한하는

prosthesis 보철, 인공기관 (의족이나 의수 등...)

NSAID (nonsteroidal anti- inflammatory drug) 비스터로이드성 항염증 약물)

analgesic 진통제

narcotic 마취제

antipyetic 해열제

DAMA (discharge against medical advice) 환자가 원해서 하는 퇴원

DD (differential diagnosis) 감별진단

RTO (return to outpatient department) 외래환자로 되돌아가다

VDRL (venereal disease research laboratort (test for pyphilis)) 매독검사를 위한 성병검사

MRSA (methicillin resistant staphylococcus aureus) 메티실린내성 황색포도상구균

EF (ejection fraction) 분사 분획

참고 문헌

1. 강창렬, 건강보험실무, 현문사, 2007
2. 김기정 외, 건강보험청구실무, 수학사, 2016
3. 김승희 외, 건강보험 기초실무, 현문사, 2011
4. 김회창, NCS를 기반으로 한 건강보험실무, 보문각, 2015
5. 문상식, 국민건강보험론, 보문각, 2011
6. 문옥륜 외, 건강보장론, 신광출판사, 2009
7. 문재우 외, 국민의료보험론, 계축문화사, 2000
8. 박세택 외, 건강보험청구실무, 청구문화사, 2013
9. 박재원 외, 건강보험관계법규, 2020
10. 박재원 외, 국민건강보험청구실무, 2018
11. 박재원 외, NEW 건강보험론, 2019
12. 오송자 외, 의학약어와 해설, 1997
13. 오향숙, 건강보험심사청구실무, 보문각, 2010
14. 유형식 외, 건강보험실무, 신광출판사, 2014
15. 의료행정연구회, 건강보험실무, 애듀팩토리, 2016
16. 이재홍 외, 산업재해보상보험 및 자동차보험청구실무, 수학사, 2017
17. 건강보험심사평가원, 건강보험요양급여비용 청구방법, 2016
18. 건강보험심사평가원, 건강보험 행위급여 · 비급여 목록 및 급여 상대가치점수, 2016
19. 대한의사협회, 건강보험요양급여비용, 2016
20. 보건복지부, 요양급여기준, 진료수가 및 약제비 산정기준, 2016
21. 통계청, 한국표준질병사인분류표, 2016

22. http://www.mw.go.kr/front_new/index.jsp

23. http://www.hira.or.kr/main.do

24. http://www.moleg.go.kr/main.html

25. http://kma.org

26. http://www.nhic.or.kr